修订本

药 对 学

刘家骅◎编著

全国百佳图书出版单位
中国中医药出版社
·北 京·

图书在版编目（CIP）数据

药对学 / 刘家骅编著. —修订本. —北京：中国
中医药出版社，2022.1
ISBN 978－7－5132－6974－2

Ⅰ.①药…　Ⅱ.①刘…　Ⅲ.①中药配伍－研究　Ⅳ.
①R289.1

中国版本图书馆 CIP 数据核字（2021）第 086884 号

中国中医药出版社出版

北京经济技术开发区科创十三街 31 号院二区 8 号楼
邮政编码　100176
传真　010－64405721
廊坊市晶艺印务有限公司印刷
各地新华书店经销

开本 710×1000　1/16　印张 44.75　字数 899 千字
2022 年 1 月第 1 版　2022 年 1 月第 1 次印刷
书号　ISBN 978－7－5132－6974－2

定价　169.00 元
网址　www.cptcm.com

服 务 热 线　010－64405510
购 书 热 线　010－89535836
维 权 打 假　010－64405753

微信服务号　zgzyycbs
微商城网址　https://kdt.im/LIdUGr
官方微博　http://e.weibo.com/cptcm
天猫旗舰店网址　https://zgzyycbs.tmall.com

如有印装质量问题请与本社出版部联系（010－64405510）

内容提要

    药对学是介于中药学与方剂学之间的一门学科。它可分为药对配伍、药对成方及药对组拆三方面的内容。本书共三卷十二章：上卷药对配伍1～5章。主要回顾了历代药对研究概况，指出了研究药对的重要意义；归纳了药对配伍的一般规律，探讨了仲景的药对内容，整理了五脏水火血气及八法之药对、六经证治之药对、卫气营血证治之药对、三焦温病证治之药对、内科杂病主治之药对。中卷药对成方6～7章。包括辨证立法药对方、对症专用药对方。主要是对从大量中医古籍名著中精选的1000首药对成方进行分类研究，不仅对每首药对方做了方书、主治、用法、按语等详细介绍，而且为分析复方提供了大量的药对研究课题。下卷药对组拆8～12章。重点对药对进行了"拆解古方"与"组合新方"两方面的探索，并提供了药对临床实验（即药对医案131例）、药对药理实验等资料，可供临证之余阅读参考。总之，本书不仅对中医临床、科研、教学有很大的研究价值，而且有实用价值，可供广大从事中医药学的临床、教学、科研人员参考。

徐 序

芸芸众生，名一艺一技而为生计者居多，而成一家之言传于后学者，诚寥若晨星。

业师刘家骅先生，早年就读于浙江中医学院（今浙江中医药大学）。以其高厚天资、卓荦学业，深得著名教授徐荣斋先生之激赏，常为未能留校共事国医教学而惋惜之至。几多年来，刘先生矢志于国医授业及临证，可谓桃李满园、活人无算；于岐黄典籍无所弗觌，潜心探究，含英咀华。如《寒热燥湿定性论》《从阴阳逻辑初探"伤寒论"三阴三阳实质》《中医治则学纲要》《伤寒论药对组方初探》《补法反思》，等等，大论是弘，独树一帜，耳目为之一新。

毋庸讳言，国医囿于历史条件，复因诸多人为因素，使之金石与泥沙杂处，鱼目和隋珠并存。有悖于思维逻辑之缜密，以致概念之混淆、层次之不清，俨然糊涂账，令人眩乱反复，难以辨释。譬如暑分阴阳，着实无稽。暑本纯阳无阴，纵然夹湿，乃二邪相兼为病。所谓阴暑者，无非夏日酷暑，纳凉于高楼大厦，或恣食生冷瓜果，实为暑月伤寒湿罢了。而标新立异者竟然杜撰其阴暑，亦过矣！至若时人习称夏月病即为暑，犹可说也。若医者或著书者不加察辨，人云亦云，岂不可哂！暑倘有阴阳之分，则寒当有阴寒阳寒之别。先哲王孟英虽早曾力辟其非，至今作为院校教科书仍然置之不顾、萧规曹随。诸如此类，不一而足。怎奈醒者独醒，醉者众醉，岂不痛哉！或云"中医不科学，非学术范畴"，良有以也。显然可见，国医亟宜刮垢磨光，方能一放异彩，为世人所瞩目。

然则当务之急，首推组方。综观当今组方形式，不外两途：一为古贤成方增减，一为自行组方。前者虽重前人成功经验，然加减未能得法，往往顾此失彼，甚则面目全非；后者则漫无所本，肆意凑合，犹如不谙词律而大作"自度曲"，致使有名无实、有药无方，所谓"开药单"而已。而医多习以为常，不在组方上深下功夫，举世同风，此众目所睹之现状也。殊不知人类百科均有所本，如水之有源、木之有根。国医亦然。国医生存所本，本于治疗用药，异于西医本于诊断。是故洞悉组方准绳，至关临床效应。似陈兵作战，首宜"行阵和睦"，始可克敌。组方的学问在于药对方组合的适度与药对配伍的技巧。古方浩如烟海，如神而察之，先贤之复方无不可以拆析至药对方，以极尽诸医家的药对配伍经验为止。换而言之，复方是若干个药对严密组合、勠力奏效。

是故，药对成方、药对配伍，乃悬壶之工具；组合复方、对应证候，系遣药之技巧。此为临证圭臬，凡国医务必遵循。或以为烦琐拘板不易熟习，非其说也。良医难于良相，无终南快捷方式可行。医者任重而道远，非一丝不苟、孜孜矻矻者莫办。吾师刘先生泛舟医海数十载，于恒河沙数方书中，致力爬罗剔抉，以独到观察力及严密思维，阐发古人组方之固有规律，并重竖古来"药对"大旗，写就大著《药对学（修订本）》，如砥柱中流、张灯暗室：自拟方者之阶梯，古方增减者之补遗，嘉惠后学，济利苍生，功莫之大也。

先生之德言，学界素负重望。晚辈不敏，忝列门墙有年，未能窥其堂奥，有负悉心教诲之恩，不胜愧疚。今喜值先生巨著付梓之际，故不揣谫陋，略陈管窥。

徐明标拜识　己卯年暮春
于温州市中西医结合医院

自 序

　　医海奔波数十年，深感中医学术之博大精深，非一生之精力所能尽握。习医以来，遵循仲圣的教诲，勤求古训、博采众方。然叹自身天资愚鲁，不但不能洞悉奥旨，反而弄得头昏脑涨，陷入困境，甚则有淹没于医方大海之虞。后经临床沉潜摸索，渐渐深悟药对学实乃中医学术之精华、中医治疗之秘诀。于是凡遇有关药对资料，必欣然摘录。日积月累，蔚为大观。已制作成 3023 首药对方的数据管理库系统，并从中精选 1000 首药对方，编为《药对学（修订本）》一书。

　　药对学在中医领域中应成为另行崛起的一支学科。唐代孙思邈的《千金要方·大医习业第一》中指出：凡欲为大医，必须谙《素问》……《本草》《药对》张仲景等诸部经方。这里把本草、药对、经方三者等量齐观，足见药对学是本草学与经方学之间不可缺少的一门学科。药对学包括药对配伍、药对成方与药对组拆三大内容。药对配伍是根据中药"七情"理论来研究药对配伍规律的学问，药对成方是发掘前人以二味药所组成的方子及相对应的证候、用法等治疗经验的学问（其中尚有许多未明的配伍规律），药对组拆是药对拆解学与药对组合学的总称。前者是运用药对方来拆析、分解前人复方；后者是根据辨证论治的精神，在临床上运用药对方自行组方的学问。因为药对成方是只可增不可减的单位方，它反映了相对应的基因证候。所以中医复方之研究必须以药对成方为基础，按照中医理论思维来研究方证对应的组合规律，才是有效可行的途径。虽然复方证候不是基因证候的机械相加，但是犹如上一代双方基因的分析对下一代疾病研究是有一定意义的。同样，只有复方剖析为药对方后，再由药对方探索其证候基础，才能对复方的证候认识更为深刻。因此，无论对中医"方证相应"理论的研究，或是对中医临床处方的指导，都具有重大的意义。此外，通过药对方的组合，还可以避免"某方加减"所带来的"加减度"模糊性与盲目性，从而使中医方剂学更趋规范化。

　　更为重要的是，临证思路的技巧、处方进退的秘诀在于药对的运用，即药对方的组合与药对配伍的巧妙。只有在药对上下功夫，才能在复方加减上或自行组合复方时，得心应手，运用自如。俗语说"熟读唐诗三百首，不会作诗也会吟"。故后来汪昂著有《汤头歌诀》三百首。这说明掌握常用的用词技巧对作诗来说有很大的便利。但套用诗句的好坏不关生命,而套用成方是涉及生命的。因此,重新在药对方上(即前人已取得的临床经验)探索常用的组方技巧有着重要的意义。

本书在写作过程中因着医理循旧与医理改革的矛盾心理,前后反复多次。循旧有违久来心愿,改革又恐医界难以承受。最后终于选择坚持按自己新思路去写。但苦于征引古人遗言不能窜改,自发言论又违经旨,因此前后文笔难免矛盾。望知我者恕我之失,幸甚。

初稿于中国·温州市 1996 年 7 月
再稿于加拿大·蒙特利尔 2001 年 5 月
修稿于中国·温州市 2021 年 7 月

编写说明

中医学之生命在于疗效，疗效之秘诀在于辨证。所谓辨证者，是辨识病证的规律也。病证规律的探求，必须借助科学思维的逻辑方法。科学思维的逻辑方法是研究任何客体的分类方法所要严格遵守的，诚然是包括病证规律的探求。也就是说，必须遵循分类的形式逻辑规则和辩证原则。问题是中医学中存在着很多中间的、过渡的模糊现象，这使得人们不能准确地判明这类对象终于何处，而那类对象又始于何处。因此在划分时执行着认识的任务，不断调整经验材料中已发现的、以具有某些特征（尽管是外部特征）为特点的对象，找出普遍的规定来，然后按这规定作为划分的根据。鄙人以为中医基础理论都是围绕着方法论而设立的。例如病因学，实质上也是证候分类学，并非真正具有病因意义。兹举"风"为例，外风为表证，疏风即解表之意；内风为动象，息风即解痉定晕之意。故凡遇"风"字处，皆可用其他有关措辞表达之。更何况"风"之治疗"无常方"，分散在寒热燥湿之中，即清热解痉、燥湿解痉、滋水解痉、补火解痉、清热定晕、燥湿定晕、滋水定晕、补火定晕……总之"风"在证候分类学上无定性意义。

在中医逻辑化改造时，首先提出在中医基础理论中存在的严重问题是某些基本概念的糊涂（不是模糊），这里急需指出必须澄清、纠正的两个重要概念。

一、正和邪的概念

从发病而言，正是人体，为主体；邪是病邪，为客体。主客分明，本无异议。发病是邪胜正负的表现，病愈是正胜邪负的表现。治病的目的是扶正或祛邪。扶正和祛邪是同一事物的两个方面，具有同时、同值意义，不存在先后因果关系。也就是说，在扶正的同时即是祛邪，在祛邪的同时即是扶正。但在中医学里，将邪正胜负概念等同阴阳虚实概念，将阴阳有余称为邪实，阴阳不足称为正虚，于是模糊了原来的邪正概念。阴阳失调是中医病理学概念，是在邪胜正负前提下的人体阴阳反应状态，无关于病邪之阴阳。不可否认，中医对病邪的认识是欠缺的，不管是历史条件原因还是思维方法原因，这已成事实，因此必须面临客观实际寻求符合科学思维的逻辑方法。由于人体阴阳虚实之间存在着消长关系，在病理上表现为阳盛导致阴虚、阴盛导致阳虚、阴虚导致阳亢、阳虚导致阴盛这四种病证，因而在治疗上出现泻阳以补阴、泻阴以补阳、补阴以制阳、补阳以消阴四种治法。简而言之，泻实以补虚，补虚以泻实。但这都是在调整人体阴阳虚实间的关系，无关于邪正胜负的概念。补虚与泻实是治疗的两种手段，不能等同于治病的目的。因此，补虚与泻实都是扶正的手段，也都是祛邪的手段。故补虚与扶正、泻实与祛邪丝毫不存在等值概念，犹如手段与目的不是同一概念一样。推而言之，补虚与泻实之间的治疗有先后因果关系，也绝不意味着扶正与祛邪有先后因果关系。所谓扶正祛邪与祛邪扶正的说法只是同一事件的两种表达方式而已，都是表达治疗的目的。犹如叶天士（香岩）与叶香岩（天士）都是指同一个人物而言，只是名和号的掉换而已。

二、寒和湿的概念

中医病证概念是基于阴阳失调的表现与病理癥结的表现两个方面。病理癥结的表现有燥粪、水饮、痰浊、宿食、虫积等方面（这里暂且不谈）；阴阳失调的表现则是中医学的主要病理观。自《内经》以来，热是阳盛或阴虚，寒是阴盛或阳虚，这已成几千年来的中医病理观，最明显的事实是寒和湿的概念混淆。相继病理虚实概念不明而来，中药药理的补泻概念也就糊涂了。至今附子是补阳药或是破湿药，干姜附子汤是扶阳方或是燥血破湿方，参附汤是补益方或是补泻兼施方，无人敢直言之。因为古人只言阴盛则寒，不言阴盛则湿；古人只言阴虚则内热，不言阴虚则燥；古人只言寒分虚寒与实寒，热分虚热与实热。不言寒热是阳之虚实所致，燥湿是阴之虚实所致。相继而来，中药药性古人只言有寒热，而不言有燥润（后来石芾南《医原》已指出燥润）。总之，崇古非今是中医学术在治学上的致命伤，至今不能愈合。欲要愈合这一创伤，必须动大手术，重新从阴阳入手，厘清头绪。我们知道阴阳是笼统的抽象概念，阴阳失调的进一层较为具体的表现，是水火血气的失调，水火血气可以视为同级并列概念（阴阳血气不可视为同级并列概念）。水火血气的失调都可以产生寒热燥湿四证：火盛则热，火衰则寒；水盛则湿，水涸则燥。气有余便是火，气不足便是寒（景岳语）；血不利便是水（仲景语），血不足便是枯。但是，水火主要表现阴阳的消长关系，血气主要表现阴阳的互根关系。因此在水火血气的治疗上，又有所不同：补水以制火，补火以消水，决水以济火，泻火以救水；补气以生血，补血以化气，行气以活血，祛瘀以展气。这里着重指出的是寒证与湿证的概念改革，连锁反应是寒热错杂概念的改革；类推之，热证与燥证的概念也有所变动。如果读者同意寒为火虚（旧说阳虚），湿为水盛（旧说阴盛）；燥为水虚（旧说阴亏），热为火盛（旧说阳盛），那么，旧称的实寒应当一律改为水湿（也可称阴湿，但欠妥），旧称的实热应当称为火热（也可称阳热，但欠妥）；旧称的阳虚（虚寒）应当称为火衰（即还其本来的寒证概念），旧称的阴虚（虚热）应当称为水涸（即还其本来的燥证概念）。但是由于旧称的"实寒"与"虚热"概念已发生偷换，前者将阳虚所导致的阴盛概念替代了原有的阴盛概念，后者将阴虚所导致的阳亢概念替代了原有的阴虚概念。于是原有的阴盛概念和原有的阴虚概念被抹杀了，这就是将附子作为补阳药和将黄柏作为补阴药的理论根据。虽代有其人在附子与黄柏的药物功能上力挽狂澜，但不从阴阳虚实理论上动根本的大手术，是无济于事的。再说，既然维持旧说的寒热分虚实，试问旧称的寒热错杂证候究竟是实寒与实热，或是虚寒与虚热，或是实寒与虚热，或是虚寒与实热？其实都不是。旧称的寒热错杂证候，应当是水火两盛证候。而真正的寒热错杂证候，应当是火盛与火衰的虚实错杂证候。类推之，水火两虚证候，应当是寒燥相兼证候；燥湿错杂证候，应当是水盛与水亏的虚实错杂证候。说到这里，读者也许会质问：将原来的实寒证改为湿证，这岂不是扩大了湿证的范围，原来的寒热错杂岂不成了湿热相杂，这同原来的湿热相兼岂不混淆了？原来的表寒岂不成了表湿？附子岂不成了祛湿药……君的系列疑问推理都极是，这正是鄙人要系列医理改革的内容，也是本书划分方证的大纲。问题是如何将新立的湿证同原有的湿证统为一体，其实新立的湿证（旧说实寒证）只不过是程度更严重的湿证而已。附子、乌头、雄黄、吴茱萸、生干姜等的祛湿作用应当表述为燥血破湿，以示同原有的祛湿药在祛湿功能程度上的差异。至于附子是否有回阳作用，那是涉及药物的阴阳消长关系的问题，鄙人以为附子是破湿以回阳，说确切点，应是破（水）湿以救火。这和大黄泻火以存（水）津是同样的道理……

三、"伤寒"和"温病"的概念

一般都着眼于从中医六淫病因来分析，从寒温入手，其实这是死路。于是有人从文字上加以探究，将"寒"作"邪"解，从而引出广义伤寒是概括温病的学说，使后世温病派深受刺激，继而展开寒温之争夺战。结果双方各持己见、门户对立。这种学术争辩都是深受六淫病因的误导，六淫不是疾病的根本原因，六淫只是疾病的诱因。临床上很多小儿发热的起诉是受了寒，但多半仍然按温病处理。理论上自圆其说是寒已化热。其实诱因本身无法定病性，病性是从证候分析得出的。中医的证候学是从阴阳失调与病理瘀结两个方面入手。

《伤寒论》是从太阳寒水病变开始探究，《温病学》是从肺卫温热病变开始探究。换言之，伤寒是从"阴盛则湿"探究外感疾病，温病是从"阳盛则热"探究外感疾病。伤寒是水灾为患，温病是火灾为患。因此，治伤寒是破水以救阳气（火），治温病是灭火以保阴液（津）。伤寒方大多关系到人体的"治水"之法，温病方大多关系到人体的"降火"之法。同六淫寒温病因无关，同祛邪更不牵扯。

以上所言仅是我们对中医医理改革的一点头绪，此外，脏腑的生克关系、气机的升降出入、药性的寒热燥润、药能的升降散收、方剂的组合拆解……恐不能在此一一表述。但可在本拙著中陆续体现。

我们若从五脏的水火血气来探求病证的规律，并寻找相对应的药对方，这似乎是在创建中医证治学的基础工程。这个工程必须依赖大量的前人经验材料，不断认识、调整病证规律的划分。我们就是本着这个愿望来编写此书，但在编写中引述前人的说法仍是照旧的，故新旧医理之间势必相忤，明哲者自会通融之。

值得一提的是 20 世纪末，国家中医药管理局科研课题的《中医方剂大辞典》问世，其是将历代中医药著作中的方剂进行整理、编纂而成的一部方剂大型工具书。上自秦汉，下迄 1986 年年底。参阅了 1800 余种中医药及有关文献，填补了自明至今的空白。全书约 1800 万字，收方约 9 万余首，以 1911 年前为方剂收集的重点，1911 年后则择优选录。分 11 册出版，1～10 册为正编，第 11 册为附录。由于中医方剂无一定的标准，内中"换汤（方名）不换药（味）"的方剂层出不穷，"改头换面"的增减方更是迭出。总之，给人有药味组合爆炸之感，失去了中医方剂的临床指导意义。但这样堆积的数据为今后计算机的工作提供了内容，也为有心从中攫取某些课题提供了方便。遗憾的是，该书恰恰忽视、遗弃了前人的某些真实的基础经验，就是那些无方名但有主治、用法的药对方。而那些开始无方名的药对方，经后人使用之后，又取得各种各样的方名了。看来名称比实际重要。其实方剂的名称也必须有一定的科学标准，不是随心所欲、哗众取宠的。

温州市第二人民医院　刘家骅

2021 年 7 月 10 日

编写凡例

一、本书分三卷叙述。上卷是药对配伍，回顾、整理前人的药对配伍经验；中卷是药对成方，精选了前人药对方1000首作为基本内容展开中医治则治法的研究；下卷是药对组拆，开拓、展望未来的药对研究蓝图。

二、本书所选录的药对方原则上以内服方为主，外用方少。一般是外用方又可作内服，且有辨证立法意义者，编在内服方中。外用方另作附篇（限50首）。

三、凡药对方的归类，有辨证立法意义的药对方，归入辨证立法药对方；有专治某病症意义的药对方，则归入对症专用药对方。若遇专治两症以上的药对方，以归一类为限，防止重复出现，但有顾此失彼之嫌。

四、药对方的命名，一律采纳按两味药物名的拼音升序排列为正名，原书方名一律作为副名附后。药名以部颁药典中的药名为准，亦兼照顾临床处方习惯。

五、药对方取舍标准，以组成中的药物为准。在服法、制法中作为药引者、赋形者皆不计内。

六、因剂型、剂量不同而取不同方名者，一律按同一药对方处理。这是不得已所采取的办法，为便于药对组拆的研究。

七、凡两味常常同用的药物，未发现在方书中有记载，暂视为药对配伍，有待今后发现再予补充。药对成方与药对配伍的区别，分别以数学符号"="（等于）"∈"（属于）表达。如：大黄＋附子＝中和散《圣济总录》；大黄＋附子∈大黄附子汤《金匮要略》。

八、每药对方下分"方书""功效""主治""用法""按语"栏目说明之。

九、"方书"中方名、文献记载先后不加考究，以实用为主。

十、"按语"不拘一格，有药对方义，有药对医话，有药对组合，有话则长，无话则删，力求可读性。

十一、本书所引用的药物为古书中的药物，本书仅限尊重前人经验而已。倘有违反国家已废除或禁用的药物，请自律执行。如犀角、虎骨为古书原方所用，现临床应以水牛角、狗骨代用，等等。

目　录

绪　论 ……………………………………………………………………… 1

　一、药对学的历代成就 ……………………………………………… 2

　二、药对学的重要意义 ……………………………………………… 7

上卷　药对配伍

第一章　药对的配伍规律 …………………………………………… 15

　一、相反相成药对 …………………………………………………… 15

　二、相辅相成药对 …………………………………………………… 17

　三、同类相从药对 …………………………………………………… 18

　四、药食相助药对 …………………………………………………… 22

第二章　仲景药对的探索 …………………………………………… 23

　一、仲景药对成方 …………………………………………………… 23

　二、仲景药对配伍 …………………………………………………… 24

第三章　五脏水火血气及八法药对 ……………………………… 26

第四章　临床证治药对 ……………………………………………… 30

　一、六经证治药对 …………………………………………………… 30

　二、卫气营血证治药对 ……………………………………………… 30

　三、三焦温病证治药对 ……………………………………………… 31

第五章　内科杂病主治药对 ……………………………………… 32

中卷 药对成方

第六章 辨证立法药对方 ……………………………………… 37

第一节 补法药对方 …………………………………………… 37

　　一、补气虚药对方 …………………………………………… 37

　　二、养血燥药对方 …………………………………………… 46

　　三、壮火衰药对方 …………………………………………… 56

　　四、滋水亏药对方 …………………………………………… 63

第二节 泻法药对方 …………………………………………… 72

　　一、攻泄水火气血药对方 …………………………………… 73

　　二、攻泄病理癥结药对方 …………………………………… 197

第三节 兼治法药对方 ………………………………………… 253

　　一、水火补泻兼施药对方 …………………………………… 253

　　二、血气动静兼治药对方 …………………………………… 282

　　三、水火血气兼治药对方 …………………………………… 313

　　四、表里上下补泻药对方 …………………………………… 379

第七章 对症专用药对方 ……………………………………… 388

第一节 安神药对方 …………………………………………… 388

第二节 止痛药对方 …………………………………………… 398

第三节 止咳平喘药对方 ……………………………………… 414

第四节 定晕解痉药对方 ……………………………………… 420

第五节 止血药对方 …………………………………………… 425

第六节 止泻药对方 …………………………………………… 436

第七节 止痢药对方 …………………………………………… 446

第八节 敛汗药对方 …………………………………………… 452

第九节 止带药对方 …………………………………………… 455

第十节 封精药对方 …………………………………………… 457

第十一节 利咽药对方 ………………………………………… 461

第十二节 明目药对方 ………………………………………… 465

第十三节　止渴药对方 …………………………………………………… 472

第十四节　缩尿药对方 …………………………………………………… 476

第十五节　安胎药对方 …………………………………………………… 478

第十六节　退黄药对方 …………………………………………………… 480

第十七节　退虚热药对方 ………………………………………………… 484

第十八节　开窍药对方 …………………………………………………… 487

第十九节　消痈药对方 …………………………………………………… 492

第二十节　美发药对方 …………………………………………………… 495

第二十一节　洁霉药对方 ………………………………………………… 496

第二十二节　种子药对方 ………………………………………………… 498

下卷　药对组拆

第八章　药对临床实验录 ………………………………………………… 529

第九章　药对药理实验录 ………………………………………………… 559

　　一、"十八反"药对的实验研究 ……………………………………… 559

　　二、桂枝、甘草药对方实验研究 ……………………………………… 560

　　三、芍药、甘草药对方实验研究 ……………………………………… 561

　　四、川乌（附子）、白芍药对方实验研究 …………………………… 562

　　五、蒲黄、五灵脂药对方实验研究 …………………………………… 562

　　六、川芎、赤芍药对方实验研究 ……………………………………… 563

　　七、人参、五灵脂药对方实验研究 …………………………………… 563

　　八、黄连、吴茱萸药对方实验研究 …………………………………… 564

　　九、半夏泻心汤的药对拆方实验研究 ………………………………… 565

　　十、生姜、乌梅（药对）对二陈汤影响的研究 ……………………… 566

第十章　药对开拓中药的临床思维 ……………………………………… 567

　　一、互为药对方的八味药 ……………………………………………… 567

　　二、重点掌握的药物将领 ……………………………………………… 570

第十一章　药对组拆方剂学 ·· 609

一、药对方拆析古方 ·· 610

二、药对方组合复方 ·· 642

三、药对网方在治则治法上的应用 ······························· 653

第十二章　药鼎方的刍议 ·· 659

一、药鼎方的结构类型举例 ·· 660

二、理论的完整药鼎方举例 ·· 660

三、经验的完整药鼎方举例 ·· 670

附 ·· 679

药对方索引 ·· 679

一、内服药药对方索引 ··· 679

二、外用药药对方索引 ··· 692

药对医案索引 ·· 693

跋 ·· 695

绪　论

　　药对学是介乎本草学与方剂学两者之间的一门边缘学科。它包含药对配伍、药对成方（以下简称药对方）及药对组拆三方面的内容。虽然药对方也是一种药对配伍，但有根本的不同：药对配伍仅是理论的猜测，而药对方则是实验的成果。因为凡自成方者，不论有方名或无方名，均有主治、用法等确切效果，皆是历代前辈从临床反复验证所得。正由于药对方是前人反复临床验证而来的，实是药物配伍的临床实验报告单；而通常所说的药物配伍，是分析复方时说明两药的协同或拮抗作用，是复方的一部分作用。但还难以说明或证实这两药在人体上就有这种作用，因为作用在人体上是整个复方作用。更重要的一点是：药对方是只可增不可减的单位方，它反映相对应的简单证候。所以中医复方之研究必须以药对方为基础，按照中医理论思维来研究方证对应的组合规律，才是有效可行的途径。笔者认为，药对学在中医领域中应成为另行崛起的一门学科。无论对中医"方证相应"理论的研究，或是对中医临床处方的指导，都具有重大的意义。而目前药对的研究重点应放在对前人药对方上的发掘、整理与提高上。

　　褚澄在《褚氏遗书·除疾》中说："制剂独味为上，二味次之，多品为下。"说明古人以单行治病为上策，以药对治病为中策，以复方治病为下策。中药学是研究独味药物的学问，方剂学是研究复方组成的学问，而药对学正是夹在二者之间的学问。如果说药食同源有一定的道理，那么药对就是起源于食对了。远在《周礼·天官·冢宰》中记载："凡会膳食之宜，牛宜稌，羊宜黍，豕宜稷，犬宜粱，雁宜麦，鱼宜苽。凡君子之食恒放焉。"这里说的就是食对。牛肉合粳米，羊肉合黏黄米，猪肉合小米，狗肉合上等小米，雁肉合小麦，鱼肉合菰米。唐代著名诗人杜甫有"夜雨剪春韭，新炊间黄粱"的诗句，宋代著名诗人陆放翁有"鸡跖宜菰白，豚肩杂韭黄"的吟咏，说明历代古人在饮食配膳上是十分讲究养生之道的，而作为治病之道的医学就更重视药物的配伍了。《神农本草经》指出"药有阴阳配合"，这就是药对的概念。药对之中"有相须者，有相使者，有相畏者，有相恶者，有相反者，有相杀者"。因而临床上的药对原理是"当用相须相使者良，勿用相恶相反者。若有毒宜制，可用相畏相杀者。不尔，勿合用也"。所以中医古籍有"十八反""十九畏"之戒。但是随着医学临床观察的深入发展，对于某些药对的利弊观念有所改变。不过，药对的协同和拮抗作用是不可否定的。相须相使就是协同作用，相畏相恶相杀就是拮抗作用。协同作用的药对称为相辅相成药对，简称相辅药对；拮抗作用的药对称为相反相成药对，简称相反药对。若从狭义说，药对应只限于具有阴阳对立属性而配合的两味药物。举凡寒与热、润与燥、升与降、散与收、攻与补、走与守、气与血、水与火等对立特性配合的两味药。例如：黄连与肉桂、熟地黄与苍术、桔梗与牛膝、干姜与五味子、大黄与人参、枳实与白术、黄芪与当归、鹿茸与龟甲等药对。而药对方的研究只限于自成一方者为准，凡须入他方而用者不计。因为自成一方者疗效已为确切体验。有些"药对方"虽无方名，但有确切的适应证。因此广义"药对"应包括两味经常联合使用的药物研究。正由于中药学的临床研究是以人为依据的，故药对学的研究对象必须是药对方了。这里再三强调的一点是：药对方是前人亲身经验得来的，实是药物配伍的临床实验报告单，是十分宝贵的。

药对方的标准范围是什么呢？大体上说是指组成方的两味药，不是指炮制与药引中的药。换句话说，对炮制与药引中的药物忽略不计，对不同的剂量与剂型也暂不计较，否则本来模糊的理论就更难以说清了。事实上医生开出来的桂枝汤，经过药房配方，由于分帖不匀很可能成为桂枝加桂汤、桂枝减桂汤、桂枝加芍药汤、桂枝减芍药汤……更何况古今度量衡不同，岂能泥古不化呢？至于《伤寒论》中药物相同而剂量不同（或制剂、煎服法不同）的处方有桂枝汤与桂枝加桂汤、桂枝加芍药汤，桂枝去芍药加附子汤与桂枝附子汤，桂麻各半汤与桂枝二麻黄一汤，抵当汤与抵当丸，半夏泻心汤与甘草泻心汤，四逆汤与通脉四逆汤，应当细心体味，非本书研究范围。

一、药对学的历代成就

"药对"之名虽迟见于北齐徐之才所著的《药对》一书，而"药对"之方却早在《内经》中已有记载。如《素问·腹中论》的乌贼骨丸"以四乌贼骨（即海螵蛸）一蘆茹（即茜草）二物并合之"。《灵枢·邪客》的半夏秫米汤是"沸置秫米一升，治半夏五合，徐炊"。这两张药对方至今仍不失为临床常用之名方。

东汉——张仲景的药对就更加严谨了。这从《伤寒论》和《金匮要略》二书中可以看出，如桂枝甘草汤是辛甘化阳之方，治阳虚之心下悸；而芍药甘草汤则是酸甘化阴之方，治阴虚之脚挛急。两药对方仅是一味之变，方义便大相径庭。若将两药对相合，再加姜枣这一药对，就成为调和营卫、燮理阴阳的桂枝汤了。再如枳实芍药散是治"产后腹痛，烦满不得卧"的气滞血瘀证，而枳术汤则治"心下坚，大如盘，边如旋盘，水饮所作"的气滞饮痞证。这也是一味之异，却映射了气血与气水两种不同的病机。仲景更严密之处是：即使药对相同，若是剂量、剂型不同，或者在药材上取生、取干、取汁的不同，仲景就给予不同的方名以示区别。如姜与夏这一药对：小半夏汤以"半夏一升，生姜半斤"；生姜半夏汤以"半夏半升，生姜汁一升"；半夏干姜散以"半夏干姜等分"杵为散剂。三张药对方都各有其适应证。这些奥秘之处，临证若不细心体味是难以知晓的。

张仲景的药对方剂：栀子豉汤、栀子干姜汤、桂枝甘草汤、芍药甘草汤、甘草干姜汤、甘草麻黄汤、干姜附子汤、大黄黄连泻心汤、桔梗汤、赤石脂禹余粮汤、瓜蒂散、半夏麻黄丸、半夏干姜散、生姜半夏汤、小半夏汤、大黄甘草汤、枳术汤、泽泻汤、枳实芍药散、橘皮汤、百合地黄汤、百合知母汤、百合鸡子黄汤、百合滑石散、蒲灰散、葶苈大枣泻肺汤、赤小豆当归散、栝楼牡蛎散、猪膏发煎、硝石矾石散、薏苡附子散、葵子茯苓散、蜘蛛散、大乌头煎（矾石丸、头风摩散、紫参汤、麻黄醇酒汤、红蓝花酒、外台走马汤、小儿疳虫蚀齿方）34方（41方）。至于不成方的"药对"这里就暂且不谈了。

南北朝时期——梁·陶弘景在《本草经集注》的自序中言："又有《桐君采药录》，说其华叶形色。《药对》四卷，论其佐使相须……"此处《药对》即《雷公药对》。宋·掌禹锡认为该书是"北齐徐之才撰"。而明·李时珍认为"盖黄帝时雷公所著，之才增饰之尔"。遗憾原书已佚，其内容散见于历代本草中。在《本草纲目》中李时珍摘引了徐之才的十剂药对，并加以补充。徐之才曰：药有宣、通、补、泄、轻、重、涩、滑、燥、湿十种，是药之大体，而《本经》不言，后人未述。凡用药者，审而详之，则靡所遗失矣。徐氏十剂药对如下：

宣剂药对（宣可去壅）：生姜合橘皮。

通剂药对（通可去滞）：通草合防己。

补剂药对（补可去弱）：人参合羊肉。

泄剂药对（泄可去闭）：葶苈合大黄。

轻剂药对（轻可去实）：麻黄合葛根。

重剂药对（重可去怯）：磁石合铁粉。

滑剂药对（滑可去着）：冬葵子合榆白皮。

涩剂药对（涩可去脱）：牡蛎合龙骨。

燥剂药对（燥可去湿）：桑白皮合赤小豆。

湿剂药对（湿可去枯）：白石英合紫石英。

这十剂药对对后世的影响是深远的。

唐代——孙思邈就十分重视药对，他在《千金要方·大医习业第一》中指出："凡欲为大医，必须谙《素问》……《本草》《药对》张仲景等诸部经方。"这里把本草、药对、仲景的经方三者等量齐观，足见药对学是本草学与经方学之间不可缺少的一门学科。

金元时期——在药对学上有更大成就的，当首推金元的易水学派。易水学派的鼻祖张洁古著《珍珠囊》一书，着重于药物的性能、配伍、主治及随证用药法等方面的研究，为药对学奠定了深厚的理论基础。难怪李时珍推崇备至，认为洁古之书是"大扬医理，灵素之下，一人而已"。受业于洁古，尽得其学的门人李东垣又著《用药法象》，益加阐发，增以用药凡例、诸经向导、纲要活法。东垣高弟王好古又著《汤液本草》，熔仲景学说和易水学派于一炉对本草进行研究。至此，药对学的内容已十分丰富。总之，易水学派在药对学上的成就是辉煌的。

兹略举于下：

1. 洁古关于"相反药对"的独特见解

"凡药有畏恶相反。所谓畏者，畏其制我，不得自纵。如半夏畏生姜之类是也。所谓恶者，恶其异我，不得自尽。如生姜恶黄芩之类是也。统而论之，彼所畏者，我必恶之；我所恶者，彼亦畏我。相畏相恶之中，亦有相成者。在因病制方、轻重多寡之间耳。若所谓相反，则各怀酷毒，两仇不共，共则必害事也。然有大毒之疾，又须用大毒之药以劫之。如古方感应丸，用巴豆、牵牛同剂，以为攻坚破积之用。四物汤加人参、五灵脂以治血块；二陈汤加藜芦、细辛以吐风痰；丹溪治尸瘵莲心散，以甘草、芫花同剂。而谓妙处在此，顾良工用之何如耳。"

2.《珍珠囊》六经手足药对

太阳经：羌活（手）合黄柏（足）。

少阳经：柴胡（手）合青皮（足）。

阳明经：升麻、白芷（手）合石膏（足）。

太阴经：白芍（手）合桔梗（足）。

少阴经：黄连（手）合知母（足）。

厥阴经：青皮（手）合柴胡（足）。

3. 东垣时间药对

午时潮热药对：黄芩合黄连。

未时潮热药对：黄芩合石膏。

申时潮热药对：黄芩合柴胡。

酉时潮热药对：黄芩合升麻。

辰、戌时药对：黄芩合羌活。

夜间潮热药对：黄芩合当归。

4. 东垣用药凡例中的药对

中风，发表药对：羌活合防风。

破伤风搐药对：①背搐药对：羌活合防风；②前搐药对：升麻合白芷；③两傍搐药对：柴胡合防风。

六经头痛药对：①太阳——川芎合蔓荆子；②阳明——川芎合白芷；③太阴——川芎合半夏；④少阴——川芎合细辛；⑤厥阴——川芎合吴茱萸；⑥颠顶——川芎合藁本。

风湿诸病药对：羌活合白术。

风热诸病药对：荆芥合薄荷。

寒喘痰急药对：麻黄合杏仁。

不思饮食药对：木香合藿香。

腹中实热药对：大黄合芒硝。

腹中胀满药对：厚朴合木香。

心下痞药对：黄连合枳实。

胸中烦热药对：栀子仁合茯苓。

胸中痞塞药对：①实——厚朴合枳实；②虚——芍药合陈皮；③寒——附子合干姜；④痰热——黄连合半夏。

腹中痛药对：白芍合厚朴。

脐下痛药对：黄柏合青皮。

少腹疝痛药对：青皮合川楝子。

胃脘寒痛药对：草豆蔻合吴茱萸。

脐腹疼痛药对：熟地黄合乌药。

下焦湿肿药对：汉防己合龙胆草。

诸风药对：防风合天麻。

诸气药对：枳壳合香附。

诸郁药对：香附合抚芎。

破血药对：桃仁合苏木。

小便黄涩药对：黄柏合泽泻。

小便不利药对：黄柏合知母；茯苓合泽泻。

小便余沥药对：黄柏合杜仲。

虚热无汗药对：牡丹皮合地骨皮。

自汗盗汗药对：黄芪合麻黄根。

诸疮痛甚药对：黄芩合黄连。

诸泄泻药对：白芍合白术。

安胎药对：黄芩合白术。

明代——李时珍十分推崇他们的著作，将其成就收录在《本草纲目》中。同时他还对前人成就做了不同程度的补充。他所补充的药对内容略举于下：

1. 对徐氏十剂药对的补充纠正

（1）宣剂药对

气郁药对：香附合抚芎。

火郁药对：山栀合青黛。

湿郁药对：苍术合白芷。

血郁药对：桃仁合红花。

痰郁药对：①化痰药对：南星合橘皮；②涌痰药对：瓜蒂合藜芦。

食郁药对：山楂合神曲。

（2）通剂药对：木通合猪苓。

（3）补剂药对

心虚药对：茯神（补心气）合生地黄（补心血）。

脾虚药对：人参（补脾气）合白芍（补脾血）。

肺虚药对：黄芪（补肺气）合阿胶（补肺血）。

肾虚药对：杜仲（补肾气）合熟地黄（补肾血）。

肝虚药对：川芎（补肝气）合当归（补肝血）。

（4）重剂药对

平肝药对：铁粉合雄黄。

镇心药对：朱砂合紫石英。

安肾药对：磁石合沉香。

（5）滑剂药对：半夏合南星（李时珍特意指出此二味辛滑走气，非性燥之品）。

（6）湿剂药对：李时珍对徐氏的"药对"加以纠正说："凡麻仁、阿胶膏润之属皆润剂也……若但以石英为润药则偏矣，古人以服石为滋补故尔。"他重新提出：

养血药对：当归合地黄。

生津药对：麦冬合天花粉。

益精药对：肉苁蓉合枸杞子。

2. 在易水学派药对学上的补充发明

（1）四时药对

春升药对：薄荷合荆芥。

夏浮药对：香薷合生姜。

长夏化成药对：人参合白术；苍术合黄柏。

秋收药对：芍药合乌梅。

冬沉药对：黄芩合知母。

（2）各经火的药对

肝火药对：柴胡（气）合黄芩（血）。

心火药对：麦冬（气）合黄连（血）。

脾火药对：白芍（气）合生地黄（血）。

肺火药对：石膏（气）合栀子（血）。

肾火药对：知母（气）合黄柏（血）。

胃火药对：葛根（气）合大黄（血）。

胆火药对：连翘（气）合柴胡（血）。

小肠火药对：赤茯苓（气）合木通（血）。

大肠火药对：黄芩（气）合大黄（血）。

膀胱火药对：滑石（气）合黄柏（血）。

三焦火药对：连翘（气）合地骨皮（血）。

包络火药对：麦冬（气）合牡丹皮（血）。

（3）各经发热的药对

肝经发热药对：柴胡（气）合当归（血）。

心经发热药对：黄连（气）合生地黄（血）。

脾经发热药对：芍药（气）合木瓜（血）。

肺经发热药对：石膏（气）合桑白皮（血）。

肾经发热药对：知母（气）合地黄（血）。

胆经发热药对：柴胡（气）合瓜蒌（血）。

胃经发热药对：石膏（气）合芒硝（血）。

小肠经发热药对：赤茯苓（气）合木通（血）。

大肠经发热药对：芒硝（气）合大黄（血）。

膀胱经发热药对：滑石（气）合泽泻（血）。

三焦经发热药对：石膏（气）合竹叶（血）。

包络经发热药对：麦冬（气）合牡丹皮（血）。

这些药对在临床上都具有指导意义与实用价值。

此外，宋·宗令琪《新广药对》，清·严洁、施雯、洪炜同纂的《得配本草》等在药对学上都有一定的贡献。中华人民共和国成立后，北京的施今墨药对、温州的袁九峰药对等名老中医的药对经验在临床上都取得一定成绩，不胜枚举。

二、药对学的重要意义

（一）开拓了中医学的研究思路

过去研究《伤寒论》都偏于医理，使仲景学说流于玄之又玄的学问。而通过药对方的分析，使经方的临床运用开拓了新的思路。例如昔人谓仲景伤寒分三大纲：风伤卫，用桂枝汤；寒伤营，用麻黄汤；风寒伤营卫，用大青龙汤。这种用方理论于临床指导意义不大。其实大青龙汤究竟是怎么样的一张方呢？通过药对方的分析，或许对大青龙汤的方证能有深入的认识。首先认识麻黄汤是《金匮要略》之甘草麻黄汤、《伤寒论》之桂枝甘草汤同杏仁、麻黄药对方（杏子散《全生指迷方》）的合方，适用于肺气不宣、心气不足的咳喘病证。如果麻黄汤中桂枝甘草汤换成甘草、石膏药对方（庞安时《伤寒总病论》）就是麻杏石甘汤了。难怪如今方剂学以麻黄汤为辛温解表之首方，麻杏石甘汤为辛凉解表之首方。倘若试将这两张首方合用，再加姜枣药对方（《太平圣惠方》），那就是大青龙汤了吗？这样一来，对大青龙汤的反思不是有所启迪吗？何必在"风伤卫，寒伤营，风寒伤营卫"上大做文章。这种以方测证的思路就是以"药对方"的基本病机为基础的。因此，"药对方"是复方的单位方、基础方。这个药对方基础积得越深厚，复方的认识与运用也就越深广。药对学的重要临床意义由此显然可知了。

《素问·至真要大论》是这样规定的："君一臣二，制之小也；君一臣三佐五，制之中也；君一臣三佐九，制之大也。"这就是说：三味药而成的方为小方，又称"药鼎"；九味药左右的方为中方；十三味以上的方为大方。由此可知，伤寒论的方大多是九味以下的小方。而今人大多是大方，甚至是特大方，这是为什么呢？事实上，一味单方气死名医的情况是常有发生的，这不正是说明名医也有未能娴熟掌握药物的效用与药对的配伍之妙吗？凡是有经验的名医总是不断地在药对上下功夫，因而也有自己独到的药对经验。一个初学者即使在旁习医多年，复方内的药对奥秘若不点明，这种医术技巧也是难以学到手的。笔者深深感触学医犹学弈，弈棋必须掌握"记棋"与"拆棋"两种方法，棋艺才能提高。学医必须掌握"记方"与"拆方"两种方法，医术才能进步。所谓记方，就是把常用的名方牢记在心。所谓拆方，就是善于运用药对知识把复方拆开分析研究。《伤寒论》这部书确是研究拆方的好书。《伤寒论》112方中，单味方5首、药对方10首、三味方21首、四味方25首、五味方17首，共计78首，占总方69.64%。九味方3首，十味方、十二味方、十四味方则各1首，共计6首，仅占5.35%。其余六、七、八味方占25.01%。说明仲景以小方为主，组方严谨，精于药味的配伍而不依恃药味的多品。凡增减一二，皆系千锤百炼。但从仲景所取的方名来看，则不讲究，甚至有长达17字的（第62条）。因此，欲洞察仲景组方之奥秘，必先探究仲景药对之微妙。例如伤寒药对方10首，内中所显示的寒热燥润升降散收八种治法及相应的病机是很有科学性的。桂枝甘草汤、甘草干姜汤为甘温扶阳法；芍药甘草汤为甘寒润阴法；大黄黄连泻心汤为苦寒清热法（亦为降下法）；干姜附子汤为辛热燥阴法；栀子豉汤为宣郁透热之外散法；赤石脂禹余粮汤为涩滑固脱之内收法；桔梗汤、瓜蒂散为上升法；栀子干姜汤则为寒热兼施、辛开苦降并用法。在这10个药对中，仅是一味之差，却立法悬殊。如干姜与甘草配合成甘温扶阳法的甘草干姜汤，专治中上焦阳虚寒凝的病变。而干姜与附子配合成辛热燥阴的干姜附子汤，则用治下焦阴盛水凝的证候。一味之移，就使治法由温柔变为刚燥，若再将这两药对方相合，那就成为一祛阴回阳的四逆汤了。

为了便于药对组合复方问题的清晰化，药对仅探讨药物品种的组合，而不考虑其剂量、剂型及取材上的变化。如干姜附子汤只作姜附药对，而忽略不计其生用、干用或炮制用。现在以桂枝甘草汤、芍药甘草汤、甘草干姜汤、干姜附子汤四药对方为例说明伤寒论组方的规律。

桂枝甘草汤（64 条）：若加术附，为甘草附子汤（175 条）；若加苓术，为苓桂术甘汤（67 条）；若加苓枣，为苓桂草枣汤（65 条）；若加苓姜，为茯苓甘草汤（73 条）；若加姜枣，为桂枝去芍药汤（21 条）；若加龙骨、牡蛎，为桂枝甘草龙骨牡蛎汤（118 条）；若加硝黄、桃仁，为桃核承气汤（106 条）；若加半夏，为半夏散及汤（313 条）；若加麻杏，为麻黄汤（35 条）；若加芍甘、姜枣，为桂枝汤（12 条）或桂枝加桂汤（117 条）或桂枝加芍药汤（279 条）；若加附子、姜枣，为桂枝附子汤（174 条）。

芍药甘草汤（29 条）：若加柴枳，为四逆散（318 条）；若加苓枣，为黄芩汤（172 条）；若加附子，为芍药甘草附子汤（68 条）；若加苓术、姜枣，为桂枝去桂加茯苓白术汤（28 条）；若加桂甘、姜枣，为桂枝汤或桂枝加桂汤或桂枝加芍药汤。

甘草干姜汤（29 条）：若加参术，为理中丸，又称人参汤（159 条）；若加参术、桂甘，为桂枝人参汤（163 条）；若加姜附，为四逆汤（323 条）或通脉四逆汤（317 条）；若加参附，为四逆加人参汤（385 条）。

干姜附子汤（61 条）：若加甘草，为四逆汤（323 条）或通脉四逆汤（317 条）；若加葱白，为白通汤（314 条）；若加苓术、芍药，为真武汤（82 条）。

总之，伤寒药对方是分析伤寒复方的基础，即使是由三味药所组成的小方，也可视为药对方的加味方。但是，若小方的三味药具有三足鼎立的关系，则又当别论，我们称为"鼎药方"或"药鼎方"。如连椒梅是苦辛酸三法鼎立的治法，不同于辛开苦降的治法。当然仔细分析，也是由连椒、连梅、椒梅三个药对方组成。再如草姜枣，也是由姜枣、草枣、姜草三个药对方组成。不过，这样严格的药鼎方是很少的，一般都将药对加味又经常联合使用的三味药视为药鼎，如姜细味等。药鼎方的提出，无疑是有利于药对组方的分析。例如：柴苓合参夏合草姜枣为小柴胡汤（96 条）；连苓合参夏合草姜枣为半夏泻心汤（149 条）或甘草泻心汤（158 条）或生姜泻心汤（157 条）；连桂合参夏合草姜枣为黄连汤（173 条）；旋赭合参夏合草姜枣为旋覆代赭汤（161 条）。

凡是复方总是有药对方为核心的，如清胃散（《兰室秘藏》）的核心是升麻、黄连药对方（《普济本事方》）。凡是复方总是在药对方组合的基础上，再运用药对配伍的技巧，然后进行适宜病情的设计。如补中益气汤可找到 18 张古人的药对方：芪归、参归、参芪、参术、参草、芪草、术草、归术、橘术、归草、橘草、归橘、芪橘、参橘、参升、参柴、柴草、升草。之所以这样不厌其烦地寻找古人的药对方，无非是说明古人的药对方实质上是已经对复方做了许多深入的临床实验研究，这足以引起我们的重视，它有助于我们对补中益气汤证的深入认识。

药对方不仅拆析前人的复方，而且组合自己的新方，叶天士的《临证指南医案》是临床医家酷爱的书籍。它令人玩味之处在于叶氏在药对上下的功夫。

叶氏不仅运用药对拆方分析自己的处方,而且指出药对在病证上运用时的利弊。
列举于下:

1. 药对拆方

(1)汤女:天癸未至,入暮寒热,此先天真阴不足,为损怯延挨之病。腹
膨减食,治在太阴厥阴。

熟白术二钱　　生厚朴一钱　　当归二钱　　丹皮一钱半

淡黄芩一钱　　生鳖甲五钱

此一通一补之法。白术补太阴,厚朴通阳明;当归补厥阴,丹皮泄少阳;黄
芩清气分之热,鳖甲滋血分之热也。(卷一虚劳门)

(2)程四六:少阳络病,必犯太阴;脾阳衰微,中焦痞结。色萎如瘁,便
后有血。论脾乃柔脏,非刚不能苏阳。然郁勃致病,温燥难投,议补土泄木
方法。

人参　　　　当归　　　　枳实汁

炒半夏　　　桑叶　　　　丹皮

参归养脾之营,枳半通阳明之滞,桑丹泄少阳之郁。(卷七便血门)

(3)朱氏:上冬用温通奇经,带止经转。两月间,纳谷神安。今二月初二
日,偶涉嗔忿,即麻痹干呕耳聋,随即昏迷如厥。诊脉寸强尺弱,食减少,口味
淡,微汗。此厥阴之阳化风,乘阳明上犯,蒙昧清空。法当和阳益胃治之。

人参一钱　　茯苓三钱　　炒半夏一钱半　　生白芍一钱

乌梅肉七分　　小川连二分　　淡生姜二分　　广皮白一钱

此厥阴阳明药也。胃腑以通为补,故主之以大半夏汤。热壅于上,故少佐姜
连以泻心;肝为刚脏,参入白芍乌梅以柔之也。(卷三木乘土门)

2. 药对利弊

(1)对于奇经八脉精血亏损证候,在运用药对时,叶氏认为"桂附刚愎,
气质雄烈。精血主脏,脏体属阴,刚则愈劫脂矣。至于丹溪虎潜法潜阳坚阴,用
知柏苦寒沉着,未通奇脉"。(卷一虚劳门)

(2)对于治疗内风,叶氏认为"无芩连苦降、羌防升散之理"。(卷一中
风门)

(3)对于木郁土壅证,叶氏认为应当留心"桂附助热,萸地滋滞,郁热益
深,是速增其病矣"。(卷三肿胀门)

(4)叶氏在陈案中自注方解说:"厚朴杏仁,取其能降气;参苓、姜枣,取
其创建胃中之清阳,而和荣卫也。"(卷三肿胀门)

(5)叶氏的脾胃药对是有严格区别的,他说:"凡醒胃必先制肝,而治胃与
脾迥别。古称胃气以下行为顺,区区术甘之守、升柴之升,竟是脾药,所以鲜克
奏效。"(卷三木乘土门)

(6)柴葛升清解肌,但于幼科纯阳上的运用,叶氏有"柴胡劫肝阴、葛根

竭胃汁，至变屡矣"之虑。（卷十幼科要略）

（7）叶氏善于治肝胃不和证，认为"肝为起病之源，胃为传病之所"，故门人华岫云整理其医案后得出叶氏心法："若四君、六君、异功、戊己，则必加泄肝之品。用桑叶丹皮者，先生云桑叶轻清，清泄少阳之气热；丹皮苦辛，清泄肝胆之血热。"（卷三木乘土门）

从以上这些内容可以知道叶氏临证思路的技巧、处方进退的秘诀在于药对的运用。药对的重要临床意义由此显然可知。

（二）拓宽了中药学的研究领域

中药学主要是论述单味中药的性味、归经、功效、主治等内容的学科，因此中药的临床意义受到了限制。而药对的研讨可以开拓中药的临床用途，加深了中药的临床意义。中药学虽然在药对配伍方面已提到药物的七情作用，但作为药对方的临床意义却未被发掘。如半夏有燥湿化痰、和胃止呕的功效，生姜可制其毒性。但半夏与夏枯草为药对方，则能治不寐。再如紫苏有辛温解表、和胃止呕的功效。但紫苏与百合为药对方，则亦能治不寐。这里两张药对方虽都能治不寐，却又反映了证候的不同，而药对方是最小的复方，反映了最简单的证候，又是研究复杂证候的基础。这些都是令人深思的课题。另外，中药学谈中药的功效一般是泛指普遍的、共性的作用。如夏枯草有清肝泻火、消瘰降压功效。但香附与夏枯草为药对方，则能专治目珠疼痛。再如牛蒡子清咽喉、旋覆花止咳嗽，但合用能治痰厥头痛。前人这些经验尤为宝贵，且与常理不同。由此看来，重视药对方的发掘，对开拓中药学具有重要意义。

凡是最具临床意义的药物，必定是前人使用最多的，同时这些药的药对方也相对较多。因此最具临证意义的药物必须依该药的药对方为标准进行筛选。在临床上，掌握这些药及其药对方是具有重要意义的，也是拓宽中药学的正确途径。《得配本草》一书就是从《本草纲目》中开拓出这一道路的。

（三）奠定了方剂学的研究基础

方剂学的研究无非是拆解古方、组合新方两大内容。

拆解古方是为了学会复方结构的多因子分析，过去对古方方义解释偏于主观单一思路，因而遗漏了某些精华的部分。特别在运用药对成方拆解古方后，会发现许多有益的思考内容，会对古方有更深更广的认识。虽然复方的功能不是等于各药对方功能的总和（系统论的先驱奥地利生物学家贝塔朗菲提出了著名的"整体大于各孤立部分总和"定律），但复方中总有某药对方起主导作用的（根据要素有用性原则，要素在系统中总是要起作用的。要研究系统，就要很好地认识系统中每个要素的作用）。事实上，复方中所含的药对方越多，说明该方被前人验证的深度、广度越大，因而确定因素最强，可信性、可用性也就越高。例如补中益气汤虽是八味药，但可找到18张古人的药对方。

组合新方是针对临床证候，运用药对方所对应的病机进行分析研究，然后有机组合复方。或运用前人确切有效的成方，对药对方进行化裁。可参见第四章临床证治药对内容。

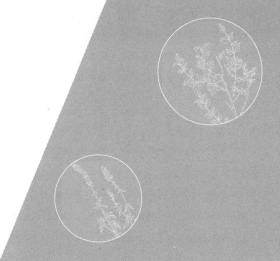

上卷

药对配伍

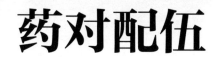

第一章

药对的配伍规律

药对配伍是运用中药"七情"理论来研究两味药物搭配规律的学问。所谓"七情",就是单行、相须、相使、相畏、相恶、相反、相杀七种药物间的关系。这里除单行外,相须、相使就是协同作用,相畏、相恶、相反、相杀就是拮抗作用。协同作用的药对称为相辅相成药对,简称相辅药对;拮抗作用的药对称为相反相成药对,简称相反药对。这是针对药物内在性质而言的。此外,根据药物外在形态而言,有同类药物的搭配,有药物与食物的搭配等。这里只列举了相反相成药对、相辅相成药对、同类相从药对、药食相助药对四大类。但严格来说药对规律当以八律概括之。《神农本草经》指出"药有阴阳配合",这就是药对的原始含义。程杏轩引冯氏书云:"小病治气血,大病治水火。盖气血者,后天有形之阴阳也;水火者,先天无形之阴阳也。"故阴阳在人体具体衍化为水火血气后,药对便有水火血气之配合了,这就是水火药对与血气药对。再由水火的虚实进而推衍出寒热湿燥,由血气的动静进而推衍出升降散收。故相对应的药对配伍规律进而便有寒热药对、润燥药对、升降药对、散收药对。正由于寒与热、润与燥是针对水火的病性不同而立的;升与降、散与收是针对血气的病向不同而立的,故这四种药对是同级概念。至于攻补药对与动静药对是概括了这四种药对的高一层次概念。层次越高,越不具体,因此药对阴阳配合规律用这八种规律囊括比较切合实际,这即是药对八律。但根据不同药对运用不同层次的规律来表达,也是合情合理的。

一、相反相成药对

1. 水火并泻

(1) 附子 + 大黄 = 中和散《圣济总录》

(2) 黄连 + 附子 = 连附六一汤《医学正传》

(3) 石膏 + 附子 = 附子方《普济方》

(4) 黄连 + 生姜 = 神圣香黄散《博济方》

(5) 栀子 + 干姜 = 栀子干姜汤《伤寒论》

(6) 黄连 + 吴茱萸 = 左金丸《丹溪心法》

(7) 栀子 + 附子 = 仓卒散《苏沈良方》

2. 润燥兼施

（1）苍术＋熟地黄＝合德丸《普济方》

（2）苍术＋大枣＝灵芝丸《奇效良方》

（3）乌头＋蜂蜜＝大乌头煎《金匮要略》

（4）苍术＋枸杞子＝枸杞还童丸《普济方》

（5）附子＋大枣＝枣附丸《普济方》

（6）高良姜＋大枣＝冰壶汤《普济方》

3. 升降互调

（1）桔梗＋枳壳＝桔梗枳壳汤《伤寒活人书》

（2）川芎＋大黄＝芎黄丸《杨氏家藏方》

（3）桔梗＋牵牛子＝桔梗丸《素问病机气宜保命集》

4. 散敛合用

（1）五味子＋吴茱萸＝五味子散《普济本事方》

（2）诃子＋麻黄＝定喘饮子《百一选方》

（3）罂粟壳＋槟榔＝神仙救苦散《全幼心鉴》

5. 动静相随

（1）枳实＋白术＝枳术汤《金匮要略》

（2）橘皮＋白术＝宽中丸《全生指迷方》

（3）苍术＋白术＝二术丸《素庵医要》

（4）肉豆蔻＋大黄＝肉豆蔻散《太平圣惠方》

（5）人参＋橘皮＝参橘丸《全生指迷方》

6. 补泻兼顾

（1）人参（扶阳）＋附子（破阴）＝参附汤《得效方》

（2）人参（补阳）＋大黄（泄热）＝止痛妙绝饮《赤水玄珠》

（3）人参（补气）＋紫苏（理气）＝紫苏汤《圣济总录》

（4）人参（补气）＋苏木（祛瘀）＝参苏饮《太平圣惠方》

（5）人参（补气）＋胆星（化痰）＝无忧散《三因极一病证方论》

7. 水火相济

（1）龟甲胶＋鹿角胶＝龟鹿二仙膏《证治宝鉴》

（2）生地黄＋鹿角胶＝地黄煎《赤水玄珠》

（3）熟地黄＋菟丝子＝双补丸《百一选方》

（4）玄参＋菟丝子＝玄菟丸《痘疹仁端录》

8. 气血相助

（1）黄芪（补气）＋当归（补血）＝当归补血汤《内外伤辨惑论》

（2）人参（补气）＋当归（补血）＝参归汤《景岳全书》

（3）人参（补气）＋阿胶（补血）＝阿胶饮《圣济总录》

（4）人参（补气）＋熟地黄（补血）＝两仪膏《景岳全书》

二、相辅相成药对

1. 清阳泻火
    （1）黄连＋大黄＝大黄黄连泻心汤《伤寒论》
    （2）黄连＋黄柏＝二圣丸《小儿药证直诀》
    （3）黄芩＋栀子＝黄芩清肺饮《证治准绳》
    （4）黄柏＋知母＝疗本滋肾丸《兰室秘藏》
    （5）龙胆草＋黄连＝龙胆丸《证治准绳》

2. 温阳补气
    （1）人参＋蛤蚧＝人参蛤蚧散《普济方》
    （2）鹿角胶＋菟丝子＝鹿菟丸《济生续方》
    （3）人参＋白术＝参术膏《证治准绳》
    （4）人参＋鹿角胶＝人参鹿角膏《墨宝斋集验方》
    （5）黄芪＋人参＝黄芪丸《普济本事方》

3. 祛阴燥湿
    （1）干姜＋附子＝干姜附子汤《伤寒论》
    （2）生姜＋附子＝姜附汤《岭南卫生方》
    （3）苍术＋附子＝术附汤《症因脉治》
    （4）干姜＋川乌＝退阴散《普济本事方》
    （5）附子＋草果仁＝果附汤《济生方》
    （6）干姜＋高良姜＝二姜丸《太平惠民和剂局方》

4. 滋阴润燥
    （1）天冬＋麦冬＝二冬膏《张氏医通》
    （2）熟地黄＋当归＝内补丸《普济本事方》
    （3）天冬＋熟地黄＝天地煎《济生续方》
    （4）枸杞子＋黄精＝二精丸《圣济总录》
    （5）百合＋生地黄＝百合地黄汤《金匮要略》

5. 理气清火
    （1）香附＋夏枯草＝补肝散《简要济众》
    （2）枳壳＋黄连＝立效散《万病回春》

6. 凉血解毒
    （1）紫草＋雄黄＝痘疔散《景岳全书》
    （2）黄柏＋赤芍＝黄柏丸《小儿药证直诀》

7. 利水逐饮
    （1）甘遂＋大戟＝一字汤《圣济总录》

（2）甘遂＋牵牛子＝二气汤《圣济总录》

8. 理气活血

（1）香附＋赤芍＝如神散《良方》

（2）香附＋川芎＝点头散《景岳全书》

三、同类相从药对

本类药对属同类药叠加配伍，加入复方中运用。一般未作为独立药对方，但为临床常用的治疗方法。简述于下：

❶ 麻、桂药对

麻、桂虽同为辛温解表、发散风寒药，能治外感风寒、风湿痹痛。但麻黄兼苦泄，发汗力强，又能宣肺平喘利尿；而桂枝兼甘缓，发汗力弱，且能暖心温经通阳。《太平圣惠方》以麻黄合桂心为方治疗风痹冷痛。《伤寒论》则组成复方治疗太阳表证。

❷ 荆、防药对

荆、防能祛风解表，但发汗之力不如麻、桂。不论风寒、风热，均可用之。二味炒用又能止血。在血崩、便血、痢血方中，每每使用。荆芥比防风发汗力大，兼治咽喉肿痛；防风比荆芥胜湿力强，又治风湿痹痛。荆防败毒散为其常伍之复方。

❸ 羌、防药对

羌、防为风门要药，然防风性缓，羌活性烈。防风主周身之风；羌活主局部之风。又防风除用为发表外，与黄芪同用，反能止汗，此乃羌活所不及。泻青丸中用羌、防，取其上升之能，具有搜肝风、散肝火之功。

❹ 升、柴药对

升、柴皆为辛凉解表、轻清上升之药，但升麻升举脾胃之气陷，兼清阳明之热毒；柴胡疏解肝胆之气郁，且透少阳之热邪。补中益气汤中用升、柴，取其升阳举陷之药向。

❺ 升、葛药对

升、葛均可散阳明之热邪，且能透疹。然升麻上升而透邪，解毒力强；葛根横行而达邪，解肌力胜。升麻能上治口疮牙痛，下治阴挺脱肛；葛根能上治头痛项强，下治泄泻热痢。升麻葛根汤便是本药对与酸甘化阴之芍药甘草汤（药对方）组成，功专解肌透疹。用于痘疹未发，或发而不透之证。

❻ 柴、葛药对

柴、葛为升清解肌之药对，柴葛解肌汤便是其复方。然柴胡醋制能解肝郁而止痛，酒制能升清阳而止泻；葛根生用则解肌热而生津，煨用则鼓胃气而升腾。此为二味同中之异也。在幼科纯阳之体上的运用，叶天士有"柴胡劫肝阴、葛根竭胃汁"之戒,利弊自辨。

⑦ 桑、菊药对

桑、菊疏风清热、清肝明目,同归肝肺二经。然桑叶入肺为主,疏风宣肺力胜;菊花入肝为主,平肝解毒力优。本药对能治内外之风,桑菊饮取其疏散外风之力;羚角钩藤汤取其清息内风之功。

⑧ 藿、佩药对

藿、佩虽皆属芳香化浊之品,在湿温、暑湿及夏月霉令中,常为同用对药。但藿香对胸膈满闷呕吐之症,尤为相宜;佩兰对口中黏腻味甘之症,最为妥帖。

⑨ 乳、没药对

乳、没两药都是味苦气浊,内服量多易致呕恶。故合用时,剂量宜少。两者均能活血止痛,消肿生肌。但乳香辛温香窜,偏于调气;没药苦平散瘀,偏于活血。对气滞血瘀疼痛,最为适用。

⑩ 海、昆药对

海、昆两药皆是消痰结、散瘿瘤、治瘰疬之常用药对,又常同用于腹内肿块、睾丸肿痛、痰饮水肿等症。但海藻有反甘草之说,然不尽。《证治准绳》中治瘿瘤之昆布散,皆以海藻甘草同用之,意谓坚积之病,非和平之药所能取捷,必令反夺以成其功也。

⑪ 硝、黄药对

芒硝、大黄为荡涤胃肠积滞之要药。然大黄能清泄血分之实热,为解毒、止血之妙药,此乃芒硝所不能及;芒硝能外敷乳痈之肿硬,为消肿、回乳之要品,又是大黄所不能及。

⑫ 桃、红药对

桃仁、红花为活血祛瘀之姊妹药,凡瘀血经闭、产后恶露、跌打瘀痛,常合用之。但桃仁含脂质润,有类于杏仁,故同用于润肠通便方中(东垣谓杏仁治在气分,桃仁治在血分)。红花则有杜红花、藏红花之分,前者辛温、价廉,为通常所用;后者甘寒、价昂,却能凉血解毒。

⑬ 参、芪药对

参、芪为甘温补气之主药。但黄芪善走肌表,为治表虚要药;人参善补五脏,为治里虚主品。且人参补气兼能益阴,黄芪补气易于升提。故气阴外脱者,多用人参;气虚下陷者,多用黄芪。而临床每合用以扶元固本,病情轻缓者,又以党参代人参。

⑭ 羌、独活药对

羌、独活均有祛风湿、止痛、透利关节作用。但羌活气雄性烈,上行力大,能直上颠顶、横行支臂,偏于疗上半身风湿,并善发汗解表;独活气细性缓,下行力专,能疏导腰膝、下行腿足,偏于治下半身风湿,而发汗祛风之力不及羌活。

⑮ 防风、己药对

防风、防己都有祛风湿作用。但防风偏于祛风；防己偏于祛湿。且防己又有木防己、汉防己之分。木防己偏治上部风湿，多用治肢体痹痛；汉防己偏治下部湿热，多用治水肿脚气。然治湿则同也。

⑯ 生、熟地黄药对

生、熟地黄本是同一地黄，因其加工不同，功效大有区别。生地黄性寒，长于清热凉血；熟地黄性温，善于补血滋阴。而生地黄又有鲜地黄、干地黄之不同，鲜者以清热生津见胜，于温热病尤为相宜。干者以凉血养阴为强，适于血热崩漏。若炒炭则止血力更专，适于血证。

⑰ 天、麦冬药对

天、麦冬同为清润养阴之要药，质柔多汁，以滋燥泽枯为用。每同用于阴虚内热、津液亏耗、肺热劳咳等症。《本草蒙筌》称"天、麦门冬，并入手太阴经，而能祛烦解渴、止咳消痰，功用似同，实亦有偏胜也。麦门冬兼行手少阴心，每每清心降火，使肺不犯于贼邪，故止咳立效；天门冬复走足少阴肾，屡屡滋肾助元，令肺得全其母气，故消痰殊功"。故安神方中常用麦冬，而遗精剂内则多用天冬，此乃归经不同，功用亦有所稍异。

⑱ 知、贝母药对

知、贝母合丸为局方二母丸，用于痰热咳嗽。然知母偏于清热滋阴，贝母偏于化痰散结。且贝母又有川贝母、浙贝母之分。川贝母兼有滋润，多用于肺虚燥咳；浙贝母开泄力强，多用于外感实咳。此外，更有土贝母之品，非为同类，只用于痈疮肿毒等外症。

⑲ 苍、白术药对

苍、白术有燥湿健脾之功，但苍术苦温辛烈，燥湿力胜，多用于湿盛的实证；白术甘温性缓，健脾力强，多用于脾弱的虚证。故凡欲补脾则用白术，凡欲运脾则用苍术，若欲运补相兼，则苍术、白术同用。此外苍术能发汗，白术能止汗。王海藏之神术汤以术配伍防风、甘草。若太阳伤寒无汗用苍术；若太阳伤风有汗用白术。疗效如神，故名神术。

⑳ 赤、白芍药对

芍药有二：野生者为赤芍，栽培者为白芍。赤白之分始自《本草图经》。赤芍偏于活血行滞、宣化疡毒；白芍善于益阴养血、滋润肝脾。《本草求真》载："赤芍与白芍主治略同，但白则有敛阴益营之力，赤则止有散邪行血之意；白则能于土中泻木，赤则能于血中活滞。"

㉑ 青、陈皮药对

青、陈皮同为橘子的果皮，但青皮取于未成熟的青色果皮；陈皮则取于成熟的黄色果皮，且以陈久者为佳。因老嫩不同而功效各异：青皮味苦胜于辛而性降泄，色青偏疏肝胆气分，兼能消积化滞；陈皮味辛胜于苦而性升浮，色黄偏理脾胃气分，兼能燥湿化痰。故凡肝气郁结、胁痛乳胀、疝气癥积等中上焦之症，宜用青皮。而脾失健运、胸脘胀满、吐泻痰嗽等上中焦之症，则用陈皮。但由于肝气为患，每犯脾胃，若呈肝脾不和或肝气犯胃之证，二药又常相须并用，处方常并写"青陈皮"。

㉒ 谷、麦芽药对

谷、麦芽启脾消食，功效相似。但二者之间亦有小别：麦芽消运力强；谷芽和养功胜。麦芽生用更有回乳之力，为谷芽所不能及。

㉓ 猪、茯苓药对

猪、茯苓同为甘平之品，能利水渗湿。但茯苓走气分；猪苓走血分。脾有水湿，宜茯苓；胃有水湿，宜猪苓。猪苓以淡渗见长，其利水渗湿之功优于茯苓。而茯苓兼能健脾宁心，为猪苓所不能。至于水肿脚气之症，二者又每互用之。

㉔ 大、小蓟药对

大、小蓟为同属异种之物，性味功用大致相似，临床往往同用而写"大小蓟"。只是小蓟的散瘀消肿之力较大蓟稍弱，多用于小便有血之症。

㉕ 赤、白茯苓药对

茯苓菌核寄生于松树根，其傍松树根而生者称为茯苓。其外皮黑褐色称茯苓皮；皮内侧呈粉红色者为赤茯苓；皮内侧呈白色者为白茯苓。习惯所称茯苓即指白茯苓。抱松树根而生者谓之茯神，茯神中的松木谓之神木。古人认为白茯苓健脾宁心功胜，赤茯苓分利湿热力强，茯苓皮利水消肿效专，茯神宁心安神功著。

㉖ 潼、白蒺藜药对

潼、白蒺藜不仅科属形态不同，而且功用也大有差异。潼蒺藜又称沙苑蒺藜，为豆科；白蒺藜又称刺蒺藜，为蒺藜科。杨树泰在《本草述钩元》中说："刺蒺藜入肺与肝，沙苑蒺藜入肺与肾；刺蒺藜为风脏血剂，其治上者多，沙苑蒺藜为肾脏气剂，其补下者专。"故潼、白蒺藜虽同治目疾，但白蒺藜善于散风热，宜于风热所致的头痛目赤、外生翳障；而潼蒺藜则长于补肝肾，宜于肝肾不足所致的头晕目眩，内生翳障。若虚实相兼者二药并用。

㉗ 南、北沙参药对

南、北沙参是不同科的两种植物，北沙参为伞形科，其根细小而质坚；南沙参为桔梗科，其根粗大而质松。两者虽都能清养肺胃，但南沙参以清肺祛痰功胜；北沙参以润肺养阴力强。前人所用沙参，系南沙参。至清《本草纲目拾遗》《本经逢原》两书，始载沙参有南、北之分。习称鲜沙参者，即南沙参之新鲜者。至于有称粉沙参者，为明党参之根，为清润肺胃、止咳止呕药，既无党参补气之力，亦无沙参养阴之功。

㉘ 黑、白牵牛药对

黑、白牵牛又称黑、白丑。本品皮黏韧而味辛，毒在其中，习惯取头末者，意在弃其皮。传统认为黑丑药力迅速，白丑效力缓和。

四、药食相助药对

1. 麦冬 + 粳米 = 麦门冬汤《医方集解》，治水溢高原，肢体皆肿，初起便有喘满。

2. 通草 + 猪蹄 = 猪蹄汤《灵苑》，治乳少。

3. 大黄 + 鸡子 = 将军蛋《种福堂方》，治赤白浊，梦遗。

4. 石莲肉 + 猪肚 = 水芝丹《医学发明》，治下焦真气虚弱，小便频数。

5. 黄连 + 人乳 = （丹溪）点眼方《医方集解》，治阳证目疾。

6. 胡桃肉 + 柿霜饼 = 水晶桃《医学衷中参西录》，治肺肾两虚，或咳嗽，或腰痛。

7. 人参 + 人乳 = 参乳丸《医方集解》，治气血不足。

8. 桑叶 + 芝麻 = 桑麻丸（胡僧方）、扶桑丸《医方集解》，治肝阴不足。

9. 天花粉 + 黑大豆 = 救活丸《普济方》，治肾虚消渴难治者。

10. 羊胆 + 蜂蜜 = （赵谦）二百味草花膏《医方集解》，治目赤流泪，痛痒不能视。

11. 潼蒺藜 + 鱼鳔胶 = 聚精丸《证治准绳》，治肾虚遗精。

12. 大戟 + 大枣 = 枣变百祥丸《洁古活法机要》，治斑疮变黑，大便闭结。

13. 朱砂 + 猪心 = 神应丹《景岳全书》，治心虚遗精，诸痫症。

14. 石膏 + 蜂蜜 = 石膏蜜煎方《集验方》，治时行热病。

15. 甘遂 + 猪心 = 遂心丹《济生方》，治癫痫心风。

16. 硫黄 + 猪大肠 = 补火丸《验方新编》，治冷劳气血枯竭，肉脊齿落，肢倦言微。

17. 梨 + 蜂蜜 = 蜜梨嚼《万病回春》，治咳嗽喘急。

18. 猪骨髓 + 蜂蜜 = 蜜髓煎、猪髓膏《景岳全书》，治中蛊令人腹内坚痛，痘疮痂靥不落。

19. 郁李仁 + 粳米 = 郁李仁粥《食医心鉴》，治小儿水气，面目肿，小便不利。

20. 知母 + 大枣 = 知母丸《杨子厚产乳集验方》，治妊娠子烦。

第二章 仲景药对的探索

仲景《伤寒杂病论》可视为一部药对组拆著作，其中药对精意十分突出。仲景药对方有 41 方，药对配伍若以方名中出现为准，共有 54 对。倘若细加咀嚼，其味无穷。现归纳于下：

一、仲景药对成方（共41方）

破水救火药对方：干姜＋附子＝干姜附子汤

泻火护水药对方：大黄＋黄连＝大黄黄连泻心汤

宣透郁热药对方：栀子＋豆豉＝栀子豉汤

破湿暖中药对方：干姜＋甘草＝甘草干姜汤

辛开苦降药对方：栀子＋干姜＝栀子干姜汤

助心通阳药对方：桂枝＋甘草＝桂枝甘草汤

宣肺开源药对方：甘草＋麻黄＝甘草麻黄汤

宣表蠲饮药对方：半夏＋麻黄＝半夏麻黄丸

柔肝敛阴药对方：芍药＋甘草＝芍药甘草汤

清胃降逆药对方：大黄＋甘草＝大黄甘草汤

燥湿降逆药对方：半夏＋干姜＝半夏干姜散

辛散水饮药对方：半夏＋生姜汁＝生姜半夏汤

散饮降逆药对方：半夏＋生姜＝小半夏汤

降气散湿药对方：橘皮＋生姜＝橘皮汤

破湿通痹药对方：薏苡仁＋附子＝薏苡附子散

缓急止痛药对方：乌头＋蜜＝大乌头煎

燥肝搜络药对方：蜘蛛＋桂枝＝蜘蛛散

破气养血药对方：枳实＋芍药＝枳实芍药散

健脾宽中药对方：枳实＋白术＝枳术汤

补脾利水药对方：泽泻＋白术＝泽泻汤

润肺滋肾药对方：百合＋地黄＝百合地黄汤

润肺养心药对方：百合＋鸡子黄＝百合鸡子黄汤

清肺滋水药对方：百合＋知母＝百合知母汤

清上利下药对方：百合 + 滑石 = 百合滑石散

泻肺利水药对方：葶苈子 + 大枣 = 葶苈大枣泻肺汤

降热生津药对方：栝楼根 + 牡蛎 = 栝楼牡蛎散

涌吐升提药对方：瓜蒂 + 赤小豆 = 瓜蒂散

祛痰排脓药对方：桔梗 + 甘草 = 桔梗汤

淡渗利湿药对方：葵子 + 茯苓 = 葵子茯苓散

消瘀逐湿药对方：硝石 + 矾石 = 硝石矾石散

润燥化瘀药对方：猪膏 + 乱发 = 猪膏发煎

化瘀利窍药对方：蒲灰 + 滑石 = 蒲灰散

活血解毒药对方：赤小豆 + 当归 = 赤小豆当归散

涩肠固脱药对方：赤石脂 + 禹余粮 = 赤石脂禹余粮汤

清肠止痢药对方：紫参 + 甘草 = 紫参汤

去尘除积药对方：杏仁 + 巴豆 = 走马汤（外台）

"药酒"药对方：麻黄 + 醇酒 = 麻黄醇酒汤（千金）；红蓝花 + 酒 = 红蓝花酒

"外治"药对方：矾石 + 杏仁 = 矾石丸；附子 + 盐 = 头风摩散；葶苈子 + 雄黄 = 小儿疳虫蚀齿方

二、仲景药对配伍（以方名中出现为准，共54对）

桂枝 + 麻黄 ∈ 桂枝麻黄各半汤　　柴胡 + 桂枝 ∈ 柴胡桂枝汤

乌头 + 桂枝 ∈ 乌头桂枝汤　　　　桂枝 + 附子 ∈ 桂枝附子汤

桂枝 + 茯苓 ∈ 桂枝茯苓丸　　　　桂枝 + 人参 ∈ 桂枝人参汤

黄芪 + 桂枝 ∈ 黄芪桂枝五物汤　　甘草 + 附子 ∈ 甘草附子汤

茯苓 + 甘草 ∈ 茯苓甘草汤　　　　生姜 + 甘草 ∈ 生姜甘草汤（千金）

藜芦 + 甘草 ∈ 藜芦甘草汤　　　　白术 + 附子 ∈ 白术附子汤

大黄 + 附子 ∈ 大黄附子汤　　　　附子 + 粳米 ∈ 附子粳米汤

麻黄 + 附子 ∈ 麻黄附子汤　　　　栀子 + 大黄 ∈ 栀子大黄汤

厚朴 + 大黄 ∈ 厚朴大黄汤　　　　大黄 + 甘遂 ∈ 大黄甘遂汤

大黄 + 牡丹皮 ∈ 大黄牡丹汤　　　大黄 + 硝石 ∈ 大黄硝石汤

大黄 + 䗪虫 ∈ 大黄䗪虫丸　　　　厚朴 + 麻黄 ∈ 厚朴麻黄汤

射干 + 麻黄 ∈ 射干麻黄汤　　　　麻黄 + 升麻 ∈ 麻黄升麻汤

茯苓 + 泽泻 ∈ 茯苓泽泻汤　　　　茯苓 + 戎盐 ∈ 茯苓戎盐汤

防己 + 茯苓 ∈ 防己茯苓汤　　　　防己 + 地黄 ∈ 防己地黄汤

防己 + 黄芪 ∈ 防己黄芪汤　　　　滑石 + 代赭石 ∈ 滑石代赭汤

滑石 + 白鱼 ∈ 滑石白鱼散　　　　旋覆花 + 代赭石 ∈ 旋覆代赭汤

甘遂 + 半夏 ∈ 甘遂半夏汤　　　　半夏 + 厚朴 ∈ 半夏厚朴汤

升麻 + 鳖甲 ∈ 升麻鳖甲汤　　　　栝楼根 + 瞿麦 ∈ 栝楼瞿麦丸

橘皮 + 竹茹 ∈ 橘皮竹茹汤　　　　当归 + 芍药 ∈ 当归芍药散

黄连 + 阿胶 ∈ 黄连阿胶汤　　　　阿胶 + 干姜 ∈ 胶姜汤

阿胶 + 艾叶 ∈ 胶艾汤　　　　　　牡蛎 + 泽泻 ∈ 牡蛎泽泻散

竹叶 + 石膏 ∈ 竹叶石膏汤　　　　栀子 + 黄柏 ∈ 栀子柏皮汤

枳实 + 栀子 ∈ 枳实栀子汤　　　　栀子 + 厚朴 ∈ 栀子厚朴汤

厚朴 + 杏仁 ∈ 桂枝加厚朴杏子汤　茯苓 + 白术 ∈ 桂枝去桂加茯苓白术汤

龙骨 + 牡蛎 ∈ 柴胡加龙骨牡蛎汤　吴茱萸 + 生姜 ∈ 当归四逆加吴茱萸生姜汤

半夏 + 生姜 ∈ 黄芩加半夏生姜汤（同成方）甘草 + 阿胶 ∈ 白头翁加甘草阿胶汤

乌头 + 赤石脂 ∈ 乌头赤石脂丸　　栝楼 + 薤白 ∈ 栝楼薤白白酒汤

第三章

五脏水火血气及八法药对

程杏轩引冯氏书云："小病治气血，大病治水火。盖气血者，后天有形之阴阳也；水火者，先天无形之阴阳也。"（《杏轩医案》）

因为水火不兼容，最能代表阴阳的消长关系。凡有利于水者必不利于火，有利于火者必不利于水，故水火必须分治。而血气难分离，最能代表阴阳的互根关系。古人云：气为血之帅，气行则血行；血为气之母，血至气亦至。凡有补于气者亦能生血，有理于气者亦能活血；反之，活血者每兼理气，补血者必先补气。故血气难以分治。

在春秋战国时期的诸多著作中（包括《内经》），每以"血气"并称，后来由于强调"气"的重要性与复杂性，故将"气"提前而以"气血"相称。唯"阴阳""水火"仍沿用旧习称。

阴阳学说在中医学里是作为说理工具与方法论来加以运用的。由于在具体情况下的阴阳所指的内容不一样，故不同层次的阴阳当有不同的名词术语，否则会引起逻辑矛盾而发生混乱。故不再以阴阳气血相称，而当以水火血气相称了。

现将五脏水火血气之虚实病机及其代表药对方列表于下，见表3-1：（凡表中数字编号即第六章、第七章药对方编号）

表3-1　五脏水火血气之虚实病机及其代表药对方

五脏	水火血气之虚实		药对方举例
肝	水	虚（燥）	首乌＋胡麻＝0050 何首乌散《太平圣惠方》
		实（湿）	吴茱萸＋泽泻＝0158 附方：夺命丹《太平惠民和剂局方》
	火	虚（寒）	杜仲＋续断＝0045 千金保孕丸《景岳全书》
		实（热）	龙胆草＋栀子仁＝0080 未名丸《删繁方》
	血	虚（枯）	当归＋熟地黄＝0016 内补丸《普济本事方》
		实（瘀）	五灵脂＋蒲黄＝0253 失笑散《太平惠民和剂局方》
	气	虚（凉）	人参＋荔枝肉＝0008 回春酒《同寿录》
		实（滞）	香附＋荔枝核＝0238 蠲痛散《妇人大全良方》

五脏	水火血气之虚实		药对方举例
心	水	虚（燥）	人参 + 麦冬 = 0051 参冬饮《症因脉治》
		实（湿）	桂枝 + 茯苓 = 0440 桂苓饮《张氏医通》
	火	虚（寒）	肉桂 + 当归 = 0035 香桂散《朱氏集验方》
		实（热）	黄连 + 木通 = 0085 黄连木通丸《儒门事亲》
	血	虚（枯）	枸杞子 + 龙眼肉 = 0022 杞圆膏《摄生秘剖》
		实（瘀）	没药 + 血竭 = 0259 夺命散（张璧方）
	气	虚（凉）	人参 + 甘草 = 0003 人参汤《圣济总录》
		实（滞）	菖蒲 + 麝香 = 0926 菖蒲散《全生指迷方》
脾	水	虚（燥）	人参 + 天花粉 = 0573 玉壶丸《集验方》
		实（湿）	厚朴 + 半夏 = 0354 梓朴散《小儿药证直诀》
	火	虚（寒）	鹿茸 + 山药 = 0033 鹿茸酒《普济方》
		实（热）	升麻 + 黄连 = 0078 黄连升麻散《卫生宝鉴》
	血	虚（枯）	当归 + 黄芪 = 0027 当归补血汤《内外伤辨惑论》
		实（瘀）	三棱 + 莪术 = 0252 未名方《危氏得效方》
	气	虚（凉）	人参 + 白术 = 0002 参术膏《濒湖集简方》
		实（滞）	木香 + 槟榔 = 0216 木香散《保命集》
肺	水	虚（燥）	天冬 + 麦冬 = 0048 二冬膏《张氏医通》
		实（湿）	桑白皮 + 葶苈子 = 0246 泻肺汤《儒门事亲》
	火	虚（寒）	人参 + 鹿角胶 = 0031 人参鹿角膏《墨宝斋集验方》
		实（热）	黄芩 + 栀子 = 0076 黄芩清肺饮《玉机微义》
	血	虚（枯）	阿胶 + 人参 = 0024 阿胶饮《圣济总录》
		实（瘀）	大黄 + 杏仁 = 0669 附方：鸡鸣散《三因极一病证方论》
	气	虚（凉）	黄芪 + 人参 = 0001 黄芪丸《普济本事方》
		实（滞）	杏仁 + 麻黄 = 0243 杏子散《全生指迷方》
肾	水	虚（燥）	熟地黄 + 生地黄 = 0018 二黄丸《保命集》
		实（湿）	附子 + 泽泻 = 0207 泽附煎《仙拈集》
	火	虚（寒）	鹿角 + 菟丝子 = 0044 鹿菟丸《济生续方》
		实（热）	知母 + 黄柏 = 0077 疗本滋肾丸《兰室秘藏》
	血	虚（枯）	阿胶 + 熟地黄 = 0017 熟地黄汤《备急千金要方》
		实（瘀）	乳香 + 没药 = 0251 乳香散《万病回春》
	气	虚（凉）	人参 + 蛤蚧 = 0006 参蚧散《普济方》
		实（滞）	沉香 + 附子 = 0589 沉附汤《朱氏集验方》

阴阳失调是中医学的病理观，燮理阴阳是中医学的治疗观。

阴阳失调表现在水火消长失衡（病性）与血气互根失向（病向）两方面。

1. 水火消长失衡（病性）

火亢则热——热者寒之　　　　　　火衰则寒——寒者热之

水盛则湿——湿者燥之　　　　　　水涸则燥——燥者润之

2. 血气互根失向（病向）

血气上逆——逆者降之　　　　　　血气下陷——陷者升之

血气内闭——闭者宣之　　　　　　血气外脱——脱者敛之

现将五脏治疗八法及其代表药对方列表于下，见表3－2：（凡表中数字编号即第六章、第七章药对方编号）

表3－2　五脏治疗八法及其代表药对方

五脏	八法	药对方举例
肝	热者寒之（清肝泻火）	龙胆草＋栀子仁＝0080 未名丸《删繁方》
	寒者热之（暖肝散寒）	杜仲＋续断＝0045 千金保孕丸《景岳全书》
	湿者燥之（化湿解肝）	吴茱萸＋木瓜＝0198 附方：萸瓜汤《卫生家宝方》
	燥者润之（养血柔肝）	白芍＋甘草＝0732 芍药甘草汤《伤寒论》
	逆者降之（镇肝降逆）	代赭石＋旋覆花＝0501 旋覆代赭汤《证治汇补》
	陷者升之（荣肝兴木）	川芎＋天麻＝0771 天麻丸《普济方》
	闭者宣之（疏肝解郁）	香附＋乌药＝0214 青囊丸（邵真人方）
	脱者敛之（敛肝潜阳）	龙骨＋牡蛎＝0841 赤脚道人龙骨丸《奇效良方》
心	热者寒之（清心泻火）	黄连＋木通＝0085 黄连木通丸《儒门事亲》
	寒者热之（暄心散寒）	肉桂＋当归＝0035 香桂散《朱氏集验方》
	湿者燥之（化饮旷心）	桂枝＋生姜＝0155 桂姜散《圣济总录》
	燥者润之（益营浸心）	阿胶＋熟地黄＝0017 熟地黄汤《备急千金要方》
	逆者降之（泻心降火）	大黄＋黄连＝0075 大黄黄连泻心汤《伤寒论》
	陷者升之（益心助火）	人参＋甘草＝0003 人参汤《圣济总录》
	闭者宣之（宣心通脉）	桂枝＋甘草＝0136 附方：桂枝甘草汤《伤寒论》
	脱者敛之（宁心敛神）	朱砂＋牛黄＝0702 露朱丹《全生指迷方》
脾	热者寒之（清脾泻火）	升麻＋黄连＝0078 黄连升麻散《卫生宝鉴》
	寒者热之（燠脾散寒）	肉桂＋白术＝0035 附方：术桂汤《辨证录》
	湿者燥之（燥湿醒脾）	厚朴＋半夏＝0354 梓朴散《小儿药证直诀》
	燥者润之（滋液沁脾）	苍术＋红枣＝0445 附方：灵芝丸《奇效良方》
	逆者降之（宽中降逆）	厚朴＋干姜＝0593 厚朴汤《圣济总录》

五脏	八法	药对方举例
脾	陷者升之（补脾升清）	人参 + 升麻 = 0513 人参升麻汤《妇科玉尺》
	闭者宣之（调脾承气）	厚朴 + 大黄 = 0300 二圣汤《圣济总录》
	脱者敛之（裹脾摄血）	人参 + 阿胶 = 0024 阿胶饮《圣济总录》
肺	热者寒之（清肺泻火）	黄芩 + 栀子 = 0076 黄芩清肺饮《玉机微义》
	寒者热之（煦肺散寒）	人参 + 鹿角胶 = 0031 人参鹿角膏《墨宝斋集验方》
	湿者燥之（化痰泻肺）	桑白皮 + 葶苈子 = 0246 泻肺汤《儒门事亲》
	燥者润之（生津润肺）	天冬 + 麦冬 = 0048 二冬膏《张氏医通》
	逆者降之（肃肺降气）	杏仁 + 莱菔子 = 0241 杏仁萝卜子丸《景岳全书》
	陷者升之（培肺举气）	黄芪 + 人参 = 0001 黄芪丸《普济本事方》
	闭者宣之（宣肺畅卫）	麻黄 + 杏仁 = 0243 杏仁散《全生指迷方》
	脱者敛之（敛肺固表）	黄芪 + 五味子 = 0055 芪味丸《普济方》
肾	热者寒之（清肾泻火）	知母 + 黄柏 = 0077 疗本滋肾丸《兰室秘藏》
	寒者热之（温肾散寒）	鹿角 + 菟丝子 = 0044 鹿茸丸《济生续方》
	湿者燥之（破湿救阳）	附子 + 干姜 = 0146 干姜附子汤《伤寒论》
	燥者润之（填精滋肾）	枸杞子 + 黄精 = 0030 二精丸《圣济总录》
	逆者降之（归肾纳气）	人参 + 蛤蚧 = 0006 参蚧散《普济方》
	陷者升之（扶肾腾水）	肉桂 + 熟地黄 = 0416 化肾汤《辨证录》
	闭者宣之（开肾折水）	牵牛子 + 茴香 = 0302 禹功散《儒门事亲》
	脱者敛之（固肾封髓）	金樱子 + 芡实 = 0857 经验水陆二仙丹《景岳全书》

第四章

临床证治药对

一、六经证治药对

六经证治药对见表 4-1。

表 4-1 六经证治药对

六经病	病性	主要特征	仲景方	药对方
太阳病	伤寒表实	无汗，头项强痛，恶寒，脉浮紧	麻黄汤	0136 桂枝、麻黄药对方
	中风表虚	自汗，恶风，脉浮缓	桂枝汤	0639 白芍、桂枝药对方
阳明病	阳明经证	身大热，口大渴，汗大出，脉洪大	白虎汤	0071 石膏、知母药对方
	阳明腑证	腹胀腹满，大便燥秘，脉沉实	承气汤	0291 大黄、芒硝药对方
少阳病	半表半里	寒热往来，口苦咽干目眩，脉弦	小柴胡汤	0067 柴胡、甘草药对方
太阴病	气虚湿盛	腹满时利，水泻洞开，苔腻脉濡	理中汤	0540 人参、生干姜药对方
少阴病	水盛火微	神倦欲寐，脉微细，舌胖面浮肢肿	四逆汤	0146 附子、生干姜药对方
	火盛水枯	神昏谵语，脉细数，舌绛咽干肢搐	黄连阿胶汤	0614 阿胶、黄连药对方
厥阴病	寒热错杂	热深厥深，脉虚数，舌紫晦	乌梅丸	0451 黄连、肉桂药对方

二、卫气营血证治药对

卫气营血证治药对见表 4-2。

表 4-2 卫气营血证治药对

证型	主要特征	其他症状	治法	代表药对方
卫分	发热恶寒	头痛，体疼，脉浮，苔白	发汗	0069 豆豉、葛根药对方
气分	但发热，不恶寒，反恶热	汗出，气粗口渴，脉洪大	清气	0071 石膏、知母药对方
		潮热谵语，便秘，自利，肛门灼痛，脉数实，沉实	攻下	0291 大黄、芒硝药对方
营分	舌质红绛	寸脉大，舌绛而干，反不渴	清营	0112 麦冬、犀角药对方
		神昏谵语，舌蹇肢厥	清心开窍	0702 牛黄、朱砂药对方
血分	舌质深绛或紫晦	斑疹透露	凉血	0113 白芍、犀角药对方
		神倦瘛疭，脉虚弱，舌绛苔少	养血止痉	0111 羚羊角、犀角药对方

三、三焦温病证治药对

三焦温病证治药对见表 4 – 3。

表 4 – 3　三焦温病证治药对

部位	经属	主要症状	治疗原则		代表药对方
上焦	手太阴（肺）	发热恶寒，自汗，头痛而咳	轻清	解表宣肺	0070 豆豉、栀子药对方
	手厥阴（心包）	舌质红绛，神昏谵语，或舌蹇肢厥	宣透	清心开窍	0112 麦冬、犀角药对方
中焦	足阳明（胃）	发热不恶寒，汗出口渴，脉大	清凉	清热救津	0071 石膏、知母药对方
	足太阴（脾）	身热不扬，体痛且重，胸闷呕恶，苔腻，脉缓	透泄	清热化湿	0128 厚朴、黄连药对方
下焦	足少阴（肾）	身热面赤，手足心热甚于手足背，心躁不寐，唇裂舌燥	潜镇	养血滋水	0059 龟甲、生地黄药对方
	足厥阴（肝）	热深厥深，心中憺憺，手足蠕动，甚则瘛疭	滋填	养肝止痉	0111 羚羊角、犀角（水牛角）药对方

第五章

内科杂病主治药对

　　百病各有主药、主方，而主治药对尤为紧要。现据《本草纲目》《万病回春》等有关文献资料摘录于下，以供临床参考：

001 中风不语药对：皂角、细辛。　　002 痰气壅盛药对：南星、木香。

003 语言謇涩药对：菖蒲、竹沥。　　004 口眼㖞斜药对：僵蚕、全蝎。

005 手足搐搦药对：全蝎、蜈蚣。　　006 血虚左瘫药对：川芎、当归。

007 气虚右痪药对：人参、黄芪。　　008 诸风通用药对：防风、羌活。

009 伤寒头痛药对：羌活、川芎。　　010 遍身疼痛药对：苍术、羌活。

011 无汗发汗药对：麻黄、桂枝。　　012 久汗不出药对：紫苏、青皮。

013 汗出恶风药对：桂枝、芍药。　　014 发狂便闭药对：大黄、芒硝。

015 发热口渴药对：石膏、知母。　　016 胸膈膨闷药对：桔梗、枳壳。

017 心下痞闷药对：枳实、黄连。　　018 心中懊恼药对：栀子、豆豉。

019 余热虚烦药对：竹叶、石膏。　　020 痰热不眠药对：枳实、竹茹。

021 血热发斑药对：玄参、升麻。　　022 阳热黄疸药对：茵陈、栀子。

023 阴湿厥逆药对：附子、干姜。　　024 脾胃虚弱药对：白术、山药。

025 食积药对：麦芽、神曲。　　026 肉积药对：山楂、草果。

027 酒积药对：黄连、葛根。　　028 六郁药对：苍术、香附。

029 热痰药对：瓜蒌、贝母。　　030 湿痰药对：半夏、茯苓。

031 风痰药对：白附子、南星。　　032 痰在经络药对：竹沥、姜汁。

033 痰在两胁药对：香附、白芥子。　　034 肺寒咳嗽药对：麻黄、杏仁。

035 肺热咳嗽药对：黄芩、桑白皮。　　036 咳嗽日久药对：款冬花、五味子。

037 气喘药对：紫苏子、桑白皮。　　038 气滞热痢药对：黄连、枳壳。

039 里急后重药对：木香、槟榔　　040 气虚白痢药对：白术、茯苓。

041 血虚赤痢药对：当归、川芎。　　042 泄泻药对：白术、茯苓。

043 久泻药对：诃子、肉豆蔻。　　044 霍乱药对：藿香、半夏。

045 呕吐药对：姜汁、半夏。　　046 呃逆药对：丁香、柿蒂；威灵仙、蜂蜜。

047 吞酸药对：苍术、神曲。　　048 嘈杂药对：姜炒黄连、炒栀子。

049 痞满药对：枳实、黄连。　　050 胀满药对：大腹皮、厚朴。

051 顺气药对：香附、乌药。　　052 水肿药对：猪苓、泽泻。

053 宽中药对：砂仁、枳壳。　　054 积聚药对：三棱、莪术。

055 提气药对：升麻、桔梗。　　056 痨热痰嗽药对：竹沥、童便。

057 暴吐血药对：大黄、桃仁。　　　　　058 久吐血药对：当归、川芎。

059 衄血药对：枯黄芩、芍药。　　　　　060 止血药对：京墨、韭汁。

061 溺血药对：栀子、木通。　　　　　　062 虚汗药对：黄芪、白术。

063 眩晕药对：川芎、天麻。　　　　　　064 痫症药对：南星、半夏。

065 健忘药对：远志、石菖蒲。　　　　　066 惊悸药对：茯神、远志。

067 头风痛药对：藁本、白芷。　　　　　068 牙痛药对：石膏、升麻。

069 眼肿药对：大黄、荆芥。　　　　　　070 翳障药对：蒺藜、木贼。

071 咽喉肿痛药对：桔梗、甘草。　　　　072 腹痛药对：芍药、甘草。

073 腹冷痛药对：吴茱萸、良姜。　　　　074 止诸痛药对：乳香、没药。

075 腰痛药对：杜仲、故纸。　　　　　　076 胁痛药对：白芥子、青皮。

077 手臂痛药对：薄桂、羌活。　　　　　078 疝气药对：小茴香、川楝子。

079 湿热脚气药对：苍术、黄柏。　　　　080 下元虚弱药对：牛膝、木瓜。

081 痿躄药对：人参、黄芪。　　　　　　082 遗精药对：龙骨、牡蛎。

083 小便闭药对：木通、车前子。　　　　084 大便闭药对：大黄、芒硝。

085 便血药对：槐花、地榆。　　　　　　086 痔疮药对：黄连、槐角。

087 脱肛药对：升麻、柴胡。　　　　　　088 诸虫药对：使君子、槟榔。

089 妇人腹痛药对：吴茱萸、香附。　　　090 妇人经闭药对：桃仁、红花。

091 妇人安胎药对：条芩、白术。　　　　092 妇人难产药对：川芎、当归。

093 妇人吹乳药对：白芷、贝母。　　　　094 小儿疳积药对：芦荟、蓬莪术。

095 便毒药对：穿山甲、木鳖子。　　　　096 鱼口疮药对：牛膝、穿山甲。

097 臁疮药对：轻粉、黄柏。　　　　　　098 疥疮药对：白矾、硫黄。

099 诸疮肿毒药对：连翘、牛蒡子。　　　100 破伤风药对：南星、防风。

101 汤火伤药对：白矾、大黄。　　　　　102 不寐药对：合欢花、夜交藤。

103 百日咳药对：何首乌、甘草。　　　　104 止咳药对：紫菀、款冬花。

105 劫哮药对：豆豉、砒石。　　　　　　106 化痰药对：半夏、川贝母。

107 止血药对：血余炭、伏龙肝。　　　　108 止痒药对：白鲜皮、地肤子。

109 祛斑药对：犀角、生地黄。　　　　　110 透疹药对：蝉衣、僵蚕。

111 清痘药对：紫草、甘草。　　　　　　112 消痈药对：白芷、贝母。

113 消食药对：谷芽、麦芽。　　　　　　114 利尿药对：牵牛子、槟榔。

115 寒秘药对：半夏、硫黄。　　　　　　116 热淋药对：瞿麦、萹蓄。

117 缩尿药对：桑螵蛸、益智仁。　　　　118 固精药对：金樱子、芡实。

119 固带药对：海螵蛸、茜草。　　　　　120 安胎药对：黄芩、白术。

121 敛汗药对：龙骨、牡蛎。　　　　　　122 开窍药对：菖蒲、远志。

123 定悸药对：磁石、朱砂。　　　　　　124 宽胸药对：瓜蒌、薤白。

125 强腰药对：杜仲、川断；川断、桑寄生。 126 明目药对：决明子、蔓荆子。

127 利咽药对：桔梗、甘草；射干、山豆根。 128 开音药对：蝉衣、胖大海。

129 消瘿药对：海藻、昆布。　　　　　　130 软坚药对：牡蛎、玄参。

131 消肿药对：京三棱、蓬莪术。　　　　132 通乳药对：穿山甲、留行子；通草、猪蹄。

133 制酸药对：贝母、海螵蛸。（近人）   134 降脂药对：玉竹、党参。（近人）

135 降压药对：臭梧桐、豨莶草。（近人）   136 降酶药对：柴胡、甘草。（近人）

137 降尿糖药对：苍术、玄参。（施今墨）   138 降血糖药对：黄芪、山药。（施今墨）

139 抗癌药对：白鲜皮、白附子。（近人）   140 抗过敏药对：地骨皮、徐长卿。（近人）

中卷

药对成方

药对成方与药对配伍的概念不同。药对成方指最小的复方，有一定方名、主治与用法，并有验案证明，即临床实践经验。而药对配伍只是理论思想指导，参加复方的意图。药对配伍到药对成方是一个认识、实践过程。药对配伍经临床实践后才能证明其是药对成方。

药对成方有内服、外用的不同。内服的药对成方又分为辨证立法药对方与对症专用药对方。前者具辨证立法上意义，可推而广之应用。后者相对局限于某种病证，即特殊性。随着临证深入研究和认识，二者又不是截然分开的。

第六章

辨证立法药对方

辨证立法药对方按"虚者补之，实者泻之"的原则分补法与泻法两大类，但考虑到也有补泻并用的药对方，故分为补法、泻法、兼治法三方面来叙述。

第一节　补法药对方

补法药对方分补气虚药对方、养血燥药对方、壮火衰药对方、滋水亏药对方四个方面，分别具有补气御寒、养血泽枯、壮火散寒、滋水润燥的作用，临床上应用于气血火水之虚弱证候。由于血气着重反映了阴阳的互根关系，故血气难以分离，凡有补于气者亦能生血，凡补血者必先补气，故血气也难以分治。而水火是着重反映阴阳消长的关系，故水火不兼容。水盛则火衰，火亢则水枯。凡有利于水者必不利于火，有利于火者必不利于水，故水火必须分治。因而在运用补血气药对方与补水火药对方时，这是应当注意之处。

阳虚则寒，阴虚则燥，故寒、燥为虚证证候。而补气虚药对方与壮火衰药对方均有不同程度的温寒作用，养血燥药对方与滋水亏药对方均有不同程度的润燥作用，不同的只是程度上的差别。

一、补气虚药对方

0001 黄芪、人参药对方

方书：黄芪＋人参＝黄芪丸《普济本事方》

功效：补五脏之气，扶卫阳之气。兼能升气。

补元扶卫；清心内固。《普济本事方》

主治：脾胃气虚证候；肺卫气虚证候。

痈疽。《普济本事方》

尿血砂淋，痛不可忍。《永类钤方》

用法：黄芪、人参各一两，为末，入真龙脑一钱，用生藕汁和丸绿豆大。每服二十丸，温水下，日三服。《普济本事方》

黄芪、人参等份，为末。以大萝卜一个，切一指厚大，四五片，蜜二两，淹炙令尽，不令焦，点末食无时，以盐汤下。《永类钤方》

用西党参、蜜炙黄芪各五斤，共煎熬三次，去滓取汁，滤清浓缩，加冰糖十斤收膏。每次三至五钱，早、晚开水和服，一日二次。《全国中药成药处方集》（南京方）

按语：嘉谟曰："人参补中，黄芪实表。凡内伤脾胃，发热恶寒，吐泻怠卧，胀满痞塞，神短脉微者，当以人参为君，黄芪为臣；若表虚自汗亡阳，溃疡痘疹阴疮者，当以黄芪为君，人参为臣，不可执一也。"本药对方若合生地黄、熟地黄药对方（0018 方）和川芎、当归药对方（0464 方），便是《兰室秘藏》圣愈汤。

0002 白术、人参药对方

方书：人参 + 白术 = 参术膏《濒湖集简方》《证治准绳》；参术调元膏《万病回春》；参术汤《嵩崖尊生》；人参白术汤《梅氏验方新编》；白术膏《摄生众妙方》

功效：补中气，健脾胃。

扶元气、健脾胃、进饮食、润肌肤、生精脉、补虚羸、固真气、救危急、活生命，真仙丹也。《万病回春》卷二

补养。《摄生众妙方》卷二

补中气。《外科枢要》卷四

补元气，健脾胃。《鲁府禁方》

主治：中气不足证候；脾胃虚弱证候。

中风虚弱；产后久疟不愈。《证治准绳》

一切脾胃虚损。《濒湖集简方》

呃逆，胃伤阴虚，相火直冲。《嵩崖尊生》卷九

中气虚弱，诸药不应，或因用药失宜，耗伤元气，虚证蜂起。《外科枢要》卷四

饮食失节，损伤脾胃，劳役过度，耗伤元气，肌肉消削，饮食不进。《鲁府禁方》

气虚咳嗽，及脾虚泻。《症因脉治》

产后类疟。《傅青主女科》

妇人阴脱。《辨证录》

产后误损尿胞，而致淋沥。《郑氏家传女科万金方》

产及一月，其人素虚而患疟者。《梅氏验方新编》卷四

用法：白术一斤，人参四两，切片，以流水十五碗浸一夜，桑柴文武火煎取浓汁熬膏，入炼蜜收之，每以白汤点服。《濒湖集简方》

人参、白术各六分，煎服。《嵩崖尊生》卷九

人参、白术各等份，水煎稠，汤化服。《外科枢要》卷四

白术一斤，人参一两，水六碗，煎去其半，如法再煎。如此三次，去滓取汁，共九碗，慢火煎至一碗。每日服半酒杯，白汤送下。《梅氏验方新编》卷四

白术一斤，人参四两，上切，以沸过熟水十五碗浸一宿，次日桑柴文武火煎成膏，仍成一斤四两，入炼蜜四两。以白沸汤调服。《摄生众妙方》卷二

按语：《外科正宗》之参术膏即本药对方合地黄、人参药对方（0025 方），治痈疽、发背等溃后气血大虚。可参第八章（医案）036 人参合白术案。

0003 甘草、人参药对方

方书：人参＋甘草＝人参汤《圣济总录》

功效：补脾胃之气。

主治：脾胃气虚证候。

消渴，初因酒得。《圣济总录》卷五十八

用法：人参、甘草（半生半炙）各一两，上为粗末。以猴猪水，去滓澄清，取五升，同煎至二升半，去滓，渴即饮之。《圣济总录》卷五十八

按语：人参补气生津以止渴；甘草炙用以辅参，生用以清热。故二味合用能治脾胃虚之消渴。

0004 大枣、人参药对方

方书：人参＋大枣＝枣参丸《本草纲目拾遗》

功效：补脾胃之气，兼能养血。

补气。《本草纲目拾遗》卷七引《醒园录》

主治：脾胃气虚证候。

用法：大南枣十枚（蒸软，去皮核）、人参一钱，布包，藏饭锅内，蒸烂捣匀为丸，如弹子大，收贮用之。《本草纲目拾遗》卷七引《醒园录》

按语：本药对方健脾补气，且能养血。若合生干姜、吴茱萸药对方（0157方）燥血破湿，便是《伤寒论》吴茱萸汤，为补泻兼施之复方，用治中焦气虚生寒、湿凝成饮证候。

附方：人参、乌梅药对方

方书：人参＋乌梅＝人参汤《圣济总录》卷三十九

主治：霍乱吐利不止，津液虚少，不至上焦而烦渴。《圣济总录》卷三十九

用法：人参三分、乌梅（去核）二枚，上为粗末。每服五钱匕，水一盏半，加竹茹弹子大，煎至一盏，去滓热服，一日四次。《圣济总录》卷三十九

0005 胡桃、人参药对方

方书：人参＋胡桃＝人参胡桃汤《济生续方》；观音应梦散《夷坚志》《证治要诀类方》；观音人参胡桃汤《百一选方》卷五；观音散《普济方》卷一五八；参桃汤《古今医鉴》卷四；神授汤《医林绳墨大全》卷二；参胡汤《证治汇补》卷五；观音应梦饮《冯氏锦囊·杂症》卷十二；观音梦感参桃汤《永类钤方》引《澹寮方》

功效：补肺肾之气，兼能纳气。

定嗽止喘。《医宗必读》

主治：肺肾两虚，肾不纳气证候。

肾不纳气，胸满喘急，不能睡卧。《济生续方》

痰喘。《百一选方》

肺虚发喘，气乏。《仁斋直指方》

肾虚而气不归元，冲脉之火上冲清道，气喘。《证治宝鉴》

老人虚嗽。《兰台轨范》

用法：新罗人参寸许，切片；胡桃五个，取肉，切片。作一服，用水一小盏，生姜五片，煎至七分，去滓，临卧温服。《济生续方》

新罗人参一寸许、胡桃一个（去壳，不剥皮），煎汤服。《百一选方》

先将人参、切碎的胡桃肉，用生姜五片、大枣二枚，食后，临卧水煎服。《永类钤方》引《澹寮方》

按语：《古方选注》云："胡桃可解膈内之痰饮，膈间痰化而嗽止声清；连皮能收肺经耗散之气，连隔能通命门之火。"本药对方以人参补肺气，以胡桃纳肾气。故合用能治肺肾两虚、肾不纳气之喘嗽症。

0006 蛤蚧、人参药对方

方书：人参 + 蛤蚧 = 参蚧散《普济方》；独圣饼子《圣济总录》

功效：补肺肾之气，尤能补肾纳气。

主治：肺肾两虚，肾不纳气证候。

肾不纳气，喘嗽面浮，并四肢浮者。《普济方》

肺肾两虚，喘嗽气急，颜面及四肢虚浮者。《圣济总录》卷五十

用法：蛤蚧一雌一雄，头尾全者，法酒和蜜涂之，炙熟，紫团人参似人形者，半两为末，化蜡四两，和作六饼。每煮糯米薄粥一盏，投入一饼搅化，细细热呷之。《普济方》

蛤蚧一对（雌雄头尾全者，净洗，用酒和蜜涂、炙熟），人参一株（紫团参，如人形良），共捣罗为末，熔蜡四两，滤去滓，和药末，作六饼子，每以糯米作薄粥一碗，投药一饼，空心趁热，细细呷服之。《圣济总录》卷五十

按语：肺为气之主，肾为气之根，肺气久虚必损及肾，可致肾不纳气，虚喘衰惫，动则气急，言语难续。人参善固本培元、蛤蚧善补肺益肾，合用于证，则气有所主，气有所归。

0007 莲子、人参药对方

方书：人参 + 莲子 = 参莲汤《嵩崖尊生》

功效：补益中气，醒胃开噤。

主治：中气虚衰，胃不受纳证候。

下痢噤口。《经验良方》

噤口痢。《嵩崖尊生》卷九

用法：人参、莲肉各三钱，以井华水两盏，煎一盏。《经验良方》

莲子（去心皮）五钱、人参五分，水煎，温服。二服愈。《嵩崖尊生》卷九

按语：本药对方为《医学心悟》开噤散之内核方。无此二味，则失开噤之义。而从以下二附方可知：石莲肉清热开胃，为治热毒噤口痢之专药。

附方：①陈仓米、石莲肉药对方

方书：石莲肉 + 陈仓米 = 未名方《丹溪心法》

主治：久痢噤口，脾泄肠滑。《丹溪心法》

眼赤作痛。《普济方》

用法：石莲肉（炒），研为末。每服二钱，陈仓米汤调下，便觉思食，甚妙。加入香连丸，尤妙。《医学发明》

用莲实半两去皮心，研为末，水煮熟，以粳米三合作粥，入末搅匀食。《太平圣惠方》

莲实去皮研末一盏，粳米半升，以水煮粥，常食。《普济方》

②黄连、石莲肉药对方

方书：石莲肉 + 黄连 = 香连丸《女科秘旨》卷七

主治：产后噤口痢。《女科秘旨》卷七

用法：黄连（为末）、莲肉（研粉）各等份，上和匀，酒为丸。每服四钱，酒调送下。《女科秘旨》卷七

0008 荔枝、人参药对方

方书：人参 + 荔枝肉 = 回春酒《同寿录》卷一

功效：补肝气，益肾精。

助阳道，益精神。《同寿录》卷一

主治：肝肾虚衰，阳道不足证候。

老年阳痿。《同寿录》卷一

用法：人参一两（切片）、荔枝肉（去核）二斤，上二味，用上好烧酒五升，浸三日后服。每日早、晚服一至三匙。《同寿录》卷一

按语：老年天癸竭，肾精枯，肝气衰，宗筋弛，发为阳痿。本药对方具有益肾精、补肝气、抗衰老的作用，故称"回春"。

0009 黄芪、甘草药对方

方书：黄芪 + 甘草 = 黄芪六一汤《太平惠民和剂局方》卷五；黄芪甘草汤《医林改错》卷下；黄芪散《鸡峰普济方》卷三十；六一散《魏氏家藏方》卷九；托里黄芪汤《圣济总录》卷一三一；六一汤《传信适用方》卷三；黄芪六一汤《外科精要》卷下；黄芪汤《普济方》卷二二九；黄芪饮《证治要诀类方》卷二

功效：补气固卫，托疮敛汗，甘温除热。

治渴补虚，平补气血，安和脏腑，终身可免痈疽之疾。《太平惠民和剂局方》卷五

主治：气虚发热，卫虚出汗，消渴并发疮疡。

大治男子、妇人诸虚不足，肢体劳倦，胸中烦悸，时常焦渴，唇口干燥，面色萎黄，不能饮食。或先渴而欲发疮疖，或病痈疽而后渴者，尤宜服此。常服平补气血，安和脏腑。《太平惠民和剂局方》卷五

诸虚不足，烦悸焦渴，面色萎黄，不能饮食，或先渴而后发疮疖，或先痈疽而后发渴。《外科精要》

三消，痈疽发渴。《医学正传》

诸疮肿发渴。《圣济总录》

诸疮脉虚。《玉机微义》

肺痈，咳嗽脓血，咽干，乃虚中有热，不可服凉药。《席延赏方》

盗汗虚者。《丹溪心法》

阴阳俱虚盗汗。《景岳全书》

卫虚自汗，昼日烦热。《张氏医通》

痔漏漏孔穿开，脓水不绝者。《外科大成》

疮疡溃后，虚汗如雨不止。《疮疡经验全书》

老年人溺尿，玉茎痛如刀割，不论年月深久，立效。《医林改错》

虚中有热，咳嗽脓血，口舌咽干，又不可服凉药者。《鸡峰普济方》卷三十

虚中有热，咳嗽脓血，口苦咽干，黄芪散。《妇人大全良方》

咯血，发寒热。《魏氏家藏方》

五发：发脑，发鬓，发眉，发颐，发背。《传信适用方》

专发痘疮之脓。《医学纲目》

用法：黄芪（去芦，蜜炙）六两、甘草（炙）一两，共为末。每服二钱，水一盏，大枣一枚，煎至七分，去滓，温服，不拘时候。《太平惠民和剂局方》卷五

用绵黄芪箭杆者（去芦）六两，一半生焙，一半以盐水润湿，饭上蒸三次，焙锉；粉甘草一两，一半生用，一半炙黄为末。每服二钱，白汤点服，早晨、日午各一服，亦可煎服。《外科精要》

黄芪四两，甘草一两，上为末。每服三钱，如茶点服，入羹粥中亦可服。《鸡峰普济方》卷三十

以好黄芪四两，甘草一两，为末。每服二钱，点汤服。《席延赏方》

黄芪四两（生）、甘草八钱，水煎服。病重一日两付。《医林改错》卷下

黄芪四两、甘草二两，为细末。汤点一二钱服，日三。《妇人大全良方》

黄芪六两（炙）、甘草一两（炙），上为细末。如常点服，不拘早晚，干吃亦得。《魏氏家藏方》卷九

绵黄芪（去芦，蜜炙）十两，甘草一两（炙），上锉，如麻豆大。每服五钱

匕，水二盏，煎五七沸，去滓，温热随意服，不拘时候。《圣济总录》卷一三一

真绵黄芪六两（箭杆者是也，木芪不堪，误人，以刀劈开揭薄，用白沙蜜不酸者一两，微入水少许调解，则易涂蘸，候搓匀，炙之微紫色，候冷锉碎，不碾罗）、横纹甘草（炙，细锉）一两，上拌匀。每服抄五钱，水一盏，煎至七分服之，日三服，夜二服。《传信适用方》卷三

黄芪六钱、甘草（炙）一钱，碎咀。每服二钱，水六分，入酒二分，同煎至半盏，温服。更加橄榄同煎尤好，加山药亦得。《医学纲目》卷三十七

按语：《普济本事方》治痈疽发背方，即是本药对方合黄芪、皂角刺药对方（0468）。又自注"能令自溃。加当归、芍药各半两（0019），效尤速"。《素问病机气宜保命集》回疮金银花散，即是本药对方合甘草、金银花药对方（0094），用治诸疮疡痛，色变紫黑者。

0010 白术、山药药对方

方书：白术 + 山药 = 未名丸《濒湖集简方》

功效：健脾止泻。

主治：脾虚泄泻。

老小滑泻。《濒湖集简方》

用法：白术半斤（黄土炒过），山药四两（炒），研为末，饭丸。量人大小，米汤服。或加人参三钱。《濒湖集简方》

按语：李时珍《濒湖集简方》又有苍术、山药药对方，称治"湿热虚泄，大人小儿皆宜"。缪仲淳《本草单方》也载："山药苍术等份，饭丸，米饮服。大人小儿皆宜。"（经验方）

0011 白术、大枣药对方

方书：白术 + 大枣 = 大枣汤《普济本事方》

功效：健脾益气。

主治：脾虚水肿。

四肢肿满。《普济本事方》

用法：白术三两，为末，每服半两，水一盏半，大枣三枚，煎九分，温服，日三四服，不拘时候。《普济本事方》

按语：白术能健脾利湿，大枣能补中益气，故二味合用能培土制水。用治土不制水之水液泛滥证候。但《长沙药解》认为"大枣补太阴之精，化阳明之气……其味浓而质厚，则长于补血，而短于补气"。若依此言，则当按"血水同源"理论，又可用于血虚浮肿病证。因太阴脾精不足导致太阴脾气无权，造成水液停滞为患。治当补太阴之精，化阳明之气，故本药对方中二药用量又当权衡，当以大枣首为重任。《普济本事方》中名大枣汤而不名白术汤，或许寓有

此意，但分量仍以白术为主，大枣为辅。

0012 白术、甘草药对方

方书：白术＋甘草＝白术六一汤《太平惠民和剂局方》卷三；六一汤《鸡峰普济方》卷二十五

功效：健脾和胃。

常服育神温胃，逐湿消痰。《太平惠民和剂局方》卷三

和胃气。《鸡峰普济方》卷二十五

主治：脾胃不和证候。

脾胃不和，心腹痞闷，胁肋䐜胀，口苦无味，呕哕恶心，不思饮食，面色萎黄，肠虚自利，肌体瘦弱，膈气翻胃。《太平惠民和剂局方》卷三

用法：白术（去芦）六两、甘草（炙）一两，为细末。每服二钱，水一盏，煎至八分，空心，食前服，或沸汤点服亦得。常服育神温胃，逐湿消痰，不以四时，并宜服之。《太平惠民和剂局方》卷三

白术六两、甘草一两，上为细末。每服二钱，沸汤点之。《鸡峰普济方》卷二十五

按语：本药对方合附子、甘草药对方（0539 附方），即是《济生方》术附汤。主治中湿，脉细，自汗，体重。若再合甘草、生干姜药对方（0540 附方），即是《活幼口议》术附汤。主治小儿脏腑虚寒，泄泻洞利，手足厥冷。本药对方合白芍、甘草药对方（0732），即是《素问病机气宜保命集》白术芍药汤。主治太阴脾经受湿，水泄注下，体微重微满，困弱无力，不欲饮食，暴泄无数，水谷不化。

附方：白术、蜂蜜药对方

方书：白术＋蜂蜜＝山蓟膏《摄生秘剖》卷四（山蓟者，白术之别名也）

功效：补胃健脾，和中进食。《摄生秘剖》卷四

用法：白术十斤、白蜜二斤，将白术先煮粥汤待冷，浸一宿，用陈壁土拌蒸透，再以米粉又拌蒸，刮去浮皮，切片，晒干听用。将水百碗，桑柴火煎取三十碗，加白蜜熬成膏。每服一酒杯，淡姜汤点服。《摄生秘剖》卷四

0013 大枣、甘草药对方

方书：甘草＋大枣＝温脾汤《备急千金要方》卷十八

功效：甘温补中。

主治：中虚咳嗽。

食饱而咳，温脾汤主之方。《备急千金要方》卷十八

食饱便咳。《赤水玄珠》

用法：甘草四两、大枣二十枚。上二味㕮咀，以水五升煮取二升，分三服，温服之，若咽中痛声鸣者，加干姜一两。《备急千金要方》卷十八（大肠腑）

甘草四两、大枣二十枚，水五升，煮取二升，分三服。若咽中痛而声鸣者，

加干姜一两。《赤水玄珠》

按语：甘草、大枣皆味甘补脾之品，但甘草兼有润肺止咳之功，大枣则专有滋脾养气之力。二味合用则甘温补中之效更著。若脾土虚而致肺金弱，发为食饱便咳。这正是本药对方适应证候。仲景常以本药对方合大枣、生姜药对方（0448附方）配伍入复方中，如桂枝汤、小柴胡汤、大青龙汤、越婢汤等。而甘草、生姜又成为药对方（0540附方），故甘草、生姜、大枣三味互为药对方，因而称为完整药对网的鼎药方。

附方：甘草、乌梅药对方

方书：甘草＋乌梅＝乌梅甘草汤《医门八法》

主治：肝气有余，肝血不足，以致胃气痛者。《医门八法》

用法：乌梅肉五个、甘草五钱，水煎服。《医门八法》卷三

0014 莲子、芡实药对方

方书：芡实＋莲子＝玉锁丹《医心方》卷二十六引《大清经》

功效：固肾敛精。

长服益气力，养神，不饥，除百病，轻身延年。《医心方》卷二十六引《大清经》

主治：精气虚滑证候。

用法：莲实（八月直戊日取）、鸡头实（九月直戊日取）各等份，阴干百日，捣。每服方寸匕，以井华水调服。满百日。《医心方》卷二十六引《大清经》

按语：本药对方又名莲实鸡头实方，因芡实别名鸡头实，能补敛肾之精气；而莲肉能补敛脾之精气。故二味合用能补敛先后天之精气。

附方：甘草、莲子药对方

方书：莲子＋甘草＝水芝汤《医方类聚》卷一九八引《居家必用》；莲子六一汤《仁斋直指方》

功效：通心气，益精髓。补虚助气。《医方类聚》卷一九八引《居家必用》

主治：心热梦遗赤浊。《仁斋直指方》

用法：干莲实一斤（带皮炒极燥，为细末）、粉甘草一两（去皮，锉细，微炒），上为细末。每服二钱，入盐，沸汤点下。《医方类聚》卷一九八引《居家必用》

用石莲肉六两，炙甘草一两，为末。每服一钱，灯心汤下。《仁斋直指方》

按语：莲荷有水芝之美喻，故名水芝汤。

0015 莲子、山药药对方

方书：山药＋莲子＝薢莲饮《证治准绳》卷六

功效：健脾止泻。

主治：脾虚泄利证候。

滞下。《证治准绳》卷六

用法： 石莲肉、干山药各等份，上为细末。每服三钱，生姜、茶煎汤调下。

《证治准绳·类方》卷六

按语： 石莲乃莲子老于莲房而堕于淤泥，经久坚黑如石者。功能清热开胃，专治噤口痢；山药又名薯蓣，功能健脾益气。二味合用于脾虚泄利证候尤宜。本药对方同前药对方（0014）的功能大同小异：一以山药配莲子，一以芡实配莲子。芡实与山药，性皆和平，不腻不燥。然山药之补较芡实为强，而芡实之涩比山药更胜。此微妙处当细察之。

附方： 糯米、山药药对方

方书： 山药＋糯米＝泄泻经验方《景岳全书》

功效： 滋补。久服之，其有精寒不孕者，亦孕之。《景岳全书》卷五十七

主治： 泄泻，饮食少进。《景岳全书》卷五十七

用法： 糯米一升（水浸一宿，沥干，慢火炒，令极熟）、怀山药一两（炒），上为细末。和匀。每日清晨用半盏，入白糖二匙，川椒末少许，将极滚汤调食。

《景岳全书》卷五十七

二、养血燥药对方

0016 当归、地黄药对方

方书： 当归＋熟地黄＝内补丸《普济本事方》；益血丹《海藏》；内补当归丸《女科百问》；地黄当归汤《保命集》；二妙散《普济方》卷七十一引《杨氏家藏方》。当归＋生地黄＝二宜丸《医学入门》卷七；当归地黄膏《摄生众妙方》卷二；大补血丸《医学纲目》卷十七

功效： 补血，滋肝肾，养冲任。

补血安胎。《普济本事方》

养肝气。《普济方》

补肾，益阴，添髓。《医学入门》

主治： 冲任血虚证候；肝肾阴亏证候。

胎寒腹痛。妊娠冲任脉虚，唯宜抑阳助阴。《普济本事方》

大便燥，人虚亡血。《海藏》

目昏下泪，视瞻昏渺。《证治准绳》

妊娠冲任血虚，腹中疼痛。《素问病机气宜保命集》

妇人有孕胎痛。《洁古家珍》

胎气自痛。《盘珠集》

治妊娠冲任脉虚，补血安胎。《景岳全书》

目昏，视物不明，泪下。《普济方》

虚损属于阴亏血虚者。《医学入门》

阴虚。《东医宝鉴·杂病》

血崩后调养。《医部全录》

血少生疮疡，皮肤燥痒，自汗遗精。《摄生众妙方》

阴虚吐血。《医学纲目》卷十七

用法：用熟地黄二两，当归一两，微炒为末，蜜丸梧子大，每温酒下三十丸。《普济本事方》

当归（酒浸焙）、熟地黄等份，为末，炼蜜丸弹子大。细嚼酒下一丸。《海藏》

当归、熟地黄各等份，研为细末，每服二钱匕。不拘时无灰酒调下。《证治准绳》

当归一两，熟地黄二两，水煎去滓顿服。《素问病机气宜保命集》

当归一两，熟地黄二两。为粗末，作一服，水煎服。《洁古家珍》

熟地二两、当归一两，上每服五钱，水煎服。为丸法：以当归炒为末，熟地蒸捣膏和丸，桐子大。每服百余丸，温酒或滚汤下。许学士曰：大率妊娠唯在抑阳助阴，然胎前药最恶阴阳杂乱，致生他病，唯枳壳汤所以抑阳，四物汤所以助阴耳。然枳壳汤其味多寒，若单服恐致胎寒腹痛，更以内补丸佐之，则阳不致强，阴不致弱，阴阳调和，有益胎嗣，此前人未尝论及也。《景岳全书》

当归、熟干地黄各等份，上为细散。以无灰酒下二钱匕，不拘时候。《普济方》卷七十一引《杨氏家藏方》

当归身、生地黄各等份，上药酒蒸七次，和炼蜜捣丸，如梧桐子大，每服七十丸，空腹时用酒送下。《医学入门》卷七

当归一斤、生地黄一斤，俱用竹刀切碎，入瓷锅中，水浮于药一手背，文武火煎。凡煎膏，只要用慢性人不疾不徐，不令焦与泛溢。凡盛膏须用净瓷瓶，每三四日在饭锅上蒸一次，使不生白花。凡服膏须自以意消息之。自觉因言因怒与劳伤气，精神短少，言语不接续，便服人参膏；若觉脾胃不和，饮食无味，便服白术膏；或血少生疮疡，肌肤燥痒，自汗遗精，便多服当归膏，平时二件间用，若嫌苦，入炼蜜一二匙。《摄生众妙方》卷二

当归一钱、生地一钱半，上以杜牛膝汁浸三日，取起，酒洗净，入臼内，杵千杵为丸，如梧桐子大。白汤送下。《医学纲目》卷十七

按语：《景岳全书》贞元饮，即是当归、熟地药对方合当归、甘草药对方（0023 附方）。景岳称："治气短似喘，呼吸促急，提不能升，咽不能降，气道噎塞，势剧垂危者。常人但知为气急，其病在上，而不知元海无根，亏损肝肾，此子午不交，气脱证也，尤为妇人血海常亏者最多此证，宜急用此饮以济之，缓之，敢云神剂。凡诊此证，脉必微细无神，若微而兼紧，尤为可畏。倘庸众不知，妄云痰逆气滞，用牛黄、苏合及青、陈、枳壳破气等剂，则速其危矣。"此外，景岳之大营煎、小营煎皆以本药对方为内核方。可参第八章（医案）034 当归合熟地黄案。

0017 阿胶、地黄药对方

方书：阿胶＋熟地黄＝熟地黄汤《备急千金要方》《妇人大全良方》；补阴丸《医略六

书》；阿胶饮《圣济总录》卷一五四。阿胶＋生地黄＝生地黄饮《圣济总录》卷六十九；阿胶散《济阴纲目》

功效：补血止血，凉血止血。

主治：妊娠血证。

妊娠尿血。《备急千金要方》《妇人大全良方》

妊娠下血不止。《梅师方》

妊娠溺血，脉虚数者。《医略六书》卷二十八

妊娠卒胎动，下血不止。《圣济总录》卷一五四、《济阴纲目》

肺肝内伤，卒唾血。《圣济总录》卷六十九

用法：阿胶、熟地黄，上各等份为细末。空心，粥饮调二钱。《妇人大全良方》

熟地八两、阿胶八两（蒲黄灰炒），上为散，炼蜜为丸。每服五钱，米饮送下。《医略六书》卷二十八

阿胶（炙燥）、熟干地黄（焙）各二两，上为粗末。每服三钱匕，水、酒共一盏，煎至七分，去滓温服，以效为度。《圣济总录》卷一五四

用阿胶末二两，生地黄半斤捣汁，入清酒三升，绞汁分三服。《梅师方》

生地黄二十两（捣绞取汁）、阿胶二两（每片如两指大），以胶一片，入地黄汁一盏，纳饭甑蒸之，取出放温旋服。《圣济总录》卷六十九

按语：地黄有生、熟之分，故其养血有清养、温养之别。而阿胶补血止血，二药合用于妊娠期间阴血不足之血证尤为相宜。《太平圣惠方》阿胶地黄汤（《普济方》补名），治热伤肺脏唾血不止，可拆析为阿胶、生地黄药对方合阿胶、蒲黄药对方（0471）。《备急千金要方》生地黄汤是治忧恚呕血，烦满少气，胸中痛方。可拆析为阿胶、生地黄药对方合大枣、甘草药对方（0013）。

0018 生地黄、熟地黄药对方

方书：熟地黄＋生地黄＝二黄丸《保命集》；二黄散《证治准绳》；地黄煎《妇人大全良方》

功效：凉血补血，益精填髓。

主治：血虚燥热证候。

妊娠漏胎，下血不止。《保命集》

妇人劳热，心忪。《妇人大全良方》

胎漏下血，或内热晡热，或头痛头晕，或烦躁作渴，或胁肋胀痛等证。《景岳全书》

用法：生、熟地等份为末，每服半两。白术、枳壳煎汤空心调下，日二服。《保命集》

生地、熟地等份为末，生姜自然汁入水相和，打糊丸梧子大。每服三十丸，用地黄汤下或酒醋茶汤下亦可。日二服。《妇人大全良方》

生地、熟地（锉）各等份，清水三盏，煎半干，去滓服。《证治准绳》

按语：《审视瑶函》椒苄丸是用川椒去目微炒，入本药对方为细末，炼蜜为丸。治目昏多泪。实则亦可视为川椒、地黄药对方（0649）。

0019　白芍、当归药对方

方书：当归＋白芍＝心肝双解饮《石室秘录》卷三；当归丸《卫生总微》卷十四

功效：补血养心柔肝。

主治：心肝血虚证候。

肝气不足，损水心气，心痛。《石室秘录》卷三

小儿肠胃冷袭而痛，啼哭不休。《卫生总微》卷十四

用法：白芍三钱，当归五钱，水煎服。有火，加栀子三钱；无火，加肉桂一钱。《石室秘录》卷三

当归（去芦）、芍药各等份，上为细末，面糊为丸，如绿豆大。米饮汤送下，不拘时候。《卫生总微》卷十四

按语：《石室秘录》称"方中芍药平肝，又能生肝之血，与当归同用，更有奇功。栀子、肉桂，皆是清肝助肝之神品。肝气既平，则心气亦定，子母有关切之谊，母安而子未有不安者，此心肝两治之妙法也"。本药对方从方名、主治及方解，皆不清楚。但归芍补血养心柔肝，为四物汤之半，凡心肝血虚证候皆可治也。况且当归温润补血，白芍凉润补血。二味合用，温凉参半。凡遇血虚有火，可合白芍、栀子药对方（0630）；凡遇血虚有寒，可合当归、肉桂药对方（0035）。

0020　当归、龙眼肉药对方

方书：当归＋龙眼肉＝归圆酒《医林纂要》卷八

功效：滋营燥，泽血枯，养心神。

补暖下元，滋养气血，温暖子宫。《医林纂要》卷八

主治：营燥、血枯、神虚证候。

男妇血气衰弱者。《医林纂要》卷八

用法：当归二两、圆眼肉一斤，浸酒十斤。临卧随意随量温服数杯。《医林纂要》卷八

按语：当归温润补血，调经通脉，兼润肠燥；龙眼肉大补阴血，滋营充液，养心安神。二味合用可泛治男妇营枯血燥、心神虚弱证候。

附方：当归、蜂蜜药对方

方书：当归＋蜂蜜＝未名方《备急千金要方》卷第三

主治：治产后腹中如弦，常坚痛无聊赖方。《备急千金要方》卷第三

用法：当归末二方寸匕，纳蜜一升煎之，适寒温顿服之。《备急千金要方》卷第三

0021 龙眼肉、桑椹药对方

方书：桑椹＋龙眼肉＝圆椹酒《仙拈集》卷三；药酒《良朋汇集》卷三

功效：柔肝润心，潜阳安神。

大补诸虚。《仙拈集》卷三

补益。《良朋汇集》卷三

主治：肝燥心虚证候。

用法：桑椹（晒干）、圆眼肉各四两，烧酒十斤浸之，坛口封固，晒十日。开坛饮之。《仙拈集》卷三

桑椹子（晒干）、龙眼肉各四两，烧酒十斤，昼晒夜露，十日开坛饮之。《良朋汇集》卷三

按语：桑椹清润养血、柔肝潜阳；龙眼平润滋血、养心安神。凡老年阴血不足、营枯液燥而致眩晕不寐诸症蜂起，本药对方最为相宜。更贵在持续服用，方见奇效。盖王道无近功矣。

0022 枸杞子、龙眼肉药对方

方书：枸杞子＋龙眼肉＝杞圆膏《摄生秘剖》

功效：滋补精血。

养血安神，益智强筋，泽肤驻颜。《摄生秘剖》

主治：精血不足证候。

血虚面色萎黄、失眠多梦。《摄生秘剖》

用法：枸杞子（去蒂）五斤、圆眼肉五斤，用新汲长流水五十斤，以砂锅桑柴火慢慢熬之，渐渐加水，煮至杞圆无味方去滓，再慢火熬成膏，取起，瓷罐收贮。不拘时候频服二三匙。《摄生秘剖》卷四

按语：龙眼肉甘平濡润，大补阴血，滋营充液，既为滋补营养之食品，又为养血安神之要药；枸杞子甘平味厚，柔润多汁，既能养血以补肝，又能益精以助阳。《圣济总录》以一味枸杞子治短气，孟英则谓其专补心血，非他药所能及也。故此二味合用补血之力益强矣。大凡劳心思虑则心血受耗，血耗则虚火炽而水益燥，肾水日渐衰竭。本药对方可以滋肾生精，补心生血。精血足，心肾交，阴阳和，水火济，则诸虚顿失矣。

0023 当归、人参药对方

方书：人参＋当归＝参归汤《景岳全书》；团参汤《万病回春》；人参汤《续易简方》

功效：补心气，益心血。

主治：心气心血两虚证候。

产后诸虚，发热自汗。《永类钤方》

怔忡自汗，心气不足也。《百一选方》

心虚盗汗。《景岳全书》

小儿虚汗，或心血液盛亦发为汗。此药收敛心气。《万病回春》

治产后诸虚不足，发热盗汗。《续易简方》

用法： 人参、当归等份为末，入猪腰子煮服。《永类钤方》

人参、当归等份，先用猪心一枚破作数片，煎汤澄取清汁，煎药服。《景岳全书》

新罗人参、川当归各三钱，细锉，用雄猪心一个，切二片。每服二钱，猪心一片，井水一盏半煎，食前作两次服。《万病回春》

以当归去头尾、人参去芦。上等份为细末。先以猪腰一只去脂膜，切作小片，用水三升，糯米半合，葱白两条。煮米熟取清汁一盏，药末二钱煎至八分，温服不计时。《续易简方》

按语：《证治准绳》参乳丸即本药对方加乳香，用治心气不足，怔忡自汗。制法：人参（去芦）一两、乳香三钱（另研）、当归二两。共研细末。令匀，山药煮糊为丸。如梧桐子大。每服三十丸。食后枣汤送下。

本药对方人参换成黄芪，便为东垣当归补血汤，即当归、黄芪药对方（0027）。

可参第八章（医案）043 人参合当归案。

附方： 当归、甘草药对方

方书： 当归＋甘草＝国老膏《疡科捷径》卷中；炙粉草膏《外科正宗》卷九；大粉草膏《疡医大全》卷二十三

主治： 悬痈。《疡科捷径》卷中

悬痈已成，服药不得内消者。《外科正宗》卷九

用法： 当归三两、甘草三两，上药用桑柴文武火煎头、二、三汁，去滓，再煎成膏。每服三四钱，晨以无灰酒冲下。《疡科捷径》卷中

大粉草（用长流水浸透，炭火上焙干，再浸再炙，如此三度，切片）三两、当归身三两，上用水三碗，慢火煎至稠膏，去滓再煎，稠厚为度。每日三钱，无灰好热酒一大杯化膏，空心服之。未成者即消，已成者即溃，既溃者即敛。《外科正宗》卷九

0024 阿胶、人参药对方

方书： 人参＋阿胶＝阿胶饮《圣济总录》卷六十五

功效： 补气益血。

主治： 气血不足证候。

惊风后，瞳孔斜视。《本草纲目》

小儿惊后瞳仁不正者。《仁斋直指方》

久嗽经年。《圣济总录》卷六十五

用法： 人参、阿胶、糯米炒成珠，各一钱，水一盏，煎七分，温服，日再服，愈乃止，效。《仁斋直指方》

阿胶（炙燥）一两、人参二两，上为散。每服三钱匕，豉汤一盏，加葱白少许，同煎三沸，放温，遇嗽时呷三五呷，根据前温暖，备嗽时再呷之。《圣济总录》卷六十五

按语： 本药对方合川芎、当归药对方（0464），为《外台秘要》芎归人参散。治疗胎漏腹痛。

附方： ①阿胶、甘草药对方

方书： 阿胶 + 甘草 = 阿胶散《太平圣惠方》；阿胶汤《圣济总录》

主治： 忧恚呕血，烦闷少气，胸中疼痛。《太平圣惠方》卷三十七

用法： 阿胶二两，炙甘草一两。研为散，每服三钱，水煎加生地黄汁，连渣温服。《太平圣惠方》卷三十七

②阿胶、糯米药对方

方书： 阿胶 + 糯米 = 糯米阿胶粥《食医心鉴》；阿胶粥《圣济总录》

主治： 妊娠胎动不安。《圣济总录》

用法： 糯米三合，阿胶四分（炙捣末），上煮糯米粥投阿胶末调和，空心食之。《食医心鉴》

阿胶一两（捣碎，炒令黄燥，捣为末）、糯米半斤，先取糯米煮作粥，令熟，即下胶搅匀，温食之。《圣济总录》卷一九〇

0025 地黄、人参药对方

方书： 人参 + 熟地黄 = 两仪膏《景岳全书》；两仪汤《玉钥续编》

人参 + 生地黄 = 参地煎《医宗金鉴》

功效： 补气养血；补气凉血。

人参地黄气血并补，金水相生。《医方论》

主治： 气血两虚证候或气水两虚证候；气虚血热证候。

精气大亏，诸药不应，或以克伐太过，耗损真阴。凡虚在阳分而气不化精者，宜参术膏。若虚在阴分而精不化气者，莫妙于此。其有未至大病而素觉阴虚者，用以调元，尤称神妙。《景岳全书》卷五十一

咽喉白腐，打呛，音哑，气喘。《玉钥续编》

衄吐血不已。《医宗金鉴》

用法： 人参半斤或四两，大熟地一斤，二味用好甜水或长流水十五碗，浸一宿。以桑柴文武火煎取浓汁。若味有未尽，再用水数碗煎取汁并熬稍浓，乃入磁罐重汤熬成膏，入真蜜四两或半斤，收之。每以白汤点服。《景岳全书》卷五十一

人参、大熟地，长流水煎服，或加麦冬亦可。《玉钥续编》

参地煎，即人参、生地黄也。气虚甚者，当倍人参为君；血热者，宜倍生地

为君。时时煎服自止也。《医宗金鉴》

　　按语：《易·系辞上》云："易有太极，是生两仪。"《医易通说·两仪》云："两仪者，一阴一阳也。"本药对方人参纯阳，大补元气；熟地黄纯阴，大补阴精。二药相须为用，阴阳互生，阳得阴助而生化无穷，阴得阳升而泉源不竭，故取名"两仪膏""两仪汤"。凡血气精气不足之证皆可以本药对方治之，实有扶虚调元之神妙。景岳之大补元煎、五福饮，皆以人参、熟地黄药对方（两仪膏）为内核方加味而成。大凡精气大亏之下元虚损证，当以此二味合用为妙；倘若气虚血热之吐、衄血证，则当以人参、生地黄药对方（参地煎）为是。可参第八章（医案）037 人参合熟地案。

0026 人乳、人参药对方

　　方书：人参 + 人乳 = 参乳丸《医方集解》；参乳汤《杂症会心录》卷上

　　功效：大补气血。

　　主治：气血两亏证候。

　　气血不足。《医方集解》

　　燥病。《杂症会心录》卷上

　　用法：人参末、人乳粉等份蜜丸。顿乳取粉法：取无病年少妇人乳，用银瓢或锡瓢，倾乳少许，浮滚水上顿，再浮冷水上立干，刮取粉用，如摊粉皮法。《医方集解》

　　人参一钱、人乳一杯，不拘时候服。《杂症会心录》卷上

　　按语：《医方集解》云："按人乳乃阴血所化，服之润燥降火，益血补虚，所谓以人补人也。"

　　附方：葱白、人乳药对方

　　方书：人乳 + 葱白 = 葱乳汤《外台秘要》《证治准绳》；乳煎葱白饮子《太平圣惠方》

　　主治：小儿初生不吃奶，或不小便者。《外台秘要》

　　小儿百日内，大便不通，心神烦闷，脐下痞满。《太平圣惠方》卷九十二

　　用法：人乳二合、葱白一寸，上二味，和匀，煎一二沸，去葱，分数次服。《外台秘要》

　　葱白一茎，乳汁三合。二味同煎至一合半，去滓，分温为三服，相去如人行十里再服。以利为度。《太平圣惠方》卷九十二

　　葱白三四寸，破之，以乳汁半盏煎灌。一方葱生用捣烂，人乳拌，入儿口内，再与乳吮，咽下即通。《证治准绳》

0027 当归、黄芪药对方

　　方书：黄芪 + 当归 = 当归补血汤《内外伤辨惑论》；黄芪当归汤《兰室秘藏》卷上；黄芪当归散《圣济总录》卷一二八

功效： 补气生血。

主治： 气血两虚而发热证候。

劳倦内伤，肌热面赤，烦渴欲饮，脉洪大而虚，以及妇人经行、产后或疮疡溃后，血虚发热，头痛。《内外伤辨惑论》

治热上攻头目，沿身胸背发热。《兰室秘藏》卷上

石痈久不愈。（注：石痈者，其痈坚硬如石也。）《圣济总录》卷一二八

用法： 黄芪一两，当归二钱酒洗，水二盏，煎至一盏，去滓温服，空心食前。《兰室秘藏》卷下

当归身一钱（酒洗）、黄芪五钱，作一服，水二大盏，煎至一盏，食前热服。《兰室秘藏》卷上

黄芪（锉）十两，当归（切，焙）八两，上为散。每服三钱匕，以温酒调下，不拘时候。《圣济总录》卷一二八

按语：《名医方论》云："吴鹤皋曰：血实则身凉，血虚则身热。或以饥困劳役，虚其阴血，则阳独治，故诸症生焉。"此证纯象白虎，但脉洪大而无力，非大而长按之有力，当细辨之，《内经》所谓血虚脉虚是也。当归味厚，为阴中之阴，故能养血，黄芪则味甘补气者也。今黄芪多数倍而补血者，以有形之血，不能自生，生于无形之气故也。《内经》云："阳生阴长，是之谓耳。"可参第八章（医案）016 黄芪合当归案。本药对方合当归、肉桂药对方（0035），即是《傅青主女科》黄芪补气汤。主治妊娠畏寒腹疼而堕胎者。本药对方合地黄、麦冬药对方（0047）与川芎、当归药对方（0464），即是《傅青主女科》送子丹。主治血虚难产。本药对方合甘草、金银花药对方（0094），即为《张氏医通》归芪饮。主治脑疽背痈，毒盛掀肿及虚人肛门发毒。

0028 白术、地黄药对方

方书： 白术＋熟地黄＝续腰汤《辨证录》卷二；黑白安胎散《万氏女科》卷一白术＋生地黄＝白术丸《杂病源流犀烛》卷十七

功效： 健脾气而养血，滋肾精而扶元。

利腰。《辨证录》卷二

安胎。《万氏女科》卷一

主治： 精血不足，脾肾两虚证候。

跌打闪挫，以至腰折不能起床，状似伛偻者。《辨证录》卷二

胎动。《万氏女科》卷一

痔漏，脱肛下血，面色萎黄，积年不愈者。《杂病源流犀烛》卷十七

泻血萎黄，肠风痔漏，脱肛泻血，面色萎黄，积年不瘥者。《普济方》

用法： 熟地一斤，白术半斤，水大碗数碗，煎服。一连数剂，而腰如旧矣。《辨证录》卷二

白术一两、熟地一两，水煎服。《万氏女科》卷一

白术一斤（土炒，研末）、生地半斤（饭上蒸熟），捣和，干则少入酒为丸。每服十五丸，米饮送下，一日三次。《杂病源流犀烛》卷十七

白术一斤，黄土炒过，研末；干地黄半斤，饭上蒸熟，捣和，干则入少酒，丸梧子大。每服十五丸，米饮下，日三服。《普济方》

按语：熟地黄色黑，白术色白，合用且能安胎，故名黑白安胎散。又熟地不只补肾，原能接骨；白术不只健脾，且能通腰脐之气。骨接气通，故能治腰折之痛矣。

0029 白术、当归药对方

方书：白术 + 当归 = 归术散《医学入门》卷七

功效：健脾气，益心血。

主治：心脾两虚证候。

心脾疼痛。《医学入门》卷七

用法：当归八两、白术一两，上为末。每服二钱，沸汤点服。《医学入门》卷七

按语：白术健脾益气，当归养血活络。二味合用则气血双补、心脾共益，血脉得养、经络得通，自无疼痛之苦。所谓心脾疼痛者，乃心脾不和之胃脘痛是也。白术尚有合白芍的药对方（0816），合川芎的药对方（0470 附方）。

0030 枸杞子、黄精药对方

方书：枸杞子 + 黄精 = 二精丸《圣济总录》《奇效良方》；枸杞子丸《景岳全书》

功效：固精养血，补脾益肾。

助气固精，保镇丹田，活血驻颜，长生不老。《圣济总录》卷一九八

主治：精血不足，脾肾两虚证候。

肾虚精滑。《景岳全书》

虚劳精亏。《奇效良方》

用法：黄精（去皮）、枸杞子各二斤，上二味，于八九月间采取。先用清水洗黄精一味，令净。控干细锉，与枸杞子相合，杵碎拌令匀，阴干再捣，罗为细末，炼蜜为丸，如梧桐子大。每服三五十丸，空心、食前温酒下。《圣济总录》卷一九八

甘州枸杞子、黄精久蒸久晒，二味等份，相合捣作饼子焙干，为末，炼蜜丸梧子大。每服百余丸，空心温酒送下。《景岳全书》

枸杞子（冬采者佳）、黄精各等份，上为细末，相合捣成块，捏作饼子，干复捣末，炼蜜为丸，如梧桐子大。每服五十丸，空心温酒送下。《普济方》卷二一七

按语：枸杞子、黄精皆能补精滋肾，故称二精丸。但枸杞子尚能入心，专以补血；黄精还能入脾，兼以益气。故二味合用还能脾肾双补、气血同益。

三、壮火衰药对方

0031 鹿角胶、人参药对方

方书： 鹿角胶 + 人参 = 人参鹿角膏《墨宝斋集验方》卷上；鹿角 + 人参 = 鹿角散《普济方》卷二一〇引《十便良方》

功效： 补益元阳（壮肾火，补肾气）。

种子。《墨宝斋集验方》卷上

主治： 命火式微，肾气虚损证候。

食后喜呕。《肘后方》

老人虚痢不止，不能饮食。《十便良方》

老人患积痢不断，兼不能饮食。《普济方》卷二一〇引《十便良方》

肺虚久咳。《食疗本草》

用法： 人参（末）二两、鹿角胶（炙，研）一两。每服三钱，用薄荷、豉汤一盏，葱少许，入铫子煎一二沸，倾入盏内。遇咳时，温呷三五口，甚佳。《食疗本草》

人参四两、鹿角胶四两，人参咀片，入铜锅或砂锅亦可。用水八碗，约熬二碗，去滓，又熬一碗取起。又将鹿角胶入京酒三杯熬化，同人参膏和匀，以瓷瓶贮之。入好白蜜四两，铜锅隔水煮，候膏滴水成珠为度。每早淡酒调数匙，就以食压之。《墨宝斋集验方》卷上

鹿角（烧末）二两、人参一两，为末，煎汤服方寸匕，日二服。《肘后方》

上党人参四分、鹿角（去上皮，取白处作末，炒黄）二分，上为散。每服方寸匕，平旦粥清饮调下，一日二次。《普济方》卷二一〇引《十便良方》

按语： 肾为先天之根，凡病久火衰气微，或肾虚不孕不育，其治必从根本下手。本药对方鹿角胶补命火、人参补元气，故当为首选之方。

0032 当归、鹿茸药对方

方书： 鹿茸 + 当归 = 黑丸《济生方》；归茸汤《万病回春》；归茸丸《医学入门》

鹿角 + 当归 = 未名方《普济方》《洪氏集验方》

功效： 壮火，补精，养血。

主治： 火衰，精枯，血燥。

精血耗竭，面色黧黑，耳聋目昏，口干多渴，腰痛脚弱，小便白浊，上燥下寒，不受峻补。《济生方》

凡痘属虚寒，八九日色光、白如水疱，顶陷根白、痒塌寒战等症。《万病回春》

肝劳。《杂病源流犀烛》

精血枯竭，面色黧黑，耳聋目暗，口干多渴，腰痛脚弱，小便白浊，上燥下寒，不受峻补。《医学入门》

妊娠下血。《普济方》

妊娠忽然下血，腰痛不可忍。《洪氏集验方》

用法：鹿茸（酒蒸）、当归（去芦酒浸），等份为细末，煮乌梅膏为丸，如桐子大，每服五十丸，空心，米饮下。《济生方》

鹿茸（酥炙）一两，当归五钱（锉），酒煎服。《万病回春》

当归（酒制）、鹿茸各一两，共研细末，乌梅肉为丸，如梧桐子大。每服五六十丸，温酒送下。《沈氏尊生书》

鹿茸（酒蒸）、当归（酒浸）各等份，上为细末，用乌梅水煮，去核，和前末捣匀为丸，如梧桐子大。每服六七十丸，空心，米饮送下。《医学入门》卷七

鹿角屑、当归各半两，水三盏，煎减半，顿服。不过二服。《普济方》

鹿角一两（锉），当归一两（锉），二味作一服，以水二盏，煎至一盏，去滓温服，食前。《洪氏集验方》

按语：鹿茸壮火而益精血，当归补血而通经脉。二味合用有补益肝肾、调理冲任之功。凡精血耗竭，面色黧黑之病证，非本药对方而莫当之。本药对方合当归、地黄药对方（0016）再加五味子，即是《张氏医通》四味鹿茸丸，能治肝肾督脉皆虚，咳嗽吐血，脉虚无力，上热下寒。本药对方合当归、蒲黄药对方（0471附方），即为《备急千金要方》蒲黄散。用治肝肾冲任亏损之漏下不止者。

0033 鹿茸、山药药对方

方书：鹿茸＋山药＝鹿茸酒《普济方》卷二一九

功效：补肾壮阳，健脾益精。

主治：火衰精亏，脾肾不足证候。

虚弱，阳事不举，面色不明，小便频数，饮食不思。《普济方》卷二一九

用法：鹿茸五钱或一两（去皮，切片）、干山药一两（为末），上以生薄绢裹，用好酒一瓶，浸七日后，开瓶饮酒，一日三盏为度。酒尽再浸。《普济方》卷二一九

按语：鹿茸为血肉有情之品，壮命火、补精血；山药为脾肾双补之药，健脾气、固肾精。故合用能疗虚羸、强阳事。大凡先后天不足所致诸虚证候，皆可用之。

0034 鹿角、鹿茸药对方

方书：鹿茸＋鹿角＝茸角丸《普济方》卷一五四引《备急千金要方》

功效：补肾壮火益精。

主治：肾火虚衰，精血不足证候。

腰痛。《普济方》卷一五四引《备急千金要方》

用法：鹿角（去上皮，取白者熬令黄）、鹿茸（新者良，陈者不佳），上为

末。酒服方寸匕，一日三次。特忌生鱼，余不忌。《普济方》卷一五四引《备急千金要方》

按语： 鹿茸、鹿角，性味皆咸温，俱入肾经。但因截取时间早迟不同，其功效就有差别。鹿茸性禀纯阳之质，大能壮命火、补精血；而鹿角骨已老化，其补力虽已大减，但兼能行血消瘀。故二味合用，壮而能行，补而能通。凡火衰生寒，导致湿凝血瘀之腰痛，本药对方宜之。

0035 当归、肉桂药对方

方书： 肉桂＋当归＝香桂散《朱氏集验方》卷十

功效： 补火暖血。

主治： 血虚血寒证候。

妇人血刺，心腹疼痛。《朱氏集验方》卷十

用法： 当归、肉桂各等份，上为末。每服二钱，水一盏，入醋少许，煎七分，空心热服。《朱氏集验方》卷十

按语： 肉桂补肝火、暖血脉；当归养肝血、柔经络。合用于肝脏虚寒、肝经血虚之诸痛症。《外台》有"范汪四物当归汤"即本药对方合甘草、生干姜药对方（0540 附方）。主治寒性腹痛。

附方： 白术、肉桂药对方

方书： 肉桂＋白术＝术桂汤《普济方》卷一四七引《保生回车论》；术桂汤《辨证录》卷二

主治： 伤寒温热病，表里未解，头痛发热，口燥咽干，烦渴引水，水入即吐，或小便不利，及汗出表解，烦渴不止者。《普济方》卷一四七引《保生回车论》

房劳力役，又感风湿，两腰重如带三千文，不能俯仰，兼腰痛者。《辨证录》卷二

用法： 白术三两（锉）、桂一分，上为细末。每服二钱，粥饮调下，一日二三次，不拘时候，以上二药服饵。《普济方》卷一四七引《保生回车论》

白术三两、肉桂三分，水煎服。二剂全愈，不再发。《辨证录》卷二

0036 补骨脂、人参药对方

方书： 补骨脂＋人参＝养肾丸《普济方》卷二二四引《医学切问》

功效： 养肾气，补肾火。

补肾。《普济方》

主治： 肾火虚，肾气衰。

用法： 人参一两、破故纸一两，上为末，胡桃一百个，取肉为丸。每服五十丸，空心温酒送下。《普济方》卷二二四引·《医学切问》

按语： 本药对方有赋料胡桃肉为丸，故严格说来，已为三味的药鼎方。内中含有胡桃、人参药对方（0005）与补骨脂、胡桃药对方（0037）。

0037 补骨脂、胡桃药对方

方书：补骨脂 + 胡桃 = 通气散《妇人大全良方》；唐郑相国方《医方集解》；青娥丸《普济方》；补髓膏《卫生家宝汤方》；暖下丸《朱氏集验方》卷八

功效：温补下焦之火。

温精髓，补劳伤，补五脏，去百病，益肌肤，壮筋骨，活血驻颜，黑髭乌发，秘精益阳，老者服之还童，少者服之行步如飞。《普济方》

主治：下焦火衰证候。

妊娠腰痛。《妇人大全良方》

虚寒喘嗽，腰脚酸痛。《医方集解》

夜自泄，腹冷洞泻，饮食少味，行步无力，肾虚腰疼。《普济方》引《风科集验方》

肝肾虚，腰腿重痛，风湿脚气。《普济方》引《德生堂方》

腰疼。《卫生家宝汤方》

虚损。《朱氏集验方》卷八

用法：用破故纸二两，炒香为末。先嚼胡桃肉半个，空心温酒调下二钱。此药神妙。《妇人大全良方》

破故纸十两酒蒸为末，胡桃肉二十两去皮烂研，蜜调如饴。每晨酒服一大匙。不能饮者，熟水调。忌芸薹羊肉。《医方集解》

破故纸六两（淘洗净者，焙干，隔纸炒香，为末）、胡桃瓤四两（浸去膜，研如泥），炼蜜为丸，如梧桐子大。每服三十丸，渐加至五十丸，空心、临卧温酒、盐汤任下。食猪、羊腰子相助药力，似觉水甜食美有效。或研如泥，和蜜瓷器内，以熟水或酒调服，便以饭压之为妙。《普济方》卷二二〇引《风科集验方》

破故纸一两锅内炒令八分热，再入油麻半两同炒，以油麻香为度。放冷入胡桃肉同前药并油麻烂嚼，盐酒或盐汤送下。《卫生家宝汤方》

补骨脂（微炒，为细末）五两、胡桃肉（研）二两，以蜜四两与胡桃相和，熬如稀饧后，入药末和丸，如梧桐子大。每服三十丸，空心温酒送下。妇人服之亦佳。《朱氏集验方》卷八

按语：《医方集解》载："此手太阴足少阴药也。破故纸属火，入心包命门，能补相火以通君火，暖丹田，壮元阳；胡桃属木，能通命门，利三焦，温肺润肠，补养气血，有木火相生之妙。气足则肺不虚寒，血足则肾不枯燥，久服利益甚多，不独上疗喘嗽，下强腰脚而已也。"可参第八章（医案）009 补骨脂合胡桃肉案。本药对方在《政和本草》中无方名，但在《普济方》卷二二〇引《风科集验方》时名"青娥丸"，而《太平惠民和剂局方》也有名"青娥丸"，但多杜仲一味；《三因极一病证方论》也有名"青娥丸"，但多生姜一味；《摄生众妙方》《仙拈集》也各有名"青娥丸"的，则增更多药味。说明本药对方是以上众"青娥丸"的基础方、内核方。

0038 补骨脂、杜仲药对方

方书：补骨脂＋杜仲＝青娥丸《症因脉治》卷一；砥柱丸《惠直堂方》卷二

功效：补肾火，健腰膝。

主治：肾火虚衰，腰膝疼痛。

内伤腰痛，真阳不足者。《症因脉治》卷一

肾虚腰痛。《惠直堂方》卷二

用法：补骨脂四两（炒，研）、杜仲四两（姜水炒），煮烂河车一具，打为丸服。《症因脉治》卷一

补骨脂、杜仲，上为末，取核桃肉三十个，去皮研和，少加炼蜜为丸，如梧桐子大。每服三钱，用茴香汤或酒任下。《惠直堂方》卷二

按语：本药对方亦名青娥丸，青娥者，青年女子也。肾火旺则能任女色，故名"青娥丸"。可见方名滥用的弊病是名不符实、沽名钓誉。方剂命名的规范化应是中医科学化的要求之一。

0039 杜仲、五味子药对方

方书：五味子＋杜仲＝补肾汤《本草图经》

功效：补肾健腰。

主治：肾虚腰痛。

腰痛。《本草图经》

用法：杜仲一大斤、五味子半大升，上切，分十四剂。每夜取一剂，以水一大升，浸至五更，煎三分减一，滤取汁，以羊肾三四枚（切），下之，再煮三五沸，如作羹法，空腹顿服；用盐、酢和之亦得。《本草图经》引《箧中方》（见《证类本草》卷十二）

按语：杜仲为治腰痛要药，但杜仲偏于补肾火，复合五味子滋肾水。正是善补阳者于阴中求阳，阳得阴助而生化无穷。故方名泛称"补肾汤"。

0040 杜仲、菟丝子药对方

方书：菟丝子＋杜仲＝固阳丹《证类本草》

功效：补肾火，固肾气。

主治：肾火虚衰，肾气不固证候。

腰膝积冷，痛或顽麻无力。《证类本草》卷六引《经验后方》

梦泄。《普济方》

用法：菟丝子二两（酒浸十日，水淘，焙干为末）、杜仲一两（蜜炙，捣），上药用薯蓣末酒煮糊为丸，如梧桐子大。每服五十丸，空心酒送下。《证类本草》卷六引《经验后方》

按语：杜仲有健补腰膝之专长，复合菟丝子温肾火而固肾精。故名固阳丹。凡腰痛、梦泄属肾火虚衰，肾气不固者，本药对方宜之。《百一选方》卷十一引葛丞相方，本药对方二味用量"各等份"。

0041 巴戟天、菟丝子药对方

方书：菟丝子＋巴戟天＝天丝饮《辨证录》卷四

功效：定心气，固肾精，交通心肾。

主治：心气不定，肾精不固证候。

健忘。《辨证录》卷四

用法：巴戟天一两、菟丝子一两，水煎服。十剂即不忘。《辨证录》卷四

按语：巴戟天在补肾火、除风湿之外，尚能定心气；菟丝子于益肝肾、坚筋骨之外，更能固肾精。故二味合用能使肾精、心气相互生化，从而精神得养、神气得宁、脑府得治。但十剂即不忘，未免弄虚作假也。

0042 菟丝子、五味子药对方

方书：菟丝子＋五味子＝双补丸《济生续方》

功效：暖肾火，滋肾水。

主治：火虚则寒、水虚则燥，寒燥并见证候。

真精不足，肾水涸燥，咽干多渴，耳鸣头晕，目视昏花，面色黧黑，腰背疼痛，脚膝酸弱，服僭药不得者。《济生续方》

用法：菟丝子（淘，酒蒸，擂）二两、五味子一两，为细末，炼蜜为丸，如梧桐子大，每服七十丸，空心食前，盐汤、盐酒任下。《济生续方》

按语：菟丝子性柔润而多脂液，既能暖肾壮阳，又能益阴固阳，实为一味平补阴阳之良药；五味子俱五味而酸独多，既能滋肾水而涩精，又能敛肺气而止汗，确是一味金水相生之妙品。二味合用则双补特多，故名"双补丸"。本药对方加蛇床子，《备急千金要方》名为"三子丸"。主治阳痿，腰膝冷痛，宫冷不孕等。

0043 枸杞子、菟丝子药对方

方书：菟丝子＋枸杞子＝卯戌丸《普济方》卷八十六引《海上方》

功效：温补肝肾，固精明目。

主治：肝肾虚损之目疾证候。

眼疾。《普济方》卷八十六引《海上方》

用法：菟丝子（去沙，用无灰酒浸一宿，逼干，随饭蒸熟，入白捣三五十下，取起焙干，净取）十两、枸杞子（去枝，拣净）十两，上为细末，炼蜜为丸，如梧桐子大。每服三十丸，冷酒热水茶下。《普济方》卷八十六引《海上方》

按语：菟、枸分别为兔、狗之谐音。兔、狗同属十二生肖，在地支兔为卯、狗为戌，故方名"卯戌丸"。菟丝子、枸杞子二味皆具温柔之性，专补肝肾之虚，而于目疾尤专。

附方：枸杞子、五味子药对方

方书：五味子 + 枸杞子 = 代茶饮《治痧全书》卷下引《摄生方》

主治：注夏虚病。《治痧全书》卷下

用法：枸杞子、五味子研细，滚水泡，封三日，代茶饮效。《治痧全书》卷下

0044 鹿角、菟丝子药对方

方书：菟丝子 + 鹿角 = 鹿菟丸《济生续方》

菟丝子 + 鹿角霜 = 菟丝子丸《魏氏家藏方》卷十

功效：补肾火，益肾精。

主治：肾虚证候。

真精不足，肾水涸燥，咽干多渴，耳鸣头晕，目视昏花，面色黧黑，腰背疼痛，脚膝酸弱，服僭药不得者。《济生续方》

妇人本虚经弱，阴阳不升降，小便泔白，溺出无度；男子精滑不固。《魏氏家藏方》卷十

用法：生鹿角（镑），一（三）两；菟丝子（淘，酒蒸，擂），二两，为细末，酒糊为丸，如梧桐子大，每服七十丸，空心食前，用盐酒、盐汤任下。《济生续方》

鹿角霜、菟丝子（浸，研成饼），上为细末，酒面糊为丸，如梧桐子大。每服二十丸，渐加至三四十丸，食前温酒醋汤送下。《魏氏家藏方》卷十

按语：菟丝子、鹿角二味合用能温壮肾火、补益精血，故专补人之先天根本；而菟丝子尚有缩尿之力，鹿角霜有涩精之功，故合用则肾固精充，自无白浊、遗精之患。《医学入门》（卷七）之鹿菟丸是本药对方加山药（有合 0033 药对方之意）。用治饮酒积热，熏蒸五脏，津血枯燥，小便频多，肌肉消瘦，专嗜冷物寒浆。

0045 杜仲、续断药对方

方书：杜仲 + 续断 = 千金保孕丸《景岳全书》《古今医统》卷八十五；杜仲丸《济生方》卷七；杜续丸《医学入门》卷八；续杜丸《产孕集》卷上；保孕丸《医钞类编》卷十七；清胎方《千金珍秘方选》

功效：补肝肾，强筋骨，安胎。

主治：肝肾不足之腰痛、胎堕。

妊娠胎动，两三月堕，预宜服此。《景岳全书》

妊娠三两月，胎动不安。《济生方》卷七

妊娠腰背痛。《校注妇人良方》

用法： 川续断（酒浸）、杜仲（姜汁炒去丝），各二两，为末，枣肉煮烂杵和丸梧子大。每服三十丸，米饮下。《子母秘录》

杜仲四两（同糯米炒去丝）、川续断二两（酒洗），为末，山药糊丸桐子大。每服八九十丸，空心米饮下。忌酒醋恼怒（此即良方杜仲丸，但彼等分用）。《景岳全书》

杜仲（去皮，锉，姜汁浸，炒去丝）、川续断（酒浸）各一两，上为细末，枣肉煮烂为丸，如梧桐子大。每服七十丸，空心米饮送下，一日二次。《济生方》卷七

按语： 杜仲、续断皆有补肝肾、强筋骨及安胎作用，故本药对方用治妊娠胎动不安。临证更多以本药对方加味用治各种腰痛症，如《普济本事方》思仙续断丸等（思仙即杜仲之别名）。本药对方还可参第八章（医案）085 杜仲合续断案。

四、滋水亏药对方

0046 地黄、天冬药对方

方书： 天冬 + 熟地黄 = 天地煎《济生续方》；天地丸《医方类聚》；辟谷丹《万氏家抄方》。

天冬 + 生地黄 = 天冬膏《良朋汇集》；天门冬煎《圣济总录》；天门冬地黄膏《医钞类编》；地黄门冬酒《千金方衍义》

功效： 滋水养血。

辟谷不饥，耐老、发不白。（张三丰与胡濙尚书）长生不老方

主治： 水涸血枯证候。

心血燥少，口干咽燥，心烦喜冷，怔忡恍惚，小便黄赤，或生疮疡。《济生续方》

咯血。《万氏家抄方》卷三

血虚咳嗽；高年阴耗，血燥津竭便结者。《症因脉治》卷二

吐衄，诸药不止。《济阳纲目》

风癫。《备急千金要方》卷十四

阴虚痛妄。《千金方衍义》卷十四

风癫。《良朋汇集》卷二

风癫，卒发仆地，口吐涎沫，不省人事。《圣济总录》卷十五

癫疾，思虑伤心而得者。《医钞类编》卷十四

养生。（张三丰与胡濙尚书）

用法： 天门冬（去心）二两、熟地黄（九蒸曝）一两，为细末，炼蜜为丸，如梧桐子大，每服百丸，用熟水、人参汤任下，不拘时候。《济生续方》

天门冬二斤，熟地黄一斤，为末，炼蜜丸弹子大。每温酒化三丸，日三服。《万氏家抄方》卷三

天门冬十斤，地黄三十斤。上捣取汁，酿酒作煎服。《备急千金要方》卷十四

用天门冬三斤、地黄一斤。法同天地煎。（张三丰与胡滢尚书）

天门冬一斤（用水泡透）、生地黄二斤（用水泡透），上药安木臼内捣一二千杵，取其汁再入温汤，更捣，又取其汁，不论几次，直待二药无味方止，以文武火熬成膏子，盛瓷器内。每服一匙，温酒化下，不拘时候，一日三次。《良朋汇集》卷二

天门冬（净洗，浸三日，去心，细切）七斤、生地黄三十斤（肥者，淘洗，细切）。上细切，都于木臼中捣烂，却入大沙盆内，烂研压取汁，绞滓干，别收；将滓更研极烂，入汤一斗，研搅令匀，又压滓干；再研极细，入汤八升，压滓；又再研，入汤六升，压令尽干无味即住。取第二三度研入者汁，同煎至一斗，次入第一药汁煎成煎，若稠饧即止。每服一匙，食后用酒化下，或桃柳汤温水化下。《圣济总录》卷十五

按语：《儒门事亲》三才丸，《症因脉治》三才丹，皆以本药对方合地黄、人参药对方（0025）而成。用治气阴两虚之咳嗽（地黄取熟）。《温病条辨》三才汤以本药对方合地黄、人参药对方（0025）而成，用治暑温日久，气阴两伤者（地黄取生）。《太平圣惠方》中治骨极实热，骨髓酸疼方，即是本药对方加白蜜熬膏。《症因脉治》肝肾丸以本药对方合白芍、当归药对方（0019），炼蜜为丸。用治肝肾阴虚，小便不利，内热神衰，肌肉黑瘦，下午咳嗽，脉细数者。

0047 地黄、麦冬药对方

方书：麦冬 + 熟地黄 = 子母两富汤、麦冬熟地汤《辨证录》；两富汤《玉钥续编》。麦冬 + 生地黄 = 麦门冬饮《济生方》；麦门冬饮子《保命集》；生地麦冬饮《医宗金鉴》；麦地煎《仙拈集》；二神汤《疡医大全》

功效：滋水养血。

主治：水涸血枯证候。

久咳不愈，口吐白沫，气带血腥。乃肺经之燥所致。《辨证录》

白腐音哑。《玉钥续编》

衄血不止。《济生方》《活法机要》

男女血虚。《医方摘要》

呃逆不止。《丛桂堂医草》

上焦血热，耳窍时流鲜血，尺脉虚数者。《医宗金鉴》

用法：熟地二两，麦门冬二两，水煎服。连服四剂，而肺金之燥除，肾火之干亦解。《辨证录》

熟地二两，麦冬一两，水煎服。《辨证录》卷三

大熟地一两，大麦冬一两，取长流水与井水各半煎浓，徐徐服之。《玉钥续编》

麦门冬（去心）、生地黄各五钱，水煎服，立止。《保命集》

麦门冬三斤，取汁熬成膏，生地黄三斤，取汁熬成膏，等份，一处滤过，入蜜四之一，再熬成，瓶收。每日白汤点服。忌铁器。《医方摘要》

麦门冬、生地黄各等份。上药锉碎，每服一两，水煎服。《活法机要》

生地黄、麦门冬各五钱，水煎服。《医宗金鉴》

按语：麦冬润肺燥、熟地黄滋肾水，合用有金水相生之妙。若合人参、天花粉药对方（0573）与甘草、人参药对方（0003），便是《太平惠民和剂局方》之熟干地黄汤。用治产后虚渴不止，少气脚弱，眼昏头眩，饮食无味。本麦冬、生地药对方的主治证，医书多指为血证。唯《丛桂堂医草》用治呃逆不止，确是别具只眼，有独到的经验。验之临床，凡屡用理气降逆之品而罔效者，往往多为阴虚所致。而转用本药对方，则有惊喜的奇效。若在温病后期出现此症，更当知用本药对方。《保命集》天门冬丸，即本药对方合麦冬、天冬药对方（0048），用治妇人阴虚咳喘，手足烦热，骨蒸盗汗，口干引饮，面目浮肿者。

0048 麦冬、天冬药对方

方书：天冬＋麦冬＝二冬膏《张氏医通》《沈氏尊生书》《摄生秘剖》

功效：滋水降火，清润心肺。

清心润肺，降火消痰。《摄生秘剖》

主治：心肺水涸证候。

肺胃燥热，痰涩咳嗽。《张氏医通》

虚损痰咳，烦渴热燥。《摄生秘剖》

用法：天门冬（去心）、麦门冬（去心）等份熬膏，炼白蜜收。不时噙、热咽之。《张氏医通》

天门冬（去心）一斤、麦门冬（去心）一斤，二冬入砂锅，水煎取汁，再将滓水煎，以无味为度，入蜜，熬成膏。空心白汤下二三匙。《摄生秘剖》

按语：《摄生秘剖》卷四：是膏用天冬清金降火，益水之源，故能下通肾气以滋阴；更以麦冬气薄主升，味厚为阴，有清心润肺之功，堪与天冬相并而施膏泽，以濡其枯槁焉。《丸散膏丹集成》：二冬禀少阴水精之气。麦冬禀水精而上通于阳明，天冬禀水精而上通于太阳。夫冬主闭藏，门主开转，咸名门冬者，俱能开转闭藏而上达。合二冬制熬成膏，消痰润肺，生脉清心。久服则肾固气平，体健身轻，不老不饥，为益匪浅。《症因脉治》二冬二母汤，即是本药对方合贝母、知母药对方（0372）而成的。用于内伤燥痰，咳嗽喘逆，时咳时止，痰不能出，连嗽不已，脉两尺沉数；或肺热身肿，燥咳烦满，脉右寸洪数者。若肾阴亏损，还可合生地黄、熟地黄药对方（0018）。

0049 粳米、麦冬药对方

方书：麦冬＋粳米＝麦门冬汤《医方集解》

功效：滋肺润心养胃。

主治：肺燥失降证候。

水溢高原，肢体皆肿，小腹不急，初起便有喘满，此其候也。《医方集解》

用法：麦门冬五十枚（姜炒），粳米五十粒，煎服。《医方集解》

按语：《成方切用》载："吴鹤皋曰：肺非无为也，饮食入胃，游溢精气，上输于脾，脾气散精，上归于肺，通调水道，下输膀胱。肺热则失其下降之令，以致水溢高原，淫于皮肤，而为水肿。医罕明此，实脾导水，皆不能愈。故用麦冬清滋其肺，开其下降之源；粳米益胃，培乎生金之母，此治病必求其本也。或问此证，何以辨之？曰：肢体皆肿，小腹不急，初起便有喘满，此其候也。"仲景《金匮要略》麦门冬汤在本药对方基础上多半夏、人参药对方（0543）补中和胃降逆，多大枣、甘草药对方（0013）健脾滋液生津。故能治"胃中津液干枯，虚火上炎之证"（喻嘉言语），其证见火气上逆，咽喉不利。

附方：蜂蜜、麦冬药对方

方书：麦冬＋蜂蜜＝麦门冬煎《本草图经》

功效：补中益心，悦颜色，安神益气，令人肥健，其力甚快。《本草图经》

主治：吐血衄血。《活人心统》

用法：取新麦门冬根去心，捣熟绞汁，和白蜜，银器中重汤煮，搅不停手，候如饴乃成。温酒日日化服之。《本草图经》

麦门冬去心一斤，捣取自然汁，入蜜二合，分作二服，即止。《活人心统》

0050 首乌、脂麻药对方

方书：首乌＋脂麻＝何首乌散《太平圣惠方》卷二十四、《证治准绳》

功效：滋肝肾，解疮毒。

主治：肝肾燥枯，解毒疗疮。

大风疠疾。《证治准绳》

大风癫恶疾。《太平圣惠方》卷二十四

用法：何首乌大而有花纹者一斤（米泔浸一七，九蒸九晒），胡麻四两（九蒸九晒），为末。每酒服二钱，日二。《证治准绳》

何首乌一斤（米泔浸七日，切碎，九蒸九晒），胡麻子四两（九蒸九晒）。研为散，每服三钱，食前以温酒调下；荆芥、薄荷汤或茶调下亦可。《太平圣惠方》卷二十四

按语：首乌、脂麻皆能滋水润燥、润肠通便。而首乌滋水，时珍誉称"功在地黄天门冬之上"，因其滋而不腻，凡虚不受补者宜之。生用更能解毒疗疮，为治恶性疮疡疠风之要药。脂麻滋水养血、泽肤止痒，故能辅助首乌解毒护肤，实有相得益彰之效。

附方：人参、猪脂药对方

方书：人参 + 猪脂 = 开心肥健方《千金翼》

主治：中风。《千金翼》

此方治老人及风燥者最宜。《兰台轨范》

用法：人参五两、大猪肪八枚，捣人参为散，猪脂煎取凝。每服以人参一分，猪脂十分，以酒半升和服之。《千金翼》卷十六

0051 麦冬、人参药对方

方书：人参 + 麦冬 = 参冬饮《症因脉治》；人参麦冬汤《辨证录》；参麦饮《胎产心法》卷下

功效：补气生水。

主治：气虚水涸证候。

气虚喘逆，虚热，脉浮大，按之则空，或见濡软，散大无神。《症因脉治》卷二

中暑热极，阴阳两衰，妄见妄言，宛如见鬼，然人又安宁不生烦躁，口不甚渴。《辨证录》卷六

用法：人参、麦门冬各等份，水煎服。《症因脉治》卷二

人参二两、麦冬三两，水煎服。《辨证录》卷六

按语：人参大补元气、麦冬清心润肺，合用能治心肺气虚喘逆证。

附方：①人参、山茱萸药对方

方书：人参 + 山茱萸 = 未名方《医学衷中参西录》

主治：遍身冷汗，心怔忡异常，自言气息将断。脉浮弱无根，左右皆然。

用法：净萸肉四两，人参五钱。先用萸肉二两煎数沸，急服之，心定汗止，气亦接续，又将人参切作小块，用所余萸肉煎浓汤，送下病若失。《医学衷中参西录》

按语：见第八章（医案）119 山茱萸合人参案。

②白术、麦冬药对方

方书：白术 + 麦门冬 = 代茶汤《摄生众妙方》卷四

主治：夏月服之，健脾止渴。《摄生众妙方》卷四

用法：白术一钱五分、麦门冬一钱，煎作汤，代茶服。《摄生众妙方》卷四

0052 首乌、西洋参药对方

方书：西洋参 + 首乌 = 参乌汤《喉科家训》卷四

功效：补气滋水，解毒。

主治：毒疮日久，气水不足。

烂喉丹痧愈后，肝胃之阴不复者。《喉科家训》卷四

用法：西洋参、制首乌，煎服。《喉科家训》卷四

按语：西洋参补气生津，何首乌滋肝解毒。疮毒日久，气虚水枯，本药对方最宜。又有人参、首乌药对方，是景岳何人饮内核方，治疗虚疟。可参第八章

（医案）039 人参合首乌案。

附方： 甘草、首乌药对方

方书： 首乌＋甘草＝二圣汤《古今医鉴》卷十一引刘嵩皋方

主治： 血崩。《古今医鉴》卷十一引刘嵩皋方

用法： 何首乌（切）五钱、甘草三钱，用黄酒一碗，煎至八分，取出，入刺刺芽汁一盏同服。《古今医鉴》卷十一引刘嵩皋方

0053 龟甲、紫河车药对方

方书： 紫河车＋龟甲＝保生散《赤水玄珠》卷二十八

功效： 滋水涸，养气血。

主治： 气血俱虚、水枯痘陷。

痘证气血俱虚，灰白色，不灌脓回浆者。《赤水玄珠》卷二十八

用法： 紫河车一具（焙，为末）、龟甲（酥炙）五钱（一方有鹿茸五钱）。上为末。每服五七分或一钱，气虚者，保元汤送下；血虚，芎、归、紫草煎汤送下。《赤水玄珠》卷二十八

按语： 紫河车益气、养血、补精。张石顽谓其"禀受精血结孕之余，得母之气血居多，故能峻补营血，用以治骨蒸羸瘦、喘咳虚劳之疾，是补之以味也"。龟甲滋肾水而通任脉，敛肾阴而潜肝阳。二味皆为血肉有情之品，具有抗衰老作用。合用于先天不足、气血俱虚，痘证不灌脓回浆者，尤佳。

附方： 糯米、紫河车药对方

方书： 紫河车＋糯米＝河车散《痘疹传心录》卷十五

功效： 益阴助浆。

主治： 痘疮气虚倒陷者。《痘疹传心录》卷十五

用法： 干胎衣一具（切片）、白黏米一合（同炒黄色），上为末。每服一钱，用保元汤送下，酒浆亦可。又方用河车水，以黏米二合，浸一宿晒干，再浸再晒，以水尽为度，微炒为末；每用一钱，保元汤送下。《痘疹传心录》卷十五

0054 天冬、五味子药对方

方书： 天冬＋五味子＝五味天冬丸《杂病源流犀烛》

功效： 滋肺肾之水，清肺燥之咳。

主治： 肺肾水亏，肺燥咳逆。

阴虚火动有痰，不堪用燥剂者。《简便方》

阴虚火动生痰。《杂病源流犀烛》

用法： 天门冬一斤，水浸洗去心，取肉十二两，石臼捣烂五味子，水洗去核，取肉四两，晒干，不见火，共捣丸梧子大。每服二十丸，茶下，日三服。《简便方》

天门冬一斤（浸洗，去心，净肉十二两）、五味子（水浸，去核，取肉）四两，晒干，不见火，捣丸。每服二十丸，茶送下，一日三次。《杂病源流犀烛》

按语： 天冬甘寒，滋水降火；五味子酸温，敛水生津。二药相合，有酸甘化阴之功，具寒温平调之妙。大凡水虚导致火亢而炼液为痰者，每见咳嗽咯血、烦热盗汗诸症，本药对方堪宜治之。

附方： 百部、天冬药对方

方书： 天冬＋百部＝天门冬酒《备急千金要方》卷十四

功效： 久服延年轻身，齿落更生，发白更黑。《备急千金要方》卷十四

主治： 五脏六腑大风，洞泄虚弱，五劳七伤，癥结气滞，冷热诸风，癫痫恶疾，耳聋头风，四肢拘挛，猥退历节，万病皆主之。《备急千金要方》卷十四

用法： 天门冬、百部捣绞取汁一斗，渍曲二升，曲发，以糯米二斗，准家酿法造酒，春、夏极冷下饭；秋、冬温如人肌酸之。酒熟，取清服一盏。常令酒气相接，勿至醉吐。忌生冷、酢滑、鸡、猪、鱼、蒜，特慎鲤鱼，亦忌油腻。《备急千金要方》卷十四

0055 黄芪、五味子药对方

方书： 黄芪＋五味子＝芪味丸《普济方》卷三二三引《兰室秘藏》

功效： 补气生水。

补虚败。《普济方》卷三二三

主治： 气水两亏证候。

妇人虚劳。《普济方》卷三二三、《证治准绳·女科》

用法： 黄芪四两（盐水浸，火炙）、北五味二两，上为末，米糊为丸。空心盐酒送下。《普济方》卷三二三引《兰室秘藏》

按语： 黄芪补肺气而固卫表，五味子敛肺气而滋肾水。二味合用能使卫表固而肾水充。大凡虚劳羸弱之人，每见表虚易感冒，里虚多遗泄。故本药对方堪任之。

本药对方若合麦冬、人参药对方（0051），便为近人喜用的黄芪生脉饮。

0056 蜂蜜、五味子药对方

方书： 五味子＋蜂蜜＝玄及膏《摄生秘剖》卷四

功效： 滋润肺肾，补中涩精。

主治： 肾精不固，肺燥气逆。

肾虚遗精。《刘松石保寿堂方》

喘嗽，梦遗精滑。《摄生秘剖》

肺燥痰多。《赤水玄珠》

用法： 北五味子一斤洗净，水浸，去核。再以水洗核，取尽余味。通置砂锅

中，布滤过，入好冬蜜二斤，炭火慢熬成膏，瓶收五日，出火性。每空心服一二茶匙，百滚汤下。《刘松石保寿堂方》

炼蜜一斤、北五味四两，上用五钱，入蜜内，浸十日后，临卧挑一匙于口内，徐徐咽下。润肺消痰。《赤水玄珠》

北五味子一斤（水浸一宿，去核），白蜜三斤，将五味子放入砂锅，加河水煎之取汁，又将滓再煎，以无味为度，入蜜，微火熬成膏，空腹时用白汤化服一二茶匙。《摄生秘剖》卷四

按语： 五味子长于收敛肺气而涩肾精，而蜂蜜善于滋润肺燥而补中气。二味合用则固先天而补后天，有共济肺金之妙。古人以蜜为丸，专用蜜配药的药对方还有很多，如仲景大乌头煎、《集验方》石膏蜜煎、《普济本事方》神传剪草膏等名方，还有麦冬、天花粉、百合、百部、甘遂、芒硝、车前子、使君子等药各自同蜜的匹配；尚有食对如蜜梨嚼、蜜髓煎，以及藕汁、姜汁、羊胆汁等。足见古人的智慧无穷。

0057 黑大豆、桑椹药对方

方书： 黑桑椹 + 黑大豆 = 补肾桑椹膏《饲鹤亭集方》

功效： 补肾健腰。

大补腰肾，填精益气，和五脏，利关节，生津止渴，养血荣筋，聪耳明目，乌须黑发。《饲鹤亭集方》

主治： 肾虚证候。

用法： 黑桑椹、黑大豆，同熬成膏，每日三四钱，空心开水冲服。《饲鹤亭集方》

按语： 黑桑椹滋水养血，黑大豆补肾荣筋。故合用能大补腰肾，使作强之官，伎巧出焉。

附方： ①大枣、乌梅药对方

方书： 红枣 + 乌梅 = 干枣丸《外台秘要》；黑枣 + 乌梅 = 乌梅北枣丸《重订通俗伤寒论》

功效： 补胃，清热，摄涩。《重订通俗伤寒论》

主治： 伤寒热病后，口干喜唾，咽痛。《备急千金要方》卷十

伤寒热病，口干喜唾。《外台秘要》

病后喜唾，因于胃虚有热者。《重订通俗伤寒论》

用法： 干枣二十枚（擘）、乌梅十枚（碎），二物合捣，蜜和，含如杏核大，咽其汁。《医心方》卷十四

乌梅肉十枚、大黑枣五枚，俱去核，共杵如泥，炼蜜为丸，如弹子大。每用一丸，嚼化之。《重订通俗伤寒论》

按语： 本药对方之枣，有红枣（南枣）入脾、黑枣（北枣）入肾的不同。热病不耗肾阴，必劫胃汁。故可酌情选枣，合以乌梅，用治热病后口干喜唾。

②甘草、黑豆药对方

方书：甘草＋黑豆＝甘草黑豆汤《医方集解》；豆甘汤《治疫全书》；甘豆汤《洪氏集验方》

功效：解百药毒，兼治筋疝。《医方集解》

主治：脚气浮肿。《奇效良方》

脚肿。《洪氏集验方》

因素伤湿热，毒气郁结，上攻颠顶所致之大头瘟。其症憎寒壮热，项强体重，头面浮肿，目不能开，咽喉闭塞，舌干口燥，气促息喘，二便艰涩。《治疫全书》

用法：甘草二两，黑豆半升。《医方集解》

黑豆一两，甘草五钱。水煎服。《奇效良方》

黑豆二合（炒令香熟）、甘草二寸（炙黄），水二盏，煎汁，时时呷之。《治疫全书》卷三

按语：可参第八章（医案）061 黑豆合甘草案。

0058 百合、生地黄药对方

方书：百合＋生地黄＝百合地黄汤《金匮要略》

功效：润肺清心，凉血安神。

主治：心肺燥热，心神失养。欲食复不能食，常默然，欲卧不能卧，欲行不能行，饮食或有美时，或有不用闻食臭时，如寒无寒，如热无热，口苦，小便赤，诸药不能治，得药则剧吐利，如有神灵者，身形如和，其脉微数。《金匮要略》

用法：百合七枚（擘）、生地黄汁一升，以水洗百合，渍一宿，当白沫出，去其水，更以泉水二升，煎取一升，去滓，内地黄汁，煎取一升五合，分温再服。中病，勿更服。大便当如漆。《金匮要略》

按语：百合柔心润肺而清热，生地黄滋水养血而降火。二味合用则水火平衡，心神得安。可参第八章（医案）025 百合合生地黄案。

附方：①百合、蜂蜜药对方

方书：百合＋蜂蜜＝百合粥《古今医统》

主治：肺虚咳嗽。《古今医统》

用法：生百合二两，蜜一两，百合以水煮熟，投入将熟粥中，数沸即可。每碗粥中约有百合四钱，加蜜，空腹时热食。《古今医统》卷八十七

②百合、鸡子黄药对方

方书：百合＋鸡子黄＝百合鸡子黄汤《金匮要略》

主治：百合病吐之后者。《金匮要略》

用法：百合七枚（擘）、鸡子黄一枚，先以水洗百合，渍一宿，当白沫出，去其水，更以泉水二升，煮取一升，去滓，纳鸡子黄，搅匀，煎五分，温服。《金匮要略》

0059 龟甲、生地黄药对方

方书：龟甲＋生地黄＝小儿解颅煎《集成良方》卷上

功效：滋肾补脑。

主治：肾虚骨弱。

小儿头大面小。《集成良方》卷上

用法：龟甲、生地黄，上药按儿大小酌用。如一岁内者，用龟甲五分、地黄一钱，饭后煎服，一日三次。年大者照加。《集成良方》卷上

按语：小儿解颅，即囟门迟闭。多见于脑积水病情，每见头大面小之态。乃由先天肾中精气亏损，不能充养脑髓所致。本药对方能滋肾中精血而充脑，具有生髓养骨以促愈合的作用。

0060 潼蒺藜、鱼鳔胶药对方

方书：潼蒺藜＋鱼鳔胶＝聚精丸《证治准绳》卷四

功效：滋肾聚精。

主治：肾虚精遗。

肾虚封藏不固，梦遗滑精，阳痿无子。《证治准绳》卷四

用法：沙苑蒺藜八两（马乳浸一宿，隔汤蒸一炷香，焙干，或晒干，勿炒，一作五两），黄鱼鳔胶一斤（白净者，切碎，蛤粉或牡蛎粉炒成珠，再用乳酥拌炒，则不黏韧）研为细末，炼白蜜中加入陈酒再沸，候蜜将冷为丸，如绿豆大。每服八十丸，空腹温酒下，或盐汤下。《证治准绳》卷四

按语：潼蒺藜性温而柔润，能补肾固精；鱼鳔胶性平而滋腻，能填精补髓。合用则固真秘元、滋肾聚精之力更胜，故于肾虚遗精尤宜。

第二节　泻法药对方

泻法药对方分攻泄水火气血药对方与攻泄病理瘕结药对方。因为在邪胜（实）正负（虚）发病后，证候的表现方式，除了表现为阴阳失调的方式之外，还以病理瘕结的方式表现。阴阳失调的偏胜（实证）表现方式分为火热、水湿、气滞、血瘀四大证候。又因在病位上有着表里、气血、五脏等不同因素，故证候的表现方式是十分复杂的。这里只能遵循经验惯例重点提出几个具体的治法，至于其余的空白有待今后完善。

病理瘕结的表现方式分为屎结、水饮、虫疳、食积、痰凝五大证候（蓄血证候已归入血瘀证候来叙述）。但作为局部的病理瘕结同整体的阴阳失调有着密切的内在联系，故在辨治时又当按临床具体证候病情，将处理局部的药对方同处理整体的药对方有机地组合起来。这就是今后药对组合学的发展领域。

一、攻泄水火气血药对方

攻泄水火气血药对方分为泻火热药对方、祛水湿药对方、疏气滞药对方、通血瘀药对方四方面来叙述。泻火热药对方具有泄热降火、凉血解毒的功效；祛水湿药对方具有散湿利水、燥络排毒的功效；疏气滞药对方具有调节病向、解郁导滞的功效；通血瘀药对方具有畅通经脉、破瘀消肿的功效。

泻火热药对方重点提出疏散表热药对方、清气泻火药对方、清热解毒药对方、清营凉血药对方、清热燥湿药对方五方面。

祛水湿药对方重点提出疏散表湿药对方、燥血破湿药对方、利湿排毒药对方、燥络通痹药对方、利水消浊药对方五方面。

疏气滞药对方重点提出破气导滞药对方、和胃降逆药对方、疏肝平疝药对方、肃肺下气药对方四方面。

通血瘀药对方重点提出活血祛瘀药对方、破血消肿药对方、活血调经药对方、行气活血药对方四方面。

（一）泻火热药对方

1. 疏散表热药对方

疏散表热药对方适用于阳热表证：以发热为主，伴有咽痛、肢体酸楚、苔白、舌质红、脉浮数及上呼吸道充血性炎症为特征。

0061 薄荷、防风药对方

方书：薄荷＋防风＝鸡苏散《圣济总录》卷七十

功效：疏表散热。

主治：表热证候。

鼻衄不止。《圣济总录》卷七十

用法：鸡苏三两、防风（去叉）一两，上为散。每服二钱匕，温水调下。更以鸡苏叶于新水内揉软，纳鼻窍，血即止。《圣济总录》卷七十

按语：防风一味，药性平润，药向升散，配薄荷则疏散表热；配羌活则疏散表湿（0139）。本药对方原书指征是用治鼻衄不止，且内外并用。若以本药对方治表热证所致红汗，则必更为适宜。

0062 薄荷、蝉蜕药对方

方书：薄荷＋蝉蜕＝蝉花散《普济方》；二味消风散《景岳全书》

功效：疏表散热透疹。

主治：表热证候。

风气客于皮肤，瘙痒不已。《集验方》

小儿夜啼。《普济方》

用法：蝉衣、薄荷叶等份为末，酒调一钱匕，日三服。《证类本草》卷二十一

用蝉衣下半截，为末。一字，薄荷汤入酒少许调下。《普济方》

按语：蝉蜕乃蝉之蜕皮，以皮治皮，其理显然。但皮病有因于表，有因于里，有因于热，有因于湿，有因于寒，有因于燥之不同，故治皮病有蝉蜕、蛇蜕、牡丹皮、地骨皮、山栀皮、生姜皮、橘皮、黄芪皮（一称大有）、大腹皮、茯苓皮等区分使用。薄荷为轻清疏热之品，同蝉蜕合用，治疗皮肤因表热瘙痒，更胜一筹。故常用于皮肤瘙痒不能忍者。

附方：蝉蜕、地骨皮药对方

方书：蝉蜕＋地骨皮＝蝉花散《证治准绳》《赤水玄珠》

主治：痘疹遍身作痒。《证治准绳》

痘疮发热发痒，搔抓溃破。《赤水玄珠》卷二十八

用法：蝉蜕（去头足、洗去土、微炒）、地骨皮（炒黑色）各一两，研为末，每服一茶匙。水炒调下。一二服神效。《证治准绳》

蝉蜕、地骨皮各一两，上药为末。每次一钱，白酒送下，每日二至三次。《赤水玄珠》卷二十八

0063 防风、葛根药对方

方书：葛根＋防风＝防风汤《症因脉治》卷四

功效：疏表升清。

主治：表热内陷证候。

外感风泻。自汗头汗，恶风发热，头痛额疼，泻下水谷，或下清水，右关脉弦。《症因脉治》卷四

用法：防风、葛根，水煎服。《症因脉治》卷四

按语：葛根、防风药性凉润，药能升散。合用有疏表升清之功，凡表热内陷而致泻痢者，皆可用之。

0064 葛根、荆芥药对方

方书：荆芥＋葛根＝葛粉索饼《食医心鉴》

功效：疏表散热。

主治：表热证候。

中风，心脾热，言语謇涩，精神昏愦，手足不遂。《医方类聚》卷二十四引《食医心鉴》

用法：葛粉四两、荆芥一握，上以水四升，煮荆芥六七沸，去滓，澄清，软和葛粉作索饼，于荆芥汁中食之。《医方类聚》卷二十四引《食医心鉴》

按语：索饼，亦作素饼，不入荤腥之饼也。葛粉，乃葛根研粉也。葛根外可解阳明经热，有解肌发散之功；内能清阳明腑火，有生津止渴之效。荆芥既能入

肺疏表，又能入肝搜络。故二味合用于疏表散热之外，尚有濡筋活络之妙。大凡脾胃火热导致精神昏愦、手足不遂者，不妨用之。

0065 荆芥、石膏药对方

方书：荆芥 + 石膏 = （本事）荆芥散《景岳全书》；荆芥散《续本事》卷二

功效：疏表清热。

主治：表热证候。

风热头痛。《永类钤方》

治头风。《景岳全书》

头风。《续本事》卷二

用法：荆芥穗、石膏等份，为末。每服二钱，茶调下。《永类钤方》

荆芥、石膏（煅）各等份，上为细末。每服二钱，加生姜三片，连须葱白三寸，用水一盏，同煎至七分，食后服。《续本事》卷二

按语：荆芥疏表、石膏清热，合用能治表热引起的头痛。《仁斋直指方》将本药对方合白芷、川芎药对方（0722），增强止痛之力，治风热上壅之头胀头痛症。

0066 蝉蜕、滑石药对方

方书：蝉蜕 + 滑石 = 清膈散《卫生家宝方》

功效：疏表清膈。

主治：表热证候。

治热翻胃吐食。《卫生家宝汤方》

用法：蝉蜕五十个（去尽土用），滑石一两，上为末，水半盏，调药一钱，煎去水，用蜜一匙调下，不拘时候。《卫生家宝汤方》

按语：胃气以清降为顺，热则逆而为吐。蝉蜕能透膈内郁热而解痉，滑石能荡胃中积热于水道，二者合用治疗胃热痉挛吐食者，甚为相宜。大凡小儿高热，火热犯胃，每多伴有呕吐，故于临证处方中含有此药对方，能暗度陈仓，取效更捷。

附方：蝉蜕、甘草药对方

方书：蝉蜕 + 甘草 = 二物汤《医学正传》卷八

主治：痘疮作痒。《全幼心鉴》

小儿患痘疹，因不能忌口，食毒物而作痒者。《医学正传》卷八

用法：蝉衣三七枚，甘草一钱，水煎服之。《全幼心鉴》

蝉蜕（洗净）二十一枚、甘草（炙）一两，上为末。水煎，时时服之。《医学正传》卷八

0067 柴胡、甘草药对方

方书：柴胡+甘草=柴胡散《普济本事方》；双和散《卫生宝鉴》；二圣散《解围元薮》；柴胡甘草汤《仁斋直指方》卷十六；柴胡汤《圣济总录》卷六十

功效：疏表清热，疏肝解毒。

推陈致新，解利伤寒。冬月可以润心肺，止咳嗽，除壅热；春夏可以御伤寒时气，解暑毒。《普济本事方》

主治：表热证候。

伤寒之后，邪入经络，体瘦肌热……时疾中暍伏暑。《普济本事方》

湿热黄疸。《孙尚药秘宝方》

邪入经络，体瘦肌热；伤寒，时疾，中暍，伏暑。《卫生宝鉴》卷五

疠风瘰烂。《解围元薮》卷三

黄疸。《圣济总录》卷六十

热疸。《仁斋直指方》卷十六

用法：柴胡四两（洗，去苗）、甘草一两（炙），上细末。每服二钱，水一盏，同煎至八分，食后热服。冬月可以润心肺，止咳嗽，除壅热；春夏可以御伤寒时气，解暑毒。《普济本事方》

柴胡四两、甘草一两，上为末。每服二钱，水一盏，煎至八分，食后热服。《卫生宝鉴》卷五

大粉草、大柴胡各等份，上为末。每服三钱，或酒、或汤下，每日三次。服至百日，自然病愈。《解围元薮》卷三

柴胡（去苗）半两、甘草（炙）一分，上锉细。以水一碗，白茅根一握，同煎至七分，去滓温服。《圣济总录》卷六十

按语：本药对方近代用治传染性肝炎：以甘柴合剂（甘草、柴胡各半）每次10mL，日3次（相当于甘草、柴胡各15g/d），小儿减半，治疗11例，疗效满意，特别是对降谷丙转氨酶较为突出。（《新医药学杂志》1974，2：18）通过实验观察，表明甘柴合剂对实验性肝硬化有防治作用，可阻止脂肪在肝内蓄积，抑制纤维增生，促进纤维重吸收。[《新医药学杂志》，1974，2：28]

本药对方合芍药、枳实药对方（0509方），即是《伤寒论》四逆散。本药对方加玄参，即是《疡医大全》黑虎汤，用治无名肿毒。本药对方加白茅根，即是《卫生总微》卷十五茅煎汤，用治小儿黄疸病。本药对方合甘草、石膏药对方（0071附方①），即是《景岳全书》柴胡石膏汤。用治"少阳阳明外感夹火，头痛口干，身热恶寒拘急"。本药对方加当归、甘草药对方（0023附方），即是《景岳全书》归柴饮。称"治营虚不能作汗，及真阴不足，外感寒邪难解者，此神方也。如大便多溏者，以冬术代当归亦佳"。

附方：①柴胡、黄芩药对方

方书：柴胡+黄芩=未名方《济急方》

主治：积热下利。《济急方》

用法：柴胡、黄芩等份，半酒半水煎七分，浸冷空心服之。《济急方》

②柴胡、桂枝药对方

方书：柴胡＋桂枝＝柴胡桂枝汤《症因脉治》

主治：寒疟。寒伤少阳，寒多热少者。

用法：桂枝、柴胡，水煎服《症因脉治》

③柴胡、麻黄药对方

方书：麻黄＋柴胡＝柴胡汤《圣济总录》卷八十八

主治：虚劳发热，肢体烦疼。《圣济总录》卷八十八

用法：柴胡（去苗）、麻黄（去根节，汤煮，掠去沫）各一两，上为粗末。用童便五盏，同煎至两盏，去滓，分温二服。出汗即愈。《圣济总录》卷八十八

0068 薄荷、荆芥药对方

方书：荆芥＋薄荷＝荆荷散《仙拈集》卷三；惺惺丸《普济方》引《十便良方》

功效：疏表散热，搜络解痉。

主治：表热证候。

一切偏风，口眼㖞斜。《经验后方》

一切风热，烦躁口干，口眼偏斜。《普济方》引《十便良方》

产后中风。《仙拈集》卷三

用法：用青荆芥一斤，青薄荷一斤，同入砂盆内研烂，生绢绞汁，于磁器中煎成膏，漉去滓三分之一，将二分滓日干，为末，以膏和丸梧子大。每服三十丸，白汤下，早暮各一服。忌动风物。《经验后方》

荆芥、薄荷各等份，上为末。童便、酒冲服。《仙拈集》卷三

青荆芥一斤、薄荷一斤，上捣烂绞汁，于埚器内煎成膏，余滓日干，火焙杵末，以前膏搜和为丸，如梧桐子大。每服二十丸，朝暮以热汤送下。《普济方》引《十便良方》

按语：荆芥，《本经》原名假苏，以其芳香如苏之故。质又轻扬，疏表搜络之功较胜，故有解痉之力。华佗愈风散即单用之，以治产后中风。古人珍秘此方，隐括其名，为举卿古拜散（按唐韵，荆字举卿反，芥字古拜切）。薄荷亦芳香之品，轻清凉散，疏肝开郁，能辅助荆芥疏表搜络，疏肝解痉。故本药对方有疏表散热、搜络解痉功效。

荆芥、薄荷，二味皆为轻清疏风之品。然荆芥辛温，偏入血分；薄荷辛凉，偏入气分。合用则一气一血，增强轻散祛实之效，不论风寒、风热的轻浅表证，均可适用。《经验方》原书临床指征是治疗面神经瘫痪，足为临证效法。

0069 豆豉、葛根药对方

方书：葛根 + 豆豉 = 葛根汤《医方类聚》卷六十二引《王氏集验方》

功效：疏表升清，解肌发汗。

主治：表热证候。

天行时气，初觉头痛，内热，脉洪者。《伤寒类要》

时气头痛，壮热。《太平圣惠方》

伤寒头痛，二三日发热者。《梅师方》

伤寒初起至二日，头痛内热，脉洪。《医方类聚》卷六十二引《王氏集验方》

用法：葛根四两，水二升，入豆豉一升，煮取半升服。捣生根汁尤佳。《伤寒类要》

生葛根洗净，捣汁一大盏，豆豉一合，煎六分，去滓分服，汗出即瘥。未汗再服。若心热，加栀子仁十枚。《太平圣惠方》

葛根五两，香豉一升，以童子小便八升，煎取二升，分三服。食葱豉粥取汗。《梅师方》

葛根四两，豆豉一升，上用水三升，煮取半升，温服。《医方类聚》卷六十二引《王氏集验方》

按语：葛根升阳发表、解肌透疹，药向能升能散，升则生胃津以滋肺，散则散表热以解肌；豆豉宣透解郁、敷布胃气，药向可内可外，外可解肌退热，内可解郁除烦。两味相协，具有解肌发汗之效。本药对方可谓治疗阳热表证之代表方。《外台秘要》干葛散预防热病，急黄贼风。即本药对方合豆豉、生地药对方（0687）。

附方：葛根、竹沥药对方

方书：葛根 + 竹沥 = 葛根饮《圣济总录》卷一七四

主治：治小儿伤寒方。《备急千金要方》卷第五

治少小儿伤寒方。《孙真人千金方》

治小儿伤寒。《圣济总录》卷一七四

用法：葛根汁六合、淡竹沥六合，上二味相和，二三岁儿分三服，百日儿斟酌服之，生服佳。若得时气，桃叶三两捣，以水五升煮十沸取汁，日五六遍淋之。若复发烧，雄鼠屎二七枚服。《孙真人千金方》

葛根汁、淡竹沥（各六合）。上二味相和，二三岁儿分三服，百日儿斟酌服之，不宜生，煮服佳。《备急千金要方》卷第五

葛根汁、淡竹沥各三合，相和匀，煎三五沸，二三岁儿分三服，百日儿斟酌服之。《圣济总录》卷一七四

0070 豆豉、栀子药对方

方书：栀子 + 豆豉 = 栀子豉汤《伤寒论》；栀子汤《太平圣惠方》；豉栀汤《圣济总

录）；豆豉汤、栀豆饮子《普济方》；栀豉饮子《医学纲目》

功效：疏表清热。

主治：表热证候。

发汗吐下后，虚烦不得眠，若剧者，必反复颠倒，心中懊憹。《伤寒论》

伤寒五六日，大下之后，余热不去，心中结痛，欲解者。《太平圣惠方》卷二十

小儿狂躁，蓄热在下，身热狂躁，昏迷不食。《阎孝忠集效方》

虾蟆黄。舌上青脉起，昼夜不睡。《圣济总录》卷六十一

用法：栀子十四个（擘）、香豉四合（绵裹），以水四升，先煮栀子，得二升半，纳豉，煮取一升半，去滓，分为二服，温进一服，得吐者，止后服。《伤寒论》

栀子仁十四枚、豉一合，上药相和，分为二服。每服以水一中盏，入生姜半分，煎至六分，去滓温服。不拘时候。《太平圣惠方》卷二十

栀子仁七枚、豆豉五钱，水一盏，煎七分服之。《阎孝忠集效方》

豉二合、栀子仁七枚，上为粗末，用水一盏半，煎至七分，去滓顿服。《圣济总录》卷六十一

按语：豆豉微宣微透，栀子能清能降，两味合用，则一宣一降，一清一透，故能疏表清热，泛治表热证候。且本药对方寓解表清里之意，开后世表里双解之先河。但《伤寒论》重在治邪热扰膈之烦躁。故李杲曰："仲景以栀子色赤味苦，入心而治烦；香豉色黑味咸，入肾而治躁。"王好古曰："仲景治烦躁用栀子豉汤。烦者，气也；躁者，血也。气主肺，血主肾，故用栀子以治肺烦，香豉以治肾躁。"

附方：①豆豉、黄芩药对方

方书：黄芩＋豆豉＝黄芩散《卫生家宝汤方》

主治：治大人小儿肝热，眼生障晕，不能视物。《卫生家宝汤方》

用法：黄芩一两、淡豆豉三两（研），上为末，每服二钱，用熟猪肝裹药同吃，温汤送下。不拘时候。日二三服。忌酒面毒物。《卫生家宝汤方》

②豆豉、犀角药对方

方书：犀角＋豆豉＝香犀酒《普济方》卷二四六

主治：脚气。《普济方》卷二四六

用法：香豉三升、犀角八两（锉末），香豉九蒸九晒，三蒸三晒亦得。用一生绢袋贮，好酒九升渍之五日。其犀角末散着袋外，每服常搅，令犀角末入酒中。每服三合，量性增减，一日三次。《普济方》卷二四六

按语：此处犀角为古书古方用药，现临床用水牛角代。

2. 清气泻火药对方

清气泻火药对方适用于气分火热证候：壮热、心烦、口渴，甚至神昏、谵语、发狂，苔黄或燥，脉洪实有力及头面五官充血性炎症性为特征的里证。

0071 石膏、知母药对方

方书： 石膏＋知母＝化斑散、膏母化斑散《幼幼新书》卷十八引《张氏家传》；石膏知母化毒散《奇效良方》卷六十五

功效： 清气泻火。

主治： 气分火热证候。

疮疹倒靥，头疼头昏。《幼幼新书》卷十八

小儿疮斑。《奇效良方》卷六十五

用法： 石膏（煅）、知母（焙）等份，汤调一字服；或涂唇上。《幼幼新书》卷十八

按语： 本药对方是仲景《伤寒论》白虎汤之内核方，更可从以下二附方获知：药对方是前人亲身经验得来的，实是药物配伍的临床实验报告单，是研究复方的基础，比动物试验更为可实，比化验资料更为可贵。故按照中医临床理论思维来研究方证对应的组合规律，似乎是有效可行的途径。

附方： ①甘草、石膏药对方

方书： 石膏＋甘草＝石膏散《黄帝素问宣明论方》；六一甘露散《会约医镜》；玉泉散（亦名一六甘露散）《景岳全书》

主治： 治柔风体痛，自汗出方。《外台秘要》引深师方

治风虚方。《延年秘录》

热嗽喘甚者。《黄帝素问宣明论方》

热盛喘咳。《普济方》

湿温多汗、妄言烦渴。《伤寒总病论》

阳明内热烦渴头痛，二便闭解，温疫斑黄及热痰喘嗽等证。《景岳全书》

治中风自汗方（千金月令）。《晋唐名医方选》

用法： 石膏二两、炙甘草一两。研为散，每服方寸匕，温酒下。一日七次。《外台秘要》引深师方（《延年秘录》二味各四分，浆水调服。）

石膏一两、甘草（炙）半两，为末。每服三钱，新汲水下，又生姜汁，蜜调下。《黄帝素问宣明论方》

石膏、炙甘草等份为末。每服二钱匕，浆水调下。《伤寒总病论》

石膏二两，甘草（炙）半两，为末。每服三钱，生姜、蜜调下。《普济方》

石膏六两生用，粉甘草一两，为极细末。每服一二三钱。新汲水或热汤，或人参汤调下。《景岳全书》

石膏、甘草（炙），等份为末。上以酒服一匕，日移一丈一服。忌蒜。《晋唐名医方选》

②粳米、石膏药对方

方书： 石膏＋粳米＝石膏粥《太平圣惠方》卷九十六；石膏粳米汤《医学衷中参西录》

主治： 风邪癫痫，口干舌焦，心烦头痛，暴热闷乱。《太平圣惠方》卷九十六

温病初得，其脉浮而有力，身体壮热。并治一切感冒初得，身不恶寒而心中发热者。若其热已入阳明之腑，亦可用代白虎汤。《医学衷中参西录》

用法：石膏半斤、粳米一合，上以水五大盏，煮石膏，取二大盏，去石膏，用米煮粥，欲熟，加葱白二茎，豉汁二合，更同煎，候熟，空心食之。石膏可三度用之。《太平圣惠方》卷九十六

生石膏二两（轧细）、生粳米二两半，二味用水三碗，煎至米烂熟，约可得清汁两大碗。乘热尽量饮之，使周身皆汗出，病无不愈者。若阳明腑热已实，不必乘热顿饮之，徐徐温饮下，以消其热可也。《医学衷中参西录》

0072 石膏、竹叶药对方

方书：石膏＋竹叶＝竹叶石膏汤《幼科直言》卷四

功效：清气泻火。

主治：气分火热证候。

胃热呕吐，或三焦受热，或伤热物，或受热药，夏月受暑气，呕吐黄痰，或干哕，或烦躁，唇红面赤作渴，大便不利。《幼科直言》卷四

老人风热内热，目赤头痛，视不见物。《养老方》

用法：竹叶五片、石膏三钱（煅），水煎服。兼服六一散或抱龙丸。《幼科直言》卷四

石膏三两、竹叶五十片，水三大盏，煎石膏、竹叶，去滓，取二盏煮粥，入糖食。《养老方》

按语：本药对方是《伤寒论》竹叶石膏汤的内核方。《孙真人千金方》以本药对方加麻黄，用治于壮热不歇的妊娠妇人，以外拭身体。

附方：①黄连、竹叶药对方

方书：黄连＋竹叶＝黄连汤《普济方》卷八十二；未名方《太平圣惠方》卷三十二

主治：眼生赤脉息肉，急痛不开，如芥在眼。《太平圣惠方》卷三十二

用法：黄连二两（去须，捶碎）、淡竹叶五十片，以水三大盏，加大枣五枚，煎至一盏半，去滓，食后分温四服。《太平圣惠方》卷三十二

②黄连、石膏药对方

方书：石膏＋黄连＝石连散《仙拈集》卷一

主治：胃热呕吐。《仙拈集》卷一

用法：黄连（姜炒）一钱、石膏（火煅）二钱，上为末。滚水下。《仙拈集》卷一

③黄芩、石膏药对方

方书：石膏＋黄芩＝胜金散《卫生宝鉴》卷十九

主治：小儿头上并身上湿疥，时复痒痛，皮肤湿烂久不愈。《卫生宝鉴》卷十九

用法：石膏、黄芩，上为末。先擦了绛玉散后，不拘多少覆之。《卫生宝鉴》卷十九

0073 滑石、石膏药对方

方书： 石膏＋滑石＝二石散《圣济总录》卷六十

功效： 清气泻火利湿。

主治： 火盛高热证候，如温病发热、烦渴。

或女劳黄疸，日晡发热恶寒、小腹急、大便溏黑、额黑。《备急千金要方》

黄疸病。日晡即发热恶寒、小便满急、体黄额黑，大便黑，溏泄，足下热，此为女劳疸。《圣济总录》卷六十

用法： 石膏、滑石等份研末，大麦汁服方寸匕，日三服。《备急千金要方》

滑石、石膏各一两（碎），上为极细末。每服一匕，用大麦煮稀粥调下，每日三次。小便利即愈。《圣济总录》卷六十

按语： 石膏清热泻火，滑石清热利湿，二味合用能治火热充斥上下之高热证候。如温病发热、烦渴。本药对方当为首选。

附方： 甘草、滑石药对方

方书： 滑石＋甘草＝六一散《伤寒标本》；益元散《黄帝素问宣明论方》；金黄散《保婴撮要》卷十二；黄金散《疡疮机要》卷下；立效散《外科集验方》；玉浆散《医方类聚》

主治： 暑热；肠澼下利赤白；小便淋闷涩痛；吹乳、乳痈；牙疮齿疳；天疱湿热等疮。《伤寒标本》

天疱疮。《保婴撮要》卷十二、《疡疮机要》卷下

瘰疬初发之时。《外科集验方》

小儿小便不通，茎中淋痛，口燥烦渴。《医方类聚》

用法： 白滑石（水飞过）六两，粉甘草一两，为末，每服三钱，蜜少许，温水调下。实热用新汲水下；解利用葱豉汤下；通乳用猪肉汤下；催生用香油下。《伤寒标本》

滑石六两、甘草一两（炙），上为细末。每服三钱，加蜜少许，温水调下。不用蜜亦得，一日三次；欲饮冷者，新汲水调下；解利伤寒，发汗，煎葱白、豆豉汤调下；难产，紫苏汤调下。《黄帝素问宣明论方》卷十

滑石、甘草，上各为末，和匀。敷患处。如疱挑去，水敷之。加黄柏尤好。《保婴撮要》卷十二

滑石、甘草各等份，上为末。挑破去水敷之。《疡疮机要》卷下

滑石一两、甘草二钱，上为末。先将此末每服一钱半，米饮调下，临睡进一次，半夜再进一次。《外科集验方》

滑石一两、甘草二钱（炙），上为末。三岁一钱，灯心汤送下。《医方类聚》卷二五〇引《永类钤方》

按语： "六一散治伤暑感冒，表里俱热，烦躁口渴，小便不通，一切泻痢淋浊等证属于热者，此解肌行水，而为祛暑之剂也。滑石气清能解肌，质重能清

降，寒能胜热，滑能通窍，淡能利水；加甘草者，和其中以缓滑石之寒滑，庶滑石之功得以彻表彻里，使邪去而正不伤，故能治如上诸证耳。"（《成方便读》）

可参第八章（医案）098滑石合甘草案。

《古今医鉴》六一散是加少许冰片研匀，用治痘疹热毒太盛，红紫黑陷，狂言引饮者。《丹溪心法》温清丸是本药对方合干姜、甘草药对方（0540附方）。用治翻胃。《医方考》名温六丸。《圣济总录》胜金散是本药对方加郁金而成。主治石淋，砂淋。其方是三味等份捣为散，每服一钱，温开水调下，一日三次。

0074 青黛、石膏药对方

方书： 石膏 + 青黛 = 青丸子《普济方》；解毒丹、遇仙丹《青囊秘传》

功效： 清气泻火除热。外用清热解毒。

主治： 气分火热证候。

小儿身热不除。《普济方》卷三八四

丹毒，湿疹。《青囊秘传》

火烫，烂腿疮。《外科传薪集》

用法： 石膏一两、青黛一钱，上为末，糕糊丸，如龙眼核大。每服一丸。灯心汤化下。《普济方》卷三八四

熟石膏一两、青黛二钱，研极细末。入凉血散内，或菜油调搽。《青囊秘传》

按语： 据已故名医许国华老先生回忆20世纪40年代期间，吾闻民间对石膏畏之如蝎。在辨证当用石膏之际，使医者难于处方，于是采用本药对方，取名宣白散，以掩时人眼目。

附方： ①青蒿、石膏药对方

方书： 青蒿 + 石膏 = 青蒿散《普济方》卷一五一

主治： 时气疫疠。《普济方》

用法： 青蒿、石膏各等份，上为散。食前服。《普济方》卷一五一引《鲍氏方》

②蜂蜜、石膏药对方

方书： 石膏 + 蜂蜜 = 石膏蜜煎方《集验方》

主治： 治天行热病，口苦，下气除热，喉中鸣。《集验方》

用法： 石膏、蜂蜜，上二味，以水三升，煮石膏取二升，乃纳蜜复煎取一升，去滓，含如枣核许，尽更含。《集验方》

0075 大黄、黄连药对方

方书： 黄连 + 大黄 = 大黄黄连泻心汤《伤寒论》；大黄黄连汤《医宗金鉴》卷四十二；大黄黄连酒《治痢南针》

功效： 清泻心胃火热。

主治： 心胃火亢证候。如伤寒痞满，神昏发狂，吐血衄血等。

心下痞，按之濡，其脉关上浮者，大黄黄连泻心汤主之。《伤寒论》

痢疾里热盛，上冲心作呕、口噤者。《医宗金鉴》卷四十二

用法： 大黄二两、黄连一两，以麻沸汤二升渍之，须臾绞汁，分作二次温服。《伤寒论》

大黄、黄连，好酒煎服。《医宗金鉴》卷四十二

按语： 实则泻其子，心火亢盛必泻胃火，故以黄连泻心火合以大黄泻胃火。前人有云"泻心即是泻火，泻火即是止血"，故本药对方专治火热迫血妄行之证候，亦治火热扰乱神明之证候。

附方： ①大黄、甘草药对方

方书： 大黄 + 甘草 = 大黄甘草汤《金匮要略》；金黄散《妇人大全良方》；单煮大黄汤《世医得效方》；二黄散《医便》

主治： 食已即吐者。《金匮要略》

奶痈。《妇人大全良方》

痈疽初发，肿痛，少年热盛发背等。《世医得效方》卷十九

发背、痈疽、疔疮、恶疖，一切无名肿毒，恶疮异症，焮热疼痛，初起赤溃者。《医便》卷三

水黄。面目俱青，狂言妄语，语声不出。《圣济总录》卷六十一

用法： 大黄四两、甘草一两，以水三升，煮取一升，分温再服。《金匮要略》

川大黄、粉草各一两，上为细末，以好酒熬成膏，倾在盏中，放冷，摊纸上。贴痛处，仰面卧至五更。未贴时，先用温酒调一大匙，就患处卧，明日取下恶物。相度强弱用药。羸弱不宜服。《妇人大全良方》

大黄、甘草，上锉散。每服三钱，水一盏半煎，空心服。《世医得效方》卷十九

锦纹川大黄二两（一半炭火煨，不可过性了，一半生）、大甘草节二两，上为细末。每服一匙，空心温酒调下，一二服，以利为度。如无甘草节终效不速。《医便》卷三

大黄（锉，炒）、甘草（炙）各半两，上锉，如麻豆大，分为二服。每服水一盏，煎至六分，去滓，食后温服。《圣济总录》卷六十一

按语： "徐忠可曰：食已即吐，非复呕病矣。亦非胃弱不能消。乃胃不容谷，食已即出者也。明是有物伤胃营气，闭而不纳。故以大黄通营分已闭之谷气，而兼以甘草调其胃尔。外台用治吐水，大黄亦能开脾气之闭，而使散精于肺，通调水道，下输膀胱也。"（《成方切用》）

备考： 大黄治疗痈疽，历代沿袭采用。如《肘后方》用大黄和苦酒贴肿处，治疗痈肿焮热；《外科精要》用大黄、粉草熬成膏，内服治疗一切痈疽；《丁甘仁家传珍方选》中承气丸主治一切伤食。就是用大黄半斤、粉甘草二两，共为细末，黑糖为丸，如肥皂子大。每服一丸，灯心汤送下。泻下四五次后，用陈米汤补正。如恐脾胃受伤，接服橘饼扶脾丸。

②大黄、牛胆药对方

方书： 大黄＋牛胆＝长寿膏《医学探骊集》

主治： 小儿火热上炎，咳嗽作喘。《医学探骊集》

用法： 牛胆一个、川军三钱（研，拣细者），于冬月天寒之时，将川军面入牛胆内调匀，悬当风处阴干备用。若与小儿服时，每一岁服吉豆大一块，二岁服元豆大一块，三岁服饭豆大一块，俱用滚水调服。《医学探骊集》卷六

0076 黄芩、栀子药对方

方书： 黄芩＋栀子＝黄芩清肺饮《玉机微义》卷二十八；黄芩清肺汤《卫生宝鉴》卷十七；黄芩清肺散《保婴撮要》卷十五；清肺饮《赤水玄珠》卷十五

功效： 清泻上焦之火。

主治： 肺热失肃证候。

肺燥所致小便不通。《卫生宝鉴》卷十七

肺热口渴，小便不通。《证治准绳》

用法： 黄芩二钱、栀子二个（擘破），上作一服。水一盏半，煎至七分，去滓，食后温服。《卫生宝鉴》卷十七

黄芩一钱、栀子三枚炒焦，清水煎，热服探吐之。《证治准绳》

按语： 肺热者，肺火盛也；肺燥者，肺水燥也。因肺热而致燥者，当清其热；因肺燥而致热者，当滋其水。本证是因肺热而致燥，因燥而失清肃，故三焦不利，上则口渴，下则小便不通。本药对方黄芩专清肺火，合栀子清三焦火，故能清源洁流，诸症悉除。

附方： 黄芩、桑螵蛸药对方

方书： 黄芩＋桑螵蛸＝桑螵蛸汤《圣济总录》卷九十五

主治： 小便不通。《圣济总录》卷九十五

用法： 桑螵蛸（炙）三十枚、黄芩（去黑心）二两，上细锉，用水三盏，煎至二盏，去滓，分温二服，相次顿服。《圣济总录》卷九十五

0077 黄柏、知母药对方

方书： 黄柏＋知母＝疗本滋肾丸《兰室秘藏》；四制黄柏丸《活人心统》；坎离丸《普济方》；疗肾滋本丸《医方集解》；补阴丸《万氏女科》

功效： 清泻下焦之火。

泻冲任之火。《万氏女科》卷一

补益。《普济方》卷二二六

主治： 命门火亢证候。如阳强遗精等。

肾虚目暗。《兰室秘藏》卷上

上盛下虚，水火偏盛，消中等证。《活人心统》卷下

阴虚火旺，遗精盗汗，潮热咳嗽。《医学入门》

性热虚羸。《普济方》

小便频滑数不禁。《儒门事亲》

一月而经再行。《万氏女科》卷一

用法：黄柏（酒炒）、知母（酒炒）各等份，为细末，滴水为丸，如梧桐子大。每服一百丸至一百五十丸，空心，盐白汤下。《兰室秘藏》卷上

黄柏一斤，分作四份，分别用醇酒、蜜汤、盐水、童尿浸洗，晒干为末，以知母一斤，去毛、切捣，熬膏和丸，如梧桐子大。每服七十丸，白汤下。《活人心统》卷下

黄柏、知母等份，上药用童便浸，九蒸、九晒、九露，为末，地黄煎膏为丸。每服一钱，温开水送下；脾弱者，山药糊丸服。《医学入门》

黄柏（酒炒）、知母（酒炒）各等份，为细末，滴水为丸，如梧桐子大。每服一百丸至一百五十丸。《普济方》卷二二六

知母、黄柏各等份，锉碎，酒浸透，炒微黄为末，水丸，梧桐子大。如服药前一日，休吃夜饭，来日空心，立服米饮汤下一百丸。只用一服效，后吃淡白粥一顿。《儒门事亲》

黄柏、知母（去皮毛，炒）各等份，炼蜜为丸。每服五十丸。《万氏女科》卷一

按语：《本草纲目》载："古人言知母佐黄柏，滋阴降火，有金水相生之义。黄柏无知母，犹水母之无虾也。盖黄柏能制膀胱、命门阴中之火；知母能清肺金，滋肾水之化源。故洁古、东垣、丹溪皆以为滋阴降火要药，上古所未言也。盖气为阳，血为阴。邪火煎熬，则阴血渐涸，故阴虚火动之病须之。然必少壮气盛能食者，用之相宜。若中气不足而邪火炽甚者，久服则有寒中之变。近时虚损，及纵欲求嗣之人，用补阴药，往往以此二味为君，日日服饵。降令太过，脾胃受伤，真阳暗损，精气不暖，致生他病。盖不知此物苦寒而滑渗，且苦味久服，有反从火化之害。故叶氏《医学统旨》有四物加知母、黄柏，久服伤胃，不能生阴之戒。"

本药对方若加甘草即是正气汤，专治盗汗。其方：黄柏（炒）、知母（炒）各一钱半，甘草（炙）五分，上作一服，水煎。食前热服。（《兰室秘藏》《丹溪心法》均载）

本药对方加滑石即是斩梦丹，治梦泄遗精。其方：知母一两、黄柏一两（去皮）、滑石三两，上药为末，白水和丸。空腹时温酒送下。（《普济方》卷三十三）

本药对方加肉桂即是通关丸（一名滋肾丸），治不渴而小便闭，热在下焦血分也。其方：黄柏（去皮，锉，酒洗，焙）、知母（锉，酒洗，焙干），以上各一两，肉桂五分，上为细末，熟水为丸，如梧桐子大。每服一百丸，空心，白汤下。顿两足，令药易下行故也。如小便利，前阴中如刀刺痛，当有恶物下为验。（《兰室秘藏》）

附方： 蛤粉、黄柏药对方

方书： 黄柏 + 蛤粉 = 珍珠粉丸《洁古家珍》《保命集》卷下；真珠粉丸《医学入门》卷七；珍珠母丸《医略六书》卷二十五；柏蛤散《医学入门》卷八

主治： 赤白浊淫，梦泄精滑。《洁古家珍》

下疳湿疮。《医学入门》卷八

白淫，梦泄，遗精，及滑出而不收。《保命集》卷下

阴虚白浊，脉涩数者。《医略六书》卷二十五

滋阴降火。《医学入门》卷七

下疳湿疮。《医学入门》卷八

用法： 黄柏（炒）、真蛤粉各一斤，为末，滴水丸梧子大。每服一百丸，空心温酒下，日二服。《洁古家珍》

黄柏（以瓷锋割末）、蛤粉各等份，上药和匀，掺疮上。《医学入门》卷八

黄柏一斤（新瓦上烧令通赤为度）、真蛤粉一斤，上为末，滴水为丸，如梧桐子大。每服一百丸，空心温酒送下。《保命集》卷下

0078 黄连、升麻药对方

方书： 黄连 + 升麻 = 黄连升麻散《卫生宝鉴》；升麻散《普济方》卷三六五

功效： 清胃火，解热毒。

主治： 胃经热毒证候。

口生疮疡。《普济本事方》

口舌生疮。《卫生宝鉴》

小儿口疮。《普济方》

用法： 升麻一两、黄连三分，为末，绵裹含咽。《普济本事方》

升麻一两半，黄连七钱半。研细末，绵裹，含口中，有津则咽汁。《卫生宝鉴》

升麻、黄连各半两，上为末。干掺之。《普济方》卷三六五

按语： 心开窍于舌，脾胃开窍于口，心胃之火上熏，则口烂舌疮。而本药对方黄连清心火而解热毒，升麻泻脾火而解胃毒，合用之后，相得益彰，故有特效。东垣制清胃散《兰室秘藏》即源于此，故取异功。

附方： 黄柏、升麻药对方

方书： 升麻 + 黄柏 = 升麻散《外台》

主治： 口疮。《外台》

用法： 升麻六分、黄柏，上为末。以绵裹含之。《外台》卷二十二引《古今录验》

0079 芦根、茅根药对方

方书： 芦根 + 茅根 = 未名方《集验方》《备急千金要方》《外台》

功效： 清泻肺胃火热。

主治：肺胃火热证候。

胃反，食则吐出，上气者。《集验方》

用法：芦根、茅根各二两，水四升，煮二升，分服。《集验方》

按语：芦根、茅根均能清泄肺胃蕴热，皆为味甘不腻、凉润生津之品。但芦根入气分能下气，茅根入血分能止血，此又同中之异也。今火升胃热则反胃呕逆不下食，故以二味合用，共取甘寒除热安胃之力。在温病高热中，二味取鲜用之，则更有生津止渴奇效。

附方：芦根、麦冬药对方

方书：芦根＋麦冬＝芦根汤《霍乱燃犀说》卷下

功效：清热，生津，除烦。

主治：霍乱烦闷。《备急千金要方》、《霍乱燃犀说》卷下

用法：芦根三钱、麦门冬一钱，水煎服。《备急千金要方》

芦根三钱、麦门冬一钱，水煎服。《霍乱燃犀说》卷下

0080 龙胆草、栀子药对方

方书：龙胆草＋栀子仁＝未名丸《删繁方》（谢士泰）

功效：清肝泻火。

主治：肝火亢盛证候。如肝热黄疸等。

用法：龙胆草一两、栀子仁三七枚，以猪胆和丸。《删繁方》

按语：龙胆草、栀子仁二味皆能直入肝经而泻火。龙胆草有降转氨酶之力，栀子更有退黄疸之功。故合用于急性黄疸性肝炎属肝火盛者，当为首选之方。

附方：粳米、栀子仁药对方

方书：栀子仁＋粳米＝栀子仁粥《养老奉亲书》《圣济总录》

主治：老人热发，眼赤、涩痛。《养老奉亲书》

发背痈疽，热极上攻，目涩，小便赤。《圣济总录》

用法：栀子仁一两，上为末，分为四服。每服用米三合煮粥，临熟时，下栀子末一分，搅令匀。食之。《养老奉亲书》

栀子仁五个、白米五合，先以水三升，煎栀子至二升，滤去滓，即下米煮粥，候熟，空心食之。《圣济总录》

0081 黄连、龙胆草药对方

方书：龙胆草＋黄连＝龙胆丸《证治准绳》

功效：清泻心肝之火。

主治：心肝火盛证候。

小儿衄血不止。《证治准绳》《永乐大典》

暑行目涩。《世医得效方》

用法：龙胆草、黄连等份，研为末，米糊和丸，如小豆大。三岁儿，每服三十丸，浓盐水送下，或作散服亦可。《证治准绳》

黄连、龙胆草各等份，上为末，糊为丸，如小豆大。三岁三十丸，或作散子，以浓盐水送下。《永乐大典》卷一〇三三引《全婴方》

按语：本药对方龙胆草清泻肝火，黄连清泻心火，故合用能清泻心肝之火。心肝之火每多互见，不论母病及子或子病累母，凡心肝火盛、迫血妄行而致衄血不止者，皆可用之。

附方：黄连、熏草药对方

方书：黄连＋熏草＝狐惑汤《备急千金要方》卷十

主治：狐惑病，其气如伤寒，默默欲眠，目不得闭，起卧不安，并恶食饮，不欲食，闻食臭其面目翕赤、翕白、翕黑，毒食于上者则声喝（一作嗄）也，毒食下部者则干咽也。《备急千金要方》卷十

用法：黄连、熏草各四两，上㕮咀。白酢浆一斗，渍一宿，煮取二升，分为三服。《备急千金要方》卷十

0082 苦参、龙胆草药对方

方书：龙胆草＋苦参＝苦参丸《圣济总录》卷六十；肥肌丸《普济方》卷三七九引《仁存方》

功效：清肝泻火。

主治：肝火热毒。

谷疸，食劳，食毕头旋，心怫郁不安而发黄。《肘后方》卷四

小儿疳瘦羸，手足枯细，腹大筋青，食不生肌。《普济方》卷三七九引《仁存方》

用法：龙胆草一两、苦参三两，为末，牛胆汁和丸，梧子大。先食以麦饮服五丸，日三服，不愈稍增。《删繁方》

苦参三两、龙胆草一合，上为末，牛胆汁为丸，如梧桐子大，每服五丸，以生大麦汁送下，一日三服。《肘后方》卷四

苦参一两、龙胆草一钱，上为末，以糊为丸，如麻子大。每服二三十丸，米饮送下。与下药相间服：川楝子（去枝）、川芎各一两，上为末，以面糊为丸，如麻子大。每服三十丸，米饮送下。《普济方》卷三七九引《仁存方》

按语：《三因极一病证方论》谷疸丸即以本药对方合龙胆草、栀子药对方（0080）与苦参、人参药对方（0562），以猪胆汁入熟蜜少许为丸。用治胃蓄瘀热，食谷不消，致生谷疸，大小便不利，胀满不下食；亦治因劳发热，热郁发黄。

附方：龙胆草、玄参药对方

方书：龙胆草＋玄参＝等凉丸《杨氏家藏方》卷三

功效：清利头目，凉血清热。《杨氏家藏方》卷三

主治：治肝经热毒。《杨氏家藏方》卷三

用法：玄参、龙胆草各等份，为末，面糊丸如梧桐子大。每服三十丸，食后稍久，人参汤送下。《杨氏家藏方》卷三

0083 寒水石、石膏药对方

方书：石膏 + 寒水石 = 双玉散《保命集》；双玉散《景岳全书》；双玉丸《赤水玄珠》；白虎抱龙丸《串雅补》

功效：清泻肺胃火热。

主治：肺胃火热证候。

痰热喘嗽、痰涌如泉。《保命集》卷下

热痰咳嗽，喘急烦渴，头痛。《景岳全书》

胃火刑肺，气高而喘，每至夏月，必一发者。《赤水玄珠》卷二十六

小儿惊风发热，泄泻夜啼，不乳不食，牙疳口糜。《串雅补》卷四

用法：寒水石、石膏各等份，上为细末。每服三钱，食后煎人参汤调下。《保命集》卷下

石膏、寒水石等份，为极细末，每服三钱，人参汤或随证用引调下。《景岳全书》

软石膏、寒水石（各煅，姜汁淬）各等份，上为细末，用甘草煎浓膏为丸，如绿豆大。每夜服一钱，白汤或淡姜汤送下。《赤水玄珠》卷二十六

寒水石八两（生、熟各半）、石膏八两（生、熟各半），上为细末，生甘草熬膏为丸，如芡实大，朱砂为衣。每服一丸，白汤化下。《串雅补》卷四

按语：肺胃火热，炼液为痰，或阻肺为喘咳，或扰心为烦渴，或动肝为抽搐。寒水石、石膏皆为辛甘大寒之品，能直折肺胃火热，使诸症悉除。又二味研粉，色白如玉，故名"双玉"。

附方：寒水石、滑石药对方

方书：寒水石 + 滑石 = 神应散《圣济总录》；二白散《杨氏家藏方》

主治：妇人脬转，小便不通八九日。《妇人大全良方》

消渴，饮水不休。《圣济总录》卷五十八

痔漏，脓汁逗留，疼痛不止。《杨氏家藏方》卷十三

用法：滑石十二分、寒水石八分，水二升，煮取八合，空心分三服。《妇人大全良方》

滑石（研）、寒水石（研）各半两，上为散，用生鸡子一枚，凿破，去黄留清，调和药末，令如稠膏，却纳入鸡壳内，以纸封口，用盐泥固济，晒干，炭火内烧令通赤，放冷，去土并壳，取药研令绝细为度。每服大人二钱匕，小儿半钱匕，米饮调下。《圣济总录》卷五十八

寒水石（火烧赤，放冷，研）、白滑石各等份，上为末。用新绵揾药扑疮口，频用。《杨氏家藏方》卷十三

0084 连翘、木通药对方

方书：连翘＋木通＝通心饮《奇效良方》卷三十五

功效：清心泻火。

主治：心火亢盛证候。

心经有热，唇焦面赤，小便不通。《奇效良方》卷三十五

用法：木通、连翘各等份，上为细末，每服一至二钱，用麦门冬或灯心煎汤调下，不拘时候。《奇效良方》卷三十五

按语：清心者，本应指清泻心火。但古人又偷换"心"之概念，另有所指：经云"七节之傍，中有小心"，即命门之火也。黄柏有泻相火而保肾阴作用，故以下附方或佐以甘草，或佐以冰片，均有"清心"之称。实为"清小心"，即清肾是也。

附方：①甘草、黄柏药对方

方书：黄柏＋甘草＝清心丸《续易简方》《普济方》；黄甘丸《圣济总录》；金黄散《经验方》；小凤髓丹、养真丹《医垒元戎》

功效：泻心包络相火，益肾水。《赤水玄珠》

主治：治经络热或年壮气盛，久节淫欲而致梦泄者，宜服此。《续易简方》

饮酒过多，内有积热，夜梦遗精。《圣济总录》

臂痛诸烂，不拘远近皆效。《经验方》

用法：厚黄柏皮、甘草各等份，上生为末，入脑子炼蜜为丸，如梧桐子大，空心临卧温热水吞下三十丸。浓煎麦门冬汤下尤佳。（一方无甘草，每黄柏一两，入脑子一钱。）《续易简方》

黄柏（去粗皮）、甘草各等份，上二味，生捣罗为末，炼蜜为丸，如梧桐子大。每服二十丸，空心及夜卧时用温水或麦门冬汤送下。《圣济总录》卷一八五

生甘草、黄柏各等份，上为细末。香油调敷，干掺亦可。《经验方》卷上

备考：《医垒元戎》卷十中用量：甘草半两，黄柏（炒）二两。称"凤髓"者，精气也。本药对方坚肾水，保真精，故名"凤髓丹"，亦名"养真丹"。后世又加砂仁，名封髓丹。

②冰片、黄柏药对方

方书：黄柏＋冰片＝清心丸《普济本事方》

主治：积热梦遗，心忪恍惚，膈中有热。《普济本事方》

用法：黄柏末一两，片脑一钱，炼蜜丸梧子大。每服十五丸，麦门冬汤下。此大智禅师方也。《普济本事方》

0085 黄连、木通药对方

方书：黄连＋木通＝黄连木通丸《儒门事亲》

功效：清心泻火。

主治：心火炽热证候。

心经蓄热，夏至则甚。《儒门事亲》

用法：黄连二两、木通半两，上为末，生姜汁打，面糊和丸。每服三十丸，食后，灯心汤下，日三服。《儒门事亲》

按语：黄连清心火而解热毒，木通降心火而利小便。心与小肠相表里，凡心热移于小肠之证候，本药对方堪称甚妙。又古人云"治暑不利小便非其治也"，故本药对方专为暑月而设。本药对方是《医宗金鉴》泻心导赤散的内核方，它同钱乙《小儿药证直诀》的导赤散不同点就是将黄连换为竹叶。

近人因木通有毒弃而废之，实是因噎废食之悲。只要掌握用量用法分寸，其效卓著。王孟英有奇案可证，非通草可代也。"章养云室患感，适遇猝惊。黄包二医皆主温补，乃至昏谵痉厥，势极危殆。求诊孟英，证交三十八日。脉至细数无伦，两手拘挛，宛如角弓反张，痰升自汗，渴饮，苔黄，面赤臀穿，昼夜不能合眼。先予犀、羚、贝、斛、元参、连翘、知母、花粉、胆星、牛黄、鳖甲、珍珠、竺黄、竹叶、竹茹、竹沥为方。三剂两手渐柔，汗亦渐收。又五剂热退痰降，脉较和，而自言自答，日夜不休。乃去羚、斛、珠、黄，加西洋参、生地，大块朱砂两许，服之聒絮不减，复于方中加青黛、龙牡，服两剂，仍喋喋不已。孟英苦思数四，径于前方加木通一钱，投匕即效。次日病者自云：前此小溲业已通畅，不甚觉热。昨药服后，似有一团热气从心头直趋于下，由溺而泄。从此神气安谧，粥食渐加，两腿能动，大解亦坚。忽咽肿大痛，水饮不下。孟英曰：'余火上炎也。'仍予前方，更吹锡类散而安。唯臀疮未敛，腿痛不已，乃下焦气血伤残。改用参、芪、归、芍、生地、合欢、山药、麦冬、牛膝、石斛、木瓜、桑枝、藕肉，数服痛止餐加，又予峻补生肌而愈。"（《王氏医案》卷五）古人又有木通单行案证明其奇功："一男子年四十岁，因感风湿，得白虎历节风症。遍身抽掣疼痛，足不能履地者三年，百方不效，身体羸瘦骨立，自分于死。一日梦与木通汤服愈，遂以四物汤加木通服，不效。后以木通二两锉细，长流水煎汁顿服，服后一时许，遍身痒甚，上体发红丹如小豆大。举家惊惶，随手没去，出汗至腰而止，上体不痛矣。次日又如前煎服，下体又发红丹，方出汗至足，汗干后通身舒畅而无痛矣。一月后，人壮气复，步履如初。后以此法治数人皆验。故录于此，以示后学。"（《医学正传》卷四痛风门）但要注意此案分量非今之度量衡，若按今之二两，势必造成急性肾衰竭，势必呕吐不已而脱水。我曾先后亲睹二位孟浪之辈，一位用一两，另位用五钱，使病人强烈呕吐不已，而后挂液转安。慎之！慎之！木通分量不宜超过一钱，更不宜长期服用。

附方：①甘草、黄连药对方

方书：黄连＋甘草＝黄甘散《仙拈集》；止啼汤《惠直堂方》；化毒汤《圣济总录》；泻心汤《症因脉治》；黄连散《医心方》

主治：多食炙煿，内有郁热，当心而痛者。《仙拈集》

妊娠儿在腹中啼。《惠直堂方》

伤寒发斑，痘疮欲出。《圣济总录》

心火乘金，内伤胸痛，左寸洪数。《症因脉治》

下痢一日百起。《医心方》

用法：黄连六钱，甘草一钱。水煎服。《仙拈集》

黄连二钱，甘草一钱。水煎服。《惠直堂方》

甘草（微炙）一两、黄连（去须，微炒）一分，上锉，如麻豆大。每服五钱匕，水一盏半，煎至八分，去滓温服，不拘时候。《圣济总录》卷二十八

川黄连、甘草。《症因脉治》卷一

黄连、甘草各二两，上为末。每服方寸匕，以酒送下，一日三次。《医心方》卷十一引《令李方》

②甘草、木通药对方

方书：木通＋甘草＝二仙饮《绛囊撮要》

主治：治小便不通，腹胀气急闷方。《太平圣惠方》

溺时痛如刺。《绛囊撮要》

用法：甘草两（半）炙微赤锉，木通一两半锉。上件药，以水一大盏半，煎小麦、生姜取一盏。去滓，分为三服，同滑石末服之。《太平圣惠方》

甘草、木通各一两，水煎，空心服。《绛囊撮要》

备考：东垣称木通"泻小肠火积而不散，利小便热闭而不通；泻小肠火，无他药可比，利小便闭，与琥珀同功"，但木通味苦难以下咽，性寒易于败胃，故佐以甘草。甘草不仅能调味护胃，而且有专治茎痛之殊效。当知木通分量太重，易致肾衰竭，当慎之！

0086 黄柏、黄连药对方

方书：黄连＋黄柏＝二圣丸《小儿药证直诀》；二金散《证治准绳》《幼幼新书》；二黄汤《普济方》卷二一二；二黄散《普济方》卷三〇〇；黄柏丸《圣济总录》卷七十七；黄连丸《圣济总录》卷一七九；连柏汤《王氏集验方》

功效：清肠泻火。

主治：肠胃积热证候。

小儿泄泻，赢瘦成疳。《小儿药证直诀》

热疮。《证治准绳》

男子阴疮。《肘后方》

下血日夜七八十行方。《孙真人千金方》

眼睑赤烂。《幼幼新书》

下血，日夜七八十行。《王氏集验方》

蛊痢。《圣济总录》卷七十七

小儿脱肛。《圣济总录》卷一七九

赤痢下血，日夜七八十行，并一切痢。《普济方》卷二一二

毒疮。《普济方》卷三〇〇

用法：黄连（去须）、黄柏（去粗皮）各一两，研为细末，入猪胆内，汤煮熟，捣和为丸，如绿豆大。每服二三十丸，不拘时米饮送下，量儿大小加减。《小儿药证直诀》卷下

黄连（去须）、黄柏各一钱，研为粗末，乳汁浸一宿，焙干，每用少许，新绵裹，荆芥汤浸，乘热洗眼。《幼幼新书》卷三十三引张涣方

用黄柏、黄连等份作末敷之。《肘后方》

黄连、黄柏各四两，上二味醇醋五升煮取一升半，分再服。《孙真人千金方》

黄连、黄柏各等份，醇醋三升，煮取一半，分再服。《医方类聚》卷一八三引《王氏集验方》

黄柏（去粗皮）、黄连（去须）各一两，上为末，饭饮为丸，如梧桐子大。每服三十丸，空心米饮送下，日午再服。《圣济总录》卷七十七

黄连（去须）、黄柏（去粗皮，炙）各半两，上为末，炼蜜为丸。每服五至七丸，早晚食前以米饮送下。《圣济总录》卷一七九

黄连、黄柏各半，上罗匀。用醇酒三升，煮取一升半，分再服。《普济方》卷二一二

黄柏皮、黄连各等份，上为细末，并不见火。先以甘草汤洗了疮，用药末三钱，轻粉少许，生麻油调敷之，稀稠得所。如疮湿，不用麻油，只干掺之。《普济方》卷三〇〇引《家藏经验方》

按语：《丹溪心法》三补丸、《妇人大全良方》三黄丸，即是本药对方合黄连、黄芩药对方（0089）。亦即是黄连、黄芩、黄柏三味，研末为丸。《备急千金要方》则以本药对方加栀子，称"治妊娠及产后寒热下痢方"。其法："黄连一升，栀子二十枚，黄柏一斤。上三味㕮咀，以水五升，渍一宿，煮三沸服一升，一日一夜令尽。呕者加生姜二两。亦治丈夫常痢。"

附方：①大蒜、黄连药对方

方书：黄连＋大蒜＝蒜连丸《济生方》；连蒜丸《活人心统》卷一

主治：肠毒下血。《济生方》

脾积食泄。《活人心统》卷一

用法：黄连为末，用独头蒜煨捣，和丸梧子大。每空心陈米饮下四十丸。《济生方》

川黄连二两，为末，大蒜捣膏为丸，如梧桐子大。每服五十丸，白汤送下。《活人心统》卷一

②大蒜、黄柏药对方

方书：黄柏＋大蒜＝柏蒜丸《产科发蒙》卷二

主治：妊娠下利白色，昼夜三五十行。《妇人大全良方》

妊娠脐下刺痛，大便白，昼夜三五十行。《产科发蒙》卷二

用法：黄柏根黄厚者，蜜炒令焦为末；大蒜煨热，去皮捣烂，二味作膏和丸梧子大，每空心米饮下三五十丸，日三服。《妇人大全良方》

黄柏（蜜煮令焦）、大蒜（煨令熟烂，去皮），以黄柏为末，研蒜作膏为丸，如梧桐子大。每服三时丸，空心粥饮送下，一日三服。《产科发蒙》卷二

0087 大黄、栀子药对方

方书：栀子＋大黄＝栀子汤《圣济总录》卷一〇三

功效：清泻三焦之火。

主治：三焦火热证候。

赤眼便秘。《普济方》

胞睑肿硬热痛，焮赤如丹的病证，称为眼丹。《圣济总录》

用法：山栀子七个，钻孔煨熟，水一升，煎半升，去滓，入大黄末三钱，温服。《普济方》

山栀子七个、大黄末三钱，上取山栀子钻透入熀灰火煨熟，以水一升半，煎至八合，去滓，入大黄末搅匀，食后旋旋温服。《圣济总录》卷一〇三

按语：本药对方合豆豉、枳壳药对方（0701），即是《金匮要略》栀子大黄汤。故是该方的核心方。本药对方若合大黄、荆芥药对方（0530）与大黄、甘草药对方（0075附方），便是《银海精微》泻肝散（《仁斋直指方》亦载），主治肝经有热，眼目红肿疼痛。

附方：甘草、栀子药对方

方书：栀子＋甘草药对方＝栀子汤《圣济总录》卷一三七

主治：代指。《圣济总录》卷一三七

用法：栀子仁、甘草各一两，上为细末。以水二升，煎至一升半，去滓，温浸指上，一日三五次。《圣济总录》卷一三七

0088 黄连、栀子药对方

方书：黄连＋栀子＝黄连汤《圣济总录》卷一七八

功效：清肠泻火。

主治：肠道热毒。

小儿热痢，腹中疼痛或血痢。《圣济总录》卷一七八

用法：黄连（去须）、山栀子仁各三分，上为粗末，一二岁儿每服半钱匕，水七分，煎至四分，去滓，分温二服，空心午后各一服。《圣济总录》卷一七八

按语：黄连为治痢圣药，辅以栀子遍清三焦之火，故其效更著。本药对方若合黄柏、黄芩药对方（0964），便是黄连解毒汤。饶有趣味的是该方又为完整的

药对网，即从方中任取二味药均为药对方。说明前人一一做过药对的临床实验。被前人验证的深广度越大，因而确定因素越强，可信性、可用性也就越高了。

附方： 胡黄连、栀子药对方

方书： 胡黄连＋栀子＝未名丸《本草图经》

主治： 伤寒劳复身热，大小便赤如血色。《本草图经》

用法： 用胡黄连一两、山栀子二两去壳，入蜜半两拌和，炒令微焦为末，用猪胆汁和丸梧子大，每服十丸。《本草图经》

0089 黄连、黄芩药对方

方书： 黄连＋黄芩＝黄连汤《圣济总录》卷七十五；黄芩汤《圣济总录》卷七十七

功效： 清肠泻火。

主治： 肠道热毒。

赤白痢，如鹅鸭肝者。《医心方》卷十一

蛊毒痢，如鹅鸭肝，腹痛不可忍。《圣济总录》卷七十五

用法： 用黄连、黄芩各一两，水二升，煎一升，分三次热服。《经验方》

黄芩、黄连各八分，以水二升，煎取一升，分二服。《圣济总录》卷七十五

按语： 黄连善于清泻心火，黄芩长于清泻肺火，而两者又都能清泻大肠之火毒，故合用则清肠泻火之力倍增，能治火热灼络所致的赤白毒痢。可参第八章（医案）004黄连合黄芩案。

附方： 黄芩、射干药对方

方书： 黄芩＋射干＝黄芩射干汤《医钞类编》卷十二

主治： 肺胃两经热毒所致喉中腥臭。《医钞类编》卷十二

用法： 黄芩、射干，水煎服。《医钞类编》卷十二

0090 胡黄连、黄连药对方

方书： 黄连＋胡黄连＝二连汤《银海精微》卷下；双连丹《幼幼新书》卷二十引张涣方；双连丸《卫生总微》卷十五；黄瓜丸《太平圣惠方》卷八十四

功效： 清热泻火，消疳解毒。

主治： 火热疳毒证候。

小儿疳眼证。小儿三五岁，五脏火旺，身如痨瘵，面色萎黄，眼内红肿或突者。《银海精微》卷下

小儿浑身及面色俱黄。《太平圣惠方》卷八十四

用法： 胡黄连五分，宣黄连一钱，共为末，用蜜水调服。热甚者加银柴胡一钱。《银海精微》卷下

黄连一两（去须）、胡黄连半两，上为末，用黄瓜一枚，去瓤，留一小盏不入药末，后以盖子盖定，用大麦面裹烧，令面匀焦，去面捣熟为丸，如绿豆大。

七岁儿每服七丸，以温水送下。《太平圣惠方》卷八十四

按语：黄连乃泻火解毒之品，为治目及痢之要药；胡黄连则善治骨蒸劳热，为小儿惊疳之良药。故二味合用能清热泻火、消疳解毒，适用于火热疳毒证候。

附方：蟾酥、胡黄连药对方

方书：胡黄连 + 蟾酥 = 胡黄连丸《颅囟经》卷上

主治：小儿热疳。《颅囟经》卷上

用法：胡黄连、蟾酥各等份，上为末，炼蜜为丸，如绿豆大。五岁儿每服二丸，熟水送下。《颅囟经》卷上

3. 清热解毒药对方

清热解毒药对方适用于火热壅盛成毒的证候。由于热毒或火毒在不同脏腑、不同经络，故所呈现的病证也有不同。大致有疔疮、痈疽、恶疮、疳疮、瘰疬、斑疹、丹毒、喉痹、痢疾等。有些病证还需结合外用药对方。

0091 金银花、夏枯草药对方

方书：金银花 + 夏枯草 = 化毒丹《青囊秘传》

功效：清热解毒。

解热毒。《青囊秘传》

主治：热毒疮疡。

热毒。《青囊秘传》

用法：金银花二两、夏枯草四两，上为细末，炼蜜为丸。每服三钱。《青囊秘传》

按语：《医方易简》完善丸是本药对方合甘草、金银花药对方（0094）加连翘，用治痔漏久不愈。在《丁甘仁家传珍方选》中名闭管丸。

0092 金银花、蒲公英药对方

方书：金银花 + 蒲公英 = 金英酒《仙拈集》卷三

功效：清热解毒。

主治：热毒疮疡。

吹乳成块。《仙拈集》卷三

用法：金银花（连茎叶）、蒲公英各四两，捣烂取汁。黄酒热服，盖暖出汗；仍将滓敷患处。《仙拈集》卷三

按语：蒲公英本是乳痈圣药，同清热解毒功力特强的金银花为伍，其效更显。复以内外夹攻，无坚不摧。

0093 贝母、金银花药对方

方书：金银花 + 贝母 = 贝母散《普济方》卷三二五；二圣解毒丸《幼科直言》卷五

功效：清热解毒消肿。

主治： 痈肿疮疡。

乳痈。《普济方》卷三二五

小儿奶癣疮症。《幼科直言》卷五

用法： 贝母、金银花各二两，上为细末。每服三钱，食后好酒调下。《普济方》卷三二五

川贝母、金银花，上为极细末，炼蜜为丸，重一钱。每服一丸，白滚水化下。乳母戒葱、蒜、椒、姜、烧酒、牛、羊、鲤鱼、动火等物。《幼科直言》卷五

按语： 贝母化痰散结，银花清热解毒，合用便能消痈肿。仙方活命饮中有此二味。

0094 甘草、金银花药对方

方书： 金银花＋甘草＝银花甘草汤《疡医大全》；忍冬汤、银花甘草汤《医学心悟》；金银花散《外科精义》《卫生宝鉴》；金银花酒《外科理例》卷一

功效： 清热解毒。

清热解毒，托里止痛，排脓。《卫生宝鉴》卷十三

主治： 热毒疮痈。

热毒疮痈，咽喉肿痛。《疡医大全》

发背恶疮。《外科精义》

一切内外痈肿。《医学心悟》

胃脘胀痛，心下渐高，坚硬拒按，寒热如疟，身皮甲错，饮食不进，或咳嗽，或呕脓唾血者，皆胃中生毒之证。《外科证治全书》

用法： 银花一两，甘草一钱，水煎服。《疡医大全》

银花四两，甘草一两。为粗末，分三次，水、酒各半煎，去渣服。《外科精义》

银花四两，甘草一两（炒）。上为粗末。每服四钱，水、酒各一盏，煎至一盏，去渣，稍热服之。《卫生宝鉴》卷十三

金银花四两、甘草三钱，水煎，顿服。能饮者，用酒煎服。宜早服。《医学心悟》卷四

按语：《素问病机气宜保命集》回疮金银花散是本药对方合黄芪、甘草药对方（0009）。用治诸疮疡痛，色变紫黑者。其方：金银花二两、黄芪四两、甘草一两，酒一升。重汤煮三小时，去渣温服。《杂病源流犀烛》金银花散是本药对方合当归、黄芪药对方（0027）。治乳脉不行，结成痈肿。《张氏医通》则名归芪饮，用治脑疽背痈，毒盛焮肿及虚人肛门发毒。《证治准绳》之神效解毒散治痈疽疮毒。即以本药对方合没药、乳香药对方（0251）和当归、黄芪药对方（0027）及黄芪、皂角刺药对方（0468）组成。声称未成脓者，可使消散；已成脓者，托里透脓。妙不可言。

附方： 甘草、忍冬藤药对方

方书： 忍冬藤＋甘草＝忍冬酒《景岳全书》《三因方》卷十四；忍冬饮《圣济总录》卷

一三一

主治：诸痈毒。《景岳全书》

痈疽，疮疡久不合。《苏沈良方》卷九

痈肿发脑发背，肿焮寒热疼痛。《圣济总录》卷一三一

用法：忍冬藤鲜者四五两，若干者止用一两捣，大甘草节一两生用，二味入砂锅内，以水二钟，煎至一钟，再入无灰酒一钟，又煎数沸，去滓分三服。病重者昼夜两剂。至大小便通利为度。另用忍冬藤研烂，入酒少许罨患处。《景岳全书》

忍冬嫩苗一握、甘草（生用）半两，上药研烂，加酒一斤半，入沙瓶中，塞口，煮两食顷。温服。若仓卒求不获，只用干叶为散，每服三方寸匕，甘草方寸匕，酒煮服之亦可，然不及生者。《苏沈良方》卷九

0095 板蓝根、甘草药对方

方书：板蓝根＋甘草＝蓝根散《小儿药证直诀》《阎氏小儿方论》

功效：清热解毒。

主治：疮疹热毒。

疮疹出不快及倒靥。《阎氏小儿方论》

用法：板蓝根一两、炙甘草七钱半。为细末，每服半钱，取雄鸡冠血二至三滴、温酒少许，食后调下。《小儿药证直诀》

板蓝根一两、甘草三分（锉，炒），同为细末。每服半钱或一钱，取雄鸡冠血三二点，同温酒少许，食后同调下。《阎氏小儿方论》

按语：板蓝根同甘草皆是主治咽痛之圣药，故又名二圣散。而近代研究表明，板蓝根尤能解病毒，故本药对方善于治疗病毒所致的上呼吸道感染、腮腺炎、肝炎等疾病。

0096 板蓝根、紫草药对方

方书：板蓝根＋紫草＝败毒汤《圣济总录》

功效：清热败毒。

主治：斑疮热毒。

小儿斑疮，毒气不快。《圣济总录》卷一六九

用法：紫草、板蓝根各半两，上为粗末。每服二钱匕，水八分，煎至五分，去滓，分两次温服。《圣济总录》卷一六九

按语：本药对方对于防治麻疹疗效突出，为治麻疹基本方。

0097 菊花、紫花地丁药对方

方书：紫花地丁＋菊花＝拔疗散《辨证录》

功效： 清热解毒拔疔。

主治： 疔疮热毒。

疔疮。《辨证录》

用法： 紫花地丁一两、甘菊花一两，水煎服。一剂红线除，二剂疔疮散，三剂痊愈，不必四剂，毒尽而肉生也。若已溃烂，加当归二两。《辨证录》

按语： 本药对方对于疔疮有显效，为五味消毒饮之内核方。"不必四剂"，未免武断也。

0098 红藤、紫花地丁药对方

方书： 紫花地丁 + 红藤 = 肠痈秘方《景岳全书》

功效： 清肠解毒消痈。

主治： 肠痈热毒证候。

肠痈。《景岳全书》

用法： 先用红藤一两许，以好酒二碗，煎一碗，午前一服，醉卧之。午后用紫花地丁一两许，亦如前煎服。服后痛必渐止，为效。《景岳全书》

按语： 红藤活血消肿，紫花地丁清热解毒。二味合用对于急慢性阑尾炎有特效。故景岳谓之肠痈秘方。

0099 海浮石、金银花药对方

方书： 海浮石 + 金银花 = 浮石散《普济方》

功效： 清热解毒消疳。

主治： 疳疮热毒。

疳疮不愈。《儒门事亲》

疳疮久不愈者。《普济方》

用法： 海浮石（烧红醋淬数次）二两，金银花一两，为末。每服二钱半，水煎服。病在上食后，在下食前。一年者，半年愈。《儒门事亲》

海浮石（烧红醋淬数次）二钱，金银花一钱，上为细末。每服二钱半，如煎茶一般，分两次服。如病一年，服药半年则愈。《普济方》

按语： 海浮石性味咸寒、体虚轻浮、咸能软坚、寒能清热、轻浮入肺，治肺热胶痰，是其所长，且有利湿疗疮之能；金银花甘寒芳香，既可清温病之热，又可解血中之毒。今配以海浮石则清热解毒、消肿疗疮，故能治疳疮日久不愈。

附方： ①海浮石、甘草药对方

方书： 海浮石 + 甘草 = 未名方《直指方》

主治： 血淋砂淋，小便涩痛。《直指方》

用法： 用黄烂浮石为末。每服二钱，生甘草煎汤调服。《直指方》

②海浮石、香附药对方

方书：海浮石＋香附＝未名方《本草纲目》

主治：小肠疝气。《本草纲目》

用法：用海石、香附等份，为末。每服二钱，姜汤调下。《本草纲目》

0100 苍耳草、蒲公英药对方

方书：蒲公英＋苍耳草＝英苍散《简明医毂》卷八

功效：清热解毒。

主治：热毒疔疮。

手指结毒及天蛇头。《简明医毂》卷八

用法：蒲公英、苍耳草，上为末。酒服。更以米醋浓煎，浸之效。或蒲公英同金银花藤煎，酒服。《简明医毂》卷八

按语：天蛇头即蛇头疔。蒲公英、苍耳草二味皆善治疔疮。

附方：①白术、苍耳草药对方

方书：苍耳草＋白术＝苍耳羹《圣济总录》

主治：五痔下血。《圣济总录》

用法：苍耳苗叶一斤（绞取汁），白术五合，先用清豉汁二升煎令沸，次下米、苍耳汁、葱、椒、盐等，煮熟作羹，空心食之。《圣济总录》

②苍耳子、甘草药对方

方书：苍耳子＋甘草＝回疔饮《仙拈集》卷四

主治：疔疮。《仙拈集》卷四

用法：苍耳子（炒）四两、生甘草二两，上药用水浓煎半斤，温服；亦可烧灰存性，米醋调敷。《仙拈集》卷四

0101 连翘、瞿麦药对方

方书：连翘＋瞿麦＝瞿麦饮子《活法机要》

功效：清热解毒散结。

主治：热毒瘰疬。

瘰疬。《活法机要》

用法：连翘一斤、瞿麦穗半斤，上为末。水煎，临卧服。《活法机要》

按语：连翘、瞿麦二味皆苦寒清热。然连翘有解毒散结之功，瞿麦有沉降利窍之力。连翘其量倍于瞿麦为君，以本药对方治热毒瘰疬为主，故也。

附方：干姜、瞿麦药对方

方书：干姜＋瞿麦＝未名方《太平圣惠方》

主治：目生翳障。《太平圣惠方》

用法：瞿麦、干姜炮为末，井华水调服二钱，日二服。《太平圣惠方》

0102 射干、升麻药对方

方书： 射干 + 升麻 = 未名方《集验方》《孙真人千金方》

功效： 清热解毒。

主治： 口腔咽喉热毒。

治射工中人，疮有三种：一种疮正黑如墨子，皮周遍悉赤，或衣犯之如有刺痛；一种作疮，疮久则穿，或晡间寒热；一种如火灼起，此者最急，数日杀人，此病令人寒热方。《集验方》

用法： 乌扇根三两、升麻三两，上二味以水三升，煮得一升，适寒温尽服之，滓敷疮上。《孙真人千金方》

射干、升麻各二两。水三升，煎二升，温服。以滓敷疮上。《集验方》

按语： 射干，又名乌扇根。所谓射工伤，就是被刺毛虫刺后，毒素侵入肌肤而引起的皮肤病。《太平圣惠方》射干散就是本药对方加味而成的，主治瘭疽。症见皮肉中忽生点子如豆大，或如桃、李，肿痛不可忍。本药对方若合甘草、牛蒡子药对方（0867），即是《小儿痘疹方论》射干鼠黏子汤。功能宣肺利咽、泻火解毒。主治疮疹壮热，大便坚实，或口舌生疮，咽喉肿痛。

0103 甘草、菊花药对方

方书： 菊花 + 甘草 = 菊花甘草汤《医学心悟》；二妙汤《仙拈集》

功效： 清热解毒。

主治： 热毒疗疮。

疗疮。《医学心悟》

肿毒，疗疮。《仙拈集》

用法： 白菊花四两、甘草三两，水煎服，滓再煎服。重者不过二剂即消。《医学心悟》

白菊花四两、甘草四钱，水三碗，煎一碗，冲热黄酒服。《仙拈集》

按语：《本草纲目拾遗》谓菊花能"清三焦郁火，疗肌热"，故有清热解毒、善治疗疮之功，配以甘草则增清热解毒之力，为疗疗疮肿毒之妙品，故名二妙汤。

附方： 甘草、升麻药对方

方书： 升麻 + 甘草 = 升麻汤《圣济总录》卷一三七

主治： 代指虽无蕴毒，筋骨中热气尚盛。《圣济总录》卷一三七

用法： 升麻、甘草各半两，上锉细，以水二升，煎至一升，去滓，加芒硝末半两，搅匀，温浸指上数十遍，冷即再暖。以愈为度。《圣济总录》卷一三七

按语： 代指乃疗疮肿毒之属，生于指、趾甲内，初起红肿热痛，后则结脓，多为火毒蕴结而成。本药对方能清解内蕴热毒，可治本病轻证。

0104 大黄、僵蚕药对方

方书：僵蚕＋大黄＝二味消毒丸《杏苑》卷三；化毒丸《古方汇精》卷一；姜黄丸《古今医鉴》卷九；夺命丹《医方类聚》卷一七九；五痹散《御药院方》卷九

功效：清热泻火，消肿解毒。

主治：热毒恶疮。

诸恶疮。《儒门事亲》

咽喉肿闭不通。《御药院方》

天行瘟疫，及喉痹，颈面暴肿。《古方汇精》

头面肿大疼痛并喉痹。《古今医鉴》

用法：白僵蚕（直者）、大黄二味各等份，上为细末，生姜自然汁与蜜同和为剂，丸如弹子大。每服一丸，细嚼。《儒门事亲》

白僵蚕（直者去头，微炒）、大黄（生）各一两，上为细末。每服五钱，生姜自然汁三分，温蜜水七分调匀，细细服。《御药院方》卷九

直僵蚕一两（炒，为末）、川大黄二两（酒拌晒，为末），生姜汁和蜜水为丸，如弹子大，每丸重一钱五分。每服一丸，真菊花叶五钱，捣汁冲汤调服。《古方汇精》卷一

僵蚕一两、大黄二两，上为末，姜汁为丸，如弹子大。每服一丸，井水入蜜少许研，徐徐食后呷服。《古今医鉴》卷九

按语：《丹溪心法》云："治大头病，兼治喉痹歌。人间治疫有仙方，一两僵蚕二大黄，姜汁为丸如弹子，井花调蜜便清凉。"足见本药对方该是《东垣试效方》普济消毒饮的内核方。《韩氏医通》滇壶丹是本药对方合僵蚕、全蝎药对方（0982 附方），为治霉疮方。其方："白僵蚕三钱，全蝎一钱五分，生大黄五钱。研末，每服三五匙，鸡未鸣时蜜汤调下。"《杂病源流犀烛》三法救苦丹是本药对方合僵蚕、明矾药对方（0927），即：大黄一两、僵蚕一两，上为末，加枯矾一钱，炼蜜为丸，如弹子大，嚼化。用治耳后腮边忽然肿痛，属阳明蕴热者，兼治发颐。

0105 白芷、大黄药对方

方书：白芷＋大黄＝宣毒散《景岳全书》《痈疽神秘验方》；双解贵金丸《医宗金鉴》；双解金桂丸《疡医大全》；香黄散《续易简方后集》卷四；黄白散《外科大成》卷四；万金散《医林集要》

功效：清热解毒消肿。

主治：热毒恶疮痈肿。

痈疽赤肿。《经验方》

一切痈毒。《景岳全书》

背疽诸毒初起，木闷坚硬，大便秘结，脉沉实者。《医宗金鉴》

背疽，木硬坚闷，脉沉实，及一切毒疮。《医林集要》

背疽诸毒，大闷坚硬，便秘，脉沉实者。《外科大成》卷一

杖疮。《外科大成》卷四

痈肿。《续易简方后集》卷四

一切疮毒。《痈疽神秘验方》

疮毒在脏，脉实便秘者。《会约医镜》

用法：白芷、大黄等份，为末，米饮服二钱。《经验方》

大黄煨、白芷各五钱，水二钟，煎一钟，食前服。《景岳全书》

生大黄一斤、白芷十两，上二味，为末，水丸。每服三至五钱，五更时用连须葱（大者）三根，黄酒半斤，煮葱烂，取酒送药。服毕，盖卧出汗。过二三时，俟大便行一二次，立效。《医宗金鉴》

大黄一斤、白芷六两，为末，每服三钱，热酒调下。更用茶清调搽患处。《医林集要》

大黄一斤、白芷十两，上为末，水为丸。每服三五钱，五更时用连须葱大者十余根，黄酒一碗，煮葱烂，取酒送下。盖卧出汗，过三二时，行一二次见效。老人虚人，每服一钱，用人参加生姜煎汤送下，过一时，再一服，得睡，上半身得汗则已。《外科大成》卷一

大黄、白芷各一两，水煎浓汁，揉洗伤处，以痒至痛、痛至痒、瘀散见红为度，拭干贴药。《外科大成》卷四

白芷、大黄各等份，上为细末。蜜醋调，敷赤肿痛处；蜜汤亦得，一日一换。愈。《续易简方后集》卷四

大黄（煨）五钱、白芷五钱，作一剂。水二钟，煎一钟，食前服。《痈疽神秘验方》

按语：《景岳全书》云："立斋曰：此方乃宣通攻毒之剂。若脉沉实便秘者，毒在脏也，宜服，功甚大；若脏腑调和，脉不实者，不可用。《医林集要》方用大黄一斤、白芷六两，为末，每服三钱，热酒调下。更用茶清调搽患处。名曰万金散。盖因其功而珍之也。或用水跌为丸，以便于服亦可……患背疽坚硬，脉沉实，乃毒在内。用一服，大小便下污物，再服而消。恐患者忽此二药，故以此尝验者告之。"

附方：白芷、甘草药对方

方书：白芷 + 甘草 = 神白散《养老奉亲书》；圣僧散《卫生家宝汤方》

主治：风气。《养老奉亲书》

治时行一切伤寒，不问阴阳，不拘轻重，应老幼及孕妇皆可服。《卫生家宝汤方》

用法：白芷二两、甘草一两，上锉，如骰子大，用慢火一处炒令深紫色，勿令焦黑，放地上出火毒，杵为末。每服一钱半，水八分或一盏，加生姜二片，大枣二个，同煎至六分，通口服。如伤寒时疾，去姜枣，加葱白三寸，豉五十粒，

依前服，如人行五七里已来更服，汗出为妙。《养老奉亲书》

香白芷一斤生锉、甘草半斤生锉。上二味焙干，碾为粗末，每服二钱，水一盏，枣子一枚，生姜三片，葱白三寸，同煎至五六分，热服。用衣被盖覆，如人行五六里，更进一服，汗出即愈。《卫生家宝汤方》

0106 大黄、金银花药对方

方书： 金银花＋大黄＝金黄汤《辨证录》卷十

功效： 泻火解毒。

主治： 热毒恶疮。

火毒结成疬风，头面身体先见红斑，后渐渐皮破，流水成疮，以致发眉尽落，遍身腐烂，臭秽不堪。《辨证录》卷十

用法： 大黄五钱、金银花半斤，水煎汁三碗。分作三次服，一日服完，必然大泻恶粪，后单用金银花三两，连服十日全愈。《辨证录》卷十

按语： 火毒灼血，瘀滞成疬，疮恶肉腐，臭秽不堪。本药对方中大黄能清热泻火、荡涤热毒瘀滞，辅以金银花清热解毒，尤善解血中之热毒秽浊。故合用于疬风之火毒内盛者。

附方： 大黄、明矾药对方

方书： 明矾＋大黄＝矾石大黄丸《家塾方》；必效散《卫生宝鉴》

主治： 无名肿毒及癜风、疥、癣。《家塾方》

口糜。《卫生宝鉴》

用法： 矾石、大黄各等份，上为末。每服一钱，以温汤下，一日一次。《家塾方》
白矾、大黄各等份，上为细末。临卧干贴。沥涎尽，温水漱之。《卫生宝鉴》

0107 大青叶、黄连药对方

方书： 大青叶＋黄连＝大青汤《圣济总录》卷一八〇

功效： 泻心火，解胃毒。

主治： 心胃热毒，口疮舌糜。

小儿口疮。《圣济总录》卷一八〇

用法： 大青三分、黄连三分，上为粗末。每服半钱匕，以水半盏，煎至二分，去滓，食后服。《圣济总录》卷一八〇

按语： 舌为心之外候，苔乃胃之明征；心开窍于舌，胃开窍于口。心胃热毒上熏，则口疮舌糜。本药对方中大青叶、黄连二味皆能清心胃之热毒，故合用更胜一筹。

0108 甘草、夏枯草药对方

方书： 夏枯草＋甘草＝夏枯草散《东医宝鉴·杂病》卷八

功效：清热解毒，散结消瘰。

散结气。《东医宝鉴·杂病》卷八

主治：热毒瘰疬。

瘰疬。《东医宝鉴·杂病》卷八

用法：夏枯草末六钱、甘草末一钱，上为末。每服二钱，茶清调下。《东医宝鉴·杂病》卷八

按语：夏枯草入足厥阴肝经，朱丹溪谓有补养厥阴血脉之功，故前人有用治失血后不寐之经验；又能疏通厥阴经络之结气，为瘰疬鼠瘘、目赤珠痛之要药。近人更发挥用于腺瘤、淋巴肉瘤、纵隔肿瘤及高血压等病。在本药对方中配以甘草能解十二经之热毒，其效更胜。

0109 黄芩、升麻药对方

方书：黄芩＋升麻＝黄芩六一丸《济阳纲目》卷九十六

功效：清解肠胃热毒。

主治：肠胃热毒。

积热脱肛。《济阳纲目》卷九十六

用法：条芩六两、升麻一两，上为末，面糊为丸服。《济阳纲目》卷九十六

按语：黄芩善泻大肠之火，升麻专清胃经热毒。故合用能治肠胃积热之证候。又，升麻药向有升提举陷之能，故与积热脱肛之证合拍。

0110 大黄、黄芩药对方

方书：黄芩＋大黄＝大黄丸《小儿药证直诀》；洗肝散《扁鹊心书·神方》；对金散《医灯续焰》卷八

功效：泻火清疮。

主治：热盛火炽证候。

金疮烦痛，大便不利。《备急千金要方》《孙真人千金方》

小儿诸热。《小儿药证直诀》

脏火太过，壅热攻目，或翳障疼痛。《扁鹊心书·神方》

偏正头风。《医灯续焰》卷八

用法：大黄、黄芩等份，为末，蜜丸。先食水下十丸，日三服。《备急千金要方》

大黄、黄芩，上二味等份捣，蜜和，先食服如梧桐子大二丸，日三，酒服。《孙真人千金方》

大黄（煨熟）、黄芩各一两，为末，炼蜜丸麻子大。每服五丸至十丸，蜜汤下。《小儿药证直诀》

大黄（二钱）、黄芩三钱，水煎，食前服。《扁鹊心书·神方》

大黄、黄芩各等份，上为极细末。每服四分，临睡用好酒调下。仍饮酒尽量

一醉，散发露顶卧，令人扇头数百扇，盖暖，睡至明日病失矣。不愈，再一服如前法，须大醉扇透。《医灯续焰》卷八

按语： 前人有"阳明腑气不通，则厥阴风木不平"之语，意谓治肝必先清泻肠胃之火。大凡目翳头痛诸症，多责之于肝。而不知脏火太过，壅热上攻所致，治肝已为远道。故必当清泻阳明为首务。本药对方合大黄、甘草药对方（0075 附方），即是甘草饮（《外台秘要》引《小品方》）。主治食即吐出，不得安住，较大黄甘草汤清热之力更胜。

4. 清营凉血药对方

清营凉血药对方适用于温病热入营血证候：夜热早凉、舌绛、发斑、神昏、痉厥等。或杂病中血热妄行的各种衄血：鼻衄、齿衄、吐血、便血等病证。（文中犀角为古书古方所用，现临床用水牛角代。）

0111 羚羊角、犀角药对方

方书： 犀角＋羚羊角＝犀角饮子《外台》卷二十四；二角散《嵩崖尊生》卷十五；二角饮《东医宝鉴·杂病》卷十一

功效： 清营凉血。

主治： 温病营血证候。或高热，或神昏，或抽搐，或痉厥。

治疮肿而渴。《外台》卷二十四

痘疹紫黑干枯，变黑归肾，身如火炙之热。《种杏仙方》卷三（《东医宝鉴·杂病》卷十一）

小儿撮口，大便热。《嵩崖尊生》卷十五

用法： 犀角、羚羊角各三两，镑屑，水煎，渴即饮。尽更作之。《外台》卷二十四

犀角、羚羊角二味磨井花凉水服之。果是热毒，无不效。《种杏仙方》卷三（《东医宝鉴·杂病》）

生犀角、羚羊角磨汁，蜜和饮之。《嵩崖尊生》卷十五

按语：《药性赋》说："犀角解乎心热；羚羊清乎肺肝。"说明犀角入心为主，偏于凉血，善治神昏；羚羊入肝为主，偏于潜阳，善治惊搐。故二味合用能治心热神昏、肝热抽搐。而温病火热入营血证候，每见谵语痉厥，本药对方便为首任了。

0112 麦冬、犀角药对方

方书： 犀角＋麦冬＝未名方《熊氏补遗》

功效： 清心营，滋心液。

主治： 温病营血证候。或烦渴，或神昏。

乳汁不下。《熊氏补遗》

用法：麦冬（去心焙）为末，每用三钱，酒磨犀角约一钱许，温酒调下。
《熊氏补遗》

按语：犀角清心营而凉血、麦冬清心营而滋水，合用尤能清心营而安心神。温热病证发展至营血分，本药对方当为首选。然本药对方在原书指征却是乳汁不下，必是心经血热气壅所致。故本药对方当另有一番新意：考《本经》原谓麦冬"主心腹结气，胃络脉绝"，《本经疏证》释曰："麦门冬，其味甘中带苦，又合从胃至心之妙，是以胃得之而能输精上行，肺得之而能敷布四脏，洒陈五腑，结气自尔消熔，脉络自尔联续"，今又配合犀角之气清香，清灵透发，寒而不遏。故能治血热气壅所致的乳汁不下症。

0113 白芍、犀角药对方

方书：犀角＋白芍＝白芍药散《普济方》卷一八九

功效：清火凉血止血。

主治：温病营血证候。或血热妄行证候。

小儿咯血、吐血、衄血。《万病回春》

咯血、衄血。《普济方》卷一八九

用法：用白芍药为末，磨犀角汁调服愈。《万病回春》

白芍药一两、犀角末一分，上为末。每服一钱，新汲水下。以血止为度。《普济方》卷一八九

按语：犀角凉血止血，白芍养血柔肝，故合用能治血证。本药对方为犀角地黄汤之半也。

0114 黄连、犀角药对方

方书：犀角＋黄连＝泻心汤《保婴撮要》卷九

功效：泻心火，凉心血。

主治：温病营血证候。或烦躁，或神昏。

心经实热，口疮生疮，烦躁发渴。《保婴撮要》卷九

用法：宣黄连、犀角各等份，水煎服。《保婴撮要》卷九

按语：犀角清心经血分之热，黄连泻心经气分之火，二味合用则心经气血两清，故与心经气血两燔证候最为相宜。

《外台》载近效黄连犀角丸是以本药对方为内核方，合豆豉、黄连药对方（0801），龙骨、牡蛎药对方（0841）三药对方组合而成。其方：黄连、犀角屑、香豉（熬）各二两，龙骨四两，牡蛎二分（熬）。上五味捣筛为末，蜜和丸如梧子。米饮下，三日三服，差止。主治疟兼痢，无间赤白，水谷鲜血，瘴皆差。
（《晋唐名医方选》）

附方：犀角、竹叶药对方

方书： 犀角＋竹叶＝风颠病神方《先醒斋医学广笔记》

主治： 风颠病。《先醒斋医学广笔记》

用法： 好犀角四两锉末，每用一两，加清水十碗，入砂锅内熬至一碗。滤净再加水十碗，熬至二酒杯。以淡竹叶四两，水六碗，煎二碗去渣，加犀角汁同服，尽四剂即愈。《先醒斋医学广笔记》

0115 玳瑁、犀角药对方

方书： 犀角＋玳瑁＝玳瑁汤《奇效良方》；二宝散《赤水玄珠》卷二十八

功效： 清心营，凉血热。

主治： 温病营血证候。或血热妄行证候。

时行豌豆疮，及赤疮疹子。《奇效良方》

痘紫色，发热鼻衄，小便如血，口渴，乱语。《赤水玄珠》卷二十八

痘顶色白，肉红肿而痘反不肿，或黑陷不起。《张氏医通》

用法： 生玳瑁、生犀角各以冷水浓磨汁四合，同搅令匀，每服一合，微温，一日四五服为佳。《奇效良方》

犀角、玳瑁，二味磨汁，顿服。《赤水玄珠》卷二十八

生玳瑁、犀角各等份，为散。入猪心血少许，紫草汤调服。《张氏医通》

按语：《内经》云"诸痛痒疮，皆属于心"。犀角能清营凉血而解心热，玳瑁能清心经火热而消痈毒。合用故能治血热疮疹。古人训二物宜生用有灵气，入汤则无效，故作此用法。

0116 犀角、竹沥药对方

方书： 犀角＋竹沥＝竹沥磨犀角饮子《太平圣惠方》

功效： 清心营，化痰热。

主治： 温病营血证候。或痰热惊厥。

小儿心热，惊悸。《太平圣惠方》

用法： 犀角，用竹沥二合磨浓汁，量儿大小，分减服之，日三至四次。《太平圣惠方》

按语： 犀角清心热、竹沥化痰热，合用能治心经痰热惊厥。故温病热入心营每多用之。

0117 麦冬、玄参药对方

方书： 麦冬＋玄参＝玄冬汤《辨证录》；玄麦至神汤《石室秘录》卷二；玄麦饮《医学集成》卷一

功效： 清心营，除烦热。

主治： 温病营血证候。或烦热，或神昏。

心热虚烦，遇事或多言而烦心，常若胸中扰攘纷纭而嘈杂。《辨证录》卷四

伤寒下后，四肢热减，唯心热如火者。《医学集成》卷一

发狂。《石室秘录》卷二

用法： 玄参、麦门冬各二两，水煎服。一剂而心安，二剂全愈。《辨证录》卷四

玄参一斤、麦冬半斤，煎汤服。《石室秘录》卷二

按语： 本药对方合地黄、麦冬药对方（0047），《温病条辨》称之增液汤，主治阳明温病，阴虚津亏，大肠燥结而不大便者；《辨证录》称之止衄汤，主治鼻中流血，经年经月而不止者。

本药对方合天冬、生地黄药对方，据近人苏祥报道有显著抑制溶血空斑形成作用，抑制率为83.1%，说明本药组对形成抗体的 B 细胞功能有不同程度的抑制作用。[《中医杂志》，1983，24（3）：28]

0118 石斛、玄参药对方

方书： 石斛 + 玄参 = 石斛玄参汤《辨证录》卷六

功效： 清热凉血，降火。

主治： 温病营血证候。或高热烦渴，或舌光绛。胃火上冲于心，心中烦闷，怔忡惊悸，久则成痿，两足无力，不能动履。《辨证录》卷六

用法： 金钗石斛一两、玄参二钱，水煎服。《辨证录》卷六

按语： 石斛甘寒，有清虚纯洁之质，善清阳明虚热，为滋养胃阴之常用要药。其养胃生津之功较麦冬为佳，鲜者其力更胜；玄参色黑质润，为清补足少阴肾经之君药，李时珍谓"肾水受伤，真阴失守，孤阳无根……法宜壮水以制火，故玄参与地黄同功"。由此可见，温病营血阶段，出现伤阴烦渴、舌质光绛诸症时，本药对方最宜投之。

0119 生地黄、玄参药对方

方书： 玄参 + 生地黄 = 牙仙丹《辨证录》卷三

功效： 清热凉血，降火。

主治： 温病营血证候。或斑疹，或咽痛。

诸火牙齿痛。《辨证录》卷三

用法： 玄参一两、生地一两，水煎服。心包之火，加黄连五分；肝经之火，加炒栀子二钱；胃经之火，加石膏五钱；脾经之火，加知母一钱；肺经之火，加黄芩一钱；肾经之火，加熟地一两，川柏、知母亦可。《辨证录》卷三

按语： 玄参、生地黄皆为清热凉血、养阴生津之品，温病营血阶段出现伤阴烦渴、斑疹咽痛时，本药对方每多用之。因叶天士有"热邪不燥胃津，必耗肾液"之说。而本药对方原书指征是牙痛，乃是由于方剂本无温病、杂病之分，唯有此证必有此方罢了。

0120 大青叶、生地黄药对方

方书： 大青叶＋生地黄＝生地黄膏《仁斋直指方》卷二十一

功效： 清热凉血，解毒。

主治： 温病营血证候。或口糜，或龈肿，或咽痛。

口舌疮肿。《仁斋直指方》卷二十一

用法： 生地黄、蓝青叶各等份，上入蜜杵细。每服半两，井水煎，食后服。《仁斋直指方》卷二十一

按语： 蓝青叶即大青叶，功能清热凉血，为专解心胃热毒之要药。《伤寒活人书》有犀角大青汤治伤寒发斑咽痛；《沈氏尊生书》有生大青汤治热毒内陷。古人更有"阳毒则狂斑烦乱，以大青、升麻可回困笃"之经验谈。本药对方虽原治杂病之口舌疮肿，但于温病营血证候堪为用武之地。生地黄合以大青叶则清热凉血，化斑解毒。若再酌情或伍以犀角，或伍以升麻，其中尤多发挥。

0121 地骨皮、生地黄药对方

方书： 地骨皮＋生地黄＝地骨皮散《杨氏家藏方》卷三；枸杞煎《太平圣惠方》卷九十五；治带下方《备急千金要方》卷四

功效： 清热凉血。

大补益，令人充悦，久服延年。《太平圣惠方》卷九十五

主治： 血热崩漏证候。

带下脉数。《备急千金要方》卷四

风热客于皮肤，血脉凝滞，身体头面瘾疹生疮。《杨氏家藏方》卷三

诸风。《太平圣惠方》卷九十五

用法： 枸杞根一斤、生地黄五斤，上二味㕮咀，以酒一斗，煮取五升，分为三服，水煮亦得。《备急千金要方》卷四

枸杞根（洗，刮，去苗土，细切）三斗（勿取家墓上者。以水七斗，煮取三升）、生地黄汁三斗。上相和，入银器锅内，以文火煎如稀饧，用瓷器盛，密封盖。每服半匙，空心时以酒调服，晚再服。《太平圣惠方》卷九十五

地骨皮三两半、生干地黄二两，上为细末。每服二钱，食后温酒调下。《杨氏家藏方》卷三

按语： 本药对方多用于内科杂病或妇科疾病等血分有热病变。至于温病后期微热亦可用之。

0122 黄芩、羚羊角药对方

方书： 羚羊角＋黄芩＝羚羊角汤《幼幼新书》卷八

功效：清肝火，定惊厥。

主治：温病营血证候。或肝热致痉，或舌卷苔黄。

小儿惊风，渐热有积。《幼幼新书》卷八

用法：子芩、羚羊角屑各等份，上为粗末。每服二钱，以水一盏，煎至五分，去滓，分作二服。如未解，再煎。《幼幼新书》卷八

按语：羚羊角咸寒入肝，善清肝火，有凉肝潜阳、清肝明目、散血解毒等作用。凡高热神昏、谵语惊厥，非此不能息；肝火上亢、目赤头痛，非此不能平；热毒发斑、麻毒内陷，非此不能解。在本药对方中配以黄芩善清表里之热，其功益著。古人谓黄芩有枯芩、子芩之分：凡黄芩之根老者中空而枯，称为枯芩；体轻主浮，专泻上焦之火，主治肺火肤热、膈热有痰。凡黄芩之根新者中实而坚，称为子芩；体重主降，专泻下焦之火，主治热淋痢疾、血崩胎热。昔贤治春温病以黄芩汤为主方，盖取黄芩苦寒直清里热之功。故本药对方羚羊角、黄芩相配，用于温病甚宜。

0123 黄连、麦冬药对方

方书：麦冬＋黄连＝门冬丸《普济本事方》；治消渴丸《普济方》卷一七七引《十便良方》

功效：清心营，泻心火。

主治：温病营血证候。或舌绛，或烦渴，或神躁。

心经有热。《普济本事方》

咽喉生疮。《普济方》

消渴。《普济方》卷一七七引《十便良方》

消渴饮水。《崔元亮海上集验方》

用法：麦冬一两、黄连半两为末，炼蜜丸梧子大，每服二十丸，麦门冬汤下。《普济本事方》

麦冬二两、黄连二两，二味和捣为丸如梧子大。食后饮下五十丸，日再。《崔元亮海上集验方》

麦门冬（用上元柏桥鲜肥者）二大两、黄连（九节大者）一两，上为末。以肥苦瓜汁浸麦门冬经宿，然后去心，即于臼中捣烂，纳黄连末臼中，和捣为丸，如梧桐子大。每服五十丸，食后饮送下，一日二次。但服两日，其渴必定。若重者每一服一百五十丸，第二日一百二十丸，第三日一百丸，第四日八十丸，第五日依次服之，至少可每日只服二十五丸。服讫觉虚，即取白羊头一枚，净去毛洗了，以水三大斗煮令烂，去头取汁，可一斗以来，细细服之，亦不用著盐，不过三剂平复。《普济方》卷一七七引《十便良方》

按语：黄连泻心火、清热毒，麦冬清心营、滋心水。凡心水不足、心火有余所致的证候，本药对方最为相宜。《圣济总录》麦门冬汤以本药对方加冬瓜，称

治消渴，日夜饮水不止，饮下小便即利。《仁斋直指方》川黄连丸以本药对方加天花粉为丸，亦治消渴。《内外伤辨惑论》黄连清膈丸是本药对方合黄芩、麦冬药对方（0428），主治心肺间有热，以及经中热。

0124　黄连、生地黄药对方

　　方书：生地黄 + 黄连 = 千金地黄丸《普济本事方》

　　功效：清心凉血，泻火。

　　主治：温病营血证候。或血衄，或神躁。

　　心经血热。《普济本事方》

　　用法：川黄连（去须）四两（粗末），生地黄半斤（研取汁，连滓，二味匀，日干），为细末，炼蜜丸如梧子大。食后熟水下二三十丸。《普济本事方》

　　按语：黄连泻心火，生地黄凉心血，故心经血热之证候，是本药对方相应证候。

　　本药对方加朱砂，就是《世医得效方》朱砂黄连丸。用治心虚蕴热，或因饮酒过多，发为消渴。若再合当归、甘草药对方（0023附方），即是东垣朱砂安神丸（《兰室秘藏》）。

　　附方：①黄芩、生地黄药对方

　　方书：生地黄 + 黄芩 = 地黄汤《普济方》卷三六五

　　功效：清心凉血，泻火。

　　主治：温病营血证候。或舌衄，或舌裂，或舌赤。

　　小儿舌苔黄、出血，舌肿、舌裂、舌上芒刺、舌卷、舌黑、舌赤等诸舌病。《普济方》卷三六五

　　用法：黄芩、生地黄各等份，上咬咀。每服一大钱，水半盏，煎三分，去滓服。《普济方》卷三六五

　　②胡黄连、生地黄药对方

　　方书：生地黄 + 胡黄连 = 胡黄连散《普济方》卷一八九

　　功效：清心凉血，泻火。

　　主治：吐血，衄血。《普济方》卷一八九

　　用法：生地黄、胡黄连各等份，上为末，用猪胆汁为丸，如梧桐子大。每服五十丸，临卧煎茅花汤下。《普济方》卷一八九

0125　钩藤、紫草药对方

　　方书：紫草 + 钩藤 = 紫草散《小儿药证直诀》；钩藤紫草散《奇效良方》；钩藤紫草饮《痘疹仁端录》

　　功效：清热凉血，止痉。

　　主治：温病营血证候。或斑疹，或惊厥。

发斑疹，斑疹不快。《小儿药证直诀》

小儿斑疹、疮疹、痘疹发出不快。《奇效良方》

用法：紫草茸、钩藤钩子各等份，研为细末。每服一字，或五分或一钱，不拘时温酒调下。《小儿药证直诀》

钩藤钩子、紫草茸各等份，上为细末。每服一字或半钱，温酒调下，不拘时候。《奇效良方》

按语：紫草清热凉血，古人称可散十二经毒气；钩藤平肝止痉，前人谓能治十二种惊痫。小儿高热发斑，每兼惊厥抽搐。本药对方能凉血透疹、清肝止痉，堪称妙配。

5. 清热燥湿药对方

清热燥湿药对方适用于湿热内蕴脏腑，或走注筋骨，或下注肠道，或上熏头面五官的病证，如黄疸、带下、脏毒、泻痢、腰腿膝痛、痿弱、湿疹、目赤羞肿、耳肿流脓等。其中有些药对方已分别归入其他有关章节中。

0126 苍术、黄柏药对方

方书：苍术 + 黄柏 = 苍术散《世医得效方》；二妙散《丹溪心法》；二妙汤《寿世保元》；阳明二妙丸、苍柏二妙丸《症因脉治》卷三；二妙丸《医学纲目》卷二十引朱震亨方；四制柏术丸《万氏家抄方》卷一；四制丸《摄生众妙方》卷四；四制苍柏丸《医学入门》卷七

功效：清热燥湿，健腰利腿。

主治：湿热走注，筋骨疼痛；湿热下流，痿弱疮疡带下。

一切风寒湿热，令足膝痛，或赤肿，脚骨间作热痛，虽一点，能令步履艰苦，及腰膝臀髀大骨疼痛，令人痿躄，一切脚气。《世医得效方》

筋骨疼痛，或湿热流注，腰下作痛。《寿世保元》

筋骨疼痛因湿热者。《丹溪心法》

热痹，肌肉热极，唇口干燥，筋骨痛不可按，体上如鼠走状，属湿热伤气分者。《症因脉治》卷三

下焦湿疮。《医学纲目》卷二十引朱震亨方

下焦湿热肿痛，或流注游走，遍身疼痛。《正体类要》

湿热腰痛。《明医指掌》

脚气。《古今医彻》

湿风烂疮。《外科方外奇方》卷三

湿热盛于下焦，而成痿证者。《成方便读》

湿热下注，足膝红肿热痛，下肢丹毒，白带，阴囊湿疹。《中华人民共和国药典》

湿疮、臁疮等证，肌肤焮红，作痒出水，属于湿热内盛者。《中医外科学》

湿热下注，腿脚发沉作肿，及膝下生疮。《北京市中药成方选集》

用法：川黄柏（盐酒炒）五钱、苍术（米泔浸，炒）一两，上为末。每用

一匙，沸汤入姜汁调，食前服。痛甚者，加葱三根，水煎，空心热服。《寿世保元》

黄柏（炒）、苍术（米泔浸，炒），上为末。沸汤入姜汁调服。《丹溪心法》卷四

黄柏末、苍术末各等份，炼蜜为丸，如梧桐子大。《医学纲目》卷二十引朱震亨方

茅山苍术一斤、川黄柏一斤，共炒存性，为末。麻油调搽。《外科方外奇方》卷三

黄柏（炒）、苍术（炒去皮）各等份，研为末，炼蜜或姜汁和丸，如梧桐子大。每服三钱，熟汤送下。《中医方剂学》

黄柏四斤（一斤酥炙十三次，一斤乳汁浸十三次，一斤童便浸十三次，一斤米泔浸十三次）、无油苍术一斤（川椒炒四两，破故纸炒四两，五味子炒四两，川芎炒四两），去四味同炒之药，只用苍术、黄柏为末，炼蜜为丸，如梧桐子大。每服三十丸，早酒下，午茶下，晚白汤下。《万氏家抄方》卷一

按语：《丹溪心法》云："二物皆有雄壮之气，表实气实者，加酒少许佐之。有气加气药，血虚者加补药；痛甚者，加生姜汁热辣服之。"《成方便读》云："湿热之邪虽盛于下，其始未尝不从脾胃而起，故治病者必求其本，清流者必洁其源。方中苍术辛苦而温，芳香而燥，直达中州，为燥湿强脾之主药；但病既传于下焦，又非治中可愈，故以黄柏苦寒下降之品，入肝肾直清下焦之湿热，标本并治，中下两宜。"《医方考》卷一载："湿性润下，病则下体受之，故腰膝痛。然湿未尝痛，积久而热，湿热相搏，然后痛。此方用苍术以燥湿，黄柏以去热，又黄柏有从治之妙，苍术有健脾之功，一正一从，奇正之道也。"所谓四制者，虽已有同药对之义离谱，但苦心制作之妙，以广其应用，亦值玩味。

0127 独活、黄柏药对方

方书：独活 + 黄柏 = 独活二妙丸、太阳二妙丸《症因脉治》卷三

功效：清热燥湿，祛痹舒筋。

主治：湿热腰痛。

外感湿热伤于太阳，筋挛，左脉洪数者。《症因脉治》卷三

用法：独活二两（蒸晒），黄柏二两（炒）。共研末为丸。《症因脉治》卷三

按语：独活善祛下部风湿、黄柏专清下焦湿热，二味合用亦有二妙之美。

0128 厚朴、黄连药对方

方书：黄连 + 厚朴 = 朴连汤《续易简方》；连朴丸《魏氏家藏方》；金锁散《卫生总微》；黄连厚朴汤《普济方》卷一三三引《德生堂方》；厚朴汤《圣济总录》

功效：清热燥湿，苦坚肠道。

厚肠胃。《魏氏家藏方》

主治：湿温病，或温病夹湿，或肠道湿热证候。

治水谷痢久不瘥。《续易简方》

下利水谷、久不瘥者。《梅师方》

泻痢。《魏氏家藏方》

水谷痢久不愈。《证类本草》

伤湿，濡泻不定。《圣济总录》

赤白滞痢，日久不愈。《卫生总微》

伤寒。发热烦渴，自得病二日后，大便自利，日夜不止。《普济方》

用法：厚朴（去粗皮，姜制炒）、黄连各三两。上锉散，每服四钱，水一盏半煎八分，去滓，空心食前服。《续易简方》

厚朴三两，黄连三两，水三升，煎一升，空心细服。《梅师方》

黄连（好者）五两，厚朴十两（去粗皮），研末，用生姜十两，取自然汁浸煮干，为细末，清面糊为丸，如梧桐子大。每服五七十丸，空心米饮送下。《魏氏家藏方》

厚朴三两，黄连三两，上锉。水三升，煎取一升，空心服。《证类本草》卷十三引《梅师方》

厚朴（去粗皮，生姜汁炙）一两半、黄连（去须，炒）一两，上为粗末。每服五钱匕，水一盏半，大枣二个（擘破），煎至一盏，去滓，空心温服，一日二次。如腹痛，加当归三分。《圣济总录》

黄连一分（去须，用茱萸一分同炒，去茱萸）、厚朴半两（去粗皮，生姜制），上为细末。婴孩一字，二三岁半钱，食前用紫苏、木瓜汤调下，一日三次。《卫生总微》

黄连三钱、厚朴二钱，上㕮咀。用生姜一小块，切碎，同药和为一处，以酒拌匀，砂锅内慢火炒药，以酒干为度，去生姜，作一服。用水一盏半，煎七分，去滓温服，滓再煎服。《普济方》卷一三三引《德生堂方》

按语：黄连苦寒而清热燥湿，厚朴辛温而行气化湿，合用能辛开苦降，有利于脾胃升降之生机。大凡胃不降浊则上逆为吐，脾失升清则下陷为泻。治法不在止吐止泻，唯求湿热一清，脾胃得和，则诸症自愈。本药对方正是为此证而设。王孟英《霍乱论》之连朴饮就是以此为内核方而成的。《证治准绳》有一厚朴散，为治妊娠下利黄水不绝方，即是本药对方加肉豆蔻。《魏氏家藏方》酒煮黄连丸，亦是此三味用酒醋打面糊为丸。用治泻痢。

附方：草豆蔻、黄连药对方

方书：黄连＋草豆蔻＝草豆蔻汤《圣济总录》卷三十九

主治：霍乱心烦渴，吐利不下食。《圣济总录》卷三十九

用法：草豆蔻（去皮）一分、黄连（去须）一两，上为粗末。每服三钱匕，水一盏，加乌豆五十粒，生姜三片，煎至七分，去滓温服。《圣济总录》卷三十九

0129 黄连、秦皮药对方

方书：黄连＋秦皮＝香腊膏《圣济总录》卷一○四

功效：清热燥湿，泻火解毒。

主治：湿热上熏证候。

暴赤眼，风热痒痛。《圣济总录》卷一〇四

用法：黄连（宣州者，去须）、秦皮各一两，上为粗末，用腊月腊日五更井华水一碗，浸前药三七日，绵滤银器内，用文武火煎尽水如膏，加生龙脑少许和匀，瓷合。每用倒流水化少药，候匀点之。《圣济总录》卷一〇四

按语：湿热上熏于目而致暴赤眼、痒痛者，本药对方能取效。白头翁汤中含本药对方，取其清热燥湿于肠道之功。

附方：大黄、秦皮药对方

方书：大黄＋秦皮＝未名方《仁斋直指方》

主治：治脾间积热兼宿食不消，则生偷针。《仁斋直指方》

用法：秦皮三钱研末，和砂糖水，调大黄末一钱，服至大便通利即可消。《仁斋直指方》

0130 苍术、地榆药对方

方书：苍术＋地榆＝苍术地榆汤《保命集》《活法机要》；（洁古）苍术地榆汤《医方集解》

功效：健脾燥湿，凉血止血。

主治：下焦湿热证候。

脾湿下血。《保命集》

久病肠风，痛痒不止。《活法机要》

脾经受湿，痢疾下血。《医方集解》

用法：苍术二两，地榆一两，分作二服，水二盏，煎一盏，食前温服。《保命集》

地榆五钱，苍术一两，水二钟，煎一钟，空心服，日一服。《活法机要》

苍术（泔浸炒）三两，地榆（炒黑）一两，每一两煎。《医方集解》

按语：苍术芳香而燥，化脾胃湿浊；地榆性寒而降，凉下焦血热。合用专治泻痢便血。费伯雄在《医方论》中说："一燥湿，一凉血，亦治下利之正法。然止此二味尚未足以扶土和荣也。"《医学入门》苍榆汤即是本药对方加味而成，用治泻痢脱肛。

0131 萆薢、贯众药对方

方书：贯众＋萆薢＝如圣散《孙尚药传家秘宝方》；胜金丸《杨氏家藏方》卷十三；胜金散《普济方》

功效：利湿浊，解热毒。

主治：下焦湿热证候。

肠风痔漏。《孙尚药传家秘宝方》

诸般痔疾。《杨氏家藏方》卷十三

用法：用萆薢、贯众（去土）等份，为末。每服三钱，温酒空心服之。《孙尚药传家秘宝方》

贯众、萆薢各等份，上为细末，醋煮面糊为丸，如梧桐子大。每服四十丸，空心、食前熟水送下。或入麝香少许作散子，每服二钱，煎阿胶汤调下，或酒调亦得。出秽脓血，生肌为效。《杨氏家藏方》卷十三

按语：《本经》谓贯众"主腹中邪热气诸毒"，谓萆薢能治"恶疮不瘳"，而痔疾为热毒入肠络所致，其治类同恶疮诸毒。故二味合用取效。

0132 贯众、黄连药对方

方书：贯众 + 黄连 = 贯众汤《圣济总录》卷八十、卷六十八；管仲散《普济方》卷一八八

功效：利湿浊，解热毒。

主治：下焦湿热证候。

水气肿满，气息喘息，小便不利；并男子、女人虚积，及遍身黄肿，服白丸子第二日觉口气者。《圣济总录》卷八十

暴吐血、嗽血。《圣济总录》卷六十八

血痢不止，或如鸡鸭肝片，或如小豆汁者。《魏氏家藏方》

用法：贯众、黄连（去须）各半两，上为粗末。每用一钱匕，水一盏，煎三两沸，加龙脑少许，温温漱之。白粥养百日。《圣济总录》卷八十

贯众一两，黄连（去须）年老者半两，年少者三分。上为细散。每服二钱匕，浓煎糯米饮调下，立止。《圣济总录》卷六十八

按语：《本经》谓黄连专治"肠澼腹痛下痢"，复加贯众"主腹中邪热气诸毒"，故清解肠道热毒尤胜。

附方：贯众、黄柏药对方

方书：贯众 + 黄柏 = 贯众散《圣济总录》卷二十六

主治：余毒有热，下血不止。《圣济总录》卷二十六

用法：贯众（逐叶摘下令净）、黄柏（去粗皮，蜜炙）各等份，上为散。每服一钱至二钱匕，煎黑豆汁，放温调下。《圣济总录》卷二十六

0133 黄连、苦参药对方

方书：苦参 + 黄连 = 酒蒸黄连丸《普济方》卷二九六引《德生堂方》

功效：清肠燥湿。

主治：下焦湿热证候。

诸痔疮及便血不止。《普济方》卷二九六引《德生堂方》

　　用法：黄连一斤（酒浸蒸）、苦参二两，上为末。黄连余酒面糊为丸，如梧桐子大。每服五六十丸，米饮送下，不拘时候。《普济方》卷二九六引《德生堂方》

　　按语：黄连、苦参皆能清热燥湿，功效相近。但黄连气味清而归火脏，以祛心火为胜；苦参气味浊而归火腑，以祛小肠火为多。二味相须为用，其效益彰。

0134 黄柏、苦参药对方

　　方书：苦参 + 黄柏 = 参柏丸《赤水玄珠》卷九

　　功效：清肠燥湿。

　　主治：下焦湿热证候。

　　肠风下血。《赤水玄珠》卷九

　　用法：苦参、黄柏各等份，上为末，酒糊为丸。每服百丸，空心酒吞下。《赤水玄珠》卷九

　　按语：本药对方类同黄连、苦参药对方（0133），以黄连、黄柏在治肠火方面可以通用故也。

0135 蚕沙、黄柏药对方

　　方书：蚕沙 + 黄柏 = 蚕沙黄柏汤《医学实在易》卷七

　　功效：清热燥湿。

　　主治：下焦湿热证候。

　　遗精白浊，有湿热者。《种福堂方》卷二

　　用法：生蚕沙（研末）一两、生黄柏（末）一钱，每服三钱，空心开水调下。六七服即愈。《种福堂方》卷二

　　按语：蚕沙既善祛肌表湿痹，又善化肠胃湿浊。配以黄柏清热解毒，故能用于下焦湿热证候。又，蚕沙纯是桑叶所化，其性清凉，有疏肝宣络之妙，古人单用之，以治妇人经闭血崩。而黄柏有清泻相火之专长，古人每用于男子阳强精遗。故二味合用有治遗精白浊之效。但究其病性，尤其适用湿热内扰精室，致有精浊之遗。

（二）祛水湿药对方

1. 疏散表湿药对方

疏散表湿药对方适用于阴湿表证：以恶寒为主，伴有头痛、流清涕、骨节酸痛、苔白或滑腻、脉浮紧及上呼吸道卡他性炎症。

0136 桂枝、麻黄药对方

　　方书：麻黄 + 桂枝 = 桂枝汤《摄生众妙方》卷四；麻黄 + 桂心 = 麻黄散《普济方》卷一八五

功效：疏散表湿，通痹。

主治：阴湿表证。

伤寒感冒。《摄生众妙方》卷四

风痹冷痛。《太平圣惠方》卷十九

用法：桂枝、麻黄（去节）各等份，水一钟半，加生姜三片、葱一根，煎至八分，温服。取汗。《摄生众妙方》卷四

麻黄（去根）五两，桂心二两，为末，酒二升，慢火熬如饧。每服一匙，热酒调下，至汗出为度。避风。《太平圣惠方》卷十九

按语：此麻黄汤之内核方也。麻、桂二味攻表散湿，燥湿逐痹。故治表湿感冒、风痹冷痛。

附方：①麻黄、甘草药对方

方书：麻黄＋甘草＝甘草麻黄汤《金匮要略》；麻黄甘草汤《济生方》《景岳全书》；甘草汤《圣济总录》

主治：里水者，一身面目黄肿，其脉沉，小便不利，故令病水。《金匮要略》

水肿，从腰以上俱肿，以此发汗。有人患气促，积久不瘥，遂成水肿，服之有效。但此药发表，老人不可轻用，更宜详审。《济生方》

冬月痘毒炽盛，表实者宜用之。《景岳全书》

气急积久不瘥，遂成水病攻面目身，从腰以上肿，皆此汤愈。《孙真人千金方》

乳石发动，烦热胀满，身体生疮。《圣济总录》卷一八三

用法：麻黄四两，甘草二两，以水五升，先煮麻黄，去上沫，纳甘草，煮取三升，温服一升，重复汗出，不汗，再服。慎风寒。《金匮要略》

麻黄一二钱，生甘草减半，水煎服。《景岳全书》

甘草（炙，锉）、麻黄（去根节）各一两，以水二盏，酒半盏，煎取一盏半。先以火遍炙背令热，欲汗出，即热服之，以衣覆卧，须臾大汗出即愈。《圣济总录》卷一八三

按语：仲景以本药对方为麻黄汤、麻杏甘石汤、越婢汤等方之基本药对方。李东垣加羌活、防风，名升阳汤（《兰室秘藏》），称"治阳跷痫疾，足太阳经寒，恐则气下行，宜升阳气"。本药对方加杏仁，为三拗汤（《太平惠民和剂局方》）；加银杏，为压掌散（《摄生众妙方》）。皆为治哮喘痰嗽方。而《景岳全书》之新方八阵中"秘传走马通圣散"以本药对方加雄黄。用治伤寒阴邪初感证。《串雅内编》发汗散是以本药对方加绿豆粉，三味等份为细末，每服一钱，冲服。用治感冒风寒，发热恶寒，头痛无汗证候。

《太平圣惠方》通表散是以本药对方合赤芍药、甘草药对方（0732附方）而成的。用治妊娠五六七月，卒患伤寒烦热，四肢疼痛，不得安卧症。

②桂枝、甘草药对方

方书：桂枝＋甘草＝桂枝甘草汤《伤寒论》；甘草汤《圣济总录》卷一五九

主治：发汗过多，其人叉手自冒心，心下悸，欲得按者。《伤寒论》

妊娠颠仆内损，致子死腹中。《圣济总录》卷一五九

用法：桂枝四两（去皮）、甘草二两（炙），以水三升，煮取一升，去滓，顿服。《伤寒论》

甘草（炙，锉）、桂（去粗皮）各一两，上为粗末。每服三钱匕，水一盏，煎至七分，去滓，温服，连三五服，未下再服。《圣济总录》卷一五九

按语：桂枝燥湿通痹而祛阴，肉桂温柔益火而补阳。两者因药用部位不同而有一泻一补之区别。旧说桂枝甘草汤辛甘化阳以救阳虚，为的是发汗过多亡阳之故。非也！桂枝甘草汤为麻黄汤之半，若有发汗之责，也不能尽怪麻黄，因仲景有"反与桂枝，欲攻其表"之言，故于理不通。此证非亡阳，当是心阳被湿所困之痹证也。故以桂枝燥湿通痹，甘草补益心气。若是心阳不足，则当肉桂合甘草也。医理之微，不当不察之。可参第八章（医案）099桂枝合甘草案。

0137 苍术、麻黄药对方

方书：麻黄＋苍术＝顺解散《普济方》卷一五一引《杨氏家藏方》

功效：疏散表湿，通痹。

主治：阴湿表证。

伤寒温疫，身体壮热，头疼项强，四肢烦疼，恶风无汗。《普济方》卷一五一引《杨氏家藏方》

用法：苍术、麻黄（去节）各等份，上咬咀。每服二钱，以水一盏，加葱白、生姜煎，温服。《普济方》卷一五一引《杨氏家藏方》

按语：麻黄中空、苍术芳香，合用之后，药向宣散达表，药性温燥祛湿。可谓治疗阴湿表证之代表方。

附方：苍术、甘草药对方

方书：苍术＋甘草＝中书汤《卫生家宝汤方》

主治：治气不升降，中寒呕逆痰哕恶心，不思饮食。《卫生家宝汤方》

用法：甘草二两，生作片子，与盐同一处炒过；苍术十五两半，泔水浸三日，净洗去尘皮，锉成小块。焙干后，用麸炒令深黄色，拣秤用半斤，盐二两炒。上为末，用油二两炼焦熟，杵和药末。每服一钱，沸汤点服。《卫生家宝汤方》

0138 苍术、防风药对方

方书：苍术＋防风＝苍术防风汤《丹溪心法》；苍术汤《保命集》；苍防汤《医学入门》；苍防二妙汤《症因脉治》

功效：疏散表湿，升清。

升散（法）。《丹溪心法》

主治：阴湿表证，或兼肠湿。

痢兼风邪。《丹溪心法》

泻痢脉弦，头微痛者。《保命集》

风湿攻走，痹痛。《症因脉治》

用法： 苍术二两、防风一两，姜七片煎。《丹溪心法》

苍术四钱，防风二钱。加生姜七片，水煎服。《医学入门》

苍术、防风各二两（锉）。每服一两，水一盏半，煎至一盏，温服。《保命集》

按语： 王好古用术如神，发汗用苍术合防风，止汗用白术合防风，深得药对之妙。从以下附方可以得知。

附方： 白术、防风药对方

方书： 白术＋防风＝白术汤《此事难知》

功效： 上解三阳，下安太阴。《此事难知》

主治： 伤风寒。《此事难知》

用法： 白术二两（如汗之改苍术）、防风二两（去芦），上㕮咀，水煎服。《此事难知》

0139 防风、羌活药对方

方书： 羌活＋防风＝防风汤《永类钤方》卷十八；羌活酒《太平圣惠方》、《普济方》卷三三九

功效： 疏散表湿，解痉。

主治： 阴湿表证，或兼痉挛。

妊娠中风痉，口噤，四肢强直，反张。《太平圣惠方》

妊娠中风，口噤，四肢强直，反张。《永类钤方》

用法： 羌活一两半、防风一两（去芦头），二味为粗末。以好酒五升，渍一宿，每服用黑豆一合炒令烟出，投入药，酒一大盏，候沸住，去滓，拗开口，分二度灌之。《太平圣惠方》卷七十四

防风五钱、羌活一钱半，上为细末，以黑豆一合炒焦，大烟出，投无灰酒，候沸定。以酒调药灌下，稍苏再灌。《永类钤方》卷十八（本方原名防己汤，但无防己，有防风，故改防风汤。）

按语： 羌活、防风，古人谓之"风门要药"，并称羌活所主者，局部之风；防风所主者，周身之风。然羌活、防风二味药性皆为辛燥，只是羌活性烈、防风性缓，药向皆能升散达表罢了，非有风邪可祛，但能破湿宣痹、通络舒筋以止痉之故。《兰室秘藏》太阳经嚏药：防风二分、羌活二分，红豆二个，上为细末，鼻内搐之。《玉机微义》称此药对方治太阳头痛。

0140 白芷、生姜药对方

方书： 生姜＋白芷＝未名方《袖珍方》

功效：疏散表湿，消肿。

主治：阴湿表证，或兼阴证疮肿。

疔疮初起。《袖珍方》

用法：白芷一钱，生姜一两，擂酒一盏，温服取汗，即散。此陈指挥方也。《袖珍方》

按语：生姜疏散表湿以通卫阳、白芷芳香化湿以通鼻窍，故合用于卫遏鼻塞之阴湿表证最宜。又，生姜疏散表湿以发汗、白芷消肿排脓以止痛，二者合用，只能治疗疔疮初起"湿胜则肿"之阴证。若兼"热胜则烂"，当配合清热解毒药对方了。

附方：白芷、甘草药对方

方书：白芷 + 甘草 = 神白散《养老奉亲书》；圣僧散《卫生家宝汤方》

主治：治时行一切伤寒，不问阴阳，不拘轻重，应老幼及孕妇皆可服。《卫生家宝汤方》

风气。《养老奉亲书》

用法：香白芷一斤（生锉）、甘草半斤（生锉）。上二味焙干，碾为粗末，每服二钱，水一盏，枣子一枚，生姜三片，葱白三寸，同煎至五六分，热服。用衣被盖覆，如人行五六里，更进一服，汗出即愈。《卫生家宝汤方》

白芷二两、甘草一两，上锉，如骰子大，用慢火一处炒令深紫色，勿令焦黑，放地上出火毒，杵为末。每服一钱半，水八分或一盏，加生姜二片，大枣二个，同煎至六分，通口服。如伤寒时疾，去姜枣，加葱白三寸，豉五十粒，依前服，如人行五七里已来更服，汗出为妙。《养老奉亲书》

0141 橘皮、紫苏药对方

方书：紫苏 + 橘皮 = 未名方《肘后方》

功效：疏散表湿，降气。

主治：阴湿表证，或兼气滞。

感寒上气。《肘后方》

用法：紫苏叶三两，橘皮四两，酒四升，煮一升半，分再服。《肘后方》

按语：紫苏辛散表湿、疏气解郁，合以橘皮行气降逆，故外能治阴湿表证，内能治胃湿郁滞。

本药对方合甘草、香附药对方（0214 附方），即为《太平惠民和剂局方》香苏散。

0142 白芷、荆芥药对方

方书：白芷 + 荆芥 = 白芷散《朱氏集验方》卷二

功效：疏散表湿，通鼻止涕。

主治：阴湿表证，鼻塞多涕。

伤寒鼻塞，出清涕不已。《百一选方》卷七

用法：香白芷一两，荆芥穗一钱，为末，醋茶点服二钱。《百一选方》卷七

按语：荆芥疏散利咽喉、白芷芳香通鼻窍，二者合用，治疗表湿流涕甚为适宜。

0143 葱白、豆豉药对方

方书：葱白 + 豆豉 = 葱豉汤《肘后方》

功效：疏表通阳。

主治：湿遏气闭表证。

伤寒，若初觉头痛，内热，脉洪，起一二日。《肘后方》

疫气伤寒，三日以后不解者。《集验方》

治妊娠热病方。《备急千金要方》

用法：用葱白一虎口，豆豉一升，绵裹，水三升，煮一升，顿服。《肘后方》

葱白五两、豆豉二升。上二味，以水六升，煮取二升，分二服，取汁。《备急千金要方》卷二

按语：本药对方为通阳发汗的平和方。葱白升浮通阳，豆豉宣透发汗，一升一透，对于外感初起，甚为相宜。尤为温病学家所推崇。清·周岩在《本草思辨录》中说："不知葛稚川立方之意，以初起一二日，头痛恐寒犯太阳，脉洪又恐热发阳明，投以葱豉，则邪解而阴阳两无所妨，正因难辨而出此妙方，宜后世多奉以为法。"《太平圣惠方》以本药对方入粳米煮粥，不计时食之。主治骨蒸烦热咳嗽，四肢疼痛，时发寒热。这是虚人外感之食疗法，临证不妨一用。《外台秘要》卷三十三引《删繁方》以本药对方合阿胶、葱白药对方（0296 附方），用治妇人妊娠胎动不安。后世以本药对方加味是不胜枚举的。

附方：①豆豉、紫苏药对方

方书：紫苏 + 豆豉 = 香苏汤《备急千金要方》卷十五、《孙真人千金方》

主治：下利后烦气暴上。《备急千金要方》卷十五

下后烦气暴上。《孙真人千金方》

用法：香豉五两、生苏一把（冬用苏子三两），上以水五升，煮取二升，顿服之。《备急千金要方》卷十五

香豉五两、生苏一把（冬用子三两），上二味以水五升，煮取二升，顿服。《孙真人千金方》

②豆豉、麻黄药对方

方书：麻黄 + 豆豉 = 未名方《太平圣惠方》

主治：时气头痛，壮热。《太平圣惠方》

用法：缺。

0144 白芷、葱白药对方

方书： 葱白 + 白芷 = 白芷丸《奇效良方》卷五十七

功效： 疏散表湿，通鼻止涕。

主治： 阴湿表证，鼻塞多涕。

小儿风寒流涕。《太平圣惠方》、《本草纲目》卷十四

用法： 白芷末、葱白，捣丸小豆大，每茶下二十九。仍以白芷末，姜汁调，涂太阳穴，乃食热葱粥取汗。《太平圣惠方》

按语： 葱白通阳、白芷通窍，二味合用对表湿所致的鼻流清涕尤效。

附方： 白芷、紫背浮萍药对方

方书： 紫背浮萍 + 白芷 = 二圣散《幼幼新书》卷十五引《凤髓经》

主治： 疹痘欲出不出。《幼幼新书》卷十五引《凤髓经》

用法： 浮萍、香白芷各等份，上为末。每服半钱或一钱，麝香酒下。《幼幼新书》卷十五引《凤髓经》

0145 葱白、生姜药对方

方书： 葱白 + 生姜 = 葱白汤《伤寒总病论》卷三；连须葱白汤《伤寒活人书》《景岳全书》

功效： 疏散表湿，通阳。

主治： 阴湿表证，阳气闭塞。

治妊娠伤寒方。《备急千金要方》卷二

伤寒发汗后，或未发汗，头痛如破。《伤寒总病论》卷三

伤寒头痛如破者。《伤寒活人书》卷十八

妊娠伤寒，憎寒发热。《妇人大全良方》

流痰疼痛，不红不肿，皮肉冰冷。《梅氏验方新编》卷七

伤寒初起，必有食积，先按患人胸腹略觉胀闷作痛，即是病，时饮食停滞，变成结胸杀人，及诸结胸痞满等证。凡男、妇、老、幼食积气滞，痰凝冷痛，悉效。《简明医彀》卷二

用法： 葱白十茎、生姜二两（切）。上二味，以水三升，煮取一升半，顿服取汁。《备急千金要方》卷二

连须葱白（寸切）半斤，生姜二两，上以水二升，煮一升，去滓，温作二三服。《伤寒总病论》卷三

连须葱白半斤，生姜二两，水煮温服。《景岳全书》

生姜一斤（取自然汁）四两、葱汁四两，共煎成膏，入牛胶少许，麝香一分，摊布上，贴。《梅氏验方新编》卷七

生姜、葱（连须叶）各八分（另切，捣细，麻布绞汁并置一处），二滓纳入

铅粉二两，漆匠用者，研匀，起油锅炒极热，布包着实，顺气揉熨胀处，先隔布，次贴肉重熨，如冷，拌入姜葱汁调匀，少许炒，又熨多次，全畅为度。《简明医毂》卷二

按语：葱白、生姜同为厨房中调味之香料要品，又是药房内辛温解表之常用要药。但葱白兼能通阳通窍，生姜兼能止呕止咳，这却为同中之异。两者合用能发散表湿。古人用治阴湿蒙蔽清窍所致的头痛如破者，实为"轻能去实"之楷模。

2. 燥血破湿药对方

燥血破湿药对方适用于湿滞困气、水凝困火证候。水湿凝滞于中焦，则见口吐清水，心腹冷痛，水声辘辘；水湿弥漫于上焦，则首蒙如裹，眩晕胸闷，泛痰清稀；水湿直驱于下焦，则洞泄下利，尿崩癃淋，带下白浊。

0146 附子、生干姜药对方

方书：附子＋干姜＝干姜附子汤《伤寒论》；姜附汤《太平惠民和剂局方》《赤水玄珠》；附子散《圣济总录》卷一八二；姜附丸《外台》卷七；乌金散《普济方》；干姜丸《外台》卷二引《深师方》；白通汤《易简方》；附子粥《太平圣惠方》卷九十六

附子＋生姜＝姜附汤《岭南卫生方》；附子散《普济本事方》；姜附汤《备急千金要方》；附子汤《太平圣惠方》卷二十五；降气汤《寿亲养老》；顺胃散《魏氏家藏》；姜附丹《扁鹊心书》；定胃散《博济方》；温胃散《仁斋直指方》；生姜生附汤《三因方》卷二；翻胃散《医方类聚》卷一〇四引《经验方》；冷附汤《医方类聚》卷一二二引《究原方》

附子＋生姜汁＝济生回阳散《普济本事方》

功效：燥血破湿，除湿展气，破水救火（祛阴回阳）。

壮脾胃，去痰实，降虚热心气。《朱氏集验方》

正气，消痰，散风。《三因方》

主治：湿滞困气证候，或水凝困火证候：如冷瘴寒热、阴毒伤寒、脘冷反胃等。

下之后，复发汗，昼日烦躁不得眠，夜而安静，不呕不渴，无表证，脉沉微，身无大热者，干姜附子汤主之。《伤寒论》

暴中风冷，久积痰水，心腹冷痛，霍乱转筋。《太平惠民和剂局方》卷二

中寒口噤，四肢强直，失音不语，忽然晕倒，口吐涎沫，状如暗风，手足厥冷，或复烦躁；兼阴证伤寒，大便利而发热；及中脘虚寒，久积痰水，心腹冷痛，霍乱转筋，四肢厥逆。《赤水玄珠》卷二

中寒，卒然晕倒，或吐逆涎沫，状如暗风，手脚挛搐，口噤，四肢厥冷或复躁热。《三因方》

中寒厥逆，眩晕无汗，或自汗淋漓，及外热烦躁，阴盛格阳。《医方集解》

小儿冻足烂疮。《圣济总录》卷一八二

伤寒发热，大便自利。《易简方》

恶露败血，刺心腹，儿枕痛，坐卧不得动。《普济方》卷三四九

冷痢，饮食不下。《太平圣惠方》卷九十六

寒痰翻胃。《医方考》

心肺伤动，冷痛。《外台》卷七

卒心痛。《肘后方》卷一

痰冷癖气，胸满短气，呕沫头痛，饮食不消化；亦主卒风。《备急千金要方》卷十八

伤寒哕不止。《肘后方》卷二（《外台》卷二）

中风，头身无不痛，颠倒烦满欲死，及但腹中切痛者。《肘后方》卷三

卒中风，涎潮昏塞不知人；并主痰冷癖气，呕沫头痛，饮食不消。《三因方》卷二

冷瘴寒热。《岭南卫生方》

阴毒伤寒。《续传信方》

翻胃。《普济本事方》

翻胃吐逆。《博济方》

久冷反胃。《仁斋直指方》《经验方》

肾厥头痛。《指南方》

冷胸满短气，呕沫，头痛，饮食不消化者。《外台秘要》

主痰澼气方。痰饮吐水。《千金翼方》

风毒攻手足疼痛，或攻皮肤浮肿。《太平圣惠方》

老人虚气上壅。《易简》《寿亲养老》卷四

翻胃呕吐。《魏氏家藏方》卷五

伤寒阴证，痈疽发背，心胸作痛，心腹痞闷，喉痹，颐项肿，汤水不下；及虚劳发热，咳嗽吐血，男妇骨蒸劳热，小儿急慢惊风，痘疹缩陷，黑疱水疱，斑；脾劳面黄肌瘦，肾劳面白骨弱；两目昏翳，内障，脾疟，久痢，水泻，米谷不化；又能解利两感伤寒，天行瘟疫，山岚瘴气，及不时感冒。《扁鹊心书·神方》

用法：干姜一两、附子一枚（生用去皮，破八片），以水三升，煮取一升，去滓，顿服。《伤寒论》

干姜五钱、熟附子三钱，水二钟，煎八分，作二次服。或虑此方太燥，即以附子理中汤相继服。《赤水玄珠》卷二

附子（生，锉）二枚、干姜（炮）二两，上为散。入绵中装袜。如有疮脓，即调腊月猪脂涂之。《圣济总录》卷一八二

附子一分（炮裂，去皮脐）、干姜一两（炮裂，锉），上为细末。每日空腹煮粥，纳药一钱食之。以愈为度。《太平圣惠方》卷九十六

附子一枚（干姜煎汤润七次）为末。每服三钱。《医方考》卷三

附子二两（炮）、干姜一两，上为末，捣为蜜丸，如梧桐子大。每服四丸，一日三次。《肘后方》卷一（《外台》忌猪肉、冷水）

干姜六分、附子四分，上为末，苦酒为丸，如梧桐子大。每服三丸，一日三次。《肘后方》卷二（《外台》卷二忌猪肉）

川姜七钱半（烧黑，存性）、黑附子半枚（炮，去皮脐），为细末。挑三钱，童便浸酒调下。痛止血净方住服。《普济方》卷三四九

干姜二两、附子（生用）二两，上㕮咀。每服四钱，水二盏，煎六分，去滓温服。《易简方》

附子一分（炮裂，去皮脐）、干姜一两（炮裂，锉），上为细末。每日空腹煮粥，纳药一钱食之。以愈为度。《太平圣惠方》卷九十六

生姜八两、附子四两（生用，四破），上二味㕮咀，以水八升，煮取二升，分四服，亦主卒风。《备急千金要方》卷十八

生姜八两，生附子（去皮）四两。水煎，分四次服，日二次。《千金翼方》

附子六分、生姜三两（切），上切。以水二升，煮取一升，分温再服。《肘后方》卷三

用大附子一个（生姜一斤），锉细同煮，研如面糊。每米饮化服一钱。《经验方》

用半两重附子一个，生破作四片，生姜一大块作三片，糯米一撮，以水一升，煎六合，温服。《续传信方》

附子一枚（切作四块），生姜半斤。水一碗，同煮，焙干研为散，每服一钱，冷米汤调下。《博济方》

用大附子一个（炮熟去皮），生姜半两，水一升半煎，分三服。《指南方》

大附子一枚，四破。每以一片，水一盏，生姜十片，煎七分，温服。《岭南卫生方》

附子一枚（去皮脐，生切作四块），生姜半斤。以水一碗，二味同煮干，取附子焙干，研为散，每服一钱，冷米汤下。《仁斋直指方》

附子半两（生，去皮脐）、生姜五两，上锉细。以水二斗，煮三二十沸，去滓，稍热避风，淋蘸。余滓更煎用。《太平圣惠方》卷二十五（《普济方》本方用法：腹中痛，水煮服亦可。）

生附子、生姜，上药同煎，临熟以热汁浓磨沉香，水再煎一沸服之。《易简》《寿亲养老》卷四

大附子一枚、生姜半斤（肥嫩者，以新布揩去土，切片，烂研，取自然汁半盏，并不得犯生水），上以半斤硬炭熟火，用新瓦一片将火四周簸定为井子，将附子蘸姜汁置井子中，才干又蘸，以姜汁尽为度，附子去皮脐，切片，为末。每服半钱许，按手心内，遂旋以舌舔尽药末，空心服。不得犯水。《魏氏家藏方》卷五

生姜（切片）五两、川附子（炮，切片，童便浸，再加生姜汁炒干）五两，上为末。每服四钱，水一盏，煎七分，和滓服。《扁鹊心书·神方》

大附子三枚（炮裂去皮脐）为末。每服三钱，姜汁半盏，冷酒半盏，调服。良久，脐下如火暖为度。《普济本事方》

大附子一枚，生姜汁半碗。置附子于砖上，四面火逼热，淬入姜汁，再逼再淬，姜汁尽焙干研末，每服二钱，加粟米少许，水煎服。《普济本事方》

附子一只（重九钱者，炮，去皮）、生姜，上切片，分两服。每服以水二盏，加生姜十大片，煎取一盏，隔夜煎下，用绵蒙盏露一宿，至五更初取冷服。《医方类聚》卷一二二

按语： 附子、生干姜药对方为燥血破湿药对方之代表方。适用于阴盛则湿证候，非适用阳虚则寒证候。附子、生干姜皆辛热燥烈之品。历来称二味为散寒之药。唯喻嘉言谓附子为燥湿回阳之品。喻嘉言曰：人身阳盛则轻矫，湿盛则重着，乃至身重如山，百脉痛楚，不能转侧。而此不用附子回阳胜湿，更欲何待。在表之湿，其有可汗者，用附子合桂枝汤以祛之外出；在里之湿，其有可下者，用附子合细辛、大黄以祛之下出；在中之湿，则用附子合白术以温中而燥脾。可知附子能直祛周身内外之阴湿，凡阴盛则湿者，非它莫属。但血水同源，故附子有燥血之弊，若热盛或血虚水亏者用之，能使人焦头烂额。生干姜辛热燥烈之性较附子为次，传统则有"生姜主表，干姜主里"的说法。即生姜善于解散肌表之阴湿，干姜善于破解肠胃之阴湿。但生、干不必拘泥太死，其实皆为燥湿祛阴以救阳气之药。附子、生姜合用能攻表散湿辟浊，用治冷瘴寒热、阴毒伤寒。然水湿盛则易致火气衰，若见火虚之象，必当佐以壮火衰之品，加用鹿茸、肉桂之类。如附子、鹿茸药对方（0431），附子、肉桂药对方（0689）等，皆为补火祛湿之正方。

《景岳全书》在古方选载中有生姜附子汤（附子一枚，如法制，分四服。上每服水一钟，生姜十片，煎六分，微温服），治岭南瘴疠，内虚发热，或寒热往来，呕痰吐逆，头疼身痛，或汗多烦躁引饮，或自利小便赤，兼主卒中风；有干姜附子汤（大附子一枚，制，分四服。上每服加炮干姜二钱同煎，温服；热甚者，冷服），治瘴毒阴证发热，或烦躁，手足冷，鼻尖冷，身体重痛，舌上胎生，引饮烦渴，或自利呕吐，汗出恶风。

附子、干姜合用能破湿救火，用治湿胜则阳微证候。若合附子、肉桂药对方（0689），便是《万病回春》之三仙散。亦治阴证腹痛，手足厥冷。若合甘草、生干姜药对方（0540 附方），便是《伤寒论》四逆汤；若再合附子、人参药对方（0539）与当归、地黄药对方（0016），便为六味回阳饮。《成方切用》称"治命门火衰，阴中无阳、阴阳将脱等证"。

0147 草果、附子药对方

方书： 附子＋草果＝果附汤《济生方》《袖珍方》；附子汤《古今医统》

功效： 燥血破湿展气。

主治：湿滞困气证候。如脾湿瘴疟。

脾寒疟疾不愈，振寒少热，面青不食，或大便溏泄，小便反多。《济生方》

脾寒疟疾不愈，振寒少热，面青不食，或大便溏泄，小便反多。《医学入门》

气虚疟疾，寒多热少，或单寒者。《袖珍》卷一引《济生》

瘴疟脾寒，四肢厥，大小便清。《古今医统》卷七十六

用法：草果仁、附子（炮去皮脐），等份为末，每服半两，水二盏，生姜七片，枣一枚，煎至七分，去滓，温服，不拘时候。《济生方》

草果仁、附子（炮，去皮脐）各等份，上㕮咀。每服半两，水一盏，加生姜七片，大枣一个，煎服，不拘时候。《袖珍》卷一引《济生》

按语：瘴疟者，因感山岚瘴气而发之疟疾也，病多危重。有湿、热二毒所致的证候，属湿毒者，本药对方宜之。盖取附子燥烈破湿、展气救逆，草果芳香燥湿、辟秽开窍也。

本药对方合甘草、橘皮药对方（0379），就是《杨氏家藏方》冷香饮子，治暑月口渴，呕吐下利，腹痛，烦躁，脉沉微或伏。

0148 附子、硫黄药对方

方书：附子 + 硫黄 = 附子丸《太平圣惠方》；太阳丸《圣济总录》；二圣散《孙尚药方》

功效：燥湿以展气，破水以回火。

主治：下焦湿滞水凝证候。

下元沉寒痼冷。《太平圣惠方》

伤寒阴毒，四肢厥逆，脉息微细。《圣济总录》

虫病，恶心则呕吐数条，每用杀虫药，则吐虫愈多，此脏寒而虫不安，失居上膈。《观聚方要补》卷三引《孙尚药方》

用法：附子半斤（生用）、硫黄二两（细研，水飞过），以新汲水浸附子七复时，每一复时换水一遍，并不令见日气。日数足，阴干，去皮脐，为末，加硫黄搅令匀。以羊肾三对（去筋膜，研），以酒三升煮令稠，和药末，看硬软得所，为丸如梧桐子大。每服二十丸，空心以盐汤送下。《太平圣惠方》卷九十八

硫黄（研）、附子（炮裂，去脐皮）各一两，上为末，酒煮面糊为丸，如梧桐子大。每服十丸至十五丸，煎艾、盐汤送下，不拘时候。《圣济总录》卷二十七

硫黄、附子各一两，上为末，粳米糊为丸。每服三十丸，米饮送下。《观聚方要补》卷三引《孙尚药方》（本方方名，据剂型当作"二圣丸"）

按语：本药对方与以下附方的证候病机，皆属阴湿浊毒、肆虐冲逆，以致清阳之气不得布达四肢、升达清窍。故以硫黄、乌附合用，取其燥烈之性重镇其逆。以毒制毒，庶望生机。然乌附母子本为毒品，复加硫黄更是甚毒，临床尤当慎重。此处载用，是为说明乌附、硫黄之辈非补火助阳之品，乃破湿救火之药。在阴湿淫威、阳气摧残之际，法当破湿以救火、破阴以回阳。其理如大黄泻火以

救水，然大黄非滋阴之品故也。

附方： 硫黄、乌头药对方

方书： 乌头＋硫黄＝乌头丸《圣济总录》

主治： 厥逆头痛，齿痛。《圣济总录》卷五十一

用法： 乌头（炮裂，去皮脐）、石硫黄（研）各一两，上为末，酒煮面糊为丸，如梧桐子大。每服二十丸，温酒送下。《圣济总录》卷五十一

0149 丁香、附子药对方

方书： 附子＋丁香＝丁附散《济生续方》《易简方》；济急散《圣济总录》卷六十三；掌中金《奇效良方》卷十六

功效： 燥血破湿，下气降逆。

主治： 中焦湿滞水凝证候。

翻胃吐逆，粥药不下者。《济生续方》

痰饮留滞，呕吐不止。《圣济总录》卷六十三

用法： 大附子一只坐于砖上，四面着火，渐渐逼热，淬入生姜自然汁中浸一霎时，再用火逼，再淬，约尽姜汁半碗为度。削去皮，焙干为末，入丁香末二钱和匀，每服二钱，水一盏，粟米少许，煎至七分，滤去粟米，带温服之，不拘时候，不过三服。《济生续方》

附子一枚（切下盖，取出肉，纳丁香在内），丁香四十九枚，上药二味，用生姜自然汁略浸，同入瓷瓶中，重汤煮之令干，捣为细末，过筛。每服一钱，含化咽津。《圣济总录》卷六十三

按语： 阴盛则湿滞水凝，附子辛烈刚燥而破痰饮、丁香芳香降逆而止呕吐，故合用于痰饮呕吐症甚验。

0150 丁香、干姜药对方

方书： 干姜＋丁香＝二神散《证治准绳》《外科启玄》；二仙散《景岳全书》卷六十三

功效： 燥胃湿，展胃气。

主治： 湿滞困气证候。

小儿伤冷、体寒腹痛及痘疮难发难壮。《证治准绳》

痘正发时遇大寒，变为阴证，腹痛，口气冷，呕吐，泄泻，灰白陷伏难发者。《外科启玄》

体寒肢冷，腹痛口气冷，阴盛阳衰，呕吐泄泻难发等证。《景岳全书》卷六十三

用法： 丁香九粒、干姜（煨）一钱，研为末，每服五分。量儿大小轻重用之，白汤调下。盖被片时，令脾胃暖，阴反阳回，则痘变顺。《证治准绳》

丁香九粒、干姜一钱（炒），上为末。每服五分，白汤下。少刻痘红活为止。《外科启玄》

按语：《医方考》云："气血原实，或以饮食凉剂，寒其中气，致痘不起，故只用丁香、干姜以温中，而不必参、芪等也。"故治病必求其本，明其本末，医者之首务。凡病之始为阴盛，当治其阴盛。因阴盛则阳微，阳微则阴更盛，如此反复，病渐恶化。干姜、丁香二味辛燥，善除肠胃阴湿，阴湿得化则阳气得通。故体寒腹痛自除，痘疮自发自壮。凡病之始为阳虚，当治其阳虚。因阳虚则阴盛，阴盛则阳更虚，如此反复，病变亦渐恶化。当用壮火衰之药对方，非本药对方所能胜任也。因丁香、干姜二味非治虚寒之药，而为燥湿之品。

0151 干姜、乌头药对方

方书： 干姜 + 乌头 = 退阴散《普济本事方》《博济方》；元阳丹《阴证略例》；乌姜散《仙拈集》；退阴汤《圣济总录》卷二十一

功效： 燥湿破水以救火。

主治： 水湿困火证候。如阴毒伤寒、中寒脐腹冷痛等。

阴毒伤寒，中寒脐腹冷痛。《普济本事方》

阴毒伤寒始得，头痛腰重，眼睛疼，身体倦怠而甚热，四肢厥逆冷，额上及手背冷汗不止，或多烦渴，精神恍惚，如有所失，六脉沉细而疾，尺部短小，寸口或大。并治气痛。《阴证略例》

阴毒伤寒，手足逆冷，脉息沉细，头疼腰重；兼治阴毒咳逆。《证类本草》卷十引《孙兆口诀》

阴毒伤寒，手足逆冷，脉息沉细，头疼腰重。《博济方》

用法： 用川乌头、干姜等份，切炒，放冷为散。每服一钱，水一盏，盐一撮，煎取半盏，温服，得汗解。《普济本事方》

乌头、干姜各等份（并生用），酒面糊为丸，如梧桐子大。每服十丸，食前生姜汤下。《阴证略例》

川乌头、干姜各等份，上为粗散，炒令转色，放冷，再捣为细散。每服一钱，水一盏，盐一撮，煎取半盏，温服。《证类本草》卷十引《孙兆口诀》

川乌头（炮）、干姜各半两，上为粗散，炒令转色，放冷，再捣为细散。每服一钱，水一盏，盐一捻，煎半盏，去滓，温服，连吃三服。若小小伤冷，每服一匙，入正元散，盐一捻；若阴毒伤寒咳逆，煎一服，细细热呷，立止。《博济方》

按语： 乌头乃附子之母，故本药对方类同附子、生干姜药对方（0146），但燥血破湿之力更胜。《寿亲养老新书》三圣丸即是本药对方重加威灵仙，治老人夏月腰膝冷痛。

0152 附子、乌头药对方

方书： 附子 + 乌头 = 二虎丸《证类本草》；附子膏《鸡峰普济方》；乌头丸《太平圣惠方》

功效：燥湿破水以救火，兼能解湿凝以止痛。

主治：水湿困火证候，或湿凝作痛证候。

元脏伤冷。《证类本草》

牙疼，腮亦肿痛。《鸡峰普济方》

牙痛。《太平圣惠方》

用法：用乌头、附子各四两，酽醋浸三宿，取出切作片子。掘一小坑，以炭火烧令通赤，用好醋三升，同药倾入热坑子内，盆合之。经一宿取出，去砂土，入青盐四两，同炒赤黄色，杵为末，醋打面糊为丸，如梧桐子大。每服十五丸，空心冷酒送下；盐汤亦得。妇人亦宜。《证类本草》卷十引《梅师方》

生附子（大者）一枚、生乌头一个，上为细末。以酽醋调成膏，只作一剂涂。《鸡峰普济方》卷二十一

川乌头一分（生用）、附子一分（生用），上为末，面糊为丸，如小豆大。以绵裹一丸，于牙痛处咬之。以愈为度。《太平圣惠方》卷三十四

按语：本药对方加麻黄，即是《千金翼方》的青丸。三味药物分量：乌头一两、附子三两、麻黄四两，捣筛为末，炼蜜为丸，如梧桐子大，每次五丸，用酒送下，一日三次。用治脚气疼痛，风寒湿痹。

附方：白蔹、附子药对方

方书：附子 + 白蔹 = 白蔹散《备急千金要方》卷八

主治：中风肿痹虚者。《肘后方》

风痹筋急肿痛，辗转易常处。《备急千金要方》卷八

肝痹。《永乐大典》引《风科集验》

用法：白蔹十分，熟附子一分，上为末。每服半刀圭，一日三次。《肘后方》

白蔹二分，熟附子一分，为末。每酒服半刀圭，日二服。以身中热行为候，十日便觉。忌猪肉、冷水。《备急千金要方》卷八

0153 苍术、乌头药对方

方书：乌头 + 苍术 = 乌头汤《圣济总录》

功效：燥湿破水以展胃气。

主治：水湿弥漫肠胃证候。

冷气心腹满胀，脐腹撮痛，吐逆泄泻。《圣济总录》

用法：乌头（生用）一两、苍术二两，上药水浸七日，刮去皮，焙干，为粗末。每服二钱匕，水一盏，加生姜三片，大枣二枚（擘），煎至七分，去滓热服。《圣济总录》卷六十七

附方：苍术、附子药对方

方书：附子 + 苍术 = 术附汤《症因脉治》卷三

主治：寒湿成疾。《症因脉治》卷三

用法：苍术、熟附子，水煎服。《症因脉治》卷三

按语：可参第八章（医案）045 附子合苍术案。

0154 桂枝、乌头药对方

方书：桂枝＋乌头＝乌头散《太平圣惠方》卷四十八；川乌头散《普济方》卷二四八

桂心＋乌头＝桂心丸《外台秘要》卷七；桂心汤《圣济总录》卷一五九

功效：燥血破湿，展气通阳。

主治：湿凝气困，不通则痛证候。

寒疝，腹中痛，手足逆冷，身体疼痛，针灸、诸药所不能住者。《太平圣惠方》卷四十八

卒心痛。《肘后方》卷一

产宫气寒，胎血凝涩，子死腹中。《圣济总录》卷一五九

用法：川乌头（大者）十枚（炮裂，去皮脐）、桂枝二两，上为细散。每服二钱，以水一中盏，入生姜半分，煎至五分，次入蜜半合，更煎三两沸令熟，每于食前和滓温服之。《太平圣惠方》卷四十八

桂心二两、乌头一两，上为末，炼蜜为丸，如梧桐子大。每服三丸，渐加之。忌生葱、猪肉。《肘后方》卷一

桂（去粗皮）、乌头（炮，去皮脐）各一两，上锉，如麻豆大。每服三钱匕，水一盏，煎至七分，去滓温服，须臾连三服。《圣济总录》卷一五九

附方：桂心、细辛药对方

方书：桂心＋细辛＝细辛散《普济方》卷二五四

主治：卒忤停尸，不能言。《外台》卷二十八引张文仲方

用法：细辛、桂心各等份，上为粗末。纳口中。《外台》卷二十八引张文仲方

0155 桂枝、生干姜药对方

方书：桂枝＋干姜＝姜桂散《医略六书》卷三十；干姜散《医心方》卷五引《效验方》

桂枝＋生姜＝桂姜散《圣济总录》卷五十六

功效：燥血破湿，展气通阳。

主治：肠胃湿凝困气证候。

产后血痢，脉紧细者。《医略六书》卷三十

鼻中不利。《医心方》卷五引《效验方》

心疼冷气刺，痛不可忍。《圣济总录》卷五十六

用法：桂心一两半（醋炒黑）、干姜一两半（醋炒黑），上为散。每服二钱，荆芥灰一钱，煎汤调下。《医略六书》卷三十

干姜二分、桂心一分，上药为末。取如大豆许，以绵裹，塞鼻中。觉鼻中热便去之。《医心方》卷五引《效验方》

桂（去粗皮）一两、生姜（片切，焙干）二两，上为散。每服二钱匕。温酒调下。《圣济总录》卷五十六

按语： 桂有桂枝（心）、肉桂之分，姜有干姜、生姜之别。前者之分，有泻、补之不同，后者之分，仅泻之力度轻重而已。桂枝（心）性辛燥，功能燥血通络、破湿救火，但无补火之力；肉桂性辛润，有温润壮火之力、有引火归原之功。故桂之补泻药理不可含糊，桂之应用虚实病证亦不可混淆。以下附方及方论可供明哲分析。

《医略六书》方论："产后寒伤肠胃，失其传送输化之职，不能分泌浊阴，故下痢纯乎血少焉。桂心温血分以散寒，干姜暖胃气以散寒，二物炒黑，均能燥湿却水，以定妄渗之血。为散，荆灰汤下，使清浊有分，则小小畅快而无水血夹下之虞，何下痢之不瘳乎。"

附方： 肉桂、生姜药对方

方书： 肉桂＋生姜＝姜桂散《医略六书》卷三十、《济阴纲目》卷十三

主治： 产后呃逆，脉紧细者。《医略六书》卷三十

产后咳逆，三日不止，欲死。《济阴纲目》卷十三

用法： 肉桂三两（去皮）、生姜一两半，上为散。每服三钱，水煎，去滓温服。《医略六书》卷三十

肉桂五钱、姜汁三合，上锉，同煎，服三合。以大火炙手，摩令背热，时时涂药汁尽妙。《济阴纲目》卷十三

按语：《医略六书》方论："产后胃气虚寒，寒邪直入血分，故气不得下降而呃逆不止焉。肉桂温经暖血以散寒邪，生姜温胃散寒以和逆气。为散，水煎，使胃家温暖，则血分之寒邪外散而气道顺利，升降如常，何呃逆之有哉？"

0156 艾叶、生干姜药对方

方书： 艾叶＋干姜＝艾姜丸《永类钤方》、《济生续方》、《仁斋直指方》卷十四；姜艾馄饨子《外台》卷二十五；艾馄饨《鸡峰普济方》卷十四

艾叶＋生姜＝未名方《备急千金要方》《生生编》《食疗本草》

功效： 燥血破湿，展气止利。

主治： 肠胃湿凝困气证候。

老小白痢。《永类钤方》

冷痢。《外台》卷二十五

湿冷下痢脓血腹痛；妇人下血。《仁斋直指方》卷十四

脾虚有寒，泻痢。《鸡峰普济方》卷十四

暴泻不止。《生生编》

粪后下血。《备急千金要方》

产后泻血不止。《食疗本草》

用法： 艾叶（陈者）四两、干姜（炮去灰）二两，各为细末，用醋调陈仓米粉，打糊为丸。《永类钤方》《济生续方》

干艾叶四两（炒焦存性），川白姜一分（炮），上为末，醋煮面糊为丸，如梧桐子大。每服七十丸，食前清水米饮送下。《仁斋直指方》卷十四

干姜、熟艾各等份，作面馄饨，如酸枣大，煮熟，服四五十枚，一日二次。腹胀者，炙厚朴煮汁服药。《外台》卷二十五引《张文仲方》

干姜末、熟艾各等份，以白面作馄饨，如酸枣大。每服四五十个，煮熟空心服；腹胀者炒厚朴煮汁熟，即煮馄饨食之。《鸡峰普济方》卷十四

陈艾一把，生姜一块，水煎热服。《生生编》

艾叶、生姜煎浓汁，服三合。《备急千金要方》

干艾叶半两，炙熟老生姜半两，浓煎汤，一服止。《食疗本草》

按语： 古来艾有"生寒熟热"之说，姜有"生散炮止"之论。常以二味并投，用治血证、泻痢。大凡湿凝肠络，络血不利，经气不舒，日久湿蕴酿毒，下利脓血者，本药对方能破湿展气、燥血通络，使血证得止、泻痢得除。《本草纲目》还称"久痢。用艾叶、陈皮等份，煎服。也可用这两味药共研为末，加酒煮烂饭成丸子。每服二三十丸，盐汤送下"。

附方： 艾叶、茯苓药对方

方书： 艾叶＋茯苓＝艾煎茯苓散《医方考》卷四

主治： 血虚心孔有汗，思虑多则汗多，别处无汗。《证治准绳》

用法： 以艾煎汤，调茯苓末一钱服。《医方考》卷四

按语： 此非血虚，乃思则气结，膈有停饮所致。茯苓甘而淡，甘能养心，淡能渗湿；艾叶香而涩，香能利气，涩能固津。合用则展气化饮，心液自固。可参第八章（医案）014 茯苓合艾叶案。

0157 生干姜、吴茱萸药对方

方书： 吴茱萸＋干姜＝吴茱萸汤《圣济总录》卷三十九；治中散《备急千金要方》；茱萸散《圣济总录》卷四十七

吴茱萸＋生姜＝未名方《肘后方》；姜汁膏《理瀹骈文》

功效： 燥湿破水，降逆止呕。

主治： 肠胃水凝困火证候。

胃冷，食后吐酸水。《备急千金要方》

霍乱干呕不止。《圣济总录》卷三十九

胃气虚冷，不能饮食，食已即吐酸水。《圣济总录》卷四十七

寒疝往来。《肘后方》

脚气冲心等。《食疗本草》

厥阴冷结膀胱，小腹满痛。《理瀹骈文》

用法：干姜、食茱萸各二两，上为末。每服方寸匕，以酒送下，一日二次。《备急千金要方》

吴茱萸（汤浸，焙干炒）、干姜（炮）各一两，上为粗末。每服五钱匕，水一盏半，煎至八分，去滓温服。《圣济总录》卷三十九

吴茱萸（汤洗七遍，炒干）、干姜（炮裂）各等份，上为散。每服三钱匕，空心热酒调下。《圣济总录》卷四十七

吴茱萸（汤泡七次焙）、干姜（炮）等份，为末，汤服一钱。《太平圣惠方》

吴茱萸一两，生姜半两，清酒一升，煎温分服。《肘后方》

吴茱萸、生姜擂汁饮。甚良。《食疗本草》

吴茱萸、生姜汁，陈酒熬膏。敷痛处。《理瀹骈文》

按语：吴茱萸辛散厥阴肝经之阴湿，且能疏肝下气；生姜、干姜辛散中焦脾胃之阴湿，又能和胃止呕。二味合用，治疗阴湿上逆尤为特长。《伤寒论》吴茱萸汤即是本药对方合大枣、人参药对方（0004）。

0158 茯苓、吴茱萸药对方

方书：吴茱萸＋茯苓＝茯苓丸《鸡峰普济方》卷九；二仙丹《济阴纲目》卷二十四；吴仙丹方《本草纲目》

功效：燥血破湿，消痰除饮。

主治：中焦湿滞成饮。

痰饮上气，不思饮食，小便不利，头目昏眩。《济阴纲目》卷二十四

头痛背寒，呕吐酸汁，饮食过多，腹满。《本草纲目》

饮湿。《鸡峰普济方》卷九

用法：茯苓一两、吴茱萸三两，上为细末，炼蜜为丸，如梧桐子大。每服十丸，米饮送下，不拘时候。《鸡峰普济方》卷九

吴茱萸、白茯苓各等份，上为末，炼蜜为丸，如梧桐子大，每服三十丸，熟水，温酒任下。《济阴纲目》卷二十四

用吴茱萸（汤泡七次）、茯苓等份为末，炼蜜丸梧子大，每熟水下五十丸。《本草纲目》（梅杨卿方：只用吴茱萸酒浸三宿，以茯苓末拌之，日干，每吞百粒，温酒下。）

按语：水盛则湿，吴茱萸破水燥湿，茯苓利水渗湿，合用则祛饮除湿。可参第八章（医案）012 吴茱萸合茯苓案。

附方：吴茱萸、泽泻药对方

方书：吴茱萸＋泽泻＝夺命丹《太平惠民和剂局方》

主治：小肠疝气，偏坠掣痛，脐下撮痛，以致闷乱；及外肾肿硬、日渐滋长；及阴间湿痒成疮。《太平惠民和剂局方》

用法：吴茱萸一斤（分作四份：四两酒浸，四两醋浸，四两汤浸，四两童子小便浸一宿，同焙干）、泽泻二两，为末，酒糊丸梧子大。每服五十丸，空心

盐汤或酒吞下。《太平惠民和剂局方》

0159 桂枝、吴茱萸药对方

方书： 吴茱萸＋桂枝＝吴茱萸汤《圣济总录》卷五十五

吴茱萸＋桂心＝桂心散《医方类聚》卷十引《简要济众方》

功效： 燥血破湿，祛阴通阳。

主治： 水湿困滞，心阳不宣。

卒心痛。《肘后方》卷一

风毒脚气。《圣济总录》卷八十一

膀胱冷气，往来冲心腹痛。《医方类聚》卷十引《简要济众方》

用法： 吴茱萸五合、桂一两，用酒二升半，煎取一升，分两次服。《肘后方》卷一

吴茱萸五合、桂一两，上为粗末，每服一钱半匕，用酒一盏，煎至六分，去滓顿服。《圣济总录》卷五十五

吴茱萸（汤浸三次，焙炒）、桂（去粗皮）各半两，上为粗末。每服三钱匕，水一盏，入生姜半分（擘破），同煎至六分，去滓，食前温服，日晚再服。《圣济总录》卷八十一

吴茱萸五合、桂心一两，用酒二升半，煎取一升，分两次服。《医方类聚》卷十引《简要济众方》

按语： 吴茱萸、桂枝皆燥血破湿之品。但吴茱萸为厥阴肝经主药，善破肝经湿凝；桂枝为少阴心经君药，善破心经湿困。故合用能治水湿所致之疝痛、心痛。

附方： 川椒、茯苓药对方

方书： 川椒＋茯苓＝仙方椒苓丸（邵真人经验方）

功效： 补益心肾，明目驻颜，顺气祛风延年。

主治： 缺。

用法： 真川椒一斤（炒，去汗），白茯苓十两（去皮），为末，炼蜜丸梧子大。每服五十丸，空心盐汤下。《本草纲目》

0160 乌头、吴茱萸药对方

方书： 吴茱萸＋乌头＝黑圣散《太平圣惠方》卷十一；二圣散《医方类聚》卷七十七引《澹寮》；川乌散《普济方》卷二九九引《仁存方》

功效： 燥湿破水以救火。外用引火趋下。

发汗。《太平圣惠方》卷十一

主治： 湿凝困火证候。

治阴毒伤寒方。《太平圣惠方》卷十一

口疮。《医方类聚》卷七十七引《澹寮》

用法： 川乌头三两（每个擘作四片），吴茱萸六两（汤浸七遍，焙干）。先掘一地坑，筑令净洁，以炭火烧红，静扫去灰后，先下吴茱萸，次下乌头，安在上面，用好醋一碗旋旋浇之，后以瓦盆盖之，待冷取出，捣细罗为散，每服一钱，生姜热酒调下。汗出立愈。《太平圣惠方》卷十一

大川乌、吴茱萸（去枝）各半两，上为细末。每服用药面各五钱，醋调，涂两脚心，油单隔，片帛系定，临卧用。次日便见效。《医方类聚》卷七十七引《澹寮》

按语： 阴湿伤人，最为毒烈。非乌头、吴茱萸之燥烈相对，则不能除也。

0161 厚朴、吴茱萸药对方

方书： 吴茱萸＋厚朴＝吴茱萸散《太平圣惠方》；厚朴汤《圣济总录》卷五十七

功效： 燥血破湿，展气降逆。

主治： 湿凝困气证候。

霍乱吐逆下利，心腹胀满，脚转筋，手足冷。《太平圣惠方》卷四十七

心腹卒痛。《圣济总录》卷五十七

用法： 吴茱萸半两，厚朴一两。研为散，每服三钱，加姜半分，水煎服。《太平圣惠方》卷四十七

厚朴（去粗皮，生姜汁炙）二两、吴茱萸（水浸一分，炒干）一两半，上为粗末。每服三钱匕，水一盏，煎至七分，去滓温服，一日三次。《圣济总录》卷五十七

按语： 厥阴湿凝则转筋，阳明湿困则吐利。阴湿弥漫则阳气不展、心腹卒痛。本药对方中吴茱萸直走厥阴而破湿、厚朴速达阳明而展气，故合用于湿凝困气证候。

0162 干姜、高良姜药对方

方书： 干姜＋高良姜＝二姜丸《太平惠民和剂局方》《卫生总微》《医学启源》；二姜汤《医方类聚》；二姜散《苏沈良方》《圣济总录》；良姜汤《鸡峰普济方》；祛疟散《洪氏集验方》

功效： 燥血破湿，展气止痛。

主治： 湿凝困气证候。

心脾疼痛；一切冷物所伤。《太平惠民和剂局方》

热多寒少者，一服无不效。《洪氏集验方》

心痛，腹痛，久疟瘦弱。《鸡峰普济方》

痹疾，发寒热似疟；亦治疟疾。《卫生总微》卷十六

癎冷。《医学启源》卷十一

腹痛脉沉迟者。《医方考》

虚疟。《朱氏集验方》卷二

疟疾；脓血泻痢。《医方类聚》卷一四七引《烟霞圣效方》

小肠气。《苏沈良方》卷八

寒疟不愈。《圣济总录》卷三十四

用法： 干姜（炮）、良姜（去芦头）各等份，上为细末，面糊为丸，如梧桐子大。每服十五丸至二十丸，食后橘皮汤送下。妊娠妇人不宜服。《太平惠民和剂局方》

用干姜、高良姜等份为末，每服一钱，水一盏，煎至七分服。《外台秘要》

好高良姜（锉碎微炒），好川白姜（炮锉），二味各碾为极细末。各秤等份，勿令偏些，再入乳钵内，一处研匀，细罗过二味。病大者共抄三大钱。病小者共三小钱。于当发日日未出时，以獭猪胆二枚，勿用白色者，割开取汁，与药调匀，再用热酒少许，打匀，通口猛作口咽，更以酒少许送下，急漱口，以甜物压之。一日不得吃别药，忌大寒物。《洪氏集验方》

干姜、真良姜（油焙紫色，水洗，去油）各等份，上为细末。每服二三钱，白汤点服，温酒亦得，不拘时候。《鸡峰普济方》卷十一

干姜、良姜各等份，上锉细，同炒黄，为细末，蒸饼为丸，如绿豆大。每服三五丸，煎杨柳汤，空心送下。《卫生总微》卷十六

良姜、干姜（炮）各三两，上为末，酒糊为丸，如梧桐子大。每服三十丸，空心送下。《医学启源》卷十一

白姜（炮）、良姜（壁土炒）各等份，上为细末，用猪胆汁为丸，如梧桐子大。每服三四十丸，遇发前，空心酒吞下。如此二服而愈。《朱氏集验方》卷二

干姜一两（炮）、良姜一两（生），上为细末，每服二钱，热醋调下。如治疟疾，未发前服；又治泻痢，不拘时候服。《医方类聚》卷一四七引《烟霞圣效方》

高良姜、干姜各等份（炮八分，留二分），上一大钱，用续随子去皮细研，纸裹出油，取白霜，入一字，将热酒一盏，入猪胆汁十数滴，同调。一服愈。《苏沈良方》卷八

干姜（炮）、高良姜各三份，上药炒令黑色，捣罗为散。每服一钱匕。未发前温酒调下，每日三次，不拘时候。《圣济总录》卷三十四

按语： 本药对方能有蠲痹疗疟之效，皆取自破湿展气之力，而非有直接散寒之力，直接散寒乃壮火衰之药对方所胜任也。故本药对方适用于中焦阴盛则湿证候，非适用于阳虚则寒证候。高良姜善于破除胃湿；而干姜长于破除脾湿。故合用能治胃经阴湿冷痛、呕逆清水，脾经阴湿疟疾、泻痢便血。且能燥血破湿以畅络开痹，故亦治痹证。《魏氏家藏方》卷七中二姜丸多乌梅一味。称治脏寒，大便血作。

0163 荜澄茄、高良姜药对方

方书： 荜澄茄 + 高良姜 = 荜澄茄汤《圣济总录》卷二十五；荜良汤《卫生总微》卷七；荜澄茄散《朱氏集验方》卷三

功效：燥血破湿，展气降逆。

主治：湿凝中焦，气机受阻。

伤寒咳逆、呃噫、日夜不定者。《本草图经》

伤寒呕哕，日夜不定。《证类本草》卷九

用法：用高良姜、荜澄茄各等份，为末。每服二钱，水六分，煎十沸，入酢少许，服之。《本草图经》

荜澄茄三份、高良姜三份，上为散。每服二钱，水六分，煎十余沸，入少许醋搅匀，和滓如茶热呷。《证类本草》卷九

按语：荜澄茄、高良姜二味皆香燥之品，均能破湿展气、降逆止呕。相须合用，其力倍增。故能治呕哕日夜不定者之重证。

0164 乌头、香附药对方

方书：乌头＋香附＝乌附丸《医方大成》

功效：燥血破湿，疏气消痰。

祛风疏气。《医方大成》

主治：肥人多湿多痰证候。

肌体肥壮及有风痰者。《医方大成》

用法：川乌二十个、香附子半斤（姜汁淹一宿，炒），上焙干，为末，酒糊为丸。每服十数丸，温酒送下。《医方大成》卷一引《澹寮方》

按语：古人云"肥人多痰，瘦人多火"，痰湿为阴盛所致，火热乃阳盛所生。凡湿胜则阳微气怯，故当破湿为主，或佐以壮火，或佐以行气。本药对方以乌头破湿、香附行气，故用于湿困气郁证候。

附方：草乌、香附药对方

方书：香附＋草乌＝香草散《串雅外编》

主治：疟疾。《串雅外编》

用法：香附（醋浸透，铜锅炒）一两半、草乌（面同炒，去面）五钱，上为末。每用一分，临发时先含舌上，滚汤下，老弱七八厘，小儿五厘。极重二服即愈。《串雅外编》

0165 荜茇、厚朴药对方

方书：荜茇＋厚朴＝未名方《余居士选奇方》

功效：燥血破湿，疏气止痛。

主治：胃湿凝滞，胃气失和。

胃冷口酸、流清水，心下连脐痛。《余居士选奇方》

用法：用荜茇半两，厚朴（姜汁浸炙）一两，为末，入热鲫鱼肉，研和丸绿豆大。每米饮下二十丸，立效。《余居士选奇方》

按语：胃湿凝滞则脘冷作痛、时吐清水；胃气失和则腹胀呕逆、噫气频作。荜茇走肠胃而专除湿凝，厚朴通阳明而善除胀满。故胃病湿凝气滞者用之尤宜。

3. 利湿排毒药对方

利湿排毒药对方适用于湿滞热毒凝于尿道证候：热淋、石淋、血淋、膏淋及尿闭水肿等。

0166 车前草、旱莲草药对方

方书：车前草＋旱莲草＝二草丹《杂病源流犀烛》卷十七；旱莲车前汁《医学从众录》；车莲饮《仙拈集》卷二

功效：利湿排毒，清热通淋，凉血止血。

主治：尿道湿热证候。如热淋、血淋等。

热淋、血淋。《杂病源流犀烛》卷十七

小便溺血。《医学正传》

溺血。《仙拈集》卷二

用法：车前草、旱莲草各等份，杵取自然汁。每空心服三杯，愈乃止。《医学正传》

旱莲草、车前子各等份，将二味捣自然汁，每日空心服一茶杯。《种福堂方》卷二

旱莲草、车前草，捣汁，各半茶钟，和匀，空心温服。《仙拈集》卷二

按语：车前草清热利湿排毒、旱莲草清热凉血止血，二味相伍，故能治热淋、血淋。

0167 车前草、桑白皮药对方

方书：车前草＋桑白皮＝未名方《备急千金要方》卷二十一

功效：利尿排毒。

主治：尿闭。

治卒不得小便方。《备急千金要方》卷二十一

用法：车前草一把、桑白皮半两。上二味㕮咀，以水三升，煎取一升，顿服之。《备急千金要方》卷二十一

按语：车前草直驱水道、桑白皮泻肺利水，上源下流并治。

0168 车前子、冬葵根药对方

方书：车前子＋冬葵根＝车前子汤《圣济总录》卷一五七；车前子散《鸡峰普济方》卷十六

功效：利湿排毒，清热通淋。

主治： 热淋。

孕妇热淋。《梅师方》

热淋，小便不利，茎中急痛。《普济方》引《十便良方》

妊娠小便涩。《圣济总录》卷一五七

热淋，小便不利，茎中急痛。《鸡峰普济方》卷十六

用法： 车前子五两，葵根（切）一升，以水五升，煎取一升半，分三服，以利为度。《梅师方》

车前子二合、冬葵根（洗，锉）二两半，上为粗末。每服五钱匕，以水一盏半，煎至八分，去滓，空心温服。《圣济总录》卷一五七、《鸡峰普济方》卷十六

按语： 车前子、冬葵根皆为甘寒滑利之品，俱能清热利尿、通淋止痛，合用则相得益彰。

附方： 琥珀、萱草根药对方

方书： 琥珀 + 萱草根 = 忘忧散《杨氏家藏方》；琥珀散《普济方》卷二一六

主治： 心经蓄热，小便赤涩，淋沥作痛。《杨氏家藏方》

妊娠，小便赤涩。《济阴纲目》

用法： 琥珀不以多少，为细末，每服半钱，食前浓煎萱草根汤调下。《杨氏家藏方》卷四

0169 车前子、石韦药对方

方书： 车前子 + 石韦 = 石韦汤《全生指迷方》卷四

功效： 利湿排毒，清热通淋。

主治： 石淋，热淋。

心经蕴热，传于小肠，小肠热则渗于脬中，脬辟而系转，小便微涩赤黄，渐渐不通，小腹膨胀，心脉大而牢。《全生指迷方》卷四

用法： 石韦（去毛，锉）、车前子（锉，叶亦可）各等份，上浓煮汁饮之。若腹胀，溺溲不得，好卧屈膝，阴缩肿，此为厥阴之厥，加赤茯苓、黄芩。《全生指迷方》卷四

按语： 《普济方》石韦散以本药对方加味，用治石淋。

0170 槟榔、车前子药对方

方书： 车前子 + 槟榔 = 车前子散《圣济总录》；解郁散《医略六书》卷二十八

功效： 利湿排毒，排石通淋。

主治： 石淋。

砂石淋。《圣济总录》

孕妇气淋，溺有余沥，脉沉者。《医略六书》卷二十八

用法： 车前子、槟榔（锉）各一两，上为散。每服二钱匕，煎木瓜汤调下。

《圣济总录》卷九十八

槟榔八两、车前子八两,上为散。每服三钱,米饮调下。《医略六书》卷二十八

按语:《医略六书》云:"妊娠气滞,三焦水府不得施化,故淋沥涩滞,溺出不止,此为气淋。槟榔疏化气滞,分理三焦,则决渎自可有权;车前清利蕴热,宣通淋闭,则水府无不施化也。二味成方为散,米饮调下,使滞气调适,则膀胱之气亦化,而小便无不清长快利,何淋沥涩滞之有?孕无不自安矣。"

0171 车前子、木通药对方

方书:车前子 + 木通 = 车前木通汤《症因脉治》

功效:利湿排毒,清热通淋。

主治:热淋。

治膀胱结热,小便不利方。《症因脉治》

用法:车前子三钱,木通二钱,水煎服。《症因脉治》

按语:《太平惠民和剂局方》八正散、《普济方》石韦散内中皆有本药对方。但木通分量不可过钱,恐有败胃损肾之弊。叶天士曰:通阳不在温,而在利小便。故凡属湿遏热伏之四肢不温者,叶天士常用淡味之通草合甘寒之滑石以利湿通阳而治之。

0172 车前子、玄参药对方

方书:车前子 + 玄参 = 玄车丹《辨证录》卷八

功效:利湿排毒,清热凉血。

主治:热淋,血淋。

血淋。《辨证录》卷八

用法:玄参、车前子各一两,水煎服。《辨证录》卷八

按语:车前子利湿通淋、玄参清热凉血,故合用能治热淋、血淋。

0173 车前子、滑石药对方

方书:车前子 + 滑石 = 车前子散《太平圣惠方》;车前滑石散《医统》卷七十一

功效:利湿排毒,清热通淋。

主治:热淋。

小儿诸淋涩不通。《太平圣惠方》卷九十二

小便不通。《杨氏产乳》

用法:车前子、滑石各半两,上为细散。每服半钱,以清粥饮调下,一日三四次。《太平圣惠方》卷九十二

生车前草捣取自然汁,同滑石调服。《杨氏产乳》

按语:车前子通淋,滑石利窍。故治诸淋涩不通。

0174 海金沙、滑石药对方

方书： 海金沙 + 滑石 = 二神散《仁斋直指方》《证治准绳》《杂病源流犀烛》

功效： 利湿排毒，清热通淋。

主治： 石淋，热淋。

诸淋急痛。《仁斋直指方》卷十六

用法： 黄色海金沙七钱半、滑石半两，上为细末，每服二钱半，多用灯心、木通、麦门冬，新汲水煎，入蜜调下。《仁斋直指方》卷十六

海金沙七钱，滑石五钱。为细末，每服二钱半，加灯心、木通、麦门冬，新汲水煎，入蜜少许，食前服。《丹溪心法》

按语： 滑石为利湿圣品，更善清暑；海金沙为通淋要药，尤能排石。合用可治诸淋急痛。

0175 赤小豆、桑白皮药对方

方书： 桑白皮 + 赤小豆 = 桑皮豆《鸡峰普济方》卷十九

功效： 利湿排毒消肿。

主治： 脚气，水肿。

水肿，小便不利，疾轻者。《鸡峰普济方》卷十九

用法： 赤小豆一升、桑白皮二两，上以水同煮至软烂，去桑白皮，只服赤小豆，未已再服。《鸡峰普济方》卷十九

按语： 桑白皮、赤小豆皆能利水消肿，然桑白皮入肺，尤能泻肺利水；赤小豆入心，更能解毒排脓。合用则相得益彰。热淋、脚气、水肿，俱能治之。更因其味不苦，肾炎患儿尤为适宜。

附方： ①赤小豆、茅根药对方

方书： 白茅根 + 赤小豆 = 未名方《肘后方》

主治： 热淋水肿；水蛊腹大，动摇有声，皮肤黑者。《肘后方》

用法： 用赤小豆三升，白茅根一握，水煮食豆，以消为度。《肘后方》

②赤小豆、商陆药对方

方书： 商陆 + 赤小豆 = 未名方《孙真人千金方》

主治： 妊娠手脚皆肿，挛急者。《孙真人千金方》

用法： 赤小豆五升、商陆根一斤，上二件，水三升，煮取一升，常稍稍饮之。尽，更作。《孙真人千金方》

0176 槟榔、赤茯苓药对方

方书： 赤茯苓 + 槟榔 = 槟榔散《普济方》卷二三八引《产宝》

功效： 利湿排毒，清热通淋。

主治：热淋，血淋。

血淋，小便淋沥，水道疼痛。《普济方》卷二三八引《产宝》

用法：槟榔一枚（面裹煨热，去面）、赤茯苓各等份，上为粗末。每服五钱，水煎去滓，空腹时温服。《普济方》卷二三八引《产宝》

按语：赤茯苓清利水湿、槟榔降气行滞，合用则功善通利下行而其力平和，故可用于胎前诸般淋涩，小便不通，医作转脬，用他药不愈者。

0177 冬葵子、茯苓药对方

方书：冬葵子 + 白茯苓 = 葵子茯苓散《金匮要略》；葵子散《医方类聚》卷一三三引《袖珍方》

冬葵子 + 赤茯苓 = 冬葵子散《济生方》《女科百问》卷下；冬葵子汤《明医指掌》卷九；全生茯苓散《简易方》

功效：利水排毒。

主治：小便不利。

妊娠水肿，身重，小便不利，洒淅恶寒，起则头眩。《金匮要略》

小便不通。《医方类聚》卷一三三引《袖珍方》

妊娠小便不通。《简易方》

妊娠小便不利，身重恶寒。起则眩晕，及水肿。《济生方》

妊娠小便不利，身重恶寒。起则眩晕；水肿。《女科百问》卷下

转脬。《妇人大全良方》

用法：葵子一升、茯苓三两，二味杵为散，饮服方寸匕，日三服，小便利则愈。《金匮要略》

冬葵子三钱，赤茯苓（去皮）二钱，为细末，每服三钱，米饮调服，不拘时候。利则住服，如不通恐是转脬，加发灰少许，神效。《济生方》

冬葵子三钱，赤茯苓二钱，上为细末，每服三钱，米饮调下，不拘时候。若利则歇。如不通恐是转脬，加发灰少许。《女科百问》卷下

葵子五两，赤茯苓五两，为末，每服二钱，米饮调。《妇人大全良方》

赤茯苓、葵子各等份，上㕮咀，每服五钱，水煎，空心温服，加发灰少许同服极效。《简易方》

按语：本药对方功能通窍利水排毒，但在本药对方中，一用白茯苓，一用赤茯苓，乃因古人认为白茯苓健脾宁心功胜，赤茯苓分利湿热力强。故在运用时根据病情需要而选取，但不尽拘泥。

附方：冬葵子、木通药对方

方书：冬葵子 + 木通 = 冬葵子散《太平圣惠方》

功效：利湿排毒，清热通淋。

主治：热淋。

治小儿卒然小便不通，小腹急闷方。《太平圣惠方》

用法：冬葵子一两，木通半两。研为散，每服一钱，水煎服。《太平圣惠方》

0178 冬葵子、滑石药对方

方书：冬葵子＋滑石＝葵子汤《外台秘要》卷三十三引《古今录验方》；葵子散《医方类聚》卷一三三引《经验良方》；滑石汤《圣济总录》卷九十八

功效：利湿排毒，清热通淋。

主治：热淋，石淋。

妊娠得病六七日以上，身热入脏，大小便不利。《外台秘要》卷三十三引《古今录验方》

热淋，小便涩痛。《圣济总录》卷九十八

肾为热所乘，热结则成石淋，水茎中痛，尿不能出，引膀胱里急，痛甚则闷绝，小便中出石。《外台秘要》卷三十三引《古今录验方》

用法：冬葵子二升、滑石四两（碎），水煎服。须臾当下，便愈。《外台秘要》卷三十三引《古今录验方》

滑石（研）四两、冬葵子二两，上为粗末。每服五钱匕，水一盏，煎至八分，去滓，食前温服。《圣济总录》卷九十八

按语：冬葵子、滑石二物性皆滑利，合用能通大便、消水气、治诸淋。

附方：茯苓、滑石药对方

方书：茯苓＋滑石＝滑苓汤《辨证录》卷六

主治：因胃火热甚，而完谷不化，奔迫直泻。《辨证录》卷六

用法：滑石、茯苓各一两，上为末。井水调服。《辨证录》卷六

0179 冬葵子、蒲黄药对方

方书：冬葵子＋蒲黄＝冬葵子散《太平圣惠方》卷九十二

功效：利湿排毒，清热通淋。

主治：热淋，血淋。

小儿膀胱热甚，血淋不止，水道涩痛。《太平圣惠方》卷九十二

用法：冬葵子（锉）、蒲黄各五钱，上药以水六合，入生地黄五钱，煎至三合，去滓，不计时候，量儿大小，分减服之。《太平圣惠方》卷九十二

按语：冬葵子利水通淋，蒲黄活血止血。二味合用则通淋止血。凡热伤血络而血淋不止、水道涩痛者宜之，不限于小儿。

0180 瞿麦、蒲黄药对方

方书：瞿麦＋蒲黄＝二仙丹《会约医镜》卷十五

功效：利湿排毒，祛瘀活血。

主治：血淋。

产妇败血闭塞水沟，小便不通。《会约医镜》卷十五

用法：瞿麦四钱、蒲黄二钱，水煎服。《会约医镜》卷十五

按语：瞿麦利水通淋，善清膀胱之湿热；蒲黄凉血消瘀，能除膀胱之败血。二药合用，血水同治，使恶血随小便而出，则水道自通。

0181 滑石、蒲黄药对方

方书：滑石＋蒲黄＝蒲黄散《圣济总录》卷五十三；金钥匙散《济阴纲目》卷十四

功效：利湿排毒，清热通淋。

主治：转胞。

转胞不得小便。《圣济总录》卷五十三

产后大小便不通，腹胀。《济阴纲目》卷十四

男子跌仆，女子经停，致血结经络，经气不能施化，内连脏腑而腹痛浮肿，脉沉涩微数。《医略六书》

治小便不利，茎中疼痛，小便急痛方（千金）。《晋唐名医方选》

用法：蒲黄、滑石各一两。为末，每服二钱匕，鸡子清调下。《圣济总录》卷五十三

滑石、蒲黄各等份，上为细末。每服二钱，酒调下。《济阴纲目》卷十四

蒲黄、滑石等份。上二味治下筛，酒服方寸匕，日三服。《备急千金要方》卷二十一

蒲黄、滑石等份。上二味治筛，酒服方寸匕，日三服。《晋唐名医方选》

按语：《医略六书》云："蒲黄通经破瘀，滑石通闭利窍。使血化气调，则经府清和，而腹痛自退，安有浮肿之患？"

0182 滑石、栀子药对方

方书：滑石＋栀子＝未名方《经验良方》

功效：利湿排毒，清热通淋。

主治：血淋。

血淋涩痛。《经验良方》

用法：生山栀子末、滑石等份，葱汤下。《经验良方》

按语：滑石利窍以通淋、栀子泻火以止血，合用故能治血淋。

0183 滑石、石韦药对方

方书：滑石＋石韦＝石韦散《外台秘要》卷二十七引《范汪方》；二石散《卫生总微》卷十六

功效：利湿排毒，排石通淋。

主治：石淋。

治石淋。《外台秘要》卷二十七引《范汪方》

小儿沙石淋，痛不可忍。《卫生总微》卷十六

用法：石韦（去毛）、滑石各三分。研为散，每服一刀圭，米汤或蜜和服，一日二次。《外台秘要》卷二十七引《范汪方》

滑石、石韦（去毛）各一两，上为末。每服半钱，煎大麦汤清调下。无大麦，米饮亦得。《卫生总微》卷十六

按语：滑石、石韦皆能清热排石，合用其力更胜。《普济方》石韦散中有本药对方。

附方：滑石、鱼脑石药对方

方书：滑石＋鱼脑石＝鱼石散《东医宝鉴·内景》卷四

主治：砂淋，茎中有砂作痛。《医学正传》卷六

用法：石首鱼脑骨五寸（火煅，出火毒。即白鲞脑中骨也）、滑石五钱。上为细末。分作二服，煎木通汤调下。未愈，再服数剂，必待砂出尽乃安。《医学正传》卷六

按语：石首鱼脑骨者，鱼脑石之别名也。味咸性平，功能化石通淋，专主石淋。

0184　槟榔、石韦药对方

方书：槟榔＋石韦＝石韦散《圣济总录》卷六十五

功效：利湿排毒，降气除痰。

主治：石淋，咳嗽。

咳嗽。《圣济总录》卷六十五

用法：石韦（去毛）、槟榔（锉）各等份，上为细散。每服二钱匕，生姜汤调下。《圣济总录》卷六十五

按语：槟榔破气利湿、石韦利湿化痰，故合用既能治石淋，又能治咳嗽。

0185　槟榔、赤芍药对方

方书：槟榔＋赤芍＝信效散《朱氏集验方》卷七；抵圣散《幼幼新书》卷三十；赤芍药汤《圣济总录》卷一五六

功效：利湿排毒，清热通淋。

主治：热淋，气淋，血淋。

小便淋痛。《十便良方》

小便五淋。《博济方》

气淋。《幼幼新书》

妊娠子淋，小便涩少，疼痛烦闷。《圣济总录》卷一五六

用法：面煨槟榔、赤芍药各半两为末。每服三钱。入灯心水煎，空心服，日

二服。《十便良方》

赤芍药一两，槟榔一个，面裹煨为末，每服一钱，水一盏，煎七分，空心服。《博济方》

赤芍药一两（生），槟榔一个（面裹煨黄），上为末。每服一钱，水一盏，煎七分，空心服，一日三次。儿小分减服。《幼幼新书》卷三十引《集验方》

赤芍药一两，槟榔一枚（面裹煨熟，去面），上为粗散。每服三钱匕，水一盏，煎至七分，去滓，空心温服。《圣济总录》卷一五六

按语：此气淋者，气滞也，非气虚也。气滞则血瘀，故本药对方用赤芍活血祛瘀，而以槟榔行气利水，实治气淋之良法，可与医圣相匹抵，故名抵圣散；可谓信而有效，故名信效散。本药对方可与槟榔、赤茯苓药对方（0176）治血淋相参悟。

4. 燥络通痹药对方

燥络通痹药对方适用于湿滞凝于周身证候：体重如山，百脉酸楚，关节肿胀，痹痛不堪。

0186 苍术、草乌药对方

方书：苍术 + 草乌 = 油炒乌头丸《魏氏家藏方》卷一

功效：燥络通痹。

祛风气，健脾，暖水脏。《魏氏家藏方》卷一

主治：筋骨痹痛。

风气。《魏氏家藏方》卷一

破伤风。《摄生众妙方》卷九

用法：草乌头二两（水浸软，去黑皮，每个锉作二三块，晒干，拣去黑心者不用）、苍术四两（锉作骰子块），用银铫，入麻油一两，盐半两，先入乌头，慢火炒微转色，次下苍术同炒，候乌头褐色，乘热入碾，以细绢罗，用白面糊丸，如梧桐子大。每服二十丸，空心温酒或盐汤送下。《魏氏家藏方》卷一

苍术（火烧）、草乌，上为末。以温酒送服。汗出为度。《摄生众妙方》卷九

按语：草乌辛燥性烈，有破湿凝、通络痹之功；苍术香燥性缓，具健脾气、散表湿之力。合用能燥络通痹，畅舒肢体筋骨。

0187 草乌、天麻药对方

方书：天麻 + 草乌 = 神应丹《本草纲目》卷十七引《乾坤秘韫》

功效：燥络通痹。

主治：筋骨痹痛。

一切顽风。《本草纲目》卷十七引《乾坤秘韫》

用法：生草乌头、生天麻（洗）各等份，上擂烂，绞汁，倾盆中，砌一小坑，

其下烧火，将盆放坑上，每日用竹片搅一次，夜则露之，晒至成膏，作成小锭子。每一锭分作三服，用葱、姜自然汁和好酒热服。《本草纲目》卷十七引《乾坤秘韫》

按语： 天麻、草乌二味药性皆燥、药向皆通。然草乌偏于破湿燥络、通痹止痛，天麻善于燥湿通络、定晕止痉。合用能治顽痹。

0188 天麻、乌头药对方

方书： 天麻 + 乌头 = 天麻饮《活幼心书》卷下

功效： 燥络通痹。

主治： 筋骨痹痛。

诸般风搐，不省人事。《活幼心书》卷下

用法： 天麻（明亮者）、川乌（炮制，去皮）各七钱，㕮咀。每服二钱，水一盏，加生姜三片，慢火煎若稀糊，不拘时候，勤与温服。《活幼心书》卷下

按语： 乌头燥烈之性同草乌而稍逊，故本药对方功同草乌、天麻药对方（0187）。

0189 草乌、荆芥药对方

方书： 荆芥 + 草乌 = 乌头丸《圣济总录》卷四十二

功效： 燥络通痹。

主治： 筋骨痹痛。

筋急转筋，舒张不能。《圣济总录》卷四十二

用法： 草乌头半斤（用盐水浸三日，取出洗切，麸炒，麸焦为度，去麸用）、荆芥穗半斤，上为细末，别用宣州木瓜二枚，炒熟去皮瓤，入前件药，杵令匀，用酒煮面糊和丸，如梧桐子大。每服三十丸，加至五十丸，食前木瓜汤送下，一日三次。《圣济总录》卷四十二

按语： 本药对方功同荆芥、乌头药对方（0190）而力更猛。

0190 荆芥、乌头药对方

方书： 荆芥 + 乌头 = 乌荆丸《太平惠民和剂局方》《洪氏集验方》《苏沈良方》；乌头丸《普济方》

功效： 燥络通痹。

主治： 筋骨痹痛。

诸风缓纵，手足不遂，口眼㖞斜，言语謇涩，眉目瞤动，头昏脑闷，筋脉拘挛，不得屈伸，遍身麻痹，百节疼痛，皮肤瘙痒，搔成疮疡。又治妇人血风，浑身痛痒，头疼眼晕。又肠风脏毒，下血不止，服之尤效。久服令人颜色和悦，力强轻健，须发不白。《太平惠民和剂局方》卷一（绍兴续添方）

疮肿。《普济方》卷二八○引《经验良方》

病风挛抽，颐颔宽不收；肠风下血。《苏沈良方》卷二

用法：川乌（炮，去皮、脐）一两、荆芥穗二两，为细末，醋、面糊，丸如梧桐子大。每服二十粒，酒或热水下。有疾食空时，日三四服，无疾早晨一服。《太平惠民和剂局方》卷一（绍兴续添方）

川乌头（去皮尖）一两（生用）、荆芥穗二两，上为末，米醋糊丸，如梧桐子大。每服三十丸，温酒或熟水送下，一日三服，不拘时候。《普济方》卷二八〇引《经验良方》

川乌一两（炮，去皮）、荆芥穗二两，上以醋糊为丸，如梧桐子大。每服二十丸，酒或熟水送下，有疾，食空时，一日三四服；无疾，早晨一服。《苏沈良方》卷二

按语：乌头药性之燥烈，伍以荆芥药向之外散，故能祛骨节间之阴湿凝滞，使筋脉舒畅。但血虚水枯患者及热炽火盛患者禁用，恐有燥烈易起火、易耗水之害。

0191 草乌、赤芍药对方

方书：赤芍＋草乌＝应痛丸《丹溪心法》卷三

功效：燥络通痹。

主治：筋骨痹痛。

脚气痛不可忍。《丹溪心法》卷三

用法：赤芍药半两（煨，去皮）、草乌半两（煨，去皮尖），为末，酒糊为丸。每服十丸，空心白汤送下。《丹溪心法》卷三

0192 木瓜、五加皮药对方

方书：五加皮＋木瓜＝神效煮酒方《摄生众妙方》卷四

功效：燥络通痹。

主治：筋骨痹痛。

湿证。《摄生众妙方》卷四

用法：五加皮三两、宣木瓜三两，上用无灰酒三大壶，入小瓷瓶内，将前药咬咀，亦入瓶内，坐放滚锅中，待酒数沸取出，冷一宿。每次空心饮六七杯。不过五七瓶，无不愈者。《摄生众妙方》卷四

附方：白术、木瓜药对方

方书：木瓜＋白术＝木瓜饮《圣济总录》卷八十四

主治：脚气。《圣济总录》卷八十四

用法：生木瓜（去皮瓤，切碎，以水五升，煮至二升半，去滓收贮）二枚，白术（捣罗为末）二两，上二味。每服用白术末三钱匕，以木瓜汁一盏，加生姜一枣大（拍碎），煎至七分，去滓，空心温服，一日三次。《圣济总录》卷八十四

0193 牛膝、威灵仙药对方

方书：威灵仙＋牛膝＝一仙丹《古今医统》卷十

功效：燥络通痹。

主治：筋骨痹痛。

脚疾肿痛拘挛。《古今医统》卷十

用法：川牛膝、威灵仙各等份，上为细末，炼蜜为丸，如梧桐子大。每服五十丸，空心酒下，白滚汤亦可。忌茶。《古今医统》卷十

附方：甘草、威灵仙药对方

方书：威灵仙＋甘草＝二妙汤《绛囊撮要》

主治：一切风痹瘫痪，筋骨疼痛，并大麻恶风。《绛囊撮要》

用法：甘草、威灵仙（各切片）各一斤，水约担许，将药煎五六滚，入大缸内，用板凳坐其中，周围用席围定熏之，待水温方浸洗，令浑身汗透淋漓。谨避风寒。《绛囊撮要》

0194 臭梧桐、豨莶草药对方

方书：豨莶草＋臭梧桐＝豨桐丸《济世养生集》卷三、《拔萃良方》卷二

功效：燥络通痹。

主治：筋骨痹痛。

感受风湿，两足酸软，步履艰难，状似风瘫。现用于风湿性关节炎及慢性腰腿痛。《济世养生集》卷三

风寒湿邪所伤，两足酸软，步行艰难，状似瘫痪。《拔萃良方》卷二

用法：豨莶草、臭梧桐各等份，上药酒制晒干，为细末，炼蜜为丸。每服四钱，早晚各一服。《济世养生集》卷三

豨莶草、臭梧桐各等份，为细末，炼蜜为丸，每服二至三钱，日二次。《拔萃良方》卷二

按语：古人谓豨莶草、臭梧桐皆为祛风湿之品。唯《普济本事方》云豨莶草"久服眼目清明，髭鬓乌黑，筋力轻健"。在《济生方》《普济方》中均有记载其单味为丸，用治中风及风湿痹痛等。在本药对方中则配合臭梧桐，更增其疗效。近代研究二味在祛风湿和降血压方面均有协同作用。

0195 萆薢、杜仲药对方

方书：萆薢＋杜仲＝金刚丸《赤水玄珠》卷四

功效：燥络通痹，健腰膝。

主治：筋骨痹痛。

腰脚痹软，行履不隐者。《唐德宗贞元广利方》

肾损骨痿，不能起床。《赤水玄珠》卷四

用法：川萆薢二十四分，杜仲八分，捣筛。每旦温酒服三钱匕。禁牛肉。《唐德宗贞元广利方》

川萆薢、杜仲（炒），上酒煮猪腰子为丸，如梧桐子大。每服五七十丸，空心盐酒送下。《赤水玄珠》卷四

0196 独活、秦艽药对方

方书：独活＋秦艽＝日月散《医心方》卷三

功效：燥络通痹。

主治：筋骨痹痛。

一切风病。《医心方》卷三引芪婆方

用法：秦艽八分、独活八分，上为散。每服一方寸匕，酒调下，一日二次。还遂四时之四季作服之，春散，夏汤，秋丸，冬酒，四季煎膏。《医心方》卷三引芪婆方

0197 独活、附子药对方

方书：独活＋附子＝独活酒《肘后方》卷三；附子酒《太平圣惠方》卷四十五；二味独活酒《圣济总录》卷八十四；独活散《圣济总录》卷一三七

功效：燥络通痹。

主治：脚气，痹痛。

脚气微觉疼痹，或两胫小满，或行起忽弱，或小腹不仁，或时冷时热。《肘后方》卷三

治脚气，风毒湿痹，筋脉挛急疼痛方。《太平圣惠方》卷四十五

脚气久虚，脉沉细缓弱。《圣济总录》卷八十四

一切癣。《圣济总录》卷一三七

用法：独活五两、附子五两（生用，切）。以酒一斗渍，经三宿服，从一合始，以微痹为度。《肘后方》卷三

附子、独活各五两。研粗末，好酒五升，浸五六日，每于食前温饮之。《太平圣惠方》卷四十五

独活半两、附子（炮裂，去皮脐）一两，上为散。以酒调和如糊，先用皂荚水洗癣上，然后涂之，每日二次。《圣济总录》卷一三七

附方：附子、虎骨药对方

方书：附子＋虎骨＝虎骨散《普济方》卷一一一；虎附散《一盘珠》卷二

主治：白虎风，走转疼痛，两膝热肿。《太平圣惠方》卷二十二

用法：虎胫骨一两（涂酥，炙令黄）、附子一两（炮裂，去皮脐），上为细散。每服一钱，以温酒调下，不拘时候。《太平圣惠方》卷二十二

按语：虎骨为古书古方用药，现临床用狗骨代。

0198 附子、木瓜药对方

方书：木瓜 + 附子 = 木瓜丸《魏氏家藏方》

功效：燥络通痹。

主治：脚气，痹痛。

一切脚气，腿膝疼痛。《魏氏家藏方》卷八

用法：花木瓜（切下顶作盖，去瓤）一个、附子（炮，去皮脐，为细末）一只，上将附子末安在木瓜内，再以熟艾实之，将顶盖之，用竹签签定，复以麻线缚之，用米醋不拘多少，于瓷器内煮烂，石器中烂研成膏，却用二三只碗，以匙摊于碗内，自看厚薄得所，连碗覆于焙笼上慢火焙，时时以手摸，如不沾手以匙抄转，依前摊开，勿令面上焦干，恐成块子。如此数次看干湿得所，方可为丸。每服三五十丸，空心用温酒送下。《魏氏家藏方》卷八

附方：木瓜、吴茱萸药对方

方书：木瓜 + 吴茱萸 = 茱萸汤《备急千金要方》卷七引苏长史方；木瓜汤《医心方》；木瓜茱萸汤《普济方》卷二四四；吴瓜饮《仙拈集》；萸瓜汤《卫生家宝方》

功效：下气除湿泄毒。《金匮翼》引苏长史方

主治：脚气入腹，困闷欲死，腹胀喘急。《备急千金要方》

脚气毒气上攻心，手足脉绝；脚气入腹，困闷欲死，腹胀喘急，风湿胳膊，腰脚不能举动。《普济方》卷二四四

霍乱转筋，手足厥冷。《仙拈集》卷一引《汇编》

毒气攻心，手足脉绝，此亦难济，不得已作此汤，十愈七八方。《晋唐名医方选》

木瓜吴茱萸汤专治脚气入腹，困闷欲死，腹胀喘急。《续易简方》

用法：吴茱萸六升、木瓜二颗（切），以水一斗三升，煮取三升。分三服，相去如人行十里久进一服。或吐、或汗、或利、或大热闷，即愈。《备急千金要方》卷七引苏长史方

吴茱萸、木瓜各五钱，以百沸汤煎，冷热任服；或用糖三钱，水煎凉服。《仙拈集》卷一引《汇编》

吴茱萸六升、木瓜二枚（切），上二味以水一斗三升，煮取三升，分三服。或以出汗便活。《晋唐名医方选》

木瓜大者二枚、吴茱萸五两，汤洗七次，上用水四碗煎至一碗，去滓，分两服，如人行十里久，再进一服，或汗或吐或泻即瘥。《续易简方》

0199 附子、薏苡仁药对方

方书：附子 + 薏苡仁 = 薏苡附子散《金匮要略》

功效：燥络通痹。

主治：胸痹。

胸痹急者。《金匮要略》

用法：薏苡仁十五两、大附子十枚（炮），二味杵为散，服方寸匕，日三服。《金匮要略》

按语：《成方切用》说："胸中与太空相似，天日照临之所。而膻中之宗气，又赖以包举一身之气者也。今胸中之阳，痹而不舒，其经脉所过，非缓即急，失其常度，总由阳气不运，故致然也。用薏苡仁以舒其经脉；用附子以复其阳，则宗气大转，阴浊不留，胸际旷若太空，所谓化日舒长，曾何缓急之有哉？"其说似是实非，非在因果倒置之说也，应纠为附子破浊阴以复其阳之说是也。《外台》载《古今录验》疗胸痹偏缓急薏苡仁散方，即本药对方合甘草、附子药对方（0539 附方）。

0200 白附子、附子药对方

方书：附子 + 白附子 = 附子散《圣济总录》卷六

功效：燥络通痹。

主治：湿痰痹厥。

中风牙关紧急，遍身强硬。《圣济总录》卷六

用法：附子一枚（重一两者，慢火炮裂，去皮脐）、白附子（炮裂）一分，上为细散。每服一钱匕，温酒调下。三服见效。《圣济总录》卷六

按语：李时珍说："白附子乃阳明经药，因与附子相似，故得此名，实非附子类也。"因附子功专破湿解凝而通经回阳，偏走下焦肾经；而白附子逐湿涤痰而药向上行，善治头面之疾。故二味功效有别，但合用能辛散通闭，能治湿痰壅闭之中风。

5. 利水消浊药对方

利水消浊药对方适用于水毒湿滞于下焦证候：淋浊，带下。

0201 茯苓、猪苓药对方

方书：猪苓 + 茯苓 = 神效散《圣济总录》卷一八五；威喜丸《圣济总录》卷九十二；感喜丸《丹溪心法》卷三；茯苓丸《魏氏家藏方》卷四

功效：调理阴阳，固虚降浊。《成方便读》

主治：白浊。

梦泄。《圣济总录》卷一八五

元阳虚惫，精气不固，余沥常流，小便白浊，梦寐频泄。妇人血海久冷，白带、白淫，下部常湿，小便如米泔，或无子。《圣济总录》卷九十二

小便白浊。《魏氏家藏方》卷四

两耳虚鸣，口干。《三因方》

肾有邪湿，精气不固。《医学入门》

溲溺如泔，涩痛梦泄，便浊属火郁者。《张氏医通》

肺虚痰火久嗽。《古方选注》

用法：白茯苓（去黑皮）一两、猪苓（去黑皮）二钱，上药水煎合宜，去猪苓，将茯苓焙干，为散。每服一钱匕，温酒调下，空心、夜卧各一服。《圣济总录》卷一八五

白茯苓四两（去黑皮，锉作大块）、猪苓二钱五分，同于瓷器内煮三二十余沸，取出日干，择去猪苓，为末，化黄蜡（四两）搜和丸弹子大，每嚼一丸，空心津下，以小便清为度。《圣济总录》卷九十二

白茯苓二两、木猪苓四两（锉），水二升，同煮干，去猪苓，只用茯苓为末，以黄蜡二两熔化为丸，如弹子大。每服一丸，空心细嚼，盐汤送下。忌米醋。《魏氏家藏方》卷四

按语：《古方选注》云："《抱朴子》云，茯苓千万岁，其上生小木，状似莲花，名威喜芝。今以名方者，须择云茯苓之年深质坚者，制以猪苓导之，下出前阴；蜡淡归阳，不能入阴，须用黄蜡性味缓涩，有续绝补髓之功，专调斫丧之阳，分理溃乱之精，故治元阳虚惫而为遗浊带下者。"本药对方合白术、茯苓药对方（0554），即是《金匮要略》猪苓散，《三因极一病证方论》称三物猪苓散，有健脾利水之功，主治呕吐，膈上有停饮，吐后欲饮水。运用本药对方时，《局方·续添诸局经验秘方》：忌米醋，只吃糠醋，切忌使性气；《普济方》：忌腥气；《古方选注》：尤忌怒气劳力；《魏氏家藏方》：忌米醋。

0202 半夏、猪苓药对方

方书：猪苓＋半夏＝猪苓丸《普济本事方》卷三、《济生续方》《续易简方》；半夏丸《丹溪心法》卷三、《景岳全书》；固真丹《济生方》卷四；坚中丹《鸡峰普济方》；坚中丸《普济方》；木猪苓丸《御药院方》卷六；半苓丸《杂病源流犀烛》《东医宝鉴·内景》卷一

功效：利水消浊。

补虚。《御药院方》卷六

开郁滞。《国医宗旨》

主治：白浊。

梦遗。《普济本事方》卷三

年壮气盛，情欲动心，所愿不得，意淫于外，梦遗白浊。《济生方》卷四

治湿痰流注白浊神效。《景岳全书》

治肾气闭遗泄。《续易简方》

室女白沃。《鸡峰普济方》卷十六

治白浊方。《丹溪心法》卷三

治白淫方。《杂病源流犀烛》

梦泄精滑不禁。《御药院方》卷六

湿郁热滞精滑。《古今医统》

便浊涩痛。《张氏医通》

痰饮迷心。《医方集解》

用法：半夏一两、猪苓一（二）两，先将半夏锉如豆大，令其一半炒黄色，不令焦，地上去火毒半日，取半夏为末，以一半猪苓末调匀和丸，如桐子大，候干，更用余猪苓末同炒微裂，不入油炒，瓶中养之，每服四十丸，空心温酒、盐汤下。如常服，于申未间冷酒下。《济生续方》

半夏一两（破如豆大），木猪苓四两。先将猪苓一半炒半夏呈黄色，不令焦，地上出火毒半日，取半夏为末，打糊为丸，梧桐子大。候干，更再用前猪苓末二两，炒微裂，用不泄砂瓶养之。每服三十至四十丸，空腹温酒盐汤送下。于申未间常服，冷酒送下。《普济本事方》卷三

半夏一两（破如豆大），猪苓末二两。先将猪苓末一两炒半夏，令色黄，只取半夏为末，煮糊为丸，候干，再用另猪苓末一两同炒微裂，入砂瓶贮之。每服三十至五十丸，空腹酒、盐汤送下。《杂病源流犀烛》

半夏、猪苓各一两（去皮，别为末），同炒半夏黄色，却将猪苓末盖半夏，地上以盏合定经宿，去苓只取半夏末之，以水糊为丸，如梧桐子大。每服十丸，米饮送下，不拘时候。《鸡峰普济方》卷十六

按语：《普济本事方》载："半夏有利性，而猪苓导水，盖导肾气使通之意。"《本事方释义》载："木猪苓气味苦微寒，入足太阳；半夏气味辛温，入足阳明；送药以酒盐汤者，欲药性之下行也。"《御药院方》用量：半夏五两，木猪苓八两。半夏燥湿化痰，猪苓利水渗湿。合用使湿浊下不扰乱膀胱精室，上不蒙蔽心窍神明，则遗精滑浊、尿涩昏蒙之证失矣。故本药对方功在利水消浊，非具补虚之力。本药对方似同半夏、茯苓药对方（0340），但猪苓、茯苓之调换使主治证候有所不同：彼用于痰眩惊悸呕吐，此用于流注白浊遗泄。

0203 茯苓、厚朴药对方

方书：茯苓+厚朴=莹泉散《续易简方》

功效：利水消浊，醒脾宁心。

主治：白浊。

心脾不调，尿浑白浊。《经验良方》

治心脾不调，肾气独盛，便溺白浊。《续易简方》

用法：用厚朴（姜汁炙）一两，白茯苓一钱，水、酒各一碗，煎一碗，温服。《经验良方》

川朴一两（去皮生用），白茯苓一钱，上锉散作一服。用酒二碗，如不能饮，入水、酒各一碗，慢火煎至一小碗，分为二服。去滓，食前温服，立效。《续易简方》

按语：厚朴芳香行气、化湿醒脾，茯苓淡渗利湿、安神宁心。合用则心脾

调，白浊愈。

0204 茯苓、乳香药对方

方书：茯苓＋乳香＝乳香茯苓丸《卫生家宝汤方》

功效：利水消浊，宁心安神。

主治：白浊。

治心气不足，小便白浊，梦遗不禁。《卫生家宝汤方》

用法：坚白茯苓二两、乳香一字研，上为末，蒸饼为丸，如梧桐子大，每服三十丸，食后临卧麦门冬水下。《卫生家宝汤方》

0205 沉香、赤茯苓药对方

方书：赤茯苓＋沉香＝茯苓汤《鸡峰普济方》卷十

功效：利水消浊。

主治：白浊。

小便白浊，不利，时有作痛。《鸡峰普济方》卷十

用法：赤茯苓、沉香各一两（一方用琥珀代沉香），上为细末。每服二钱，白汤点，食后、临卧服。《鸡峰普济方》卷十

0206 白茯苓、赤茯苓药对方

方书：赤茯苓＋白茯苓＝张真君茯苓丸《三因方》；二苓丸《医学入门》

功效：利水消浊，宁心安神。

主治：淋浊。

小便不禁，心肾俱虚，神志不守。《三因方》卷十二

心肾俱虚，神志不定，小便淋沥不禁。《医学入门》卷七

用法：用白茯苓、赤茯苓等份为末，以新汲水洗，绞干研末。加地黄汁、好酒，同于银石器内熬成膏，搜和为丸，如弹子大，每服一丸，空腹时细嚼，盐汤或温酒送下。《三因方》卷十二

赤茯苓、白茯苓各等份，水澄，为末，别用生地汁同酒熬膏为丸，如弹子大。每空心嚼一丸，盐汤送下。《医学入门》卷七

按语：赤茯苓、白茯苓虽皆能利水消浊，但赤白之分，略有区别。《本草经疏》谓"补心益脾，白优于赤；通利小便，专除湿热，赤亦胜白"，故于补脾肾、宁心神方中常见白茯苓；而于伐肾水、通淋浊方内多见赤茯苓。此二味合用为药对方，故有宁心安神、利水消浊之功，用于心肾俱虚、神志不定、小便淋浊诸症。

0207 附子、泽泻药对方

方书：附子＋泽泻＝泽附煎《仙拈集》卷二

功效：破湿展气，利水消浊。

主治：水肿，尿闭。

小便虚闭，两尺脉沉微，用利小水药不效者。《普济方》

阴分虚寒，小便不通，误服寒凉不应者。《仙拈集》卷二

用法：附子一个（炮去皮脐，盐水浸良久），泽泻一两，每服四钱，水一盏半，灯心七茎，煎服即愈。《普济方》

大附子（炮，去皮尖）、泽泻各一两，上锉四剂。加灯心七根，水二钟，煎七分，食远服。《仙拈集》卷二

按语：金匮肾气丸有治水气之功，本药对方在其内首当建奇勋也。

0208 茯苓、芡实药对方

方书：茯苓 + 芡实 = 分清丸《摘玄方》

功效：利水消浊，固肾。

主治：带下，白浊。

白带、白浊病。《摘玄方》

用法：用芡实粉、白茯苓粉，黄蜡化蜜和丸梧桐子大。每服百丸，盐汤送下。《摘玄方》

0209 葶苈子、吴茱萸药对方

方书：葶苈子 + 吴茱萸 = 二利丸《外台秘要》

功效：利水降气，消浊退肿。

主治：水肿。

水肿。《外台秘要》

用法：葶苈子、吴茱萸各一升，为末，炼蜜为丸，梧桐子大，每服二丸，日一至三次，以二便通利为度，不知渐增。《外台秘要》

按语：本药对方原书又名葶苈丸，以葶苈子泻肺利水，以吴茱萸破阴燥湿，合用之后，对于阴湿水肿证候尤为相宜。

0210 海金沙、郁金药对方

方书：海金沙 + 郁金 = 金沙益散《幼科指掌》卷三

功效：利水消浊，利胆升清。

主治：石淋。

小儿乳伤脾胃，致使清浊不分，尿如白浊者。《幼科指掌》卷三

用法：真川郁金、海金沙各二钱，上为末。每服一钱，灯心汤调服，加六一散三钱。《幼科指掌》卷三

按语：本药对方郁金活血利胆、海金沙清热利尿。今人多用于排石方中。

（三）疏气滞药对方

疏气滞药对方具有调节病向、解郁导滞的功效。这里重点提出破气导滞药对方、和胃降逆药对方、疏肝平疝药对方、肃肺下气药对方四方面。

1. 破气导滞药对方

0211 厚朴、枳实药对方

方书： 枳实 + 厚朴 = 枳实汤《圣济总录》卷六十一；厚朴汤《圣济总录》卷三十八；枳实厚朴汤《家塾方》

功效： 破气导滞，宽胸通痹。

主治： 胸痹腹胀证候。

胸痹。《圣济总录》卷六十一

霍乱。吐利腹胀。《圣济总录》卷三十八

腹满，或燥屎不通者。《家塾方》

用法： 枳实（去瓤，麸炒）四个、厚朴（去粗皮，生姜汁炙）三两，上为粗末。每服五钱匕，用水二盏，加薤白一握（切），煎至一盏，去滓温服，空心、日晚各一服。《圣济总录》卷六十一

厚朴（去粗皮，涂生姜汁三度炙干）四两、枳壳（去瓤，麸炒微黄）一两半，上为粗末。每服三钱匕，加生姜一分（拍碎），水一盏，煎至七分，去滓温服，一日三次。《圣济总录》卷三十八

枳实一钱二分、厚朴一钱八分，上以水一合五勺，煮取六勺，送下承气丸八分。《家塾方》

按语： 枳实、厚朴二味为药对方，又分别同大黄成为枳壳、大黄药对方（0299），厚朴、大黄药对方（0300）。三药对方合之，《伤寒论》称为小承气汤，《金匮要略》称为厚朴三物汤、厚朴大黄汤。

0212 槟榔、枳实药对方

方书： 枳壳 + 槟榔 = 槟榔散《黄帝素问宣明论方》

枳实 + 槟榔 = 通膈丸《御药院方》卷三

功效： 破气导滞，通膈消痞。

主治： 胸膈痞塞证候。

伤寒阴证，下早成痞，心下满而不痛，按之虚软。《黄帝素问宣明论方》

治阴阳气交接不通，膈塞妨闷，饮食顿减。《卫生家宝汤方》

胸中气痞不通，水饮停滞。《御药院方》卷三

用法： 枳壳、槟榔等份为末。每服三钱，黄连汤下。《黄帝素问宣明论方》

枳壳二两（去瓤麸炒），槟榔半两。上为末，入麝香末一字，炼蜜丸如桐子

大。每服二十丸，煎人参茯苓汤下，不拘时候。《卫生家宝汤方》

槟榔三两、枳实四两（麸炒），上为细末，炼蜜为丸，如梧桐子大。每服三十丸至五十丸，食后生姜汤送下，温水亦得。《御药院方》卷三

按语：枳壳、枳实，一物也。今人已不分用。《黄帝素问宣明论方》尚有枳实槟榔丸即以本药对方加味而成，用治癥瘕痞块。

附方：槟榔、川芎药对方

方书：槟榔＋川芎＝槟榔丸《鸡峰普济方》卷四

主治：脚气服药后麻痹渐退，而但微痛拘急，大便秘涩。《鸡峰普济方》卷四

用法：槟榔、芎各等份，上为细末，炼蜜为丸，如梧桐子大。每服三十丸，姜汤送下，不拘时候。《鸡峰普济方》卷四

0213 香附、枳壳药对方

方书：香附＋枳壳＝香壳汤《明医指掌》卷九；香壳散《类证治裁》卷八

功效：破气导滞，行气解郁。

主治：妊娠胎动，心腹胀痛。

妊娠实证，气不清爽，心腹胀满或痛。《明医指掌》卷九

胎动因实。《妇科玉尺》

用法：香附五钱（炒）、枳壳四钱（炒），上药研末。每服二钱，白汤送下。《明医指掌》卷九

按语：香附、枳壳二味重则破气导滞，轻则行气解郁。妊娠胎动腹痛属实证者宜之。

附方：枳壳、甘草药对方

方书：枳壳＋甘草＝滑胎枳壳散《普济本事方》卷十；滑胎易产方《备急千金要方》；开气散《鲁府禁方》卷二；枳壳散《仁斋直指方》卷四、《三因方》卷十七、《证治准绳·类方》卷三；枳壳汤《卫生家宝产科备要》卷六；六一散《普济方》卷三四三；甘枳汤《普济方》卷三八八；瘦胎枳壳散《医方大成》卷九；瘦胎枳甘散《医学入门》卷八；宽肠枳壳散《婴童百问》卷七；枳壳宽肠散《赤水玄珠》卷二十六；枳壳瘦胎饮《杏苑生春》卷八

功效：滑胎易产。《备急千金要方》

抑阳降气。《普济本事方》卷十

疏导脚气。《仁斋直指方》卷四

瘦胎易产，抑阳降气。《普济方》卷三四三

顺肠通闭。《全幼心鉴》

顺气止痢。《婴童百问》卷七

主治：凡怀孕六七月以上即服，令儿易生。《普济本事方》卷十

初生便闭。《全幼心鉴》

小儿气痢。《婴童百问》卷七

气实，肋间痛，如有物刺。《鲁府禁方》卷二

脚气。《仁斋直指方》卷四

气疾，胁间痛，如有物以插然。《世医得效方》卷三

小儿大便秘结。《普济方》卷三八八

用法：甘草一两（炙）、枳壳二两（去瓤，麸炒黄），上为细末。每服二钱，空心、食前百沸汤点下，一日三次。凡怀孕六七个月以上即服。《普济本事方》卷十

枳壳（炒）二两四钱，甘草六钱，为末。每沸汤服二钱。《婴童百问》卷七

枳壳（制）五两、甘草（炙）一两半，上为末。每服二钱，浓煎木瓜汤调下。如要快利，更加麻仁。《仁斋直指方》卷四

枳壳、甘草各一钱，水煎服。《全幼心鉴》

枳壳（去瓤，炒）二两半，炙甘草七钱半。上为末，每服二钱，浓煎葱白汤调下，不拘时候。《世医得效方》卷三

枳壳（去瓤，麸炒）二两半，甘草（炙）七钱五分。上为末，每服二钱，浓煎，葱白汤下，不拘时候。《鲁府禁方》卷二

枳壳六两、甘草一两，上为细末。每服二钱，沸汤调，未产前一月服，一日三次。《普济方》卷三四三

甘草一钱、枳壳（煨）一钱。水煎服。《普济方》卷三八八

按语：本药对方合川芎、甘草药对方（0676 附方），即为《济生方》枳芎散。原书指征：治左胁刺痛，不可忍者。本药对方合甘草、香附药对方（0214 附方），即为《沈氏尊生书方》枳壳瘦胎散。原书指征：治孕妇八九月胎气壅满，服之滑胎易产。本药对方加青木香，即为《证治准绳》青木香汤。原书指征：治小儿阴茎无故而肿或痛缩；并治咳嗽痰喘。本药对方可参第八章（医案）050 枳壳合甘草案。

0214 香附、乌药药对方

方书：香附 + 乌药 = 青囊丸《韩氏医通》卷下引邵康节方；香乌散《乾坤秘韫》；乌香正气散《普济方》卷二五六

功效：行气解郁。

主治：气郁诸症。

气郁经闭。（邵真人方）《本草纲目》

男妇诸病。《乾坤秘韫》

妇人头痛有痰。《韩氏医通》卷下引邵康节方

杂病。《普济方》卷二五六

用法：香附一斤（用酒、醋、盐、米、童便各浸三日，焙干）、乌药八两，共研细末，醋煮米糊为丸，开水送下。（邵真人方）《本草纲目》

大香附子十两（去毛，刮净，熏醋过）、好乌药（去心，炒黄）五两，上为

细末。行当侵晨，冲冒风冷出入，盐点二钱匕，正气祛邪，辟鬼魅疫疠，祛风理气进食；兼治妊孕伤寒，葱白十茎，生姜二两，同煎一碗，作三服，调药热服出汗；治伤风冒冷，头眩项强，背皆痛，用热酒一盏，入苏叶调服；治产后败血攻心脾疼痛，煎童子小便调下；治妇人血海冷，面黄，发落稀少，米饮调下；妇人发落，血衰经脉不调，无颜色，醋汤调下；妇人血劳，血瘕、血症，血气攻注疼痛，当归、乳香酒调下；妇人经脉过多，血崩不止，烧蒴藋灰一盏，酒、醋同调下；妇人血气攻心，血气不通，血脉湛浊不匀，芫花酒调下；妇人难产，取酸草子吞三七粒，以童便调药吞下，无草子，叶或根。男子妇人血风血热，遍身红痒，渐成癫疾，用荆芥酒调下；男子、小儿腹痛，脏毒泻血，用柏叶焙干，碾罗一钱末，同药三钱，米饮调下；男子、妇人疝风小腹急，男子小肠气，膀胱肾气，冷气攻冲，背脊绞疼痛，并炒盐、茴香、五灵脂，温酒调下；治蛊毒痊忤，鬼气神昏，用人参煎服；大人、小儿宿食不消，噫气不顺，逆噎不通，一切气病，入生姜、大枣，同煎调下，或盐点服；治痈疖疥癫疮癣，荆芥茶或酒调下；治大人腹中有虫，小儿疳气诸虫，腹胀肚大，面黄发疏，服精肉瘦肚，并用槟榔磨汤调下，仍空心服；治大人、小儿冷热不解，泻痢交作，血气不和，用乌梅、干姜、甘草汤调下；治大人小儿积热不解，酸浆草研自然汁一合，并水同调下。《普济方》卷二五六

香附子（略炒）不拘多少，乌药（略炮，减附三分之一）。上为细末，水醋煮为丸，如梧桐子大。随证用引，如头痛，茶送下；痰，姜汤之类，多用酒下为妙。《韩氏医通》卷下引邵康节方

按语：邵康节即邵雍，北宋哲学家。传说邵康节因母病头痛，在为母祈祷时方士所授。青囊原为医者藏针药之袋，后泛指医术。本药对方合甘草、香附药对方（以下附方），便是《太平惠民和剂局方》小乌沉汤，能调中快气，主治心腹刺痛。而在《普济方》中的加味则广治杂病。

附方：甘草、香附药对方

方书：香附 + 甘草 = 香草汤《圣济总录》卷六十八；香甘散《杂病源流犀烛》卷六；顺元汤《易简方》

功效：常服资血。《易简方》

主治：因怒所致诸痛。《杂病源流犀烛》卷六

吐血。《圣济总录》卷六十八

崩中漏下，失血过多，久不能止。《易简方》

用法：香附、甘草各一两，为末，每服三钱，白汤送下。《杂病源流犀烛》卷六

莎草根（去毛）五两、甘草一两（锉，炙），上为粗末。每服二钱匕，水一盏，煎至七分，去滓温服。《圣济总录》卷六十八

香附子一两（炒去皮毛）、甘草一分，上为末。清米饮点服，后服神灵丹。《易简方》

按语：本药对方加砂仁，即为《卫生家宝汤方》调气汤。誉称"降气温中去寒止呕"。本药对方加檀香，即为《卫生家宝汤方》香附子汤。用治"胸膈满闷，气痞气寒气刺气噎"。本药对方合姜黄、香附药对方（0736 附方），即为《卫生家宝汤方》导气汤。誉称"治心胸痞满，行化滞气"。本药对方合茯神、香附药对方（0713），即为《卫生家宝汤方》升气汤。称其能"升降阴阳，安神补中"。

0215 沉香、乌药药对方

方书：沉香 + 乌药 = 乌药汤《卫生家宝汤方》

功效：行气解郁降逆。

主治：气逆呕哕证候。

治一切冷气呕哕腹疼。《卫生家宝汤方》

用法：沉香二钱（锉怀干）、天台乌药二两（锉去心），上为末，每服一钱，入盐沸汤点服。《卫生家宝汤方》

按语：《卫生家宝汤方》沉香四磨汤是本药对方合槟榔、木香药对方（0216）。用治冷气攻冲，心腹疗痛，脾胃素弱，食饮易伤，呕逆冷痰，精神不清。

0216 槟榔、木香药对方

方书：木香 + 槟榔 = 木香散《保命集》卷中；木香丸《症因脉治》卷三；木香槟榔汤《圣济总录》卷八十二；香榔散《仙拈集》卷一；圣功散《传信适用方》卷三；圣效方《景岳全书》《古今医统》；四妙丸《赤水玄珠》卷五；槟榔散《青囊秘传》

功效：破气导滞杀虫。

主治：气滞腹痛。

上焦气逆上冲，食已暴吐，脉浮而洪。《保命集》卷中

脚气冲心，烦闷，上气喘急。《圣济总录》卷八十二

腹痛。《证治准绳》

寸白虫，不拘久近。《传信适用方》卷三

风寒身肿。恶寒身热，身首皆肿。《症因脉治》卷三

寸白虫病。《景岳全书》

胃气移痛，兼治虫积。《仙拈集》卷一

年高臌胀，独只腹胀，肢体如柴，举动乏力。《赤水玄珠》卷五

风疮。《青囊秘传》

用法：木香、槟榔各等份，上为细末。每服二钱，隔夜空腹食前煎桔梗汤调下。《保命集》卷中

木香三分、槟榔半两（锉），上为末。每服三钱匕，水一盏，加葱白二寸

（擘碎），煎至七分，去滓，下红雪二钱，生姜汁半合，童便一合，再煎一二沸，温服。《圣济总录》卷八十二

木香、槟榔各等份，研为细末，熟汤调下。《证治准绳》

南木香、槟榔各等份，研为细末。先在黎明空腹时嚼熟炙猪肉之属，只咽汁，吐去滓，再用浓米饮调药末三钱服之。辰巳间虫下，其疾永除。《传信适用方》卷三

槟榔半两，南木香二钱，为细末，每服三钱，浓米饮调下。须五更空心先嚼炙肉，只咽汁，下咽吐其肉，随即服药，辰巳间当虫下，尽去病根。此方简易屡验。《景岳全书》

木香五钱、槟榔五钱，上为末，水为丸。朱砂五分为衣。《症因脉治》卷三

木香、槟榔各等份，酒磨服。《仙拈集》卷一

木香、槟榔各一两五钱（二味锉如芡实大，四制：一份用莱菔子一两同炒深黄色，去莱菔子不用；一份用干漆一两炒烟尽，去漆；一份用茴香一两炒深黄色，去茴香；一份用莪术一两炒黄色，去术），上只留木香、槟榔，为末，以四味同炒药煎汤，打糊为丸，如绿豆大。每服七八十丸，米饮送下。《赤水玄珠》卷五

槟榔一斤，木香八两，上为末。敷之。《青囊秘传》

按语：木香调中宣滞，行气止痛；槟榔消积导滞，又能杀虫。故本药对方不仅能理气止痛，而且有杀虫之力。方书诸木香槟榔丸均用之为君。《保命集》则合四物汤，名曰治气六合汤。用治妇人血气上冲，心腹肋下满闷。臌胀为气滞、血瘀、水凝互患，本药对方木香、槟榔四炒为使气、血、水加速渐消，殊为妙法。本药对方外用能治风疮，风疮即疥疮。

0217 木香、枳壳药对方

方书：木香 + 枳壳 = 枳壳丸《圣济总录》卷一五五；枳香散《松峰说疫》卷二

功效：破气导滞，宽中下气。

主治：气滞腹痛。

伤寒呃噫。《普济本事方》

小儿阴肿。（阳明经风热湿气相搏，阴茎无故肿，或痛缩，宜宽此一经自愈。）《曾氏小儿方》

妊娠腹痛，一切气疾。《圣济总录》卷一五五

瘟疫呃逆。《松峰说疫》卷二

用法：枳壳半两，木香一钱，为末，白汤服一钱。《普济本事方》

枳壳二两（浆水浸一日，去瓤，煮令烂，研作糊）、木香（炒）一两。上将木香为末，和人枳壳糊内为丸，如梧桐子大。每服二十丸，温酒送下，不拘时候。《圣济总录》卷一五五

枳壳五钱，木香一钱，上为末。每服一钱，滚水调下，不应再服。《松峰说疫》

卷二

按语： 木香破气导滞，且香燥化湿；枳壳宽中下气，又苦降清肠。故合用能治湿热瘟疫所致气滞腹痛、呃逆吐哕。

0218 沉香、木香药对方

方书： 木香＋沉香＝二香散《济阴纲目》卷九十二

功效： 破气导滞通闭。

主治： 气滞下焦证候。

气郁于下，小便隐秘不通。《济阴纲目》卷九十二

胞转不通，非小肠、膀胱、厥阴受病，乃强忍房事、或过忍小便所致。当治其气则愈，非利药可通也！《医垒元戎》

用法： 木香、沉香各等份，上为末。煎陈皮、茯苓汤调下，空心服。《济阴纲目》卷九十二

沉香、木香各二钱为末，白汤空腹服之，以通为度。《医垒元戎》

按语： 气滞下焦则小便隐秘不通。木、沉二香皆具破气导滞之功，且沉香药向沉降，可引木香直达下焦，相须相济，能解下焦之气郁，故治胞转不通。

附方： 木香、青皮药对方

方书： 木香＋青皮＝塌气汤《永类钤方》卷二十一

主治： 腹胀气粗，并疳食攻面目浮肿。《永类钤方》卷二十一

用法： 木香一分、青皮半两（巴豆三十粒同炒豆黄色，去豆），上为末，三岁服半钱，空心米汤调下。《永类钤方》卷二十一

0219 砂仁、香橼药对方

方书： 砂仁＋香橼＝陈香橼散《梅氏验方新编》卷二

功效： 破气导滞止痛。

主治： 气滞胃痛。

胃气痛。《梅氏验方新编》卷二

用法： 陈干香橼一个（切开盖，去瓤）、阳春砂仁。先将香橼连盖秤准，现重若干，配阳春砂仁亦若干，装入香橼内，原盖盖好，井泥围涂，放阴阳瓦上火煅，见青烟将尽为度，取起放地下，以碗覆盖，免致化成白灰，俟冷透去泥，研为细末。每服二三钱，开水冲服。极重者亦可除根；体虚者服半料，愈后接服二贤散除根。《梅氏验方新编》卷二

按语： 砂仁行气化湿、破脾胃之湿凝；香橼宽中化痰、行肝胃之结气。故合用能行气除湿，和胃止痛。

附方： 蟾蜍、砂仁药对方

方书： 砂仁＋蟾蜍＝金蟾散《万病回春》、《古今医鉴》卷六引李桐峰方；蟾砂散《绛囊

撮要》

功效：破气导滞消胀。

主治：气滞臌胀。

气鼓如神。《万病回春》

大腹气胀，并治小儿疳积，面黄肌瘦，善食腹大，四肢枯细。《绛囊撮要》

气鼓。《古今医鉴》卷六引李桐峰方

用法：大虾蟆一个，以砂仁推入其口内，使吞入腹，以满为度，用泥罐封固，炭火煅，令红透烟净取出，候冷去泥，研末为一服，或酒，或陈皮汤送下。候撒屁多，乃见其效。《万病回春》

大蟾蜍一个，砂仁不拘多少。将砂仁研末，装入蟾腹内令满，缝口，用泥周身封固，炭火煅红，候冷，将蟾研末作三服，陈皮汤送下，下气一通为效。《绛囊撮要》

活大虾蟆一个、砂仁适量，以砂仁推入其口内，使吞入腹，以满为度，用泥罐封固，炭火煅令透红，烟尽取出，候冷去泥，研末，为一服。或酒或陈皮汤送下。得矢气多，乃见其效。《古今医鉴》卷六引李桐峰方

按语：蟾蜍，一称大虾蟆。其腹大如鼓，鸣则胀大，犹如气囊。古人格物致知，引以为用，伍以砂仁增其散滞化气之力，奏效如神。又名益欢散、蟾香散。

0220 橘皮、枳壳药对方

方书：橘皮＋枳壳＝陈橘皮散《普济方》卷一八七；橘红汤《杂病源流犀烛》卷四；翻肛散、收肛散《外科大成》卷二、卷五

橘皮＋枳实＝枳橘熨《济阴纲目》卷七

功效：破气导滞消胀。

行气。《济阴纲目》卷七

主治：气滞胸痹呕逆（内服）；阴肿痔疮（外用）。

胸痹，胸中愊愊如满，噎塞如痹，咽喉中涩，唾沫。《太平圣惠方》卷四十二

诸吃噫。《证类本草》卷二十三

干呕。《杂病源流犀烛》卷四

痔疮。《外科大成》

妇人阴肿如石，痛不可忍，二便不利。《济阴纲目》卷七

用法：陈橘皮二两（汤浸，去白瓤，焙）、枳壳二两（麸炒微黄，去瓤），上为散。每服三钱，以水一中盏，生姜半分，同煎至六分，去滓，温温频服。《太平圣惠方》卷四十二

橘皮二两（汤浸，去瓤，锉）、枳壳一两（去瓤，炒），以水一升，煎至五合，通热顿服。《证类本草》卷二十三

枳壳三两（生用）、陈皮一两，作一剂。水二钟，煎一钟，空心服。外用唤

痔散敷之。内痔服此剂，实时翻出。《外科大成》卷二

枳实、陈皮各四两，上炒令香熟，以绢袋盛之，遍身从上至下，及阴肿处，频频熨之，冷则换之，直至喉中觉枳实气，则痛止肿消便利也。《济阴纲目》卷七

按语： 本药对方内服外用功效截然不同，堪称奇妙。中医经验之宝贵所在也。

附方： 砂仁、枳壳药对方

方书： 砂仁＋枳壳＝双壳涤球汤《疡科遗编》；小安胎饮《普济方》卷三四二

功效： 令子不落，护胎。《普济方》卷三四二

主治： 一切球风。《疡科遗编》卷下

妊娠时气，身大热；或妊娠从高坠下，触动胎气，腹痛下血；兼治崩漏。《普济方》卷三四二

用法： 砂仁壳一两、江枳壳一两，煎汤热洗，一日三四次。《疡科遗编》卷下

枳壳、缩砂各三两，上以熨斗盛，炒，去壳，为末。如胎动，热酒调下；不饮酒，煎艾盐汤调服，米饮亦可。仍用罩胎散调服，间服安胎饮。一方去膜炒。《普济方》卷三四二

2. 和胃降逆药对方
0221 丁香、柿蒂药对方

方书： 丁香＋柿蒂＝柿蒂汤《济生方》卷二；丁香柿蒂汤《妇人大全良方》卷八；顺气汤《卫生家宝汤方》；柿钱散《洁古家珍》

功效： 和胃降逆止哕。

主治： 胃气上逆证候。

胸满咳逆不止。《济生方》卷二

伤寒呃逆及哕逆不定。《简要济众方》

哕逆。《妇人大全良方》卷八

伤寒咳噫不止，及哕逆不定。《证类本草》卷十二引《简要济众方》

胃寒呃逆。《杂病源流犀烛》卷十七

治咳逆神验，亦治久痢。《卫生家宝汤方》

用法： 柿蒂、丁香各一两，共为细末，每服四钱，水一盏半，姜五片，煎至七分，去滓，热服，不拘时候。《济生方》卷二（注文引《卫生家宝》，则名"顺气汤"）

丁香一两，干柿蒂（焙）一两，上为散。每服一钱，煎人参汤下，不拘时候。《证类本草》卷十二引《简要济众方》

丁香十粒、柿蒂十五个，㕮咀，用水一盏半，煎至八分，去滓热服。《妇人大全良方》卷八

丁香四十九粒、柿蒂二七个，上用水一碗，同煎至半碗，温服一盏，立效。如未住再服。《卫生家宝汤方》

按语：《症因脉治》丁香柿蒂汤即是本药对方合人参、生干姜药对方（0540）而成。共奏益气燥湿、和胃降逆之功，用于胃虚有湿，呃逆不止，或恶心呕吐者。《卫生宝鉴》丁香柿蒂散则是本药对方合青皮、陈皮而成。主治诸种呃、噫、呕吐痰涎。

0222 丁香、橘皮药对方

方书：丁香＋橘皮＝丁香汤《圣济总录》卷四十七；香橘饼《摄生众妙方》卷十

功效：和胃降逆止吐。

主治：胃气上逆证候。

婴儿吐乳，小儿百日晬内吐乳，或粪青色。《陈文中小儿方》

胃冷呕逆，气厥不通。《圣济总录》卷四十七、《十便良方》

小儿吐泻。《摄生众妙方》卷十

用法：丁香母三粒（捶碎）、陈橘皮一枚（汤浸，去白，焙），用水一盏，煎取半盏，去滓热呷。《圣济总录》卷四十七

用年少妇人乳汁一盏，入丁香十枚、陈皮去白一钱，石器煎一二十沸，细细与服。《陈文中小儿方》

母丁香三个，陈皮一块（去白，焙），水煎热服。《十便良方》

丁香、橘红各等份，上为末，炼蜜为丸，如黄豆大。作饼嚼化。《摄生众妙方》卷十

丁香、橘红等份，炼蜜丸黄豆大，米汤化下。《刘氏小儿方》

0223 半夏、丁香药对方

方书：丁香＋半夏＝丁夏汤《医学入门》卷七；半丁丸《活幼口议》卷十九；圣白丸《卫生总微》卷十；如神汤《朱氏集验方》卷四

功效：和胃降逆消痰。

主治：胃气上逆证候。

脾胃虚寒，停痰留饮，哕逆呕吐。《医学入门》卷七

婴孩小儿风痰在膈，痰盛咳嗽，作热烦闷，神不安稳，睡眠不宁，可进饮食或欲饮食，食之即呕。《活幼口议》卷十九

小儿吐逆。《卫生总微》卷十

痰证呕吐，连日不效。《朱氏集验方》卷四

用法：丁香、半夏各三钱，上药加生姜同煎，温服。《医学入门》卷七

半夏半两（汤洗七次，为末）、丁香一钱（碾碎），上将半夏末水搜作剂，包丁香，再以面裹煨令熟，去面为末，生姜自然汁为丸，如麻子大。每服三二十丸，淡生姜汤送下。《活幼口议》卷十九

半夏半两（汤洗十次，切片，焙干）、丁香半两。上为末，生姜自然汁为

丸，如麻子大。每服十至十五丸，温汤送下，不拘时候。《卫生总微》卷十

半夏曲（半夏与神曲同炒黄色，去半夏留曲）、丁香。上用水一盏半，煎至八分，其药自然煎成浓汁不妨，通口服。《朱氏集验方》卷四

按语： 本药对方如将煎服法中生姜也计在内，实际上已含半夏、生干姜药对方（0337），即含《金匮要略》小半夏汤。故也可视为《金匮要略》小半夏汤加丁香了。因此药对拆方要做到灵活而融会贯通，必须在药对方上深下功夫。只有胸有成方，才能运用自如。《济生方》丁香半夏丸由本药对方合白术、橘皮药对方（0532 附方）而成。

0224 丁香、木香药对方

方书： 丁香 + 木香 = 神香散《仙拈集》卷一

功效： 和胃降逆。

主治： 胃气上逆证候。

反胃关格、气噎不通。《德生堂经验方》

胸膈气逆，疼痛胀满，呕哕，痰饮，诸药不效者。《仙拈集》卷一

用法： 丁香、木香各一两，每服四钱，水一盏半，煎一盏。《德生堂经验方》

丁香、木香各等份，上为末。每服五分，白滚水送下。《仙拈集》卷一

0225 白豆蔻、丁香药对方

方书： 丁香 + 白豆蔻 = 神香散《景岳全书》；丁蔻散《仙拈集》；神妙散《医方易简》卷七

功效： 和胃降逆。

主治： 胃湿凝滞，胃气上逆证候。

产后呃逆。《乾坤生意》

胸胁胃脘逆气难解疼痛，呕哕胀满，痰饮膈噎，诸药不效者，唯此最妙。《景岳全书》卷五十一

胃冷恶心。《仙拈集》卷一

霍乱因于寒湿，凝滞气逆者。《霍乱论》

用法： 丁香、白豆蔻各半两，研细，桃仁汤服一钱，少顷再服。《乾坤生意》

丁香、白豆蔻（或砂仁亦可），二味等份为末，每晚五七分，甚者一钱，清汤调下；若寒气作痛者，生姜汤送下，日数服，不拘时候。《景岳全书》卷五十一

丁香一钱、豆蔻三钱，上为末。每服五分，酒下。《仙拈集》卷一

按语： 《妇人大全良方》丁香散以本药对方加伏龙肝。为治产后脾胃虚弱，复受风冷，心烦咳噫方。

附方： 白豆蔻、细辛药对方

方书： 细辛 + 白豆蔻 = 未名方《肘后方》

主治：口臭。《肘后方》

用法：豆蔻、细辛为末，含之。《肘后方》

0226 丁香、枇杷叶药对方

方书：丁香＋枇杷叶＝枇杷叶散《太平圣惠方》卷八十二；乳吮散《卫生总微》卷十

功效：和胃降逆。

主治：肺胃失降证候。

小儿吐乳不定。《太平圣惠方》卷八十二

婴儿吐乳不定。《卫生总微》卷十

用法：枇杷叶一分（拭去毛，微炙黄）、母丁香一分。上为细散。如吐者，乳头上涂一字，令儿咽便止。《太平圣惠方》卷八十二

枇杷叶一分（去毛，炙焦黄色）、母丁香一分。上为末。每服少许，或半字、一字，涂乳上儿吮，便止。《卫生总微》卷十

0227 枇杷叶、砂仁药对方

方书：砂仁＋枇杷叶＝噤口丹《脉因证治》卷上；禁口丹《古今医统》卷三十六引《医学集成》

功效：和胃降逆。

主治：胃气上逆证候。

噤口痢，呕不纳食；亦治痢吐食。《脉因证治》卷上

用法：枇杷叶（蜜炙）十张、缩砂十个（末），熟蜜调，抹口上。《脉因证治》卷上

附方：①甘草、砂仁药对方

方书：砂仁＋甘草＝砂仁熟水《遵生八笺》卷十一

功效：消壅隔，去胸膈郁滞。《遵生八笺》卷十一

主治：胸膈郁滞。《遵生八笺》卷十一

用法：砂仁三五颗，甘草一二钱，碾碎入壶中，加滚汤泡服。《遵生八笺》卷十一

②砂仁、生姜药对方

方书：砂仁＋生姜＝未名方《简便方》

主治：上气咳逆。《简便方》

用法：砂仁（洗净炒研），生姜（连皮）等份捣烂，热酒食远泡服。《简便方》

0228 半夏、枇杷叶药对方

方书：半夏＋枇杷叶＝至圣散《活幼新书》卷下

功效：和胃降逆。

主治：胃气上逆证候。

老幼暴吐，服药不止者。《活幼新书》卷下

用法：枇杷叶（刷去叶后毛，锉碎）二两、半夏（㕮咀）四两，上用生姜四两重，切作绿豆大，拌匀，酿一宿，慢火炒令微焦色，以皮纸盛，于地上候冷。每服二钱，水一盏，煎七分，去滓，空心少与缓投；或入诸药内同煎服，亦效。《活幼新书》卷下

0229 橘皮、枇杷叶药对方

方书：橘皮＋枇杷叶＝枇杷叶散《御药院方》卷四；枇杷叶煎《医统》卷二十七

功效：和胃降逆止呕。

主治：胃气上逆证候。

脾胃气虚，呕逆吐食。《御药院方》

五噎。《医统》卷二十七

用法：枇杷叶（去毛）、陈皮（去白）各等份，上为粗末。每服五钱，一日三次，水一盏半，加生姜半分（擘碎），同煎至一盏，去滓温服，不拘时候。《御药院方》卷四

按语：《御药院方》谓脾胃气虚，非也！乃肺胃气逆也。故以枇杷叶、橘皮同降肺胃之气。

0230 橘皮、竹茹药对方

方书：橘皮＋竹茹＝竹茹汤《产宝诸方》

功效：和胃降逆止疟。

凉胎，退寒热。《产宝诸方》

主治：胃气上逆证候。

妊娠疟疾。《产宝诸方》

用法：陈皮一两（不去白）、竹茹半两，上为粗末，分四服。每服水一盏半，煎八分，去滓，不拘时候服。《产宝诸方》

按语：古人谓"无痰不成疟"，而橘皮、竹茹皆能化痰，故可治疟。方中陈皮之用是不去白，因古人经验是去白则味辛而性速，留白则味甘而性缓。且留白有专健脾胃、祛生痰之源之意。方中竹茹尚有凉胎安胎之功，这些细处，读时不可忽之。

又《金匮要略》橘皮竹茹汤即是此药对方加参、草、姜、枣。原书主治称"哕逆者，橘皮竹茹汤主之"，于是"和胃降逆"四字遮住此药对方的眼目，忽视了退寒热、治疟疾之功效。某电视台曾播放了一民间验方专治高热不退。即此药对方加蚕沙，三味各用30g煎服，誉称退高热妙效。堪令人瞩目深思！当然所加蚕沙极为关键。

3. 疏肝平疝药对方

0231 金铃子、吴茱萸药对方

方书： 金铃子＋吴茱萸＝金珠丸《证治准绳》《全幼心鉴》；金茱丸《活幼心书》卷下

功效： 疏肝平疝。

主治： 肝郁气痛证候。

冷疝气痛、肤囊浮肿。《证治准绳》

冷疝气痛，及肤囊浮肿。《活幼心书》卷下

用法： 金铃子肉一两、吴茱萸五钱，研末，酒煮面糊和丸，如麻仁大，儿小者丸如粟粒大，每服三十至五十丸。《证治准绳》

金铃子肉一两、家茱萸半两，上为末。酒煮面糊为丸，如麻子大；儿小者，丸作粟壳大。每服三十丸至五十丸，空心温盐汤送下，温酒亦好。《活幼心书》卷下

0232 茴香、金铃子药对方

方书： 金铃子＋茴香＝茴香散《素问病机气宜保命集》卷下；金铃子散《杨氏家藏方》卷十；茴香汤《洁古家珍》；回令丸《医略六书》卷二十八

功效： 疏肝平疝。

主治： 肝郁气痛证候。

治肾消病在下焦，小便如膏油方。《素问病机气宜保命集》卷下

肾消膏淋，病在下焦。《太平圣惠方》

膀胱疝气，闭塞下元，大小便不通，疼痛不可忍者。《杨氏家藏方》卷十

孕妇小腹疼痛，脉弦紧数。《医略六书》卷二十八

用法： 茴香（炒）、苦楝子（炒），二味研为散，每服二钱，食前酒调下。《素问病机气宜保命集》卷下

苦楝子、茴香等份，炒为末。每温酒服一钱。《太平圣惠方》

金铃子肉四十九枚（锉碎如豆大，不令研细，用巴豆四十九枚，去皮不令碎，与金铃子肉同炒至金铃子深黄色，不用巴豆）、茴香一两（炒），上为细末。每服二钱，食前温酒调下。《杨氏家藏方》卷十

川楝子五两（酒炒）、小茴三两（盐水炒），上为末，炼蜜为丸。每服三钱，淡盐水送下。《医略六书》卷二十八

0233 巴豆、金铃子药对方

方书： 金铃子＋巴豆＝金铃子散《济生方》；金楝散《医学纲目》；金莲散、川楝散《普济方》

功效： 疏肝平疝。

主治： 肝郁气痛证候。

七疝，寒注下焦，少腹引外肾疼痛，大便多闭。《济生方》

丈夫本脏气伤，膀胱连小肠等气。《证类本草》卷十四引《经验方》

小腹肿痛，不得小便。《证治宝鉴》

用法：川楝子（去皮核，取肉）一两，用巴豆七枚（去壳，同炒令黄色，去巴豆）。为细末，每服二钱，热盐酒调服，空心食前。《济生方》

金铃子一百个（汤温浸过，去皮）、巴豆二百个（捶微破），麸二升同于铜锅内炒，金铃子赤熟为度，放冷取出，去核并得其麸，巴豆不用，为末。每服三钱，热酒醋汤调下，不拘时候。《证类本草》卷十四引《经验方》

附：巴豆、高良姜药对方

方书：高良姜＋巴豆＝却痛散《济生续方》

主治：心痛不可忍者。《济生续方》

用法：高良姜一两（锉如骰子，火煨），巴豆五枚（去壳，共炒令转色，去巴豆不用），研为细末，每服二钱，用热酒调服，不拘时候。《济生续方》

0234 橘叶、青皮药对方

方书：青皮＋橘叶＝青橘饮《玉案》卷六

功效：疏肝解郁散结。

主治：肝郁乳胀证候。

妇人百不如意，久积忧忿，乳内有核，不痒不痛，将成乳癌。《玉案》卷六

用法：青皮五钱（醋炒）、橘叶三十片，水煎。食远服。《玉案》卷六

按语：本药对方对经前乳胀尤有特效。复加橘叶外敷更妙。

附方：①甘草、青皮药对方

方书：青皮＋甘草＝青皮散《济阴纲目》；青皮甘草散《医宗金鉴》；青甘散《仙拈集》卷三

主治：乳岩初起，如鳖棋子，不痛不痒，须趁早服之，免致年久溃烂。《济阴纲目》卷十四

乳岩。《医宗金鉴》卷四十九

用法：青皮、甘草，上为末，用人参煎汤入生姜汁调匀，细细呷之，一日夜五六次，至消乃已。年少妇人，只用白汤调下。《济阴纲目》卷十四

青皮、甘草各一钱，上为末。浓煎生姜汤调服。《医宗金鉴》卷四十九

②大腹皮、青皮药对方

方书：青皮＋大腹皮＝青皮散《症因脉治》卷三

主治：气结小腹胀急。《症因脉治》卷三

用法：青皮、大腹皮，水煎服。《症因脉治》卷三

③巴豆、青皮药对方

方书：青皮＋巴豆＝无比丸《幼幼新书》；巴橘散《仙拈集》；降气散《圣济总录》

主治：疳积，腹大腹泻。《幼幼新书》

寒痰气喘。《仙拈集》

上气喘急，心胸满闷。《圣济总录》卷六十七

用法：青橘皮一个、巴豆七粒，二味麻皮缚，麸炒烟出，去巴豆，罗橘皮末，醋糊为丸，如绿豆大，朱砂为衣。每服五七丸，陈皮饮送下。《幼幼新书》卷二十六引《博济方》

青橘皮一枚（切开，去瓤）、巴豆一粒，将巴豆入青橘皮内，用麻扎定，火上烧存性，研末。姜汁和酒一钟呷服。到口便止。《仙拈集》卷一

青橘皮（汤浸，去白，焙）半两、巴豆十四个，上药同一处炒，令巴豆焦赤，取青橘皮捣为细末，巴豆不用。每服一钱匕，浓煎丁香汤调下，不拘时候。《圣济总录》卷六十七（本方方名，《普济方》引作"降气汤""青皮散"）

0235 茴香、香附药对方

方书：茴香＋香附＝茴香散《杨氏家藏方》卷十九；香附米丸《揣摩有得集》；立神丹《魏氏家藏方》卷二

功效：疏肝平疝。

主治：肝郁气痛证候。

小儿外肾肿大，胀闭作痛。《杨氏家藏方》卷十九

一切水肿肚大，两腿肿，不能行走，或因病误服凉药以致肿胀。《揣摩有得集》

下部膀胱疝气、小肠气等疾。《魏氏家藏方》卷二

用法：香附子（用去壳巴豆二七粒同炒焦，去巴豆不用）、茴香（炒）各一两，上为细末。每服半钱，乳食空，煎紫苏叶汤调下。如是三岁以上服一钱。《杨氏家藏方》卷十九

香附米四两（用陈米醋泡七天七夜，以砂锅炮制七次）、小茴香四钱（黄酒炒），上为细末，用陈米醋打浆为丸，如梧桐子大。每服三十丸，早、晚开水送下。《揣摩有得集》

茴香二两（用斑蝥二十一个，同炒香熟，去斑蝥十四个，留七个用）、香附子四两（去毛，入盐少许，同炒），上为细末，用醋糊为丸，如梧桐子大。每服三十丸，盐汤或温酒任下，不拘时候。《魏氏家藏方》卷二

附方：橘核、香附药对方

方书：香附＋橘核＝香橘散《女科指掌》

主治：产后呃逆。《女科指掌》

用法：香附、橘核（酒炒），上为末。每用五钱，水煎，去滓服。《女科指掌》

0236 茴香、荔枝核药对方

方书：大茴香＋荔枝核＝荔香散《景岳全书》

小茴香＋荔枝核＝二妙散《仙拈集》卷二

功效：疏肝平疝。

主治：肝郁疝气证候。

疝气痛极，凡在气分者，最宜用之。并治小腹气痛等证神效。《景岳全书》

寒疝偏坠肿痛。《仙拈集》卷二

用法：荔枝核（炮微焦）、大茴香等份炒，为末。用好酒调服二三钱。《景岳全书》

荔枝核（炮）、小茴香（炒）各等份，上为末。空心烧酒下三钱。《仙拈集》卷二

0237 荔枝核、木香药对方

方书：木香＋荔枝核＝荔香散《景岳全书》

功效：疏肝和胃。

主治：肝郁胃胀证候。

心腹胃脘久痛，屡触屡发者。唯妇人多有之。《景岳全书》

用法：荔枝核一钱，木香八分，为末。每服一钱，清汤调服，数服除根。《景岳全书》

0238 荔枝核、香附药对方

方书：香附＋荔枝核＝蠲痛散《妇人大全良方》

功效：疏肝蠲痛。

主治：肝郁气痛证候。

妇人血气刺痛。《妇人大全良方》

用法：荔枝核（烧存性）半两、香附子（去毛，炒）一两，为细末。盐汤、米饮调下二钱，不拘时候服。《妇人大全良方》

附方：海藻、香附药对方

方书：香附＋海藻＝未名方《濒湖集简方》

主治：癫疝胀痛及小肠气。《濒湖集简方》

用法：香附末二钱，以海藻一钱煎酒，空心调下，并食海藻。《濒湖集简方》

0239 艾叶、香附药对方

方书：香附＋艾叶＝艾附丸《濒湖集简方》、《陈素庵妇科补解》卷一；香艾丸《活幼心书》卷下

功效：疏肝平疝。

小儿常服，惊积自除，色泽殊异，手足肥健，脾胃调和；兼理男子、妇人诸虚不足，生气血，暖中焦，固养精神，消进饮食；男子服之身体强壮，寒暑耐

安；妇人投之百病不生，经脉通顺。《活幼心书》卷下

主治：肝郁气痛证候。

男女心气痛、腹痛、少腹痛、血气痛不可忍者。《濒湖集简方》

小儿惊积；男子、妇人诸虚不足。《活幼心书》卷下

妇人气血两虚，经行后腹痛。《陈素庵妇科补解》卷一

妇人无子。《摄生众妙方》卷十

用法：香附子二两、艾叶半两，以醋汤同煮熟，去艾叶炒为末，米醋糊丸梧子大。每白汤下五十丸。《濒湖集简方》

净香附一斤、干艾叶四两，上瓦器盛之，用醇醋浸经七日，于净锅内用火煮令醋尽，就炒干为细末，仍用醋煮粳米粉为糊，入乳钵和匀，小儿丸如萝卜子大，大人丸如梧桐子大。每服三十至五十丸，或七十丸，汤、酒、米饮随意送下，不拘时候。《活幼心书》卷下

熟艾（揉极细作饼，焙）四两、香附（醋酒同煎，捣）六两，姜汁和神曲为丸。砂仁汤送下。《陈素庵妇科补解》卷一

好香附子一斤、陈艾四两，陈醋一大碗同煎，待香附子煮透，去艾，将香附子炒干为末，醋面糊为丸，如梧桐子大。每服一百丸，白汤任下。《摄生众妙方》卷十

0240 桂枝、蜘蛛药对方

方书：蜘蛛 + 桂枝 = 蜘蛛散《金匮要略》

功效：疏肝平疝，搜络散结。

主治：疝气。

阴狐疝气者，偏有大小，时时上下，蜘蛛散主之。《金匮要略》

用法：蜘蛛十四枚（熬焦）、桂枝半两，二味为散，取八分一匕，饮和服，日再服。蜜丸亦可。《金匮要略》

按语：可参第八章（医案）086 桂枝合蜘蛛案。

4. 肃肺下气药对方

0241 莱菔子、杏仁药对方

方书：杏仁 + 莱菔子 = （丹溪）杏仁萝卜子丸《景岳全书》卷五十四；萝卜子丸《不知医必要》卷一；莱子丸《惠直堂》卷二

功效：肃肺下气，化痰止咳。

主治：喘咳。

气壅痰盛咳嗽。《景岳全书》卷五十四

久嗽痰喘。《医学集成》

风痰咳喘，或吐脓血，并老人痰喘。《惠直堂方》卷二

　　用法：杏仁、萝卜子炒各一两，为末，粥糊丸桐子大。每服五十丸，白汤下。《景岳全书》卷五十四

　　莱菔子（炒）、杏仁（去皮尖炒），等份，蒸饼丸麻子大。每服三五丸，时时津咽。《医学集成》

　　按语：本药对方合桃仁、杏仁药对方（0763），即是《圣济总录》莱菔煎。治咳嗽多痰，气喘，唾脓血。

0242 葶苈子、杏仁药对方

　　方书：杏仁 + 葶苈子 = 葶苈丸《圣济总录》

　　功效：肃肺下气，泻肺利水。

　　主治：水气不利证候。

　　十种水气。《圣济总录》

　　用法：葶苈子（炒）、杏仁（不去皮）各一分，二味捣研为细末，面糊和丸如小豆大。每服十五丸，煎杏仁汤下。《圣济总录》

　　按语：杏仁宣肺气、葶苈泻肺气。气行则水行，肺为水之上源，上源开则下流利。《圣济总录》另有葶苈丸，为桃仁、葶苈子药对方（0668）。与本药对方的区别在于彼用桃仁活血，此用杏仁行气。彼按血水同源，血不利则为水，故以活血利水；此据水气互化，气行则水行，故以下气利水。

0243 麻黄、杏仁药对方

　　方书：杏仁 + 麻黄 = 杏子散《全生指迷方》；二物散《外台秘要》卷十引《范汪方》；杏仁汤《外台秘要》卷三十六引《备急》

　　功效：肃肺下气，平喘止咳。

　　主治：喘咳。

　　若咳嗽逆，倚息喘急，鼻张。其人不得仰，咽中作水鸡声，时发时止。由惊忧之气蓄而不散，肺气郁，或因过饱劳伤，气上行而不能出于肺，复遇寒邪，肺寒则诸气收聚，气缓则息有所触则发，经久则不能治。杏子散主之，及灸肾俞百壮。《全生指迷方》

　　上气兼咳。《外台秘要》卷十引《范汪方》

　　咳嗽上气。百日小儿患热气急不得服；小便赤黄，服之甚良。《外台秘要》卷三十六引《备急》

　　用法：杏仁（去皮尖），麸炒黄色，研成膏，麻黄为末，等份，研和，煎橘皮汤调二钱匕。《全生指迷方》

　　麻黄一斤（去节），杏仁一百枚，上各为散。上气发时，服方寸匕，可至三方寸匕。以气下为候，不必常服。《外台秘要》卷十引《范汪方》

　　麻黄八分（去节），杏仁四十枚（去尖），以水一升，煮取七合，去滓分服。

《外台秘要》卷三十六引《备急》

按语：本药对方合甘草、麻黄药对方（0136 附方），即为《太平惠民和剂局方》三拗汤。本药对方合大黄、杏仁药对方（0669 附方），即为《备急千金要方》黑散，为"治小儿变蒸中夹时行温病或非变蒸时而得时行者方"。其方："麻黄（半两）、大黄（六铢）、杏仁（半两）。上三味，先捣麻黄大黄为散，别研杏仁如脂，乃细细内散，又捣，令调和，纳密器中，一月儿服小豆大一枚，以乳汁和服，抱令得汗，汗出温粉粉之，勿使见风，百日儿服如枣核，以儿大小量之。"（卷五）

附方：①麻黄根、杏仁药对方

方书：杏仁＋麻黄根＝杏子散《妇人大全良方》

主治：诸脏相乘喘急。《妇人大全良方》

用法：杏仁（去皮尖，双仁，麸炒黄，细研如膏）、麻黄根（为细末）等份，和煎，橘皮汤调下二钱，无时候。《妇人大全良方》

②桂心、杏仁药对方

方书：桂心＋杏仁＝桂杏丸《圣济总录》卷六十六；通声丸《鸡峰普济方》卷十一；杏仁丸《圣济总录》卷一二三；桂心散《外台》卷九引《广济》桂杏丸

功效：温肺顺气，通畅声音。《鸡峰普济方》卷十一

主治：治小儿喉痹方。《备急千金要方》卷五

治哑塞咳嗽方。《备急千金要方》卷六

治小儿喉痹方《孙真人千金方》

咳嗽，语声不出。《圣济总录》卷一二三

肺伤风冷，气不流通，咳嗽失声，语音不出。《鸡峰普济方》卷十一

咽喉痒痛，失音不语。《普济方》

用法：桂心、杏仁各半两。上二味末之，以绵裹如枣大，含，咽汁。《备急千金要方》卷五

桂心六铢、杏仁十八铢。上二味末之，以蜜丸如杏仁大，含之，细细咽汁，日夜勿绝。《备急千金要方》卷六

桂心、杏仁各二分，上末，以绵裹如枣大，含咽汁。《孙真人千金方》（《鸡峰普济方》卷十一中桂末、杏仁各等份）

0244 枇杷叶、杏仁药对方

方书：杏仁＋枇杷叶＝未名方《叶案存真》

功效：肃肺下气，降逆止呃。

主治：上焦气闭证候。

脉搏劲，舌干赤，嗳气不展，状如呃忒。《叶案存真》

目赤、舌干、便闭，大热腹痛，潮热不退，口渴妄言，忽发呃逆，暴厉惊

人。《谢映庐医案》

用法： 炒香枇杷叶，苦杏仁（去皮炒），二味水煎一杯许，冲入桔梗枳壳汁。《叶案存真》

杏仁八钱、枇杷叶三钱，水煎服。《谢映庐医案》

按语： 本药对方为叶天士所拟，谢映庐仿之。所谓天气不降，地道不通。正此之谓也。二案可证肺与大肠相表里之理论。

0245 桑白皮、吴茱萸药对方

方书： 桑白皮 + 吴茱萸 = 降气汤《元和纪用经》

功效： 肃肺下气，降浊祛湿。

主治： 喘证，饮证。

上气息鸣，卒发便欲绝者。《元和纪用经》

用法： 吴茱萸三两、桑根白皮六两，上㕮咀，分四剂。每剂以水二升，酒一升，煮三沸，取清汁作三服。立验。每煮成入生姜汁一匙，煮一沸为准。《元和纪用经》

按语： 吴茱萸降肝之逆，桑白皮肃肺之气。合用则降气倍增。故名降气汤。

0246 桑白皮、葶苈子药对方

方书： 桑白皮 + 葶苈子 = 泻肺汤《儒门事亲》

功效： 肃肺下气，泻肺利水。

主治： 喘证，水肿。

肺痈喘急，坐卧不安。《儒门事亲》

肺痈喘急，坐卧不得。《圣济总录》卷五十

用法： 桑白皮（锉烧）、甜葶苈（隔纸焙）各一两，二味为粗末。每服三钱，水一盏，煎至六分，去滓，食后温服。以利为度。《儒门事亲》

桑根白皮（锉）、甜葶苈（隔纸炒）各一两，上为粗末。每服三钱，水一盏，煎至六分，去滓，食后温服。微利为度。《圣济总录》卷五十

按语： 痰湿壅肺，水泛高原。本药对方能肃降肺气，急开上源，通调水道。

0247 葶苈子、紫苏子药对方

方书： 紫苏子 + 葶苈子 = 苏葶丸《医宗金鉴》卷五十三；苏葶定喘丸《医宗金鉴》卷三

功效： 肃肺下气，消饮。

主治： 支饮。

小儿停饮，喘急不得卧。《医宗金鉴》

饮停上焦，喘满不得卧，面身水肿，小便不利。《删补名医方论》

用法：炒苏子、炒苦葶苈各等份。为细末，蒸枣肉为丸，麻子大。每服五至七丸，淡姜汤送下。《医宗金鉴》

苦葶苈子（研泥）、苏子（研泥）各等份。为细末，大枣肉为小丸，每服三钱，夜晚白水送下。以利四至五次为度，利多则减量，利少则加量。《删补名医方论》

按语：本药对方偏于下气平喘，而利水之力稍逊前方一筹。

0248 莱菔子、紫苏子药对方

方书：紫苏子 + 莱菔子 = 未名方《圣济总录》

功效：肃肺下气，利水。

主治：水肿。

消渴变水，服此令水从小便出。《圣济总录》

用法：用紫苏子（炒）三两，萝卜子（炒）三两，为末。每服二钱，桑根白皮煎汤服，日三次。《圣济总录》

按语：本药对方加白芥子，即为《韩氏医通》三子养亲汤。主治寒痰壅滞，咳嗽气喘，胸痞痰多。但《症因脉治》三子养亲汤则以山楂子换紫苏子，功专消食化痰。

0249 沉香、莱菔子药对方

方书：莱菔子 + 沉香 = 二仙丹《玉案》卷四

功效：肃肺下气，平喘。

主治：哮喘。

一切哮症。《玉案》卷四

用法：沉香一两、莱菔子（淘净，蒸熟，晒干）五两，上为细末，生姜汁为细丸。每服八分，白滚汤送下。《玉案》卷四

按语：哮有寒热之分，喘有虚实之别。然痰饮阻肺，肺气上逆则是其主要症结所在。本药对方以沉香降气，莱菔化痰，施治哮喘必有良效，故名"二仙"。

附方：莱菔子、代赭石药对方

方书：代赭石 + 莱菔子 = 未名方《医学衷中参西录》

主治：素多痰饮，受外感，三四日间觉痰涎凝结于上脘，阻隔饮食不能下行，须臾仍复吐出。

用法：莱菔子一两，生熟各半，捣碎煮汤一大盅，送服生赭石细末三钱，迟点半钟，再将其渣重煎汤一大盅，仍送服生赭石细末三钱。《医学衷中参西录》

按语：见第八章（医案）121 莱菔子合代赭石案。

0250 半夏、桑白皮药对方

方书：桑白皮 + 半夏 = 二妙散《普济方》卷二〇四

功效：肃肺下气，宽胸开膈。

主治：胸膈痞塞。

五膈气，心胸痞塞。《普济方》卷二〇四

用法：半夏一两（洗七次）、干桑皮二两，上为末。每服三钱，加生姜三片，醋水一盏，煎至七分，稍热服。《普济方》卷二〇四

（四）通血瘀药对方

通血瘀药对方具有畅通经脉、破瘀消肿的功效。这里重点提出活血祛瘀药对方、破血消肿药对方、活血调经药对方、行气活血药对方四方面。

1. 活血祛瘀药对方

0251 没药、乳香药对方

方书：乳香 + 没药 = 乳香散《万病回春》；浮海散《外科摘录》；乳香膏《胎产指南》；生肌散《济阳纲目》卷八十八；海浮散《疮疡经验全书》卷四

功效：活血祛瘀。

止痛生肌。《济阳纲目》卷八十八

去恶肉。《疮疡经验全书》卷四

主治：瘀血作痛证候。

盘肠气痛。《万病回春》

肿疡。《外科摘录》

五痔，年深不愈。《圣济总录》卷一四三

小儿盘肠气痛。《袖珍》卷四引汤氏方

产后腰痛、胁痛，不可忍者。皆有败血流入二经，以致作痛。《胎产指南》卷七

用法：乳香、没药各等份。共为细末，以木香煎汤调服。《万病回春》

制乳香（去油）、制没药（去油）各等份。为细末，敷患处。《外科摘录》

乳香二钱、没药一钱（二味同研），上为细末，用乌鸡子一个，打开去黄，以清拌药，再入鸡子壳中，以纸封，饭甑中蒸熟，空心服尽。如年深者，服十数个全安。《圣济总录》卷一四三

没药、乳香各少许，上为细末。用木香一块，于乳钵内磨水半盏，调乳香、没药末煎数沸服之。《袖珍》卷四引汤氏方

乳香、没药各五钱，上为细末，酒、醋各一杯，熬膏。布摊贴。《胎产指南》卷七

按语：张锡纯说："乳香、没药，二药并用，为宣通脏腑、流通经络之要药，故凡心胃胁腹肢体关节诸疼痛皆能治之。又善治女子行经腹疼，产后瘀血作痛，月事不以时下。其通气活血之力，又善治风寒湿痹，周身麻木，四肢不遂及一切疮疡肿疼，或其疮硬不疼。外用为粉以敷疮疡，能解毒、消肿、生肌、止疼，虽为开通之品，不至耗伤气血，诚良药也。"总之，本药对方外敷

能去腐生新；内服可以活血止痛。妙不可言。本药对方加木瓜，即是《普济本事方》木瓜煎。主治筋急项强，不可转侧。本药对方合白芍、当归药对方（0019），为《儒门事亲》当归活血散。主治疮疡未发，痛不可忍，以及妇人胎前产后腹痛。

0252 莪术、三棱药对方

方书： 三棱＋莪术＝未名方《危氏得效方》

功效： 活血祛瘀，消积止痛。

主治： 瘀血作痛证候。

浑身燎疱，如棠梨状，每个出水，有石一片，如指甲大，其疱复生，抽尽肌肤肉，即不可治。《危氏得效方》

用法： 用荆三棱、蓬莪术各五两，为末，分三服，酒调连进愈。《危氏得效方》

按语： 此属怪病，从痰瘀论治得效，可供临床研考。可参第八章（医案）079 三棱合莪术案。

0253 蒲黄、五灵脂药对方

方书： 蒲黄＋五灵脂＝失笑散《太平惠民和剂局方》；紫金丸《杨氏产乳》

功效： 活血祛瘀，行血止血，伐肝止痛。

主治： 瘀血作痛证候。

男女老少心痛腹痛，少腹痛，小肠疝气，诸药不效者，能行能止；妇人妊娠心痛，及产后心痛、少腹痛、血气痛尤妙。《太平惠民和剂局方》

产后恶露不快，腰痛，小腹如刺，时作寒热，头痛不思饮食；又治久有瘀血，月水不调，黄瘦不食；亦疗心痛，功与失笑散同。《杨氏产乳》

用法： 用五灵脂、蒲黄等份，研末。先以醋二杯调末熬成膏，入水一盏，煎至七分，连药热服。未止再服。一方以酒代醋。一方以醋糊和丸，童尿、酒服。《太平惠民和剂局方》

以五灵脂水淘净炒末一两，以好米醋调稀，慢火熬膏，入真蒲黄末和，丸龙眼大。每服一丸，以水与童子小便各半盏，煎至七分，温服，少顷再服，恶露即下。血块经闭者，酒磨服之。《杨氏产乳》

按语： 此为临床常用药对方。可参第八章（医案）017 蒲黄合五灵脂案。

0254 莪术、延胡索药对方

方书： 延胡索＋莪术＝玄胡索散《鸡峰普济方》卷二十；元胡索散《朱氏集验方》卷十

功效： 活血祛瘀。

主治： 瘀血作痛证候。

妇人血气攻心，痛不可忍，并走注。《鸡峰普济方》卷二十

用法：蓬莪术半两（油煎，乘热切片子）、玄胡索一分，上为细末。每服半钱，食前淡醋汤调下。《鸡峰普济方》卷二十

0255 荷叶、红花药对方

方书：红花＋荷叶＝红蓝花散《普济方》卷三四八

功效：活血祛瘀。

主治：瘀血眩晕证候。

产后血晕，烦闷，气喘急，不识人。《太平圣惠方》卷八十

用法：红蓝花三合、荷叶三合，上为细散。每服一钱，不拘时候，以生姜汁调下。《太平圣惠方》卷八十

0256 红花、乳香药对方

方书：红花＋乳香＝活血定痛汤《外科大成》卷四

功效：活血祛瘀，定痛。

主治：瘀血作痛证候。

血出作痛。《外科大成》卷四

用法：红花、乳香各三钱，水、酒煎，加童便服。《外科大成》卷四

0257 红花、苏木药对方

方书：红花＋苏木＝破灵丹《竹林寺女科秘方》

功效：活血祛瘀，下胎。

主治：瘀血不下。

临产胎衣不下。《竹林寺女科秘方》

妇人身弱，血少水干，胎衣不下，瘀于小腹者。《宁坤秘籍》卷上

用法：红花一两，苏木五钱，绍酒煎服，即生。《竹林寺女科秘方》

红花、苏木各五分，无灰酒煎服。《宁坤秘籍》卷上

0258 大黄、血竭药对方

方书：血竭＋大黄＝神应丹《医方类聚》卷一五二引《居家必用》

功效：活血祛瘀，治痨。

主治：瘀血致劳证候。

虚劳客热，肌肉消瘦，四肢倦怠，五心烦热，口燥咽干，颊赤心忪，日晚潮热，夜有盗汗，胸胁不利，减食多渴，咳唾稠黏，时有脓血，及传尸劳。《医方类聚》卷一五二引《居家必用》

用法：锦纹大黄半斤（酽米醋一斗，于银石器内，以木炭文武火煮一昼

夜，醋干为度，晒干，如无白色，慢火焙干）、血竭半两，上为细末，无灰好酒打糊为丸，如弹子大，朱砂为度。每服一丸，妇人用无灰酒一盏，红花一撮，同煎至七分，空心温服，平明时服；男子用青木香少许同煎，无灰酒煮化一丸服。忌生冷、腥荤七日。《医方类聚》卷一五二引《居家必用》

0259 没药、血竭药对方

方书： 血竭＋没药＝夺命散（张璧方）《证治准绳》

功效： 活血祛瘀。

主治： 瘀血眩晕证候。

产后血晕，语言颠倒，健忘失志，及产后百病。《证治准绳》

用法： 没药、血竭各等份，研为细末，每服二钱，才产下便用童便、陈酒各半盏，煎一两沸，调下。良久再服，其恶血自循脉下行，不复上冲，免生百疾。《证治准绳》

附方： 没药、五灵脂药对方

方书： 五灵脂＋没药＝未名方《名医类案》卷六

主治： 胃脘连胸胁痛，日轻夜重，两寸关弦滑有力。《名医类案》卷六

用法： 五灵脂、没药，酒调。《名医类案》卷六

按语： 可参第八章（医案）018 五灵脂合没药案。

0260 蒲黄、血竭药对方

方书： 血竭＋蒲黄＝麒麟竭散《太平圣惠方》卷八十

功效： 活血祛瘀。

主治： 瘀血致狂证候。

产后邪血攻心，恍惚如狂。《太平圣惠方》卷八十

用法： 麒麟竭一分、蒲黄三分，上为细末。每服二钱，以温酒调下，不拘时候。《太平圣惠方》卷八十

2. 破血消肿药对方

0261 穿山甲、麝香药对方

方书： 穿山甲＋麝香＝穿山甲散《卫生家宝汤方》；发痘方《万病回春》；内消散《仁斋直指方》卷二十二；穿山甲散《太平圣惠方》卷六十

功效： 破血消肿。

主治： 瘀血肿胀。

治血气凝滞，手足赤肿不散。《卫生家宝汤方》

痘疹不起发。《万病回春》

痔，肛边生鼠乳，及成疮，痛楚至甚。《太平圣惠方》卷六十

用法：穿山甲半两（头上大者用蛤粉炒）、麝香（别研），上件为细末，候入麝香和匀，作三服，不拘时候，同热酒调下。《卫生家宝汤方》

穿山甲（用钱铺炒焦黄色）、麝香少许。为细末，六七岁者，热酒调下三分，不可多用，盖被片时，通身汗出。《万病回春》

穿山甲二两（炙令焦黄）、麝香（细研），上为细散，入麝香同研令匀。每服二钱，食前煎黄芪汤调下。《太平圣惠方》卷六十

按语：穿山甲、麝香皆走窜之品，合用消肿之力更胜。

0262 鳖甲、穿山甲药对方

方书：穿山甲 + 鳖甲 = 双甲散《增补内经拾遗》卷三

功效：破血消肿。

主治：疟母癥块。

疟母。《增补内经拾遗》卷三

用法：鳖甲（九肋者醋炙）、穿山甲（蛤粉炒成珠）各等份，上为细末。每服三钱，白汤调下。《增补内经拾遗》卷三

按语：治痞块之法有重在活血消肿，有重在化痰软坚。本药对方以鳖甲合山甲，重在活血消肿；而《医级》以鳖甲合牡蛎名牡蛎鳖甲散（0423），重在化痰软坚。用治"邪留胁下，或水气内结，以及痞硬而痛"。

0263 白芥子、穿山甲药对方

方书：穿山甲 + 白芥子 = 神效膏《回生集》卷上

功效：破血消肿。

主治：痞块。

痞块。《回生集》卷上

用法：真川白芥子二斤、穿山甲八两，用真桐油二斤，入铜锅内，先熬半晌，次入穿山甲熬数沸，再次入白芥子，俟爆止，滤去滓，入飞净炒黑黄丹八两收之，离火，再入麝香末四钱，去火气七日。用时隔汤化开，不可用火。加阿魏四两更妙。《回生集》卷上

按语：本药对方虽是外用方，但内服可治疗痰瘀凝结所致的病证。因穿山甲活血破瘀能穿透孙络之瘀，白芥子化痰散结可祛除皮里膜外之痰。

0264 穿山甲、木鳖子药对方

方书：穿山甲 + 木鳖子 = 山甲汤《丹溪心法》卷二

功效：破血消肿。

主治：久疟有母。

久疟、疟母不愈者。《丹溪心法》卷二

久疟有母。《医方摘要》

用法：穿山甲、木鳖子各等份，上为末。每服二钱，空心温酒调下。《丹溪心法》卷二

木鳖子、穿山甲炮等份，为末。每服三钱，空心温酒下。《医方摘要》

0265 斑蝥、穿山甲药对方

方书：穿山甲＋斑蝥＝头号虚痰丸《朱仁康临床经验集》引《章氏经验方》

功效：破血消肿。

内消肿核。《朱仁康临床经验集》引《章氏经验方》

主治：恶肿毒瘤。

痰核，瘿瘤，阴疽，无名肿毒。《朱仁康临床经验集》引《章氏经验方》

用法：斑蝥末30g，炮山甲250g（研末），用糯米粽捣烂成糯米浆，用糯米浆加药末捣和为丸，如绿豆大。每服一至二丸，开水送下。不可多服，不要嚼碎。有泌尿系统病者禁服，服丸后如发生小便刺痛、尿闭或尿血等情况，应立即停服，并服生鸡蛋清可解。《朱仁康临床经验集》引《章氏经验方》

附方：巴豆霜、斑蝥药对方

方书：斑蝥＋巴豆霜＝秘传神仙消痞丸《太平圣惠方》

主治：治小儿一切痞疾，皆因寒温不调，乳哺失节，或啖生冷食物等，以致脾胃消化不良，五脏不利，三焦壅滞，腹内结块坚硬如石；或发寒热如疟，羸瘦不食方。《太平圣惠方》

用法：斑蝥二十个（去头足，以糯米半升炒至米黄焦为度，去米不用），巴豆霜二十一粒。研末和匀，米糊为丸，如小绿豆大。三岁以下小儿每服三丸，五更初茶清下。《太平圣惠方》

按语：本药对方二味俱毒烈，古人制法及用量都有深究。今人不治小儿而仿之治癌肿。

0266 穿山甲、瓜蒌药对方

方书：穿山甲＋瓜蒌＝鲮鲤散《圣济总录》卷一二八

功效：破血消肿，消痈止痛。

主治：乳痈。

乳痈疼痛不可忍。《圣济总录》卷一二八

用法：鲮鲤甲一两、瓜蒌一枚，同烧灰，为末。每服二钱匕，空腹葱酒调下，至晚再服。《圣济总录》卷一二八

0267 大黄、三棱药对方

方书：三棱＋大黄＝大黄散《沈氏尊生书》、《类证治裁》卷三

功效：破血消肿，破癖攻积。

主治：疝癖。

疝癖不瘥，胁下如石。《太平圣惠方》

痞结，胁坚如石。《类证治裁》卷三

用法：京三棱（炮）一两，川大黄一两，为末，醋熬成膏。每日空心生姜橘皮汤下一匙，以利下为度。《太平圣惠方》

三棱、大黄。生姜橘皮煎汤调下。《类证治裁》卷三

附方：①川芎、三棱药对方

方书：未名方《圣济总录》

主治：酒癖胁胀，时复呕吐，腹有水声。《圣济总录》

用法：川芎、三棱（炮）各一两，为末。每服二钱，葱白汤下。《圣济总录》

②荜茇、大黄药对方

方书：荜茇＋大黄＝未名丸《永类钤方》

主治：瘴气成块，在腹不散。《永类钤方》

用法：用荜茇一两，大黄一两，并生为末，入麝香少许，炼蜜丸梧子大。每冷酒服三十丸。《永类钤方》

0268 斑蝥、延胡索药对方

方书：延胡索＋斑蝥＝斑玄丸《医学入门》卷八；斑延丸《医略六书》卷二十八

功效：破血消肿。

主治：癥瘕。

妊娠异胎，状似癥瘕，及气血痛等。《医学入门》卷八

鬼胎，惑于妖魅，状似癥瘕，及一切气血痛。《医略六书》卷二十八

用法：斑蝥（去头、足、翅，炒）、玄胡索各等份，上为末，面糊为丸。用酒送下。以胎堕为度。《医学入门》卷八

斑蝥一两，延胡索二两。以蜜为丸，绵裹纳阴中。《医略六书》卷二十八

按语：《医略六书》云："妇人身感妖魅，腹怀异胎，疼痛攻绞，亦为鬼胎。斑蝥大毒之品，力能以毒攻邪；延胡破血之剂，性专活血通经。蜜捣、绵裹，深纳阴中，务使恶物尽去，则经腑廓清而血气无不调，何诸般怪疾之足患哉！斑蝥极毒，能损肾引起小便出血，故用量宜轻。本药对方可治癌肿，不宜堕胎。至于鬼胎为身感妖魅而得，实属不经之说，乃癥瘕所致而类似妊娠。"

0269 乳香、皂角刺药对方

方书：皂角刺＋乳香＝皂荚针散《圣济总录》卷一三二；内消散《圣济总录》卷一三○

功效：破血消肿，托疮。

主治：疮肿难消。

恶疮。《圣济总录》卷一三二

疮肿久不愈。《圣济总录》卷一三〇

用法：皂荚针一两、乳香一分，为散。每服二钱匕，以酒一盏，煎一两沸服；热酒调下亦可。《圣济总录》卷一三二

皂荚刺皮一两（为末）、乳香（研）二钱，上为末，和匀。每服二钱匕，酒一盏，煎七分，温服。其毒内消，或微利是效。《圣济总录》卷一三〇

0270 阿魏、五灵脂药对方

方书：五灵脂 + 阿魏 = 魏灵丹《鲁府禁方》卷一

功效：破血消肿。

主治：癥瘕痞块。

噎食、转食、痞疾、中满中窄，贲豚伏梁，肥气癥瘕。《鲁府禁方》卷一

用法：真阿魏、五灵脂各等份。上为细末，用黄狗胆汁为丸，如绿豆大。每服五七丸，小儿三丸，白滚汤送下；有痰，生姜汤送下。忌生冷、葱、蒜、鱼、面。《鲁府禁方》卷一

3. 活血调经药对方

0271 香附、益母草药对方

方书：益母草 + 香附 = 神仙附益丹《古今医鉴》卷十一引徐宪副方；神仙附益丸丹《济阴纲目》卷六；附益类仙丹《医略六书》卷二十七

功效：活血调经，理气解郁。

主治：月经不调。

妇人百病。《古今医鉴》卷十一引徐宪副方

血虚不孕。《济阴纲目》卷六

无孕，脉涩滞者。《医略六书》卷二十七

用法：香附米一斤（童便浸透，取出，水洗净，露一宿，晒干，再浸，再露，再晒，如此二次，用好醋浸透过宿，晒干为末）、益母草十二两（东流水洗净，烘干为末），上用香附四两、北艾一两，煮汁三分，醋七分，将前二味和合为丸，如梧桐子大。每服五七十丸，空心、临卧淡醋汤送下。《古今医鉴》卷十一引徐宪副方

0272 当归、益母草药对方

方书：益母草 + 当归 = 益母丸《竹林寺女科秘方》

功效：活血调经，养血。

主治：经产不调。

胎孕三四月及五六月小产，宜益母丸。《竹林寺女科秘方》

用法：益母草、当归各四两，水丸，空腹白汤下。《竹林寺女科秘方》

0273 牛膝、益母草药对方

方书：益母草 + 牛膝 = 牛膝益母汤《辨证录》卷十二

功效：活血调经，下胎。

主治：闭经。

子死胞门，交骨不开。《辨证录》卷十二

用法：牛膝三两、益母草一两，水煎服。《辨证录》卷十二

0274 生地黄、益母草药对方

方书：益母草 + 生地黄 = 地黄酒《太平圣惠方》卷七十九

功效：活血调经，凉血止血。

主治：血热崩漏。

产后崩中，下血不止，心神烦乱。《太平圣惠方》卷七十九

用法：生地黄汁半小盏、益母草汁半小盏，加酒一小盏相和，煎三五沸，分为三服，频频服之。《太平圣惠方》卷七十九

0275 小蓟、益母草药对方

方书：益母草 + 小蓟 = 小蓟饮《圣济总录》卷一五八

功效：活血调经，止血。

主治：经水不止。

妊娠堕胎后，血出不止。《圣济总录》卷一五八

用法：小蓟根叶（锉细）、益母草（去根茎，切碎）各五两，上切细。以水三大碗，煮二味烂熟，去滓，至一大碗，将药于铜器中煎至一盏，分作二服，日内服尽。《圣济总录》卷一五八

0276 当归、延胡索药对方

方书：当归 + 延胡索 = 延胡散《全生指迷方》；元归散《类证治裁》；经痛饮《仙拈集》卷三；玄胡索散《普济方》卷三三五

功效：活血调经，止痛。

主治：痛经。

若痛而游走，上下无常处。脉亦聚散，或促或涩，谓之游气。《全生指迷方》

妇女血滞经闭。《类证治裁》

行经腹痛。《仙拈集》卷三

妇人血晕，冲心欲死者。《普济方》卷三三五

用法： 延胡索（炒），当归（洗），等份为细末，醋汤调方寸匕。《全生指迷方》

元胡索、当归，上药研末，每服三钱，加生姜，水煎服。《类证治裁》

当归、元胡各等份，上为末。加生姜，水煎服。《仙拈集》卷三

玄胡索三两、当归二两，上为末。每服三钱，用好红花酒半碗，热调下。未服药前，以硬炭半段烧红，好醋五升，作醋炭熏人，方服药。《普济方》卷三三五

0277 香附、当归药对方

方书： 香附 + 当归 = 归附丸《张氏医通》

功效： 活血调经，养血理气。

主治： 月经不调。

治妇人气乱，经期或前或后方。《张氏医通》

用法： 当归四两，香附八两（童便浸透，晒干，再加酒、醋、盐、姜四制）。为细末，醋糊为丸，梧桐子大、每服三钱，空腹，砂仁煎汤送下。《张氏医通》

0278 干漆、牛膝药对方

方书： 干漆 + 牛膝 = 万病丸《景岳全书》《妇人大全良方》；牛膝丸《鸡峰普济方》卷十

功效： 祛瘀通经。

主治： 血瘕闭经。

月经瘀闭，脐腹作痛及产后癥瘕等病。《景岳全书》

血瘕，脐腹坚胀，下痢羸瘦。《鸡峰普济方》卷十

用法： 干漆（炒），烟出青白为度；牛膝（酒洗，焙）各一两，为末，生地黄汁一升，用砂锅慢火熬膏，丸桐子大。每服二十丸，空心米饮下。《景岳全书》

牛膝四两（酒浸一宿，焙为末）、干漆半两（捶碎，炒烟出），上为细末，酒煮面糊为丸，如梧桐子大。每服五丸，空心米饮送下，日二三次。《鸡峰普济方》卷十

附方： ①牡丹皮、干漆药对方

方书： 干漆 + 牡丹皮 = 未名方《诸证辨疑方》

主治： 妇人恶血攻聚上而多怒。《诸证辨疑方》

用法： 牡丹皮半两、干漆（烧烟尽）半两，水二钟，煎一钟服。《诸证辨疑方》

②干漆、生地黄药对方

方书： 干漆 + 生地黄 = 补髓丸《全生指迷方》；未名方《孙真人千金方》

主治： 热起骨间烦疼，手足时冷，早起体凉，日晚即热，背膂牵急，或骨节起凸，足胫酸弱。由阴不足而阳陷阴中，热留骨髓，髓得热则稀，髓稀则骨中空虚，阴虚水少脂枯，故蒸起，其脉沉细而疾，治属骨蒸。补髓丸主之。《全生指迷方》

妇人血崩。《中藏经》

治妇人石瘕，脐下结坚，腹大如杯盘，月经不通，发往来下利，羸瘦，此为

血气瘕也，生肉症不可治，未生肉症可治方。《孙真人千金方》

　　用法：生干地黄日干三两，干漆半两，碎、炒、令烟尽，二味共为末，炼蜜为丸如梧桐子大，饮下三十丸，空心临卧服。《全生指迷方》

　　干漆二两（烧）、生地黄汁五升，上熬成膏，酒化枣大许。空心服。《中藏经》

　　生地黄三十斤，取汁；干漆一斤，熬令烟尽，上二味合和，微火煎令百丸，药成，服梧子三丸，食后服佳，饮下。《孙真人千金方》

0279 白蒺藜、当归药对方

　　方书：白蒺藜 + 当归 = 未名方《儒门事亲》

　　功效：活血养血，疏肝调经。

　　主治：肝郁经闭。

　　月经不通。《儒门事亲》

　　用法：白蒺藜、当归等份，为末，米饮每服三钱。《儒门事亲》

　　附方：白蒺藜、酸枣仁药对方

　　方书：白蒺藜 + 酸枣仁 = 蒺藜汤《妇人大全良方》卷八

　　主治：风入肠间，或秘或利。《妇人大全良方》卷八

　　用法：蒺藜三两（炒赤黑色，去刺）、酸枣仁一两（炒令香），上为粗末。每服三钱，水一盏，煎至七分，去滓温服。《妇人大全良方》卷八

0280 当归、没药药对方

　　方书：没药 + 当归 = 千金失笑散《朱氏集验方》卷十

　　功效：活血调经。

　　主治：痛经。

　　室女经脉不通。《朱氏集验方》卷十

　　用法：当归尾、没药各等份，每用一大钱，炒。用红花酒压之。《朱氏集验方》卷十

4. 行气活血药对方

0281 金铃子、延胡索药对方

　　方书：金铃子 + 延胡索 = 金铃子散《洁古活法机要》；金铃散《杂病源流犀烛》卷十一；捻头散《小儿药证直诀》

　　功效：行气疏肝，活血止痛。

　　主治：肝郁诸痛证候。

　　热厥心痛，或发或止，身热足寒，久不愈者。《洁古活法机要》

　　小儿小便不通。《小儿药证直诀》

　　热厥心痛，或发或止，久不愈者。《袖珍》卷二引《太平圣惠方》

　　二维病。《杂病源流犀烛》

用法： 用金铃子、延胡索各一两，为末。每服三钱，温酒调下。《洁古活法机要》

金铃子、玄胡各一两，上为末。每服二三钱，酒调下，温汤亦可。《袖珍》卷二引《太平圣惠方》

用延胡索、川苦楝子等份。为末。每服半钱，或一钱，白汤滴油数点调下。《小儿药证直诀》

按语：《古方选注》云："金铃子散，一泄气分之热，一行血分之滞。《雷公炮炙论》云：心痛欲死，速觅延胡。洁古复以金铃治热厥心痛。经言诸痛皆属于心，而热厥属于肝逆，金铃子非但泄肝，功专导去小肠膀胱之热，引心包相火下行；延胡索和一身上下诸痛。时珍曰用之中的，妙不可言。方虽小制，配合存神，却有应手取愈之功，勿以淡而忽之。"

0282 金铃子、莪术药对方

方书： 金铃子 + 莪术 = 正元散《传家秘宝》卷下

功效： 行气活血。

主治： 气滞血瘀。

气不接续，气短，兼治滑泄及小便数。《传家秘宝》卷下

用法： 蓬莪术一两、金铃子（去核）一分，上为末，更加硼砂一钱炼过，研细和匀。每服二钱，空心盐汤或温酒调下。《传家秘宝》卷下

按语： 本药对方同原书所指症状有难解之处。

0283 川芎、香附药对方

方书： 香附 + 川芎 = 芎附饮《丹溪心法》卷二；芎附散《赤水玄珠》卷九；莎芎散《医学入门》卷七；芎香散《普济方》卷四十四；点头散《景岳全书》

功效： 行气活血，解郁止痛。

主治： 气郁头痛。

衄血。《丹溪心法》卷二

气郁头痛。《澹寮方》

治偏正头痛。《景岳全书》

男子气厥头痛，妇女气盛头疼及产后头痛。《普济方》卷四十四

吐血不归经。《赤水玄珠》卷九

用法： 川芎二两、香附四两，上药为末。每服二钱，茶汤调下。《丹溪心法》卷二

用香附子炒四两，川芎二两为末，每服二钱，腊茶清调下。常服除根明目。《景岳全书》

按语： 李时珍称香附为"气病之总司"，能"止心腹肢体头目齿耳诸痛"；而川芎辛香升散，能上行头目，为治头痛之要药。故说："常服可防头痛，又可

明目。"

附方： 川芎、青皮药对方

方书： 川芎＋青皮＝芎皮散《医宗金鉴》

主治： 针眼破后，邪风侵入疮口，头面浮肿，目赤涩痛。《医宗金鉴》

用法： 川芎二两，青皮一两。为末，每服二钱，菊花煎汤调服。《医宗金鉴》

0284 赤芍、香附药对方

方书： 香附＋赤芍＝如神散《良方》

功效： 行气活血。

主治： 气滞血瘀所致血崩带下。

赤白带下及血崩不上。《太平圣惠方》

用法： 香附子、赤芍药等份为末，每服二钱，盐一捻，水二盏，煎一盏，食前温服。日二次，十服见效。《太平圣惠方》

0285 蒲黄、香附药对方

方书： 香附＋蒲黄＝二神散《卫生家宝汤方》、《普济方》卷一八八

功效： 行气活血。

主治： 气滞血瘀所致血证。

治吐血便血尿血及妇人血崩不止。《卫生家宝汤方》

吐血，便血，尿血，及妇人血崩不止。《普济方》卷一八八

用法： 香附子一两（烧存性），蒲黄一分（炒），上为末，每服三钱，取大眼桐皮，刮去青取白皮，浓煎汤调下一二服立止。《卫生家宝汤方》

香附子一两（烧存性），蒲黄一两（炒），上为末。每服三钱，取大眼桐皮，刮去青取白，浓煎汤，调下一二服。《普济方》卷一八八

按语： 香附降气调血止血；蒲黄活血消瘀止血。合用则止血而不留瘀，治诸血证神效异常，故名二神。

附方： 木贼草、蒲黄药对方

方书： 木贼草＋蒲黄＝蒲黄散《鸡峰普济方》卷十三

主治： 忧思之气不散而乘于血，或怒气伤肝，逆气上行，血溢流散；或饮酒过多，热入于阴而伤于血，以致纯下清血，日久不止，脉或散涩。

用法： 木贼草一两、蒲黄二两，上为末。每服二钱，米饮调下，不拘时候。

0286 五灵脂、香附药对方

方书： 香附＋五灵脂＝五灵脂散《医学纲目》卷二十二

功效： 行气活血。

主治： 气滞血瘀所致腹痛。

中暑，肚腹疼不已。《医学纲目》卷二十二

用法：五灵脂、香附各等份，上为末。白汤调服。《医学纲目》卷二十二

按语：中暑多有气滞血瘀病机，而本药对方香附行气滞，五灵脂利血脉。故取效。五灵脂止痛之力甚强，与乳香、没药相仿，不能视为一般止痛药。据现代文献报道，有缓解平滑肌痉挛之力，配香附可治神经性或溃疡性胃痛。

0287 砂仁、五灵脂药对方

方书：砂仁＋五灵脂＝灵砂散《仙拈集》卷三

功效：行气活血。

瘦胎，滑利易产。《妇人大全良方》卷十六引施少卿方

主治：气滞血瘀所致经闭。

妇人经闭血块。《仙拈集》卷三

用法：砂仁、五灵脂（焙干）各一两，为末。每服二钱，黄酒送下。《仙拈集》卷三

0288 大茴香、桃仁药对方

方书：大茴香＋桃仁＝（百选）桃仁膏《景岳全书》卷五十四

功效：行气活血。

主治：气滞血瘀所致疝痛。

气血凝滞，疝气，膀胱小肠气，痛不可忍。《景岳全书》卷五十四

血疝，小腹硬而有形，大便秘结而黑，小水利。《会约医镜》

用法：桃仁（炒去皮尖）、大茴香（炒），等份为末，每服二钱，葱白二寸煨熟蘸药细嚼，空心热酒下。《景岳全书》卷五十四

0289 当归、橘皮药对方

方书：橘皮＋当归＝二妙散、果皮丸《朱氏集验方》卷一

功效：行气活血。

理气血，去风。《朱氏集验方》卷一

主治：气滞血瘀所致手足不遂。

久患风疾，手足不遂。《朱氏集验方》卷一

用法：果州陈皮、川当归，上为末，酒煮糊为丸。汤、酒任服，不拘多少。《朱氏集验方》卷一

附方：当归、薤白药对方

方书：薤白＋当归＝未名方《古今录验》

主治：妊娠胎动，腹内冷痛。《古今录验》

用法：薤白一升、当归四两，水五升，煮二升，分三服。《古今录验》

按语： 本药对方更宜用于赤白痢。

0290 茴香、山楂药对方

方书： 茴香＋山楂＝挫气丹《脉因证治》

功效： 行气活血。

主治： 挫气腰痛。

偏坠疝气。《卫生易简方》

挫气腰痛。《脉因证治》

用法： 山楂、茴香（炒）各一两为末，糊丸梧子大。每服一百丸，空心白汤下。《卫生易简方》

山楂子（去核）四两、北茴香（炒）一两。《脉因证治》

二、攻泄病理癥结药对方

攻泄病理癥结药对方分为通便结药对方、逐水饮药对方、杀虫疳药对方、消食积药对方、化痰凝药对方五方面来叙述。由于局部的病理癥结和整体的阴阳失调有着密切的关联，故病理癥结也表现了因水火虚实所致寒热燥湿的不同病性及因气血虚实所致的病变。但蓄血的局部病理癥结已归入整体的通血瘀药对方内。

（一）通便结药对方

0291 大黄、芒硝药对方

方书： 大黄＋芒硝＝大黄汤《外台秘要》卷四；大黄芒硝二味汤《外台秘要》卷二十七；朴硝大黄煎《医心方》卷二十；二神散《医统》卷六十二；大黄散《普济方》卷一九五；急黄丸《圣济总录》卷二十八；洗痔黄消汤《疡医大全》卷二十三；琥珀膏《丹溪心法》；二神散《景岳全书》；承气丸《家塾方》

功效： 泻火通便。

泻毒气。《圣济总录》卷一三一

主治： 阳明腑实证候；热毒黄疸。

大便暴秘不通，骨肉强痛，体气烦热，唇口干焦。《外台秘要》卷二十七引《许仁则方》

疗急黄疸。《外台秘要》卷四引《必效方》

治阳毒伤寒，烦热，大便不通方。《太平圣惠方》

伤寒热毒所加，猝然心中满，气喘急，发热心战。《圣济总录》卷二十八

发背溃后。《圣济总录》卷一三一

胃管中有燥粪，大便难，身体发疮。《医心方》卷二十引《承祖方》

赤鼻久不瘥。《景岳全书》

赤鼻久不愈。《医统》卷六十二

头风属阳明火热者。《兰台轨范》

积聚痞块。《丹溪心法》

一切积块、痞块。《杂病源流犀烛》

痔疮肿痛。《疡医大全》卷二十三

治腹满或燥矢不通者。《家塾方》

用法：大黄六两、芒硝五两，上药先切大黄，以水四升，煮取二升，去滓；纳芒硝，顿服之。须臾利。良久不觉，以热饮投之。《外台秘要》卷二十七引《许仁则方》

大黄三两（切）、芒硝二两，上二味，以水二升，生渍大黄一宿，平旦绞汁一升半，纳芒硝搅服，须臾当快利，差。《外台秘要》卷四引《必效方》

川大黄一两（锉碎微炒），川芒硝半两。上件药，捣筛。以水一大盏，煎至七分，去滓，不计时候，分温二服。如人行五七里再服。当利下恶物。《太平圣惠方》

大黄半两（生，锉）、朴硝一分（别研），上用水二大盏，渍大黄一宿，次旦煎至一盏，去滓，下朴硝搅令匀。分三次温服，不拘时候。快利即愈。《圣济总录》卷二十八

大黄、朴硝各三钱，上为粗末。水一盏，浓煎热服。《圣济总录》卷一三一

大黄二两、朴硝二两，以水一斗，煮减三升，去滓，着铜器中于汤上，微火上煎令可丸。

人强者可倾吞，羸人中服可，后宜得羊肉若鸭麋肉羹补之。《医心方》卷二十引《承祖方》

大黄二两、朴硝一两，加水十二碗煮大黄，煎至八碗，再入朴硝，略滚，倾桶内熏洗之。《疡医大全》卷二十三

大黄、朴硝等份，为末津调涂上。《景岳全书》

大黄、朴硝各等份，上为末，津调涂鼻上。《医统》卷六十二

大黄、朴硝各等份，共为细末，用井底泥捏作饼，贴两太阳穴。《兰台轨范》

大黄、朴硝各一两，研为末，大蒜捣膏和匀，贴患处。《丹溪心法》卷三

大黄、朴硝各一两，为末，大蒜捣膏和匀，作片贴患处。《杂病源流犀烛》

大黄八钱、硝石十二钱，上为末，面糊为丸，如梧桐子大。每服八分，以枳实厚朴汤送下。《家塾方》

按语：大黄、朴硝为临床常用之攻下药对方，《必效方》用治急黄，乃取大黄能清泄胃热以退黄，故名大黄汤。可参第八章（医案）093 大黄合芒硝案。本药对方合大黄、甘草药对方（0075 附方），即仲景调胃承气汤；合甘草、甘遂药对方（0306 附方），即仲景大陷胸汤，用治结胸；合厚朴、枳实药对方（0211），即仲景大承气汤，用治阳明腑实证。本药对方外用，大黄能凉血消肿止痛，朴硝能软坚泻火解毒，共治阳明火毒上攻之头风。故《兰台轨范》于方下加注云："头风皆属寒，此独发热，不可不备"，可知本药对方亦是主治头风属热者的一

首外用效方。《丹溪心法》《杂病源流犀烛》更广泛用治一切积聚痞块，并因色如琥珀而取名琥珀膏。验之临床，敷诸般痈肿，可有妙效。

近人曾浩然用治黄疸性肝炎：生大黄 9～15g，芒硝 9～15g，开水冲泡 20 分钟后口服，每日 1 剂。治疗 20 例急性黄疸性肝炎，症状基本消失，平均胆红素降至正常时间为 12 天。[《中医杂志》，1985，（4）：45] 曾浩然以本药对方验证了《外台秘要》所载，说明了古今经验相符，也反映了"制剂独味为上，二味次之，多品为下"的临床体会。

附方：①僵蚕、芒硝药对方

方书：僵蚕 + 芒硝 = 牙消散《普济方》卷六十一

主治：喉痹，及喉咽肿痛闭塞。《普济方》卷六十一

用法：白僵蚕（生，去丝嘴）二钱、马牙硝二钱，上为末。每服半钱，生姜汁调下，不拘时候。《普济方》卷六十一

②甘草、芒硝药对方

方书：甘草 + 芒硝 = 吹喉散《杨氏家藏方》

主治：咽喉肿痛。

用法：朴硝四两（别研）、甘草末一两（生），上药研匀。每用五分，干掺口中。如肿甚者，吹入喉内。《杨氏家藏方》

0292 大黄、皂荚药对方

方书：皂荚 + 大黄 = 二圣救苦丹《医宗金鉴》；二圣救苦丸《万病回春》；百顺丸《景岳全书》

功效：泻火祛痰，通便去毒。

主治：温疫腑实证候。

时气头痛壮热。《医宗金鉴》卷二十八

伤寒温疫，不论传经、过经者。《万病回春》卷二

治一切阳邪积滞，凡气积血积虫积食积，伤寒实热秘结等证。《成方切用》

大头瘟，目赤咽肿。《喉科紫珍集》

用法：生大黄一斤、猪牙皂荚（去皮微炒）四两，研为末，和匀，水泛丸。每服三钱。《医宗金鉴》卷二十八

锦纹大黄四两（酒拌，蒸，晒干）、牙皂二两（如猪牙者），上为末，水打稀糊为丸，如绿豆大。每服五七十丸，冷绿豆汤送下，以汗为度。《万病回春》卷二

川大黄锦纹者一斤，牙皂角炒微黄一两六钱，为末，用汤浸、蒸饼、捣丸绿豆大。每用五分，或一钱，或二三钱。《景岳全书》

按语：古人认为疫气从鼻而入，一受其邪，脏腑皆病。若不急逐病出，则多速死。急逐之法，非汗即下，故古人治疫之方，以下为主，以汗次之，是为病寻出路也。方中用皂角开窍而发表，大黄泻火而攻里，使毒亦从汗下而出也。故本

药对方用于伤寒、瘟疫初起，热邪较盛，形气俱实者。《医宗金鉴》云本方"服后或汗、或吐、或下，三法俱全，其病立解"。

附方：①白蒺藜、皂荚药对方

方书：白蒺藜 + 皂荚 = 皂荚散《圣济总录》卷五十四

主治：大便风秘。《普济方》

三焦约，大小便不通。《圣济总录》卷五十四

用法：白蒺藜炒一两，猪牙皂荚去皮酥炙五钱，为末。每服一钱，盐茶汤下。《普济方》

猪牙皂荚（酥炙，去皮子）、白蒺藜各等份为末。每服一钱匕，如大便不通，用盐茶调下；小便不通，温酒调下。《圣济总录》卷五十四

②皂荚、枳壳药对方

方书：枳壳 + 皂荚 = 皂角丸《济生续方》《奇效良方》

主治：大肠有风，大便秘结，尊年之人尤宜服之。《济生续方》

用法：皂角（炙，去子）、枳壳（去瓤，麸炒），二味等份为细末，炼蜜为丸，如梧桐子大，每服七十丸，空心食前用米饮送下。《济生续方》

0293 大黄、葶苈子药对方

方书：葶苈子 + 大黄 = 大黄丸《全生指迷方》

功效：泻肺降气通肠。

主治：气壅便秘。

脉沉，腹满，大便秘，先利之。大黄丸主之。《全生指迷方》

用法：大黄煨、葶苈子各等份，为细末，炼蜜和丸如梧桐子大，蜜汤下十粒，以利为度。《全生指迷方》

按语：肺与大肠相表里，本药对方脏腑表里同治。

附方：车前子、大黄药对方

方书：车前子 + 大黄 = 未名方《妇人大全良方》

主治：妊娠大便不通。《妇人大全良方》

用法：车前子一两，大黄半两（炒），共为细末，每服三钱，空心，蜜汤调下。《妇人大全良方》

按语：车前子本利小便之药，合大黄则水陆两通。

0294 大黄、牵牛子药对方

方书：牵牛子 + 大黄 = 牛黄散《洁古家珍》；牛黄丸《丹溪心法附余》卷十三；劫喘牛黄散《赤水玄珠》卷七；黄牛散《朱氏集验方》卷五；大黄牵牛散《保命集》卷中；宣利积热金花丸《袖珍》卷三；内托散《摄生众妙方》卷八

功效：导肠通便，决水保肺。

主治：肺热喘急证候。

暴喘欲死。《中藏经》

上焦热，脏腑秘结。《洁古家珍》

相火之气，游走脏腑，大便秘结。《保命集》卷中

热痰暴喘欲死者。《赤水玄珠》卷七

肺热，脉滑大，气急喘满。《朱氏集验方》卷五

肚腹膨胀，大小疮有形迹者。《摄生众妙方》卷八

积热。《袖珍》卷三

用法：大黄一两、牵牛子二两（炒），上件为细末。每服二钱，蜜水调下，立愈。治上热痰嗽极效。若虚人、肺虚冷者，不可用。《中藏经》

白牵牛（头末）五钱、大黄一两，上为细末。每服三钱，有厥冷，用酒调下；无厥冷而手足烦者，蜜汤调下。《丹溪心法附余》卷十三

大黄一两、牵牛（头末）五钱，上为细末。每服三钱，食后服。有厥冷，用酒调下三钱；无厥冷而手足烦热者，蜜汤调下。微利为度。《保命集》卷中

白牵牛（炒）二两、大黄（煨）一两，蜜水下二钱。《赤水玄珠》卷七

大黄一两、白牵牛二两，上为末。每服二钱，蜜水调下。《朱氏集验方》卷五

大黄、牵牛各等份，上为末。水半碗，将药末入内，煮一沸，空心服之。泄泻自愈。《摄生众妙方》卷八

大黄二两（微炮）、黑牵牛末二两（半生半熟），上为丸，薄荷汁为丸，如梧桐子大。每服五十丸，食后熟水送下。《袖珍》卷三

按语：肺与大肠相表里，牵牛泻水气，大黄折火势。大凡热痰暴喘、形气俱实者，有斩关夺将、釜底抽薪之功。本药对方合川芎、大黄药对方（0525），即为《卫生家宝》芎黄散。用治血灌瞳仁及睛疼。本药对方加水蛭，即为《济生方》夺命散。主治金疮打仆，内积瘀血，心腹疼痛，大小便不通，气绝欲死者。

附方：①牵牛子、皂荚药对方

方书：牵牛子＋皂荚＝利膈丸《博济方》；乌龙丸《圣济总录》卷一三六

功效：通壅利膈。《博济方》

推陈致新，去肠垢，身体轻健，肌肤光泽。《外科精义》

消风散热，利膈化痰唾。《医方类聚》

主治：三焦壅塞，胸膈不快，头昏目眩，涕唾痰涎，精神不爽。《博济方》

疥疮岁久不愈。《圣济总录》卷一三六

遍身风疮瘙痒，疥癣。《外科精义》

用法：用牵牛子四两（半生半炒），不蛀皂荚（酥炙）二两，为末，生姜自然汁煮糊，丸梧子大。每服二十丸，荆芥汤下。《博济方》

牵牛子不拘多少（瓦上炒半香熟，为细末）、皂荚二大挺（水揉取汁，滤过，熬成膏），将膏与牵牛末同和为丸，如梧桐子大。每服二十丸，食后、临卧

温酒送下。或觉微利便不须服，所患疮疥立止，不过三五服。《圣济总录》卷一三六

按语： 可参第八章（医案）105牵牛子合皂荚案。

②牵牛子、桃仁药对方

方书： 牵牛子＋桃仁＝未名方《本草衍义》

主治： 大肠风秘结涩。《本草衍义》

用法： 牵牛子（微炒，捣头末）一两，桃仁（去皮尖麸炒）半两，为末，熟蜜丸梧子大。每服三十丸。（方义是取牵牛走气分，通三焦；桃仁入血分，润大肠。）《本草衍义》

0295 大麻仁、紫苏子药对方

方书： 紫苏子＋大麻仁＝紫苏麻仁粥《济生方》《医方论》；二子饮《寿世保元》

功效： 降气润肠通便。

主治： 老人肠燥便秘。

老人便秘。《济生方》

产后郁冒汗多，大便闭；老人、诸虚人风闭。《寿世保元》

用法： 紫苏子、麻子仁等份，研烂，水滤取汁，同米煮粥食之。《济生方》

苏子、火麻子（去壳）各半合，拣净洗，研极细，用水再研，取汁一杯，分三次煮粥食之。《寿世保元》

大麻仁、紫苏子等份洗净，合研再用水研取汁煮粥啜。气血亏虚，不可通利，唯此润导之法最宜。《医方论》

按语： 肺与大肠相表里，天气不降则地道不通。故以紫苏子降肺气、大麻仁润肠燥，二味合用使天气下降、地道自通矣。可参第八章（医案）074紫苏子合麻仁案。

附方： ①大麻仁、薏苡仁药对方

方书： 薏苡仁＋大麻仁＝薏苡仁粥《食医心鉴》

主治： 治中风言语謇涩，手足不遂，大肠壅滞。宜食薏苡仁粥方。《晋唐名医方选》

用法： 薏苡仁三合、冬麻子半升，上以水三升，研滤麻子，取汁用薏苡仁煮粥，空心食之。《晋唐名医方选》

②大麻仁、枳壳药对方

方书： 枳壳＋大麻仁＝润肠丸《圣济总录》卷一五七；葱涎丸《普济方》卷三五四

主治： 妊娠大便不通，脉涩数。《圣济总录》卷一五七

产后水血俱下，肠虚津液不足，大便秘涩，五六日不解，腹中闷胀。《普济方》卷三五四

用法： 枳壳（去瓤，麸炒，为末）、大麻仁（别研）各一两，上研匀，炼蜜和丸，如梧桐子大。每服三十丸，食前温水或生姜汤送下。《圣济总录》卷一五七

麻仁、枳壳各等份，上为末，葱涎调腊茶为丸。每服五七十丸，空心、食前葱茶送下。《普济方》卷三五四

0296 沉香、苁蓉药对方

方书： 苁蓉 + 沉香 = 润肠丸《济生方》；苁蓉润肠丸《景岳全书》

功效： 补肾润肠通便。

主治： 老人肠燥便秘。

大肠虚闭，因发汗、利小便亡津液，大腑秘，老人、虚人皆可服。《景岳全书》

用法： 肉苁蓉酒浸，焙，二两；沉香别研，一两。共为细末，用麻子仁汁打糊为丸，如梧桐子大，每服七十丸，空心用米饮送下。《景岳全书》

按语： 本药对方也是《金匮翼》治虚性便秘方，并治肾虚腰痛方。因肉苁蓉能温养精血而润燥滑肠，沉香能温肾纳气而降逆下行。

附方： ①阿胶、葱白药对方

方书： 阿胶 + 葱白 = 葱胶汤《圣济总录》；葱白阿胶散《鸡峰普济方》；葱白散《朱氏集验方》《世医得效方》

主治： 老年血虚，肠中阳气不通，大便秘滞。

用法： 阿胶十片、葱一握（切），上二味，用水八合，煎至四合，将阿胶加入煎令烊化，温服之。

②当归、杏仁药对方

方书： 当归 + 杏仁 = 当归含丸《外台秘要》

主治： 治口中咽喉不利方。《外台秘要》

一切大便燥结。《医学集成》卷三

用法： 当归二两、杏仁一两，研末，炼蜜为丸如梧桐子大。每次二丸，含化咽津，日三夜二。《外台秘要》

当归一两、杏仁五钱，浓煎，冲蜂蜜、猪油、香油服。《医学集成》卷三

0297 芦荟、朱砂药对方

方书： 芦荟 + 朱砂 = 更衣丸（张选卿方）《先醒斋医学广笔记》；化便丹《惠直堂方》卷二

功效： 泻火宁心通便。

主治： 大便不通。

用法： 朱砂飞研五钱、真芦荟研细七钱，滴好酒少许和丸，每服一钱二分，好酒吞下。朝服暮通，暮服朝通。须天晴时修合为妙。《先醒斋医学广笔记》

芦荟（烧存性）三钱、朱砂九分，上为末，作三服。服后约三小时解出稀粪。《惠直堂方》卷二

按语： 可参第八章（医案）107 芦荟合朱砂案。

0298 半夏、硫黄药对方

方书： 半夏 + 硫黄 = 半硫丸《济生方》《太平惠民和剂局方》；半桃丸《三因方》

功效： 破湿解凝通便。

主治： 阴湿凝结，阳气不通。

年高冷秘，及痃癖冷气。《济生方》

心腹一切痃癖冷气，及年高风秘、冷秘，或泄泻等。《太平惠民和剂局方》

用法： 生硫黄（研细）、半夏（汤浸，焙取末），二味等份和匀，用生姜自然汁打面糊为丸，如梧桐子大，每服五十丸，空心温酒、姜汤任下。《济生方》

半夏（汤浸七次，焙干，为细末）、硫黄（明净好者，研令极细，用柳木槌子杀过）各等份，上药以生姜自然汁同熬，入干蒸饼末搅和匀，入臼内杵数百下，丸如梧桐子大。每服十五至二十丸，空腹时用温酒或生姜汤送下；妇人醋汤下。《太平惠民和剂局方》

按语： 阴盛导致阳虚者，不破阴不能救阳。半夏、硫黄破阴燥湿使阳气得展，肠腑得通。可参第八章（医案）020 半夏合硫黄案。

附： ①半夏、硝石药对方

方书： 半夏 + 硝石 = 硝石半夏丸《普济方》

主治： 老人风痰，大腑热不识人，及肺热痰实，咽喉不利。《普济方》

用法： 半夏（泡七次焙）、硝石半两，为末，入白面一两捣匀，水和丸绿豆大。每姜汤下五十丸。《普济方》

②半夏、芒硝药对方

方书： 半夏 + 芒硝 = 半消丸《医学入门》卷五

主治： 中脘停伏痰饮，致臂痛不能举，左右时复转移。《医学入门》卷五

用法： 半夏二两、风化硝一两，上为末，生姜自然汁打糊为丸，如梧桐子大。每服五十丸，生姜汤送下。《医学入门》卷五（注：风化硝即玄明粉之别名。）

0299 大黄、枳壳药对方

方书： 枳壳 + 大黄 = 枳壳丸《圣济总录》卷一五七

功效： 宽中下气通便。

主治： 肠腑气滞便闭。

妊娠大便结塞不通，脐腹硬胀，不能安卧，气上喘逆。《圣济总录》卷一五七

用法： 枳壳（去瓤，麸炒）一两半、大黄（微炒）二两半。上为末，炼蜜为丸，如梧桐子大。

服二十丸，空心米饮送下。未通再服，以通为度。《圣济总录》卷一五七

按语： 本药对方诚为仲景承气之意也。

附方： 杏仁、枳壳药对方

方书：枳壳＋杏仁＝枳杏丸《女科百问》卷上

主治：大小便涩少。《女科百问》卷上

用法：杏仁一两（汤泡，去皮尖，别研）、枳壳二两（先研为末），上药为细末，神曲糊为丸，如梧桐子大。每服四十至五十丸，食前用米饮或生姜汤送下。《女科百问》卷上

0300 大黄、厚朴药对方

方书：厚朴＋大黄＝二圣汤《圣济总录》；朴黄汤《脉因证治》卷下；朴黄丸《医学传灯》

功效：燥湿除满通便。

主治：肠腑气滞便闭。

治食鱼鲙及生肉，住胸膈中不化，吐不出，成癥瘕方。《孙真人千金方》

支饮胸满。《脉因证治》卷下

痢疾。后重窘迫，腹痛急坠。《医学传灯》

久心痛。《圣济总录》卷五十五

用法：厚朴二两（炙），大黄二两，上二味以酒二升煮取一升，尽服，立消。人强者倍大黄，用三升酒取二升，再服之。《孙真人千金方》

大黄、厚朴各等份，水煎服。《脉因证治》卷下

大黄四两（酒煮）、厚朴二两（姜汁炒）。用法原缺。《医学传灯》

厚朴（去粗皮，生姜汁炙）、大黄（锉，炒）各一两，上为粗末。每服三钱匕，酒一盏，煎至七分，去滓温服。《圣济总录》卷五十五

按语：本药对方乃仲景厚朴大黄汤之内核方也。

（二）逐水饮药对方

0301 槟榔、牵牛子药对方

方书：牵牛子＋槟榔＝牛郎丸《普济方》；牛郎散《良朋汇集》、《本草纲目》引《普济方》；牛郎串《串雅补》卷二；牛郎顶《串雅内编》；牵牛散《圣济总录》卷九十七；牵牛汤《医方类聚》卷一二九引《御医撮要》

功效：逐水饮，去虫积。

追虫去积。《本草纲目》

主治：水肿。

气筑奔冲不可忍。《本草纲目》引《普济方》

积食腹胀。《串雅补》卷二

腹内一切诸虫。《良朋汇集》卷二

鼓胀，水肿，虫积。《仙拈集》

大便艰涩。《圣济总录》卷九十七

水气肿满。《医方类聚》卷一二九引《御医撮要》

用法：用黑牵牛子半两（炒），槟榔二钱半，为末，每服一钱，紫苏汤下。《本草纲目》引《普济方》

黑丑（头末）、槟榔各等份，上为末，不见火。每服二钱，白汤送下。泻三次即止。《串雅补》卷二

黑、白丑（头末）各五钱、尖槟榔一两（研末），上药合匀听用。遇有虫症，于上半月空心先饮砂糖水一盏，再用药三钱，砂糖水调服。连服三次，其虫尽出。小儿减半。孕妇勿服。《良朋汇集》卷二

牵牛子（半生半炒）、槟榔（生，锉）各半两，上为散。每服三钱匕，生姜汤调下。未利，良久以热茶投，疏利为度。《圣济总录》卷九十七

牵牛子（微炒）一两半，白槟榔（微煨）一两半，上为细散。每服三钱，用水一盏半，煎至七分，温服，一日二次。忌牛、羊、猪肉，湿面，酱。《医方类聚》卷一二九引《御医撮要》

黑牵牛半两纸箱内或银石器中炒黄色，槟榔一分锉，上为末，每服一大钱，浓煎紫苏生姜汤调下。《卫生家宝汤方》

按语：本药对方合牵牛子、大黄药对方（0294），即是《保婴集》牛黄夺命散。其方是："白牵牛一两（半生半熟）、黑牵牛一两（半生半熟），川大黄、槟榔各一两，上为细末。三岁儿每服二钱，冷浆水调下。涎多，加腻粉少许，无时，加蜜少许。"主治"小儿肺胀，喘满胸高，气急，两胁扇动，陷下作坑，两鼻窍胀，闷乱嗽渴，声嘎不鸣，痰涎潮塞，俗云马脾风"。

附方：白牵牛、黑牵牛药对方

方书：黑牵牛 + 白牵牛 = 二气散《黄帝素问宣明论方》卷八

主治：治水、气蛊、胀满。《黄帝素问宣明论方》卷八

小儿肿病，大小便不利。《普济方》卷三八六

水肿。《本草单方》（缪仲淳）

用法：白牵牛、黑牵牛（各取头末二钱），上为末，用大麦面四两，同一处为烧饼，临卧用茶汤一盏下，降气为验。《黄帝素问宣明论方》卷八

黑牵牛、白牵牛各四两（炒），上为末，井花水为丸，如绿豆大。每服二十丸，萝卜子煎汤送下。《普济方》卷三八六

0302 茴香、牵牛子药对方

方书：牵牛子 + 茴香 = 禹功散《儒门事亲》卷十二；茴香饮《朱氏集验方》卷三

功效：逐水饮。

主治：水肿。

妇人大产后，败血恶物所致脐腹腰痛，赤白带下或出白物如脂。《儒门事亲》卷十二

卒暴昏愦，不知人事，牙关紧硬，药不下咽。《世医得效方》

阳水肿，若病可下而气实者。《丹溪心法》

颓疝。《普济方》

寒湿外袭，使内过劳，寒疝囊冷，结硬如石，阴茎不举，或控引睾丸而痛。《古今医鉴》

阳水便秘，脉实，初气元气未伤者。《张氏医通》

寒湿水疝，阴囊肿胀，大小便不利。《医方集解》

膀胱偏坠，疝气。《朱氏集验方》卷三

用法：黑牵牛（头末）四两，小茴香一两（炒），上为细末。以生姜自然汁调一二钱，临卧服。当转下气也。《儒门事亲》卷十二

八角茴香、白牵牛（炒）各等份，上为细末。空心酒调下。《朱氏集验方》卷三

按语：本药对方之主治，从子和之后有所转移。《景岳全书》引子和说本药对方功在利水，故医林多用于水气为患。《名医方论》说此方峻猛，不可轻用。《医方集解》称："此足少阴太阳药也。牵牛辛烈，能达右肾命门，走精隧，行水泄湿，兼通大肠风秘气秘；茴香辛热温散，能暖丹田，祛小肠冷气，同入下焦以泄阴邪也。"《古方选注》说："禹功者，脾湿肿胀肉坚，攻之如神禹决水。牵牛苦热，入脾泻湿，欲其下走大肠，当从舶茴辛香引之，从戊入丙至壬，开通阳道，走泄湿邪，决之使下，一泻无余，而水土得平。"

附方：甘遂、茴香药对方

方书：甘遂 + 茴香 = 未名方《儒门事亲》

主治：疝气偏肿。《儒门事亲》

用法：甘遂、茴香等份，为末，酒调二钱，食前服之。《儒门事亲》

0303 木香、牵牛子药对方

方书：牵牛子 + 木香 = 分气丸《永类钤方》卷二十一

功效：逐水行气，导滞消疳。

主治：气滞腹胀。

小儿疳气，腹胀膨脝。《永类钤方》卷二十一

用法：木香（炮）一分、黑牵牛（生）半两，上为末，面糊为丸，如小豆大。三岁服三十丸，米汤送下。《永类钤方》卷二十一

附方：①商陆、香附药对方

方书：商陆 + 香附 = 未名方《本草单方》

主治：治湿水肿以指画肉上随散不成文者。《本草单方》

用法：用白商陆、香附子炒干出火毒，以酒浸一夜，日干为末。每服二钱，米饮下，或以大蒜同商陆煮汁服亦可。其茎叶作蔬食，亦治肿疾。《本草单方》

②商陆、泽泻药对方

方书：商陆 + 泽泻 = 商陆散《永类钤方》卷二十一

主治：小儿浮肿，肚胀，气急。《永类钤方》卷二十一

用法：泽泻、商陆各等份，上为末。三岁一钱，桑白皮汤调下。商陆醋炒为末，调涂肿毒。醋调并治咽喉肿。《永类钤方》卷二十一

0304 厚朴、牵牛子药对方

方书：牵牛子 + 厚朴 = 牵牛汤《袖珍》卷三引《太平圣惠方》

功效：逐水除满。

主治：气滞腹胀。

肿满小便不利。《普济本事方》

腹中有湿热气，足胫微肿，中满气急，咳嗽喘息，小便不利。《袖珍》卷三引《太平圣惠方》

用法：厚朴（去皮，姜汁炒）半两，牵牛子五两（炒取末二两）。共为细末，每服二钱，煎姜枣汤调下。《普济本事方》

牵牛头末一两、厚朴五钱（姜汁制），上药每服二钱，姜、枣汤下。水丸亦可，姜、枣汤送下亦得。《袖珍》卷三引《太平圣惠方》

附方：大黄、续随子药对方

方书：续随子 + 大黄 = 未名方《摘玄方》

主治：阳水肿胀，水肿腹水，二便不利。《摘玄方》

用法：续随子（炒去油）二两，大黄一两，为末，酒水丸绿豆大。每日汤下五十丸。《摘玄方》

0305 甘遂、牵牛子药对方

方书：牵牛子 + 甘遂 = 二气汤《圣济总录》卷七十九；白玉散《摄生众妙方》卷七

功效：逐水气。

主治：水肿。

水肿腹满。《普济方》《圣济总录》

酒疸，食黄。《摄生众妙方》卷七

用法：甘遂（炒）二钱二分，黑牵牛子一两半，为末，水煎，时时呷之。《普济方》

牵牛子半两（生用）、甘遂（微炒）一钱，上为粗末，分作二服。每服水一盏，煎至五分，放温细呷，不拘时候。《圣济总录》卷七十九

黑牵牛、甘遂各等份，上药先将水半碗，入锅煮一沸，五更时煎服。《摄生众妙方》卷七

附方：甘遂、青皮药对方

方书：甘遂 + 青皮 = 水宝散《卫生总微论》

　　主治：小儿疳水。《卫生总微论》

　　用法：珠子甘遂（炒），青橘皮等份，为末。三岁用一钱，以麦芽汤下，以利为度。忌酸咸三五日。《卫生总微论》

0306 半夏、甘遂药对方

　　方书：甘遂＋半夏＝甘遂汤《圣济总录》卷六十三

　　功效：逐水饮。

　　主治：水饮。

　　留饮病，脉伏，其人欲自利，利后乃快，虽利心下续结满，此为留饮未除。《圣济总录》卷六十三

　　用法：甘遂（炒令微黄）半两、半夏（汤浸去滑，生姜汁炒干）一两，上为粗末。每服一钱匕，水一大盏，煎至七分，去滓，再入芍药末并人参末一钱匕，蜜半匙头，更煎三两沸，空心、晚食前温服。气虚人减服。《圣济总录》卷六十三

　　按语：本药对方合白芍、甘草药对方（0732），即为《金匮要略》甘遂半夏汤。

　　附方：甘草、甘遂药对方

　　方书：甘遂＋甘草＝玉箸散《儒门事亲》卷十五；玉柱散《医方类聚》卷二四五引《医林方》

　　主治：小儿马脾风。《儒门事亲》卷十五

　　用法：甘草一寸（煎水），甘遂一字，上同油、蜜、生姜，银钗儿搅，调下后，用冷水半盏调夺命散。《儒门事亲》卷十五

0307 甘遂、木香药对方

　　方书：甘遂＋木香＝神仙导气散《杨氏家藏方》卷十；甘遂散《圣济总录》卷九十七；煨肾散《御药院方》卷六

　　功效：逐水导气。

　　主治：水气。

　　小肠气发作，疼痛不可忍，及脚气。《杨氏家藏方》卷十

　　膈气哽噎。《怪病奇方》

　　大便不通。《圣济总录》卷九十七

　　肾经积水不散，流于经络，腿膝挛急肿闷，往来疼痛。《御药院方》卷六

　　用法：甘遂二两半、木香一两半（锉碎），上入水二升，一处文武火熬令干，为细末。每服二钱，用猪腰子一只，入药末在内，以湿纸裹煨熟，细嚼，临卧温米饮送下。忌甘草三日。《杨氏家藏方》卷十

　　甘遂面煨五钱，南木香一钱，为末。壮者一钱，弱者五分。水酒调下。《怪病

奇方》

甘遂一两（炒）、木香一分，上为散。每服一钱匕，温蜜酒调下，不拘时候。《圣济总录》卷九十七

甘遂半两（生）、木香一两，上为细散，每服用药二钱，以獖猪腰子一只，薄批开，去筋膜，掺药在内淹匀，用荷叶裹定，外用湿纸五重，以麻缕缠定，更用水蘸过，干湿得所，于文武火内煨熟，纸干为度，临卧细嚼，少用温酒送下。当下黄水。《御药院方》卷六

附方： 大戟、木香药对方

方书： 大戟＋木香＝绵大戟散《良朋汇集》卷二

主治： 水气肿胀。《简便方》

水蛊、气蛊。《良朋汇集》卷二

用法： 大戟一两，广木香半两，为末。五更酒服一钱半，取下碧水后，以粥补之。忌咸物。《简便方》

绵大戟三钱、广木香一钱，上为末，作一服。蜜五钱，水调服。忌盐百日。《良朋汇集》卷二

0308 大戟、甘遂药对方

方书： 甘遂＋大戟＝一字汤《圣济总录》；大戟汤《圣济总录》；比圣饼子《圣济总录》卷七十九

功效： 逐水饮。

主治： 鼓胀水肿。

水气通身肿满，喘急，小便涩。《圣济总录》

水蛊水肿。《圣济总录》

十种水气腹胀。《圣济总录》卷七十九

用法： 甘遂、大戟（去皮）各一两，二味锉，用慢火炒令黄色，粗捣筛。每服一字匕，以水半盏，煎三五沸，便须倾出，不得煎过，去滓，温服之，不过十服大效。《圣济总录》

大戟（去皮炒）、甘遂（炒），二味等份，粗捣筛。每服一钱匕，水一盏半，入大枣三枚（劈破），煎至七分，去滓温服。《圣济总录》

甘遂、大戟各一两，上为细末。每服一钱匕，以大麦面一两，新水和作饼子烧熟，每五更徐徐烂嚼茶下。移时小便多是效，未效再服。《圣济总录》卷七十九

按语： 本药对方《圣济总录》反复重出，更移其名，足见重视程度。今人亦多用之。若合大枣、芫花药对方（0911 附方），即为《伤寒论》十枣汤。《外台秘要》引《深师》朱雀汤，即是由十枣汤改变药量而成。治久病癖饮，停痰不消，在胸膈上液，时头眩痛，苦挛，眼睛、身体、手足、十指甲尽黄，亦疗胁下支满饮，辄引胁下痛症。

附方：川芎、甘遂药对方

方书：甘遂 + 川芎 = 火府丹《苏沈良方》卷九；太府丹《鸡峰普济方》卷二十二；千金散《普济方》卷二四〇引《海上方》

主治：下注脚疮。《苏沈良方》卷九

脚气及肾脏风攻注脚膝。《普济方》卷二四〇引《海上方》

用法：甘遂（肥实连珠者）一两（薄切，疏布囊盛）、芎䓖一分（锉如豆大），以纸笼大者香炉，令至密不漏烟，顶留一窍，悬甘遂囊于窍间，其下烧芎䓖一块，令烟入遂欲过，再更燃一块，芎䓖尽，取甘遂为末。三十岁以上气盛者，满三钱，虚者二钱半，羯羊肾一对，批开，匀分药末在内，净麻皮缠定，炭火炙熟，勿令焦。临卧烂嚼，温酒下，随人酒量，能饮一斗者，可饮五升也，以高物支起双脚，一服即愈。《苏沈良方》卷九

连州甘遂、川芎。用连州甘遂悬挂纸笼中，却切川芎作片子，如烧香熏之，烧川芎尽，将甘遂为末。量病人虚实，每以四钱或一二钱，用貒猪腰一对，去筋膜，掺药于内，湿纸裹煨熟，临卧细嚼，以温酒送下，尽量饮至醉。以物搁起两足至天明，取下恶物、水数升，以茴香末煮粥，次服大安补散。《普济方》卷二四〇引《海上方》

0309 大戟、干姜药对方

方书：大戟 + 干姜 = 大戟散《圣济总录》卷八十

功效：逐水饮。

主治：水肿喘急，小便涩及水蛊。《圣济总录》卷八十

用法：大戟（去皮，细切，微炒）二两，干姜（炮裂）半两，上为散。每服三钱匕，用生姜汤调下，良久以糯米饮压之。以大小便利为度。《圣济总录》卷八十

附方：大戟、大枣药对方

方书：大戟 + 大枣 = 枣变百祥丸《洁古活法机要》

主治：斑疮变黑，大便闭结。《洁古活法机要》

用法：用大戟一两，枣三枚，水一碗同煮，暴干，去大戟，以枣肉焙丸服，从少至多，以利为度。《洁古活法机要》

按语：《医方考》谓："大戟气大寒而味苦甘，有小毒，能下十二经之水；大枣味甘，取其大补脾胃，而不为攻下所伤耳！服此方大忌甘草，以其与大戟相反故也。"

0310 薏苡仁、郁李仁药对方

方书：郁李仁 + 薏苡仁 = 郁李仁饮《养老奉亲书》

功效：利水消肿。

主治：水肿便秘。

水肿喘急。《独行方》

老人脚气冲逆，身肿，脚肿，大小便秘涩不通，腹胀，喘乏不安，转动不得，手足不仁，身体重困或疼痛。《养老奉亲书》

脚气浮肿，心腹满，大小便不通，气息喘急。《证类本草》

用法：用郁李仁三两（研），以水滤汁，煮薏苡仁饭，日二食之。《独行方》

郁李仁二两（细研，以水滤取汁）、薏苡仁四合（淘研净），上药相和煮饮，空心食之，日二服。常服，立效。《养老奉亲书》

郁李仁十二分（捣碎，水研取汁）、薏苡仁（捣碎如粟米）三合，以汁煮米作粥，空腹食之。《证类本草》卷十四引韦宙独行方

（三）杀虫疗药对方

0311 槟榔、使君子药对方
方书：使君子 + 槟榔 = 追虫散《万病回春》卷七

功效：杀虫去积。

主治：虫积。

小儿虫积痛。《万病回春》卷七

用法：使君子用肉二钱，用壳五分，槟榔一钱。水煎，食远服。《万病回春》卷七

0312 雷丸、使君子药对方
方书：使君子 + 雷丸 = 消疳散《审视瑶函》卷四

功效：杀虫消疳。

主治：虫疳。

小儿疳积，眼生翳膜遮睛。《审视瑶函》卷四

用法：使君子（用白者，去油）、雷丸（用白者，去皮，以米泔水浸苍术少许，将雷丸同苍术用火煨之，去苍术，炒干）各等份，上为细末。每一岁用一分，以鸡肝炖半熟，蘸药食。若翳厚，加木贼草（烧灰）、雄黄、珍珠各一钱，另研极细末，入前药服。《审视瑶函》卷四

0313 芦荟、使君子药对方
方书：使君子 + 芦荟 = 未名方《儒门事亲》

功效：杀虫消疳。

主治：虫疳。

小儿脾疳。《儒门事亲》

用法：使君子、芦荟等份，为末。米饮每服一钱。《儒门事亲》

附方：甘草、芦荟药对方

方书：甘草 + 芦荟 = 芦荟散《太平圣惠方》

主治：湿癣，搔之有黄汁者。《太平圣惠方》

用法：芦荟半两、甘草半两，为末。先用浆水洗癣上讫，用帛裹干，便以药敷之。三五日愈。《太平圣惠方》

0314 鹤虱、苦楝根皮药对方

方书：苦楝根皮 + 鹤虱 = 圣功散《小儿卫生总微论》

功效：杀虫消疳。

主治：虫疳。

小儿五疳。《小儿卫生总微论》

用法：苦楝根皮（生子东引者，米泔浸一宿）、鹤虱各等份，上药二味，研为细末，拌匀。每服五分，熟水调下，连进二服，不拘时。《小儿卫生总微论》

0315 槟榔、苦楝根皮药对方

方书：苦楝根皮 + 槟榔 = 槟榔散《卫生家宝汤方》；槟棣饮《丹台玉案》卷四

功效：杀虫去积。

主治：虫积。

治脚气频发动，脚膝肿满。《卫生家宝汤方》

诸虫积久，肚腹胀大者。《丹台玉案》卷四

用法：鸡心槟榔十个，楝皮一两（去白）。上为末，分作十服，煎木瓜汤调下。《卫生家宝汤方》

槟榔五钱、苦楝根六钱（洗净），水一碗，入黑糖少许煎服。《丹台玉案》卷四

0316 苦楝根皮、芜荑药对方

方书：苦楝根皮 + 芜荑 = 抵圣散《卫生总微》卷十三

功效：杀虫去积。

主治：虫积。

小儿虫痛不可忍者。《卫生总微》卷十三

用法：苦楝根白皮二两、白芜荑半两，上为末。每服一钱，水一小盏，煎取半盏，放冷，待发时服，不拘时候。《卫生总微》卷十三

0317 川芎、金铃子药对方

方书：金铃子 + 川芎 = 五疳丸《卫生总微》卷十二；肥肌丸《杨氏家藏方》卷十八；千金丸《沈括灵苑方》；经效苦楝丸《鸡峰普济方》卷二十四

功效：杀虫消疳。

主治：虫疳。

小儿五疳。《摘玄方》

小儿一切诸疳。《卫生总微》卷十二

小儿诸疳羸瘦，手足枯细，腹大筋青，食不生肌。《杨氏家藏方》卷十八

小儿黄瘦疳。《鸡峰普济方》卷二十四

小儿一切疳。久服令儿肥壮无疾。《幼幼新书》卷二十四引《灵苑方》

小儿五种疳气，面色萎黄，肌瘦不食乳。《普济方》

用法：川楝子肉、川芎等份，为末，猪胆汁丸。米饮下。《摘玄方》

川楝子肉、川芎，各等份，共研细末。猪胆汁和杵为丸。如麻子大，每服三丸或五丸。《沈括灵苑方》

川楝子肉、川芎各等份，上为末。以猪胆汁杵和为丸，如麻子大。量儿大小加减丸数，每以饭饮送下，一日二次。常服三丸或五丸。《幼幼新书》卷二十四引《灵苑方》

川楝子、川芎各等份，上为细末。以浆水煮猪胆，取汁为丸，如麻子大。每服一二十丸，温水送下，一日三四次。《卫生总微》卷十二

川芎、川楝子肉（微炒）各等份，上为细末，煮面糊为丸，如黍米大。每服三十丸，温米饮送下，不拘时候。《杨氏家藏方》卷十八

苦楝子四两、川芎二两，上为末。熟煮猪腰，烂研为丸，如黍米大。每服十五、二十丸，食前米饮送下。《鸡峰普济方》卷二十四

0318 金铃子、芜荑药对方

方书：金铃子＋芜荑＝抵圣汤《圣济总录》卷一九七

功效：杀虫定痛。

定疼痛。《圣济总录》卷一九七

主治：虫痛。

小儿诸虫。《圣济总录》卷一九七

用法：楝实（大者）二两、白芜荑半两，上为粗末。每服一钱匕，水一盏，煎取四分，去滓放冷，临发时服。《圣济总录》卷一九七

0319 槟榔、芜荑药对方

方书：芜荑＋槟榔＝芜槟丸《本事方释义》卷七

功效：制诸虫。

主治：诸虫病。

虫证。《本事方释义》卷七

用法：白芜荑、槟榔各一两，为细末，蒸饼为丸，如梧桐子大。每服十五丸至二十丸，空心温汤送下。《本事方释义》卷七

附方：槟榔、川椒药对方

方书：川椒＋槟榔＝槟榔散《圣济总录》卷五十六

主治：蛔咬心痛。《圣济总录》卷五十六

用法：槟榔（锉）、蜀椒（去闭口并目，炒出汗）各半两，上为散。每服二钱匕，米饮调下，空心、日晚各一服。《圣济总录》卷五十六

0320 白薇、生地黄药对方

方书：生地黄＋白薇＝化虫定痛丹《辨证录》卷二

功效：化虫定痛。

主治：虫痛。

虫伤胃脘，久患心疼，时重时轻，大约饥则重，饱则痛轻。《辨证录》卷二

用法：生地二两，水煎汁二碗，入白薇二钱，煎汁一碗，淘饭食之，非吐物如虾蟆，必泻虫如守宫也。《辨证录》卷二（虫蚀心痛，一杀虫而痛安。方中妙在不全去杀虫，又是补正之药，所以奇耳。）

按语：温州市已故老中医吴国栋曾运用本药对方治疗蛔痛确有奇验。用量是生地黄一两，白薇三钱，水煎服。

（四）消食积药对方

0321 苍术、神曲药对方

方书：神曲＋苍术＝曲术丸《太平惠民和剂局方》

功效：消食去积，燥湿健脾。

主治：食积。

暑月暴泻及饮食所伤。《太平惠民和剂局方》

腹中虚冷，不能饮食，食辄不消，羸弱生病。《肘后方》

用法：用神曲（炒），苍术（米泔浸一夜焙），等份为末，糊丸梧子大。每服三五十丸，米饮下。《太平惠民和剂局方》

术二斤，曲一斤，炒为末，蜜丸梧子大。每服三十丸，米汤下，日三服。大冷加干姜一两；腹痛加当归三两，羸弱加甘草二两。《肘后方》

0322 白术、神曲药对方

方书：神曲＋白术＝曲术散《三因方》卷七

功效：消食去积，健脾和中。

主治：食积。

头忽眩晕，经久不瘥，四肢渐羸，饮食无味，好食黄土。《外台秘要》

冒湿头眩晕，经久不愈，呕吐涎沫，饮食无味。《三因方》卷七

用法：用术三斤，曲三斤，捣筛，酒和丸梧子大。每饮服二十丸，日三服。忌菘菜、桃、李、青鱼。《外台秘要》

神曲二两（炒）、白术三两，上为末。每服二钱，生姜煎汤调下。或以酒糊为丸，如梧桐子大。每服三五十丸，汤饮任下。《三因方》卷七

0323 橘皮、神曲药对方
方书：神曲＋橘皮＝神曲丸《全生指迷方》；小神曲丸《鸡峰普济方》卷二十
功效：消食去积，行气。
消食化气。《鸡峰普济方》卷二十
主治：食积。
食噎。若咽中如核，咽之不下，吐之不出。久不治之，渐妨于食。其脉短涩。《全生指迷方》
用法：神曲（炒）一两，橘皮（洗）二两，为细末，炼蜜为丸，如鸡豆大。每服一粒，含化咽津。《全生指迷方》

0324 半夏、神曲药对方
方书：神曲＋半夏＝二曲丸《百一选方》卷五
功效：消食去积，化痰。
主治：食积。
脾虚痰盛，不入食。《百一选方》卷五
用法：神曲半斤（为末，枣肉搜和成饼，候干，慢火炙）、半夏半斤（为末，生姜汁搜成饼，候干，慢火炙），上为细末，枣肉为丸，如梧桐子大。每服五十丸，生姜汤送下，不拘时候。《百一选方》卷五

0325 莱菔子、神曲药对方
方书：神曲＋莱菔子＝陈曲汤《圣济总录》；神曲汤《普济方》卷四十三
功效：消食去积，导滞。
主治：食积气滞。
三焦气滞。《圣济总录》卷五十四
三焦滞气。《普济方》卷四十三
用法：陈曲（炒黄）、莱菔子（炒黄）各等份，上为粗末。每服三钱匕，水一盏，煎三四沸，去滓，加麝香末少许，再煎一沸，温服，不拘时候。《圣济总录》卷五十四
神曲（炒黄）、莱菔子（炒黄）各等份，上为散。每服三钱，水一盏，煎三四沸，去滓，加麝香少许，再煎一沸，温服，不拘时候。《普济方》卷四十三

0326 白术、鸡内金药对方
方书：鸡内金＋白术＝健脾化痰丸《医学衷中参西录》

功效：健脾消食，化痰。

主治：食积。

脾胃虚弱，不能运化饮食，以致生痰。《医学衷中参西录》

用法：生白术二两、生鸡内金二两（去净瓦石糟粕），二味各自轧细过罗，各自用慢火焙熟（不可焙过），炼蜜为丸梧桐子大。每服三钱，开水送下。《医学衷中参西录》

0327 车前子、鸡内金药对方

方书：鸡内金 + 车前子 = 疳膨食积方《外科证治全生》

功效：消食去积。

主治：食积。

疳膨食积。《外科证治全生》

用法：鸡内金三十个（忌经水，瓦上炙无臭气，成炭存性，磨粉）、车前子四两，炒磨粉，二物和匀，以米汤熔化与食，食完全愈。忌食炒豆、熬油、结硬等物。迟治伤目。《外科证治全生》

0328 山楂、肉桂药对方

方书：山楂 + 肉桂 = 山楂粥《济众新编》卷七

功效：暖胃消食，去肉积。

消食积，化宿滞，行结气，疗痢疾，健胃开膈，消痰块、血块。《济众新编》卷七

主治：肉积。

胃寒纳呆，食滞肉积。产后纳呆食少。《济众新编》卷七

用法：山楂（去核，研细末）一两、桂皮（研细末）一钱，长流水一升同和煮沸，糯米粉量入作粥。和蜜服。《济众新编》卷七

0329 干姜、麦芽药对方

方书：麦芽 + 干姜 = 麦蘗散《普济方》卷二十四

功效：破湿消食。

主治：食滞。

饱食讫便卧得病，令人四肢烦重，嘿嘿欲卧。《普济方》卷二十四

用法：大麦蘗一升（炒）、干姜二两，上为末。每服方寸匕，一日三次。《普济方》卷二十四

0330 莱菔子、砂仁药对方

方书：莱菔子 + 砂仁 = 未名方《朱氏集验方》

功效：开胃消食，行气消胀。

主治：食滞气胀。

气胀气蛊。《朱氏集验方》

用法：莱菔子（研，以水滤汁），浸缩砂一两一夜（炒干又浸又炒，凡七次），为末。每米饮服一钱，如神。《朱氏集验方》

（五）化痰凝药对方

1. 燥湿化痰药对方

0331 半夏、附子药对方

方书：附子＋半夏＝二生汤《济生方》卷四

功效：破湿化痰。

主治：痰湿壅胃。

痰嗽。《传信适用方》卷一引叶梦锡方

专治痰。《济生方》卷四

胃冷有痰。《奇效良方》

呕吐不止，及药入咽即吐逆者。《产科发蒙》

用法：附子一两、半夏半两（洗），上㕮咀，分三服。水二盏，加生姜二十片，煎八分，空心服。《传信适用方》卷一引叶梦锡方

生附子（去皮脐）、生半夏，等份为细末，每服四钱，水二盏，生姜十片，煎至七分，去滓，温服，空心。入少木香煎尤佳。《济生方》卷四

按语："或曰：痰证用附子，何也？殊不知痰多者，戴原礼常用附子疗治之，请观《证治要诀》。"（引自《续医说》附子治嗽）本药对方在《普济方》中又称"长生丹"，大家可能被误导为补益方，需注意。《医学入门》之半附汤是本药对方合半夏、生干姜药对方（0337）。主治胃冷生痰，呕吐不止。

附方：白附子、半夏药对方

方书：白附子＋半夏＝补虚丸《博济方》卷四

功效：坠涎，安虫。《博济方》卷四

主治：小儿久患脾胃虚弱，风邪中入，而致慢惊。《博济方》

用法：新罗白附子一两（汤洗去皮）、大半夏一两，各用白汤浸三日，每日换水三度，取出焙干为末，以生姜自然汁，着二钱姜末，面糊为丸，如绿豆大。每服三丸，温粟米饮送下。《博济方》卷四

0332 附子、南星药对方

方书：附子＋南星＝二生散《普济本事方》；二生汤《普济方》卷一一八引《十便良方》；南附汤《传信适用方》卷一引叶梦锡方；星附膏《保婴撮要》卷三；追风饼子《普济方》卷九十一

功效：破湿化痰。

去痰，逐风邪。《普济方》卷九十一引《海上名方》

主治：痰湿阻络。

治中风外受寒湿，身如在空中方。《普济本事方》卷一引张发方

痰证。《传信适用方》卷一引叶梦锡方

小儿项软。《保婴撮要》卷三

卒中风，语涩痰盛，四肢不举，恍惚志意不定；及体虚有风，受虚湿，身如在空中。《普济方》卷九十一引《海上名方》

用法：生附子（去皮脐）、生南星各等份。上咬咀，每服四大钱，水一盏半，加生姜十片，慢火煎至八分，去滓服。煎不熟有大毒，令人发肿增病。《普济本事方》卷一引张发方

附子一两、南星半两，一料作四服。水二盏，姜二十片，煎八分，空心服；更少加木香亦妙。《传信适用方》卷一引叶梦锡方

天南星、附子各等份，上为末，用生姜自然汁调。敷项间，干则润之。《保婴撮要》卷三

附子一枚（去皮脐）、天南星一枚各重八钱（以上并生用），上为末，用生姜研自然汁和作饼子。每服一饼，以水一盏半，加生姜二十片，同煎至八分，去滓温服，不拘时候。《普济方》卷九十一引《海上名方》

按语：以下药对方与本药对方类同。乌、附本为母子相连，功能燥湿祛阴；南星燥湿祛痰。合用祛湿化痰之力更强。但俱是性燥且毒之品，宜慎用。

附方：南星、乌头药对方

方书：乌头＋南星＝必效散《黄帝素问宣明论方》；太阳丹《证治要诀类方》卷四引《太平惠民和剂局方》；星乌散《奇效良方》卷二十四；止痛太阳丹《医方大成》卷四

主治：五劳七伤，劳役肌瘦，不思饮食，喘嗽不已。《黄帝素问宣明论方》

偏正头风作痛，痛连于脑，常如牵引之状，发则目不可开，眩晕不能抬举。《证治要诀类方》卷四引《太平惠民和剂局方》

诸般头风，二三十年不愈者。《奇效良方》卷二十四

用法：川乌头一两（生），天南星半两（生），上为末。每服二钱，萝菔八块，如拇指大，以水煮熟，去滓，食后服嚼。《黄帝素问宣明论方》

川乌、南星等份，上为末，连须葱白捣烂。调贴太阳痛处。《证治要诀类方》卷四引《太平惠民和剂局方》（《鲁府禁方》卷二太阳膏即本方加白芷）

天南星、川乌（生，去皮尖）各等份，上为细末。每服二钱，入细茶一钱，薄荷七叶，盐梅一个，同煎一二沸，入生姜汁些少，温服。《奇效良方》卷二十四

0333 半夏、南星药对方

方书：半夏＋南星＝玉液汤《圣济总录》卷六十五；青壶丸《本草纲目》卷十七；正

胃散《普济方》卷三十六；金柜散《普济方》卷一五八；天南星丸《普济方》卷三七八；二圣饮《仁斋直指》卷七；二白锉散《卫生总微》卷十；玉壶丸《朱氏集验方》卷五；如意膏《活幼心书》卷下；化痰膏《眼科临症笔记》

功效： 燥湿化痰，利胸膈。

主治： 痰湿壅膈。

小儿痰热咳嗽惊悸。《摘玄方》

咳嗽。《圣济总录》卷六十五

风痰湿痰。《本草纲目》卷十七引《叶氏录验方》

老少伤风，发嗽头痛，日久不愈。《普济方》卷一五八

风痰。《仁斋直指》卷七

小儿膈上痰壅，吐逆不食，渐出惊候，胸中满塞，咽嗌不利。《卫生总微》卷十

胃反。《普济方》卷三十六

男子妇人上膈痰壅，头目昏眩，咽喉肿痛；小儿惊痫潮热，一切涎积。《普济方》卷三七八

一切痰饮。《朱氏集验方》卷五

小儿痰喘气促，咳嗽连声不已，冷热二证皆可用。《活幼心书》卷下

小儿龟胸，风痰停饮，积聚心胸，唇红面赤，咳嗽喘促，致胸高如覆掌。《幼科折衷》

眼胞内痰核。《眼科临症笔记》

用法： 半夏、南星等份，为末，牛胆汁和，入胆内，悬风处待干，蒸饼丸绿豆大。每姜汤下三五丸。《摘玄方》

天南星（炮）、半夏（汤洗七遍，去滑）各一两，上二味，粗捣筛。每服二钱匕，用水一盏煎，加生姜五片，同煎至七分，去滓放温，食后、夜卧细细呷之。《圣济总录》卷六十五

半夏一斤、天南星半两，各汤泡，晒干，为末，姜汁和作饼，焙干，入神曲半两，白术末二两、枳实末二两，姜汁、面糊为丸，如梧桐子大。每服五十丸，姜汤送下。《本草纲目》卷十七引《叶氏录验方》

半夏二两、天南星二两，上为末，用水五升，入坛内与药搅匀，浸一宿，去清水，焙干，重研令细。每服二钱，水二盏，加生姜三片，煎至八分，温服，至五服效。《普济方》卷三十六

天南星、半夏各二两，上为末，水浸两伏时，日换水十次，取出阴干。每服二钱，又以乌头、附子各六钱合匀，以生葱、薄荷汤调下，大人半钱，孩子一分，不拘时候。《普济方》卷一五八引《江阴方》

天南星四两（汤浸，去皮脐）、齐州半夏二两，上焙干，以生薄荷叶五升，捣取自然汁一大碗浸药，焙，直候汁尽，捣罗为末，炼蜜为丸，如梧桐子大。每服五丸至十丸，生姜、薄荷汤吞下，食后临卧服。《普济方》卷三七八

　　南星、半夏各二两（切片），上用生姜汁一斤，捣取自然汁浸药，瓷器盛之，炖在锅内，隔汤熬烑，令姜汁尽，焙干为末。每挑二钱，生姜、甘草少许，煎汤调下。或用糕糊小丸，姜汤下三十丸。入煅白矾少许同丸，亦得。《仁斋直指》卷七

　　大天南星一个（炮裂，出火毒）、大半夏四个（汤洗七次，去滑，并锉作块子），以水一大盏半，加生姜七片，慢火煎至一呷服之。入冬瓜子同煎更妙。《卫生总微》卷十

　　半夏（炮裂）、南星（炮裂）各一两半，上为末，以生姜汁和匀，捻作小饼如钱样，用慢火炙干；再为末，复取姜汁如前，经二次炙干，仍焙为末，炼蜜为丸，如芡实大。每服一丸至二丸，用姜蜜汤化服，不拘时候；有热者，以薄荷汤化服。《活幼心书》卷下

　　大半夏二十五两、雪白南星十五两……《朱氏集验方》卷五

　　生半夏三钱、生胆星三钱，上为细末。干醋调涂。《眼科临症笔记》

　　按语：本药对方合南星、香附药对方（0357），即为《百一选方》三仙丸。主治中脘气滞，胸膈烦满，痰涎不利，头目不清。本药对方若合白附子、半夏药对方（0331附方），便是《济生方》三生丸。主治痰厥头痛。本药对方若合半夏、生干姜药对方（0337），即是《鸡峰普济方》对姜丸。主治膈有寒痰，呕逆眩晕。

　　近人王庆才运用生南星配生半夏治疗食管癌、鼻咽癌、脑肿瘤等效果较好，对恶性淋巴瘤、肉瘤、头颈部转移性肿块、皮肤鳞癌等选用本药对配方治疗也取得较好疗效 [《辽宁中医杂志》，1993，20（3）：27]。近人唐荣华则用生南星配生半夏治疗冠心病50例，心绞痛显效率38.7%，总有效率71%，心电图改善率30.8%。副作用为肠胃道反应，以食饮减退、上腹部不适为主。[《中草药》，1989，20（4）：10]

0334 僵蚕、南星药对方

　　方书：僵蚕 + 南星 = 如圣散《博济方》

　　功效：燥湿化痰，利喉开痹。

　　主治：痰湿痹喉。

　　急喉风痹。《博济方》

　　用法：用白僵蚕、天南星（刮皮）等份，生研为末。每服一字，姜汁调灌，涎出即愈。后以生姜炙过，含之。《博济方》

　　按语：僵蚕、南星皆能化痰止痉。但僵蚕药性凉、药向降，善除浊逆结滞之痰，原为治喉痹要药；南星药性燥、药向散，为破湿凝、除顽痰之要品。故合用则利喉开痹之力更强。

　　附方：附子、僵蚕药对方

　　方书：僵蚕 + 附子 = 二圣汤《普济方》卷九十一引《海上名方》

主治： 卒中风。《普济方》卷九十一引《海上名方》

用法： 白僵蚕半两（直者，去丝嘴，炒黄色，为末）、附子一只（重半两以上者，生，去皮脐尖），上将附子切作八块，用水二大盏，加生姜三十片，同煎至一大盏，去滓，分作两处，调白僵蚕末一半服，不醒再服。先用不蛀皂角揉汁蘸华阴细辛末，擦牙关即开，后用二圣汤。《普济方》卷九十一引《海上名方》

0335 贝母、南星药对方

方书： 贝母＋南星＝二白散《外科大成》卷四

功效： 燥湿化痰，散结消肿。

主治： 痰凝成核。

痰核。《外科大成》卷四

痰疾咳嗽。《朱氏集验方》卷五引许六五郎方

用法： 南星、贝母各等份，上药为末，用鸡子清和米醋调敷。《外科大成》卷四

大南星一两（锉成片，用生姜半斤取汁，文火炙干，却入蜜半匙直炒黄色，取出为末），上入贝母末半两。每用放掌心，以舌尖点咽下。《朱氏集验方》卷五引许六五郎方

0336 南星、生姜药对方

方书： 生姜＋南星＝南星醒神散《直指小儿》卷二；星姜汤《仁斋直指方》卷七；生姜汤、小省风汤《普济方》

功效： 燥湿化痰，定惊醒神。

治痰祛风。《仁斋直指方》卷七

主治： 痰湿蒙窍。

小儿惊风痰热。《直指小儿》卷二

风痰。《仁斋直指方》卷七

用法： 天南星（不去皮，切片）、生姜（切片），上用竹串一条，以南星并姜相间插定，次用轻粉些少，掺南星、生姜片间，风干为末。每服一字，薄荷、紫苏泡汤调下。大人服半钱。或吐、或汗、或下，即病气出也。《直指小儿》卷二

圆白南星（半两者）一个、老生姜三钱半，上各切片，以水三盏，瓷器内煎取其半，逐渐温服。《仁斋直指方》卷七

附方： 僵蚕、生姜药对方

方书： 生姜＋僵蚕＝未名方《胜金方》

主治： 一切风痰。

用法： 白僵蚕七个（直者），细研，姜汁一茶脚，温水调灌之。《胜金方》

0337 半夏、生干姜药对方

方书：半夏 + 干姜 = 半夏干姜散《金匮要略》；干姜散《三因方》卷十六；半夏 + 生姜 = 小半夏汤《金匮要略》；姜半饮《仙拈集》卷一

半夏 + 生姜汁 = 生姜半夏汤《金匮要略》；姜汁半夏汤《医统》卷十四

功效：燥湿化痰，止呕吐。

主治：中焦痰湿证候。

干呕，吐逆，吐涎沫，半夏干姜散主之。《金匮要略》

呕家本渴，渴者为欲解，今反不渴，心下有支饮故也，小半夏汤主之。《金匮要略》

病人胸中似喘不喘，似呕不呕，似哕不哕，彻心中愦愦然无奈者，生姜半夏汤主之。《金匮要略》

悬痈，咽热暴肿。《备急千金要方》卷六

一切呕哕。《仙拈集》卷一

胸中似喘不喘，似呕不呕。《医统》卷十四

用法：半夏、干姜等份，杵为散，取方寸匕，浆水一升半，煮取七合，顿服之。《金匮要略》

半夏一升、生姜半斤，以水七升，煮取一升半，分温再服。《金匮要略》

半夏半升、生姜汁一升，以水三升，煮半夏取二升，纳生姜汁，煮取一升半，小冷，分四份，日三夜一服。止，停后服。《金匮要略》

干姜、半夏各等份，上为末。以少许着舌上。《备急千金要方》卷六

生姜一两（打碎）、半夏五钱，水煎，徐徐服之。加橘皮更效。《仙拈集》卷一

按语：《本经疏证》云："同以姜夏二味成方，或为小半夏汤、或为半夏干姜散、或为生姜半夏汤。此姜夏之殊性可测识，姜夏之功能可循按也。夫姜夏同以味辛为用，姜之性主于横散，夏之性主于降逆。"本药对方合半夏、橘皮药对方（0356），即为《备急千金要方》小半夏汤。主治胸中有寒，痰饮内停，胸胁痞满，呕逆，食物不下。足见古人虽一味之加，而方义内涵却多矣。若胸无成方，临证加减岂能知其所以然？又仲圣从不生造方名以炫目，宁可标明加减药味，如小半夏加茯苓汤即是一例。《医心方》载："疗胸满气筑心腹中冷方"，是本药对方加桂心；"疗冷气胸中妨满或痛方"是本药对方加厚朴。足见古人处方是在增减上下功夫。

0338 半夏、贝母药对方

方书：半夏 + 贝母 = 半贝丸《格言联璧》；二仙丹《文堂集验方》卷一

功效：燥湿化痰。

主治：痰湿壅肺。

风痰暑湿疟疾，咳嗽多痰，癫痫瘰疬。《格言联璧》

顿嗽，咳嗽接连四五十声者。《文堂集验方》卷一

用法：生半夏（漂）四两，川贝母六两，共研为细末。于端阳日合生半夏打汁为丸。每服一钱，或三钱。姜汤下。《格言联璧》

姜半夏一两、贝母一两（初时用象贝，久嗽用川贝），上为末，姜汁为丸。每服一二钱。小儿减半，频服即效。《文堂集验方》卷一

按语：《本草正义》谓："半夏、贝母俱治痰嗽，但半夏兼治脾肺，贝母独善清金；半夏用其辛，贝母用其苦；半夏用其温，贝母用其凉；半夏性速，贝母性缓；半夏散寒，贝母清热。性味阴阳，大有不同。"《丹溪心法》抑痰丸是治郁痰方，即本药对方加瓜蒌仁。

0339 贝母、生干姜药对方

方书：干姜＋贝母＝未名方《德生堂方》。生姜＋贝母＝未名丸《集效方》

功效：燥湿化痰，解郁。

主治：痰郁胸膈。

紫白癜斑。《德生堂方》

忧郁不伸，胸膈不宽。《集效方》

用法：用贝母、干姜等份为末，如澡豆，入密室中浴擦，得汗为妙。《德生堂方》

贝母（去心），姜汁炒研，姜汁面糊丸。每服七十丸，征士锁甲煎汤下。《集效方》

0340 半夏、茯苓药对方

方书：半夏＋茯苓＝茯苓半夏汤《景岳全书》

功效：燥湿化痰，降逆止呕。

主治：痰湿呕吐。

呕吐哕，心下坚痞，膈间有水，痰眩惊悸及小儿等病。《景岳全书》

用法：白茯苓二两，半夏五钱，每服三五七钱，姜水煎服。《景岳全书》

按语：本药对方合甘草、橘皮药对方（0379）即是《太平惠民和剂局方》二陈汤。

附方：半夏、猪苓药对方

方书：半夏＋猪苓＝猪苓丸《济生续方》；半夏丸《景岳全书》；坚中丹《鸡峰普济方》；坚中丸《普济方》

主治：年壮气盛，情欲动心，所愿不得，意淫于外，梦遗白浊。《济生续方》

治湿痰流注白浊神效。《景岳全书》

治肾气闭遗泄。《续易简方》

室女白沃。《鸡峰普济方》卷十六

用法：半夏一两、猪苓一（二）两，先将半夏锉如豆大，令其一半炒黄色，

不令焦，地上去火毒半日，取半夏为末，以一半猪苓末调匀和丸，如桐子大，候干，更用余猪苓末同炒微裂，不入油炒，瓶中养之，每服四十丸，空心温酒、盐汤下。如常服，于申未间冷酒下。《济生续方》

半夏、猪苓各一两（去皮，别为末），同炒半夏黄色，却将猪苓末盖半夏，地上以盏合定经宿，去苓只取半夏末之，以水糊为丸，如梧桐子大。每服十丸，米饮送下，不拘时候。《鸡峰普济方》卷十六

2. 清热化痰药对方

0341 瓜蒌、黄连药对方

方书： 瓜蒌＋黄连＝未名方《永类钤方》

功效： 清热化痰，解毒。

主治： 痰热成毒。

便毒初发。《永类钤方》

用法： 黄瓜蒌一个，黄连五钱，水煎。连服效。《永类钤方》

按语： 本药对方加半夏，即是《伤寒论》小陷胸汤，用治痰热结胸；本药对方加杏仁，即是《杂病源流犀烛》瓜蒌杏连丸，用治伤酒而致的湿痰作嗽。

附方： ①黄连、竹沥药对方

方书： 竹沥＋黄连＝苦竹沥方《证类本草》；退热膏《普济方》卷七十三引《十便良方》

主治： 肝实热所致目赤眦痛如刺不得开，或生翳障。《证类本草》

用法： 苦竹沥五合、黄连二分，绵裹黄连，入竹沥内浸一宿，以点目中数度，令热泪出。《证类本草》卷十三引《梅师方》

②甘草、瓜蒌药对方

方书： 瓜蒌＋甘草＝甘草饮《圣济总录》卷一二八；栝楼酒《圣济总录》卷一三八

主治： 乳肿痛，虑作痈毒，但乳痈痛甚者。《圣济总录》卷一二八

痈疖多日不熟，无头者。《圣济总录》卷一三八

用法： 甘草（半炙半生）半两、瓜蒌一枚（去皮，取瓤）。先以酒二盏，煎甘草至一盏，入瓜蒌瓤同绞，和匀，滤去滓，放温顿服。未愈更作服之。《圣济总录》卷一二八

栝楼一枚、甘草二寸，上锉。用酒一盏，水一盏，量人虚实，加腻粉少许，煎三五沸，去滓，临卧温服。夜半疏动一行，其疮自消。《圣济总录》卷一三八

0342 半夏、瓜蒌药对方

方书： 瓜蒌＋半夏＝半夏汤《普济方》卷一八七

功效： 清热化痰，利膈。

主治： 痰热痹胸。

痰嗽。《本草纲目》《杨文蔚方》《肘后方》

胸痹，心下坚痞，急痛彻背，短气烦闷，自汗出。《普济方》卷一八七

用法：用肥大栝楼（洗取子切焙），半夏四十九个（汤洗十次捶焙），等份，为末，用洗栝楼水并瓤同熬成膏，和丸梧子大。每姜汤下三五十丸，良。《本草纲目》《杨文蔚方》《肘后方》

半夏（汤洗七次，切，焙）二两半、栝楼实一枚，上锉，如麻豆大。每服五钱，水二盏，加生姜一分（拍碎），煎至一盏，去滓温服，一日三次。《普济方》卷一八七

按语：本药对方合瓜蒌、黄连药对方（0341），即是《伤寒论》小陷胸汤。功能清热化痰，宽胸散结。主治痰热互结之小结胸病。症见胸脘痞闷，按之则痛，或咳痰黄稠，舌苔黄腻，脉滑数。

附方：半夏、瓜蒌仁药对方

方书：瓜蒌仁 + 半夏 = 半夏丸《济生续方》

主治：肺脏蕴热痰嗽，胸膈塞满。《济生续方》

用法：瓜蒌子（去壳，别研）、半夏（汤泡七次，焙，取末），各一两和匀，生姜自然汁打面糊为丸，如梧桐子大，每服五十丸，食后用姜汤送下。《济生续方》

0343 瓜蒌、竹茹药对方

方书：瓜蒌 + 竹茹 = 未名方《活人书》。竹茹 + 瓜蒌根 = 青竹茹汤《妇人大全良方》

功效：清热化痰。

主治：痰热阻络。

妇人劳复。病初愈，有所劳动，致热气冲胸，手足搐搦拘急，如中风状。《活人书》

妇人病未平复，因有所动，致热气上冲胸，手足拘急搐搦如中风状。《妇人大全良方》

用法：淡竹青茹半斤，栝楼二两，水二升，煎一升。分二服。《活人书》

栝楼根二两、淡青竹茹半升，以水二升半，煮取一升二合，去滓，分作三服。《妇人大全良方》

按语：本药对方用于痰热所致的手足经脉搐搦拘急病候。但两药对方中瓜蒌一用实、一用根（栝楼根为天花粉），似有传抄之误，药用部位不同，当以临证酌情为宜。

0344 瓜蒌、青黛药对方

方书：瓜蒌 + 青黛 = 瓜蒌青黛丸《杂病源流犀烛》卷一

功效：清热化痰。

主治：痰热壅肺。

酒痰咳嗽。《丹溪心法》

酒嗽。《杂病源流犀烛》

饮酒发热。《摘玄方》

用法：瓜蒌、青黛等份，为末，姜汁蜜丸芡子大。每噙一丸。《丹溪心法》

瓜蒌仁一两、青黛三钱，上为细末，炼蜜为丸。含化。《杂病源流犀烛》

即上方研膏，日食数匙。一男子年二十病此，服之而愈。《摘玄方》

按语：《丹溪心法》咳血方即以本药对方加味而成。用治木火刑金之咳血证候。

0345 蛤粉、青黛药对方

方书：青黛＋蛤粉＝黛蛤散《医说》；青蛤丸《卫生鸿宝》卷一；青黛蛤粉丸《医学从众录》

功效：清热化痰，清肝凉血。

主治：肝热侮肺。

肝火犯肺，咳嗽咯血、胁痛。《医说》

咳嗽吐痰，面鼻发红者。《种福堂方》卷二、《医学从众录》卷二

用法：蛤壳粉六份、青黛一份，研末为散。《医说》

青黛（水飞净）、蛤粉（新瓦煅）各三钱，蜜为丸，如指头大，临卧噙化三丸。《种福堂方》卷二

青黛（水飞极细，晒干，再研）三四钱、蛤粉三钱，炼蜜为丸，如指头大，临卧噙化三丸。《医学从众录》卷二

按语：可参第八章（医案）001 青黛合蚌粉案。

附方：青黛、杏仁药对方

方书：青黛＋杏仁＝青饼子《中藏经》

主治：咯血。

0346 半夏、黄芩药对方

方书：黄芩＋半夏＝芩半丸《医学入门》卷七

功效：清热化痰。

主治：上焦痰热。

上焦热痰咳嗽。《袖珍方》

热嗽生痰。《医学入门》卷七

用法：制过半夏一两，片黄芩末二钱，姜汁打糊丸绿豆大。每服七十丸，淡姜汤食后服。此周宪王亲制方也。《袖珍方》

黄芩、半夏各一两，上为末，姜汁糊为丸，如梧桐子大。每服七十丸，姜汤送下。《医学入门》卷七

0347 南星、石膏药对方

方书： 石膏＋南星＝天南星丸《圣济总录》卷二十四

功效： 清热化痰。

主治： 热痰诸症。

伤寒头痛。《圣济总录》卷二十四

用法： 天南星（末）二两、石膏（末）一两（水飞过），上二味，填牛胆中，用薄荷包，更用荷叶外包，于风道中挂，以清明节候入龙脑少许，滴雪水为丸，如鸡子头大。每服一丸，嚼烂，薄荷汤送下。《圣济总录》卷二十四

按语： 本药对方成丸赋料虽多，但内核之清热化痰，功不可没。

附方： 贝母、石膏药对方

方书： 石膏＋贝母＝石贝丸《仙拈集》卷一

主治： 男妇多年哮吼。《仙拈集》卷一

用法： 石膏四两（牙皂五钱，煨水一罐。将石膏煅红，入牙皂水淬之，水干为度，去皂不用）、贝母（去心）一两，荞麦面不拘多少，打糊为丸，如梧桐子大。每晚上床服五分，白滚水送下。不可多服，恐作泻。《仙拈集》卷一

0348 大黄、南星药对方

方书： 大黄＋南星＝星黄汤《赤水玄珠》卷十四

功效： 清热化痰，降火。

吐痰。《赤水玄珠》卷十四

主治： 心风。

心风。《赤水玄珠》卷十四

用法： 南星、大黄各等份，水煎服。《赤水玄珠》卷十四

按语： 《备急千金要方》谓"其心风发，则面赤翕然而热悲伤嗔怒，目张呼唤也"。

0349 南星、牛胆药对方

方书： 牛胆＋南星＝二珍丸《圣济总录》卷一四六

功效： 清热化痰。

主治： 热痰诸症。

解一切药毒。《圣济总录》卷一四六

用法： 天南星三两（为末）、黄牛胆（大者）一枚（取汁），上为丸，如鸡头子大，阴干。遇中毒者，洗汗袜水，澄清半盏，入盐少许，磨下一丸，或吐或利即愈。如吐利后气满，即服平胃散助之。《圣济总录》卷一四六

0350 贝母、蛇胆药对方

方书： 蛇胆 + 贝母 = 蛇胆川贝散《中华人民共和国药典》一部

功效： 清热化痰。

清肺，止咳，除痰。《中华人民共和国药典》一部

主治： 痰热咳嗽。

肺热咳嗽，痰多。《中华人民共和国药典》一部

用法： 蛇胆汁100g、川贝母600g，上二味，川贝母粉碎成细粉，与蛇胆汁混匀，干燥，粉碎，过筛，即得。口服，一次0.3～0.6g，一日2～3次。《中华人民共和国药典》一部

3. 行气化痰药对方

0351 莱菔子、皂荚药对方

方书： 莱菔子 + 皂荚 = 清金丹《杂病源流犀烛》《赤水玄珠》；皂角散《医统》；皂萝散《仙拈集》

功效： 行气化痰。

主治： 痰气诸症。

一切痰气。《简便方》

中风口噤。（丹溪方）

风秘气秘。《寿域神方》

治食哮方。《杂病源流犀烛》

中风涎潮隔塞，气闭不通。《医统》卷八

大肠风秘，壅热结涩。《医方类聚》

用法： 皂荚（烧存性）、萝卜子（炒）等份，姜汁入炼蜜丸梧子大。每服五七十丸，白汤下。《简便方》

萝卜子、牙皂荚各二钱，以水煎服，取吐。（丹溪方）

萝卜子、猪牙皂角各等份，为细末。每服二三钱，水煎，热服半盏即吐。《医统》卷八

萝卜子炒一合擂水，和皂荚末二钱服，冷水调服，立通。《寿域神方》（《仙拈集》以炒末和匀，酒下立通。）

莱菔子（蒸熟为末）一两、皂角（烧存性）三钱。为细末，姜汁煮糊为丸。《杂病源流犀烛》

附方： 皂荚、甘草药对方

方书： 皂荚 + 甘草 = 乌金散《洪氏集验方》

主治： 中暑不省。《澹寮方》

冒暑闷乱，不省人事，欲死，及发燥引饮无度，咽中痰涎不下。《洪氏集验方》

用法： 皂荚一两（烧存性），甘草一两（微炒），为末。温水调一钱，灌之。

《澹寮方》不蛀皂角一斤，刮去皮，猛火炙令成麸炭，仍须存性，不可使成白灰也，秤三两，甘草一两（炙）。二味同为细末，以新汲水，或温熟水，调三大钱服，立瘥。此药神妙，不可具述。《洪氏集验方》

0352 贝母、莱菔子药对方

方书： 莱菔子 + 贝母 = 鸡苏丸《竹林寺女科秘方》；乌苏丸《增补验方新编》

功效： 行气化痰。

主治： 经期痰嗽。

来常咳嗽。《竹林寺女科秘方》

经来咳嗽。《增补验方新编》

用法： 莱菔子、川贝母共研末，蜜丸，白汤送五十粒。（用量一方：川贝四两，萝卜子一升；一方：川贝四两，萝卜子五分；一方：川贝、莱菔子各四两。）《竹林寺女科秘方》

莱菔子九钱、贝母四两，上为末，炼蜜为丸，如梧桐子大。每服五十丸，空心开水送下。《增补验方新编》

0353 贝母、厚朴药对方

方书： 厚朴 + 贝母 = 未名丸《杂兴方》

功效： 行气化痰。

化痰降气，止咳解郁，消食除胀，有奇效。《杂兴方》

主治： 痰郁。

痰气食郁。《杂兴方》

用法： 用贝母（去心）一两，姜制厚朴半两，蜜丸梧子大，每白汤下五十丸。《杂兴方》

0354 半夏、厚朴药对方

方书： 厚朴 + 半夏 = 梓朴散《小儿药证直诀》；厚朴散《普济方》卷一九九

功效： 行气化痰，除满降逆。

主治： 脾胃痰湿。

小儿吐泻、胃虚及有痰惊。《小儿药证直诀》

山岚气，脾胃痰毒。《普济方》卷一九九

用法： 用梓州厚朴一两，半夏（汤泡七次，姜汁浸半日，晒干）一钱，以米泔水三升同浸一百刻，水尽为度。如米尽，少加火熬干，去厚朴，只研半夏。每服半钱或一字，薄荷汤调下。《小儿药证直诀》

好厚朴一斤半（去皮，以生姜一斤半取汁涂，炙尽为度）、半夏一斤（汤洗过，以粟米炒黄），上为散。每服二钱，水一盏，加生姜、大枣煎，去滓，早晚

各一服。《普济方》卷一九九

　　按语： 本药对方是《金匮要略》半夏厚朴汤的内核方。

0355 半夏、枳实药对方

　　方书： 枳实＋半夏＝枳实半夏汤《证治准绳·类方》卷一；枳壳半夏汤《普济方》卷三六八；枳壳丸《普济方》卷三九三引《全婴方》

　　功效： 行气化痰。

　　主治： 痰气郁滞。

　　内伤饮食。《证治准绳·类方》卷一引《太平惠民和剂局方》

　　婴儿百日外，腹胀气粗，心下满急；及腹胀咳嗽。《普济方》卷三九三引《全婴方》

　　伤寒呕者；小儿呕逆。《普济方》卷三六八

　　用法： 枳实、半夏各等份，上加麦蘖，每服七钱，水二盏，加生姜五片，煎八分，温服，不拘时候。《证治准绳·类方》卷一引《太平惠民和剂局方》

　　半夏（泡七次，炒）、枳壳（麸炒）。上为末，姜汁糊丸，如小豆大，小者芥子大。每服二十丸，皂子橘皮汤送下。《普济方》卷三九三引《全婴方》

　　枳壳一两（泡，去瓤，炒）、半夏一两（汤泡七次），上分二服。用水一盏，加生姜十片，煎至一小碗，大人分二服，十岁以下儿分作五服。《普济方》卷三六八

　　按语： 气滞则痰凝，气行则痰化。中焦痰气阻滞则腹胀咳嗽、呕逆不食。本药对方枳壳宽中下气，半夏燥湿化痰。故能取效。

0356 半夏、橘皮药对方

　　方书： 橘皮＋半夏＝橘皮半夏汤《太平惠民和剂局方》、《黄帝素问宣明论方》卷九

　　功效： 行气化痰，止呕。

　　主治： 痰湿呕吐。

　　治痰壅涎嗽久不已者。《黄帝素问宣明论方》卷九

　　停痰冷饮呕逆。《太平惠民和剂局方》

　　瘴疟。《瘴疟指南》卷下

　　恶心干呕无物。《嵩崖尊生》

　　用法： 橘皮半两（去皮），半夏二钱（汤洗七次），上为末，分作二服，每服水一盏半，入生姜十片同煎，至七分去滓温服。《黄帝素问宣明论方》卷九

　　用半夏水煮熟、陈橘皮各一两。每服四钱，生姜七片，水二盏，煎一盏，温服。《太平惠民和剂局方》

　　陈皮五钱，半夏制二钱半，水一钟半，加生姜三五片，煎七分温服。《景岳全书》

　　按语： 本药对方是《太平惠民和剂局方》二陈汤的内核方。亦是二陈之由也。

　　附方： 半夏、防风药对方

方书：防风＋半夏＝半夏利膈丸《普济方》卷一○四引《医方集成》

主治：风痰壅甚，头疼目眩，咽膈不利，涕唾稠黏，胸中烦满，酒癖停饮，呕逆恶心，胁下急痛，肠中水声，神思昏愦，心忪面热。《普济方》卷一○四引《医方集成》

用法：防风（去芦头）、半夏（汤浸七遍，去滑）各一两，上为末，入膏中，和捣百余杵为丸，如梧桐子大。每服十丸，以荆芥、薄荷汤送下，不拘时候。《普济方》卷一○四引《医方集成》

0357 南星、香附药对方

方书：香附＋南星＝星附丸《杂病源流犀烛》卷十四

功效：行气化痰。

主治：痃癖疼痛。

老小痃癖，往来疼痛。《太平圣惠方》

老人、小儿痃癖，往来疼痛。《杂病源流犀烛》卷十四

用法：香附子、天南星等份为末，姜汁糊丸梧子大。每姜汤下二三十丸。《太平圣惠方》

南星、香附各等份，上为末，生姜汁糊为丸。每服二三十丸，生姜汤送下。《杂病源流犀烛》卷十四

按语：本药对方合半夏、南星药对方（0333），即为《百一选方》三仙丸。主治中脘气滞，胸膈烦满，痰涎不利，头目不清。

附方：半夏、香附药对方

方书：香附＋半夏＝香清饼《外科证治全生集》卷四

主治：小儿口疳。《外科证治全生集》卷四

用法：生香附、生半夏各等份，上为粗末，蛋白调作饼。贴男左女右涌泉穴。一周时愈。《外科证治全生集》卷四

0358 木香、南星药对方

方书：南星＋木香＝星香散《济生续方》；星香汤《易简方》；对星香散《明医指掌》

功效：行气化痰。

主治：痰厥气厥。

诸风及痰厥。《济生续方》

中风体肥痰盛，口不渴者。《明医指掌》

中风痰盛服热药不得者，凡痰厥气厥，身热面赤者宜服之。《景岳全书》

中风痰盛服热药不得者。《医方集宜》

用法：生南星一两、木香二钱，分作二服，水二盏，生姜十片，煎至七分，去滓，温服，不拘时候。《济生续方》

南星八钱，木香一钱，作二贴，水二钟，生姜十片煎七分，不拘时服。《景岳全书》

南星三钱、木香一钱（不见火），水二钟，姜五片煎八分，温服。《医方集宜》

牛胆南星八钱，木香一钱，水二钟，生姜十片煎七分，温服。《明医指掌》

按语：费伯雄《医方论》说："此治痰而兼行气者。"本药对方若合附子、乌头药对方（0152），即是《太平惠民和剂局方》三生饮。主治卒中，昏不知人，口眼㖞斜，半身不遂，咽喉作声，痰气上壅，无论外感风寒，或内伤喜怒，或六脉沉伏，或指下浮盛者。其实，对痰厥、气厥，及气虚眩晕等症，均可治之。

附方：茴香、南星药对方

方书：茴香＋南星＝上清丹《魏氏家藏方》卷二；上清丸《普济方》卷四十五引《经效济世方》

主治：风痰头痛不可忍。《魏氏家藏方》卷二

用法：天南星（大者，去皮）、舶上茴香（炒）各等份，上为细末，入盐少许在面内，用淡醋打糊为丸，如梧桐子大。每服三五十丸，食后生姜汤送下。《魏氏家藏方》卷二

0359 南星、枳壳药对方

方书：枳壳＋南星＝滚金丸《普济方》卷三八七

功效：行气化痰。

主治：痰痞。

一切痰饮涎吐，胸满呕逆。《普济方》卷三八七

用法：南星四两（生）、枳壳一两（麸炒），上为末，姜汁糊为丸，如绿豆大，金银箔为衣。每服二十丸，薄荷汤送下。《普济方》卷三八七

按语：枳壳宽中下气、南星燥湿化痰，合用能导痰滚金也。

附方：厚朴、南星药对方

方书：厚朴＋南星＝厚朴天南星丸《鸡峰普济方》卷十八

主治：脾虚停饮，疟疾。《鸡峰普济方》卷十八

用法：厚朴、天南星各等份，上为细末，姜汁煮糊为丸，如梧桐子大。每服三十丸，生姜汤送下，不拘时候。《鸡峰普济方》卷十八

0360 瓜蒌、枳壳药对方

方书：枳壳＋瓜蒌＝栝楼丸《三因方》卷九

功效：行气化痰，宽胸。

主治：胸痹胸痛。

胸痹，胸中痛彻背，气塞喘息，咳喘，心腹痞闷。《三因方》卷九

用法：栝楼（去瓤，取子炒香熟，留皮与瓤别用）、枳壳（麸炒，去瓤）各等份，上为细末，先取栝楼皮与瓤研末，水熬成膏，和二物末为丸，如梧桐子大。每服二十五丸，食后以热熟水送下，一日二次。《三因方》卷九

4. 活血消痰药对方

0361 半夏、五灵脂药对方

方书：五灵脂 + 半夏 = 紫芝丸《百一选方》

功效：活血消痰。

主治：痰凝血瘀。

痰血凝结。《百一选方》

用法：用五灵脂（水飞）、半夏（汤泡）等份为末，姜汁浸蒸饼丸梧子大。每饮下二十丸。《百一选方》

按语：五灵脂活血化瘀，能使阴浊归下；半夏燥湿化痰，更可开结降逆。二味合用能活血消痰，用于痰血凝结证候。

0362 贝母、穿山甲药对方

方书：穿山甲 + 贝母 = 贝母散《普济方》卷二七四引《鲍氏方》

功效：活血消痰。

主治：疔肿。

马疔。《普济方》卷二七四引《鲍氏方》

用法：穿山甲（烧存性）、贝母各等份，上为末。酒调下三四服。《普济方》卷二七四引《鲍氏方》

0363 川芎、槐角子药对方

方书：川芎 + 槐角子 = 川芎散《保命集》卷下

功效：活血消痰。

主治：痰瘀上壅证候。

风热上攻冲头，目眩热肿及胸中不利。《保命集》卷下

风热上冲，头目晕眩，或胸中不利。缪仲淳《本草单方》

用法：川芎、槐子各一两，上为细末。每服三钱。如胸中气滞不利，生姜汤调；目疾，茶调；风热上攻，咬咀一两，水煎，食后服。《保命集》卷下

川芎、槐子各一两，为末。每服三钱，用茶清调下。胸中不利，以水煎服。缪仲淳《本草单方》

0364 明矾、五灵脂药对方

方书：五灵脂 + 明矾 = 灵矾散《万病回春》；五灵脂散《卫生总微》；化虫丸《杨氏

家藏方》

功效：活血消痰，涤浊止痛。

主治：蛔痛。

小儿蛔痛。《阎孝忠集效方》

小儿虫咬，心痛欲绝。《万病回春》

虫动攻心痛欲死。《卫生总微》卷十三

小儿因食甘肥，致使虫动，呕吐涎沫，心腹闷痛。《杨氏家藏方》卷十八

用法：五灵脂（末）二钱，白矾（火飞）半钱。每服一钱，水一盏，煎五分，温服。当吐虫出，愈。《阎孝忠集效方》

五灵脂末二钱，枯矾五分。为细末，每服二钱，水煎，不拘时服，当吐出虫即愈。《万病回春》

五灵脂（去砂石，末）二钱、白矾（枯）半钱，拌匀。每服一钱或半钱，水八分，煎至减半，温服。当吐虫出。《卫生总微》卷十三

五灵脂一两半、白矾一两，上为细末，煮面糊为丸，如黍米大。每服二十丸，温米饮送下，不拘时候。《杨氏家藏方》卷十八

0365 明矾、郁金药对方

方书：郁金＋明矾＝白金丸《外科证治全生集》；郁矾丸《世医得效方》卷八；郁金丸《普济方》卷一百引《海上方》；截癫丸《青囊秘传》；开郁散《古方汇精》卷一

功效：活血消痰，散结开窍。

主治：癫痫痰疾。

癫痫痰疾之实者（痰血迷心）。《医方集解》《成方便读》

喉风，乳丁蛾。《外科证治全生集》

惊痰瘀血，流滞心窍，及忧郁气结，致成失心癫痫诸症。《古方汇精》卷一

用法：郁金七两、明矾三两，共研细末，水泛为丸。每服一二钱，熟汤或菖蒲汤送下。《成方便读》

白矾（研细）、川郁金（研细）各等份，上和匀，皂角汁为丸。《外科证治全生集》

真郁金三钱、生明矾一钱五分，上为末。青竹叶汤调服。《古方汇精》卷一

按语：《成方切用》说："白矾酸咸，能软顽痰；郁金苦辛，能去恶血。痰血去，则心窍开而疾已矣。"《成方便读》亦说："郁金苦降辛开，专入心脏，开其窍、破其结；白矾酸咸而寒，能化顽痰，能除痼热。"总之众多医家一致认为本药对具有活血消痰之功。

据江西省白金丸降血脂科研协作组报道：白金丸（白矾、郁金）每次6g，每日3次，餐后服，20天为1疗程，连用2~3个疗程，具有降血脂作用。伴高血压者，服白金丸后也有降压效果 [《江西中医药》，1981，(1)：1]。可参第八章（医

案）023 白矾合郁金案。

0366 牛黄、郁金药对方

方书： 郁金＋牛黄＝牛黄散《小儿药证直诀》；胜金散《圣济总录》卷二十六

功效： 活血解毒，清热消痰。

主治： 痰瘀内闭证候。

疮疹阳毒入胃，便血日夜无节度，腹痛啼哭。《小儿药证直诀》

小儿诸热烦躁。《卫生总微》

阳毒入胃，下血频，疼痛不可忍。《证类本草》卷九引孙用和方

用法： 郁金一两、牛黄一钱，上研为末。每二岁儿服半钱，以浆水半盏，煎至三分，和滓温服。大小以此增减之，日二服。《小儿药证直诀》

郁金五个（大者）、牛黄一皂荚子大（别细研），上为散。每服用醋浆水一盏同煎三沸，温服。《证类本草》卷九引孙用和方

按语： 牛黄清热解毒，豁痰定惊；郁金行气解郁，凉血破瘀。合用则祛痰瘀，调气血，安心神。故能治痰瘀内闭，气血郁滞所致诸症。本药对方合朱砂、牛黄药对方（0702），黄连、黄芩药对方（0089），黄芩、栀子药对方（0076），就是《痘疹心法》牛黄清心丸。功能为清热解毒，开窍安神。主治温邪内陷，热入心包，身热烦躁，神昏谵语；中风痰热内闭，神昏语謇，以及小儿惊风，发热抽搐。

0367 瓜蒌、紫草药对方

方书： 紫草＋瓜蒌＝未名方《仁斋直指方》

功效： 活血消痰，清热通便。

主治： 痈疽便闭。

痈疽便闭。《仁斋直指方》

用法： 紫草、栝楼实等份，新水煎服。《仁斋直指方》

按语： 紫草凉血活血，解毒滑肠；瓜蒌清热散结，化痰导滞。合用既能消痈，又能通便。

0368 瓜蒌、没药药对方

方书： 没药＋瓜蒌＝乌金散、内托散《青囊秘传》

功效： 活血消痰，清毒消痔。

主治： 下痔。

肾囊破烂，下痔。《青囊秘传》

用法： 瓜蒌（杵碎）九个、没药（研）一钱，上为末。用甘草酒煎去滓，取液调服。《青囊秘传》

按语：下疳日久，肉腐血烂，痰瘀内结。瓜蒌清热化痰散结，没药活血散瘀定痛，合而外用尤能消肿、止血、生肌。

0369 瓜蒌、乳香药对方

方书：乳香＋瓜蒌＝瓜蒌散《景岳全书》、《鸡峰普济方》卷十六；神仙灵宝膏《百一选方》卷十六；灵宝膏《回生集》；灵宝丹《疑难急症简方》卷四引《玉历》

功效：活血消痰，消肿止痛。

主治：痈疽发背。

吹乳肿痛。《景岳全书》

发背，诸恶疮。《百一选方》卷十六

产后骨节、肌肤热痛。《鸡峰普济方》卷十六

乳痈。《卫济宝书》

用法：栝楼一个，乳香二钱，用酒煎服。《景岳全书》

瓜蒌五个（取子，研细）、乳香五块（如枣子大，细研），上以白沙蜜一斤同熬成膏。每服二三钱，温酒化下，每日二次。《百一选方》卷十六

瓜蒌末一两、乳香一钱，上为末。温酒调二钱，不以时服。《鸡峰普济方》卷十六

按语：痈疽发背之处，津液不行，凝而为痰；营血不畅，滞而为瘀。痰瘀互结，藏奸作祟，热毒更为暴虐。如此反复恶化，日久必耗气败血，水涸火炽，神机危笃。本药对方中乳香活血破瘀定痛，瓜蒌清热化痰散结，合用则化痰散结消痈，活血祛瘀生新。本药对方可与乳香、天花粉药对方（0677）相映照。

0370 牡蛎、乳香药对方

方书：乳香＋牡蛎＝乳香丸《仁斋直指方》卷二十二；乳蛎散《医方类聚》卷九十四

功效：活血消痰，制酸止痛。

主治：胃脘痛。

冷漏疮脓血。《仁斋直指方》卷二十二

冷漏。《丹溪心法》

心脾痛，诸药不效。《医方类聚》

用法：白净滴乳香一分，牡蛎粉半分，上为细末，雪糕糊为丸，如麻子大。每服三十丸，空心时地道川白姜（生用）煎汤送下。《仁斋直指方》卷二十二

乳香二钱半，牡蛎粉一钱二分半。研末，雪糕糊丸，如麻子大。每服三十丸，姜汤下。《丹溪心法》

乳香半两（研细）、牡蛎一两（火煅），上为末，和匀。每服三钱，温酒或沸汤调下。《医方类聚》卷九十四引《经验良方》

按语：胃脘痛属肝郁乘脾犯胃者，必兼吞酸嘈杂。本药对方乳香行气活血止

痛、牡蛎敛肝制酸止痛，故合用止痛之力更胜。

5. 润燥化痰药对方

0371 贝母、甘草药对方

方书：贝母＋甘草＝止嗽丸《卫生鸿宝》卷三；贝母散《圣济总录》卷一七五；贝母汤《活幼心书》卷下

功效：润燥化痰，止嗽。

主治：小儿咳嗽。

婴儿百日内咳嗽痰壅。《全幼心鉴》

小儿百日咳，痰壅喘咳。《卫生鸿宝》卷三

小儿百晬咳，痰壅喘咳。《幼幼集成》卷三

小儿咳嗽喘闷。《圣济总录》卷一七五

用法：贝母五钱，甘草（半生半炙）二钱，为末，砂糖丸芡子大，每米饮化下一丸。《全幼心鉴》

川贝母五钱（淡姜汤润湿，饭上蒸过）、甘草（半生半炒）二钱五分，上为细末，砂糖为丸，如龙眼核大。每服一丸，米饮化服。《幼幼集成》卷三

贝母（去心，麸炒）半两，甘草（炙）一分，上为散。如二三岁儿，每服一钱匕，水七分，煎至四分，去滓，入牛黄末少许，食后温分二服。《圣济总录》卷一七五

按语：贝母化痰、甘草润肺，合用于脏腑稚嫩之婴儿患者更宜。

0372 贝母、知母药对方

方书：贝母＋知母＝二母散或丸《太平惠民和剂局方》；贝母散《世医得效方》卷五；二母汤、一捻金《普济方》；二母散《医学入门》卷七

功效：润燥化痰，止嗽。

主治：肺热燥咳。

肺热咳嗽；阴虚咳嗽。《太平惠民和剂局方》

久近痰嗽，自胸膈下塞停饮，至于脏腑。《医学集成》

热嗽及痰喘。《世医得效方》卷五

远年近日诸般咳嗽及痰证。《医学入门》卷七

咳嗽。《证治准绳·类方》卷二引《太平惠民和剂局方》

喘急倒头不得，痰涎盛。《急救仙方》

肺痿有热。《医林纂要》

房劳不谨，水中之火刑金，两腋下作痛，或咳嗽气逆。《症因脉治》卷一

用法：知母、贝母各等份，上为细末。临睡时白汤调，温服。《证治准绳·类方》卷二引《太平惠民和剂局方》

知母（新瓦上焙）、贝母（巴豆七粒同贝母炒略熟，去巴豆不用）各一两，上锉散，饴糖一块同煎服。一方以二母为末，入巴豆霜少许，临卧用生姜三片，蘸药夹定，细嚼咽下。《世医得效方》卷五

贝母、知母，水煎服。《症因脉治》卷一

按语：本药对方加牡蛎，《汤液本草》卷中名三母散，三味为细末，猪蹄汤调下，称其下乳；而《本草纲目》名二母散，三味用量等份，每服二钱。《景岳全书》卷五十七中名二母散，多干生姜一片，用治肺热咳嗽，及疹后嗽甚者。《症因脉治》二母石膏汤即是本药对方加石膏而成，用治外感燥痰，身热烦渴，咳喘痰少，吐咯难出，脉洪数。《医学入门》含奇丸即是本药对方加葶苈子、枣肉为丸（实合葶苈大枣泻肺汤）。用治痰热壅肺，喘嗽不止。《痈疽验方》威灵仙散即以本药对方加威灵仙，三味各一两，为末，每服三钱，空心酒调下，用治便毒。

0373 杏仁、知母药对方

方书：杏仁＋知母＝宁嗽煎《仙拈集》卷一

功效：润燥化痰，止嗽。

主治：燥咳。

久嗽气急。《杂兴方》《奇方类编》

用法：知母（去毛切）五钱，隔纸炒；杏仁（姜水泡去皮尖焙）五钱，以水一钟半，煎一钟，食远温服。《杂兴方》

知母一钱（切片，隔纸炒）、杏仁（姜汁泡，去皮尖，焙）五钱，以水一钟半，煎一钟，次以萝卜子、杏仁等份为末，米面糊为丸，如梧桐子大。每服五十丸，食远姜汤送下。绝病根。《奇方类编》

0374 百合、知母药对方

方书：百合＋知母＝百合知母汤《金匮要略》

功效：润燥化痰，养肺。

主治：肺虚咳嗽。

百合病发汗后者，百合知母汤主之。《金匮要略》

用法：百合七枚（擘）、知母三两（切），先以水洗百合，渍一宿，当白沫出，更以泉水二升，煮取一升，去滓；别以泉水二升煎知母，取一升，去滓；后合和，煎取一升五，分温再服。《金匮要略》

按语：李时珍谓知母"下则润肾燥而滋阴，上则清肺金而泻火"，而百合润肺止咳、清心宁神，二味合用不仅可治肺虚咳嗽，而且能疗百合病或热病后余热未清诸症。

附方：百部、生地黄药对方

方书：百部＋生地黄＝百部丸《全生指迷方》

主治：肺热咳嗽，畏热，脉疾，目赤，头眩。《全生指迷方》

用法：百部八两，为细末，生地黄五斤，取汁熬成膏，将地黄膏和百部为丸如梧桐子大，饮下三十粒，食后服。《全生指迷方》

按语：百部为肺痨咳嗽之要药，又为久咳虚嗽之圣品；生地黄乃清热凉血之良物，又是滋阴养血之妙药。本药对方与百合、生地黄药对方（0058）仅一字之差，效用大为不同。

0375 蜂蜜、杏仁药对方

方书：杏仁＋蜂蜜＝杏仁丸《备急千金要方》卷五

功效：润燥化痰，止嗽。

主治：咳逆上气。

大人小儿咳逆上气。《备急千金要方》卷五

用法：杏仁三升，蜜一升，熟捣如膏，蜜为三份，一份纳杏仁捣，令强，更纳一份捣之如膏，又纳一份捣熟止，先食已含咽之，多少自在，一日三次，每服不得过半方寸匕，则利。《备急千金要方》卷五

附方：杏仁、生地黄药对方

方书：杏仁＋生地黄＝补肺丸《医方类聚》卷八十六引《千金月令》

主治：肺虚咳嗽。《医方类聚》卷八十六引《千金月令》

用法：干地黄一斤（汤净洗），杏仁半斤（汤去皮尖），上细切，以木臼中先杵地黄，后入杏仁同杵令匀，急手丸如梧桐子大。每日三十丸，食后熟水送下。忌萝卜、莲、藕、贝母、白药、毛米粥。《医方类聚》卷八十六引《千金月令》

0376 杏仁、紫菀药对方

方书：杏仁＋紫菀＝未名方《全幼心鉴》

功效：润燥化痰，宣肺止咳。

主治：咳嗽不宣。

小儿咳嗽声不出者。《全幼心鉴》

用法：紫菀末、杏仁等份，入蜜同研，丸芡子大。每服一丸，五味子汤化下。《全幼心鉴》

0377 胡桃、生姜药对方

方书：生姜＋胡桃＝胡桃汤《世医得效方》卷五

功效：润燥化痰，平喘。

主治：咳喘。

痰喘。《世医得效方》卷五

用法： 胡桃肉三个、生姜三片，水煎，临卧食毕，饮汤三两呷，又再嚼，如前饮汤，就枕即安。《世医得效方》卷五

0378 蜂蜜、生姜药对方

方书： 生姜＋蜂蜜＝姜蜜汤《普济方》卷一九六、《活人心统》卷下；和兑饮《古方汇精》卷一

功效： 润燥化痰。

主治： 顽咳久嗽。

治三十年嗽方。《备急千金要方》卷十八

久嗽。《医方集解》

新久咳嗽，未经见血者。《古方汇精》卷一

诸疸，或小便如血。《普济方》卷一九六引《百一选方》

呕吐恶心。《活人心统》卷下

老人上气，喘嗽不得卧。《医学从众录》

用法： 白蜜一斤、生姜二斤（取汁）。上二味，先秤铜铫，知斤两讫，内蜜复秤知数，次内姜汁，以微火煎令姜汁尽，唯有蜜斤两在，止，旦服如枣大，含一丸，日三服，禁一切杂食。（治湿姜蜜汤方。生姜汁五合、白蜜三合、黄连三两。上三味，以水二升别煮黄连取一升，去滓，纳姜蜜更煎取一升二合。五岁儿平旦空腹服四合，日二。）《备急千金要方》卷十八

白蜜一斤，生姜二斤取汁，先秤铜铫知斤两讫，纳蜜姜汁，微火熬，令姜汁尽。唯有蜜斤两在则止。每含如枣大一丸，日三服。《医方集解》

生姜汁一小匙、白蜜二匙，上和匀，重汤炖服。《古方汇精》卷一

蜜半盏、生姜十片，用新汲水一盏，煎服。逐日常服二次，小便渐白，及出血，黄疸遂愈。《普济方》卷一九六引《百一选方》

生姜汁一二盏（煎沸二三次）、白砂蜜二三盏（炼熟），各盛瓷器内。每次用一茶匙姜汁，二茶匙蜜，用沸汤服之。《活人心统》卷下

按语： 生姜消胸膈之顽痰，蜂蜜润肺胃之阴虚，此润燥兼施、补泻并投之法。顽咳之症每用此法。《世医得效方》卷七姜蜜汤、《医略六书》卷二十八姜蜜煎，皆本药对方加白茅根，用治小便出血不止及妊娠尿血。《圣济总录》卷四十七姜蜜饮，为本药对方加糯米，用治胃中实热，吐逆心烦，不下食饮。《圣济总录》卷四十六姜蜜煎，为本药对方加生地黄汁，用治脾胃气虚弱，不能饮食，肌体黄瘦。《备急千金要方》卷十八姜蜜汤，为本药对方加黄连，用治湿蜃。

附： ①生姜、雪梨药对方

方书： 生姜＋雪梨＝姜梨饮《医钞类编》卷十五

主治： 瘟疫久汗不出。《医钞类编》卷十五

用法： 大梨一个、生姜一块，同捣汁。入童便一钟，重汤顿服。《医钞类编》

卷十

按语：不限原书主治，用于久咳亦效。

②干姜、芫花药对方

方书：干姜＋芫花＝芫花煎《备急千金要方》

主治：治新久咳嗽方。《备急千金要方》

积年冷嗽。《太平圣惠方》

用法：芫花、干姜各二两。二药研末，用白蜜一升，文火煎如糜状，每服如枣核许，日三次，夜一次。《备急千金要方》

按语：此方有白蜜为引，实含蜂蜜、生姜药对方。

0379 甘草、橘皮药对方

方书：橘皮＋甘草＝甘草汤《外台》卷二引《深师方》；（集成）润下丸《景岳全书》；二贤汤《百一选方》卷五；二贤散《医学纲目》卷二十五；涤痰散《回春》卷二；陈甘饮、陈甘散《仙拈集》

功效：润燥化痰，降气。

消积块，进饮食。《医学纲目》卷二十五

清肺，消痰，定嗽，解酒毒。《回春》卷二

降气，宽膈，逐痰。《洪氏集验方》

治胸膈停痰降痰甚妙。《景岳全书》

主治：胸膈停痰。

伤寒呃不止。《肘后方》卷二

湿痰因火泛上，停滞胸膈，咳唾稠黏；产后吹乳。《景岳全书》

痰阻气滞，食后胸满。《百一选方》卷五

乳痈初起。《仙拈集》卷三引《要览》

暴吐血。《仙拈集》卷二

膈中痰饮。《医方集解》

肝气痛，常服除根。《绛囊撮要》

脾家冷积，每食已辄胸满不下，百药不效者，兼治一切痰气。《回生集》

翻胃及痛，噎膈。《鸡鸣录》

治积块少食方。《证治准绳》

用法：甘草三两、橘皮一升，水五升，煮取三升，分服，日三，取瘥。《肘后方》卷二

橘红一斤（盐五钱同水浸煮干），甘草（炙）一两，为末，汤浸蒸饼为丸绿豆大。每服五十丸，白汤下。《景岳全书》

炙甘草、橘皮各三两。水煎服。《外台秘要》

橘红一斤，甘草四两，盐半两，水煮烂，晒干为末，淡姜汤调服。《证治准绳》

橘红四两，炙甘草一两，上药为末，白汤调服。《百一选方》卷五

陈皮（去白）五钱、甘草一钱，水、酒各半煎服。《仙拈集》卷三引《要览》

广皮、生甘草各五钱，上为细末。每用一钱半，烧酒调服。《仙拈集》卷二

陈皮半斤，入砂锅内，下盐五钱，化水淹过煮干，粉甘草二两，去皮蜜炙，各取净末，蒸饼和丸梧桐子大。每服百丸，白汤下。《医方集解》

按语： 橘皮、甘草药对方制成散名二贤散，制成丸名润下丸。本药对方合半夏、茯苓药对方（0340）即是《太平惠民和剂局方》二陈汤。本药对方加檀香，为《卫生家宝汤方》甘露汤。声称"化气补益心肺"。

0380 荸荠、海蜇皮药对方

方书： 荸荠＋海蜇皮＝雪羹汤《温热经纬》

功效： 润燥化痰。

主治： 燥咳。

阴虚痰热，大便燥结。《温热经纬》

用法： 海蜇皮、荸荠，各一斤，水煎，频服。《温热经纬》

按语： 可参第八章（医案）100海蜇合荸荠案。又，一姓钱同学患胸膜炎久咳不愈亦以本药对方作食疗取效。

附方： 蜂蜜、雪梨药对方

方书： 雪梨＋蜂蜜＝蜜梨噙《万病回春》

主治： 咳嗽喘急。《万病回春》

用法： 甜梨一个，刀切勿断，入蜜于内，面裹，灰火煨熟，去面吃梨愈。《万病回春》

6. 化痰散结药对方

0381 海藻、昆布药对方

方书： 海藻＋昆布＝昆布丸《外台秘要》；二海丸《证治准绳·疡医》卷五

功效： 化痰散结。

消痰结，散瘿瘤。《证治准绳·疡医》卷五

主治： 瘿瘤。

项下卒肿，其囊渐大，欲成瘿者。《外台秘要》

气瘿，随忧愁消长者。《证治准绳·疡医》卷五

治项下结囊欲成瘿者。《景岳全书》

用法： 昆布、海藻等份，为末，蜜丸杏核大。时时含之，咽汁。《外台秘要》

海藻、昆布（各酒洗，晒干）各等份。上为末，炼蜜为丸，如杏核大。稍稍咽汁。每服一丸。又用海藻洗净，切碎，油醋熟，作常菜食之。《证治准绳·疡医》卷五

昆布酒洗，海藻酒洗，各等份。上为末，炼蜜丸，弹子大，含化咽之。《景岳全书》

按语： 海藻、昆布性味、功效相近，具有消痰软坚之功。临床常相须为用，以治瘰疬痰核、瘿瘤、腹中肿块、睾丸肿痛等症。《古今医鉴》消瘿五海饮、《外科正宗》海藻玉壶汤、《证治准绳》消瘿散、《外台秘要》昆布散、昆布丸等诸方中皆有本药对方。

0382 海藻、僵蚕药对方

方书： 海藻 + 僵蚕 = 藻蚕丸《世医得效方》；白蚕丸《医学入门》

功效： 化痰散结。

主治： 瘰疬。

蛇盘瘰疬，头项交接者。《世医得效方》

蛇盘病，生于头项上交接处。《医学入门》卷八

用法： 海藻菜以荞面炒过，白僵蚕炒，等份为末，以白梅泡汤和丸梧子大。每服六十丸，米饮下，必泄出毒气。《世医得效方》

海藻、僵蚕各等份，上为末。取白梅肉汤泡，捣为丸，如梧桐子大。每服六七十丸，临卧米饮送下，一日五六次。毒当从大便泄去。忌豆、心、鸡、羊、酒、面。《医学入门》卷八

按语： 瘰疬绕项串生，形如蛇盘之状，故名蛇盘病。亦称蟠蛇疬。僵蚕、海藻皆为咸能软坚散结之品，各自均可用于瘰疬痰核、疔疮肿毒。但单用力薄，合用力倍。故二味相须互用以成药对方。

0383 海藻、黄药子药对方

方书： 海藻 + 黄药子 = 藻药散《证治准绳·疡医》卷五

功效： 化痰散结。

主治： 痰热气瘿。

气瘿。《证治准绳·疡医》卷五

用法： 海藻（酒洗）一两，黄药子二两，为末，置掌中，以舌时时舐，以津咽下，消三分之二止药，须断厚味，戒酒色。《证治准绳·疡医》卷五

按语： 海藻苦咸寒，消痰软坚散瘿；黄药子苦平，化痰散结消瘿。合用共奏清热化痰、散结消瘿之功，对于瘿气属痰热郁结者最为相宜。

0384 海藻、黄柏药对方

方书： 海藻 + 黄柏 = 舐掌散《医学入门》卷八

功效： 化痰散结。

开结。《医学入门》卷八

主治：瘿瘤。

瘿瘤。《医学入门》卷八

用法：海藻一两、黄柏二两，上为末。每用少许置掌中，以舌时时舐，以津咽下，如消三分之二即止。《医学入门》卷八

附方：海藻、黄连药对方

方书：黄连＋海藻＝未名方《丹溪心法》

主治：瘿气初起。《丹溪心法》

用法：海藻一两，黄连二两，为末。时时舐咽。先断一切厚味。《丹溪心法》

0385 僵蚕、羌活药对方

方书：僵蚕＋羌活＝内消羌活散《圣济总录》卷一二六；羌活散《普济方》

功效：化痰散结。

主治：瘰疬。

风热毒气结瘰疬。《圣济总录》卷一二六

用法：羌活（去芦头）一两半、白僵蚕（炙）一两，上为散。每服四钱匕，空心以蜜酒调下，夜再服。《圣济总录》卷一二六

按语：羌活药性燥、药向升，僵蚕药性凉、药向降，二味合用能化痰散结、内消瘰疬。

0386 白芷、贝母药对方

方书：贝母＋白芷＝二仙散《古今医鉴》卷十五引黄宾江方；芷贝散《医学入门》卷八；吹乳饮《仙拈集》卷三；贝母白芷内消散《医学从众录》卷八；立效散《寿世保元》卷七；内消乳疬方《种福堂方》卷四

功效：化痰散结，消肿止痛。

主治：发背痈疽。

便痈肿痛。《永类钤方》

乳痈初起。《秘传外科方》

发背痈疽，未成已成，未溃已溃，痛不可忍者。《古今医鉴》卷十五引黄宾江方

妇人产前、产后乳房结核。《医学入门》卷八

一切乳症。《杂病源流犀烛》

妇人吹乳，久不愈者。《摄生众妙方》卷十

乳疬。《种福堂方》卷四

瘰疬。《种福堂方》卷二

乳痈。《医学从众录》卷八

乳吹。《寿世保元》卷七

用法：贝母、白芷等份为末，酒调服或酒煎服，以滓贴之。《永类钤方》

白芷、贝母各二钱，为末，温酒服之。《秘传外科方》

白芷（未溃用一两、已溃用五钱）、贝母（未溃用五钱、已溃用一两），上锉。好酒煎服。《古今医鉴》卷十五引黄宾江方

白芷、贝母各等份，为末。每服一钱，酒调频服。若无乳行者，加漏芦煎酒调服。外用起酵生面，如蜂窝发过，上有青色无妨，焙干为末，井水调敷，如干，以水时润之；甚者加白芷、贝母、乳香、没药少许。《医学入门》卷八

白芷、贝母各一两，为末。每服二钱，白汤调下。《摄生众妙方》卷十

白芷、贝母各一两，为末。每服二钱，热酒调下。《仙拈集》卷三

大贝母、白芷各等份，上为末。每服二钱，白酒调下。如有郁症，加白蒺藜；若有孕，忌用白芷。《种福堂方》卷四、《医学从众录》卷八

土贝母、白芷各五钱，上为末。糖霜调陈酒下三钱。《种福堂方》卷二

按语： 贝母化痰、白芷消肿，二味合用，化痰消肿，软坚散坚。仙方活命饮中有此二味，即是此意。

0387 贝母、皂荚子药对方

方书： 贝母＋皂荚子＝贝母丸《普济方》卷二九〇

功效： 化痰散结。

主治： 瘰疬。

瘰疬，便毒。《普济方》卷二九〇

用法： 贝母、皂角子各半斤，上为细末，用皂角半斤锉碎，搓揉浓水，滤过，作膏子和药末为丸，如梧桐子大。每服五七十丸，早晨酒送下。《普济方》卷二九〇

按语： 便毒亦称横痃，乃梅毒发于会阴处者。贝母、皂荚子均有祛痰散结消肿作用，合用其力更胜。

附方： 皂角、泽泻药对方

方书： 泽泻＋皂角＝未名方《经验方》

主治： 肾脏风疮。

用法： 泽泻、皂荚水煮烂，焙研，炼蜜丸如梧子大，空心温酒下十五丸至二十丸。《经验方》

0388 牡蛎、皂荚子药对方

方书： 牡蛎＋皂荚子＝内消牡蛎丸《圣济总录》卷一二七

功效： 化痰散结。

主治： 瘰疬。

瘰疬。《圣济总录》卷一二七

用法： 牡蛎（煅过，为末）三两、皂荚子二升（水浸一宿）。上二味，先将

皂荚子以水三升，煮令烂，取出入瓷盆内，研为膏，入牡蛎末为丸，如梧桐子大。每服十五丸，空心温酒送下，日晚再服。《圣济总录》卷一二七

按语：牡蛎软坚散结，兼能清热；皂荚子攻坚散结，兼能涤痰。合用则内消一切瘰疬。

附方：苦参、皂角药对方

方书：苦参＋皂角＝苦参丸《证治准绳》；参角丸《鸡峰普济方》卷十一

主治：遍身风疹，痒痛不可忍，胸颈脐腹及近隐皆然者；亦多涎痰，夜不能睡。《本草衍义》

痂疥瘙痒。《证治准绳》

肺风皮肤瘙痒，生瘾疹或疥癣等。《鸡峰普济方》卷十一

用法：用苦参末一两、皂角二两，水一升，揉滤取汁，银石器熬成膏，和末丸梧子大。每服三十丸，食后温水服。次日便愈。《本草衍义》

苦参末一斤，皂角二斤。将皂角浸入水中，揉浓汁，滤去渣，用清汁熬成膏，和苦参末为丸，梧桐子大。每服三十至五十丸，煎荆芥酒或薄荷酒送下。《证治准绳》

苦参、肥皂角各二斤（去皮并子，捶碎，以水一斗浸，揉取浓汁，滤去滓，熬成膏），上将苦参杵为细末，以皂角膏为丸，如梧桐子大。每服二十丸，荆芥汤送下。《鸡峰普济方》卷十一

0389 连翘、牡蛎药对方

方书：牡蛎＋连翘＝牡蛎散《圣济总录》卷一二六

功效：化痰散结清热。

主治：瘰疬。

五种瘰疬。《圣济总录》卷一二六

用法：牡蛎（煅、研）、连翘（瓦上炒，捣）各一两，上为细散。每服一钱匕，临卧无灰酒调下。愈后更服一两，永不发。《圣济总录》卷一二六

按语：《神农本草经》谓："连翘。味苦平。主寒热鼠瘘瘰疬。痈肿恶疮。瘿瘤结热。"说明连翘本是消瘰疬之要药，辅助牡蛎咸能软坚，为虎添翼，力不可挡。

附方：甘草、牡蛎药对方

方书：牡蛎＋甘草＝牡蛎散《圣济总录》

主治：男女瘰疬，不拘已破未破。《初虞世古今录验方》

瘰疬。《圣济总录》

小儿口疮。《三因方》

用法：用牡蛎四两，甘草一两，为末。每食后，用腊茶汤调服一钱。其效如神。《初虞世古今录验方》

牡蛎（黄泥固济，煅取白为度）三两、甘草（炙，锉）一两，上为散。每服二钱匕，一日三次。空心，点腊茶调下。并用好皂荚一挺，去皮，分作两截，一截使米醋半盏刷炙，以醋干为度，一截焙干；乌头二枚，纳一枚炮，一枚生；炒糯米三十粒，同为末，再用醋半盏，暖动和匀成膏贴之。《圣济总录》卷一二七

0390 牡蛎、玄参药对方

方书： 牡蛎＋玄参＝牡蛎丸《普济方》卷二九一

功效： 化痰散结清热。

主治： 瘰疬。

男女瘰疬。《经验方》

一切丈夫、妇人瘰疬。《证类》卷二十

用法： 用牡蛎（煅、研）末四两，玄参末三两，面糊丸梧子大。每服三十丸，酒下，日三服。服尽除根。《经验方》

牡蛎（炭火煅赤、置湿地上一宿）四两、玄参三两，上为末，以面糊为丸，如梧桐子大。每服三十丸，早晚食后、临卧各以酒送下。药将服尽，疬子亦除根本。《证类》卷二十

按语： 《医学心悟》消瘰丸即本药对方加贝母。《杂病源流犀烛》消核丸、《医宗金鉴》消核散等方中皆有本药对方。足见本药对方有化痰软坚之功。

7. 劫痰截疟药对方

0391 草果、常山药对方

方书： 常山＋草果＝瞻仰丸《太平惠民和剂局方》

功效： 劫痰截疟。

主治： 疟疾。

一切疟。《太平惠民和剂局方》

用法： 常山四两，炒存性；草果二两，炒存性，为末，薄糊丸梧子大。每卧时冷酒服五十丸，五更再服。忌鹅羊热物。《太平惠民和剂局方》

按语： 本药对方常同槟榔、常山药对方（0392）联合使用，若再合贝母、知母药对方（0372）便是《太平惠民和剂局方》常山饮；若再合青皮、陈皮药对等，则成《易简方》截疟七宝饮了。

0392 槟榔、常山药对方

方书： 常山＋槟榔＝胜金丸《太平惠民和剂局方》；胜方丹《沈氏尊生书》；驱疟丹《杂类名方》；截疟丹《证治要诀及类方》；不二丸《穷乡便方》

功效： 劫痰截疟。

主治： 疟疾。

　　一切疟，胸膈停痰，发不愈者。《太平惠民和剂局方》

　　子疟。《沈氏尊生书》

　　阴疟，发自下午，面青寒多，有吐。《穷乡便方》

　　用法： 常山八两（酒浸蒸焙），槟榔二两（生研末），糊丸梧子大，每卧时冷酒服五十丸，五更再服。忌食一切热羹汤、粥食，午间可食温粥，至晚方可食热。忌一切生冷、鱼腥等物。《太平惠民和剂局方》卷八（宝庆新增方）《医学入门》用法：醋糊丸，绿豆大。每服三十丸，隔夜临卧冷酒送下，次早再进一服；血虚，当归煎汤送下；气虚，人参煎汤送下；痰多，贝母煎汤送下。）

　　常山（酒炒）四钱、槟榔一钱，共研细末，醋煮米糊为丸，如绿豆大，每服三丸。发前三更时清酒送下。《沈氏尊生书》

　　常山（酒煮，炒干取末）四钱、尖槟榔（取末）一钱，面糊为丸。当发日，先晚酒送下二十一粒，次早酒送下三十粒。《穷乡便方》

　　按语： 本药对方合贝母、知母药对方（0372），便是《朱氏集验方》知母散。主治一切疟疾，不问先热后寒，先寒后热，热多寒少，寒多热少，以及久疟不愈者。其方是四味等份，酒水各半煎。药后忌立即饮水，饮水则吐。（《古今医鉴》卷五中称"不二饮"。）

0393 常山、前胡药对方

　　方书： 常山+前胡＝夺命丹《普济方》卷一九七引《经验良方》

　　功效： 劫痰截疟。

　　主治： 寒疟。

　　寒疟。《普济方》卷一九七引《经验良方》

　　用法： 常山一两（细研，锉，先炒）、前胡半两（同炒），上药各为末，酒糊为丸，如梧桐子大。每服三十丸，温酒送下，一日三次。《普济方》卷一九七引《经验良方》

0394 常山、人参药对方

　　方书： 常山+人参＝截疟饮《增补内经拾遗》卷三

　　功效： 劫痰截疟，补气。

　　主治： 虚疟。

　　疟疾虚甚者。《万氏家抄方》卷二

　　用法： 人参、常山各五钱，上锉碎。微火上同炒，去常山不用。只用人参煎汤，未发前服。《万氏家抄方》卷二

　　上同炒，去常山不用，只用人参，以酒二钟，煎至八分，露一宿，空心温服。《增补内经拾遗》卷三

　　按语： 疟久气血不足，当以补气截疟。故以常山截疟、人参补气。

附方：常山、甘草药对方

方书： 常山＋甘草＝恒山甘草汤、蜜煎《备急千金要方》卷七、卷十八；常山散《儒门事亲》卷十二；恒山散《普济方》卷一九七；甘草汤《圣济总录》

主治： 寒热诸疟，发作无常，心下烦热。《肘后方》卷三

风毒脚气，寒热日再三发。《备急千金要方》卷七

主寒热方。《备急千金要方》卷十八

小儿疟，癖实，壮热，头痛欲吐。《圣济总录》卷一七四

用法： 常山二两、甘草一两半，合以水六升，煮取二升，分再服。当快吐仍断，勿饮食。《肘后方》卷三

常山、甘草各一两，水五升，煮取一升，去滓，入蜜二合。温服七合，取吐。不吐再服。《备急千金要方》卷十八

常山二两、甘草二两半，上为细末。水煎，空心服之。《儒门事亲》

甘草（炙）、常山各一两，上为粗末。三四岁儿每取半钱匕，水半盏，加竹叶十片，同煎至五分，去滓，温服。更量儿大小加减，得吐即止。《圣济总录》卷一七四

忌海藻、菘菜、生葱、生菜。《普济方》卷一九七引《杨氏家藏方》

0395 常山、乌梅药对方

方书： 常山＋乌梅＝山梅丸《医级》卷七

功效： 劫痰截疟。

主治： 久疟。

疟疾屡散，发作已微，作则多痰。《医级》卷七

用法： 乌梅（蒸，去核）、常山（炒，为末）各等份，捣作丸。每服二钱。《医级》卷七

0396 常山、黄丹药对方

方书： 常山＋黄丹＝未名方《肘后方》

功效： 坠痰截疟。

主治： 疟疾。

寒热疟疾，体虚汗多。《肘后方》

用法： 飞炒黄丹一两，恒山末三两，蜜丸梧子大。每服五十丸，温酒下。平旦及未发、将发时，各一服，无不效。《肘后方》

0397 茶叶、硫黄药对方

方书： 硫黄＋茶叶＝疟丹《普济方》卷一九七；二毒丸《医方类聚》卷一四一

功效： 劫痰截疟。

主治：疟疾。

久疟不止。发日早冷水服，寒多加硫，热多加茶。《朱氏集验方》

疟疾。《普济方》卷一九七引《太平圣惠方》

肠风下血，里急后重。《医方类聚》卷一四一引《烟霞圣效方》

用法：用硫黄、腊茶等份为末。发日早冷水服二钱，二服效。寒多加硫，热多加茶。《朱氏集验方》

腊茶一钱、硫黄一钱，发日早起服。临发时，冷水调下。甚者两服即愈，用之屡验。寒多加硫黄少许；热多加腊茶少许。《普济方》卷一九七引《太平圣惠方》

舶上硫黄一两、茶一两，上为细末，用新炊热饭为丸，如梧桐子大。每服十丸至十五丸，米饮汤送下，每日三次。《医方类聚》卷一四一引《烟霞圣效方》

附方：茶叶、干姜药对方

方书：干姜＋茶叶＝姜茶饮《医方集解》；姜茶散《圣济总录》；姜茶汤《古今医鉴》；姜茶煎《万病回春》；姜茶丸《朱氏集验方》

主治：赤白痢及寒热疟。《医方集解》

霍乱后烦躁，卧不安。《圣济总录》卷四十

痢疾腹痛，不问赤白冷热，皆可用之。《万病回春》

休息痢。《朱氏集验方》卷六

赤白痢。《续易简方》卷四

痢下腹痛，肚皮热，手不可近。《世医得效方》卷六

用法：干姜（炮，为末）二钱匕、好茶末一钱匕，上以水一盏，先煎茶末令熟，即调干姜末服之。《圣济总录》卷四十

老生姜切片三钱，细茶三钱，用新汲水煎服。《万病回春》

生姜、陈细茶，每味约三钱，浓煎服，或微炒煎。《医方集解》

干姜（炮）、建茶各一两，上以乌梅取肉为丸，如梧桐子大。每服三十丸，食前米饮送下。《朱氏集验方》卷六

生姜（和皮，切片）十片、陈腊茶末二钱，上用水二盏，煎至一盏，去滓，食前热服。《续易简方》卷四

生姜切碎，如粟米大，加草茶等份，水煎服。《世医得效方》卷六

按语：可参第八章（医案）029 生姜合茶叶案。

0398 黄丹、青蒿药对方

方书：黄丹＋青蒿＝未名方《仁存堂方》；丹蒿饮《松峰说疫》卷二

功效：清热坠痰截疟。

主治：温疟。

温疟不止。《仁存堂方》、《松峰说疫》卷二

用法：黄丹（炒）半两，青蒿（童尿浸）二两，为末。每服二钱，寒多酒

服，热多茶服。《仁存堂方》

黄丹五钱（炒），青蒿（童尿浸，晒干）二两（为末）。每服二钱，寒多酒服，热多茶服。《松峰说疫》卷二

0399 桂枝、青蒿药对方

方书：青蒿＋桂枝＝二仙饮《活幼心书》卷下

功效：截疟。

主治：疟疾。

小儿疟疾，不拘岁月远近。《活幼心书》卷下

疟疾寒热。《仁存方》《经验方》

用法：青蒿（去梗）二两（五月五日采，晒干用）、桂枝（去粗皮）半两，上为末。每服一钱，寒热未发前，用凉酒调服；或先隔晚亦以酒调下。《活幼心书》卷下

用五月五日天未明时采青蒿阴干四两，桂心一两，为末。未发前，酒服二钱。《仁存方》

用端午日采青蒿叶阴干，桂心等份，为末。每服一钱，先寒用热酒，先热用冷酒，发日五更服之。切忌发物。《经验方》

0400 白术、生姜药对方

方书：白术＋生姜＝截疟温脾饮《赤水玄珠》卷八；治诸疟代参丸《种福堂方》卷二；姜术散《济阴纲目》卷十三

功效：健脾燥湿，化痰截疟。

主治：脾虚疟疾。

疟疾。《种福堂方》卷二

脾虚痰涎上涌，疟发作则吐。《赤水玄珠》卷八

产后呕逆，别无他疾者。《妇人大全良方》

产后更无他疾，但多呕逆，不能食。《济阴纲目》卷十三

用法：白术五钱、生姜五钱，水煎，空心服。《赤水玄珠》卷八

白术一两二钱，生姜一两五钱，酒水各二升，煎一升，分三服。《妇人大全良方》

白术一斤（土蒸）、生姜一斤（捣出汁拌白术，滓晒干），上为末，将黑枣一斤，煮烂去皮核为丸服。《种福堂方》卷二

白术一两二钱半，生姜一两半，上锉，作一服。酒、水各二升，煎取一升，分三服。《济阴纲目》卷十三

按语：可参第八章（医案）108 白术合生姜案。

第三节　兼治法药对方

一、水火补泻兼施药对方

《内经》云："水火者，阴阳之征兆也。"火盛则热，火衰则寒；水盛则湿，水虚则燥。热者寒之，寒者热之；湿者燥之，燥者润之。由于水火不兼容，水盛则火衰，水虚则火亢；火亢则水枯，火衰则水凝。故热证与燥证，寒证与湿证，互为因果关系。相应的在治疗上，清热与滋水，祛湿与温火，亦互为因果关系。但热证、湿证属实证，寒证、燥证属虚证；清热、祛湿属泻法，滋水、温火属补法。此定律不变。若明于此，则医理不乱。

不仅同一脏腑的阴阳间有互根关系，而且不同的脏腑间有此虚彼实关系。故寒、热、燥、湿四证候间有交错关系，热、寒、润、燥四治法间亦有交错关系。兹作下表（表6-3-1）示意。

表6-3-1

滋水枯（润）			
水火并补	益火衰（热）		
滋水燥湿（润燥兼施）	益火破湿	破湿凝（燥）	
滋水清热	益火清热（寒热并用）	水火并泻	清热炽（寒）

由于赋予寒、热、燥、湿的新概念和旧称的寒、热、燥、湿概念不同，故读者需重新厘清思维，破除旧概念的困扰，才能发现新境界。

（一）水火并泻药对方（水火两盛证候）

0401 大黄、附子药对方

方书：附子＋大黄＝中和散《圣济总录》卷一六五

功效：水火并泻，中和通便。

主治：水火两盛证候。

产后大便不通。《圣济总录》卷一六五

用法：附子一两（一半生，一半炒）、大黄一两（一半生，一半炒），上为散。每服二钱匕，临卧温米饮调下。《圣济总录》卷一六五

按语：大黄与附子在药物中最能代表阴阳的对立。因为大黄是清阳泻火之猛将，用于阳盛火亢之证候；附子是祛阴燥湿之主帅，用于阴盛水凝之证候。举凡火盛热炽而致血沸津枯者，因大黄苦寒直折而攻下之，故能挽急于燃眉；举凡水凝湿滞而致冰冻四逆者，因附子辛烈刚燥而粉碎之，故能救危于顷刻。因此，危重实证之急救，非两位将帅出阵，则不能拨乱反正。然古来不是误作大黄泻火与

附子补火的对立，便是误作大黄泻火与附子祛寒的对立。其关键在于医理上寒湿概念的混淆导致对附子的功效认识错误。原因如下：

其一，湿与寒，犹如燥与热，是互为因果关系。因湿致寒有两种病机：一为湿胜则火衰（阳微），火衰则寒，这就是因湿而致寒，因实而致虚。治疗当是除湿以祛寒，去实以救虚；二是湿胜则气郁，气郁则寒，这也是因湿而致寒，却因实而致实。治疗亦当是除湿以祛寒，去实以治实。不论哪种病机，祛湿是根本的治疗。反之，因寒致湿者，亦有两种病机：一为火虚则水盛，水盛则湿，这就是因寒致湿，因虚而致实。治疗当补火以祛湿，补虚以去实；二是火虚则气弱，气弱则湿滞，治疗当补气以行湿，补虚以去实。由此可见，冰冻四逆者，有火衰所致，亦有水盛所致。因湿滞水凝而致冰冻四逆者，必待附子辛烈刚燥以粉碎之，故附子是破阴祛湿之主帅，而不是补火祛寒之药。同理可知，大黄是清阳泻火之猛将，而不是滋水降火之药。

其二，药有功、效之不同。"功"是指药性与药向调整脏腑组织功能的手段（如清肝、宣肺、滋肾、降胃、温脾等）；"效"是指药物所取得消除症状的效果（如止泻、止痛、定晕、安神、镇咳、除满、消痞、退黄、明目、开音等）。"功"为治疗手段；"效"是治疗目的，两者是先因后果的关系。因此药功与药效是不同的概念，辨别功与效是一个认识过程。尤其在阅读古书时，更要注意这一点。在《神农本草经》中提到明目的药计有46味，其中有补益之人参、菟丝子、桑寄生，亦有清热之黄连、苦参、羚羊角，更有许多其他类药物。再如"益气"两字在《神农本草经》中就用到很多药物上，是否都是补药呢？当然不是。这要看该药的药性与药向。如提到茵陈蒿的益气，显然是指药效，而不是指药功。它是通过清热利湿之后，使黄疸病人得以退黄的同时有了力气。由此可知，药有同功而异效者，有异功而同效者。因此论药当论其功，而不言其效。论功则药理明，论效则药理糊。中药药理学的自我完善亦是当务之急。由此可见：若说附子祛寒，只能说是通过破湿之功而达祛寒之效。

王好古《阴证略例·阴阳寒热各从类生服药图象》指出："假令附子与大黄合而服之，昼服则阳药成功多于阴药，夜服则阴药成功多于阳药。"这是以药物之阴阳配合时间之阴阳来观察药对的功效变化。可供临床进一步验证。

本药对方的原书指征是产后大便不通。这是前人从"胎前多热，产后必寒"之惯例来论产后大便难，然后制定此方。其实这是大误，产后多虚，尤以气血两虚为主。而本药对方是针对阴阳两盛证候，大有耗气损血之弊端。岂能作常规滥用？

仲景大黄附子汤为本药对方加细辛，或说合细辛、附子药对方。方书称："胁下偏痛，发热，其脉紧弦，此寒也，以温药下之，宜大黄附子汤。"

0402 附子、石膏药对方

方书：附子 + 石膏 = 附子方《普济方》卷四十四引《澹寮》

功效： 水火并泻，泻火迫以缓急，破湿凝以止痛。

主治： 火郁湿凝证候。

头痛。《普济方》卷四十四引《澹寮》

用法： 附子（炮）、石膏（煅）各等份为末，加麝香少许。每服半钱，茶酒送下。《证类本草》卷十引《孙兆口诀》

按语： 石膏泻火、附子破水；石膏大寒、附子大燥；石膏清热折火、附子破湿耗水；石膏功善退热、附子力能止痛；然石膏有冰天冻地之害、附子有焦头烂额之危。若属水火两盛所致头痛，本药对方有特效。《证类本草》更有药引麝香走窜、茶酒上升为助，其力更专更胜。

附方： 硫黄、硝石药对方

方书： 硫黄＋硝石＝二气丹《济生方》；如神丹《普济方》；硫黄丸《证治准绳》《普济本事方》称沈存中方

主治： 伏暑伤冷，二气交错，中脘痞结，或泄或呕，或霍乱厥逆。《济生方》

头风头痛。《普济方》《证治准绳》

头痛。《普济本事方》

用法： 硫黄、硝石二味等份研为末，于银石器内，文武火上，炒令鹅黄色，再研细，用糯米糊为丸，如梧桐子大，每服四十丸，新汲水送下，不拘时候。《济生方》

光明硫黄、硝石各一两，细研，水丸芡子大，空心嚼一丸，茶下。《普济方》（《证治准绳》用硫黄二两、硝石一两）

按语： 可参第八章（医案）021 硫黄合硝石案。

0403 附子、黄连药对方

方书： 附子＋黄连＝连附六一汤《医学正传》卷四引丹溪方

功效： 水火并泻，清肝火以缓急，破湿凝以止痛。

主治： 火盛湿凝证候。

胃脘痛甚，诸药不效者。《医学正传》卷四引丹溪方

用法： 用黄连六钱、附子（炮，去皮脐）一钱，上细切作一服，加生姜三片、大枣一枚，水一盏半，煎至一盏，去滓，稍热服。《医学正传》卷四引丹溪方

按语： 本药对方黄连泻火以和气，附子破湿以止痛。对于肝火犯胃，胃脘剧痛，呕吐酸水，用之最效。现多用于慢性胃炎、胃酸过多患者。

附方： 黄连、乌头药对方

方书： 乌头＋黄连＝乌连汤《三因极一病证方论》卷十五

主治： 肠痔下血不止。《三因极一病证方论》卷十五

用法： 黄连（去须）、乌头（炮，去皮尖）各等份，上锉散。每服二钱，水一盏半，煎七分，去滓，空心服。热则加黄连；冷则加乌头。《三因极一病证方论》卷

十五

0404 附子、栀子药对方

方书：附子＋栀子＝仓卒散《三因方》卷七；夺命散《普济方》卷二十四；栀子汤《苏沈良方》卷三；栀附丸《医级》卷八

功效：水火并泻，降火逆以和气，破湿凝以止痛。

主治：火逆湿凝证候。

胸痹切痛。《苏沈良方》卷三

寒疝入腹，心腹卒痛；及小肠膀胱气绞刺，脾肾气攻，挛急极痛不可忍，屈伸不能，腹中冷，重如石，白汗出。《三因方》卷七

疝痛，攻冲胸胁，呕吐不止。《医级》卷八

治本脏气及痃癖气，痛不可忍者。《卫生家宝汤方》

用法：栀子二两、附子（炮）一两。每用三钱，水一大盏，薤白三寸，同煎至五分，温服。《苏沈良方》卷三

山栀子四十九个（烧半过）、附子一枚（炮），上为末。每服二钱，水一盏，酒半盏，煎至七分，入盐一捻，温服。即愈。《三因方》卷七

栀子（炒）、附子（制）各等份，上为末，米糊作丸。每服一钱五分，茴香、木香汤送下。《医级》卷八

栀子二十个（紧者去皮炒）、附子一两（炮去皮尖脐），上为末，分为五服。每用水一升半煎至三合，通口服……不过三服效。如外肾痛者用川椒半两、白面二匙，以盐水和作饼子裹之。仍用绢绵帛包定，干即再用盐水搜和，再用立效。《卫生家宝汤方》

按语：栀子降三焦之火逆，附子破上下之湿凝。故合用能上治胸痹，下治疝痛。

附方：乌头、栀子药对方

方书：乌头＋栀子＝胜金丸《博济方》卷二；乌头栀子汤《杏苑》卷六；乌头汤《会约》卷十三；乌头散《圣济总录》卷五十六

主治：冷热气不和，不思饮食，或腹痛刺。《博济方》卷二

心痛疝气。《丹溪纂要》

素有湿热，外因寒邪，发作疝症，疼痛不已者。《杏苑》卷六

九种心痛。《圣济总录》卷五十六

用法：山栀子、川乌头等份，生研为细末，酒糊为丸，如梧桐子大。每服十五丸，炒生姜汤送下；如小肠气痛，炒茴香葱酒送下二十丸。《博济方》卷二

山栀子、川乌头各一钱为末，顺流水入姜汁一匙调下。《丹溪纂要》

川乌（童便煮）、栀子仁（炒）各三钱，上㕮咀。水煎熟，空心温服。《杏苑》卷六

乌头（炮裂，去皮脐）、栀子仁（生用）各一两，上为散。每服一钱匕，醋汤调下。《圣济总录》卷五十六

按语：附子乃川乌之子根，川乌乃附子之母根。母子皆可与山栀为伍，同举水火并泻之功，共平寒疝攻冲之乱。

0405 生干姜、栀子药对方

方书：干姜＋栀子＝栀子干姜汤《伤寒论》；二气散《杨氏家藏方》；一笑散《增补内经拾遗》卷一

生姜＋栀子＝未名方《丹溪纂要》；仓卒散《古今医鉴》卷十

功效：水火并泻，辛开苦降。

主治：火郁湿凝证候。

伤寒医以丸药大下之，身热不去，微烦者。《伤寒论》

阳明痞结，咽膈噎塞，状若梅核，妨碍饮食，久而不愈，即成翻胃。《杨氏家藏方》卷六

心疝心痛及寒痛。

胃脘火痛；五脏诸气。《丹溪纂要》

用法：栀子十四枚（擘）、干姜二两，以水三升半，煮取一升半，去滓，分二服，温进一服，得吐者，止后服。《伤寒论》

山栀子（炒）、干姜（炮）各一两，上为粗末。每服二钱，水一盏，同煎至五分，去滓，食后热服。《杨氏家藏方》卷六

干姜（炒黑）、山栀子（姜汁拌炒），上用酒二钟，煎八分，不拘时服。《增补内经拾遗》卷一（该书云："医中至宝，心疝心痛服之立止，不觉欣然而一笑也。"）

大山栀子七枚或九枚，炒焦，水一盏，煎七分，入生姜汁饮之，立止。《丹溪纂要》

山栀子（炒黑）十五枚，浓煎汤一呷，入生姜汁令辣，再煎小沸。《丹溪心法》卷四

按语：本药对方是仲景创辛开苦降法之先河。柯韵伯云"此甘草泻心汤之化方也"。

附方：青黛、生姜药对方

方书：生姜＋青黛＝未名方《医学正传》

主治：心口热痛。《医学正传》

用法：姜汁调青黛一钱服之。《医学正传》

0406 黄连、生干姜药对方

方书：干姜＋黄连＝水火散《良朋汇集》卷三；既济丹《摄生众妙方》卷九；姜连散《杜壬方》；赴筵散《肘后方》

生姜＋黄连＝既济丸《医统》卷三十五；姜连散《圣济总录》卷七十四；姜黄散《寿亲

养老》卷四；神圣香黄散《博济方》卷三；香姜散《三因方》卷十一；姜香散《魏氏家藏方》卷七；卒下汤《孙真人千金方》；借气散《圣济总录》卷七十六；灵秘散《普济方》卷七十四引《戴维方》

功效：水火并泻，清肠祛湿。

主治：肠胃热蕴湿凝证候。

气痢后重里急或下泄。《杜壬方》

中巴豆毒，下利不止。《肘后方》

口内生疮。《良朋汇集》

心脾蕴热，口舌糜烂。《理瀹骈文》

暴赤眼。《普济方》卷七十四引《戴维方》

口疮。《摄生众妙方》卷九

水泄脾泄，亦治痢疾。《博济方》

暴下积日不住，及久痢。《孙真人千金方》

膀胱热，多因天色发热，外肾肿胀赤痛，大便燥涩而饮水，按之脐腹痛者。《普济方》

久患脾泄泻。《圣济总录》卷七十四

气痢，里急后重。《医部全录》

一切泄泻不止。《医统》卷三十五

用法：用宣黄连一两、干姜半两，为末，每服一钱至钱半。《杜壬方》

黄连、干姜，等份为末，水服方寸匕。《肘后方》

黄连、干姜，等份为末渗之。《肘后方》

黄连二两、干姜一两，上为细末。搽于疮上。《良朋汇集》卷三

干姜、黄连各半两，上为粗末，以绵包之，沸汤泡。闭目乘热频洗。《普济方》卷七十四引《戴维方》

干姜、黄连各等份，上为末。搽患处。流涎即愈。《摄生众妙方》卷九

宣黄连一两（匀锉如豆大）、生姜四两（匀锉如黑豆大），上二味一处，以慢火炒令干，姜脆深赤色即止，去姜取出，只要黄连，研为细末。每服二钱，空心腊茶清调下，甚者不过两服即愈。《博济方》卷三

黄连五两、生姜二斤，上二味以水五升煮取二升，顿服。未止更合，服必定。《孙真人千金方》

宣黄连二两（去须，细锉小块）、生姜四两（锉如绿豆大），上拌匀，密器收贮经宿，于银石器内慢火同炒至黄焦黑，去姜不用，拣取黄连为末。每服二钱，空心淡茶清调，吞下抵圣丸。《普济方》卷四十二

生姜四两、黄连（去须）二两，上咬咀，如麻豆大，一处慢火炒令姜赤色，去姜，取黄连为细散。每服二钱匕，空腹腊茶清调下。《圣济总录》卷七十四（方未名，名见卷七十六）

黄连（切如豆大）四两、生姜二两（切成粗丝，同黄连炒至姜燥），上为细末，醋打硬糊为丸，如梧桐子大。每服五十丸，白汤送下。《医统》卷三十五

按语：黄连苦降泻火、干姜辛开祛湿；黄连清肠解毒、干姜燥脾开胃。二味合用，故能泛治脾胃失和、肠道失调所致的呕吐泻痢诸症。

附方：干姜、胡黄连药对方

方书：胡黄连 + 干姜 = 未名方《卫生总微论方》卷十五

主治：小儿疳泻、冷热不调。《卫生总微论方》卷十五

用法：绵姜一两（炮）为末，胡黄连半两，为末，每服半钱。《卫生总微论方》卷十五

0407 生姜、知母药对方

方书：生姜 + 知母 = 知母散《扁鹊心书》

功效：水火并泻。

解热。《扁鹊心书·神方》

主治：热郁而烦，湿凝而渴。

一切烦热，口干作渴，饮水，属实热者。《扁鹊心书·神方》

用法：知母五钱（盐水炒，研末）、生姜三片，水一盏，煎六分，温服。《扁鹊心书·神方》

按语：知母清热以除烦，生姜破湿以散津。合用则水火并泻，烦渴自除。

附方：①地骨皮、生姜药对方

方书：生姜 + 地骨皮 = 开元固气丸《集验良方拔萃》卷二

主治：各种疝气初起，寒热疼痛，如欲成囊痈者。《集验良方拔萃》卷二

用法：新鲜地骨皮（即枸杞子根皮）、生姜各四两，共捣如泥，以绢包于囊上。其痒异常，一夕即消，永不再发。《集验良方拔萃》卷二

②淡竹叶、生姜药对方

方书：生姜 + 淡竹叶 = 未名方《妇人大全良方》

主治：《救急》疗妇人产后余血不尽，血流入腰脚疼痛，胸满气急，两胁痛方。

用法：生姜一斤、淡竹叶一升（切），上二味，以水二升，煮取一升，去滓，分温二服。

0408 高良姜、栀子药对方

方书：高良姜 + 栀子 = 神效越桃散《素问病机气宜保命集》卷中

功效：水火并泻，辛开苦降。

主治：火郁湿凝证候。

诸下痢之后，阴阳交错，不和之甚，小便利而腹中虚痛不可忍。《素问病机气宜

保命集》卷中

用法： 大栀子三钱、高良姜三钱。上和匀。每服三钱，米饮或酒调下，其痛立效。《素问病机气宜保命集》卷中

按语： 本药对方又称河间越桃散，越桃即栀子。本方立法和仲景栀子干姜汤同，皆是辛开以祛湿，苦降以泄热。湿祛则水平，热泄则火和。水火不交错，则阴阳爕理，气化得常。

0409 高良姜、青木香药对方

方书： 高良姜＋青木香＝神授高青丸《养老奉亲书》

功效： 水火并泻，清肠祛湿。

主治： 脾湿肠热证候。

老人脾脏泄泻，心气不和，精神倦怠，不思饮食。《养老奉亲书》

用法： 高良姜、青木香各一两，上二味为末，煮枣肉为丸，如梧桐子大。每服十五丸至二十丸，干姜汤送下。《养老奉亲书》

按语： 高良姜祛脾湿、青木香清肠热，故合用于脾湿肠热证候。

附方： 高良姜、木香药对方

方书： 高良姜＋木香＝两顺煮散《圣济总录》

主治： 脾胃俱虚，胀满哕逆。《圣济总录》

用法： 高良姜、木香各等份，各为末。每服高良姜末一钱，木香末半钱，水一盏，同煎至七分，放温，和滓徐呷服，不拘时候。勿用铁器煎。《圣济总录》卷四十七

0410 黄连、吴茱萸药对方

方书： 吴茱萸＋黄连＝左金丸《丹溪心法》；二宜散《普济方》《圣济总录》卷七十六；茱萸丸《太平圣惠方》卷五十九、《普济方》卷三九七、《普济方》（人卫本）卷一六五（文瑞楼本作"吴茱萸丸"）；茱萸汤《圣济总录》；茱连丸《万氏家抄方》卷一；茱连散《痘疹世医心法》；茱连汤《治痘全书》卷十三；抑青丸《张氏医通》；变通丸《百一选方》《医方类聚》卷一三九引《澹寮方》

功效： 水火并泻，清肝火以缓急，破湿凝以止痛。

主治： 火郁湿凝证候。

肝火为痛，如头痛，胁痛吞酸等。《丹溪心法》

赤白下痢，日夜无度，及肠风下血。《百一选方》

下痢水泄不止。《太平圣惠方》

痘疹吐者。《痘疹世医心法》

冷热不调，赤白五色，诸般痢，腹痛后重。《普济方》卷三九七

赤白痢，腹脐痛，日夜无度，脓血相杂，里急及肠风下血。《普济方》

脓血痢。《圣济总录》卷七十六

初发热，暴吐不止，此火气上逆也。《证治准绳·幼科》

产后赤白痢日久，脐腹冷疼。《普济方》（人卫本）卷一六五

用法： 黄连六两（用姜汁炒）、吴萸一两（盐水泡），为末，水泛为丸，每服五分至一钱。开水吞服。《丹溪心法》

吴茱萸二两（汤浸七遍，焙干，微炒）、黄连二两（去须，微炒），上为末，用软饭为丸，如梧桐子大。每服三十丸，以粥饮送下，不拘时候。《太平圣惠方》卷五十九

黄连半两、吴茱萸二钱，上二味同炒，为细末。每服半钱，生姜汤调服。《痘疹世医心法》卷十一

吴茱萸、黄连一两（去须），上药同炒香熟，各分为二，加甘草同为末，各以酸醋为丸。赤白痢二药俱用，赤痢多用萸黄，并米汤送下。《普济方》卷三九七

吴茱萸一两（黑豆汁浸，炒干）、黄连（去须）一两半，上为末，炼蜜为丸，如梧桐子大。每服二十丸，空心、食前煎芍药汤送下。《普济方》（人卫本）卷一六五

黄连（去须）、吴茱萸（汤浸，焙，炒）各一两，上药各为末。每赤脓多，用萸萸末一钱匕，黄连末倍之；白脓多，即黄连末一钱匕，萸萸末倍之。空心、食前米饮调下。《圣济总录》卷七十六

按语：《成方便读》云："夫吞酸吐酸疝气等症，各有寒热之不同。而属于肝火者尤多。以肝居于左、其味酸，有相火内寄，其脉络阴器抵少腹，故为诸症。盖气有余即是火，肝火有余，不得不假金令以平之。黄连苦寒入心，直折心火，不特实则泻其子，且使火不刑金，则金令得以下行，而木自平矣；吴茱萸辛热，能入厥阴，行气解郁。又能引热下行，且引黄连入肝。一寒一热，一苦一辛，同治厥阴气火有余，故疝气之偏于热者，亦能取效耳。"

古人有以胡黄连合吴茱萸，为拈痛丸（《仙拈集》卷二）。另有所用，见胡黄连、吴茱萸药对方（0759）。

附方： ①黄芩、吴茱萸药对方

方书： 黄芩＋吴茱萸＝左金丸《医学纲目》卷五

主治： 肝火胁肋刺痛，往来寒热，头目作痛，泄泻淋闭。《医学纲目》卷五

用法： 片芩六两、吴茱萸一两，上药为末，蒸饼为丸。每服三十至五十丸，用白术、陈皮煎汤送下。《医学纲目》卷五

黄芩六两、吴茱萸（汤洗三次）一两。上药为末，粥丸，如桐子大，每服三五十丸，白术、陈皮煎汤下。《证治准绳》

按语： 本药对方之方义同黄连、吴茱萸药对方（0410）。《类证治裁》更有栀萸丸以栀子合吴茱萸，其理亦同。

②黄连、商陆药对方

方书:黄连 + 商陆 = 商陆丸《活幼心书》卷下

主治:水肿。小便不通,勿拘远近。《活幼心书》卷下

用法:商陆一两、净黄连半两,上为末,姜汁煮面糊为丸,如绿豆大。每服三十丸至五十丸,空心用温紫苏熟水送下,或温葱汤送下。《活幼心书》卷下

(二) 水火并补药对方 (水火两虚证候)

0411 龟甲胶、鹿角胶药对方

方书:龟甲胶 + 鹿角胶 = 龟鹿二仙膏《证治宝鉴》卷三

功效:水火并补,补肾填精。

主治:水火并亏,督任两虚。

耳聋属精脱者。《证治宝鉴》卷三

用法:龟甲胶、鹿角胶,合煎。《证治宝鉴》卷三

按语:龟甲胶滋肾水而养任脉之血,鹿角胶壮命火而补督脉之精。故合用之能水火并补,精血双填,督任两治。

0412 鹿角胶、生地黄药对方

方书:生地黄 + 鹿角胶 = 地黄煎《赤水玄珠》《仁斋直指方》卷二十六;地黄饮《圣济总录》卷六十八;地黄散《圣济总录》卷六十九

功效:水火并补,补肺止血。

主治:水火两虚,肺损吐血。

肺损吐血、嗽血。《赤水玄珠》

肺损吐血不止。《圣济总录》卷六十八

舌上忽出血如簪孔者。《太平圣惠方》卷三十七

用法:生地黄四两、鹿角胶 (炒) 一两,上为末。每服三钱,童便一盏,暖热,入姜汁少许,调下。无鹿角胶,阿胶亦可。《赤水玄珠》

生地黄八两 (研取汁)、鹿角胶一两 (炙燥,碾为末),上先以童便五合,于铜器中煎,次下地黄汁及胶末,搅令匀,煎令熔,十沸后,分作三次服。当止。《圣济总录》卷六十八

生干地黄三两、鹿角胶一两 (捣碎,炒令黄燥),上为细散。每服二钱,食后以糯米粥饮调下。《太平圣惠方》卷三十七

0413 黑木耳、鹿角胶药对方

方书:黑木耳 + 鹿角胶 = 二圣散《御药院方》卷七

功效:水火并补。

主治:泻痢,不问新久。《御药院方》卷七

用法:干黑木耳一两 (炒)、鹿角胶一分 (炒如珠子),上为细末。每服三

四钱，温酒调下，不拘时候。《御药院方》卷七

0414 鹿角胶、人乳药对方

方书：鹿角胶＋人乳＝未名方《名医类案》卷五遗精门

功效：水火并补，壮阳益肾，填精补血。

主治：精血不足，火微气衰证候。

肾冷精遗，多痰瘦削，脉紧涩。《名医类案》卷五

用法：鹿角胶、人乳。调服。《名医类案》卷五

0415 鹿角、麋角药对方

方书：鹿角＋麋角＝斑龙二至丸《名医类案》卷十一

功效：水火并补，补精养血。

主治：精血不足，不孕不育。

用法：麋、鹿二角，煎胶制丸。《名医类案》卷十一

按语：孙东宿云："月令仲夏鹿角解，仲冬麋角解。鹿以夏至阴角而应阴，麋以冬至阴角而应阳。鹿肉暖以阳为体，麋肉寒以阴为体。以阳为体者，以阴为末；以阴为体者，以阳为末。末者角也。故麋茸补阳利于男子，鹿茸补阴利于妇人。王懋所著其明。今合二角为二至，乃峻补精血之良药。男女俱可服此，以血补血，非一切草木之可比也。男子精盛则思室，女人血盛则怀胎，安得不孕。"

0416 肉桂、熟地黄药对方

方书：熟地黄＋肉桂＝化肾汤《辨证录》卷五

功效：水火并补。

主治：水火两虚，上下关格。

关格。上吐下结，气逆不顺，饮食不得入，溲溺不得出，腹中作疼，手按之少可。《辨证录》卷五

用法：熟地二两、肉桂二钱，水煎服。《辨证录》卷五

0417 熟地黄、菟丝子药对方

方书：熟地黄＋菟丝子＝双补丸《百一选方》卷四引史载之方

功效：水火并补，暖肾滋肾。

主治：水亏火微证候。

阳气虚损。《简便方》

下部弱，肾水冷。《百一选方》卷四引史载之方

治衰老方。《寿亲养老新书》

用法：用菟丝子、熟地黄等份，为末，酒糊丸梧子大。每服五十九。气虚，

人参汤下；气逆沉香汤下。《简便方》

熟地黄、菟丝子各半斤，上为细末，酒糊为丸，如梧桐子大。每服五十丸，人参汤送下。如气不顺，沉香汤送下；如心气虚，茯苓汤送下；如心气烦躁不得眠，酸枣仁汤送下；肾气动，茴香汤送下；小便少，车前子汤送下；小便多，益智汤送下。《百一选方》卷四引史载之方

熟地黄、菟丝子各半斤，研末，酒糊丸，如梧桐子大。每服五十丸，人参汤下。《寿亲养老新书》

0418 麦冬、菟丝子药对方

方书：麦冬 + 菟丝子 = 心肾丸《济生续方》

功效：水火并补，暖肾火，滋心水。

主治：心肾两虚证候。

心肾不足，精少血燥，心下烦热，怔忡不安，或口干生疮，目赤头晕，小便赤浊，五心烦热，多渴引饮，但是精虚血少，不受峻补者，悉宜服之。《济生续方》

小便赤浊，心肾不足，精少血燥，口干烦热，头晕怔忡。《本草单方》（缪仲淳）

用法：菟丝子（淘，酒蒸，擂）二两，麦门冬（去心）二两，为细末，炼蜜为丸，如梧桐子大，每服七十丸，空心食前，用盐汤送下，热水亦得。《济生续方》

菟丝子、麦门冬等份为末，蜜丸梧子大，每盐汤下七十丸。《本草单方》（缪仲淳）

0419 地黄、枸杞子药对方

方书：熟地黄 + 枸杞子 = 未名方《续名医类案》卷十七。

生地黄 + 枸杞子 = 未名方《太平圣惠方》；枸杞酒《圣济总录》卷一八七

功效：水火并补，滋暖肝肾。

主治：肝肾两虚证候。

类中风，眼花，不良于步，晕厥复作，目闭不语，汗出如珠，脉散乱。《续名医类案》卷十七

面黯䵟疱。《太平圣惠方》

精血虚损。《圣济总录》卷一八七

治肝肾二经目疾。（从父病后眼花，服此立愈）《先醒斋医学广笔记》

用法：熟地二两、杞子一两煎服。《续名医类案》卷十七

枸杞子十斤，生地黄三斤，为末。每服方寸匕，温酒下，日三服。久则童颜。《太平圣惠方》

枸杞子二斤，生地黄汁三升，上每于十月采枸杞子，先以好酒二升，于瓷瓶内浸二十一日，开封再入地黄汁，不犯生水者，同浸，勿搅之，却以纸三重封头，候至立春前三十日开瓶。空心暖饮一杯。忌食芜荑、葱。《圣济总录》卷一八七

真甘枸杞一斤（去蒂）、真怀生地黄一斤（极肥大者，酒洗净），河水砂锅

内熬膏，以无味为等。去渣，重汤煮，滴水成珠，便成膏也。每膏一斤，入炼蜜六两，空心白汤化下。《先醒斋医学广笔记》

按语：可参第八章（医案）064 熟地黄合枸杞子案；065 生地黄合枸杞子案。

0420 山药、紫河车药对方

方书：紫河车 + 山药 = 大造丸《医述》卷六

功效：水火并补，气血双养。

主治：气血亏损证候。

虚损。《医述》卷六

用法：紫河车、山药，为丸服。《医述》卷六

（三）滋水泻火药对方（水涸火亢证候）

0421 龟甲、黄柏药对方

方书：龟甲 + 黄柏 = 补阴丸《丹溪心法》卷三

功效：滋水泻火。

主治：水涸火亢证候。

治阴虚方。《丹溪心法》卷三

用法：龟甲二两，黄柏一两。以地黄用酒蒸熟，擂细为丸。《丹溪心法》卷三

0422 龟甲、牡蛎药对方

方书：龟甲 + 牡蛎 = 牡蛎散《太平圣惠方》卷八十；龟甲散《普济方》卷三三〇

功效：滋水清热。

主治：水涸内热证候。

疗崩中，漏下赤白不止，上气虚竭方。《孙真人千金方》

崩中漏下赤白不止，气虚竭方。《备急千金要方》卷四

产后恶露不绝。《太平圣惠方》卷八十

用法：龟甲三两（炙）、牡蛎三两，上为散，酒服之方寸匕，日三服。《孙真人千金方》

龟甲、牡蛎（各参两）。上二味治下筛，酒服方寸匕，日三。《备急千金要方》卷四

龟甲、牡蛎各三两，上为末。每服方寸匕，一日三次。《太平圣惠方》卷八十

0423 鳖甲、牡蛎药对方

方书：鳖甲 + 牡蛎 = 牡蛎鳖甲散《医级》卷七

功效：滋水清热，散结软坚。

主治：水亏潮热，邪留胁下。

邪留胁下，或水气内结，以及痞硬而痛。《医级》卷七

用法：牡蛎、鳖甲，为散。《医级》卷七

0424 鳖甲、灯心药对方

方书：鳖甲 + 灯心 = 未名方《伤寒总病论》

功效：滋水清热。

主治：水亏痘陷险证。

斑痘烦喘，小便不利者。《伤寒总病论》

用法：用鳖甲二两，灯心一把，水一升半，煎六合，分二服。凡患此，小便有血者，中坏也。黑厌无脓者，十死不治。《伤寒总病论》

0425 鳖甲、大黄药对方

方书：鳖甲 + 大黄 = 大黄丸《太平圣惠方》卷三十

功效：滋水泻火。

主治：水亏潮热，渐成虚劳。

骨蒸劳，两胁下有痃癖，渐上攻心，食少或不消化，腹内积聚不散，黄瘦，久困久痢，或大便秘涩，小便赤黄。《太平圣惠方》卷三十

用法：川大黄二两（锉碎，微炒）、鳖甲三两（涂醋，炙令黄），上为末，以酽醋二升，纳铛中，先煎令稠，下药末更煎之，以柳木篦搅勿住手，候可丸，即丸如梧桐子大。每服七丸，空腹及晚食前以粥饮送下。渐加至十丸，以溏利下脓血烂肉为度。老少以意加减。唯得食煮饭、葱煎汁、生姜而已，此外不得食之。忌苋菜。《太平圣惠方》卷三十

0426 大黄、地黄药对方

方书：熟地黄 + 大黄 = 二黄散、二生丹《郑氏家传女科万金方》卷一

生地黄 + 大黄 = 双黄散《普济方》卷三八九；二黄散《普济方》卷三一一、《济阴纲目》；地黄煎《全生指迷方》卷二；二黄丸《圣济总录》卷一四四；大黄散《伤寒总病论》卷三

功效：滋水养血，清热泻火。

主治：血虚火亢，血热妄行证候。

妇人经水不通，内热，干血痨症。《郑氏家传女科万金方》卷一

心热吐衄、脉洪数者。《太平圣惠方》

小儿吐血。《普济方》卷三八九

打损及伤堕，腹内有瘀血，久不消。《普济方》卷三一一

妇人室女，经脉不通，服之如神。《济阴纲目》

治血证大热者。《全生指迷方》卷二

打损，瘀血在腹中，久不消。《圣济总录》卷一四四

妇人室女经脉不通。《古今医鉴》卷十一

吐血百治不愈。《伤寒总病论》卷三

心经火热，脉洪数，或吐或衄。《朱氏集验方》

用法：大怀熟地三钱、锦纹大黄三钱，上二味，放新瓦上焙炙焦黄，为末，陈煮酒泛丸。每用六钱，虚弱者减半，于五更鸡鸣时，用热煮陈酒徐徐送下，少刻觉腹微疼，即解去恶积，经水立通。通后只用米粥熬熟韭菜，连服四五日，再服加减四物汤，或六味丸一料。病久腹泻者勿用此方。《郑氏家传女科万金方》卷一

生地黄汁半升，熬至一合，入大黄末一两，待成膏丸梧子大，每熟水下五至十丸。《太平圣惠方》

大黄为末，取生地黄汁，微煎，入蜜调下。《普济方》卷三八九

大黄一两（熬）、生地黄三两（熬），上以水、酒二升，煮汁服之。《普济方》卷三一一

大黄（烧存性）二钱、生地黄三钱，为末，作一服，空心好酒调下。《济阴纲目》

生地黄汁半斤，大黄末一两，将地黄汁熬耗一半，纳大黄末，同熬，候可丸，如梧桐子大，熟水下五粒，未效，加至十粒。《全生指迷方》卷二

大黄（锉，炒）、生干地黄（焙）各二两，上为末，炼蜜为丸，如梧桐子大。每服十丸，温酒送下。《圣济总录》卷一四四

大黄（烧存性）、生地黄各三钱，上为末，作一服。空心好酒调下。《古今医鉴》卷十一

地黄汁半升、生大黄（末）一方寸匕，煎地黄汁三沸，下大黄末调匀。空腹时温饮一小盏，每日三次，血即止。《伤寒总病论》卷三

按语：火热迫血妄行而致吐衄。故以生地黄为君，专清血中之热，少佐大黄导热下行，不使血热上扰，则吐衄自愈。

0427 黄芩、天冬药对方

方书：天冬 + 黄芩 = 青金丸《丹溪心法附余》卷二十四

功效：滋水泻火。

降痰。《丹溪心法附余》卷二十四

主治：肺燥火亢证候。

肺火。《丹溪心法附余》卷二十四

用法：黄芩（半枯半实，炒黑色）、天门冬。天门冬作膏，为丸服。《丹溪心法附余》卷二十四

0428 黄芩、麦冬药对方

方书： 麦冬 + 黄芩 = 黄芩散《杨氏家藏方》

功效： 滋水泻火。

主治： 水亏火旺证候。

产后血竭，饮水不止。《杨氏家藏方》

用法： 黄芩、麦冬各等份为末，每服三钱，清水一盏半，煎至八分，温服。《杨氏家藏方》

0429 麦冬、知母药对方

方书： 麦冬 + 知母 = 门冬知母汤《症因脉治》卷二

功效： 滋水泻火。

主治： 水亏火旺，烦渴引饮证候。

燥火伤肺胃，喘逆呕吐，吐则气急，呕少难出，口唇干燥，烦渴引饮。《症因脉治》卷二

用法： 门冬、知母，水煎服。《症因脉治》卷二

0430 桑椹、夏枯草药对方

方书： 桑椹 + 夏枯草 = 文武膏《洞天奥旨》卷十五

功效： 滋肾平肝，泻火消瘰。

主治： 肝肾阴亏，瘰疬累累证候。

瘰疬。《洞天奥旨》卷十五

用法： 桑椹（黑者）二升（以布袋绞取汁）、夏枯草十斤（取汁），上药于银石器中熬成膏子。每服二匙，白汤化下，一日三次，一月即愈。《洞天奥旨》卷十五

（四）益火破水药对方（火衰水凝证候）

0431 附子、鹿茸药对方

方书： 鹿茸 + 附子 = 茸附汤《济生续方》；鹿茸补漏丸《外科证治全书》卷三；补漏丹《外科大成》卷四

功效： 益火破湿。

主治： 火衰湿凝证候。

精血俱虚，荣卫耗损，潮热自汗，怔忡惊悸，肢体倦乏，但是一切虚弱之证，皆宜服之。《济生续方》

心胸有孔久不愈，及胃痛、井疽、肝痈、心瘘。《外科大成》卷四

虚寒腰痛。《本草纲目》

用法： 鹿茸（去毛，酒蒸）一两，附子（炮，去皮脐）一两，分作四服，水二盏，生姜十片，煎至八分，去滓，食前温服。《济生续方》

鹿茸（去毛，酥炙）、大附子（炮，去皮脐）各等份，上为末，加盐少许，煮枣肉为丸，如梧桐子大。每服三十丸，空心黄酒送下。《外科大成》卷四

用鹿茸（去毛，酥炙微黄）、附子（炮，去皮脐）各二两，盐花三分，共为末，加枣肉和丸，如梧子大。每服三十丸，空心服，温酒送下。《本草纲目》

按语： 鹿茸温柔补阳之主帅，附子燥烈祛阴之猛将。二味合用，既能补火祛寒，又能祛阴燥湿。凡虚寒兼阴湿者最为适宜。若寒而不湿者，恐附子之燥烈有耗精涸水之弊矣！而历来将附子作补火之品，视同鹿茸，此千古之误也。

阳盛则热炽火亢，易为今人所知；阴盛则湿滞水凝，却为古人所掩。盖因《内经》所云"阳虚则寒"之理，反被《内经》所云"阴盛则寒"之理所蛊惑。此正是"胜亦萧何，败亦萧何"也。何以言之？当知寒热本为阳之虚实言，燥湿本为阴之虚实言。阴之于阳，又有此消彼长的关系。故热与燥、寒与湿，又是互为因果关系。寒为阳虚火衰，阳虚火衰则阴盛水凝。故寒能致湿，反之，湿亦能致寒。虽然寒与湿互为因果，但寒是阳虚，湿是阴盛，标本虚实必须分明。若说阳虚则寒为虚寒，阴盛则寒为实寒。而阳虚与阴盛本互为因果关系，而虚寒与实寒则不然。正由于虚寒与实寒不存在因果关系，故乌附姜椒吴萸之类的刚燥药物是治虚寒药或是治实寒药也就含混不清了。实质上都不是，它们只是祛阴湿之药，同连芩栀柏胆草之类的清阳热之药正相对应，皆为泻药，而非补药。湿滞水凝成冰冻者（即湿胜则阳微者），必以破湿通阳而消寒，非待补火壮阳而消寒。盖火暖者缓，湿破者速。亦譬如破冰者速，拾柴者缓。附子辛烈刚燥正具破湿凝之力，故取效速；鹿茸温柔补火而祛沉寒，故取效缓。所谓王道无近功是也。湿滞水凝于周身，则体重如山，百脉酸楚，痹痛不堪，非乌附直破阴湿则不除；湿滞水凝于上焦，则首蒙如裹，眩晕胸闷，泛痰清稀，非藿朴芳香胜湿则不散；湿滞水凝于中焦，则口吐清水，心腹冷痛，水声辘辘，非姜椒吴萸燥湿则不化；湿滞水凝于下焦，则飧泻下痢，尿崩癃淋，带下白浊，非苓泽车前利湿则不干。总之，祛湿药的药性以刚燥为主，兼有偏寒偏热。清热药的药性以寒凉为主，兼有偏燥偏润。补火药的药性以温热为主，兼有偏燥偏润。滋水药的药性以润腻为主，兼有偏凉偏温。如今造成药物不分寒热润燥四性，而只说成寒热二性。如说石斛二冬是寒（泻）药，不说它是润（补）药；说雄黄乌附是热（补）药，不说它是燥（泻）药。

0432 附子、鹿角药对方

方书： 鹿角 + 附子 = 鹿角散《太平圣惠方》卷九十四；神仙修真丹《朱氏集验方》卷八

功效： 益火破湿。

令人少睡，补益气力。《太平圣惠方》卷九十四

益精补髓，壮筋骨，明眼目，补暖脏气，去一切风。《朱氏集验方》卷八

主治：火衰湿滞证候。

精气不足。《太平圣惠方》卷九十四

用法：鹿角屑十两、附子一两（去皮脐，生用），上为细散。每服二钱，以温酒调下，一日三次。《太平圣惠方》卷九十四

鹿角霜十两、附子五两（炮），上为细末，以鹿角胶半升熬化为丸，如梧桐子大。每服三十丸，空心温酒或炒茴香汤送下。《朱氏集验方》卷八

按语：本药对方类同前方，但鹿角暖火不及鹿茸。

附方：附子、麋角药对方

方书：麋角 + 附子 = 麋角丸《鸡峰普济方》卷七

主治：使人丁壮不老，房室不劳损，气力颜色不衰者。《孙真人千金方》

真元亏耗，营卫劳伤，精液不固，大便不调，食少乏力。《鸡峰普济方》卷七

用法：取麋角刮之为末，十两，用生附子一枚，合之服方寸匕，日三服，大良。《孙真人千金方》

生麋角（镑为屑）十两、附子一两，上为细末，酒煮面糊为丸，如梧桐子大。每服三十丸至四十丸，空心米饮送下。《鸡峰普济方》卷七

0433 鹿茸、阳起石药对方

方书：鹿茸 + 阳起石 = 阳起石丸《济生续方》

功效：益火破湿。

主治：火衰湿滞证候。

冲任不交，虚寒之极，崩中不止，变生他证。《济生续方》

用法：阳起石（火煅红，别研，令极细）二两，鹿茸（去毛，醋炙）一两。共为细末，醋煎艾汁，打糯米糊为丸，如梧桐子大，每服百丸，空心食前米饮送下。《济生续方》

按语：鹿茸乃血肉有情之品，善补肾阳、益精血、充脑髓而壮精神；阳起石则为矿石无灵之物，古称有壮阳、起痿、暖宫作用，而用治阳痿不举、宫冷不孕。但近年有学者提出阳起石不宜入药，理由是阳起石为石棉类矿石，而石棉是致癌活性最强的物质之一。尽管煅至红透，终不失石棉本性。无论外用或内服，均被人体吸收，故致癌之弊毋庸置疑。其实远在宋《本草衍义》中，于阳起石条下指出"凡石药冷热皆有毒，正宜斟酌"。此情形类同雄黄乌附之辈，皆具燥烈破湿之性，非补药也。

0434 附子、菟丝子药对方

方书：菟丝子 + 附子 = 菟丝子丸《扁鹊心书·神方》

功效：益火破湿。

主治：火衰湿滞证候。

补肾气，壮阳道，助精神，轻腰脚。《扁鹊心书·神方》

用法：菟丝子一斤（酒煮，捣成饼，焙干）、附子（制）四两，上为末，酒糊为丸，如梧桐子大。每服五十丸，酒送下。《扁鹊心书·神方》

0435 补骨脂、胡芦巴药对方

方书：补骨脂＋胡芦巴＝胡芦巴丸《沈氏尊生书》、《杨氏家藏方》卷四

功效：益火破湿。

主治：火衰湿滞之腰腿痛。

寒湿。《沈氏尊生书》

一切寒温脚气，腿膝疼痛，行步无力。《杨氏家藏方》卷四

用法：胡芦巴（酒浸一宿焙）、破故纸各四两。共研细末。以木瓜切顶去瓤，安药在内。令满签合。蒸烂捣丸。每服七十丸，空腹时温酒送下。《沈氏尊生书》

胡芦巴（浸一宿）四两、破故纸四两（炒香）。上为细末。用大木瓜一个，切顶去瓤，填药在内，满为度。复用顶盖之，用竹签签定，蒸熟取出，烂研，同前未填药末搜和为丸，如梧桐子大。每服五十丸，空心、食前温酒送下。《杨氏家藏方》卷四

按语：补骨脂益火助气而消寒，胡芦巴破湿展气而止痛。合用则能治寒湿腰腿痛。

0436 巴戟天、胡芦巴药对方

方书：巴戟天＋胡芦巴＝胡芦巴丸《普济方》卷二四七引《鲍氏方》

功效：益火破湿。

主治：寒湿疝气。

大人、小儿小肠气、盘肠气，偏坠阴肿，小肠有形如卵，上下痛不可忍，或绞结绕脐，呕吐闷乱。《普济方》卷二四七引《鲍氏方》

用法：胡芦巴一斤、大巴戟六两，上同炒为末，酒糊为丸，如梧桐子大。每服十五丸，空心酒盐汤送下。《普济方》卷二四七引《鲍氏方》

按语：巴戟天温补命火而祛寒、胡芦巴祛除阴湿而展气，合用则治寒湿疝气。

0437 巴戟天、半夏药对方

方书：巴戟天＋半夏＝天半神丹《辨证录》

功效：益火燥湿。

主治：火衰痰盛之痫证。

癫痫。《辨证录》

用法：巴戟天三两、半夏三钱，水煎服。一剂即止癫，十剂不再发。《辨证录》

按语：癫痫多因痰湿作祟，湿胜则阳微，日久必阳微火衰。本药对方以巴戟天温补命火培其根，以半夏燥湿化痰杜其源。但"一剂即止癫，十剂不再发"，此话似有癫狂矣。

0438 巴戟天、川椒药对方

方书：巴戟天＋川椒＝补益椒红丸《圣济总录》卷九十二

功效：益火破湿。

主治：火衰湿滞之淋浊证候。

虚劳下元不足，小便白浊。《圣济总录》卷九十二

用法：蜀椒（去目并闭口，炒出汗取红）、巴戟天（去心）各等份，上二味捣罗为末，醋、面为丸，如梧桐子大，每服十五丸，加至二十丸，空心温酒或盐汤下。《圣济总录》卷九十二

按语：《本草备要》谓巴戟天"补肾益精，治五劳七伤"。《本草纲目》谓蜀椒"入右肾补火，治阳衰溲数足弱"。前书论补无误，后书议补有错。盖蜀椒非补药，其治阳衰是因破阴湿而助阳，因果关系不可倒置。历代医书类此逻辑错误，开卷皆是。故医理岂能不改革乎！巴戟天温补命火，蜀椒祛除湿浊。合用则适于火衰湿滞所致的虚劳下元不足，小便白浊诸症。

0439 高良姜、肉桂药对方

方书：肉桂＋高良姜＝姜桂饮《仁斋直指方》卷六

功效：益火破湿。

主治：寒湿腹痛。

心腹刺痛。《仁斋直指方》卷六

用法：良姜、辣桂各等份，上为末。每服二钱，米汤乘热调下。《仁斋直指方》卷六

按语：肉桂益火以祛寒、良姜破湿以止痛，故合用以治寒湿腹痛。

附方：高良姜、桂枝药对方

方书：桂枝＋高良姜＝高良姜汤《外台》卷六引《广济方》

主治：霍乱吐利，转筋欲入腹。《外台》卷六引《广济方》

用法：高良姜四两、桂心四两，上切，以水七升，煮取二升，去滓，分三服，如人行四五里一服。忌生冷，生葱。《外台》卷六引《广济方》

0440 茯苓、肉桂药对方

方书：肉桂＋茯苓＝桂苓丸《太平惠民和剂局方》卷二；桂苓散《普济方》卷一四七引《保生回车论》

桂枝＋茯苓＝桂苓饮《张氏医通》

功效：益火利湿。

大解暑毒。《太平惠民和剂局方》卷二

主治：火衰水凝证候。

水饮停留胸腹，短气眩晕，面足浮肿，小便不利；冒暑渴饮冷水，心腹胀满，眩晕呕吐；肾气上逆，水泛为痰，逆冲膈上。《太平惠民和剂局方》卷二

水饮不消，停留胸腹，短气上喘，头眩心忪，面目壅肿，心胸注闷，不思粥食，两胁胀满，小便不利，腰腿沉重，足胫浮肿，遍身黄色，时复自汗。《鸡峰普济方》

肾气上逆，水泛为痰，逆冲膈上。《张氏医通》

冒暑大渴，饮水过多伏冷，心腹胀满，见食欲呕，头眩，小便赤少，大便滑泻。《御药院方》

伤寒。《普济方》卷一四七引《保生回车论》

用法：肉桂（去粗皮，不见火）、茯苓（去粗皮）各等份，上为细末，炼蜜为丸，每两作八丸。每服一丸，用新汲水或热水嚼下，化下亦得。《太平惠民和剂局方》卷二

用肉桂（去粗皮，不见火）、茯苓（去皮）等份，为细末，炼蜜丸龙眼大。每新汲水化服一丸。《丸散膏丹》

茯苓二两（锉）、桂一分，上为细末。每服二钱，粥饮调下，一日二三次，不拘时候。每服药后，饮沸汤，或粥饮一盏或半盏为佳。《普济方》卷一四七引《保生回车论》

桂枝一两，茯苓二两。为细末，炼蜜为丸。每服二钱，日三次。《张氏医通》

茯苓一斤、桂心一斤，上为末，炼蜜为丸，如鸡子黄许大。一服三丸，每日一次，用酒送下。（方名王乔轻身方）《千金翼》卷十二

按语：本药对方当以肉桂合茯苓为正方。用桂枝、桂心合茯苓者，皆非补火祛湿之补泻兼施药对方，乃纯是祛除阴湿之泻方。因肉桂药性温润，有温阳补火作用；而桂枝、桂心药性燥热，仅是燥湿而已。故凡火衰水凝证候，必当肉桂合茯苓；若仅是水凝湿滞证候，则桂枝、桂心合茯苓可也。今并于本药对方但应区别之。

刘河间《伤寒直格论方》桂苓甘露饮则由本药对方同寒水石、石膏药对方（0083），甘草、滑石药对方（0073 附方），白术、泽泻药对方（0555），茯苓、猪苓药对方（0201）等"逻辑加"而成。"治中暑受湿，引饮过多，头痛烦渴，湿热便秘"。《成方切用》

附方：①半夏、肉桂药对方

方书：肉桂＋半夏＝未名方《肘后方》

主治：霍乱腹胀。《肘后方》

用法：半夏、桂等份，为末。水服方寸匕。《肘后方》

②半夏、桂心汤药对方

方书：桂心＋半夏＝桂心半夏汤《普济方》卷二〇三

主治：霍乱转筋。《普济方》卷二〇三

用法：桂心一两、半夏一两（汤浸七遍，去滑），上为末。每服一钱，煎生姜酒调下。如人行十里再服。《普济方》卷二〇三

（五）滋水燥湿药对方（燥湿错杂证候）

0441 苍术、熟地黄药对方

方书：苍术＋熟地黄＝合德丸《普济方》

功效：滋水燥湿，明目。

主治：脾湿肾燥证候。

目昏目燥，坐起生花。《普济方》

用法：苍术（米泔浸制）四两，熟地黄（焙）二两，为细末，酒糊为丸，如梧桐子大。每服三五十丸，温酒或米汤下，食前，日三服。《普济方》

按语：脾恶湿、肾恶燥，而本药对方中苍术燥太阴脾湿有余、熟地黄滋少阴肾水不足，二味合用则能燥脾湿而不伤肾，滋肾燥而不碍脾。湿去则脾健运而能摄血，水足则肾作强而血得养。经云：目得血而能视，故目昏目燥皆去矣。

本药对方若合生姜、五味子药对方（0537），则为《保命集》黑地黄丸。主治脾肾不足，房室虚损，形瘦无力，面色青黄，肠红久痔诸症。验之临床，以此治湿胜血虚久痔甚妙。

0442 苍术、首乌药对方

方书：苍术＋首乌＝苍术丸《普济方》卷二七九

功效：滋水润肤，燥湿解毒。

主治：水虚湿毒证候。

疥癣。《普济方》卷二七九

用法：苍术（米泔浸，去皮）、何首乌各半斤，上为细末，酒糊为丸，如梧桐子大。每服六七十丸，空心酒送下。《普济方》卷二七九

按语：整体水枯则肌肤失养，局部湿毒则皮肉受腐。故其治必滋水润肤，燥湿解毒。本药对方苍术燥湿健脾，首乌滋肾解毒，合用能治皮肤病疥癣。

0443 苍术、枸杞子药对方

方书：苍术＋枸杞子＝枸杞还童丸《普济方》卷二一八引《德生堂方》

功效：滋肾燥脾，补肝明目。

主治：脾湿肾燥，水不涵木。

肝肾俱冷，眼目昏花，饮食少进。《普济方》卷二一八引《德生堂方》

用法：茅山苍术一斤（四两酒浸，四两米泔浸，四两盐水浸，四两醋浸，各浸几日，将苍术和合作一处，自初伏一日为始，早晨朝东晒，日午南晒，至晚西晒，夜则露天明放，至伏尽日收起不晒，如遇天阴下雨，收藏至晴明日再晒）、西枸杞子一斤（晒干，另研细用），上为末，和匀，酒糊为丸，如梧桐子大。每服五七十丸，空心枣盐汤或酒送下，或米饮汤下亦可。《普济方》卷二一八引《德生堂方》

0444 苍术、桑椹药对方

方书： 苍术＋桑椹＝桑椹膏《慎斋遗书》卷七

功效： 滋水燥湿，滋肾燥脾。

主治： 脾湿肾燥证候。

骨蒸。《慎斋遗书》卷七

用法： 桑椹不拘多少（取汁）、苍术。取桑椹汁，入苍术共熬，去滓成膏。肾气虚，加枸杞子四两（研末）；肺气虚，加人参一两。《慎斋遗书》卷七

0445 苍术、脂麻药对方

方书： 苍术＋脂麻＝许学士神术散《医方集解》

功效： 滋水燥湿，滋肾燥脾。

主治： 脾湿肾燥证候。

脾肾不足。《孙氏集效方》

水饮结成澼囊。《医方集解》

用法： 苍术（去皮）五斤，为末，米泔水漂，澄取底用。脂麻二升半（去壳研烂）绢袋滤去渣，澄浆拌术，暴干。每服三钱，米汤或酒空心调服。《孙氏集效方》

苍术一斤、脂麻五钱研酱，枣五十枚，取肉捣丸。《医方集解》

按语： 苍术燥湿健脾、脂麻润燥滋肾，凡脾虚湿滞、肾虚水枯之证，二味合用最宜。本药对方合苍术、大枣药对方（以下附方），即为《普济本事方》神术丸。其方：苍术一斤、脂麻五钱研酱，枣五十枚，取肉捣丸。（《医方集解》）

附： 苍术、红枣药对方

方书： 苍术＋红枣＝灵芝丸《奇效良方》；苍术丸《类证治裁》

功效： 添补精髓，通利耳目。《奇效良方》

主治： 脾肾气虚。《奇效良方》

饮癖，呕酸嘈杂，心悬如饥。《类证治裁》

用法： 苍术一斤，米泔水浸，春、夏五日，秋、冬七日，逐日换水，竹刀刮

皮切晒，石臼为末，枣肉蒸和丸梧子大。每服三五十丸，枣汤空心服。《奇效良方》

按语：《普济方》卷二二六的正元丹是以苍术、北枣、黄精三味各一斤为方。声称"开三焦，破积聚，消五谷，益子精，祛冷除风，令阳气入脑，补益极多"。

0446 草乌、首乌药对方

方书：草乌 + 首乌 = 大效小风丹《普济方》卷一一六引《卫生家宝》

功效：滋水润络，破湿通痹。

主治：水枯络燥，湿凝筋痹。

一切风疾。《普济方》卷一一六引《卫生家宝》

用法：草乌头（去皮尖）、何首乌（以好酒同浸两宿，取出净洗）各等份，上为细末，酒糊为丸，如梧桐子大。每服七丸，食后茶、酒任下。《普济方》卷一一六引《卫生家宝》

按语：所谓四肢风疾，无非筋脉失养所致。而本药对方草乌破湿，湿破气通而痛自止；首乌滋水，水充络润而筋自柔。

附方：蜂蜜、乌头药对方

方书：乌头 + 蜂蜜 = 大乌头煎《金匮要略》

主治：寒疝绕脐痛，若发则白汗出，手足厥冷，其脉沉紧者，大乌头煎主之。《金匮要略》

用法：乌头大者五枚（熬去皮，不㕮咀），以水三升，煮取一升，去滓，纳蜜二升，煎令水气尽，取二升，强人服七合，弱人服五合。不差，明日更服，不可一日再服。《金匮要略》

0447 牵牛子、天冬药对方

方书：天冬 + 牵牛子 = 黑丸子《杨氏家藏方》卷五

功效：滋水逐湿。

主治：上燥下湿。

胸膈痞塞，心腹坚胀，气积气块，及大小便不通。《杨氏家藏方》卷五

用法：黑牵牛、天门冬（去心）各等份，上为末，滴水为丸，如梧桐子大。每服五十丸，食后温熟水送下。《杨氏家藏方》卷五

按语：上焦枯燥，下焦湿滞证候。

附方：茯苓、天冬药对方

方书：天冬 + 茯苓 = 未名方《圣化经》

功效：耐寒。《杨氏家藏方》卷五

用法：以天门冬、茯苓等份为末。日服方寸匕。《杨氏家藏方》卷五

0448 大枣、附子药对方

方书：附子＋大枣＝枣附丸《普济方》卷二二六引《太平惠民和剂局方》

功效：润燥兼施。

资血气，进饮食。《普济方》引《太平惠民和剂局方》

益脾壮气。《普济方》引《十便良方》

主治：脾燥肠湿证候。

诸虚不足，脏腑不调。《普济方》卷二二六引《太平惠民和剂局方》

脾气虚弱，大肠冷滑，脏腑泄泻，米谷不化，饮食短气。《普济方》引《十便良方》

用法：大附子三个、晋枣一百个，上用晋枣五十个，煮附子至五分软，去皮脐，别用晋枣五十个，再煮附子软，切片，焙干，捣为细末，以枣肉为丸，如梧桐子大。每服二三十丸，空心米饮送下。《普济方》卷二二六引《太平惠民和剂局方》

按语：附子性刚燥能直祛肠腑之水凝湿滞，大枣性润腻而大滋脾脏之阴精不足，二味相配，润燥合德。既防附子因燥烈而有焦头烂额之弊，又制大枣因腻滞而有呆胃断粮之危。

附方：大枣、生姜药对方

方书：生姜＋大枣＝未名方《太平圣惠方》《本草纲目》

功效：调和胃气。《本草纲目》

主治：脾燥胃湿证候。

用法：以干枣去核，缓火烤燥为末，加少量生姜末，白汤点服。调和胃气甚良。《本草纲目》

按语：本药对方若合大枣、甘草药对方（0013），便构成完整的药鼎网方。因甘草、生姜也是药对方（0540附方）。

0449 茯苓、麦冬药对方

方书：麦冬＋茯苓＝麦冬茯苓汤《辨证录》卷九

功效：滋水利湿，滋肺利水。

主治：上源枯燥，下流不利证候。

肺气干燥，小便不出，中满作胀，口中甚渴。《辨证录》卷九

用法：麦冬三两、茯苓五钱，水煎服。《辨证录》卷九

按语：麦冬生津滋上源、茯苓利湿引下流。

附方：甘遂、天花粉药对方

方书：天花粉＋甘遂＝玉井散《儒门事亲》卷十二

主治：水气。《儒门事亲》卷十二

水肿。《普济方》

用法：栝楼根二两、甘遂一两（制），上为细末。以麝香汤调下三钱，临卧服。《儒门事亲》卷十二

0450 茯苓、玉竹药对方
方书：玉竹 + 茯苓 = 葳蕤汤《证因方论集要》卷二
功效：滋水利湿。
主治：湿温阴虚证候。
湿温伤人，久久不已，发热身痛。《证因方论集要》卷二
用法：葳蕤一两、茯苓三钱。（葳蕤即玉竹。用法原缺，当为水煎服。）《证因方论集要》卷二

（六）益火清热药对方（寒热错杂证候）

0451 黄连、肉桂药对方
方书：肉桂 + 黄连 = 交泰丸《验方》；金锁散《全幼心鉴》；桂连丸《普济方》卷三九七
功效：益火清热，清心暖肾。
主治：肾寒心热证候。
心肾不交，怔忡不寐。《韩氏医通》卷下
小儿久痢赤白。《全幼心鉴》
小儿下痢赤白，腹痛不可食。《普济方》卷三九七
用法：川黄连五钱、肉桂心五分，上为末，炼蜜为丸。空心淡盐汤送下。《韩氏医通》卷下
川连一两、桂心一钱，二味为末，炼蜜为丸。空腹时淡盐汤送下，每服五分至一钱。《验方》
用桂（去皮，以姜汁炙紫）、黄连（以茱萸炒过）等份为末。紫苏木瓜煎汤服之。《全幼心鉴》
桂心、黄连各等份，上为末，面糊为丸，如小豆大。每服三十丸，米汤送下。《普济方》卷三九七
按语：唐以前古方所用之桂，多为桂枝。后来肉桂渐广用之，且渐渐得知肉桂性温润而主里，补火衰而祛寒。同桂枝性燥烈而主表，破湿凝而通阳有所区别。故后人在金匮肾气丸中桂枝渐以肉桂移之。本药对方理应用肉桂为正方，为补泻兼施、寒热并用之方。若用桂枝或桂心，则无补之力，纯为水火两泻之方了。可参第八章（医案）003 黄连合肉桂案。

0452 大黄、肉桂药对方
方书：肉桂 + 大黄 = 未名方《续名医类案》卷十八舌门

功效：补泻兼施，寒热并用。

主治：肾火衰弱，热毒炽盛证候。

腮肿，舌肿塞口，大便四五日不行，脉微细而数。《续名医类案》卷十八舌门

用法：酒蒸大黄五钱、肉桂一钱，水煎温服。《续名医类案》卷十八舌门

按语：可参第八章（医案）007 大黄合肉桂案。

0453 巴戟天、大黄药对方

方书：巴戟天 + 大黄 = 巴戟天丸《医方类聚》卷十；巴黄丸《杂病源流犀烛》卷二十九

功效：补泻兼施，寒热并用。

主治：肾火衰弱，热毒炽盛证候。

肾脏实热，风毒上攻，头面虚肿，下注脚膝沉重，行履艰难。《医方类聚》卷十引《简要济众方》

脚气由于酒毒危甚者。《杂病源流犀烛》卷二十九

用法：巴戟天一分（粳米同炒微黄，去心）、川大黄一两（锉碎，微炒），上为丸，炼蜜为丸，如梧桐子大。每服二十丸，腊茶送下，不拘时候，一日三次。以利为度。如未利，宜频服。《医方类聚》卷十引《简要济众方》

按语：可参第八章（医案）008 巴戟天合大黄案。

0454 地骨皮、鹿骨药对方

方书：鹿骨 + 地骨皮 = 枸杞根酿酒《外台秘要》卷十七引《延年秘录》

功效：益火清热。

除风，补益，悦泽人。《外台秘要》卷十七引《延年秘录》

主治：肾寒血热证候。

风冷虚劳。《外台秘要》卷十七引《延年秘录》

用法：枸杞根（切）一石五斗、鹿骨一具（炙，碎），上以水四石，煎取六斗，去滓澄清，曲一斗（须干好），糯米一石，炊，如常法造酒，酒熟，密封头，然后压取清酒服。《外台秘要》卷十七引《延年秘录》

附方：甘草、鹿角药对方

方书：鹿角 + 甘草 = 鹿角散《备急千金要方》

主治：妇人乳疮。

妇人乳生疮，头汁出，疼痛欲死，不可忍。《孙真人千金方》

妇人乳痈或疮，久不愈，出脓疼痛不可忍。《备急千金要方》

用法：鹿角三分、甘草一分（炙），上二味杵罗令细，和矣鸡子黄，于铜器中置于温处。

炙上敷之，日再即愈，神验不传。《孙真人千金方》

鹿角二两、甘草五钱，上药研末过筛。用鸡子黄加温，调敷患处，日三次。
《备急千金要方》

0455 车前子、菟丝子药对方

方书： 菟丝子＋车前子＝驻景丸《医方类聚》卷一四五

功效： 益火利水，清热明目。

主治： 肾气虚寒，兼有湿热。

小便淋涩。《普济方》

肝肾俱虚，眼昏黑花，或生障翳，迎风流泪。《医方类聚》卷一四五

用法： 车前子（焙）、菟丝子，上为末，炼蜜为丸。食后服之。《医方类聚》卷
一四五引《千金月令》

按语： 苏颂曰："驻景丸用车前、菟丝二物，蜜丸食下服，古今以为奇方
也。"《太平惠民和剂局方》驻景丸则多熟地黄一味。或视为本药对方合熟地黄、
菟丝子药对方（0417）。《证治准绳》驻景丸则为本药对方合地黄、枸杞子药对
方（0419）。

0456 菟丝子、玄参药对方

方书： 菟丝子＋玄参＝玄菟丸《痘疹仁端录》；玄菟丹《赤水玄珠》卷二十七；玄菟
煎《慈幼新书》；卢氏元菟丹《痧疹辑要》

功效： 益火清热，解毒稀痘。

稀痘。《赤水玄珠》卷二十七

预服稀痘。《慈幼新书》

主治： 肾气虚寒，兼有热毒证候。

痘疹。《赤水玄珠》卷二十七

用法： 玄参（酒洗）五两、菟丝子（水淘净，酒煮，研烂为末），上为
末，俱不犯铁器，黑砂糖为丸，如弹子大。每日与儿服三丸，砂糖汤送下。《赤
水玄珠》卷二十七（方中菟丝子用量原缺。《简明医彀》玄参用四两，菟丝子用八两。）

菟丝子一斤（淘净，用无灰酒砂锅内煮一日，入石臼内捣成薄片，晒
干）、玄参斤半，上为末，和匀，入瓷罐收贮，常晒。每遇二十四节以砂糖
汤调下，量儿大小，或五分，或一钱二钱。如邻近出痘，即日日服之。《慈幼
新书》

按语： 菟丝子益火补气、黑玄参清热解毒，合用则补虚祛实，有解毒稀
痘之功。《三因方》（卷十）玄菟丹，《易简方》玄菟煎，同本药对方有异。
它是由菟丝子、五味子药对方（0042）合茯苓、石莲子药对方（0859）所
组成。

0457 菊花、菟丝子药对方

方书：菟丝子 + 菊花 = 菟丝子丸《圣济总录》卷一九八

功效：暖肾清肝，明目。

明目，进饮食，益精，壮下元。《圣济总录》卷一九八

主治：肾寒肝热之目疾证候。

用法：菟丝子一斤（酒浸三日，控干，捣细末）、甘菊花（捣细末）一斤，上药和令匀，炼蜜为丸，如梧桐子大。每服二十九至三十丸，前晨至晚后食前温酒送下。《圣济总录》卷一九八

0458 枸杞子、菊花药对方

方书：枸杞子 + 菊花 = 杞菊散《仙拈集》卷二；杞菊丸《集效良方》卷四

功效：暖肾清肝，明目。

主治：肾寒肝热之目疾证候。

久服青盲可以复明。《仙拈集》卷二

终身无目疾，兼不中风不生疔毒。《集效良方》卷四

用法：枸杞子三钱、菊花一钱，每早水煎服。《仙拈集》卷二

甘菊花一斤（味不苦者，酒浸）、枸杞子一斤（酒浸，焙），炼蜜为丸。每服四五钱。服之久久有效。《集效良方》卷四

0459 杜仲、生地黄药对方

方书：杜仲 + 生地黄 = 杜仲汤《圣济总录》卷八十一

功效：暖肾凉血，健腰脚。

主治：肾寒血热证候。

脚气缓弱肿疼。《圣济总录》卷八十一

用法：杜仲（去粗皮，微炙，为细末）三两、生地黄汁三合，先将杜仲末以水二盏，煎至一盏，去滓，入地黄汁三合，酒二合，再煎三五沸，温服，空腹、近晚各一服。《圣济总录》卷八十一

0460 杜仲、牡蛎药对方

方书：杜仲 + 牡蛎 = 杜仲散《医方类聚》卷五十四引《神巧万全方》

功效：益火温气，清热截疟。

主治：火衰畏寒，气怯多汗。

气虚盗汗。《备急千金要方》

疟疾寒热。《普济方》

病后体虚多汗。《医方类聚》卷五十四引《神巧万全方》

大病愈后，多虚汗及眼中流汗。《肘后方》

病后虚汗及目中流汗。《本草单方》（缪仲淳）

伤寒湿温，汗出遍体如水。《太平圣惠方》

伤寒后未平复合，阴阳相易，力劣汗出，及鼻衄头疼。《圣济总录》

用法：牡蛎粉、杜仲，上为末，每酒服方寸匕。《备急千金要方》

牡蛎粉、杜仲等份为末，蜜丸梧子大。每服五十丸，温水下。《普济方》

杜仲、牡蛎各等份，每服五匕，暮卧水调下，不止更作。《医方类聚》卷五十四引《神巧万全方》

杜仲、牡蛎等份为末，卧时水服五匕，不止更服。《肘后方》《本草单方》（缪仲淳）

二、血气动静兼治药对方

水火最能体现阴阳的消长关系，而血气却体现阴阳的互根关系。前人谓"气能生血，血能载气"；又谓"气行则血行，血至则气至"。故水火之治偏重在病性治疗，而血气之治偏重在病向治疗。血的病向特点主要是溢、凝；气的病向特点主要是逆、陷。而血气的病向同血气的虚实又密切相关，故在临床辨证上，分而言之，血之证候主要有血虚、血瘀、血衄；气之证候主要有气虚、气陷、气逆。相应地在治疗上，有养血、活血、止血、补气、升气、降气。若合而言之，则可以下表（表6-3-2）示意其中的各种关系：

表 6 - 3 - 2

养血					
养血活血	活血				
养血止血	活血止血	止血			
补气养血	补气活血	补气止血	补气		
升气养血	升气活血	升气止血	补气升气	升气	
降气养血	降气活血	降气止血	补气降气	平调升降	降气

由于某些药对方已在补法药对方中叙述，如补气养血药对方（适用于气血两虚证候）、升气养血药对方（适用于气陷血虚证候）已在养血燥章中叙述，故从略。又因着气病病向证候除逆、陷（升、降）外，尚有敛、散（闭、脱），故在以上十五种关系上又增加固通并用药对方（适用于敛散失常证候）。

（一）养血活血药对方（血枯兼瘀证候）

0461 白芍、茜草药对方

方书：白芍＋茜草＝活血散《外科启玄》卷十二

功效：养血活血。

主治：痘根窠红散而不附者。《外科启玄》卷十二

用法：白芍药一两、茜根五钱（酒洗），上咬咀，水酒煎服之。《外科启玄》卷十二

0462 白芍、紫草药对方

方书：白芍＋紫草＝活血散《明医杂著》卷六

功效：养血活血。

主治：痘疹已出未尽，烦躁不宁，肚腹疼痛。《明医杂著》卷六

用法：白芍药一两（酒炒）、紫草茸一钱半，上为末。每服一匙，糯米汤调下。《明医杂著》卷六

0463 当归、郁金药对方

方书：当归＋郁金＝郁金散《圣济总录》卷六十九

功效：养血活血。

主治：心脏积热，血脉壅盛，舌上血出。《圣济总录》卷六十九

用法：郁金一两、当归（切，焙）半两，上为散。每服一钱匕，以生姜、乌梅汤送下。《圣济总录》卷六十九

附方：琥珀、生地黄药对方

方书：琥珀＋生地黄＝无忧散《中藏经》

主治：产后发热。《中藏经》

用法：琥珀一两（研）、生地黄半斤（切），上将地黄于银器中，炒烟尽，令地上出火毒，为末，每一两，琥珀末二钱匀合，用童便与酒各半，调下一钱，一日三次。《中藏经》

0464 川芎、当归药对方

方书：当归＋川芎＝佛手散《普济本事方》；芎归汤《济生方》《普济方》；活血散《痘疹心法》卷二十二

功效：养血活血，祛瘀止痛，催生神妙。

主治：血证。

妇人妊孕五七月，因事筑磕著胎。或自死腹中，恶露下，疼痛不止，口噤欲绝。《普济本事方》

一切失血过多，眩晕不苏。《济生方》

伤胎去血多，崩中去血多，金疮去血多，拔齿去血多，昏晕欲倒者。《太平惠民和剂局方》

胎动下血，心腹绞痛，儿在腹死活未分，服此药，死即下，活即安。《经效产宝》

产后乳悬。（夏子益奇疾方）

妇人产后乳悬，两乳忽然伸长，细小如肠，向下垂坠，直过小腹下，痛不可忍，危在须臾；兼治产后恶露不下，腹痛；或下血太多，眩晕不能支持；或妊娠胎动，腹痛下血。《普济方》卷三四五《通真子秘方》

痘疮出得稠密，血弱，色不润泽而干者。《痘疹心法》卷二十二

胎动。《张文仲方》引《徐王效方》

妊娠腹痛不可忍；及子死腹中血气不清。《圣济总录》

产后血虚迷闷，眩晕耳鸣，不省人事，胸膈不快，恶心呕逆，血崩口噤，头痛发热，如伤寒证者。《卫生家宝产科备要》

伤胎，崩中，金疮，拔牙去血过多，昏晕欲倒者。《妇人大全良方》

诸疾气血虚羸，短气，腹中疼痛，面体少色，心忪惊悸，虚烦汗出，时发寒热，倦久无力。《普济方》

产后瘀血停积，阻碍新血，不得归经，恶露不绝，腹痛拒按。《医学心悟》

失血涌吐。因饱食用力，或因持重努伤脉络，并治跌仆堕打而伤脉络，令人大吐者。《本草纲目拾遗》

血虚眩晕。《医方集宜》

用法：当归六两（洗去芦，薄切，焙干），川芎四两（洗）。二味为末，每服二钱，水一小盏，煎令泣泣欲干，投酒一大盏，止一沸，去滓温服。口噤灌之。如人行五七里再进，不过二三服便生。《普济本事方》

川芎、当归各二斤，取川芎、当归各半斤，为粗末，放瓦器内加水浓煎，频频温服。余芎、归各一斤半，切作大块，放香炉内慢火烧，使烟出，用口鼻及病乳熏吸烟气。待一料药熏尽后，看病情如何，若未全愈或略缩减，再如前煎服及烧烟熏吸；若仍未完全复原者，用冷水磨蓖麻子一粒，涂头顶百会穴，片刻后洗去，亦可痊愈。《普济方》卷三四五《通真子秘方》

当归、川芎各等份，上为细末。每服一钱，红花汤调下。《痘疹心法》卷二十二

当归六分、芎藭四分，上切。以水四升，酒三升半，煮取三升，分三服。若胎死即出。血上心腹满者，如汤沃雪。《张文仲方》引《徐王效方》（见《外台》卷三十三，神验胎动方）

按语：《太平惠民和剂局方》四物汤是动静结合之方，本药对方为四物汤之半，为动方；另一半芍地是静方。

0465 当归、五灵脂药对方

方书：当归＋五灵脂＝二圣散《鸡峰普济方》卷十六

功效：养血活血。

主治：血虚夹瘀证候。

经血不止。《经效方》

妇人产后血上攻，迷闷不醒人事。《鸡峰普济方》卷十六

用法： 五灵脂炒烟尽，研。每服二钱，当归两片，酒一盏，煎六分，热服。三五度取效。《经效方》

当归、五灵脂各等份，上为细末。每服一二钱，以酒、童便各半盏调服，不拘时候。《鸡峰普济方》卷十六

附方： ①当归、桃仁药对方

方书： 当归 + 桃仁 = 当归桃仁汤《伤寒大白》卷二

主治： 蓄血。《伤寒大白》卷二

用法： 当归、桃仁。（用法原缺）《伤寒大白》卷二

②当归、红花药对方

方书： 当归 + 红花 = 当归红花汤《伤寒大白》卷二

主治： 蓄血。《伤寒大白》卷二

用法： 当归、红花。（用法原缺）《伤寒大白》卷二

（二）补气活血药对方（气虚血瘀证候）

0466 人参、三七药对方

方书： 人参 + 三七 = 胜金散《外科证治全生集》卷四

功效： 补气活血，止血。

主治： 吐衄。

吐衄。《青囊秘传》

溃烂并刀斧伤。《外科证治全生集》卷四

用法： 人参、三七（磨粉），米醋调涂，溃者干敷，立愈刀斧伤。《外科证治全生集》卷四（《青囊秘传》用法：调服。）

按语： 本药对方在这里虽作为外用，但临床常以二味同用于气虚血证。因人参补气摄血、三七化瘀止血，在大出血之际，不用人参急固，恐有血脱危倾；而大量离经之血，必有留瘀之弊。故配三七功善止血，又能化瘀生新。本药对方确具有止血不留瘀之特点。

0467 人参、苏木药对方

方书： 人参 + 苏木 = 二味参苏饮《太平圣惠方》《正体类要》；人参苏木汤《医方简义》卷六

功效： 补气活血。

主治： 产后败血。

产后血入于肺，面黑发喘欲死。《太平圣惠方》

产后败血冲肺，面赤呕逆，喘急欲死。《医方简义》卷六

产后瘀血入肺，咳嗽喘急。《景岳全书》

用法： 人参末一两、苏木二两，水二碗，煮一碗。《太平圣惠方》

人参二钱、苏木一钱五分，水煎，加陈酒二匙冲入。《医方简义》卷六

按语： 从本药对方的组成与主治来看，本药对方的证候当是肺气虚而血瘀滞证。这就提示肺瘀血证候的存在，弥补了肺脏辨证中的不足。至于前人说产后血入于肺，仅是以证求因而已，并非真正病因。

0468 黄芪、皂角刺药对方

方书： 黄芪＋皂角刺＝三能散《普济方》卷三四七引《十便良方》

功效： 补气活血。

主治： 奶痈。

奶痈。《普济方》卷三四七引《十便良方》

用法： 绵黄芪、皂角刺（烧存性）各一两，上为散。每服二钱，以酒调下。《普济方》卷三四七引《十便良方》

附方： 黄芪、茜草药对方

方书： 黄芪＋茜草＝蔼膏《圣济总录》卷一二九

主治： 甲疽。疮肿烂，生脚指甲边，赤肉出，时愈时发者。《外台》卷二十九

用法： 黄芪二两、蔼三两，上切，以苦酒浸一宿，以猪脂五合，微火上煎，取二合，绞去滓。涂疮上，一日二三次。其赤肉即消散。《外台》卷二十九

0469 黄芪、五灵脂药对方

方书： 黄芪＋五灵脂＝黄芪散《圣济总录》卷六十八

功效： 补气活血，止血。

主治： 血证。

血妄行入胃，吐血不止。《圣济总录》卷六十八

用法： 黄芪半两（细研）、五灵脂一两，上为散。每服二钱匕，新汲水调下，不拘时候。《圣济总录》卷六十八

0470 川芎、黄芪药对方

方书： 黄芪＋川芎＝川芎黄芪汤《普济方》卷三四二引《产宝》

功效： 补气活血，止痛。

主治： 伤胎腹痛。

胎动不安，腹痛，下黄汁。《妇人大全良方》

伤胎腹痛，下黄汁。《普济方》卷三四二引《产宝》

用法： 黄芪、川芎各一两，糯米一合，水一升，煎半升，分服。《妇人大全良方》

川芎、黄芪各等份，上锉。每服五钱，秫米（炒）一合，水煎服。《普济方》卷三四二引《产宝》

附方：白术、川芎药对方

方书：白术＋川芎＝芎术汤《御药院方》卷一

功效：清神爽志，祛风消蕴。《御药院方》卷一

主治：头目昏痛，鼻塞声重。《御药院方》卷一

用法：川芎二两半、白术二两七钱半，上为粗末。每服三钱，水一盏，加生姜五片，煎至七分，去滓稍热服。《御药院方》卷一

（三）养血止血药对方（血虚而衄证候）

0471 阿胶、蒲黄药对方

方书：阿胶＋蒲黄＝阿胶散《太平圣惠方》卷三十七；阿胶汤《圣济总录》卷六十九

功效：养血止血。

主治：血证。

大衄不止，口耳俱出。《太平圣惠方》卷三十七

舌上出血不止，及鼻久衄不止。《圣济总录》卷六十九

用法：用阿胶（炙）半两，蒲黄一两，每服二钱，水一盏，入生地黄汁一合，煎至六分，温服。《太平圣惠方》卷三十七

阿胶（炙燥）二两，蒲黄一两。为粗末，每服三钱匕，水一盏，入生地黄汁二合，煎七分，去渣服。《圣济总录》卷六十九

附方：当归、蒲黄药对方

方书：当归＋蒲黄＝蒲黄散《备急千金要方》《孙真人千金方》

主治：治腕折瘀血方。《备急千金要方》

治血，蒲黄散方。《孙真人千金方》

用法：蒲黄一升、当归二两。研为散，每服方寸匕，温酒调下。《备急千金要方》

蒲黄一升、当归二两，上二味为散，先食，酒服方寸匕，日三。《孙真人千金方》

0472 阿胶、白及药对方

方书：阿胶＋白及＝白胶汤《医醇賸义》卷三

功效：养血止血。

主治：咳血。

肺叶萎败，喘咳夹红者。《医醇賸义》卷三

用法：嫩白及四钱（研末）、陈阿胶二钱，冲汤调服。《医醇賸义》卷三

0473 阿胶、艾叶药对方

方书：阿胶＋艾叶＝胶艾汤《小品方》《产宝》；（良方）胶艾汤《景岳全书》；二

气丸《普济方》卷三二九

功效： 养血止血。

主治： 胎漏。

妊娠胎动。《小品方》《产宝》

妊娠顿仆，胎动不安，腰腹疼痛，或胎上抢，或去血腹痛。《景岳全书》

疗损动母去血，腹痛方。《晋唐名医方选》

胎漏。《普济方》卷三二九

用法： 阿胶（炒）一两，艾叶数茎，二味一水五升，煮取二升，分三服。《景岳全书》

阿胶一斤（炙），艾叶一两，上二味以水五升煮取二升半，分三服。《晋唐名医方选》

艾叶一两（醋浸一宿，煮干为度）、阿胶半两（锉，炒），上为细末，醋糊为丸，如梧桐子大。每服五十丸，空心粟米汤送下。《普济方》卷三二九

按语：《产宝》胶艾汤多葱白一味。

用法： 阿胶（炒）二两，熟艾叶二两，葱白一升，水四升煮一升半，分温两服。

附方： 艾叶、黄明胶药对方

方书： 黄明胶＋艾叶＝立效散《普济方》卷一九〇引《十便良方》

主治： 大衄。《普济方》卷一九〇引《十便良方》

用法： 熟艾一钱、牛皮胶一两（炙黄燥），上用豉汁七合，入药同煎至五合，去滓，不计时候，分两次温服。《普济方》卷一九〇引《十便良方》

0474 阿胶、血余药对方

方书： 阿胶＋血余＝血余丸《惠直堂方》卷二

功效： 养血止血。

主治： 血证。

便血并一切血症。《惠直堂方》卷二

用法： 血余八两、阿胶一斤（面炒成珠），上为末，炼蜜为丸，如梧桐子大。每服三十丸，清汤送下。《惠直堂方》卷二

0475 阿胶、蛤粉药对方

方书： 阿胶＋蛤粉＝未名方《经验方》

功效： 养血止血。

主治： 血证。

大人、小儿吐血；月水不调。《经验方》

用法： 用阿胶（炒）、蛤粉各一两，辰砂少许，为末。藕节捣汁，入蜜调

服。《经验方》

阿胶一钱，蛤粉炒成珠，研末，热酒服即安。一方入辰砂末半钱。《太平圣惠方》

0476 阿胶、白蔹药对方

方书： 阿胶 + 白蔹 = 白蔹汤《圣济总录》卷六十八

功效： 养血止血。

主治： 吐血。

吐血不止。《圣济总录》卷六十八

用法： 白蔹三两、阿胶二两（炙令燥），上为粗末，每服二钱匕，酒、水共一盏，加生地黄汁二合，同煎至七分，去滓温服。如无地黄汁，加生干地黄一分同煎亦得。《圣济总录》卷六十八

0477 阿胶、棕榈药对方

方书： 阿胶 + 棕榈 = 二陈摄本散《绛囊撮要》

功效： 养血止血。

主治： 血崩。

血崩不止。《绛囊撮要》

用法： 陈棕榈（烧存性）、陈阿胶各等份，上为末。每服三钱，酒送下。即止。《绛囊撮要》

0478 白芍、侧柏叶药对方

方书： 白芍 + 侧柏叶 = 柏叶汤《圣济总录》卷一五二

功效： 养血止血。

主治： 血崩。

妇人下血不止，脐下疞痛。《圣济总录》卷一五二

崩中下血不止，小腹痛。《妇人大全良方》

用法： 柏叶二两、芍药三分，上咬咀，如麻豆大。每服五钱匕，水一盏半，煎至八分，入酒半盏，再煎至一盏，去滓温服。《圣济总录》卷一五二

芍药一两半（炒黄）、侧柏叶六两（微炒），水一升，煎取六合，入酒五合，再煎取七合，空心分为二服。一方为细末，酒调二钱。《妇人大全良方》

（四）补气止血药对方（气虚血衄证候）

0479 侧柏叶、人参药对方

方书： 人参 + 侧柏叶 = 参柏饮《杏苑》卷五；柏叶散《普济方》卷一八八引《澹寮方》

功效： 补气止血。

主治：吐血下血。

血气妄行，势若涌泉，口鼻俱出，须臾不救。《杏苑》卷五

吐血下血，其证因内损，或因酒食劳损，或心肺脉破，血气妄行，血如涌泉，口鼻俱出，须臾不救。《普济方》卷一八八引《澹寮方》

用法：人参、侧柏叶各一两，上为细末。每服二钱，用飞罗面二钱和匀，用新汲水调如稀面糊服之。《杏苑》卷五

侧柏叶（蒸干）、人参各一两（焙干），上为细末。每服二钱，入飞罗面二钱，新汲水调如稀糊，啜服。《普济方》卷一八八引《澹寮方》

按语：古人云：血脱者益气，以气为血帅，补气以摄血故也。本药对方人参大补元气，佐以侧柏叶凉血止血，故能在须臾不救之际力挽生机。

0480 莲子心、人参药对方

方书：人参 + 莲子心 = 参莲散《圣济总录》卷七十

功效：补气止血。

主治：鼻衄不止。

鼻衄不止。《圣济总录》卷七十

用法：人参一钱、莲子心一分，上为散。每服一钱匕，新水调下。《圣济总录》卷七十

附方：人参、柳枝药对方

方书：人参 + 柳枝 = 未名方《本草纲目》

主治：鼻血不止。《本草纲目》

用法：用人参、嫩柳枝，等份为末。每服一钱，日服三次。无柳枝可用莲子心代。《本草纲目》

0481 人参、蜀葵花药对方

方书：人参 + 蜀葵花 = 人参散《圣济总录》卷九十

功效：补气止血。

主治：肺痿吐血。

肺痿吐血。《圣济总录》卷九十

用法：人参半两、黄蜀葵花一两，上为散。每服一钱匕，食后糯米饮调下。《圣济总录》卷九十

0482 黄芪、卷柏药对方

方书：黄芪 + 卷柏 = 卷柏丸《证治准绳》；卷柏散《世医得效方》卷七

功效：补气止血。

主治：脏毒下血。

脏毒下血。《证治准绳》、《世医得效方》卷七

　　用法：卷柏（取枝焙干）、黄芪各等份，研为细末，每服二钱。空腹时米饮调下。《证治准绳》

　　卷柏（生土石墙上，高四五寸，根黄如丝，茎细，上有黄点子，只以柏枝晒干用）、黄芪各等份，上为末。每服二钱，米饮调下。《世医得效方》卷七

　　黄芪、卷柏等份为末，米饮每服二钱。蜀人甚神此方。《本草纲目》

0483 黄芪、紫背浮萍药对方

　　方书：黄芪＋紫背浮萍＝未名方《圣济总录》

　　功效：补气止血。

　　主治：吐血不止。

　　吐血不止。《圣济总录》

　　用法：黄芪（炙）二钱半，紫背浮萍（焙）五钱，为末。每服一钱，姜、蜜水调下。《圣济总录》

　　附方：龟甲、紫背浮萍药对方

　　方书：紫背浮萍＋龟甲＝败龟散《普济方》卷三五七

　　主治：妇人产后肠出不收。《普济方》卷三五七

　　用法：紫浮萍草（阴干）半两、败龟半两（醋炙酥），上为末。每服二钱，空心温酒或汤调下，甚者不过数服。《普济方》卷三五七

0484 侧柏叶、沙参药对方

　　方书：沙参＋侧柏叶＝参柏糊《医学入门》卷七

　　功效：补气止血。

　　主治：衄血。

　　男妇九窍血如涌泉。《医学入门》卷七

　　用法：沙参、侧柏叶各一钱半，上为末，入飞罗面三钱，水调如糊啜服。《医学入门》卷七

0485 白术、槐花药对方

　　方书：白术＋槐花＝槐术散《幼科金针》卷下

　　功效：补气止血。

　　主治：痢血。

　　休息痢。《幼科金针》卷下

　　用法：白於术一两（米泔水浸一宿，陈壁土炒焦）、槐角米四两（炒），上为末。白痢，淡姜汤调服；赤痢，红砂糖调服。《幼科金针》卷下

0486 秋石、山药药对方

方书: 山药＋秋石＝秋石丹《洪氏集验方》卷四

功效: 补气止血。

主治: 吐血。

男子妇人虚劳瘦。《洪氏集验方》卷四

用法: 秋石一两、干山药一两,为末,别以酒调山药为糊,如梧桐子大。又以干山药为衣。每服二十丸。温酒米饮任下。《洪氏集验方》卷四

(五) 活血止血药对方 (血瘀而衄证候)

0487 荷叶、藕节药对方

方书: 荷叶＋藕节＝双荷散《太平圣惠方》

功效: 活血止血。

主治: 吐血。

卒暴吐血。《太平圣惠方》

用法: 用藕节、荷蒂各七个,以蜜少许擂烂,用水二钟,煎八分,去滓,温服。或为末丸服亦可。《太平圣惠方》

附方: 川芎、藕节药对方

方书: 川芎＋藕节＝未名方《普济方》

主治: 鼻渊脑泻。《普济方》

用法: 藕节、川芎焙研,为末。每服二钱,米饮下。《普济方》

0488 荷叶、蒲黄药对方

方书: 荷叶＋蒲黄＝恩袍散《卫生宝鉴》

功效: 活血止血。

主治: 吐血。

吐血咯血。《圣济总录》

咯血、吐血、唾血,以及烦躁等症。《卫生宝鉴》

用法: 用败荷叶、蒲黄各一两,为末。每服二钱,麦门冬汤下。又方:干荷叶、生蒲黄等份,为末。每服三钱,桑白皮煎汤调下。《圣济总录》

0489 蒲黄、郁金药对方

方书: 郁金＋蒲黄＝蒲黄散《圣济总录》卷九十六

功效: 活血止血。

主治: 溺血。

膀胱热,小便血不止。《圣济总录》卷九十六

用法: 蒲黄(微炒)二两、郁金(锉)三两,上为散。每服一钱匕,空心、

晚食前粟米饮调下。《圣济总录》卷九十六

按语：郁金、蒲黄药性皆凉，故能清热。然郁金活血之中能行气，蒲黄散瘀之中能止血。二药相须为用，故能清膀胱郁热，散血中瘀滞，从而止小便出血。

附方：①附子、蒲黄药对方

方书：附子＋蒲黄＝蒲黄散《普济方》卷三一二

主治：从高堕下有瘀血。

用法：蒲黄八两、附子一两，上为末。每服方寸匕，酒调下，每日三次。不知增之，以意消息。《备急千金要方》卷二十五

按语：蒲黄活血止血、附子通十二经，配入活血剂中增活血祛瘀之力。

②马勃、蒲黄药对方

方书：马勃＋蒲黄＝蒲黄散《鬼遗方》卷二

主治：金疮内瘘。

用法：马勃一两、蒲黄二两，上为散。每服一钱匕，温酒调下，每日五次，夜再二服。《鬼遗方》

按语：马勃、蒲黄二味药向皆为收涩。然马勃兼能解毒，蒲黄且可行血。合用则活血敛疮生肌，为治金疮内瘘之良剂。

0490 槐花、郁金药对方

方书：郁金＋槐花＝郁金散《杂病源流犀烛》卷十七；金黄散《寿世保元》卷四

功效：活血止血。

主治：尿血。

溺血。《杂病源流犀烛》卷十七

尿血。《寿世保元》卷四

用法：郁金、槐花各一两，上药为末，每服二钱，淡豉汤下。《杂病源流犀烛》卷十七

槐花（净，炒）、郁金（湿纸包，火煨）各一两，上为细末，每服二钱，淡豆豉汤送下。《寿世保元》卷四

附方：百草霜、槐花药对方

方书：槐花＋百草霜＝二神散《景岳全书》

主治：男妇吐血，或血崩下血。《景岳全书》

血崩。《良朋汇集》

用法：陈槐花二两炒焦，百草霜五钱，为细末。每服三钱，茅根煎汤调下。治下血宜空心服之；舌上忽然肿破出血，宜此掺之。《景岳全书》

陈槐花一两、百草霜半两，上为末，每服三至四钱，温酒调下。若昏愦不省人事，则烧红秤锤淬酒下。《良朋汇集》卷六

0491 地榆、卷柏药对方

方书：卷柏＋地榆＝地榆汤《百一选方》卷十四；地榆散《沈氏尊生书》

功效：活血止血。

主治：便血。

下血远年不愈。《百一选方》卷十四

肠风。《沈氏尊生书》

用法：地榆（焙干，锉）、卷柏（不去根）各等份。每用一两，水一碗，以砂瓶子煮数十沸，通口服，不拘时候。《百一选方》卷十四

地榆、卷柏各五钱，盛砂瓶中，清水煮十余沸，温服。《沈氏尊生书》

（六）补气养血药对方（气血两虚证候）

详见养血燥药对方。

（七）升气活血药对方（气陷血瘀证候）

0492 牡丹皮、防风药对方

方书：防风＋牡丹皮＝牡丹皮散《济生方》卷四；防风散《普济方》卷二四七

功效：升气活血。

主治：㿗疝偏坠、气胀不能动者。《备急千金要方》

小儿㿗卵偏坠。《济生方》卷四

用法：防风（去节）、牡丹皮（去木），共为细末，每服二钱，温酒调服。如不饮酒，盐汤点服亦可。《济生方》卷四

附方：当归、防风药对方

方书：防风＋当归＝防风当归丸《医钞类编》卷十七

主治：肝经有风，血得风而流散不归经，以致妊娠下血。《医钞类编》卷十七

用法：防风、当归（去尾）各等份，上药为丸。每服一钱，白汤送下。《医钞类编》卷十七

0493 荆芥、桃仁药对方

方书：荆芥＋桃仁＝荆芥散《保命集》卷下、《济阴纲目》

功效：升气活血。

主治：产后血眩风虚，精神昏冒。《保命集》卷下

产后风虚血晕，精神昏昧。《济阴纲目》

用法：荆芥穗一两三钱，桃仁五钱（去皮尖），炒为末，水服三钱。若喘加杏仁去皮尖炒，甘草炒，各三钱。《保命集》卷下

荆芥一两三钱，桃仁（研）五钱，上为细末，温水调下三钱。微喘加杏仁炒，甘草各三钱。《济阴纲目》

0494 川芎、羌活药对方

方书：羌活＋川芎＝二圣散《妇人大全良方》《产乳备要》；芎活散《医学入门》卷八；芎活汤《济阴纲目》卷九

功效：升气活血。

胎前安胎；产后逐恶血、下胞衣。《医学入门》卷八

主治：产后恶血不尽。

产后恶血不尽、胎衣不下。《妇人大全良方》《产乳备要》

子痫。《济阴纲目》卷九

孕妇风痉，脉浮细涩者。《医略六书》

妊娠风痉，子痫。《医学入门》卷八

用法：川芎、羌活二味等份，为细末。每服二大钱，水七分盏，酒少许，煎七沸，温服。《妇人大全良方》

羌活、川芎各等份，上为细末。每服二大钱，酒少许，水七分，煎七沸，调服。《产乳备要》

川芎、羌活各等份，水煎，入酒少许，温服。《医学入门》卷八

按语：欲降先升，此乃升降法中之反治法。羌活、川芎皆有升散之功，川芎更能活血祛瘀。故合用于产后恶血不尽、胎衣不下，甚宜。《素问病机气宜保命集》羌活散是本药对方加细辛，用治伤寒头痛恶风。《素问病机气宜保命集》大芎黄汤是本药对方合大黄、黄芩药对方（0110）。主治破伤风，脏腑秘，小便赤，自汗不止者。

0495 川芎、蔓荆子药对方

方书：蔓荆子＋川芎＝芎荆散《石室秘录》卷四

功效：升气活血，止痛。

主治：头痛。

头痛。《太平圣惠方》卷三十三

用法：川芎五钱、蔓荆子二钱，水煎服。《太平圣惠方》卷三十三

附方：茶叶、川芎药对方

方书：川芎＋茶叶＝未名方《濒湖集简方》

主治：风热头痛。《濒湖集简方》

用法：川芎为末，腊茶调服二钱，甚捷。曾有妇人产后头痛，一服即愈。《濒湖集简方》

0496 茶叶、乳香药对方

方书：茶叶＋乳香＝应痛丸《袖珍》卷二引《瑞竹堂方》

功效： 升气活血，止痛。

主治： 心气痛。

心气痛不可忍。《袖珍》卷二引《瑞竹堂方》

用法： 好茶末四两（拣）、乳香二两，为细末，用腊月兔血为丸，如鸡头子大。每服一丸，温醋送下，不拘时候。《袖珍》卷二引《瑞竹堂方》

按语： 茶叶升清降浊，乳香活血止痛。气陷血瘀之心气痛尤宜。古来心气痛的概念模糊，有指心下胃脘痛，有指真心气痛。据现代药理分析，茶叶能强心利尿，降脂抗菌。再结合乳香的镇痛作用，故不论哪类心气痛，均有显效。

附方： 白芷、茶叶药对方

方书： 茶叶 + 白芷 = 神效散《普济方》卷四十六引《卫生宝鉴》

主治： 头风。《普济方》卷四十六引《卫生宝鉴》

用法： 江茶二两、香白芷半两，上为细末，水调膏子，摊在盏内，用巴豆十四个，捶碎，逐个烧烟熏尽为度，阴干为末。每服一大钱，加薄荷七叶，白梅一个，水一盏，煎至六分，临发时服。五七服立效。《普济方》卷四十六引《卫生宝鉴》

（八）升气养血药对方（气陷血虚证候）

详见养血燥药对方。

（九）升气止血药对方（气陷血衄证候）

0497 防风、蒲黄药对方

方书： 防风 + 蒲黄 = 未名方《经验后方》

功效： 升气止血。

主治： 妇人崩中。

妇人崩中。《经验后方》

用法： 防风、蒲黄等份，每服一钱，以面糊酒调下。《经验后方》

按语： 妇人崩中，如风暴骤至。故古人谓风邪所致。其实风即气之流动而已。人身气机升降突然失司，血气下陷，犹如风至。而本药对方中防风能升气举陷，缓肝之急；蒲黄则凉血敛血，止塞其流。故肝经郁热之血崩最为适应。

0498 葛根、小蓟药对方

方书： 葛根 + 小蓟 = 生葛散《济生续方》

功效： 升气止血。

主治： 鼻衄。

鼻衄不止。《济生续方》

用法： 生葛根、小蓟根二味洗净，捣取汁，每服一盏，烫温服，不拘时候。《济生续方》

按语：葛根升阳明之经气，小蓟止诸经之出血，二味合用故能上达至鼻而止衄。

0499 葛根、茅花药对方

方书：葛根＋茅花＝茅葛汤《嵩崖尊生》卷八

功效：升气止血。

主治：鼻衄。

鼻血，饮酒过多者。《嵩崖尊生》卷八

用法：茅花三钱、干葛三钱。水煎服。《嵩崖尊生》卷八

按语：茅草根及花均为凉血止血良品。配葛根升气止血；配沉香降气止血。第八章（医案）中有 028 白茅根合沉香案。

附方：①葛根、茅根药对方

方书：葛根＋茅根＝（小品）茅根汤《外台秘要》；茅葛汤《杂病源流犀烛》

主治：温病有热，饮水暴冷哕者。《外台秘要》卷四引《小品方》

用法：茅根、葛根各（切）半升，上二味，以水四升，煮取二升。稍温饮之，哕止则停。《外台秘要》卷四引《小品方》

②葛花、小豆花药对方

方书：葛花＋小豆花＝葛花散《御药院方》卷八；双花散《东医宝鉴·杂病》卷四

主治：饮酒不醉，醉亦不伤人。《肘后方》卷七

用法：葛花、小豆花，上为散。每服二三匕。《肘后方》卷七（《御药院方》卷八用量：葛花、小豆花各一两。）

0500 槐花、荆芥药对方

方书：荆芥＋槐花＝（良方）荆槐散《景岳全书》、《仁斋直指方》卷二十一

功效：升气止血。

主治：血证。

大便下血。《简便方》

牙宣出血，疼痛不止。《景岳全书》

牙宣出血，或痛。《仁斋直指方》卷二十一

用法：用荆芥二两，槐花一两，同炒紫为末。每服三钱，清茶送下。《简便方》

荆芥穗、槐花等份为末，擦牙患处。《景岳全书》

槐花、荆芥穗各等份，上为末。擦牙；另煎点服。《仁斋直指方》卷二十一

（十）降气止血药对方（气逆血衄证候）

0501 代赭石、旋覆花药对方

方书：旋覆花＋代赭石＝代赭石散《年氏集验良方》卷一；旋覆代赭汤《证治汇补》

卷五

功效：降气止血，止呕。

主治：肝逆所致的呕吐或吐血。

一切呕吐不止。《年氏集验良方》卷一

用法：旋覆花不拘多少，代赭石（为细末）一钱。调服。《年氏集验良方》卷一

旋覆花三钱、代赭石一钱（研），用旋覆花煎调赭石末服。《证治汇补》卷五

按语：本药对方为仲景旋覆代赭汤之内核方也。

附方：①代赭石、冬瓜仁药对方

方书：代赭石 + 冬瓜仁 = 未名方《本草纲目》

主治：慢惊风（昔有小儿泻后眼上，三日不乳，目黄如金，气将绝）。

用法：用水飞代赭石末，每服半钱，冬瓜仁煎汤调下，果愈。《本草纲目》

②代赭石、牛膝药对方

方书：代赭石 + 牛膝 = 未名方《医学衷中参西录》

主治：牙疼久不愈。

用法：怀牛膝、生赭石各一两，煎服。《医学衷中参西录》

按语：见第八章（医案）120 牛膝合代赭石案。

0502 代赭石、香附药对方

方书：香附 + 代赭石 = 玉芝散《朱氏集验方》卷十

功效：降气止血。

主治：血崩。

血崩。《朱氏集验方》卷十

用法：香附子（半生半炒）、代赭石，上为末。用酒调下。大瘕崩者煎服。《朱氏集验方》卷十

按语：《本经》言代赭石治"女子赤沃漏下"，但《本经》不言香附治崩漏，而后人多用之。故有香附益气之说。而薛立斋力辟之："诚非血虚崩漏所宜，亦以气郁血瘀淋漓不止者，此能疏之，瘀血去而新血自生矣。此所谓益气而止血也。要之，止血之功居多，而逐血之功居少；破气之功居多，而益气之功居少。女子大抵气多血少，用之消气止血为最耳。"（明·薛己《本草约言》）

0503 香附、棕榈皮药对方

方书：香附 + 棕榈皮 = 立应散《济阴纲目》

功效：降气止血。

主治：妇人血海崩败，又治肠风下血。《济阴纲目》

用法：香附三两（一半生一半炒）、棕榈皮一两（烧存性），上为细末。每

服五钱，酒与童便各半盏，煎七分，温服无时。如肠风，不用童便。《济阴纲目》

按语：气药香附之止血，犹如泻药巴豆之止泻，诚难以常理解之。盖所谓双向调节也。中药之奥妙，每多如此。药对之奥秘，不可甚解。故古人之经验不得不尊重矣。

0504 槐花、枳壳药对方

方书：枳壳＋槐花＝净固丸《儒门事亲》卷十五

功效：降气止血。

主治：痔漏便血。

痔漏，下血痒痛。《儒门事亲》卷十五

用法：槐花（炒）、枳壳（去瓤）各一两，上药共为细末，醋糊为丸，如梧桐子大。每服二十丸，空心、食前米饮汤送下。十服见效。《儒门事亲》卷十五

按语：本药对方合黄连、枳壳药对方（0607），为《活人心统》枳连散。主治痢疾，里急后重，赤白相杂。

（十一）降气活血药对方（气逆血瘀证候）

0505 沉香、乳香药对方

方书：沉香＋乳香＝乳香膏《育婴秘诀》卷二

功效：降气活血。

主治：气逆血瘀证候。

内钓似痫，此肝病受寒气所致。腹痛多啼，唇黑囊肿，伛偻反张，眼内有红筋斑黑。《育婴秘诀》卷二

用法：乳香五分、沉香一钱，上为极细末，蜜为丸，如梧桐子大。每服二丸，用石菖蒲、钩藤煎汤送下。《育婴秘诀》卷二

按语：以方测证，内钓似痫当是气逆血瘀所致，因病向上逆，眼内有红筋斑黑。故当降气活血，以沉香降逆气、乳香祛瘀血。更有石菖蒲、钩藤药对方作药引，以石菖蒲开窍安神、钩藤平肝止痉，方臻完善。

0506 乳香、枳壳药对方

方书：枳壳＋乳香＝神寝丸《妇人大全良方》卷十六引施少卿方

功效：降气活血。

主治：气逆血瘀证候。

产难。妇人临产月服之，令胎滑易生，极有效验。《妇人大全良方》卷十六引施少卿方

用法：通明乳香半两（别研），枳壳一两，上为细末，炼蜜为丸，如梧桐子大。每服三十丸，空心时温酒吞下，一日二次。怀孕九个月以后，临入月时方可

服。《妇人大全良方》卷十六引施少卿方

按语：古人有临产月服易产方之习俗，是因限于历史条件，妇产手术未能发展。如今大可不必。此处载录是师其降气活血之法，而不泥其主治。临证治病贵在理法方药，所谓异病同治、同病异治，妙在辨证立法用方也。

0507 川芎、枳壳药对方

方书：枳壳 + 川芎 = 芎枳丸《普济方》

功效：降气活血。

主治：气逆血瘀证候。

痘疹入眼。《普济方》

劳风，强上瞑视，肺热上壅，唾稠，喉中不利，头目昏眩。《黄帝素问宣明论方》

用法：川芎、枳壳各等份，炼蜜为丸，每服二钱，日三次，茶汤送下。《普济方》

川芎、枳壳（麸炒去瓤）各等份，炼蜜为丸，如桐子大，每服十丸，温水送下，食后日三服。《黄帝素问宣明论方》卷一

按语：本药对方证候，乃气血失调，气逆血瘀所致。本药对方能降气活血，枳壳走气分而下降，川芎入血分而上升。二味合用则气不逆、血不瘀，气血升降正常，则病自愈。

0508 皂角刺、枳实药对方

方书：枳实 + 皂角刺 = 枳实丸《圣济总录》卷一四二

功效：降气活血。

主治：肠痔下血。《圣济总录》卷一四二

用法：枳实五两（去瓤，麸炒，捣为末，炼蜜和丸，如弹子大）、皂荚刺（烧存性，为末）三两，上每用药一丸，皂荚末一钱半，以水一盏，同煎至七分，加麝香少许，放温服下。《圣济总录》卷一四二

按语：皂角刺能活血消肿，枳实能下气引行至肠痔。个中妙趣在气为血帅也。

（十二）降气养血药对方（气逆血虚证候）

0509 白芍、枳实药对方

方书：枳实 + 白芍 = 枳实芍药散《金匮要略》；枳实汤《圣济总录》卷一八二；枳实散《普济方》卷三五二

功效：降气养血。

主治：产后腹痛。

产后腹痛，烦满不得卧。《金匮要略》

小儿风疹，皮肤肿。《圣济总录》卷一八二

产后虚烦不得眠。《医心方》卷二十三引《肘后方》

用法：枳实（烧令黑，勿太过）、芍药等份，杵为散，服方寸匕，日三服，并主痈脓，以麦粥下之。《金匮要略》

枳实（去瓤，炒黄）两片、芍药一分，上为粗末。每服一钱匕，用水半盏，煎至三分，去滓，加清酒半合，更煎三五沸，分温二服，空心、午间、晚后各一服。《圣济总录》卷一八二

枳实、芍药各等份（并炙），上为末。每服方寸匕，一日三次。《医心方》卷二十三引《肘后方》

按语：本药对方加羚羊角，即为《备急千金要方》卷第三妇人方中治产后下血不尽，烦闷腹痛方。羚羊角（烧成炭刮取三两）、芍药（二两熬令黄）、枳实（一两细切熬令黄）。上三味治下筛，煮水作汤，服方寸匕，日再夜一，稍加至二匕。

0510 生地黄、枳壳药对方

方书：枳壳＋生地黄＝未名方《中藏经》

功效：降气养血。

主治：血崩。

妇人血崩。《中藏经》

用法：枳壳一钱（面炒）、生地二钱（烧醋淬十四次），上为末。醋汤调下一钱匕，连三服效。《中藏经》

按语：古人谓枳壳有瘦胎、滑胎、易产作用，可见枳壳能下调胞宫之气滞；本草称生地黄有养血、凉血、止血功能，可知生地黄最宜于血虚血热之血证。妇人血崩，凡属气滞血虚兼热者尤宜。

0511 阿胶、枳壳药对方

方书：枳壳＋阿胶＝阿胶枳壳丸《妇人大全良方》

功效：降气养血。

主治：血燥气滞证候。

产后虚赢，大便秘涩。《妇人大全良方》

用法：阿胶、枳壳等份为末，炼蜜丸如梧桐子大，别研滑石末为衣。温水下二十丸。半日以来，未通再服。《妇人大全良方》

按语：本药对方降气养血用于产后便秘，以产后血虚，无水则舟停，故以阿胶养血增水，枳壳下气通肠，合用则增水行舟。而不浪用硝黄攻泻，使产后虚赢更虚也。

0512 阿胶、沉香药对方

方书： 沉香 + 阿胶 = 阿胶散《扁鹊心书·神方》

功效： 降气养血。

主治： 气逆咳血。

肺虚咳嗽咯血。《扁鹊心书·神方》

用法： 牙香三两（炒）、阿胶一两（蛤粉炒成珠），上为末。每服三钱，姜汤下，一日三次。《扁鹊心书·神方》（注：牙香者，沉香也。）

附方： 菖蒲、当归药对方

方书： 当归 + 菖蒲 = 双仙散《女科指掌》；双俱散、活血饮子《朱氏集验方》

主治： 产后劳伤，肾气损动，胞络虚而风冷外袭，血滞经络，腰痛，或恶露断绝，腰中重痛，下注两股，痛如锥刺。《女科指掌》

产后腰痛。《朱氏集验方》

妇人血气冲心。《朱氏集验方》

用法： 当归、石菖蒲各等份，上为末。每服二钱，温酒调下。猪、羊肾作羹食亦好。《女科指掌》

石菖蒲一两、当归半两，上为末。每服三钱，空心热酒调下。《朱氏集验方》

（十三）补气升气药对方（气虚而陷证候）

0513 人参、升麻药对方

方书： 人参 + 升麻 = 人参升麻汤《妇科玉尺》卷二

功效： 补气升气。

主治： 气虚不升证候。

妊娠气虚转胞。《妇科玉尺》卷二

用法： 人参、升麻各二钱，二味水煎服。《妇科玉尺》卷二

按语： 人参补气、升麻升提，合用故能治气虚转胞。

0514 葛根、人参药对方

方书： 人参 + 葛根 = 人参煎《圣济总录》卷五十八

功效： 补气升气，升津止渴。

主治： 气虚不升证候。

消渴引饮。《圣济总录》卷五十八

用法： 人参一两、葛根（锉）二两，上为末。每发时，须得烀猪汤一升已来，入药末三钱匕，又入蜜二两，都一处于铫子内，慢火熬之，至三合已来，似稠黑饧，便取出，贮于新瓷器内。每夜饭后取一匙头，含化咽津。重者不过三服。《圣济总录》卷五十八

按语： 人参大补元气、生津止渴；葛根鼓舞胃气、升津止渴。一生一升，津

液充口，消渴自愈。故《仁斋直指方》玉泉丸和《万病回春》玉泉丸内皆有此二味，可见玉泉丸之美称若无本药对方则差矣。本药对方也可视作补气解表方，同景岳归葛饮当归、葛根药对方（0683）养血解表相映成趣。

0515 葛根、黄芪药对方

方书：黄芪＋葛根＝黄芪葛根汤《证治汇补》卷三

功效：补气升气。

主治：气虚内陷证候。

酒郁，内热恶寒。《证治汇补》卷三

气虚人伤酒恶寒，脉微者。《医略六书》

用法：黄芪一两、葛根五钱，水煎服。大汗而愈。《证治汇补》卷三

按语：黄芪补气托表，葛根升津解肌。合用还能益气解表，同景岳归葛饮当归、葛根药对方（0683）养血解表正相对应。

0516 黄芪、桔梗药对方

方书：黄芪＋桔梗＝六一汤《痘学真传》卷七

功效：补气升气。

主治：气虚内陷证候。

凡痘起胀迟缓，皮薄浆清者。《痘学真传》卷七

用法：黄芪六钱、桔梗一钱，水煎服。《痘学真传》卷七

按语：凡痘起胀迟缓，皮薄浆清者，每为气虚而陷。黄芪补气举陷、桔梗升气排脓，合用于本证甚宜。

0517 荷叶、黄芪药对方

方书：黄芪＋荷叶＝调胃散《圣济总录》卷六十八

功效：补气升气，活血止血。

主治：气虚失摄证候。

吐血不止。《圣济总录》卷六十八

用法：紫背荷叶（焙）半两、黄芪（锉）一分，上为细散。每服一钱匕，生姜、蜜水调下，不拘时候。《圣济总录》卷六十八

（十四）补气降气药对方（气虚而逆证候）

0518 丁香、人参药对方

方书：人参＋丁香＝参香散《圣济总录》卷四十五；丁香散《太平圣惠方》卷八十四

功效：补气降气，止呕。

主治：气虚失降证候。

脾胃气虚弱，呕吐不下食。《圣济总录》卷四十五

小儿霍乱，不欲饮食。《太平圣惠方》卷八十四

用法：人参、丁香各等份，上为散。每服二钱，空心热米饮调下。《圣济总录》卷四十五

丁香一分、人参半两（去芦头），上为细散。每服一钱，以水一小盏，煎至五分，去滓温服，不拘时候。《太平圣惠方》卷八十四

附方：丁香、甘草药对方

方书：丁香＋甘草＝丁香汤《卫生家宝汤方》

功效：温胃化痰养气快膈。《卫生家宝汤方》

主治：原书缺。

用法：丁香皮半两（不见火锉）、甘草七钱（炙锉），上为末，每服一钱，入盐沸汤点服。《卫生家宝汤方》

0519 沉香、人参药对方

方书：人参＋沉香＝香参散《风劳臌膈四大证治》

功效：补气降气。

主治：气虚失降证候。

脾虚胀满，小便癃闭。《风劳臌膈四大证治》

用法：人参一两、沉香二钱五分，新瓦上焙，为细末。每服四钱，水煎服。《风劳臌膈四大证治》

0520 人参、枳壳药对方

方书：人参＋枳壳＝人参枳壳散《圣济总录》卷一六三

功效：补气降气，下食。

主治：气虚失降证候。

产后恶心不下食。《圣济总录》卷一六三

用法：人参半两、枳壳（去瓤，麸炒）一分，上药再以陈米二合，纸上炒熟，捣罗为细散。每服二钱匕，温水调下。《圣济总录》卷一六三

0521 黄芪、枳壳药对方

方书：黄芪＋枳壳＝枳壳汤《朱氏集验方》卷六

功效：补气降气，摄血。

主治：气虚失降证候，气虚失摄证候。

远年近日肠风下血。《朱氏集验方》卷六

用法：枳壳半斤（麸炒，去瓤）、绵黄芪半斤（洗），上为末。每服二钱，常汤调下，不拘时候。《朱氏集验方》卷六

按语：黄芪补气而升，枳壳破气而降，合用则能治肠风下血，此血病治气之妙也。《世医得效方》更以本药对方加威灵仙，炼蜜为丸，名曰"威灵仙丸"。专治老人气衰，津液枯燥，大便秘结症。可供临床一助。据现代经验，二味重用至一两以上，皆能升提，用治内脏下垂证候。

0522 黄芪、橘皮药对方

方书：黄芪＋橘皮＝陈黄汤《赤水玄珠》卷十五

功效：补气降气，通便。

主治：气虚失降证候。

老人气虚，大便秘塞。《太平惠民和剂局方》

老人大便秘结。《赤水玄珠》卷十五

用法：绵黄芪、陈皮（去白）各半两，为末。每服三钱，用大麻子一合，研烂，以水滤浆，煎至乳起，入白蜜一匙，再煎沸，调药空心服，甚者不过二服。此药不冷不热，常服无秘塞之患，其效如神。《太平惠民和剂局方》

黄芪、陈皮各五钱，上为末。每服三钱，用火麻仁一合（研烂），以水投，取汁一钟，滤去滓，于银石器中煎，候有乳花起，即加白蜜一大匙，再煎令滚，调药末，空心服。《赤水玄珠》卷十五

按语：黄芪补气升气，橘皮行气降气。凡肠腑气虚不能下降，大便秘结者，最宜。

附方：人参、橘皮药对方

方书：人参＋橘皮＝参橘丸《全生指迷方》；参橘煎《症因脉治》；降胃汤《产孕集》

主治：若心下似硬，按之即无，常觉膨胀，多食则吐，气引前后，噫气不除。由思虑过多，气不以时而行，则气结。又曰：思则心有所存，神有所归，正气留而不行，其脉涩滞，谓之结气。参橘丸主之。《全生指迷方》

气虚喘逆，短气，腹胀。《症因脉治》

津亏或误发汗，阳泄于外，胃气不降，便秘不通。《产孕集》卷下

心下结气。凡心下硬，按之则无，常觉膨满，多食则吐，气引前后，噫呃不除。由思虑过多，气不以时而行则结滞，谓之气结。《太平圣惠方》

房后困倦。（赵永庵方）

用法：橘皮四两（洗），人参一两，为细末，炼蜜和丸如梧桐子大，米饮下三十丸，食前服。《全生指迷方》

人参一两，橘皮（去白）四两，为末。炼蜜为丸梧子大，每米饮下五六十丸。《太平圣惠方》

人参、陈皮各一钱，作一服。《产孕集》卷下

人参七钱、陈皮一钱，水一盏半，煎八分。（赵永庵方）

（十五）升降平调药对方（升降失调证候）

0523 桔梗、枳壳药对方

方书： 桔梗 + 枳壳 = 桔梗枳壳汤《类证活人书》卷十八；枳桔汤《医宗必读》卷五；枳壳汤《苏沈良方》卷三

功效： 升降平调。

主治： 痞证。

伤寒痞气，胸满欲绝。《类证活人书》卷十八、《苏沈良方》卷三

痞证胸满不痛。《医宗必读》卷五

用法： 桔梗、枳壳（麸炒，去瓤）各一两，上药锉碎。以水煎去滓，分二服。《类证活人书》卷十八

桔梗、枳壳各三钱，水煎，热服。《医宗必读》卷五

桔梗、枳壳（炙，去瓤）各一两，上锉，如麻豆大。用水一升半，煎减半，去滓，分两次服。《苏沈良方》卷三

按语： 桔梗升气，枳壳下气，二味合用能协调升降气机。故对痞证胸满尤取特效。易老评定治痞证有高低之分，胸中痞用桔梗枳壳汤；心下痞用枳实白术汤。此乃药对方之妙也。仲圣之下，唯易老深知堂奥矣。

《丹溪心法》桔梗枳壳汤比本药对方多甘草一味，即本药对方合桔梗、甘草药对方（0870）。亦可视为是桔梗、甘草药对方（0870）合枳壳、甘草药对方（0213 附方）。用治小儿痘疹，胸腹胀满。

0524 防风、枳壳药对方

方书： 防风 + 枳壳 = 防风如神散《妇人大全良方》

功效： 升降平调。

主治： 气荡血乱证候。

妇人风虚，大便后时时下血，宜服防风如神散。《妇人大全良方》

用法： 防风、枳壳等份，为细末，每服三钱，水一盏，煎至七分，去滓空心服。《妇人大全良方》

按语： 气动即为风，气和即风止，故风气本为一也。在本药对方中防风升气，枳壳下气。升降适度则肠腑之气得和，络血得宁，故便血自止。

本药对方合黄芪、防风药对方，即是《普济方》三奇散。可治痢后，里急后重。

附方： 荆芥、枳壳药对方

方书： 荆芥 + 枳壳 = 荆芥散《圣济总录》卷一四三

主治： 肠风。《圣济总录》卷一四三

脱肛。《普济方》

用法： 荆芥（去茎）、枳壳（去瓤，麸炒）各一两，上为末，拌匀。每服二

钱匕，入腊茶末一钱，以热汤点服，不拘时候。《圣济总录》卷一四三

0525 川芎、大黄药对方

方书：川芎 + 大黄 = 芎黄丸《杨氏家藏方》；应钟散《家塾方》

功效：升降平调。

主治：瘀热上冲证候。

风热壅盛，头昏目赤，大便艰难。《杨氏家藏方》

诸上冲转变不治。结毒瘤疾。《家塾方》

用法：川芎、大黄（用无灰酒煮）各二两。为细末，炼蜜为丸，梧桐子大。每服二十丸，食后温水送下。《杨氏家藏方》

大黄二两、川芎六两，为末。每服六分，酒或汤送下。不治，稍加一钱，以至下为度。若有结毒瘤疾者，每夕临卧服之。《家塾方》

按语：李时珍说川芎"此药上行，专治头脑诸疾，故有芎劳之名"；《本经》谓大黄"下瘀血，荡涤肠胃，推陈致新"，故二味合用能升降气机。

本药对方合大黄、牵牛子药对方（0294），便是《卫生家宝汤方》芎黄散。用治血灌瞳仁及睛疼。由此可见病向治疗在血气疾病上的重要意义。

附方：茶叶、大黄药对方

方书：茶叶 + 大黄 = 未名方《丹溪纂要》

主治：湿热眩晕不可当者。《丹溪纂要》

用法：酒炒大黄为末，茶清服二钱，急则治其标也。《丹溪纂要》

按语：大黄泻火而降浊，茶叶利水而升清。湿热去而清浊分，升降调则眩晕愈。故凡湿热互阻中焦，清阳不升，浊阴不降，以致头晕目眩，或痛不可当，本药对方有奇功矣。本药对方验之临床，对蛛网膜下腔出血等脑血管外疾病收效卓著。笔者用法传自温州已故名医章肖峰先生：生大黄一两酒炒三次，后加茶叶一撮，同煎二次，分二服。服后能降低颅内压。继以再辨证论治。

0526 大黄、葛根药对方

方书：葛根 + 大黄 = 濡脏散《圣济总录》卷一六六

功效：升降平调。

主治：产后二便不通。

治产后大小便不通六七日，腹中有燥屎，寒热烦闷，气短，汗出，腹满。《圣济总录》卷一六六

用法：生葛根五两（切，无生者，用干葛二两）、大黄半两（锉，炒），粗捣筛。每服三钱匕，水一盏，煎至七分，去滓温服，以利为度。《圣济总录》卷一六六

按语：本药对方是入阳明专剂，葛根升阳明之津液，大黄降阳明之瘀浊。产后津亏瘀结，诸症迭出，在所难免。本药对方能濡脏升降，调理气机。

0527 藿香、香附药对方

方书：藿香＋香附＝升降六一汤《内经拾遗》；六一汤《魏氏家藏方》卷二；升降气六一汤《普济方》卷一八二引《经效济世方》；二和散《鸡峰普济方》卷三十；二和汤《证治准绳·幼科》

功效：升降平调。

主治：气郁证候。

一切气病。《魏氏家藏方》卷二

气郁于中，瘿肿颈痛，胸满腹胀，名曰厥逆。《内经拾遗》卷二

心胃气痞，饮食不进，凡伤寒阴阳不分者。《鸡峰普济方》卷三十

疮疹，并伤寒冷热不和，阴阳痞气，气不升降。《奇效良方》

用法：香附子五两（炒，去毛）、藿香叶一两（去土），上为细末。百肺汤点服，不拘时候。《魏氏家藏方》卷二

藿香一两，香附（炒）五两，为末，每以白汤点服一钱。《普济方》卷一八二引《经效济世方》

藿香叶、香附子（去皮）各等份，上为粗末。每服一钱，水二盏，同煎至六分，去滓温服，不拘时候。《鸡峰普济方》卷三十

按语：本药对方以香通气，故于气郁尤宜。藿香药向升而降，香附药向降而升。合用则升降气机，故名升降六一汤。

附方：藿香、猪胆汁方

方书：藿香＋猪胆汁＝奇授藿香汤《外科正宗》

主治：鼻渊。

0528 桔梗、牵牛子药对方

方书：桔梗＋牵牛子＝桔梗丸《素问病机气宜保命集》

功效：升降平调。

主治：血灌瞳神。

血灌瞳神。《素问病机气宜保命集》

用法：桔梗一斤、牵牛头末二两，为细末，炼蜜丸如桐子大，每服四五十丸至一百丸，食前，温下，日二次。《素问病机气宜保命集》

按语：病灶在目，牵牛子虽能逐瘀浊于下，但非赖桔梗上行于目，则劳而无功。故合用能祛除目中瘀浊，使血灌瞳神获效。

0529 车前子、升麻药对方

方书：升麻＋车前子＝麻前饮《仙拈集》卷二

功效：升降平调。

主治： 癃闭。

大小便闭。《仙拈集》卷二

用法： 升麻、车前子（炒）各二钱，以黄酒二钟，煎八分服。《仙拈集》卷二

按语： 升麻升清，车前子降浊。合用则清浊自分，二便自调。

0530 大黄、荆芥药对方

方书： 荆芥 + 大黄 = 倒换散《普济方》；荆芥散《圣济总录》卷九十七；荆黄汤《医方大成》卷七引《太平惠民和剂局方》

功效： 升降平调。

主治： 二便不利。

癃闭不通，小腹急痛，无问久新。《普济方》

大便不通。《圣济总录》卷九十七

风热结滞，或生疮疖；风热上壅，脏腑实热，咽喉肿痛，大便秘结。《医方大成》卷七引《太平惠民和剂局方》

恶疮生背胁、头脑、四肢要害处。《世医得效方》

用法： 荆芥、大黄为末，等份，每温水服三钱。小便不通，大黄减半；大便不通，荆芥减半。《普济方》

荆芥穗一两、大黄二两（并生用），上为散。每服二钱匕，温生姜蜜汤调下；未通再服。《圣济总录》卷九十七

荆芥四两、大黄一两，上咬咀。每服三钱，水一盏煎六分，空心服。《医方大成》卷七引《太平惠民和剂局方》

按语： 荆芥达表而升，大黄通里而降。合用则升降协调。

（十六）固通并用药对方（敛散失常证候）

0531 白术、苍术药对方

方书： 苍术 + 白术 = 二术丸《素庵医要》

功效： 固通并用。

主治： 脾虚湿凝经闭证候。

脾虚经闭，饮食欠差，肌肉不充者。《素庵医要》

用法： 白术八两（土炒）、苍术四两（泔浸），上二味，研细筛净。另以生姜四两（切片）、大枣百枚（去皮核）同煎，煮后去生姜渣，枣泥和为丸，如绿豆大，于每天早晚空腹时各服二钱，米汤送下。《素庵医要》

按语： 苍术运脾燥湿，白术固脾益气。合用可治脾虚湿凝经闭。

0532 白术、枳实药对方

方书： 枳实 + 白术 = 枳术汤《金匮要略》；枳术丸《内外伤辨》；枳术散《古今医

鉴》；枳实丸、束胎丸《素问病机气宜保命集》卷中、卷下

功效： 固通并用。

主治： 心下痞闷。

心下坚，大如盘，边如旋盘，水饮所作，枳术汤主之。《金匮要略》

脾虚胸痞腹胀，枳术丸之证。《景岳全书》

治气不下降，食难消化，常服进食逐饮。《素问病机气宜保命集》卷中

令胎瘦易生方。《素问病机气宜保命集》卷下

治痞，消食，强胃。《内外伤辨》卷下张洁古方

老幼虚弱，食不消，脏腑软，气不下降，胸膈满闷。《普济方》

胃虚，湿热饮食壅滞，心下痞闷。(丸)《医宗金鉴》

因素有水饮，产后轻虚浮肿，心胸胀满，名曰气分者。(汤)《医宗金鉴》卷四十八

心下窄狭不快。(散)《古今医鉴》卷六

用法： 枳实七枚、白术二两，以水五升，煮取三升，分温三服，腹中软即当散也。《金匮要略》第十四

枳实（去瓤、麸炒）一两，白术（麸炒）二两，为末，荷叶裹烧饭为丸梧桐子大。每服五十丸，白术汤下。但久服之，令人胃气强实，不复伤也。《景岳全书》

枳实（五钱麸炒），白术（一两），上为细末烧饼为丸如桐子大，每服五十丸米饮下。《素问病机气宜保命集》卷中

白术、炒枳壳等份。研末，烧饭为丸，如梧桐子大。每月一日食前服三五十丸，开水下。胎瘦易生也，服至产则已。《素问病机气宜保命集》卷下

白术二两、枳实（麸炒黄色，去瓤）一两，上为极细末，荷叶裹烧饭为丸，如梧桐子大。每服五十丸，用白汤送下，不拘时候。《内外伤辨》卷下张洁古方

枳实（麸炒）三钱、白术（土炒）三钱，上锉一剂。用水二钟，煎至一钟，温服。《古今医鉴》卷六

按语： 枳术丸是张洁古从《金匮要略》枳术汤变化而来。枳实通阳明、白术补太阴。合用可使脾胃升降协调。

《医学正传》将枳术丸加神曲、麦芽，名为曲麦枳术丸，治食物过多，心腹胀满不快。《医学入门》将枳术丸加半夏、橘皮，名为橘半枳术丸，治脾虚停痰，饮食不消，气滞痞闷。《摄生秘剖》将枳术丸加砂仁、木香，名为香砂枳术丸，能破气滞、消宿食，开胃进食。

附方： 白术、橘皮药对方

方书： 橘皮 + 白术 = 宽中丸《是斋指迷方》；白术膏《医学入门》卷七

主治： 脾气不和，冷气客中，胀满食少，呕吐哕逆。《是斋指迷方》

脾胃不和，饮食无味，大便泄泻。《医学入门》卷七

用法：用橘皮四两，白术二两，为末，酒糊丸梧子大。每食前木香汤下三十丸，日三服。《是斋指迷方》

白术一斤，陈皮四两，煎膏。每次服一二匙，开水冲服。《医学入门》卷七

0533 白术、大黄药对方

方书：白术 + 大黄 = 黄白散《普济方》卷三九七

功效：固通并用。

主治：脾虚胃热证候。

小儿脾虚热，大小便出黄沫如蟹吐沫者，良久即青。《普济方》卷三九七

用法：大黄、白术各等份，上为末。每服半钱，水半钟，煎三分，空心服。《普济方》卷三九七

按语：本药对方同前药对方不同处：本方通阳明之实热，前方通阳明之气滞。

0534 大黄、牡蛎药对方

方书：牡蛎 + 大黄 = 牡蛎大黄汤《活幼心书》《证治准绳》；宣毒散《普济方》卷二八六

功效：固通并用。

主治：下焦热毒。

三五岁小儿，感受温湿之气，侵袭膀胱，致阴茎肤囊浮肿作痛。《活幼新书》卷下

小儿感受湿温之气，侵袭膀胱，阴茎、阴囊浮肿作痛。《证治准绳》

便痈肿毒。《普济方》卷二八六

用法：牡蛎（用熟黄泥包裹夹火煅透，出地上冷却）、大黄（纸裹，水浸透，炮，冷却）各二两，上药锉研为末。每服一钱，用无灰温酒空腹时调服；不能饮酒者，用温汤调，入酒少许同服。《活幼新书》卷下

煅牡蛎（用熟黄泥包裹，炭火煅）、大黄（纸裹煨）各一两。为细末，每服一钱，空腹无灰酒调下，或开水加酒少许调下。《证治准绳》

大黄一两、牡蛎一两（炒），上为细末。每服三钱，酒二盏，煎至六分，和滓温服。以利为度。另以水调，扫肿上即消。《普济方》卷二八六

按语：便痈即便毒，亦称横痃，乃梅毒发于两腿合缝间者。本药对方近人有用于慢性肾炎尿毒症而取显效。

0535 大黄、诃子药对方

方书：诃子 + 大黄 = 大黄丸《太平圣惠方》卷五十

功效：固通并用。

主治：膈证。

五膈气。《太平圣惠方》卷五十

用法：川大黄（锉碎，微炒）、诃黎勒（煨，用皮）各半两，上为末，炼蜜为丸，如梧桐子大。每服二十丸，以温水送下，以微利为度。《太平圣惠方》卷五十

按语：五膈者，《诸病源候论》谓之忧膈、恚膈、气膈、寒膈、热膈；《三因方》谓之忧膈、思膈、怒膈、恐膈、喜膈。大抵泛指膈证总名也。

附方：大黄、肉豆蔻药对方

方书：肉豆蔻＋大黄＝肉豆蔻散《太平圣惠方》

主治：小儿宿食不消。《太平圣惠方》

用法：肉豆蔻一枚，川大黄一分，研为散，每服一钱，水煎服。《太平圣惠方》

按语：《太平圣惠方》肉豆蔻散同名有二方，另参藿香、肉豆蔻药对方（0812）。

0536 诃子、麻黄药对方

方书：诃子＋麻黄＝定喘饮子《百一选方》卷五

功效：固通并用，散敛兼施。

主治：咳喘。

喘。《百一选方》卷五

用法：诃子三两、麻黄四两（不去节），上为粗末。每服四大钱，用水二盏，煎至一盏二分，去滓，入好腊茶一大钱，再同煎至七分，通口服，不拘时候，临卧服尤佳。加人参二两，名"诃参散"。《百一选方》卷五

按语：肺气本有宣发与敛降的功能，宣敛失常则咳喘乃作。本药对方诃子敛肺、麻黄宣肺，宣敛调则喘自愈。

0537 生姜、五味子药对方

方书：五味子＋生姜＝调鼎汤《卫生家宝汤方》

功效：固通并用，散敛兼施。

生津液，止烦渴，润肺经，止咳逆。《卫生家宝汤方》

主治：咳嗽。

用法：五味子二斤生者，干者用二两拣净，生姜一斤，上二件同捣为粗末，入蜜四两同蒸九遍，滤去滓，入瓷器中贮。每服一匙，沸汤点服。入生木瓜四两亦佳。《卫生家宝汤方》

按语：五味子润肺滋肾敛津，生姜燥湿散饮降逆。二味敛散并用，润燥兼施。为仲景治疗痰饮常用之法。

附方：①生姜、乌梅药对方

方书：乌梅＋生姜＝梅姜饮《卫生鸿宝》卷五（原书方名桂姜饮，但方中无桂，故改为梅

姜饮。）

主治：临月胎上逼下，呕哕欲死。《卫生鸿宝》卷五

用法：乌梅肉十枚、生姜三片，煎汤灌下。用童便灌下亦佳。《卫生鸿宝》卷五

按语：可参药对药理实验录（摘要）：生姜、乌梅药对对二陈汤的影响研究。

②附子、五味子药对方

方书：五味子＋附子＝附子丸《圣济总录》

主治：治伤寒阴毒或阳毒，头痛壮热。《圣济总录》

用法：附子（炮裂，去皮脐）半两、五味子一两，上为末，研饭为丸，如梧桐子大。每服三十丸，茶清送下。良久，或吐或汗即愈。《圣济总录》

0538 车前子、罂粟壳药对方

方书：罂粟壳＋车前子＝二圣散《普济方》卷二一一

功效：固通并用。

主治：久痢。

下痢赤白、或小便不利，淋涩痛。《普济方》卷二一一

用法：罂粟壳、车前子（炒），上药各为细末。每服二钱，米饮下。《普济方》卷二一一

按语：罂粟壳固后、车前子通前，只宜合用于久痢。

三、水火血气兼治药对方

阴阳是最高层次的对立概念，结合到人体后相应具体的阴阳对立概念是什么呢？程杏轩引冯氏书云："小病治气血，大病治水火。盖气血者，后天有形之阴阳也；水火者，先天无形之阴阳也。"因此，水火血气当是阴阳之下同层次的二级对立概念。旧称"阴阳血气"的并立提法是犯了逻辑错误。应纠正为水火血气的并立提法。

治水火之大法是滋水、益火、破湿、泄热；治血气之大法是养血、活血、补气、行气。水火血气兼治之大法如下表（表6－3－3）所示：

表6－3－3　水火血气兼治大法

	补气	行气	养血	活血
滋水	补气滋水	滋水行气	滋水养血	滋水活血
破湿	补气破湿	行气破湿	养血燥湿	活血破湿
益火	补气益火	益火行气	益火养血	益火活血
泄热	补气泄热	行气泄热	养血清热	活血清热

其中补气滋水药对方（适用于气虚水涸证候）已在滋水亏药对方中叙述，补气益火药对方（适用于气虚火衰证候）已在壮火衰药对方中叙述，滋水养血药对方（适用于水涸血枯证候）已在养血燥药对方中叙述，益火养血药对方（适用于火衰血虚证候）已在壮火衰药对方中叙述，均从略。

（一）补气滋水药对方（适用于气虚水涸证候）

详见滋水亏药对方。

（二）补气益火药对方（气虚火衰证候）

详见壮火衰药对方。

（三）补气破湿药对方（气虚水凝证候）

0539 附子、人参药对方

方书： 人参＋附子＝参附汤《正体类要》《济生续方》；附参汤《古今医统》卷二十二；一炁丹《景岳全书》卷五十一；附子汤《圣济总录》卷四十四；转厥安产汤《叶氏女科》卷三；独参汤《辨证录》卷二

功效： 补气以固脱，破水以救火。

主治： 气脱夹水凝证候。

元阳不足，喘急，呃逆，呕恶，厥冷。《景岳全书》

脾胃虚寒，不时易泻，腹痛，阳痿，怯寒等证。此即参附汤之变方也。《景岳全书》（指一炁丹）

真阳不足，上气喘息，自汗盗汗，气短头晕，但是阳虚气虚之证。《医方类聚》卷一五〇引《济生续方》

久病困重。《普济方》引《如宜方》

金疮杖疮，失血过多，或脓瘀大泄，阳随阴走。《正体类要》

寒凉汗下，真阳脱陷。《外科枢要》

阳气虚寒，手足逆冷，大便自利，或脐腹疼痛，吃逆不食，或汗多发痉。《校注妇人良方》

痘疹阳气虚寒，咬牙寒战，饮沸汤不知热。《保婴撮要》

中风，手撒口开，遗尿。《冯氏锦囊·杂症》

产后阳气虚寒，不能卫外而虚阳越出，故手足厥冷，自汗不止。《医略六书》

风邪中脏，形气俱虚，唇缓不收，痰涎流出，神昏不语，身肢偏废，或与五脏脱证并见。以及虚寒尸厥，阴血暴脱，孤阳无附而外越发热者。《医宗金鉴》

阴阳血气暴脱证。《兰台轨范》

夹阴伤寒，内外皆阴，阳气顿衰。《古今医彻》

久痢之后，下多亡阴，阴虚而阳暴绝，一旦昏仆，手撒眼瞪，小便自遗，汗

大出不止，喉作拽锯之声。《辨证录》卷二

用法：人参半两，附子（炮，去脐），一两，分作三服，水二盏，生姜十片，煎至八分，去滓，食前温服。《正体类要》

人参半两，附子（炮，去脐），一两，分作三服，水二盏，生姜十片，煎至八分，去滓，食前温服。《医方类聚》卷一五〇引《济生续方》

人参、制附子各等份，炼白蜜丸如绿豆大。每用滚白汤送下三五分，或一钱。凡药饵不便之处，或在途次，随带此丹最妙。《景岳全书》卷五十一

附子（炮裂，去皮脐）、人参各等份，上锉，如麻子大。每服二钱匕，水一盏，加大枣二枚（擘开），生姜三片，煎至六分，去滓，食前温服。《圣济总录》卷四十四

人参三两、附子三分，煎汤灌之。《辨证录》卷二

按语：湿滞水凝至冰冻四逆者，非附子辛燥刚烈之粉碎，他药莫属；气弱火衰至阳脱脉绝者，非人参大补元气之匡扶，他药莫任。本药对方附子破水湿以救阳，人参补气虚以敛脱，此乃补泻兼施之急救要方。不能视为解冰冻者必是补火之品，当知亦可暴力粉碎之。火暖者缓，粉碎者速。附子辛燥刚烈正具粉碎之力，为破湿药中之佼佼者也。故附子、人参药对方同鹿角胶、人参药对方（0031）有别，它只是和大黄、人参药对方（0568）一样属于补泻兼施方，而不是补火回阳方。

《圣济总录》之参附汤多青黛一味，主治肾消，饮水无度，腿膝瘦细，小便白浊。《世医得效方》之参附汤多肉豆蔻一味，主治下利鲜血，滑泄不固，欲作厥状者。《景岳全书》谓本药对方"一炁丹"。一炁者，肾气也。肾属北方水，天一生水，故曰一炁。而《辨证录》谓"独参汤"。以独重人参之用，恐附子破湿伤阴，有焦头烂额之弊也。

本药对方可参第八章（医案）042人参合附子案。

附方：附子、甘草药对方

方书：甘草＋附子＝甘草附子汤《全生指迷方》；附子丸《圣济总录》卷七十四

主治：掣痛不得屈伸者，甘草附子汤主之。《全生指迷方》

寒湿濡泻，久不愈。《圣济总录》卷七十四

用法：甘草（炙）二两，附子（炮，去皮脐），一两，共为散，每服五钱，水二盏，煎至一盏，去渣温服。《全生指迷方》

附子（炮裂，去皮脐）一两、甘草（炙，锉）二两，上为末，炼蜜为丸，如梧桐子大。每服二十丸，空心生姜汤送下，一日二次。《圣济总录》卷七十四

按语：本药对方是仲景甘草附子汤之内核方。

0540 人参、生干姜药对方

方书：人参＋干姜＝黄芽丸《景岳全书》

人参＋生姜＝露姜饮《温病条辨》卷二；参姜饮《医级》卷七；滋荣散《普济方》卷五十；长发滋荣散《御药院方》卷八

功效：补气破湿，祛疟；外用荣发。

主治：气虚湿凝证候。

妊娠吐水、酸心腹痛、不能饮食。《太平惠民和剂局方》

脾胃虚寒，或饮食不化，或时多胀满泄泻，吞酸呕吐等证，此药随身常用甚妙。《景岳全书》

元气虚弱，恶寒发热，或作渴烦躁，痰喘气促；或气虚卒中，不语口噤；或痰涎上涌，手足逆冷；或难产，产后不省，喘息。《校注妇人良方》卷三

治三日疟。《先醒斋医学广笔记》

太阴脾疟，脉濡，寒热，腹微满，四肢不暖。《温病条辨》卷二

太阴脾疟，脉濡寒热，疟来日迟，腹微满，四肢不暖，此方主之。《成方便读》

中虚胃寒，或劳极生寒热，或虚疟不已。《医级》卷七

反胃，吐酸水。《圣济总录》卷一八九

髭发脱落。《御药院方》卷八

用法：人参、干姜（炮），等份为末。以生地黄汁为丸梧子大。每服五十丸，米汤下。《太平惠民和剂局方》

人参二两，焦干姜三钱，炼白蜜为丸芡实大，常嚼服之。《景岳全书》

好人参二两或三四两，炮姜五钱，水煎，徐徐服。如不应，急加炮附子。《校注妇人良方》卷三

人参一两、生姜皮五钱，水二钟，煎八分，空心服。于中父病疟，初服此不效。仲淳坚持此方，加参至三两，生姜皮至一两五钱，二服即起。《先醒斋医学广笔记》

人参、生姜各一钱，水煎温服。《温病条辨》卷二

人参、生姜各一钱，水两杯半，煮成一杯，露一宿，重汤温服。《成方便读》

人参（为末）半两、生姜（取汁）半两，以水二升，煮取一升，入粟米一合，煮为稀粥，觉饥即食之。《圣济总录》卷一八九

生姜皮（焙干）、人参各一两，上为细末。每用生姜切断，蘸药末于发落处擦之，隔日用一次。《御药院方》卷八

按语：生姜、干姜，不论生、干，总属破阴湿之品。阴湿之害，在表有"阴毒伤寒""三日疟""太阴脾疟"诸候，在内有"痰饮""吐水""痰喘""吞酸呕吐""胀满泄泻"诸症。故阴湿证候，姜附总在首选之列。然阴湿日久，势必伤及阳气，故当辅以温阳益气。

《临证指南医案·幼科要略》云："用人参生姜曰露姜饮，一以固元，一以散邪。取通神明去秽恶之气。总之久疟气馁，凡壮胆气，皆可止疟，未必真有疟鬼。"《种福堂方》治诸疟代参丸是以价廉之白术代价昂之人参。（见

0400 药对方）

本药对方可参第八章（医案）044 人参合干姜案。

附方：甘草、生干姜药对方

方书： 甘草 + 干姜 = 甘草干姜汤《伤寒论》《金匮要略》；止逆汤《传信适用方》；二宜散《魏氏家藏方》；姜草汤《校正妇人良方》卷七

甘草 + 生姜 = 二宣汤《卫生家宝汤方》

主治： 伤寒脉浮，自汗出，小便数，心烦，微恶寒，脚挛急，反与桂枝，欲攻其表，此误也。得之便厥，咽中干，烦躁吐逆者，作甘草干姜汤与之，以复其阳。《伤寒论》

肺痿吐涎沫而不咳者，其人不渴，必遗尿，小便数，所以然者，以上虚不能制下故也。此为肺中冷，必眩，多涎唾，甘草干姜汤以温之。《金匮要略》

胃冷生痰，致头目眩晕，吐逆。《传信适用方》卷上

赤白痢。《魏氏家藏方》卷七

阴乘于阳，寒而呕血。《校正妇人良方》卷七

用法： 甘草四两（炙）、干姜二两（炮），以水三升，煮取一升五合，去滓，分温再服。《伤寒论》

川干姜二两（炮），甘草一两（炙赤色），上为粗末。每服四五钱，用水二盏，煎至八分，食前热服。《传信适用方》卷上

甘草（慢火油煎）、干姜（炮，洗），上为末。每服一钱，水八分，煎至四分，经宿露，空心服。如赤多，即甘草六分，干姜四分；白多，即甘草四分，干姜六分。《魏氏家藏方》卷七

甘草（炒）、干姜各一钱，水煎服。《校正妇人良方》卷七

干姜（炮）二钱半，粉甘草（炙）一钱半，水二钟，煎一钟服。《伤寒总病论》（庞安时）载有生姜三斤半连皮切，甘草二两，每一寸锉断，不须横纹者，恐太甜，用水二升煮三五沸，次下生油一两，不得搅动，煮候水干，便就铫内炒候透里紫色，勿令焦。上为末，每服一钱，入盐沸痰点服。《卫生家宝汤方》

按语： 可参第八章（医案）109 干姜合甘草案。

0541 高良姜、人参药对方

方书： 人参 + 高良姜 = 人参丸《圣济总录》卷三十八

功效： 补气破湿。

主治： 气虚湿凝证候。

饮食过多，当风履湿，薄衣露坐，或夜卧失复，霍乱吐利。《圣济总录》卷三十八

用法： 人参、高良姜（炮）各一两，上为末，炼蜜为丸，如弹子大。每服一丸，温水饮嚼下，不拘时候。《圣济总录》卷三十八

0542 人参、吴茱萸药对方

方书： 人参＋吴茱萸＝人参汤《圣济总录》卷五十五

功效： 补气破湿。

主治： 气虚湿凝证候。

心痛。《圣济总录》卷五十五

用法： 人参一两半、吴茱萸（汤浸去涎，焙干，炒）一两，上为粗末。每服三钱匕，水一盏，加生姜半分（拍碎），大枣一枚（擘破），同煎至七分，去滓温服，空心，日晡各一。《圣济总录》卷五十五

按语： 本药对方若合大枣、生姜药对方（0448 附方）即为《伤寒论》吴茱萸汤。

附方： 桂心、人参药对方

方书： 人参＋桂心＝桂参汤《圣济总录》

主治： 霍乱烦闷。《太平圣惠方》

小儿中客忤，吐青白沫，及饮食皆出，腹中痛，气欲绝。《圣济总录》

用法： 人参五钱，桂心半钱，水二盏煎服。《太平圣惠方》

桂（去粗皮）一两、人参一分，上为粗末。一二百日儿每服半钱匕，水半盏，煎至三分，去滓，分三次温服。《圣济总录》

0543 半夏、人参药对方

方书： 人参＋半夏＝半夏人参汤《圣济总录》卷三十九；人参化痰丸《传信适用方》卷一；半夏汤《圣济总录》卷四十；消乳痰丸《幼幼新书》卷十九引《刘氏家传》

功效： 补气燥湿。

主治： 气虚痰湿证候。

不思饮食，不拘大人小儿。《太平圣惠方》

小儿痰涎。《幼幼新书》卷十九引《刘氏家传》

霍乱逆满，心下痞塞。《圣济总录》卷四十

痰嗽。《传信适用方》卷一

用法： 人参（焙）二两，半夏（姜汁浸焙）五钱，为末。飞罗面作糊丸绿豆大。每服三五十丸。《太平圣惠方》

大半夏半两（萝卜一个，切，水一碗煮尽）、人参二钱，上焙，为细末，姜汁糊丸，如绿豆大。每服二三十丸，食后姜汤送下。宜常服。《幼幼新书》卷十九引《刘氏家传》

半夏（为末，姜汁搜作饼，焙干）、人参各三两，上为粗末。每服三钱匕，水一盏，加白蜜一匙，煎至七分，去滓温服，一日三次，不拘时候。《圣济总录》卷三十九

半夏（切，汤浸七遍，与萝卜片慢火煮，去萝卜，焙干）、人参各等份，上为末，水浸蒸饼为丸，如梧桐子大。食后生姜汤送下。《传信适用方》卷一

0544 南星、人参药对方

方书： 人参＋南星＝参星汤《赤水玄珠》；无忧散《三因极一病证方论》

功效： 补气燥湿。

主治： 气虚痰湿证候。

伤寒厥逆，身有微热，烦躁，六脉沉细微弱，此阴极发躁也。《三因极一病证方论》

虚而痫，久不愈者。《赤水玄珠》

用法： 人参五钱、南星（炮）一两，上为末。每服一钱，生姜、大枣汤送下，一日二次。《赤水玄珠》

人参半两，牛胆星二钱，调服。《三因极一病证方论》

按语： 凡痰浊踞扰包络，上蒙清窍者，必烦躁不安，甚则脉微厥逆。故以人参扶元救逆，胆星燥湿化痰。本药对方同附子、人参药对方（0539）对比，此是痰湿盘踞局部，彼是阴湿困痹周身；此有失神者亡之险，彼有阳脱者毙之危。然水湿痰浊困阻清阳所致则一也。

0545 茯苓、人参药对方

方书： 人参＋茯苓＝人参茯苓粥《医宗金鉴》卷六十五

功效： 补气利湿。

主治： 气虚湿滞证候。

走马牙疳，脾胃虚弱。《医宗金鉴》卷六十五

用法： 人参一钱、白茯苓六钱，上为末，同粳米一茶钟，熬成粥。先以盐汤将口漱净，后再食粥。《医宗金鉴》卷六十五

按语： 本药对方合白术、甘草药对方（0012），即是《太平惠民和剂局方》四君子汤，为健补脾胃之要方。若合人参、地黄药对方（0025）和蜂蜜、茯苓药对方（0896），即是《洪氏集验方》琼玉膏，用治虚劳干咳。若合菖蒲、远志药对方（0717）即是《外台秘要》定志丸，用治心神不安。而《原机启微》却用治眼不能近视，反能远视者。

附方： 赤茯苓、人参药对方

方书： 人参＋赤茯苓＝茯苓汤《圣济总录》卷六十七

主治： 胸胁逆满胀渴，口疮。《圣济总录》卷六十七

用法： 赤茯苓（去黑皮）一两、人参三两，上为粗末。以水三盏，煎取一盏半，去滓，分三次温服。《圣济总录》卷六十七

0546 防己、人参药对方

方书：人参 + 防己 = 未名方《儒门事亲》

功效：补气利湿，平喘。

主治：气虚痰湿证候。

伤寒喘急。《儒门事亲》

用法：防己、人参等份，为末。桑白汤服二钱，不拘老小。《儒门事亲》

附：白芷、防己药对方

方书：防己 + 白芷 = 防己汤《杨氏家藏方》卷三

主治：霍乱吐利。《太平圣惠方》

伏暑吐泻，阴阳不分。《杨氏家藏方》卷三

用法：防己、白芷等份为末，新汲水服二钱。《太平圣惠方》

防己一两、香白芷二两，上为细末。每服一钱，新汲水调下，不拘时候。《杨氏家藏方》卷三

0547 车前子、人参药对方

方书：人参 + 车前子 = 人参车前汤《症因脉治》

功效：补气利湿。

主治：气虚湿滞证候。

正气亏虚，膀胱气弱，小便不利者。《症因脉治》

用法：人参、车前子，上药二味，水煎服。《症因脉治》

0548 人参、葶苈子药对方

方书：人参 + 葶苈子 = 苦葶苈丸《黄帝素问宣明论方》卷八；人参葶苈丸《卫生宝鉴》卷十四

功效：补气利湿。

主治：气虚湿滞证候。

一切水湿气，通身肿满，不可当者。《黄帝素问宣明论方》卷八

一切水肿，及喘满不可当者。《卫生宝鉴》卷十四

用法：人参二两、苦葶苈四两（于锅内纸上炒黄色为度），二味同为细末，用枣肉和丸，如梧桐子大。每服十五丸，空心、食前煎桑白皮汤送下，日进三服。此药恐君子不信，试验之。《黄帝素问宣明论方》卷八

人参一两（去芦）、苦葶苈四两（炒），上为末，枣肉为丸，如梧桐子大。每服三十丸，食前桑白皮汤送下。《卫生宝鉴》卷十四

附：大枣、葶苈子药对方

方书：葶苈子 + 大枣 = 葶苈大枣泻肺汤《金匮要略》

主治：肺痈喘急不得卧；支饮不得息。

用法：葶苈子（熬令黄色，捣丸如弹子大）、大枣十二枚，先以水三升，煮枣取二升，去枣，纳葶苈，煮取一升，顿服。《金匮要略》

0549 附子、黄芪药对方

方书：黄芪＋附子＝芪附汤《魏氏家藏方》卷四、《济生续方》

功效：补气破湿。

主治：气虚湿滞证候。

盗汗。《魏氏家藏方》卷四

气虚阳弱，虚汗不止，肢体倦怠。《济生续方》《医方类聚》

阳气虚脱，恶寒自汗，或口噤痰涌，四肢逆冷，或吐泻腹痛，饮食不入，及一切虚寒等证。《济阳纲目》

用法：附子二钱（炮、去皮脐）、黄芪一钱（盐水或蜜拌，炙），上为粗末。每服三钱，水一盏半，加生姜三片，枣子一枚，煎至七分，去滓，食前服。《魏氏家藏方》卷四

黄芪（蜜水炙），附子（炮去皮脐），各等份每服四钱，姜五片，水一盏半，煎至七分，去滓，温服。《济生续方》

0550 茯苓、黄芪药对方

方书：黄芪＋茯苓＝黄芪散《普济方》卷三十三引《经验良方》

功效：补气利湿。

主治：气虚湿浊证候。

气虚白浊。《普济方》卷三十三引《经验良方》

用法：黄芪（盐炒）半两，茯苓一两，上为末。每服一二钱，空心白汤送下。《普济方》卷三十三引《经验良方》

按语：可参第八章（医案）015 黄芪合茯苓案。

附方：茯苓、甘草药对方

方书：甘草＋茯苓＝茯苓面方《太平圣惠方》

主治：缺。（神仙服茯苓面方。《太平圣惠方》）

用法：白茯苓五斤（去黑皮、细锉），甘草五两（细锉），上件药，以水六斗。先煎甘草至三斗，去滓澄清，却入釜中，纳白蜜三升，好牛乳九升，相和，以慢火煎茯苓，令乳蜜汁尽，出之，及热，按令散，拣择去赤筋。又熟按令如面，阴干极干，日四五度服之。初服三钱，以水调下。稍稍任性加之。忌食米醋物。《太平圣惠方》

按语：《伤寒论》茯苓甘草汤即本药对方合桂枝、生干姜药对方（0155）

0551 滑石、黄芪药对方

方书：黄芪＋滑石＝保元化滞汤《医林改错》卷下

功效：补气利湿。

主治：气虚湿滞证候。

治痘五六日后，痢疾或白、或红、或红白相杂，皆治。《医林改错》卷下

用法：黄芪一两（煎汤，冲）、滑石一两（末），晚服，加白砂糖五钱更妙。
《医林改错》卷下

0552 白术、附子药对方

方书：白术＋附子＝术附汤《普济方》卷一四七、《校注妇人良方》卷八、《医宗金鉴》

功效：补气破湿。

主治：气虚湿凝证候。

寒湿相搏，肢体疼痛。《医宗金鉴》

寒湿体痛，自汗身寒。《张氏医通》

阴证发黄，里有寒湿。《伤寒大白》

寒湿身痛，腹胀，阴黄。《普济方》卷一四七引《保生回车论》

下利，脾气脱陷，肢体不动，汗出身冷，气短喘急，或呕吐不食者。《校注妇人良方》卷八

风湿相搏，腰膝疼痛，中气不足，四肢重着。《冯氏锦囊·杂症》卷九

用法：白术、附子，水煎服。《医宗金鉴》

白术二两（锉如麦豆）、附子一枚（以半两为率，炮裂，去皮脐，锉如麦豆粒），上如法事治了，一处于杵臼中，良时治之，勿令作末。每用四钱匕，水一盏半，煎及七分，去滓温服。一日三次，不拘时候。凡言日进三服者，如疾势稍重，当促其数，服尽而未知，并当再作本汤剂。《普济方》卷一四七引《保生回车论》

白术、生附子（须用好者）上为末，每服五钱，加生姜、大枣，水煎，和滓服，如不应，倍用之。《校注妇人良方》卷八

白术四两、附子（炮去皮脐）一两五钱，每服三钱，加生姜、大枣，水煎热服。《冯氏锦囊·杂症》卷九

按语：张元素云："附子以白术为佐，乃除寒湿之圣药。"故白术、附子药对方为治湿痹的基础方。《外台》载千金越婢汤就是仲景越婢汤合本药对方，疗风痹脚弱。

《重订严氏济生方》术附汤及近效术附汤均是本药对方合附子、甘草药对方（0539 附方）。用治中湿，脉细、自汗、体重。《活幼口议》术附汤是本药对方合甘草、生干姜药对方（0540 附方）。用治小儿脏腑虚寒，泄泻洞利，手足厥冷。可参第八章（医案）102 白术合附子案。亦可对照 045 附子合苍术案。

　　附方：白术、菖蒲药对方

　　方书：菖蒲 + 白术 = 菖蒲酒《古今医统》卷八十七

　　功效：不老强健，面色光泽。通血脉，调荣卫，耳目聪明，行及奔马，延年益寿。《太平圣惠方》卷九十五

　　主治：风痹，骨立萎黄。《太平圣惠方》卷九十五

　　用法：菖蒲一斗（细锉，蒸熟）、生术一斗（去皮，细锉）。上药，都入绢袋盛，用清酒五斗，入不津瓮中盛，密封。春、冬二七日，秋、夏一七日，取开。每温饮一盏，一日三合。《太平圣惠方》卷九十五

0553 白术、半夏药对方

　　方书：白术 + 半夏 = 白术汤《圣济总录》卷一五六

　　功效：补气燥湿，去痰。

　　主治：气虚痰滞证候。

　　妊娠咳嗽，痰盛呕逆。《圣济总录》卷一五六

　　用法：白术二两、半夏一两（生姜汁浸一宿，焙），上为粗末。每服三钱匕，水一盏，加生姜三片，同煎至半盏，去滓，食后温服，一日三次。《圣济总录》卷一五六

　　附方：①半夏、甘草药对方

　　方书：甘草 + 半夏 = 殊胜汤《魏氏家藏方》卷二

　　功效：祛痰涎，进饮食。《魏氏家藏方》卷二

　　用法：半夏七枚（汤泡七次）、甘草一寸（锉），用水一盏半，加生姜七片，同煎至一盏，空心稍热服。《魏氏家藏方》卷二

　　②半夏、山药药对方

　　方书：山药 + 半夏 = 薯蓣半夏粥《医学衷中参西录》

　　主治：胃气上逆，冲气上冲，以致呕吐不止，闻药气则呕吐益甚，诸药皆不能下咽。

　　用法：生山药一两（轧细），清半夏一两，先将半夏用微温之水淘洗数次，不使分毫有矾味。用做饭小锅煎取清汤约两杯半，去渣调入山药细末，再煎两三沸，其粥即成，和白砂糖食之。若上焦有热者，以柿霜代砂糖，凉者用粥送服干姜细末半钱许。《医学衷中参西录》

0554 白术、茯苓药对方

　　方书：白术 + 茯苓 = 和胃白术汤《素问病机气宜保命集》卷中；茯苓汤《景岳全书》；茯苓白术汤《医方集解》

　　功效：补气利湿。

　　主治：气虚湿滞证候。

久泻滑肠。《简便方》

湿热泄泻或饮食泄泻。《景岳全书》

伤寒食少发渴。《素问病机气宜保命集》卷中

欲火甚梦遗。《不居集》卷十九

心下支饮，常苦眩冒。《医方集解》

用法：白术（炒）、茯苓各一两，糯米炒二两，为末，枣肉拌食，或丸服之。《简便方》

茯苓、白术（炒）各五钱，水煎食前服。《景岳全书》

白术一两、茯苓（去皮）七钱半，上咬咀，水煎一两，食前服。食入而泻，谓胃中有宿谷也，加枳实五钱；酒入而泻，湿热泻也，加黄芩五钱。《素问病机气宜保命集》卷中

茯苓、白术各等份。《医方集解》

茯苓、白术（炒）各五钱，水煎服。《不居集》卷十九

附方：茯苓、山药药对方

方书：山药＋茯苓＝未名方《儒门事亲》

主治：小便频多。《儒门事亲》

用法：白茯苓（去皮）、干山药（去皮，以白矾水浸过，焙干）等份为末，每米饮服二钱。《儒门事亲》

0555 白术、泽泻药对方

方书：白术＋泽泻＝泽泻汤《金匮要略》；泽泻散《普济方》卷一九一；泽泻饮《杏苑》卷四

功效：补气利湿，消饮。

主治：气虚湿滞证候。

心下有支饮，其人苦冒眩，泽泻汤主之。《金匮要略》

胸中痞结，坚大如盘，下则小便不利。《医灯续焰》

饮水太过，肠胃不能转送。《证治汇补》

咳逆难睡，其形如肿。《会约》

水湿肿胀。《素问病机气宜保命集》

心下有水。《梅师方》

用法：泽泻五两、白术二两，以水二升，煮取一升，分温再服。《金匮要略》

泽泻、白术各一两，为末，或为丸，每服三钱，茯苓汤下。《素问病机气宜保命集》

按语：《金匮要略方义》云：此方所治之眩冒，乃水饮停于中焦，浊阴上冒，清阳被遏所致。治当利湿化饮，健脾和中。本方泽泻白术两药配伍，一者重在祛湿，使已停之饮从小便而去；一者重在健脾，使水湿既化而不复聚。高学山称此为"泽泻利水而决之于沟渠，白术培土而防之于堤岸"，其意甚当。《黄帝

内经素问》泽术麋衔散，即是本药对方加麋衔而成。又名泽泻饮。治酒风，身热解堕，汗出如浴，恶风少气。其方是"泽泻、白术各十分，麋衔五分。为末，每服三指撮，食前冲服"。《太平惠民和剂局方》解暑三白散是本药对方合白术、茯苓药对方（0554），称治冒暑引饮过多，小便不利，头晕恶心方。

0556 白术、滑石药对方

方书：白术＋滑石＝二奇方《赤水玄珠》卷五

功效：补气利湿。

主治：气虚湿滞证候。

水肿。《赤水玄珠》卷五

用法：白术五钱、滑石三钱，水煎服。《赤水玄珠》卷五

0557 白术、薏苡仁药对方

方书：白术＋薏苡仁＝白术汤《不知医必要》卷二

功效：补气利湿。

主治：气虚湿滞证候。

腰湿痛，如系重物。《不知医必要》卷二

用法：白术八钱、生薏米七钱。水煎服。《不知医必要》卷二

0558 白术、车前子药对方

方书：白术＋车前子＝水泻方《傅青主男科》；车术散《仙拈集》卷一；分水丹《石室秘录》卷一

功效：补气利湿。

主治：气虚湿滞证候。

湿泻暑泻。《简便方》

水泻。《傅青主男科》

暑热暴泻。《仙拈集》卷一

脾气不温，水泻。《石室秘录》卷一

用法：白术、车前子等份，炒为末，白汤下服三钱。《简便方》

白术一两、车前子五钱，水煎服。《傅青主男科》

白术、车前子各等份，上为末。每服三钱，米饮送下。小儿减半。《仙拈集》卷一

白术一两、车前五钱，水煎服。《石室秘录》卷一

附方：车前子、山药药对方

方书：山药＋车前子＝薯蓣苤苢汤《医学衷中参西录》

主治：阴虚肾燥，小便不利，大便滑泻，兼治虚劳有痰作嗽。《医学衷中参西录》

用法：生山药一两（轧细），生车前子四钱，二味同煮作稠粥服之，一日连服三次，小便自利，大便自固。《医学衷中参西录》

按语：山药又名薯蓣，车前又名苤苢，二味同煮作粥，故方名薯蓣苤苢粥。

（四）补气清火药对方（气虚火盛证候）

0559 黄连、人参药对方

方书：人参＋黄连＝黄连人参膏《景岳全书》；参连汤《万病回春》

功效：补气清火。

主治：气虚夹火。

目赤痒痛。《景岳全书》

下利噤口不食者，脾虚胃热也。《万病回春》

用法：宣黄连、人参各五分或一钱，切碎，用水一小钟同浸，饭锅蒸，少顷取出，冷定，频点眼角自愈。或于临用时，研入冰片少许更妙。《景岳全书》

人参五钱、黄连一两，上锉一剂，水煎，终日时呷之。《万病回春》

按语：《医学心悟》开噤散即是本药对方为内核方加味而成，亦治噤口下利。

0560 黄芩、人参药对方

方书：人参＋黄芩＝未名方《普济方》

功效：补气清热。

主治：气虚夹热。

小儿惊啼。《普济方》

用法：黄芩、人参等份为末，每服一字，米饮下。《普济方》

0561 人参、玄参药对方

方书：人参＋玄参＝二参汤《外科大成》卷三、《医宗金鉴》

功效：补气清热。

主治：气虚夹热。

牙龈或齿缝出血，属于虚火者。《外科大成》卷三

胃经虚火，牙龈腐烂，淡血渗流不已。《医宗金鉴》

用法：人参、玄参各二钱或五至七钱，水煎服。《外科大成》卷三

人参、玄参各等份，水煎服。《医宗金鉴》

0562 苦参、人参药对方

方书：人参＋苦参＝化毒海上方《点点经》卷三

功效：补气清热。

主治：气虚夹热。

妇人五劳七伤，血滞成瘕，满腹行走，古怪异物。《点点经》卷三

用法：鲜苦参四两、人参三两，用鸡蛋七个，将二参煎汁煮蛋，以三炷香为度；先用黑芝麻一撮，炒熟先吃，随食鸡蛋，尽量原汁咽下。于是将病人扶睡于床，少刻腹内作痛，怪物自下；随用好晕汤予病人服之，令物下尽，肚内有形，再服原汁一杯，自然逐尽。《点点经》卷三

0563 人参、熊胆药对方

方书：人参＋熊胆＝参熊丸《产科发蒙》卷三

功效：补气清热。

主治：气虚夹热。

产后血晕。《产科发蒙》卷三

用法：熊胆、人参各二钱，上为细末，打米糊为丸，如梧桐子大。每服六七丸，白汤送下。《产科发蒙》卷三

附：黄连、熊胆药对方

方书：黄连＋熊胆＝熊胆汤《医宗金鉴》

主治：小儿初生眼闭不开。《医宗金鉴》

用法：熊胆、黄连各少许，用滚汤淬洗，其目自开。《医宗金鉴》

0564 牛黄、人参药对方

方书：人参＋牛黄＝人参牛黄散《卫生总微》卷三

功效：补气清热，化痰定惊。

主治：气虚夹痰热。

小儿惊热如火，亦治温壮。《卫生总微》卷三

用法：人参、牛黄各等份，上为末。以薄荷水调下。《卫生总微》卷三

0565 人参、珍珠药对方

方书：人参＋珍珠＝珠参散《银海指南》卷三

功效：补气清热。

主治：气虚夹热。

真阴不足，阴涸内热，内障青盲。《银海指南》卷三

用法：真珠、人参各等份，上为末。人参汤送下，或莲肉汤亦可。《银海指南》卷三

0566 赤芍、人参药对方

方书：人参＋赤芍＝人参饮《圣济总录》卷一七七

功效：补气清热。

主治：气虚夹热。

小儿百日以来，痰实，乳食不下，吐涎沫而微壮热者。《圣济总录》卷一七七

用法：人参半两、赤芍药一分，上为粗末。每服一钱匕，水半盏，加生姜一片，同煎至三分，去滓，分三次温服。《圣济总录》卷一七七

0567 诃子、人参药对方

方书：人参 + 诃子 = 诃黎勒散《外台秘要》卷七引《广济方》；参诃散《魏氏家藏方》卷七

功效：补气清热，开音。

主治：气虚夹热。

肺热声哑。《丹溪摘玄》

气结筑心，胸胁闷痛，不能吃食。《外台秘要》卷七引《广济方》

体弱或产后大便不通者。《魏氏家藏方》卷七

用法：人参二两、诃子一两，为末。噙咽。《丹溪摘玄》

诃黎勒四颗（炮，去核）、人参二分，上为散。以牛乳二升，煮三四沸，顿服之；分为二服亦得，如人行三二里进一服。《外台秘要》卷七引《广济方》

生诃子皮、人参（去芦）各等份，上为细末。粳米泔水调下，不拘时候。《魏氏家藏方》卷七

0568 大黄、人参药对方

方书：人参 + 大黄 = 止痛妙绝饮《赤水玄珠》卷三十；参黄汤《感证辑要》卷四

功效：补气泻火。

主治：气虚夹火。

忽喘闷绝，不能语言，涎流吐逆，牙齿动摇，气出转大，绝而复苏，名伤寒并热霍乱。《危氏得效方》

便毒肿硬，不消不溃，疼痛无已。《赤水玄珠》卷三十

气虚甚而邪实，大便不通者。《感证辑要》卷四

酒毒生疽。（丹溪医案）

用法：大黄、人参各半两，水二盏，煎一盏，热服，可安。《危氏得效方》

人参五钱、大黄五钱，酒、水各一钟，煎至一钟，入乳香、没药末各一钱，空心、食前饮服。《赤水玄珠》卷三十

别直参一钱半、生锦纹一钱半。《感证辑要》卷四

酒炒人参、酒炒大黄等份为末，煎汤服一钱。（丹溪医案）

按语：《伤寒六书》黄龙汤为补气攻下方，其中内核方便是本药对方。可参第八章（医案）038 人参合大黄案。

0569 金银花、人参药对方

方书：人参＋金银花＝参花汤《洞天奥旨》卷十四

功效：补气清热，解毒。

主治：气虚夹热毒。

溃疡，气血俱虚，发热恶寒，失血。《洞天奥旨》卷十四

用法：金银花一二两、人参一二两，加生姜、大枣，水煎服。《洞天奥旨》卷十四

按语：溃疡日久，气血耗损。故当补泻兼施，人参扶元气，金银花清热毒。

0570 樗根皮、人参药对方

方书：人参＋樗根皮＝人参樗皮散《医方集解》；樗参散《医学入门》卷七；樗白皮散《杂病源流犀烛》卷十七；人参散《本草衍义》卷十五

功效：补气清热，解毒。

主治：气虚夹热毒。

脏毒夹热下血，久痢脓血不止。《医方集解》

大肠风虚，饮酒过度，夹热下痢脓血，疼痛，多日不愈。《医学入门》卷七

用法：人参、樗根白皮（东引者去粗皮醋炙），等份为末，米饮或酒调下。《医方集解》

樗根白皮一两、人参一两，上为末。每服二钱匕，空心，温酒调服。如不饮酒，温米饮代。忌油腻、湿面、青菜、果子、甜物、鸡、猪、鱼腥等。《医学入门》卷七

按语：久痢脓血或脏毒日久，气血必耗损之极。故在樗根皮清血解毒之时，兼以益气生血之人参。《成方切用》谓："人参之甘，以补其气；樗皮之苦，以燥其湿；寒以解其热，涩以收其脱。使虚者补，而陷者升。亦劫剂也。"故费伯雄在《医方论》中说："日久血虚湿退者方可。若湿热尚重则留邪为害。"可参第八章（医案）090 人参合樗根白皮案。

0571 人参、银柴胡药对方

方书：人参＋银柴胡＝愚鲁汤《奇效良方》

功效：补气清热。

主治：气虚夹热。

虚劳发热。《奇效良方》

用法：上党人参、银柴胡各三钱，大枣一枚、生姜三片，水一钟半，煎七分。《奇效良方》

按语：上党人参即党参也。

0572 牛蒡子、人参药对方

方书： 人参＋牛蒡子＝参牛散《医统》卷九十一；退翳散《万氏家抄方》卷六

功效： 补气清热，清痘。

主治： 气虚夹热毒。

痘疮入目。《医统》卷九十一、《万氏家抄方》卷六

用法： 人参、牛蒡子，上为末。每服二钱，古米薄荷汤调服。《医统》卷九十一

人参、牛蒡子各等份，上为末。每服一钱，糯米饮送下。《万氏家抄方》卷六

0573 人参、天花粉药对方

方书： 人参＋天花粉＝玉壶丸《集验方》；人参散《普济方》卷三八七引《医方集成》；天花粉丸《奇效良方》卷三十三；天花丸《古今医统》卷五十二；参花散《万病回春》

功效： 补气清热，止渴。

主治： 气虚夹热。

消渴引饮。《集验方》

小儿喘咳、发热自汗、吐红、脉虚无力。《经验方》

虚热咳嗽。《濒湖集简方》

咳嗽发热、气喘吐血。《万病回春》

小儿咳嗽、发热、气喘面红。《普济方》卷三八七引《医方集成》

消渴，引饮无度。《仁斋直指方》卷十七

用法： 用人参、栝楼根等份，生研为末，炼蜜丸梧子大。每服百丸，食前麦门冬汤下，日二服，以愈为度。忌酒面炙煿。《集验方》

人参、天花粉各等份，为末，每服五分，蜜水调下。《万病回春》

天花粉一两，人参三钱，为末。每服一钱，米汤下。《濒湖集简方》

人参、天花粉各等份，上为末，每服半钱，蜜水调下。《普济方》卷三八七引《医方集成》

人参、瓜蒌根各等份，上为末，炼蜜为丸，如梧桐子大。每服三十丸，麦门冬煎汤送下。《仁斋直指方》卷十七

按语： 本药对方若合甘草、天花粉药对方（0677 附方）与贝母、知母药对方（0372），则成《世医得效方》玉液散。用治久近喘嗽，口干作渴。

附方： 党参、天花粉药对方

方书： 党参＋天花粉＝玉壶饮《不知医必要》卷二

主治： 上消。《不知医必要》卷二

用法： 生党参（去芦）三钱、花粉三钱。主治上消。如饮酒人，加干葛一钱。《不知医必要》卷二

0574 地龙、人参药对方

方书： 人参＋地龙＝参蚓汤《痘疹仁端录》卷十四

功效： 补气清热，解毒。

主治： 气虚夹热毒。

痘疮元虚毒重，黑陷无脓。《痘疹仁端录》卷十四

用法： 人参一两、蚯蚓二十条，先煎人参，后入蚯蚓，再煎服。《痘疹仁端录》卷十四

按语： 人参扶元虚，地龙清热毒。故合用能治痘疮元虚毒重，且无苦寒败胃之弊。

0575 黄连、黄芪药对方

方书： 黄芪＋黄连＝二黄丸《普济方》卷三十八引《肘后方》

功效： 补气清热。

主治： 气虚夹热。

肠风泻血。《孙用和秘宝方》、《普济方》卷三十八引《肘后方》

用法： 黄连、黄芪等份为末，面糊丸绿豆大。每服三十丸米饮下。《孙用和秘宝方》

黄芪、黄连各等份，上为末，面糊为丸，如绿豆大。每服三十丸，米饮送下。《普济方》卷三十八引《肘后方》

0576 黄连、沙参药对方

方书： 沙参＋黄连＝参连汤《痘科辨要》

功效： 补气清热。

主治： 气虚夹热。

发热疑似之际，发惊搐者。《痘科辨要》

用法： 沙参二分、黄连五分，上为散。以沸汤煮散服。《痘科辨要》

0577 白术、黄连药对方

方书： 白术＋黄连＝术连丸《景岳全书》、《医学正传》卷三

功效： 补气清热。

主治： 气虚夹热。

嘈杂。《景岳全书》、《医学正传》卷三

用法： 白术四两（土炒），黄连一两（姜汁炒），为末，神曲糊丸黍米大。每服百余丸，姜汤下。《景岳全书》

白术四两、黄连四钱五分，上为细末，神曲为丸，如黍米大。津唾送下。《医学正传》卷三

0578 白术、茅根药对方

方书： 白术＋茅根＝治立黄方《太平圣惠方》

功效： 补气清热，退黄。

主治： 气虚夹湿热。

立黄者，两脚疼痛，眼目黄涩，小便色赤，淋沥不利，心下有气块者，难治。《太平圣惠方》

用法： 茅根五两（锉）、白术半两，捣筛为散。每服五钱，以水一大盏，煎至五分，去渣，不计时候温服。《太平圣惠方》

（五）滋水行气药对方（适用于水涸气滞证候）

0579 橘皮、西洋参药对方

方书： 西洋参＋橘皮＝参橘汤《医学集成》卷二

功效： 滋水行气。

主治： 水涸气滞证候。

喉证。元阳飞越，痰如拽锯者。《医学集成》卷二

用法： 洋参一两、橘红一钱，浓煎，加姜汁，竹沥冲服。缓则不救。《医学集成》卷二

0580 地黄、砂仁药对方

方书： 熟地黄＋砂仁＝缩地汤《简明医彀》卷七

生地黄＋砂仁＝生地酒《仙拈集》卷三；安胎将堕欲死方《先醒斋医学广笔记》

功效： 滋水行气。

主治： 水枯气滞。

胎动必欲下者。《简明医彀》卷七

胎将堕欲死。《先醒斋医学广笔记》

妊娠胎将堕欲死。《仙拈集》卷三

用法： 砂仁一两（研细）、怀地黄二两（酒炒），水、酒各二碗，煎取一碗，分两次服。《简明医彀》卷七

怀生地二两（酒炒）、砂仁末一两，水、酒各二碗，煎一碗，分作二次服，立愈。《先醒斋医学广笔记》

生地（酒炒）二两、砂仁五钱，水、酒各一碗，入童便一盏，和匀，分两次服。《仙拈集》卷三

0581 鳖甲、槟榔药对方

方书： 鳖甲＋槟榔＝鳖甲散《太平圣惠方》卷六十

功效： 滋水行气。

主治：水枯气滞。

治痔，肛边生鼠乳，气壅疼痛。《太平圣惠方》卷六十

用法：鳖甲三两（醋炙，去裙襕）、槟榔（锉）二两，为末。每服二钱匕，食前粥饮调下。《太平圣惠方》卷六十

0582 槟榔、麦冬药对方

方书：麦冬＋槟榔＝槟榔散《普济方》卷三十九

功效：滋水行气。

主治：水枯气滞。

大小便不通；肠胃有湿，大便秘涩。《普济方》卷三十九

用法：槟榔（至大者）半枚、麦门冬（熟水磨）一钱，重汤烫热服之。一方为末，每服二钱，蜜汤点服。一方用童子便、葱白煎服。《普济方》卷三十九

附方：橘皮、麦冬药对方

方书：麦冬＋橘皮＝麦门冬膏《古今医鉴》

主治：面上肺风疮。《古今医鉴》

用法：麦门冬（去心）一斤、橘红（去白）四两，上药用水煮汁，熬成膏。入蜜二两，再熬，入水中一夜去火毒。每服一二匙，滚水化开，食后服。夜用春容散擦之。《古今医鉴》卷九

按语：本药对方内服应同麦冬、槟榔药对方（上方）。但外用有此神功，经验之谈不可诬也。

0583 天冬、乌药药对方

方书：天冬＋乌药＝未名方《活人心统》

功效：滋水行气。

主治：水枯气滞。

小肠偏坠。《活人心统》

用法：天门冬三钱，乌药五钱，以水煎服。《活人心统》

（六）益火行气药对方（火衰气滞证候）

0584 菖蒲、肉桂药对方

方书：肉桂＋菖蒲＝二物汤《仁斋直指方》卷八；菖蒲饮《圣济总录》卷七

功效：益火行气。

主治：火衰窍闭。

风寒邪气，留滞失音。《仁斋直指方》卷八

中风失音。《圣济总录》卷七

用法：薄桂三钱、石菖蒲一钱，上咬咀。新水煎，细呷。《仁斋直指方》卷八

石菖蒲一分、桂（去粗皮）一两，上为粗末。每服二钱匕，水一盏，煎至七分，去滓温服，不拘时候。《圣济总录》卷七

附方： 菖蒲、桂心药对方

方书： 桂心＋菖蒲＝石菖蒲丸《医方类聚》卷十引《简要济众方》；桂心汤《圣济总录》卷三十二；桂菖散《玉机微义》卷五十

主治： 肺寒不能发声，兼治心疼。《医方类聚》卷十引《简要济众方》

伤寒邪气伤肺，失音不语。《圣济总录》卷三十二

小儿急中风，失音不语。《玉机微义》卷五十

用法： 石菖蒲一两、桂心一两，上为末。炼蜜为丸，如皂子大。每服一丸，含化。《医方类聚》卷十引《简要济众方》

桂（去粗皮）二两、菖蒲一两，上为粗末。每服三钱匕，用水一盏，煎至七分，去滓温服，不拘时候。衣覆取汗。未退再服。《圣济总录》卷三十二（注：方名桂心汤，所用之桂当为桂心）

桂心一两、石菖蒲一分，上为末。三岁一钱，水煎服。若大病后不语者，用猪胆汁调下，未语再服。《玉机微义》卷五十

0585 鹿茸、砂仁药对方

方书： 鹿茸＋砂仁＝小补髓汤《魏氏家藏方》卷四

功效： 益火行气。

补益。《魏氏家藏方》卷四

主治： 命火式微，脾肾气滞。

虚弱。《魏氏家藏方》卷四

用法： 鹿茸（去毛，锯段，擘作薄片）三钱、大缩砂仁（揉碎，去膜）一钱，水一大碗，同煮至一盏半，去滓，取清汁一盏，空心温饮之，一日二次。服此药，须屏去一切汤剂。《魏氏家藏方》卷四

附方： 鹿茸、麝香药对方

方书： 鹿茸＋麝香＝香茸丸《济生方》《妇人大全良方》

主治： 下痢危困。《济生方》

下痢危困。《百一选方》卷六

脱肛。《普济方》卷四十

用法： 麝香半钱（别研，临时入），鹿茸（燎去皮毛，酥炙）一两。鹿茸为细末，方入麝香，以灯心煮枣肉为丸，如梧桐子大，每服五十丸，食前空心用米饮送下。若每料添滴乳香半两尤有效。《济生方》

麝香半钱（别研，临时入）、鹿茸一两（火燎去毛，酥炙）。上将鹿茸为细末，方入麝香，以灯心煮枣肉为丸，如梧桐子大，每服五十丸，空心服。《百一选方》卷六

麝香半两、鹿茸（炙）二两，上为末。酒糊为丸，如梧桐子大。每服三十丸，粥饮送下，一日三次，不拘时候。《普济方》卷四十

0586 砂仁、益智仁药对方

方书： 益智仁＋砂仁＝缩住汤《医方类聚》卷二二七引《仙传济阴方》

功效： 益火行气，安胎。

主治： 胎漏。

漏胎下血。《本草纲目》引胡氏济阴方

胎漏。《医方类聚》卷二二七引《仙传济阴方》

用法： 益智仁五钱，缩砂仁一两，为末。每服三钱，空心白汤下，日二服。《本草纲目》引胡氏济阴方

缩砂仁一两，益智仁半两，上为末。每服三钱，空心白汤下。《医方类聚》卷二二七引《仙传济阴方》

0587 厚朴、益智仁药对方

方书： 益智仁＋厚朴＝未名方《永类钤方》

功效： 益火行气，消浊。

主治： 白浊。

白浊腹满，不拘男女。《永类钤方》

用法： 用厚朴（姜汁炒），益智仁（盐水浸炒），等份，姜三片、枣一枚，水煎服。《永类钤方》

附方： 甘草、益智仁药对方

方书： 益智仁＋甘草＝益智散《世医得效方》卷十七

主治： 口臭。《经验良方》

心气不足，口臭。《世医得效方》卷十七

用法： 益智仁一两，甘草二钱，碾粉舐之。《经验良方》

益智（去壳），甘草。上为末，干咽下，或沸汤点下。《世医得效方》卷十七

0588 补骨脂、茴香药对方

方书： 补骨脂＋茴香＝破故纸丸、补骨脂丸《济生方》《普济方》《魏氏家藏方》；补骨脂散《圣济总录》卷九十一

功效： 益火行气，缩尿。

主治： 肾虚尿频。

肾气虚冷，小便无度。《济生方》《魏氏家藏方》

虚劳肾气衰惫，梦寐失精，兼治肾虚腰痛。《圣济总录》卷九十一

用法： 破故纸（盐炒）、茴香（盐炒），等份为细末，酒糊为丸，如桐子大，

每服五十丸，或一百丸，空心盐酒、盐汤送下。《济生方》

补骨脂（炒）一两，茴香子（舶上者，炒）三分，上为散。每服二钱匕，空心、食前温酒或盐汤调下。《圣济总录》卷九十一

（七）行气破湿药对方（气滞水凝证候）

0589 沉香、附子药对方

方书：沉香＋附子＝沉附汤《朱氏集验方》《济生续方》；冷香汤《医垒元戎》；沉香附子汤《魏氏家藏方》卷六；二味沉附汤《景岳全书》

功效：行气破湿。

主治：气滞水凝证候。

肿疾喘满。大人小儿男女肿因积得，既取积而肿再作，小水不利。若再用利药性寒，而小便愈不通矣。医者到此多束手！盖中焦下焦气不升降，为寒痞隔，故水凝而不通。唯服沉附汤则小便自通、喘满自愈。《朱氏集验方》

诸虚寒热、冷痰虚热。《医垒元戎》

上盛下虚，气不升降，阴阳不和，胸膈痞满，饮食不进，肢节痛倦。《济生续方》

风寒痞隔，中焦下焦不升降，水凝而不通，肿面满，小便不利。《普济方》

瘴病上热下寒，腿足寒厥。《瘴疟指南》

治瘴疾上热下寒，腿足寒厥。《景岳全书》

用法：附子（炮，去皮脐），一两；沉香（锉），半两，二味分作三服，水二盏，生姜十片，煎至八分，去滓，食前温服。《朱氏集验方》

大附子五钱，沉香（磨浓汁）。加生姜七片，水煎去渣，乘热入沉香汁，冷服。《瘴疟指南》

沉香一块、附子一只（九钱重者，炮，去皮脐，切片子），用水一盏，以沉香于砂盆内，旋以水少许，磨沉香三百匝，以余水洗下，将附子分作三服，以沉香水煎，每加生姜五片，煎至七分，去滓，食前服，以吞既济丹尤佳。《魏氏家藏方》卷六

沉香（磨汁）、附子（制），各三钱，水一钟半，生姜三片，煎八分，去滓，入沉香汁放冷服。《景岳全书》

按语：凡肿疾因水凝气滞者，必行气破湿以消肿。沉香降气滞之逆，附子破阴湿之凝。合用则气机得以疏通，水道得以畅利，故肿疾喘满俱消矣。

《瘴疟指南》与《景岳全书》皆谓本药对方的证候是上热下寒。《瘴疟指南》谓用于瘴病上热下寒证，认为是方用附子，乃肾经本药，加以沉香，能引上焦阳气入肾，肾中有阳气则下元暖，根本固则邪风自息矣。《景岳全书》谓："此药主上热下寒。《全集》云：沉水真正铁角沉香，其味甘辛者为美，辛辣者性热，附子降气敛阳，治阴毒冷瘴，只一服而回生起死，真可以夺化功。"均非

也！非于对附子的认识，也非于无上热之证。本证乃是气滞水凝、湿毒作祟所致，故以沉香、附子行气破湿，直捣阴毒瘴疾。

附方：茴香、乌头药对方

方书：乌头＋茴香＝坚固丸《圣济总录》卷九十二

主治：虚劳极冷，阳气衰弱，小便数，遗沥。《圣济总录》卷九十二

用法：乌头（炮裂，去皮脐）、茴香子（炒）各等份，上二味捣罗为末，姜汁煮糊为丸，如梧桐子大，每服十五丸，空心温酒下。如妇人赤白带下，醋汤下，加至三十丸。《圣济总录》卷九十二

0590 厚朴、附子药对方

方书：厚朴＋附子＝朴附汤《济生方》《续易简方》《世医得效方》

功效：行气破湿。

主治：气滞湿凝证候。

老人虚人中寒下虚，心腹膨胀，不喜饮食，脉来浮迟而弱，此名寒胀。《济生方》

久发寒疟，心腹膨胀，不喜饮食，脉来浮迟而弱。《续易简方》

寒胀，老人、虚人中寒下虚，心腹膨胀，不喜饮食，脉来浮迟而弱。《世医得效方》

用法：附子（炮，去皮），厚朴（姜制，炒），二味等份，为细末，每服四钱，水二盏，姜七片，枣子二枚，煎至八分，去滓，温服，不拘时候。少加木香尤佳。《济生方》

大附子一枚（生用，去皮，碎如骰子块大小，用生姜自然汁浸，炒干）、川朴（去皮，与附子等份，碎如骰子块大小，用生姜自然汁三浸三炒），上药为散。病轻者，每用四钱，以水二盏，加生姜七片、大枣七枚，同煎至一盏，温服。病重者酌情加量。《续易简方》

厚朴（姜汁炒）、炮附子各等份。为粗末，每服四钱，加生姜七片、大枣二枚，水煎服。《世医得效方》

按语：气滞则火郁，湿凝则火困。故气滞湿凝证候每有寒象，但寒象非火虚所致。当以展气破湿为治本之法。厚朴展气除满、附子燥烈破湿，合用则有救火消寒之妙。《太平圣惠方》有二厚朴丸，一是本药对方加生姜汁；另一是本药对方加川椒红。都是用治脾胃阴湿，呕吐不下食或不思饮食者。

0591 附子、枳实药对方

方书：枳实＋附子＝附子枳实丸《鸡峰普济方》卷十三

功效：行气破湿。

主治：气滞留饮证候。

留饮。脾元虚弱，引饮过多，水渍中脘，伏留肠间，腹胀时发时止，发则肠间辘辘有声，痛引胁下，或时目眩头痛，大便秘涩，心胸痞欲呕，喜渴，脉沉细而弦。《鸡峰普济方》卷十三

用法：附子半两、枳实一两，上为细末，炼蜜为丸，如梧桐子大。每服三十丸，食前米饮送下。《鸡峰普济方》卷十三

按语：第八章（医案）051 枳壳合生姜案可与之参考。

附方：沉香、川椒药对方

方书：沉香＋川椒＝椒沉丸《圣济总录》卷一〇二

功效：暖水脏。《圣济总录》卷一〇二

主治：肾虚目黑。《普济方》

目黑暗。《圣济总录》卷一〇二

用法：用沉香一两，川椒（去目，炒出汗）四两，为末，酒糊丸梧子大。每服三十丸，空心盐汤下。《普济方》

川椒（去目并闭口者，炒出汗）四两、沉香一两，上为末，以无灰酒煮面糊为丸，如梧桐子大。每服三十丸，空心、食前盐汤送下。《圣济总录》卷一〇二

0592 附子、木香药对方

方书：木香＋附子＝附香饮《易简方》；木香附子汤《魏氏家藏方》；附子散《圣济总录》

功效：行气破湿，除痹止痛。

主治：气滞湿痹证候。

十指疼痛，麻木不仁。《易简方》

急中风不语，口眼㖞斜，半身不遂，肢体瘫痪。《魏氏家藏方》

脾脏虚冷，泻痢及白痢。《圣济总录》卷四十四

虚劳大便泄泻。《圣济总录》卷九十一

用法：生附子（去皮脐）、木香各等份，生姜三片，水煎温服。《易简方》

附子七钱（炮，去皮脐）、南木香一两（不见火），上药切片，量病势重，则分作二服，轻则分作四服。加姜煎服。间服小续命汤一服。如急中，附子不炮。《魏氏家藏方》

附子（去皮脐，用黄连各半两锉碎，同铫子内炒微黄，不用黄连）、木香（用吴茱萸各半两锉碎，同炒微黄，不用茱萸），上为散。每服一钱匕，空心，食前用陈米饮调下。《圣济总录》卷四十四

附子半两（炮裂，去皮脐）、木香一分，上为细散。每服四钱匕，用猪肾一对，去筋膜批开，掺药并葱白、盐各少许在内，湿纸裹，慢火煨熟，细嚼，米饮送下，空心服。《圣济总录》卷九十一

按语：本药对方合厚朴、附子药对方（0590），《杂病源流犀烛》称香朴丸；

《万病回春》称香朴汤。用治老人脾胃寒冷，气滞腹胀，食少恶寒，或不喜饮食，脉浮迟而弱。

附方：木香、乌头药对方

方书：木香 + 乌头 = 木香丸《普济本事方》

主治：冷气洞泻。《普济本事方》

用法：生川乌头一两，木香半两，为末，醋糊丸梧子大。每陈皮汤下二十丸。《普济本事方》

0593 厚朴、生干姜药对方

方书：厚朴 + 干姜 = 厚朴丸《妇人大全良方》卷十五；厚朴汤《圣济总录》卷七十五；姜朴丸《普济方》卷二〇九引《鲍氏方》

厚朴 + 生姜（汁）= 厚朴汤《良方》《景岳全书》

功效：行气破湿。

补脾胃虚损，温中进食，降气化痰，去冷饮泄泻。《梅氏验方新编》

主治：气滞湿凝证候。

妇人洞泻寒中。《妇人大全良方》卷十五

脾胃气虚，滑泄下痢白脓。《圣济总录》卷七十五

中寒洞泄。《普济方》卷二〇九引《鲍氏方》

痰壅呕逆，心胸满闷，不下饮食。《太平圣惠方》

男女气胀心闷，饮食不下，冷热相攻，久患不愈。《斗门方》

心腹胀满。《景岳全书》

用法：干姜、厚朴（去粗皮，细锉）各等份，上药先杵令烂，水拌，同炒令干，再为末，水煮面糊为丸，如梧桐子大。每服五十丸，食前米饮送下。《妇人大全良方》卷十五

厚朴四两（去皮，涂姜汁炙令紫）、干姜（炮）二两，上为粗末。每服三钱匕，浆水一盏，煎至六分，去滓，食前温服。《圣济总录》卷七十五

干姜、厚朴各等份，上为末，炼蜜为丸，如梧桐子大。任下三十丸。《普济方》卷二〇九引《鲍氏方》

厚朴（去粗皮，切）一斤、生老姜（连皮切）八两，水一升，同煮干，拣去姜，将厚朴焙干。又用干姜一两、甘草五钱，水一升，再同厚朴煮干，拣去甘草，将干姜、厚朴焙燥，研为细末；另用大枣一斤、生老姜二两煮熟，拣去姜，将枣捣如泥，和厚朴末为丸，如梧桐子大。每服五十丸，清晨米饮汤送下。《梅氏验方新编》卷十八

厚朴一两，姜汁炙黄为末，非时米饮调下二钱匕。《太平圣惠方》

厚朴（姜汁炙焦黑），为末，以陈米饮调服二钱匕，日三服。《斗门方》

厚朴四五钱（姜汁炒），加生姜五七片，水煎温服。《景岳全书》

0594 橘皮、生干姜药对方

方书： 橘皮＋生姜＝橘皮汤《金匮要略》；生姜橘皮汤《妇人大全良方》；姜陈汤《嵩崖尊生》卷九；姜橘饮《魏氏家藏方》卷一

橘皮＋干姜＝神方脚气丸《魏氏家藏方》卷八

功效： 行气破湿，止呕。

主治： 一切杂病呕哕。

男女伤寒并一切杂病呕哕，手足逆冷者。《金匮要略》

乳哺失宜，脾胃不和。《卫生总微》卷十三

伤寒干呕不止，手足逆冷。《圣济总录》卷二十五

老人噎病，胸满塞闷，饮食不下。《医统》

疟疾。《魏氏家藏方》卷一

呕吐干哕，四肢厥冷。《丹台玉案》

夏间阳气在外，胃虚邪气易侵，作吐泻。《穷乡便方》

脚气。《魏氏家藏方》卷八

用法： 橘皮四两、生姜半斤，以水七升，煮取三升，温服一升，下咽即愈。《金匮要略》

好橘皮、生姜末。以好陈橘皮不拘多少，极陈者尤妙，洗净去白，焙干，为细末，每五两入生姜末三两和匀，炼蜜为丸，如麻子大。每服三四十丸，米饮送下，不拘时候。《卫生总微》卷十三

生姜（切，焙）、陈橘皮（汤浸去白，焙）各等份，上药治下筛。每服三钱匕，水一盏，煎至七分，去滓热服，不拘时候。《圣济总录》卷二十五

陈皮四两（去白）、生姜二两（去皮），上为粗末，用水三碗，煎一碗，去滓，分作二服，当发日五更服。《魏氏家藏方》卷一

广陈皮一钱、生姜皮一钱，加水一盏煎。不拘时候服。《穷乡便方》

橘皮四两、干姜二两，上以蜜半斤，炼化，去上沫，下药在内熬成膏，可丸即丸如梧桐子大。每服三十丸，姜汤送下，不拘时候。《魏氏家藏方》卷八

按语： 本药对方在《伤寒总病论》中称小橘皮汤，声称治太阳中喝，手足冷而呕哕者。这里所谓中喝，实是暑月伤于寒湿。古人囿于暑令，更有"阴暑"之名，孟英早已深加痛斥。《活幼心书》卷下之姜橘汤、《医宗金鉴》卷五十二之姜橘散，皆本药对方合甘草、橘皮药对方。称治小儿脾胃虚寒呕吐。

附方： 木瓜、生姜药对方

方书： 木瓜＋生姜＝二生汤、木瓜汤《圣济总录》

主治： 小儿吐逆不止。《圣济总录》卷一七六

用法： 生木瓜、生姜（不去皮）各等份，上药切作薄片，量儿大小，以水一盏，煎至五分，去滓温服。《圣济总录》卷一七六

0595 藿香、橘皮药对方

方书： 橘皮 + 藿香 = 陈皮藿香汤《医学从众录》卷六

功效： 行气化湿。

主治： 吐泻。

霍乱吐泻。《百一选方》

伤暑急暴，霍乱吐泻。《医学从众录》卷六

用法： 陈皮（去白）五钱，真藿香五钱，水二盏，煎一盏，时时温服。《百一选方》

陈皮五钱、藿香五钱，用土澄清水二杯，煎一杯服之。《医学从众录》卷六

附方： 藿香、桑叶药对方

方书： 桑叶 + 藿香 = 双叶汤《杨氏家藏方》卷十八

主治： 小儿霍乱吐逆。

0596 苍术、橘皮药对方

方书： 橘皮 + 苍术 = 苍术散《医林纂要》卷六

功效： 行气燥湿。

主治： 寒痰积湿，痰饮腹痛。《医林纂要》卷六

用法： 苍术一斤（泔水浸过，九蒸九晒，为末）、橘皮四两（留白），为末。姜汤调服。《医林纂要》卷六

附方： 苍术、菖蒲药对方

方书： 菖蒲 + 苍术 = 菖蒲丸《圣济总录》卷一八六

功效： 补元气，强力益志。《圣济总录》卷一八六

用法： 菖蒲（切，焙）、苍术（锉）各等份，上药用米泔浸三宿，控干，再用酒浸一宿，焙，为末，炼蜜为丸，如梧桐子大。每服二十丸至四十丸，空心盐汤送下，一日三次。《圣济总录》卷一八六

0597 橘皮、吴茱萸药对方

方书： 橘皮 + 吴茱萸 = 吴茱萸散《圣济总录》卷三十九；陈橘皮汤《圣济总录》卷六十一

功效： 行气破湿。

主治： 气滞湿淫证候。

霍乱暴利，昏塞不自知。《圣济总录》卷三十九

息积，胁下气逆满闷。《圣济总录》卷六十一

用法： 吴茱萸（汤洗，焙炒）一两、陈橘皮（汤浸，去白，焙）二两，为细散。每服三钱匕，米饮调下，不拘时候。《圣济总录》卷三十九

陈橘皮（汤浸，去白，焙干）、吴茱萸（陈者，水淘七遍，炒干）各一两

半，上为粗末。每服三钱匕，水一盏，加盐少许，煎至七分，去滓温服，不拘时候。《圣济总录》卷六十一

0598 槟榔、橘皮药对方

方书： 橘皮＋槟榔＝槟榔橘红散《赤水玄珠》卷四

功效： 行气燥湿。

主治： 气滞湿阻证候。

呕吐痰水。《备急千金要方》

金疮恶心。《太平圣惠方》

呕吐。《赤水玄珠》卷四

用法： 白槟榔一颗煨热，橘皮二钱半炙，为末，水一盏，煎半盏，温服。《备急千金要方》

白槟榔一枚、橘红二钱半，水煎服。《赤水玄珠》卷四

附方： 槟榔、半夏药对方

方书： 槟榔＋半夏＝半夏汤《圣济总录》卷八十二

主治： 脚气冲心，烦闷气急，坐卧不安。《圣济总录》卷八十二

用法： 半夏（汤洗去滑，切，焙）一升、槟榔仁七枚，上咬咀，如麻豆大。以水七升，煮取二升，去滓，分温三服，如人行四五里一服。《圣济总录》卷八十二

0599 地龙、茴香药对方

方书： 茴香＋地龙＝地龙膏《养老奉亲书》

功效： 行气利尿。

主治： 尿闭。

老人尿闭。《朱氏集验方》

老人小便不通。《养老奉亲书》

用法： 白颈蚯蚓、茴香等份杵汁，饮之即愈。《朱氏集验方》

白项地龙、茴香（用时看多少），上件杵汁。倾于脐内，自然便通。《养老奉亲书》

附方： ①木通、细辛药对方

方书： 细辛＋木通＝细辛散《圣济总录》卷一八○

主治： 小儿鼻塞生肉。《圣济总录》卷一八○

用法： 细辛（去苗叶）、木通（锉）各一两，上为细散。以绵缠裹如大豆许。纳鼻中，一日二次。《圣济总录》卷一八○

按语： 原书指征虽是外用，然取其"辛通"之义用于内服，亦尽妙。仲景当归四逆汤中有此药对方，正此意也。

②通草、细辛药对方

　　方书：细辛＋通草＝未名方《孙真人千金方》

　　主治：治小儿鼻塞息肉方。《孙真人千金方》

　　用法：通草、细辛各二两，上捣末，绵裹药如枣核大，纳鼻中，日二，亦可定安之。《孙真人千金方》

　　按语：古人对木通、通草常混乱使用，前后药对方比较，当以前方为准。通草比木通更轻更软，不仅同细辛难相配，而且如何锉之？又木通苦寒，细辛辛热，正相反相成；而通草清淡，同细辛力不相称。

0600 茯苓、木香药对方

　　方书：木香＋茯苓＝木香丸《幼幼新书》卷二十七引《庄氏家传》

　　功效：行气利湿。

　　主治：泄泻。

　　泄泻滑痢不止。《百一选方》

　　小儿兼大人吐利。《幼幼新书》卷二十七引《庄氏家传》

　　用法：白茯苓一两、木香（煨）半两为末。紫苏木瓜汤下二钱。《百一选方》

　　木香、白茯苓等份为末，炼蜜为丸，如梧桐子大。每服二十丸，生姜米饮送下；小儿量大小化下三五丸。《幼幼新书》卷二十七引《庄氏家传》

　　附方：冬瓜仁、木香药对方

　　方书：木香＋冬瓜仁＝未名方《济生方》

　　主治：中气不省、闭目不语、如中风状。《济生方》

　　用法：南木香为末，冬瓜子煎汤灌下三钱。痰盛者，加竹沥、姜汁。《济生方》

（八）行气泻火药对方（气郁火盛证候）

0601 黄连、香附药对方

　　方书：香附＋黄连＝黄鹤丹《本草纲目》；香连丸《医统》卷二十六引《活人心统》；香连丹《济阴纲目》卷十六

　　功效：行气清热。

　　主治：气郁火盛证候。

　　百病。《本草纲目》

　　久郁，心胸不快，痞塞烦痛。《医统》卷二十六引《活人心统》

　　嘈杂干呕吞酸。《医学入门》

　　用法：香附一斤，黄连半斤，洗晒为末，水糊丸梧子大。假如外感，葱姜汤送下；内伤，米饮下；气病，木香汤下；血病，酒下；痰病，姜汤下；火病，白汤下，余可类推。《本草纲目》（《韩氏医通》亦载）

　　川连（姜炒）、香附子（制末）各四两，上为末，神曲糊为丸，如梧桐子大。每服五七十丸，白汤送下。《医统》卷二十六引《活人心统》

按语：本药对方何以说能治百病？大概由于气火为病十居八九，而香附乃气病之总司、黄连为火病之主帅。《本草正义》赞称黄连"能泄降一切有余之湿火，而心脾肝肾之热，胆胃大小肠之火，无不治之。上以清风火之目病，中以平肝胃之呕吐，下以通腹痛之滞下，皆燥湿清热之效也。又苦先入心，清涤血热，故血家诸症，如吐衄溲血，便血淋浊，痔漏崩带等症，及痈疡斑疹丹毒，并皆仰给于此"。由此可知本药对方之精选配伍为治百病之缘由。李时珍说："黄鹤丹乃铢衣翁在黄鹤楼所授之方，故名其方。"

0602 夏枯草、香附药对方

方书：香附＋夏枯草＝补肝散《简要济众》《肘后备急方》；还睛散《普济方》；还明散《卫生家宝汤方》；养肝散《简明医毂》卷五

功效：行气泻火，清肝利目。

主治：肝郁火盛证候。

肝虚目睛疼、冷泪不止、筋脉痛，及眼羞明怕日。《简要济众》

肝虚目痛，冷泪不止，畏明。《简明医毂》卷五

治气眼翳，退障，止冷泪。《卫生家宝汤方》

用法：用夏枯草半两、香附一两，为末，每服一钱，清茶调下。《简要济众》

夏枯草五钱、香附二两，共为末，每服一钱，茶调下。《肘后备急方》

夏枯草七两、香附子三两，上药用童便浸透，晒干为末。每服三钱，茶调下。《简明医毂》卷五

夏枯草、香附子，上等份，为细末，茶调下，每服二钱。《卫生家宝汤方》

按语：《审视瑶函》四物补肝散即是取名本药对方与四物汤的合称。主治妇人产后血虚，肝火上升，眼目涩痛，午后至夜昏花不明。

《活幼心书》明目饮即是本药对方加栀仁而成。"治小儿脾蕴热，肝受风邪，致两目羞明，经久不愈。山栀仁、香附子（净）各一两，夏枯草半两，每服二钱，入蜜一匙，水煎服。"（《原机启微》）

0603 大黄、香附药对方

方书：香附＋大黄＝青龙散《医学六要》卷八；刷牙药《瑞竹堂方》卷三

功效：行气泻火。

固齿，乌髭须。《瑞竹堂方》卷三

主治：气郁火盛证候。

厚味炙煿，酒面过度，积毒上攻，或过服补味暖药致牙痛。《医学六要·治法汇》卷八

用法：大黄、香附，各烧存性，入青盐擂匀。擦牙。《医学六要·治法汇》卷八

香附子（去毛，炒熟）、大黄（火煨），上用橡子二十个，纳十八个装满青盐，于沙器内单摆定，用碗盖之，烧存性，与生橡子二个并香附子、大黄同为细

末。每日刷牙，掠髭鬘。《瑞竹堂方》卷三

按语： 本药对方虽为外用，但内服有行气泻火作用。香附气香能行气除秽，大黄味苦能泻火解毒。故合用刷牙则固齿，掠髭鬘则黑发。若内服可治气郁火盛证候。

0604 大黄、木香药对方

方书： 木香 + 大黄 = 千金丸《古今医统》卷六十九

功效： 行气泻火。

主治： 气滞热积证候。

脏腑壅滞，气结积热不通，或内有癥瘕疳蛔，心腹俱痛，及脚气肿满，休息热痢，并风痰、疮疥、结核等疾。《古今医统》卷六十九

用法： 大黄十两、木香半两，上为末，醋糊为丸，如梧桐子大。每服二三十丸，食远白汤送下。《古今医统》卷六十九

0605 黄连、木香药对方

方书： 木香 + 黄连 = 香连丸《易简方》；木香散《圣济总录》卷七十六；木香饮《赤水玄珠》；木香三使汤《卫生总微》卷十一；宣连丸《幼幼新书》卷二十九；神仙断下丸《永类钤方》卷二十一

功效： 行气清肠。

主治： 肠热气滞证候。

痢下赤白，里急后重，腹痛。《易简方》

脓血痢困极。《圣济总录》卷七十六

来年痢不止，血痢。《赤水玄珠》

小儿痢疾。《慈幼心书》卷九

赤白痢。《永类钤方》卷二十一引《管见大全良方》

小儿赤白痢。《卫生总微》卷十一

用法： 黄连（茱萸炒过）四两、木香（面煨）一两，粟米饭丸。《易简方》

木香一块（方一寸）、黄连（去须，细锉）一两，先将木香置银石器中，次下黄连盖之，以水二盏同熬水尽，取木香切焙为散。分三服；第一服甘草汤下；第二服陈米饮下；第三服腊茶清下，并食前服，大妙。其黄连别捣末，专治赤痢，每服二钱匕，陈米饮下。《圣济总录》卷七十六（《卫生总微》：第一服橘皮汤下；第二服陈米饮下；第三服甘草汤调下，乳食前。）

木香、黄连各五钱，上同炒，为末，加麝香少许。每服二钱，米饮送下。《赤水玄珠》卷八

黄连一斤、南木香一斤，上为末，神曲糊为丸，大人丸如梧桐子大，小儿丸如黍米大。每服五十丸，空心浓粥饮送下；陈仓米汤更佳。（本方为原书"神仙断下丸"

之第三方）《永类钤方》卷二十一引《管见大全良方》

宣连（为末，用鸡清搜作饼子，炙令黄）一两、木香（茱萸炒令黄）一分，上为末，面糊为丸，如萝卜子。每服十丸，饭饮吞下。《幼幼新书》卷二十九引《婴童宝鉴》

按语：《医学入门》卷七中四味香连丸，是将本药对方加味而得。即以木香配槟榔（0216），黄连配大黄（0075）。声称"痢疾初起，不问赤白"，皆可用之。《女科秘旨》卷七中香连丸则是以石莲肉合黄连为药对方，用治产后噤口痢。其法：黄连（为末）、莲肉（研粉）各等份，上和匀，酒为丸。每服四钱，酒调送下。

附方：①胡黄连、木香药对方

方书：胡黄连＋木香＝胡黄连丸《太平圣惠方》卷九十二

主治：小儿疳痢，腹痛不止。《太平圣惠方》卷九十二

用法：胡黄连半两、木香一分，上为末，用糯米饭和丸，如绿豆大。每服五丸，以粥饮下，一日三四服。《太平圣惠方》卷九十二

②黄连、青木香药对方

方书：青木香＋黄连＝香连丸《证类本草》卷七引《李绛兵部手集方》；二和丸《卫生总微》卷十；秘方香连丸、香连散《医方类聚》卷一四一

主治：下痢。《证类本草》卷七引《李绛兵部手集方》

泻不止。《卫生总微》卷十

泻及痢下脓血，日夜不止。《医方类聚》卷一四一引《吴氏集验方》

痢，内热口渴，肛门焦痛。《医宗说约》

用法：宣黄连、青木香，上分两停，炼白蜜为丸，如梧桐子大。每服二三十丸，空腹饮送下，一日二次。其久冷之人，即用煨熟大蒜作丸。《证类本草》卷七引《李绛兵部手集方》

按语：青木香不同于广木香：青木香苦寒而降，广木香辛燥而散。故同黄连合成的香连丸也有区别。肠道热毒重者，本药对方为宜。本药对方加白头翁，即《外台秘要》引《古今录验》治春夏忽咽喉肿痛及下利方。

0606 苦参、木香药对方

方书：木香＋苦参＝香参丸《种福堂公选良方》

功效：行气清肠。

主治：肠热气滞证候。

痢疾泄泻。《种福堂公选良方》

用法：木香四两，苦参（酒炒）六两。为细末，用甘草一斤熬膏为丸，梧桐子大。每服三钱。白痢，生姜煎汤送下；红痢，甘草煎汤送下；噤口痢，砂仁、莲肉煎汤送下；水泻，猪苓、泽泻煎汤送下。《种福堂公选良方》

按语：本药对方方义同木香、黄连药对方（0605），因苦参、黄连皆清热燥湿以治痢，配以木香理气滞。在缺黄连之际，每以代之，且有价廉之美。

0607 黄连、枳壳药对方

方书：枳壳＋黄连＝连壳丸《医学入门》卷七；（局方）枳壳汤《景岳全书》；黄连枳壳汤《症因脉治》卷四；立效散《万病回春》

功效：行气泻火。

主治：肠热气滞证候。

痔疮秘结。《医方大成》

肠风下血。《简便方》

治大便肠风下血。《景岳全书》

赤白痢疾，脓血相兼，里急后重，疼痛，一服立止。《万病回春》

内伤经络便血。《医学入门》

治热积腹痛，身热腹热，烦躁不寐，时作时止，痛则汗出，或痛而一泛即欲下利，一利即止方。《症因脉治》卷四

用法：黄连、枳壳等份为末，糊丸梧子大。每服五十丸，空心米饮下。《医方大成》

黄连、枳壳各等份。水煎服。《症因脉治》卷四

净黄连四两（酒洗，吴茱萸三两同炒，去茱萸不用），陈枳壳二两，（去瓤，麸炒），二味为细末，每服三钱，空心黄酒调下；泄泻米汤下；噤口陈仓米汤下。《万病回春》

枳壳二两（炒黄），大黄连一两（同槐花四两炒焦，去花不用），水二钟浓煎，空心温服。《景岳全书》

黄连、枳壳各二两（锉），上用槐花同炒，去槐花，为末，蒸饼为丸服。《医学入门》卷七

按语：本药对方合槐花、枳壳药对方（0504），为《活人心统》枳连丸。亦治痢疾，里急后重，赤白相杂。

0608 苦参、枳壳药对方

方书：枳壳＋苦参＝苦参丸《圣济总录》；枳壳丸《证治准绳》

功效：行气泻火，解毒。

主治：气滞热毒证候。

大风癞及热毒风疮疥癣。《圣济总录》

风热疮疥。《证治准绳》

用法：苦参九月末掘取，去皮暴干，取粉一斤；枳壳麸炒六两，为末，蜜丸。每温酒下三十丸，日二夜一服。《圣济总录》

枳壳四两、苦参八两，研为细末，炼蜜为丸，如梧子大。每服三十丸，食后温酒下。《证治准绳》

按语：《药品化义》认为枳壳一物专泄胃实，"故主中脘以治血分""若皮肤作痒，因积血滞于中，不能营养肌表。唯此称最"。而《本草正义》认为苦参一物"能杀湿热所生之虫""毒风恶癞，非此不除，今人但以为洗疮之用，恐未免因噎而废食耳"，由此可见本药对方的配合甚于严谨。故其方名或称苦参丸或称枳壳丸，二物之功不分上下也。

附方：①枳壳、紫背天葵药对方

方书：枳壳 + 紫背天葵 = 二仙丹《疡医大全》

主治：治瘰疬。《疡医大全》

用法：枳壳一斤（每个切两开、去瓤，入去翅足斑蝥七个，仍将两片合住，以线十字扎紧，用上好醋浸足七天，再以醋煮五炷香，必要多加好醋，煮透冷定，解去线，拣去斑蝥，只将枳壳切片阴干）、紫背天葵一斤（如无，以九头狮子草代之）研为细末，将煮枳壳之余醋麴糊为丸，如梧桐子大。每服五十丸，以温酒或热汤送下，早晚各一服。未出头者自消，已出头者用膏贴之，自愈。《疡医大全》

按语：本药对方名二仙丹，非只二仙之德，实有斑蝥之功，不可忽也。因斑蝥极毒，古人苦心妙计而用之。斑蝥有专治瘰疬之力，故在治瘰疬单验方中多见之。

②荆芥、苦参药对方

方书：苦参 + 荆芥 = 苦参丸《太平惠民和剂局方》

主治：心肺积热，肾脏风毒攻于皮肤，时生疥癞，瘙痒难忍，时出黄水，及大风手足烂坏，眉毛脱落，一切风疾，并皆治之。《太平惠民和剂局方》

用法：苦参三十二两、荆芥（去梗）十二两，上为细末，水糊为丸，如梧桐子大。每服三十丸，好茶吞下，或荆芥汤下，食后服。《太平惠民和剂局方》

③苦参、威灵仙药对方

方书：苦参 + 威灵仙 = 苦参丸《圣济总录》

主治：一切癣。《圣济总录》

用法：苦参（用皂荚十挺，捶碎，同以水煮皂荚烂为度，拣出苦参，切，晒干，将皂荚汁滤去滓，再熬成膏）、威灵仙（洗泽，晒干）各三两，上为末，以皂荚膏为丸，如梧桐子大。每服二十九至三十丸，空心温酒送下。《圣济总录》卷一三七

按语：《太平惠民和剂局方》胡麻散是以上②③药对方合首乌、脂麻药对方（0050），再加甘草而成。主治更广：脾肺风毒攻冲，遍身皮肤瘙痒，或生疮疥，或生瘾疹，用手搔时，浸淫成疮，久而不愈，愈而复作；面上游风，或如虫行；紫癜白癜，顽麻等风；或肾脏风，攻注脚膝生疮。

0609 黄芩、枳壳药对方

方书： 枳壳＋黄芩＝枳壳汤《素问病机气宜保命集》卷下

功效： 行气清胎火。

主治： 胎热腹痛。

妇人怀胎腹胀。《素问病机气宜保命集》卷下

怀胎腹痛。若胀满身重，加白术。《活法机要》

治妇人妊胎腹胀。《证治准绳》

用法： 枳壳三两（炒），黄芩一两，上为粗末。每服半两，水一盏半，煎一盏，去滓温服。《素问病机气宜保命集》卷下

枳壳三两（麸炒），黄芩一两，为粗末。每服五钱，水一盏半，煎一盏服。若胀满身重，加白术一钱。《活法机要》

枳壳三两，黄芩一两，为粗末，每服五钱，水煎温服。《证治准绳》

按语： 《素问病机气宜保命集》另有两个枳壳汤：一以本药对方加白术成为完全药鼎方。即三味药任取二味皆为药对方：黄芩、枳壳药对方（0609）；白术、黄芩药对方（0901）；白术、枳实药对方（0532）。用治妊娠腹胀，或胎漏下血。另一以本药对方合桔梗、枳壳药对方（0523）。用治久痰胸膈不利，上焦多热。这三张枳壳汤，仅一味之加减，含义很深，令人玩味。

0610 橘皮、栀子药对方

方书： 橘皮＋栀子＝橘皮汤《圣济总录》卷三十九

功效： 降气泻火。

主治： 气火上逆证候。

霍乱，呕哕不止。《圣济总录》卷三十九

用法： 陈橘皮（汤浸，去白，焙）、栀子仁各二两，上为粗末。每服三钱匕，加豉半合，水一盏，煎至七分，去滓温服，一日三次。《圣济总录》卷三十九

0611 黄连、橘皮药对方

方书： 橘皮＋黄连＝未名丸《小儿药证直诀》

青橘皮＋黄连＝青橘丸《圣济总录》卷一七八

功效： 行气清热。

主治： 气滞热郁证候。

小儿疳瘦。《小儿药证直诀》

小儿热痢不愈，血脉妄行，变成血痢。《圣济总录》卷一七八

用法： 用陈皮一两，黄连以米泔水浸一日，一两半，研末（入麝三分，用猪胆盛药，以浆水煮熟取出），用粟米饭和，丸绿豆大。每服一二十丸，米饮

下。《小儿药证直诀》

青橘皮（去白，焙）、黄连（去须）各等份，上为末，用獖猪胆汁和，却入胆内，以米泔煮熟，取出，入麝香少许研匀，丸如黍米大。每服十五丸，米饮送下。《圣济总录》卷一七八

按语：虽谓橘皮，但一用陈皮，一用青皮，稍有不同。读者自察。

0612 荆芥、玄参药对方

方书：荆芥＋玄参＝玄荆汤《辨证录》卷六

功效：散气降火。

主治：气滞火郁。

心肾不交，寒热时止时发，一日四五次以为常，热来时躁不可当，寒来时颤不能已。《辨证录》卷六

用法：玄参二两、荆芥三钱，水煎服。《辨证录》卷六

按语：荆芥疏散气机、玄参清热降火。合用于自主神经功能紊乱之寒热证候尤宜。

（九）滋水养血药对方（水涸血枯证候）

详见养血燥药对方。

（十）益火养血药对方（火衰血虚证候）

详见壮火衰药对方。

（十一）养血清热药对方（血虚火亢证候）

0613 蒲黄、生地黄药对方

方书：生地黄＋蒲黄＝二黄汤《圣济总录》卷六十八

功效：养血清热。

主治：血虚血热、吐血不止。

吐血不止。《圣济总录》卷六十八

用法：生干地黄（焙）、蒲黄各一两，上为粗末。每服二钱匕，水一盏，加竹叶七片，煎七分，去滓放冷，食后细呷。《圣济总录》卷六十八

按语：吐血不止，多由于热。本药对方地黄、蒲黄皆为凉血之品，然生地黄且能养血滋水，蒲黄更是消瘀止血。故合用则血凉衄止而无留瘀之患。

0614 阿胶、黄连药对方

方书：阿胶＋黄连＝黄连丸《摄生众妙方》卷五；黄连阿胶丸《伺鹤亭集方》

功效：养血清热，滋肾清心。

主治：血分虚热证候。

阴虚暑湿积热，赤白下痢，里急后重，肠红脓血，热毒内蕴，酒热伤肝，心烦痔漏，口燥烦渴。《摄生众妙方》卷五

用法： 阿胶（炒成珠）、黄连末。阿胶以水熬成膏，调黄连末为丸。米饮送下。《摄生众妙方》卷五（《饲鹤亭集方》作"黄连、阿胶各一两"；用法"每服二钱，以炒米汤送下"。）

按语： 本药对方为《伤寒论》黄连阿胶汤之内核方。

0615 阿胶、黄芩药对方

方书： 阿胶＋黄芩＝止经丸《嵩崖尊生》卷十四

功效： 养血清热，止经。

主治： 血分虚热证候。

五十岁后经尚行，或是盛，或是热者。《嵩崖尊生》卷十四

用法： 条芩四两、阿胶二两，醋糊为丸。每服一百丸，空心服。《嵩崖尊生》卷十四

按语： 可参第八章（医案）005 黄芩合阿胶案。喻嘉言另有妙用。

0616 阿胶、栀子药对方

方书： 阿胶＋栀子＝未名方《外台秘要》引《肘后方》

功效： 养血清热，止血。

主治： 血分虚热证候。

治下痢脓血方。《外台秘要》引《肘后方》

用法： 山栀二十枚，阿胶二两、水煎去滓，烊阿胶服。《外台秘要》引《肘后方》

0617 阿胶、椿根皮药对方

方书： 阿胶＋椿根皮＝固肠丸《万氏家抄方》卷一

功效： 养血清热，固肠。

主治： 肠络血虚兼肠腑热毒证候。

水泻不止。《万氏家抄方》卷一

用法： 椿根白皮（炒，为末）、阿胶。以阿胶烊水为丸，如梧桐子大。每服一百丸，空心米饮送下。《万氏家抄方》卷一

0618 当归、黄芩药对方

方书： 当归＋黄芩＝子芩丸《古今医鉴》

功效： 养血清热，止经。

主治： 血分虚热证候。

妇人四十九岁后，月经当住。每月却行，或过多不止。《古今医鉴》

用法： 条芩四两（醋浸，纸裹煨七次），当归二两（酒洗），上药为末，醋糊为丸，如梧桐子大。每服五十至七十丸，空腹时用霹雳酒送下，日进三服。加香附（醋制）六钱尤妙。《古今医鉴》

按语： 本药对方同阿胶、黄芩药对方（0615）皆能治妇人绝经期而经不止之证候。其中黄芩功不可没，尤当深思。又本药对方按其药理，同后二药对方（0619、0620）一样，亦有养血活血、清热解毒之功，对于肠道热毒血瘀之证，也甚相宜。

0619 当归、黄连药对方

方书： 当归 + 黄连 = 黄连散《太平圣惠方》卷七十四；胜金丸《普济方》卷二〇七

功效： 养血清热。

主治： 血虚肠热证候。

热毒赤痢。《普济本事方》

妊娠疟疾，寒热腹痛。《太平圣惠方》卷七十四

泻久痢。《普济方》卷二〇七

用法： 黄连二两（切，瓦焙令焦）、当归一两（焙），为末，每服二钱，陈米饮下。佛智和尚在闽，以此济人。《普济本事方》

黄连一两（去须）、当归一两（锉，微炒），上为散。每服三钱，以水一中盏，煎至六分，去滓温服。不拘时候。《太平圣惠方》卷七十四

当归二两（用吴茱萸一两炒香熟，去茱萸不用，只用当归）、黄连三两，上为细末，炼蜜为丸，如梧桐子大。每服三十丸，米饮送下。《普济方》卷二〇七

按语： 黄连解肠道热毒之圣药，当归调经脉血瘀之要品，二味合用，对于肠道痢疾之病机甚为相宜，故有奇效。而温州已故名医袁九峰最擅用本药对方入复方中治疗胃病。至于妊娠疟疾亦称子疟，病因各异，治疗不同。本药对方用黄连清热解毒以祛疟邪，用当归补血养阴以安胎孕，攻补兼施，所治当为热伏冲任、血虚阴亏之证。

本药对方若合白芍、黄柏药对方（0631），即是《黄帝素问宣明论方》中的芍药柏皮丸。用治湿热痢疾。亦是《儒门事亲》中的芍药柏皮丸，用治脏毒下血。本药对方若合大黄、甘草药对方（0075附方），为《素问病机气宜保命集》当归丸，为治斑疹便秘能食者方。《张氏医通》又加紫草制丸，治热入血分，大便秘结，三五日不通者。

0620 当归、黄柏药对方

方书： 当归 + 黄柏 = 黄柏丸《证治准绳》

功效： 养血清热。

主治： 血虚肠热证候。

小儿久白痢，腹胀疼痛。《证治准绳》

用法： 黄柏（微炙锉）、当归（锉微炒）各一两，捣罗为末，煨大蒜和丸，如绿豆大。每服七丸，粥饭送下。每日三四次，量儿大小加减。《证治准绳》

按语： 本药对方类同当归、黄连药对方（0619），因黄柏和黄连有相同成分，故凡黄连所治痢症，黄柏每可代之。

0621　当归、苦参药对方

方书： 当归＋苦参＝参归丸《古今医鉴》卷九

功效： 养血清热。

主治： 血分虚燥，热毒积蕴。

血热入肺之齄鼻。《古今医鉴》卷九

血燥风湿，头面生疮，粉刺疙瘩，口舌糜烂。《北京市中药成方选集》

用法： 苦参（净末）四两、当归（净末）二两，上用酒糊为丸，如梧桐子大。每服七八十丸，食后热茶送下。《古今医鉴》卷九

按语： 当归养血润燥、苦参清热燥湿，合用则治血燥热蕴湿毒之证候。

0622　赤小豆、当归药对方

方书： 当归＋赤小豆＝赤小豆当归散《金匮要略》；当归赤小豆散《三因方》卷九；赤小豆散《医心方》卷十二引《小品方》；赤小豆汤《嵩崖尊生》卷八

功效： 养血清热，和营解毒。

主治： 血虚夹热毒。

下血，先血后便，此近血也。《金匮要略》

伤寒狐惑，脉数，无热微烦，默默但欲卧，汗出，初得之三四日，目赤如鸠眼，七八日目眦黄黑，能食，脓已成。《金匮要略》

小肠热毒，流于大肠，先便后血，及狐惑蓄血，肠痈便脓。《张氏医通》

用法： 赤小豆五两（浸令芽出，爆干）、当归一两，上二味，杵为散。浆水调服八分，日三服。《金匮要略》

附方： 阿胶、赤小豆药对方

方书： 阿胶、赤小豆＝未名方《备急千金要方》卷二

主治： 治产难累日，气力乏尽，不能得生，此是宿有病方。《备急千金要方》卷二

用法： 赤小豆二升，阿胶二两，上二味，以水九升，煮豆令熟，去滓，纳胶令烊，一服五合，不觉更服，不过三服即出。《备急千金要方》卷二

0623　当归、龙胆草药对方

方书： 当归＋龙胆草＝当归散《鸡峰普济方》卷二十一

功效：养血清肝。

主治：血虚夹热毒。

眼中漏脓。《鸿飞集》

风毒攻注，眼目疼痛，或赤眼疼不可忍者。《鸡峰普济方》卷二十一

用法：龙胆草、当归等份为末，每服二钱，温水下。《鸿飞集》

龙胆、当归各等份，上为细末。每服一大钱，冷酒调下。《鸡峰普济方》卷二十一

0624 当归、金银花药对方

方书：当归＋金银花＝神散汤《洞天奥旨》卷十四

功效：养血清热，解毒。

散毒。《洞天奥旨》卷十四

主治：血虚夹热毒。

痈疽初起。《洞天奥旨》卷十四

用法：金银花八两、当归二两，上以水十碗，煎金银花至二碗，再入当归同煎，一气服之。《洞天奥旨》卷十四

按语：本药对方以金银花清热解毒，当归养血活血，合用则散毒如神，故称神散汤。

0625 当归、玄明粉药对方

方书：当归＋玄明粉＝玄明粉散《痘疹金镜录》卷四

功效：养血清热，通便。

主治：血虚肠热便秘。

血热便秘。《痘疹金镜录》卷四

用法：玄明粉三钱、当归尾五钱，煎汤，冷调服。（原方当归尾用量缺，据《医方考》补。）《痘疹金镜录》卷四

按语：《医方考》载："玄明粉咸寒，取其软坚；当归尾辛利，取其破血。此攻下之剂也。宜量人之虚实而用之。"

0626 大黄、当归药对方

方书：当归＋大黄＝导滞散《太平惠民和剂局方》；当归导滞散、汤火止痛散《景岳全书》；锦线油《外科证治全生集》卷四

功效：养血泻火，活血。

主治：内治跌仆瘀血；外用烫火伤。

重物压连，或从高坠下，作热五内，吐血、下血，出不禁止；或瘀血在内，胸腹胀满，喘粗气短。《太平惠民和剂局方》

跌仆瘀血在内，胸腹胀满，或大便不通，或喘咳吐血。《景岳全书》

烧烫伤。《景岳全书》

汤火烫伤。《外科证治全生集》卷四

用法：当归、大黄等份，炒为末。每服二钱，温酒调下，不拘时候。《太平惠民和剂局方》

大黄、当归等份为末。每服三钱，温酒下。阳气虚者须加肉桂。《景岳全书》

大黄末微炒，当归末等份，用麻油调搽或干掺亦可。《景岳全书》

当归、大黄各一两，上为细末，麻油调敷。《外科证治全生集》卷四

按语：内服外用，功效不同。药对方之微妙由此可见，古人之经验不可轻视。

0627 白芍、大黄药对方

方书：白芍＋大黄＝神明度命丸《备急千金要方》；神明度世丸《孙真人千金方》；大黄丸《幼幼新书》卷十引《惠眼观证》

功效：养血泻火。

主治：内服治积聚；外用治惊风。

治久患腹内积聚，大小便不通，气上抢心，腹中胀满，逆害饮食，服之甚良方。《备急千金要方》卷十一

惊风。《幼幼新书》卷十引《惠眼观证》

用法：大黄、芍药各二两，上为末，炼蜜为丸，如梧桐子大。每服四丸，每日三次。不知，可加至六七丸，以知为度。《备急千金要方》卷十一

大黄、芍药各二两，上为末，蜜丸，服如梧子四丸，日三，不知，可加至六七丸，以知为度。《孙真人千金方》

大黄、芍药各等份，上为末。猪胆汁调，贴囟。《幼幼新书》卷十引《惠眼观证》

0628 白芍、黄连药对方

方书：白芍＋黄连＝太平丸《医统》卷三十五引《太平惠民和剂局方》

功效：养血清热。

主治：泄泻。《医统》卷三十五引《太平惠民和剂局方》

用法：黄连（同茱萸炒，去萸不用）、芍药（炒）减半，上为末，老米糊为丸服。《医统》卷三十五引《太平惠民和剂局方》

0629 白芍、黄芩药对方

方书：白芍＋黄芩＝黄芩白芍汤《医方简义》卷二；二仙汤《寿世保元》卷八引刘孟门方；黄芩汤《圣济总录》卷六十一

功效：养血清热。

主治：春温气分证候。

春温。《医方简义》卷二

胆黄。病人体上黄绿色，胸中气满或硬，不下饮食。《圣济总录》卷六十一

麻疹既出而复没，或出不尽，心慌，哭啼不止，十分危急，死在须臾；或下利腹痛。《寿世保元》卷八引刘孟门方

用法： 黄芩一钱五分（酒炒）、白芍一钱五分（酒炒），水煎服。咳嗽，加杏仁三钱、川贝一钱、桑叶一钱；气急痰多，加苏梗、桔梗、橘红各一钱。《医方简义》卷二

黄芩（去黑心）三分、芍药一两半，上为粗末。每服五钱匕，水一盏半，煎至七分，去滓，食后温服，一日三次。《圣济总录》卷六十一

黄芩（去朽）、白芍药（生用）各等份，水煎，温服。《寿世保元》卷八引刘孟门方

0630 白芍、栀子药对方

方书： 白芍＋栀子＝自焚急救汤《石室秘录》卷一

功效： 养血清热。

主治： 心痛暴亡属火者。《石室秘录》卷一

用法： 炒栀子五钱、白芍五钱，煎汤服。《石室秘录》卷一

0631 白芍、黄柏药对方

方书： 白芍＋黄柏＝芍药柏皮丸《素问病机气宜保命集》；二圣散《普济方》卷二一五

功效： 养血清热。

主治： 便血。

便下脓血，脉平，发于春分至立秋者。《素问病机气宜保命集》

小便出血。《普济方》卷二一五

用法： 芍药、黄柏各等份，上为细末醋糊为丸，梧桐子大。每服五十至二百丸，空腹时用温水送服。《素问病机气宜保命集》

芍药、黄柏各等份，上为末。每服三钱，食前温浆水调下。《普济方》卷二一五

0632 白芍、白薇药对方

方书： 白芍＋白薇＝白薇散《备急千金要方》卷二、《济生方》、《圣济总录》卷一五七；白薇芍药散《三因方》卷十七；芍药散《医心方》卷十二

功效： 养血清热，凉血。

主治： 血淋、热淋。

妇人肺热遗尿，不论胎前产后及血淋。《备急千金要方》卷二

妊娠遗尿，不知出时。《千金翼方》《济生方》

产后遗尿不知出。《外台秘要》卷三十四

妊娠小便无度。《圣济总录》卷一五七

血淋、热淋。《朱氏集验方》《丹溪心法》

用法：治妇人遗尿不知出时方。白薇、白芍各一两。上二味，治下筛，酒服方寸匕，日三。《备急千金要方》卷二

白薇、白芍药等份，为细末，每服二钱，食前温酒调服。《济生方》

白薇、赤芍药等份。研为散，每服二钱，温酒调下。《丹溪心法》

按语：《太平圣惠方》白薇散则是本药对方合白蔹、白芍药对方（下附方）。即白薇、白蔹、白芍三味等份为末，每服二钱，粥饮调下。主治小便不禁。

附方：白蔹、白芍药对方

方书：白蔹＋白芍＝未名方《集验方》、《外台》卷三十四

主治：产后遗粪，不知出时。《集验方》

用法：白蔹、芍药各二分，二味捣为散，以酒服方寸匕。《外台》卷三十四

（十二）养血燥湿药对方（血虚水盛证候）

0633 当归、生干姜药对方

方书：当归＋干姜＝当归散《证治准绳》；当归＋生姜＝当归汤《孙真人千金方》

功效：养血破湿。

主治：血虚湿凝证候。

产后腹痛，胁肋胀满。《证治准绳》

治妇人寒疝，虚劳不足，若产后腹中绞痛方。《孙真人千金方》

用法：当归、干姜各等份，研为末，每服三钱。清水一盏八分，入盐醋各少许同煎，食前热服。一方用酒煎。《证治准绳》

当归二两、生姜五分（一方用芍药二两），上二味，以羊肉一斤切，水八升煮取三升，适寒温顿服七合，日三。《孙真人千金方》

按语：当归养血而涵肝、生干姜破湿而燥脾。肝脾各自为政，则腹痛自宁。

0634 当归、附子药对方

方书：当归＋附子＝小温经汤《袖珍方》卷四引《简易方》；温经汤《妇科玉尺》卷一；归附丸《女科切要》；归附汤《魏氏家藏方》卷七；六一丸《传信适用方》卷二

功效：养血破湿。

明目，养血，补气。《传信适用方》卷二

主治：血虚夹湿凝证候。

经候不调，血脏冷痛。《袖珍方》卷四引《简易方》

经水不调、血脏冷痛。《普济方》

冲任虚，月经不调，或曾半产，瘀血停留，唇口干燥，五心烦热，少腹冷痛，久不受胎。《妇科玉尺》卷一

大便下血。《魏氏家藏方》卷七

用法： 熟附子去皮、当归等份。每服三钱，水煎服。《普济方》

当归、附子（炮）各等份，上咬咀。每用三钱，水一盏，煎至八分，空心温服。《袖珍方》卷四引《简易方》

当归半两（去芦）、附子一两（炮，去皮脐），上咬咀。每用三钱，水一盏半，加生姜五片，煎七分，去滓，食前温服。《魏氏家藏方》卷七

附子（炮，去皮脐尖）一两、当归（去芦、尾，切片，晒干）六两，上为细末，炼蜜为丸，如梧桐子大。每服三五十丸，食前温酒、盐汤送下。《传信适用方》卷二

按语： 当归养血调经而润络、附子破湿解凝而止痛。故合用治痛经甚捷。

本药对方可参第八章（医案）033 附子合当归案。

0635 当归、独活药对方

方书： 当归＋独活＝独活当归汤《普济方》卷三五〇；当归独活汤《医略六书》卷三十

功效： 养血燥湿。

主治： 血虚湿痹证候。

产后中柔风，举体疼痛，自汗出。《备急千金要方》卷三引《小品方》

产后中风及余百疾方。《孙真人千金方》

产后中风，脉弦涩。《医略六书》卷三十

用法： 独活八两、当归四两，上咬咀。以酒八升，煮取四升，去滓，分四服，日三夜一，取微汗。《备急千金要方》卷三引《小品方》

独活八两、当归四两，上二味切，中分取药，以水八升煮取四升，日三夜二，取微汗。上气，加桂心二两；不差，更作服。《孙真人千金方》

按语： 当归养血柔筋、独活燥湿通痹。故合用于血虚湿痹证候。

0636 苍术、当归药对方

方书： 当归＋苍术＝当术散《产宝诸方》

功效： 养血燥湿。

主治： 血虚湿痹心窍证候。

妇人产后，败血冲心。《产宝诸方》

用法： 苍术不拘多少（炒黑色，为末），当归少许。每服二钱，酒一盏，煎至七分服。《产宝诸方》

0637 当归、吴茱萸药对方

方书： 当归＋吴茱萸＝胜金丸《普济方》

功效：养血破湿。

主治：血虚湿滞，久痢不止。

久痢不止。《普济方》

用法：当归二份、吴茱萸一份，同炒香去萸不用，为末蜜丸。《普济方》

按语：湿凝肠络则久痢，久痢损络则血虚。故久痢不止，法当养血破湿并施。吴茱萸破湿解凝而止痛，当归养血和血而益络。

附方：山药、吴茱萸药对方

方书：山药＋吴茱萸＝吴茱萸散《医心方》卷二十三引《古今录验》

主治：产后余血不尽，多结成瘕。《医心方》卷二十三引《古今录验》

用法：吴茱萸一两、薯蓣二两，上为末。每服方寸匕，一日三次，酒送下。《医心方》卷二十三引《古今录验》

0638 白芍、干姜药对方

方书：白芍＋干姜＝（海藏）白芍药散《景岳全书》；姜芍散《仙拈集》卷三

功效：养血破湿。

主治：带下腹痛。

妇人赤白带下，脐腹疼痛。《景岳全书》

赤白带下，不论新久。《仙拈集》卷三

用法：白芍二两（炒），干姜半两（炒），为细末，每服三钱，空心温米汤调下，晚又进一服，十日见效。《景岳全书》

白芍药二两，炮姜三两。研为散，每服二钱，米汤调下。《卫生宝鉴》

干姜（炒黑）五钱、白芍（酒炒）二两，上为末。每服二钱，空心米饮调下。《仙拈集》卷三

按语：白芍养血柔肝，干姜破湿燥脾。肝柔则不戕害他脏而无疼痛之苦，脾燥则自健运水谷而无带下之疾。

0639 白芍、桂枝药对方

方书：白芍＋桂枝＝芍药散《素问病机气宜保命集》卷中；白芍＋桂心＝桂枝芍药汤《三因极一病证方论》卷四

功效：养血燥湿。

解利伤寒。《素问病机气宜保命集》卷中

主治：血虚湿痹证候。

腹中痛者。《素问病机气宜保命集》卷中

太阴伤风，自汗，咽干，胸腹满，自利，不渴，四肢倦怠，手足自温，其脉弦大而缓者。《三因极一病证方论》卷四

用法：芍药二两，桂枝五钱。如往来寒热而呕，加柴胡散二钱半。（注：柴胡散

即柴胡、半夏药对方)《素问病机气宜保命集》卷中

桂心五钱，白芍药三两，上药㕮咀。每服五钱匕，水一盏半，加生姜三片、大枣一枚，煎七分服，去滓温服。腹痛甚者，加大黄一两。《三因极一病证方论》卷四

按语：白芍养血柔肝以缓急，桂枝燥湿解凝以通经。合用则经络通而筋脉舒，外使肢体和，内使腹痛除。

0640 白芍、虎骨药对方

方书：白芍＋虎骨＝虎骨酒《普济方》卷一五四

功效：养血燥湿。

主治：血虚湿痹证候。

风毒骨髓疼痛。《证类本草》卷八引《经验后方》

肾经疼痛，不得屈伸，走注痛苦，不问深浅。《普济方》卷一五四

用法：芍药二分、虎骨一两（炙为末），夹绢袋盛，酒三升，渍五日，每服三合，一日三次。《证类本草》卷八引《经验后方》

按语：《魏氏家藏方》与《养老奉亲书》虎骨散、《本草图经》虎骨酒及《杂病源流犀烛》虎胫骨酒，皆以本药对方加羚羊角组成。

本药对方加生地黄，即《备急千金要方》卷十九中治骨髓中疼方："芍药一斤、生干地黄五斤、虎骨四两。上三味㕮咀，以清酒一斗渍三宿，暴干复入酒中，如此取酒尽为度捣筛酒服，日三。"

此处虎骨为古书古方用药，现临床用狗骨代。

0641 附子、生地黄药对方

方书：生地黄＋附子＝地黄煎丸《普济方》卷一八八引《余居士选奇方》；地黄丸《朱氏集验方》卷七；生地黄膏《杂病源流犀烛》卷十七

功效：养血破湿以止血。

主治：血虚夹湿凝，吐血不止者。

吐血，遍服药不效者。《普济方》卷一八八引《余居士选奇方》

用法：生地黄一斤（细研取汁，其滓再入好酒少许，又取汁令尽）、附子一两（炮，去皮脐，切片，入地黄汁内熬膏，取出附子，焙干）。上以山药三两为末，以地黄膏子和丸，如梧桐子大。每服三十丸，空心米饮送下。《普济方》卷一八八引《余居士选奇方》

按语：生地黄养血凉血、附子破湿通阳，凡中焦湿凝、碍阳恋阴，复加血虚阳浮、热迫血行，以致吐血不止者，本药对方最宜。此刚柔兼施之法、润燥并用之方也。仲师黄土汤中寓有此方。

0642 生地黄、细辛药对方

方书： 生地黄＋细辛＝生地黄汤《备急千金要方》卷四、《孙真人千金方》

功效： 养血破湿，止血。

主治： 崩中漏下。

崩中漏下，日去数升。《备急千金要方》卷四

疗崩中，下血数升方。《孙真人千金方》

用法： 生地黄一斤，细辛三两，上二味㕮咀，以水一斗，煮取六升，服七合，久服佳。《备急千金要方》卷四

生地黄一升、细辛三两，上以水六升煮取三升，分为三服，宜服三五剂。《孙真人千金方》

按语： 生地黄养血凉血而止血，细辛辛散水湿以充血。

0643 桂枝、生地黄药对方

方书： 生地黄＋桂枝＝生地黄汤《备急千金要方》卷五；生地黄散《普济方》卷三八六

功效： 养血燥湿。

主治： 血虚湿凝证候。

治小儿寒热进退，啼呼腹痛。《备急千金要方》卷五

治齿龂痛不可食生果方。《备急千金要方》卷六

齿楚痛。《集验方》《外台方》

治小儿寒热进退，啼呼腹痛，生地黄方。《孙真人千金方》

用法： 生地黄、桂心各二两。上二味㕮咀，以水三升，煮取一升，期岁已下服二合，已上三合。《备急千金要方》卷五

生地黄、桂心。上二味合嚼之，令味相得，咽之。《备急千金要方》卷六

生地黄、桂心各八分，上以水二升煮取一升半，期岁已下服二合，已上三合。《孙真人千金方》

按语： 血虚气浮则发热，湿凝气郁则恶寒，寒热进退，乃血虚湿凝之交错也。故以生地黄养血凉血以清热，桂枝破湿展气以御寒。二味合用故能治血虚湿凝所致寒热进退之证也。唐以前古方所用之桂，每指桂枝（桂心）。肉桂之用乃后人认识发展而来，肉桂温润有补火祛寒之力，与桂枝辛燥具破湿通阳之功原有不同。若属血虚火衰之寒热进退证候，当以地黄、肉桂合用之。

0644 独活、生地黄药对方

方书： 生地黄＋独活＝干地黄汤《圣济总录》卷一一九；牢牙散《普济方》卷六十五

功效： 养血燥湿。

主治： 牙浮齿痛。

齿根动痛。《备急千金要方》卷六

用法：生地黄、独活各三两，上㕮咀。以酒一升，渍一宿，以含之。《备急千金要方》卷六

按语：生地黄养血凉血而滋肾水，可治齿痛之本；独活辛散苦燥而止痛，可治齿痛之标。标本兼顾，补泻兼施，自能齿固痛止。

0645 茯苓、生地黄药对方

方书：生地黄＋茯苓＝渗红丸《医方类聚》卷八十五引《吴氏集验方》

功效：养血利湿。

主治：血热湿滞，便血不愈。

便血。《医方类聚》卷八十五引《吴氏集验方》

用法：肥生地黄（取自然汁）、白茯苓末，上入银器内，重汤熬成膏子，入白茯苓末，不以多少，搜和成剂为丸，如梧桐子大。每服七八十丸，空心用米饮送下。《医方类聚》卷八十五引《吴氏集验方》

按语：生地黄凉血养血，茯苓淡渗利湿。血得凉则血自止，湿得利则热遂去。湿热不再蕴结于大肠，故便血遂愈。因寓止血于渗湿之中，故名"渗红丸"。

0646 车前草、生地黄药对方

方书：生地黄＋车前草＝未名方《太平圣惠方》

功效：养血利湿。

主治：血淋。

小便血淋。《太平圣惠方》

用法：生地黄汁、车前叶汁各三合，和煎服。《太平圣惠方》

按语：生地黄凉血养血、车前草利水通淋，故合用则养血利湿，能治血淋。

0647 地肤子、生地黄药对方

方书：生地黄＋地肤子＝补肝散《备急千金要方》卷六、《孙真人千金方》；补肝地肤子散《太平圣惠方》卷三十三；地肤子散《圣济总录》卷一〇三

功效：养血利湿，明目。

主治：血虚兼湿热上熏证候。

男子五劳七伤之眼疾。《备急千金要方》卷六

主男子五劳七伤，明目方。《孙真人千金方》

肝虚目暗，干涩昏花。《太平圣惠方》卷三十三

风热目赤肿痛。《圣济总录》卷一〇三

虚劳目暗。《普济方》

用法： 地肤子一斗（阴干，为末），生地黄十斤（捣取汁），上以地黄汁和散，晒干，更为末。每服方寸匕，酒送下，日二。《备急千金要方》卷六

地肤子一斗（阴干，末之），生地黄十斤（捣取汁），上以地黄汁和散，曝干更为末，以酒服方寸匕，日二服。《孙真人千金方》

地肤子（焙）一斤，生地黄半斤，取汁和作饼，晒干研末。每服三钱，空心酒服。《太平圣惠方》

地肤子二升，生地黄一斤，捣地黄绞汁，和地肤子末，曝干，为散，每服一钱五分，日二次。《太平圣惠方》

地肤子二斤（研末），生地黄五斤（捣绞取汁）。二药拌和晒干，研为散，每服二钱，温酒调下。《太平圣惠方》

按语：《本草求真》谓地肤子功类黄柏，有清热利湿之效，然其力稍逊；配以生地黄则能清热凉血养阴，使热势从水从血而去，故风热目赤肿痛之疾得愈。《千金方衍义》谓地肤子利小便，治膀胱之热；生地黄汁滋血润燥，除瘀积，和损伤。阴血不足，不能近视者宜之。

附方： 地肤子、生姜药对方

方书： 生姜＋地肤子＝未名方《圣济总录》

主治： 雷头风肿，不省人事。《圣济总录》

用法： 地肤子同生姜研烂，热酒冲服，取汗即愈。《圣济总录》

0648 地黄、生干姜药对方

方书： 熟地黄＋生姜＝黑神散《妇人大全良方》；熟地黄＋干姜＝止漏散《女科百问》；生地黄＋干姜＝干姜地黄散《张氏医通》；止漏散《女科指掌》

生地黄＋生姜＝交加散《普济本事方》《济生方》；姜黄散《圣济总录》卷一五一；二生散《鸡峰普济方》卷十七

鲜生地黄＋生姜＝二生膏《古今医鉴》卷十六引卢诚斋方

地黄汁＋生姜汁＝双金自然液《永乐大典》；胜金汤《卫生家宝产科备要》卷六

功效： 养血破湿，止血。

主治： 血虚湿凝证候。

子烦。《备急千金要方》卷二

难产。《备急千金要方》卷二

妊娠漏胞。《女科百问》

妊娠胎漏，漏血如月经，以致胞干，母子俱损。《叶氏女科》卷二

产后血痛有块，并经脉行后，腹痛不调。《妇人大全良方》

妊娠胎漏下血。《女科指掌》

室女经脉虚冷，月水来腹痛。《圣济总录》卷一五一

妇人血晕。《鸡峰普济方》卷十七

　　妇人荣卫不通，经脉不调，腹中撮痛，气多血少，结聚为瘕，产后中风。《普济本事方》

　　产后中风，胁不得转。《济生方》

　　手足跌伤。《古今医鉴》卷十六引卢诚斋方

　　小儿尿血。《永乐大典》卷一〇三三引《十便良方》

　　产后恶血攻心，令人眼生黑花，心闷欲绝，恶心头旋头昏，多涕唾，身如在舟车中。《卫生家宝产科备要》卷六

　　用法： 干地黄（四两）、干姜（二两）。上二味，治下筛以酒服方寸匕，日再，三服。《备急千金要方》卷二

　　生地黄汁（半升）、生姜汁（半升）。上二味合煎熟，顿服之。《备急千金要方》卷二

　　熟地四两、干姜二两，上为细末。每服二钱，空心米饮调下。《女科百问》

　　熟地黄（炒）、干姜（炮）各二钱，上为末。米饮调服。《叶氏女科》卷二

　　用熟地黄一斤，陈生姜半斤，同炒干为末。每服二钱，温酒调下。《妇人大全良方》

　　干生地四两、炮姜炭二两，为末空心米汤调二钱服。《女科指掌》

　　生姜（切）四两、生地黄（切）八两，上为散。每服一钱，温酒调下，不拘时候。《圣济总录》卷一五一

　　生地黄、生姜各三两，上药相拌和匀，同炒干，研为末。每服二钱，研木香酒一盏，同煎三两沸，通口服之，压下血，立愈。木香不须多用。《鸡峰普济方》卷十七

　　用生地黄五两研汁，生姜五两取汁，交互相浸一夕，次日各炒黄，浸汁干，乃焙为末。每酒服一方寸匕。《济生方》

　　生地黄（鲜者）一斤，生姜四两，上药捣烂，入酒糟一斤，同炒匀，乘热以布裹罨伤处，冷即易之。《古今医鉴》卷十六引卢诚斋方

　　生地黄汁一升、生姜汁一升，上药相和顿服。不愈更作。《永乐大典》卷一〇三三引《十便良方》

　　地黄汁二分（生）、生姜汁一分（生），上用童子小便一分，同煎十余沸，温服。地黄、生姜须是洁净砂盆内研取自然汁，切不可犯生水。《卫生家宝产科备要》卷六

　　按语： 血水同源，一般常见并发病。虚者，血枯则水涸，故血家不可发汗；实者，血不利则为水，故血瘀水肿往往并见。但病情复杂有时出现交错变化：整体血虚则燥，局部水盛则湿；或此脏血虚则燥，彼脏水盛则湿。这就是燥湿互见证候。因此治疗必须采取润燥兼施法。本药对方可谓是该法的代表方，根据具体病情，本药对方的二味药有鲜、干、生、熟之不同，治法有内服外用之差异，足见前人在研究药对上的经验积累。《寿亲养老新书》卷四中地黄粥，即是以生地黄、生姜药对方入粳米粥中，用治产后恶露不行。可谓巧思的饮食疗法。

0649 川椒、地黄药对方

方书： 生地黄 + 川椒 = 椒红丸《圣济总录》卷一八七、《本草纲目》、《景岳全书》

熟地黄 + 川椒 = 椒黄丸《圣济总录》卷一〇九

功效： 养血破湿。

服此百日，觉身轻少睡，足有力，是其数也。服及三年，心智爽悟，目明倍常，面色红悦，髭发光黑。《本草纲目》

主治： 血虚湿凝证候。

元脏伤惫，耳聋目暗。《圣济总录》卷一八七

元脏伤惫，目暗耳聋。《本草纲目》

一切内外翳膜遮障，磣涩疼痛，羞明怕日，胬肉攀睛，及冷热泪。《圣济总录》卷一〇九

用法： 蜀椒一斤（去目及闭口者，暴干，捣罗取红，再捣为末）、生地黄七斤（肥嫩者），上先将地黄捣绞自然汁，铜器中煎至一升许，住火，候稀稠得所，即和前椒末为丸，如梧桐子大。每服三十丸，空心暖酒送下。《圣济总录》卷一八七

用川椒去目及合口者，炒出汗，暴干，捣取椒红一斤。以生地黄捣自然汁，入铜器中煎至一升，候稀稠得所，和椒末丸梧子大，每空心暖酒下三十丸。《本草纲目》

蜀椒（去目及闭口者，炒出汗）一两、熟干地黄（切，焙）三两，上为细末，炼蜜为丸，如梧桐子大。每服二十丸，米饮送下，食后临卧服。《圣济总录》卷一〇九

0650 白芷、当归药对方

方书： 当归 + 白芷 = 芷归散《仙拈集》卷二引《经验方》；二灵散《仙拈集》卷二

功效： 养血破湿，活血排脓。

主治： 血虚湿著证候。

小便出血。《经验方》

溺血。《仙拈集》卷二引《经验方》

大便闭。《仙拈集》卷二

用法： 白芷、当归等份，为末，米饮每服二钱。《经验方》

白芷、当归各五钱，研为末。每服二钱，米饮送下。《仙拈集》卷二引《经验方》

当归、白芷各等份，上为末。每服二钱，蜜汤调服。《仙拈集》卷二

按语： 当归辛甘香润，能养血活血、润肠通便；白芷芳香辛燥，能破湿通窍、排脓消肿。故合用则有祛除湿浊瘀垢之功，凡尿血、便闭属湿浊瘀垢所致，堪当胜任之。

0651 阿胶、黄葵子药对方

方书：阿胶＋黄葵子＝葵子汤《圣济总录》卷一五九；胶葵散《梅氏验方新编》卷四

功效：养血破湿。

滑胞胎，顺气血。《圣济总录》卷一五九

主治：血虚湿滞证候。

胎死腹中，干燥着背。《备急千金要方》卷二

横逆难产。《梅氏验方新编》卷四

用法：葵子一升、阿胶五两，上以水五升，煮取二升，顿服之；未出再煮服。《备急千金要方》卷二（《圣济总录》卷一五九用法：上为粗末。每服三钱匕，水一盏，煎至七分，去滓温服，连三二服，未下再服。）

按语：《本草纲目》云："黄葵子，古方少用，今为催生及利小便药，入汤散皆宜。盖其性滑，与冬葵子同功故也。"

0652 半夏、黄明胶药对方

方书：黄明胶＋半夏＝拔痹膏《兰台轨范》卷二

功效：养血燥湿。

主治：血虚湿痹证候。

痹证，历节。《兰台轨范》卷二

用法：生半夏（为末）、广胶各等份，先用姜汁将膏煎烊，调入半夏。涂。《兰台轨范》卷二

按语：广胶者，黄明胶也，能养血润燥；半夏燥湿化痰。故合用于血虚筋脉失养而又兼痰湿痹阻经络者。

附方：黄明胶、桑螵蛸药对方

方书：黄明胶＋桑螵蛸＝乌金散《普济方》卷三二九引《经效济世方》

主治：妇人血下崩，累日不止。《普济方》卷三二九引《经效济世方》

用法：桑螵蛸（去桑枝）、黄明胶（别研）等份。《普济方》卷三二九引《经效济世方》

（十三）滋水活血药对方（水涸血瘀证候）

0653 赤芍、首乌药对方

方书：首乌＋赤芍＝何首乌丸《魏氏家藏方》

功效：滋水活血。

主治：水涸夹血瘀证候。

感暑中风，半体无汗；妇人血虚，风邪停滞，手足痿缓，肢体麻痹，皮肤瘙痒；五痔下血。《魏氏家藏方》

用法：何首乌一斤（赤、白色者各半，米泔水浸三宿，取出，用竹刀刮去

皮，薄切，焙干），赤芍药四两，上为细末，炼蜜为丸，如梧桐子大。每服三十至五十丸，食后用温酒或饭饮送下，日进二服。(何首乌炮制时，忌用铁器。)《魏氏家藏方》

0654 牛膝、首乌药对方

方书： 首乌＋牛膝＝何首乌丸《圣济总录》卷八；何首乌酒《赤水玄珠》卷十一；二仙丹《医统》卷六十六；二神丸《仙拈集》卷一；二灵丹《御药院方》卷六

功效： 滋水活血。

黑髭发。《医统》卷六十六

补暖腑脏，祛逐风冷，利腰膝，强筋骨，黑髭发，驻容颜，性温无毒，久服轻身，延年不老。《御药院方》卷六

主治： 肾虚腰痛发白。

腰膝疼痛，遍身瘙痒。《仙拈集》卷一

骨软风，腰膝痛，行履不得，遍身瘙痒。《赤水玄珠》卷十一

用法： 何首乌（大而有花者）、牛膝各一斤，以好酒一升，浸七宿，焙干，于木臼中捣末，蜜和为丸。每日空腹时，用酒送下三十至五十丸。《赤水玄珠》卷十一

何首乌、川牛膝各一斤，用黑豆蒸，但要换豆多蒸几次，是为妙法。《医统》卷六十六

何首乌（细锉莲子大）、牛膝（细锉）各一斤，上以无灰酒五升，浸七宿，晒干，木杵臼内为末，炼蜜二斤为团，以牛酥涂白杵再捣，取出为丸，如梧桐子大。每服三十丸，加至五十丸，空心温酒送下，日午食前再服。《仙拈集》卷一

何首乌（米泔浸，与枣共煮烂，去枣，焙干）一斤，牛膝（酒浸，焙干）半斤，上药一处拌和，入石杵臼内捣罗为细末，炼蜜为丸，如梧桐子大。每日服六十丸，空心温酒或米饮送下。服至半月，加至七八十丸；又服至一月，加至一百丸。服之百日，前疾皆去。《御药院方》卷六

按语： 首乌、牛膝皆能补肝肾。然首乌偏于益精血、乌髭发，牛膝专于利腰膝、行气血。二味合用则滋水活血、补中寓泻，其效甚灵，故名二灵；其功似仙，故名二仙。

0655 牛膝、生地黄药对方

方书： 生地黄＋牛膝＝牛膝丸《仙拈集》卷二；牛膝酒《普济方》卷二四○

功效： 滋水活血。

久服延年益寿。《仙拈集》卷二

主治： 肝肾枯燥，腰脚乏力。

消渴不止，下元虚损。《仙拈集》卷二

脚气极冷，着厚棉衣盖覆不觉暖者。《普济方》卷二四〇

用法： 牛膝五两（锉末）、生地黄五斤，上为末，炼蜜为丸，如梧桐子大。每服三十丸，空心酒送下。《仙拈集》卷二

生牛膝、生地黄各半斤（净洗控干，曝两日），上捣如泥，作团，以纸裹，外更以黄泥固济，微火炙令泥有裂处，待干，即于地炉中灰火养半日，次以灰火渐渐烧之，加至火三斤，烧一伏时，取出候冷，去泥纸，捣罗为散。每服五钱，酒一盏半，以瓷器煎七分，和滓，食前顿服之。《普济方》卷二四〇

（十四）益火活血药对方（火衰血瘀证候）

0656 鹿茸、山楂药对方

方书： 鹿茸 + 山楂 = 未名丸《百一选方》

功效： 益火活血。

主治： 火衰夹血瘀证候。

老人腰痛及腿痛。《百一选方》

用法： 山楂、鹿茸（炙）等份为末，蜜丸梧子大，每服百丸，日二服。《百一选方》

按语： 人但知山楂消食，而不知山楂更有活血之力。在本药对方中能辅助鹿茸益火活血，且有先后天并补之妙。

0657 鹿角、牛膝药对方

方书： 鹿角 + 牛膝 = 鹿角丸《济生续方》

功效： 益火活血。

主治： 火衰夹血瘀证候。

骨虚极，面肿垢黑，脊痛不能久立，气衰发落齿槁，腰脊痛，甚则喜唾。《济生续方》

用法： 鹿角二两、川牛膝去芦，酒浸，焙，一两半，共为细末，炼蜜为丸，如梧桐子大，每服七十丸，空心，盐汤送下。《济生续方》

附方： 续断、牛膝药对方

方书： 续断 + 牛膝 = 续断散《魏氏家藏方》

功效： 益火活血。

主治： 老人风冷，转筋骨痛。《魏氏家藏方》卷八

用法： 续断一两、牛膝一两（去芦，酒浸），上为细末。每服二钱，食前用温酒调下。《魏氏家藏方》卷八

按语：《魏氏家藏方》原用此方治"老人风冷，转筋骨痛"。方中续断功能补肝肾、续筋骨、调血脉，《本草正义》说："其气温和，气味俱厚，故兼入气血，能宣通百脉，通利关节，凡经络筋骨血脉诸病，无不主之，而通痹痿，尤有

特长。"《药品化义》也说它"苦能坚肾,辛能润肾,可疗小便频数,精滑梦遗,腰背酸疼,足膝无力"。怀牛膝功能补肝肾、强筋骨,并能引药至腿,《本草经疏》称它能"主寒湿痿痹,四肢拘挛,膝痛不可屈伸者"。据药理研究:牛膝具有镇痛、扩张下肢血管作用和较强的抗炎消肿作用。二药伍用,补肝肾、强筋骨,使筋舒血行而痹痛自除。

0658 补骨脂、皂角刺药对方

方书: 补骨脂 + 皂角刺 = 皂角酒《普济方》卷二一四

功效: 益火活血,通淋。

主治: 火衰淋闭证候。

小便淋闭。《洪氏集验方》

淋证。《普济方》卷二一四

用法: 皂角刺(烧存性)、破故纸等份,为末。无灰酒服。《洪氏集验方》

皂角刺、破故纸各等份,上为细末,以无灰酒下。《普济方》卷二一四

(十五) 活血破湿药对方 (血瘀水凝证候)

0659 防己、泽兰药对方

方书: 泽兰 + 防己 = 泽兰散《东医宝鉴·杂病》卷十引《丹溪心法》

功效: 活血利湿。

主治: 产后水肿。

产后水肿,血虚浮肿。《张文仲备急方》

产后风肿水肿。《东医宝鉴·杂病》卷十引《丹溪心法》

用法: 泽兰、防己等份,为末。每服二钱,醋汤下。《张文仲备急方》

泽兰、防己各等份,上为末。每服二钱,温酒或醋汤调下。《东医宝鉴·杂病》卷十引《丹溪心法》

按语: 产后不是血虚,便为血瘀。仲景云血不利便为水,本药对方泽兰活血利水、防己利水消肿,故合用所治产后水肿,当是血不利为之,非血虚浮肿也。

0660 萆薢、川芎药对方

方书: 萆薢 + 川芎 = 萆薢散《普济方》卷四十一引《护命方》

功效: 活血破湿。

主治: 小便频数而痛不可忍者。

小便频数,不计度数,临小便时疼痛不可胜忍。《普济方》卷四十一引《护命方》

用法: 萆薢一两(用水浸少时漉出,用盐半两相和,炒干,去盐)、川芎一分,上为细末。每服三钱,水一盏同煎,取八分,和滓空心服二三盏后,便吃化毒汤。《普济方》卷四十一引《护命方》

按语：《本草纲目》云："凡人小便频数，不计度数，便茎内痛不可忍者，此病必先大腑秘热不通，水液只就小肠，大腑愈加干竭，甚则浑身热，心躁思凉水，如此即重证也。此疾本因贪酒色，积有热毒腐物瘀血之类，随水入于小肠，故便时作痛也。不饮酒者，必平生食辛热荤腻之物，又因色伤而然。此乃小便频数而痛，与淋证涩而痛者不同也……使水道转入大肠，令气得通，则小便数及痛自减也。"由此观之，本病似是前列腺炎或前列腺肿大所致小便频数而痛不可忍者。当以本药对方活血消肿、破湿解凝为治。

附方：川椒、降香药对方

方书：降香＋川椒＝降椒酒《景岳全书》

功效：活血破湿。

辟一切瘴气。《景岳全书》

主治：瘴气，兼治风湿脚气疝气冷气及背面恶寒风疾有效。《景岳全书》

用法：降真香二两（细锉），川椒一两（去合口者），用绢囊贮浸无灰酒中，约二斗许，每日饮数杯，百邪皆不能犯。兼治风湿脚气疝气冷气及背面恶寒风疾有效。《景岳全书》

0661 牛膝、乌头药对方

方书：牛膝＋乌头＝川膝煎《三因极一病证方论》

功效：活血破湿。

主治：血瘀湿凝，肢节痹痛。

肝肾虚弱，风寒湿毒外侵，流注腿膝，历节疼痛，如锥刀锻刺，不可名状。
《三因极一病证方论》

用法：大乌头十个（捶破，以纸袋盛，用乌豆二斤蒸一日取出，去豆不用，去皮、尖），牛膝二两（去芦，干），上二味，并不得见铜器及火与日。木臼捣碎牛膝，同入石磨中磨为末，酒糊为丸，如梧桐子大。每服四十丸，用木瓜酒送下，不拘时候。《三因极一病证方论》

按语：牛膝活血通经、乌头破湿通痹，故合用通则不痛。

0662 穿山甲、猪苓药对方

方书：穿山甲＋猪苓＝退毒饮《仁斋直指方》卷二十三；退毒散《赤水玄珠》卷三十

功效：活血利湿。

主治：便毒肿结。

便毒肿结。《仁斋直指方》卷二十三

用法：穿山甲半两（蘸法醋炙焦）、木猪苓三钱（法醋微炙），上为末。每服二钱，食前老酒调下；次以法醋煮肥皂，研膏敷之。《仁斋直指方》卷二十三

按语：《图经》谓穿山甲"主恶疮疥癞"，《本经》谓猪苓能"解毒蛊疰不

祥，利水道"。故合用能祛血瘀湿毒而消肿。

0663 乌头、五灵脂药对方

方书： 五灵脂＋乌头＝乌龙丹《鸡峰普济方》卷三十；乌灵丸《普济方》卷四十六；乌头丸、乌灵丸《圣济总录》卷一二一、卷七；二圣丸《医方类聚》卷二十四引《吴氏集验方》；保安丸《直指小儿》卷二；祛风保安丸《保婴撮要》卷三

功效： 活血破湿。

主治： 血瘀湿凝证候。

风冷凝滞，筋骨疼痛，肢体拘挛，语言謇涩。《鸡峰普济方》卷三十

牙齿风䘌疼痛。《圣济总录》卷一二一

瘫痪风。《圣济总录》卷七

久患风虚麻痛，行步艰难。《卫生宝鉴》

头风。《普济方》卷四十六

诸风痫。《直指小儿》卷二

诸风久远者。《保婴撮要》卷三

疗瘫缓风，手足軃曳，口眼㖞斜，语言謇涩，履步不正，神验。《晋唐名医方选》梅师方

瘫痪风，手足軃曳，口眼㖞斜，言语謇涩，步履不正。《医方类聚》卷二十四引《吴氏集验方》

用法： 川乌头（炮，去皮脐）、五灵脂（不夹石者）各等份，上为细末，清冷水和为丸，如鸡头子大。每服一粒，生姜汁化破，温酒调下，日二服。《鸡峰普济方》卷三十

乌头（炮裂，去皮脐）半两、五灵脂一两，上为末，以醋一升，煮大枣二十个，醋尽为度，取枣肉和药为丸，如绿豆大。用绵裹一丸，于痛处咬，勿咽津。《圣济总录》卷一二一

乌头（削去皮脐）一两、五灵脂（炒）二两，上为末，以井花水拌和为丸，如弹子大。每服一丸，分作四服，用温生姜、酒磨下。服后盖衣被出汗，隔一日再服，稍愈即止。《圣济总录》卷七

川乌头二两、五灵脂一两，上为末，水为丸，如梧桐子大，朱砂为衣。每服一丸，薄荷汤磨下。《普济方》卷四十六

乌头（去皮脐）、五灵脂各五两，上为末，入龙脑麝香研令细匀，滴水丸如弹子大。每服一丸，先以生姜汁研化，次暖酒服之，日两服。空心晚食前服。治一人只三十丸。服得五七丸，便觉抬得手，移得步。十丸可以自梳头。《晋唐名医方选》

川乌（生，去皮尖）二钱半、五灵脂半两，上为末，猪心血为丸，如梧桐子大。每服一丸，生姜汁泡汤调下。《直指小儿》卷二

川乌（去皮尖）二钱半（生用）、五灵脂半两，上为末，猪心血为丸，如梧桐子大。每服一二丸，姜汤化下。（方名"祛风保安丸"）《保婴撮要》卷三

大川乌五两（生，去脐尖皮）、五灵脂五两，上为末，入龙脑、麝香，多为妙，同研令细，滴水为丸，如弹子大。空心服一丸。先以生姜自然汁研化，次以温酒调服，每日二次。《医方类聚》卷二十四引《吴氏集验方》

按语：《圣济总录》卷七又有方名"神验乌头丸"者，乌头、五灵脂各五两，加麝香一分同研为丸，如杏核大，每服一丸。用治中风手足掣曳，口眼㖞斜，语言謇涩，步履不正。《普济方》卷九十五中有名"乌龙丸"者，即《证类本草》卷十引《梅师方》中"神验乌龙丹"、《百一选方》卷三"大圣丹"、《仙拈集》卷一"乌龙丹"、《医方类聚》卷二十三引《王氏集验方》的"乌头丸"，为川乌头、五灵脂各五两，另加龙脑、麝香为丸。用治瘫缓风，手足掣曳，口眼㖞斜，语言謇涩，步履不正。

0664 高良姜、没药药对方

方书：没药＋高良姜＝止痛丸《魏氏家藏方》卷五

功效：活血破湿。

主治：瘀湿交结，腹痛难忍。

心脾疼，及心腹胀满，痛不可忍。《魏氏家藏方》卷五

用法：高良姜一两（新瓦炒干，为末）、没药四钱（别研），上为末。每服二钱，热酒调下；如怕辣，用浓米饮为丸，每服三十丸，白汤送下。《魏氏家藏方》卷五

附方：没药、虎骨药对方

方书：没药＋虎骨＝没药散《证治准绳》；虎骨散《医方类聚》；祛风散《古方汇精》卷一

主治：遍身百节风虚劳冷，麻痹困弱走注疼痛，日夜不止。《证治准绳》

妇人风寒湿三气不调，白虎风，昼静而夜痛。《医方类聚》

历节风痛，昼夜不止，半身不遂。《古方汇精》卷一

用法：没药二两，虎骨（醋炙）四两。为细末，每服五钱，温酒调下，不拘时，日二次。《证治准绳》

虎骨（酥炙）、没药各等份，上为细末。每服五钱，酒煎，食前和滓热服。《医方类聚》卷二十三引《医林方》

虎胫骨一两（炙酥，为末）、没药五钱（为末），二味和匀。每服一钱，温酒调服。《古方汇精》卷一

按语：此处虎骨为古书古方用药，现临床用狗骨代。

0665 莪术、高良姜药对方

方书：莪术 + 高良姜 = 良姜汤《朱氏集验方》卷十；内灸散《医方类聚》卷二一八

功效：活血破湿。

主治：瘀湿交结，腹痛难忍。

妊娠中恶，忽然心腹刺痛，闷绝欲死。《太平圣惠方》卷七十七

妇人血气刺痛不可忍。《医方类聚》卷二一八引《经验良方》

用法：高良姜一两、蓬莪术一两，上为细散。每服一钱，以温酒调下，不拘时候。《太平圣惠方》卷七十七

莪术、良姜各等份，上为细末。热酒调服，不拘时候。《医方类聚》卷二一八引《经验良方》

0666 莪术、附子药对方

方书：莪术 + 附子 = 二温散《普济方》卷二四八

功效：活血破湿。

主治：心疝，冷痛不可忍。《普济方》卷二四八

用法：附子（炮裂，去皮脐）、蓬莪术（煨，锉）各一两，上锉散。每服一钱，用热酒调下，不拘时候；妇人醋汤下。《普济方》卷二四八

附方：①川芎、韭子药对方

方书：川芎 + 韭子 = 应痛丸《圣济总录》卷九十四

主治：阴疝撮痛不可忍。《圣济总录》卷九十四

用法：韭子（炒）、芎劳各等份，为末，炼蜜为丸，如梧桐子大。每服三十丸，空心温酒送下。《圣济总录》卷九十四

②附子、皂角刺药对方

方书：附子 + 皂角刺 = 附子酒《普济方》卷三一七

主治：痛风；妇人血风，身上瘙痒。《普济方》卷三一七

用法：生附子一枚（不去皮，重一两）、皂角刺二十一根（一方加黑豆一合），上锉细，分为二处。用好酒二瓶，入上药，慢火煨，候干至半瓶，却合作一处，密缚泥头，经二宿。每服一盏，温服，不拘时候，未效又服。《普济方》卷三一七

0667 干姜、桃仁药对方

方书：桃仁 + 干姜 = 桃姜散《仙拈集》卷一

功效：活血破湿。

主治：瘀血作痛。《仙拈集》卷一

用法：桃仁四十粒（去皮尖，炒黄）、干姜（炒黑）五钱，上为末。酒煎

服。《仙拈集》卷一

0668 桃仁、葶苈子药对方

方书：桃仁＋葶苈子＝葶苈丸《圣济总录》

功效：活血利湿。

主治：石水。《圣济总录》

用法：葶苈、桃仁各等份。上二味皆熬，合捣为丸，服之利小便（一方用杏仁）。《备急千金要方》卷二十一

葶苈子（隔纸炒）、桃仁（汤浸去皮尖、双仁，炒）各二两，二味捣罗为末，面糊和丸如小豆大。每服十丸，米饮下，日三夜一，小便利为度。《圣济总录》

按语：可与葶苈子、杏仁药对方（0242）相参照。

（十六）活血清热药对方（血瘀火亢证候）

0669 大黄、桃仁药对方

方书：桃仁＋大黄＝桃仁散《普济方》卷三一二引《圣济总录》

功效：活血清热。

主治：从高处坠下伤内，血在腹聚不出。《普济方》卷三一二引《圣济总录》

用法：好大黄二两、桃仁三十枚（去皮尖及双仁），上捣，又水五升，煮取三升，分为三服。去血后，作地黄酒服，随能服多少，或用酒一碗煎，去滓服之。血过百日，或微坚者，不可复下之，虚极杀人也。《普济方》卷三一二引《圣济总录》

附方：大黄、杏仁药对方

方书：杏仁＋大黄＝鸡鸣散《三因极一病证方论》卷九；倒换散《古今医鉴》卷八

主治：血滞肺部气分：跌打损伤，血瘀凝积，气绝欲死。或久积瘀血，烦躁疼痛，叫呼不得。《三因极一病证方论》卷九

跌仆损伤，血瘀停积胁内，日久作痛。《赤水玄珠》

大小便不通。《古今医鉴》卷八

用法：大黄（酒蒸）一两，杏仁（去皮尖）三至七粒，细研，酒一碗，煎至六分，去滓，鸡鸣时服。次日取下瘀血，即愈。若便觉气绝不能言，取药不及，急掰开口，以热小便灌之。《三因极一病证方论》卷九

大黄、杏仁。大便不通，大黄一两、杏仁三钱；小便不通，大黄三钱、杏仁一两。水煎服。《古今医鉴》卷八

0670 大黄、郁金药对方

方书：郁金＋大黄＝大黄散《医方类聚》卷一五七引《施园端效方》

功效：活血清热，利胆退黄。

主治：一切热毒黄疸，衄血发斑，口咽疮烂，吐血便血，时气发狂，神昏不省。《医方类聚》卷一五七引《施园端效方》

用法：川大黄、郁金各一两，上为细末。每服二钱，鸡子清汁调下。加减服之。《医方类聚》卷一五七引《施园端效方》

附方：甘草、郁金药对方

方书：郁金＋甘草＝化毒散《幼幼新书》；败毒散《普济方》；郁金散《圣济总录》

主治：疮疹倒靥。《幼幼新书》卷十八引《痘疹论》

小儿疮痘始出，才有百疱，忽陷入肉，渐渐作紫色无脓，日夜啼哭，烦躁。《普济方》

呕血。《圣济总录》卷六十九

用法：郁金一枚、甘草（炙）一分，水半碗，同煮水干，去甘草，郁金为末，入生脑子半钱，研匀，生猪血研成膏。每服一钱，薄荷汤化下；二服后，毒从手足泻出，愈。《幼幼新书》卷十八引《痘疹论》

郁金（锉）、甘草（炙，锉）各一两，上为散。每服二钱匕，井花水调下，不拘时候。《圣济总录》卷六十九

0671 赤芍、黄柏药对方

方书：赤芍＋黄柏＝黄柏丸《小儿药证直诀》《阎孝忠集效方》；赤芍药散《太平圣惠方》；胜金丸《卫生总微》卷十一

功效：活血清热。

主治：血热诸疾。

小儿热痢下血。《小儿药证直诀》

小儿下血或血痢。《阎孝忠集效方》

赤痢多，腹痛不可忍。《太平圣惠方》

用法：黄柏（去皮）半两、赤芍药四钱，上研同为细末，米饭和丸，如麻子大。每服一二十丸，食前米饮送下。量儿大小加减。《阎孝忠集效方》

赤芍药、黄柏各二两。研为散，每服三钱，水煎服。《太平圣惠方》

附方：赤芍、虎杖药对方

方书：赤芍＋虎杖＝虎杖散《圣济总录》卷一四四

主治：损伤后，瘀血腹中不行。《圣济总录》卷一四四

折伤，血瘀不散。《御药院方》

用法：虎杖三两、赤芍药二两，上为散。每服二钱匕，温酒调下，不拘时候。《圣济总录》卷一四四

0672 川芎、生地黄药对方

方书：川芎＋生地黄＝芎劳汤《医略六书》卷二十六；芎劳酒《济阴纲目》；干地黄

散《圣济总录》卷一六一

功效：活血清热。

主治：血崩。

崩中昼夜不止，医不能治。《妇人大全良方》

血崩气陷，不时举发，脉弦数者。《医略六书》卷二十六

产后余血不尽，结块上冲，心烦腹痛。《圣济总录》卷一六一

用法：芎劳一两、生地黄汁二合，先用酒五升，煮芎劳一两，去滓；下地黄汁，再煎三二沸，分为三服。不耐者渐进。(水煎亦可)《妇人大全良方》

生地十两（取汁）、芎劳一两。芎劳煎汁，冲地黄汁，分三次温服。《医略六书》卷二十六

生干地黄（焙）、芎劳各等份，上为粗散。每服三钱匕，以酒、水各半盏，煎至八分，去滓，食前温服，一日三次。《圣济总录》卷一六一

芎劳一两、生地黄汁一盏，上用酒五盏，煮芎劳一盏，去滓，下地黄汁，再煎二三沸，分为三服。《济阴纲目》

附方：川芎、苦参药对方

方书：川芎 + 苦参 = 芎劳汤《圣济总录》卷一三六

主治：风毒攻肌肉，皮肤浮肿，或在脚，或在手。《圣济总录》卷一三六

用法：芎劳二两、苦参三两，上锉细。以水一斗，煮取七升，去滓淋洗。《圣济总录》卷一三六

0673 大黄、皂角刺药对方

方书：皂角刺 + 大黄 = 通天再造散《十便良方》；二圣散《保命集》卷中、《景岳全书》；皂刺大黄汤《医宗金鉴》卷五十五；追命再造散《普济方》卷一〇〇；千金散《圣济总录》卷十八

功效：活血清热，解毒。

主治：瘀血热毒所致的癞疮。

大风癞疮。《十便良方》

小儿脏毒便血初起，肛门肿痛者。《医宗金鉴》卷五十五

大风癞病，及鼻坏指落。《圣济总录》卷十八

大风疠疾，眼昏，咫尺不辨人物，眉发自落，鼻梁崩倒，肌肤有疮。《普济方》卷一〇〇

用法：大黄（煨）一两，皂角刺一两，为末。每服方寸匕，空心温酒下，取出恶毒物如鱼脑状。未下再服，即取下如乱发之虫。取尽，乃服雄黄花蛇药。名通天再造散。《十便良方》

皂角刺（烧存性）为末，大黄半两，用大黄半两煎汤调下皂角刺末二钱。《景岳全书》

皂角刺、生川大黄各等份，用水、酒煎服。量小儿年岁大小，体质虚实，增

减用量。《医宗金鉴》卷五十五

皂荚刺（烧存性）、大黄（九蒸九晒），上药各为散。每用大黄末一钱匕，以水七分，煎令沸，调皂角刺灰二钱匕，食后临卧服，一日三次。《圣济总录》卷十八

按语：可参第八章（医案）078皂角刺合大黄案。

0674 黄柏、皂角刺药对方

方书：皂角刺＋黄柏＝神效散《选奇方》；黄柏散《普济方》卷一一〇引《仁存方》

功效：活血清热，解毒。

主治：瘀血热毒所致的癞疮。

大风疠疮。《选奇方》

大风癞疾。《永类钤方》引《选奇方》

用法：用黄柏末、皂角刺灰各三钱，研匀，空心酒服。《选奇方》

黄柏三钱（为末）、皂角刺灰三钱，上为末，作一服。温酒调下，晚勿食，空心服。至二更取下虫，并不损人，利后三二日，但进白粥及补气药。忌猪、鸡、面、动风物。《永类钤方》引《选奇方》

0675 牛膝、蒲公英药对方

方书：牛膝＋蒲公英＝未名方《医学衷中参西录》

功效：活血清热。

主治：瘀血热毒所致的胞睑红肿。

胞睑红肿高胀如覆杯的病证，称为肿胀如杯。《医学衷中参西录》

用法：鲜蒲公英二两，怀牛膝一两，煎汤饮之。《医学衷中参西录》

0676 川芎、栀子药对方

方书：川芎＋栀子＝芎栀汤《穷乡便方》

功效：活血清热。

主治：瘀血夹热，心胸气痛。

心气痛。《穷乡便方》

用法：川芎、山栀子各等份，加生姜五片，水煎服。《穷乡便方》

按语：《穷乡便方》云："心气痛，非心痛，即胃脘痛也。素性有热，遇感即发。"

附方：川芎、甘草药对方

方书：川芎＋甘草＝川芎散《鸡峰普济方》卷十

主治：男子、妇人、小儿鼻血。《鸡峰普济方》卷十

用法：川芎一两、甘草一分，上为细末。每服半钱，水煎，乘热不拘时候

服。《鸡峰普济方》卷十

按语： 此方治鼻血恐难以置信。然可作止偏头痛之方。

0677 乳香、天花粉药对方

方书： 乳香＋天花粉＝瓜蒌散《妇人大全良方》

功效： 活血清热。

主治： 瘀血热毒所致的乳痈。

产后吹乳，肿硬疼痛，轻则为妒乳，重则为乳痈。《永类钤方》

大产后吹乳者，因儿吃奶之次，儿忽自睡，呼气不通，乳不时泄，蓄积在内，遂成肿硬。壅闭乳道，津液不通，腐结疼痛；亦有不痒不痛，肿硬如石，名曰吹奶。若不急治，肿甚成痈。《妇人大全良方》（出《全生指迷方》）

用法： 用栝楼根末一两，乳香一钱，为末。温酒每服二钱。《永类钤方》

乳香一钱（研）、瓜蒌根末一两，上研令匀，温酒调二钱服。《妇人大全良方》

按语： 本药对方可与瓜蒌、乳香药对方（0369）相映照。

附方： 甘草、天花粉药对方

方书： 天花粉＋甘草＝天花散《活幼心书》《全幼心鉴》

主治： 小儿外肾肤囊肿痛。《活幼心书》

用法： 小儿囊肿。《全幼心鉴》

痘疮烦渴。《仁斋直指方》

天花粉二两，甘草三钱，㕮咀，每服二钱，无灰酒一盏，煎七分，空心温投；不能饮者，只用水煎，少入酒同服。《活幼心书》

天花粉一两，炙甘草一钱半，水煎，入酒服。《全幼心鉴》

粉甘草（炙），栝楼根等份，水煎服之。甘草能通血脉，发疮痘也。《仁斋直指方》

0678 凌霄花、栀子药对方

方书： 凌霄花＋栀子＝凌霄花散《证治准绳》、《普济方》卷五十七

功效： 活血清热。

主治： 酒渣鼻。

酒渣鼻。《证治准绳》、《普济方》卷五十七

用法： 凌霄花、栀子各等份，研为细末，每服二钱，食后茶汤下。《证治准绳》

凌霄花、山栀子各等份，研为细末，每服二钱，食后茶汤调下，每日二次。《普济方》卷五十七

按语： 酒渣鼻，临川曾景仁尝苦此疾，一日得此方于都下一异人，不三次遂去根本。

四、表里上下补泻药对方

病势有阴阳虚实，病位有表里上下，治法有分合不同。故本章内容理当十分复杂。但这里只是挂一漏万，仅举六端，有望后来者整理发掘。

（一）益气解表药对方

0679 人参、紫苏药对方

方书： 人参 + 紫苏 = 紫苏汤《圣济总录》卷六十六

功效： 益气解表。

主治： 气虚表证。

咳逆短气。《普济方》、《圣济总录》卷六十六

产后血运。《医方摘要》

用法： 紫苏茎叶二钱，人参一钱，水一钟，煎服。《普济方》

紫苏茎叶（锉）一两、人参半两，上粗末。每服三钱匕，水一盏，煎至七分，去滓温服，每日二次。《圣济总录》卷六十六

按语： 本药对方为参苏饮内核方。

0680 柴胡、人参药对方

方书： 人参 + 柴胡 = 愚鲁汤《岭南卫生方》卷中

功效： 益气解表。

主治： 气虚表证。

虚劳发热。《澹寮方》

伤寒瘴疾，头疼发热，其脉洪实。《岭南卫生方》卷中

用法： 柴胡、人参等份，每服三钱，姜枣同水煎服。《澹寮方》

北柴胡（去芦）、南人参（去芦）各等份，上㕮咀。每服三钱，加生姜三片、大枣一个，热服，不拘时候。《岭南卫生方》卷中

0681 荆芥、人参药对方

方书： 人参 + 荆芥 = 人参荆芥汤《卫生总微》卷十六

功效： 益气解表。

主治： 气虚表证。

小儿大便不通。《卫生总微》卷十六

用法： 人参五分、荆芥一钱，上为末，和匀。水一盏，煎至七分，放冷，量儿大小，时时与服。《卫生总微》卷十六

0682 防风、黄芪药对方

方书：黄芪 + 防风 = 黄芪防风汤《医说》《医林改错》；珊瑚蒸《串雅外编》卷二

功效：益气解表。

主治：气虚表证。

感风不能言，脉沉而紧。(许胤宗治柳太后病风案)《医方考》

脱肛不论十年八年，皆有奇效。《医林改错》

小儿无端自汗者。《笔花医镜》卷三

用法：黄芪、防风煮数十斛，于床下蒸之，药入腠理，一周而瘥。(许胤宗治柳太后病风案)《医方考》

黄芪四两（生）、防风一钱，水煎服，小儿减半。《医林改错》

生黄芪二钱、防风八分。《笔花医镜》卷三

按语：可参第八章（医案）067 黄芪合防风案。

（二）养血解表药对方

0683 当归、葛根药对方

方书：当归 + 葛根 = 归葛饮《景岳全书》

功效：养血解表。

主治：血虚温病。

阳明温暑时证，大热大渴，津液枯涸，阴虚不能作汗等证。《景岳全书》

用法：当归三五钱、葛根二三钱，水二钟，煎一钟，以冷水浸凉，徐徐服之，得汗即解。《景岳全书》

按语：可与黄芪、葛根药对方（0515）相参悟。

附方：当归、紫苏药对方

方书：当归 + 紫苏 = 如圣散《证治准绳》

主治：难产。

用法：紫苏叶、当归各等份。为细末，每服三五钱，长流水煎服。如无流水，以水顺搅动煎服即下。或取本夫裤带五寸，烧存性，温酒调下。或取槐树东枝，令产妇把之易产。或用紫苏煎汤调益元散服之，即产。《证治准绳》

按语：原书指征用于难产，今也可借为养血解表。

0684 当归、独活药对方

方书：当归 + 独活 = 独活当归汤《普济方》卷三五〇；当归独活汤《医略六书》卷三十

功效：养血解表。

主治：血虚筋挛，或感湿邪。

产后中柔风，举体疼痛，自汗出。《备急千金要方》卷三引《小品方》

产后中风及余百疾方。《孙真人千金方》

产后中风，脉弦涩。《医略六书》卷三十

用法：独活八两、当归四两，上㕮咀。以酒八升，煮取四升，去滓，分四服，日三夜一，取微汗。《备急千金要方》卷三引《小品方》

独活八两、当归四两，上二味切，中分取药，以水八升煮取四升，日三夜二，取微汗。上气，加桂心二两；不差，更作服。《孙真人千金方》

0685 当归、荆芥药对方

方书：当归＋荆芥＝交加散《景岳全书》；清魂散《医学心悟》；当归散《全生指迷方》；愈风散《产科发蒙》

功效：养血解表。

主治：血虚筋挛，或感时邪。

瘛疭或产后不省人事，口吐痰涎。《景岳全书》

便血。《医学心悟》

产后中风，牙关紧闭，不省人事，口吐涎沫，手足瘛疭。《全生指迷方》

用法：当归、荆芥等份，为细末。每服二钱，水一钟，酒少许，煎七分，灌服，神效。《景岳全书》

荆芥三钱、当归五钱，水煎服。《医学心悟》

当归去芦、荆芥穗各等份，上为细末。每服二钱，水一盏，酒半盏，煎至一盏灌之。如牙关紧急，斡开微微灌之，但下咽即生，屡用救人，大有神效。《全生指迷方》

按语：本药对方原为养血解痉妙方，今用作养血解表方。此一方多用也。

附方：葱白、当归药对方

方书：当归＋葱白＝安胎饮《圣济总录》

主治：妊娠胎动不安，腰腹疼痛。《圣济总录》卷一五四

用法：当归半两（锉）、葱白一分（细切），先以水三盏，煎至二盏，入好酒一盏，更煎数沸，去滓，分作三服。《圣济总录》卷一五四

按语：原书指征用于安胎，今也可借为养血解表。

0686 地黄、荆芥药对方

方书：熟地黄＋荆芥＝荆芥穗散《普济方》卷三五〇；生地黄＋荆芥＝黄荆汤《辨证录》

功效：养血解表。

主治：血虚表证；吐衄血证。

产后中风，或口噤，或角弓，或狂言如见鬼，或搐搦如痫，及一切风血。《普

济方》卷三五○

口鼻出血。《太平圣惠方》

吐血。《辨证录》

一切疮疥。《普济方》。

用法：荆芥穗、熟干地黄各二两，上为细末。每服六钱，温服，不拘时候。《普济方》卷三五○

用荆芥穗为末，生地黄汁调服二钱。《太平圣惠方》

荆芥末，以地黄自然汁熬膏，和丸梧子大。每服三五十丸，茶酒任下。《普济方》

生地四两、炒黑荆芥三钱，水煎服。《辨证录》

（三）滋水解表药对方

0687 豆豉、生地黄药对方

方书：生地黄＋豆豉＝黑膏方《备急千金要方》；香豉散《外台秘要》卷十九引《古今录验》

功效：滋水解表。

益精爽气。《外台秘要》卷十九引《古今录验》

主治：水虚表证。

温毒发斑呕逆。《备急千金方要》

治虚劳冷，骨节疼痛无力方。《备急千金要方》卷十九

三十年风躄，偏枯不能行。《外台秘要》卷十九引《古今录验》

用法：生地黄二两六钱二字半，好豆豉一两六钱二字半，以猪膏十两合之，露一夜，煎减三分之一，绞去滓，入雄黄、麝香如豆大，搅匀，分作三服。毒从皮中出则愈。忌芜荑。《备急千金要方》

豉二升、地黄八斤。上二味再遍蒸，暴干为散，食后以酒一升进二方寸匕，日再服之，亦治虚热。《备急千金要方》卷十九

生地黄三十斤、香豉三升（绵裹）。洗地黄吹咀，先蒸半日晒燥，更合豉蒸半日，晒令燥，为末。每服三方寸匕，酒送下，一日三次。亦可水服。服数月有效。《外台秘要》卷十九引《古今录验》

0688 薄荷、生地黄药对方

方书：生地黄＋薄荷＝地黄散《普济方》卷一八九

功效：滋水解表，凉血疏热。

主治：阴虚表热证候。

鼻衄。《孙兆秘宝方》

热瘴昏迷烦闷、饮水不止、至危者。《普济方》

鼻衄，及膈上盛热。《普济方》卷一八九

用法： 干地黄、龙脑薄荷等份为末，冷水调下。《普济方》卷一八九

（四）补火解表药对方

0689 附子、肉桂药对方

方书： 肉桂＋附子＝附桂散《圣济总录》卷二十二；桂附汤《世医得效方》卷八

功效： 补命火，破表湿。

主治： 火衰感湿证候。

伤寒时气。《圣济总录》卷二十二

虚汗不止，及体虚失血。《世医得效方》卷八

阳虚血弱，虚汗不止。《东医宝鉴》

用法： 附子（炮裂，去皮脐）、桂（去粗皮）各半两，上为散。每服三钱匕，热酒调，顿服。厚衣盖，汗出为度。《圣济总录》卷二十二

交趾桂一两（去粗皮）、绵附子一枚（炮，去皮脐），上为散。每服三钱，水二盏，加生姜三片、大枣二枚，水煎，食前温服。《世医得效方》卷八

按语： 血弱患者，本药对方断不可用。类似本药对方有肉桂合细辛，亦用治火衰感湿证候。可参第八章（医案）006 肉桂合细辛案。

0690 麻黄、肉桂药对方

方书： 肉桂＋麻黄＝润肺散《黄帝素问宣明论方》卷九

功效： 补命火，宣肺气。

主治： 火衰肺壅。

治寒嗽。《黄帝素问宣明论方》卷九

用法： 麻黄（四两），官桂（一两）。上为末，以蜡（二钱）同煎，每服一二钱，温服。《黄帝素问宣明论方》卷九

按语： 肉桂补火而甘润、麻黄宣肺而辛燥，合用则虚实兼顾、上下并调、表里相和。若是元气衰而肺气壅者，可参第八章（医案）040 人参合麻黄案。

（五）表里两解药对方

0691 豆豉、芒硝药对方

方书： 豆豉＋芒硝＝香豉汤《圣济总录》卷二十八

功效： 表里两解。

主治： 表壅里实证候。

伤寒风热毒气内乘于心，心狂欲走。《圣济总录》卷二十八

用法： 豉（炒令香熟）三两、芒硝（烧令白，于湿地上用纸衬出火毒）四两，每取豉半两，先以水一盏，煎取七分，去滓，下芒硝末三钱匕，再煎三四沸，

空腹分两次温服，如人行三里更一服，日夜可四服。但初看是风狂者，宜暂缚两手足，三服之后解之，即无不愈者。《圣济总录》卷二十八

按语：豆豉疏表、芒硝通里，合用则表里两解。

附方：巴豆、豆豉药对方

方书：豆豉＋巴豆＝淡豆豉丸《普济方》卷三七九

主治：小儿一二岁，面色萎黄，不进饮食，腹胀如鼓，或青筋显露，日渐羸瘦。《普济方》卷三七九

用法：淡豆豉十粒、巴豆一粒（略去油），上药研匀如泥，丸如粟米大。每服十丸，生姜汤送下。不拘时服。药后下鱼冻汁，病根除矣，急与补脾。《普济方》卷三七九

0692 豆豉、薤白药对方

方书：豆豉＋薤白＝未名方《集验方》《备急千金要方》《外台秘要》《医心方》

功效：表里两解。

主治：表壅里实证候。

暴下赤白痢。《集验方》

小儿赤白滞下。《备急千金要方》

用法：以豆豉一升，薤白一握，水三升，煮薤熟，纳豉更煮，色黑去豉，分为二服。《集验方》

按语：豆豉解表、薤白治痢，合用则表里两解。

0693 大蒜、豆豉药对方

方书：豆豉＋大蒜＝乌犀散《究原方》；乌犀丸《博济方》卷三；香和丸《鸡峰普济方》卷十四；二胜丸《黄帝素问宣明论方》卷十；香豉丸《儒门事亲》卷十五

功效：表里两解。

主治：表壅里积证候。

脏毒下血。《究原方》

肠毒下血不止，及久患血痢者。《博济方》卷三

疟疾成积。《鸡峰普济方》卷十四

泻痢虚损，不问久新者。《黄帝素问宣明论方》卷十

用法：用淡豆豉十文，大蒜二枚（煨），同捣丸梧子大。煎香菜汤服二十丸，日二服。《究原方》

淡豆豉、大蒜（去皮苗）各等份，一处杵令和匀，可丸即丸，如梧桐子大。每服三四十丸，盐汤送下。《博济方》卷三

豆豉（捣为末）、大蒜（去皮，研如泥），上合和成剂为丸，如梧桐子大。每服二十至三十丸，温热水送下。先进至圣缠金丹，次服此丸子。《鸡峰普济方》卷十四

盐豉、紫蒜（去皮）各等份，同杵为膏，为丸如梧桐子大。每服三丸至五丸，米饮汤送下。如未愈，赤白痢腹胁痛，更与杏仁丸。《黄帝素问宣明论方》卷十

0694 半夏、麻黄药对方

方书：麻黄＋半夏＝半夏麻黄丸《金匮要略》

功效：表里两解。

主治：表里湿滞证候。

心下悸者。《金匮要略》

用法：半夏、麻黄等份，末之，炼蜜和丸小豆大，饮服三丸，日三服。《金匮要略》

按语：本药对方是小青龙汤内核方，以麻黄疏表之湿，半夏化里之痰。所谓心下悸者，必由湿痰所致，故能取效。

0695 半夏、柴胡药对方

方书：柴胡＋半夏＝柴胡散《素问病机气宜保命集》卷中

功效：表里两解。

主治：表热里湿证候。

伤寒往来寒热而呕。《素问病机气宜保命集》卷中

用法：柴胡根一两、半夏五钱（洗），加生姜煎。如心下痞加枳实一钱，如有里证加大黄。初一服一钱，次二钱，又三钱，邪尽则止。《素问病机气宜保命集》卷中

按语：柴胡疏表热、半夏燥里湿，合用则表里两解，湿热并除。

（六）上下分消药对方

0696 白术、香薷药对方

方书：香薷＋白术＝深师薷术丸《外台秘要》卷二十引《深师方》

功效：上下分消。

主治：上下水泛证候。

暴水风水气水，通身皆肿。《外台秘要》卷二十引《深师方》

用法：干香薷一斤、白术七两，上白术为末，浓煎香薷取汁，和术为丸，如梧桐子大。饮服十丸，日夜四五服。夏取花、叶合用亦佳。《外台秘要》卷二十引《深师方》

0697 莱菔子、羌活药对方

方书：羌活＋莱菔子＝羌活散《普济本事方》

功效：上下分消。

主治：上湿下肿证候。

妊娠浮肿。《普济本事方》

用法：羌活、萝卜子同炒香，只取羌活为末。每服二钱，温酒调下，一日一服，二日二服，三日三服。乃嘉兴主簿张昌明所传。《普济本事方》

0698 木通、羌活药对方

方书：羌活＋木通＝羌活木通汤《症因脉治》

功效：上下分消。

主治：上壅下塞证候。

伤寒热结膀胱，恶寒身痛发热，小便不利。《症因脉治》

用法：羌活三钱，木通三钱，二味同煎。《症因脉治》

按语：羌活疏表湿、木通降里热，合用则上下分消。

附方：防风、木通药对方

方书：防风＋木通＝防风木通汤《症因脉治》

主治：风湿腹胀，发热身重，不能转侧，一身尽痛，心腹胀满，外连头面，内外皆热。《症因脉治》

用法：防风、木通，水煎服。《症因脉治》

0699 茯苓、紫背浮萍药对方

方书：紫背浮萍＋茯苓＝浮萍茯苓丸《外科大成》卷四

功效：上下分消。

主治：皮瘀内湿证候。

紫白癜风。《外科大成》卷四

用法：浮萍一分、茯苓半分，上为末，炼蜜为丸，如梧桐子大。每服二三钱，黄酒送下。《外科大成》卷四

按语：紫白癜风，俗谓汗斑。紫背浮萍走血分而疏瘀湿，茯苓色白行气分而导水湿。合用则上下分消。但何以能专治紫白癜风，乃药对方之奥秘未可尽知也。

附方：桑枝、益母草药对方

方书：桑枝＋益母草＝桑枝煎《太平圣惠方》卷二十四

主治：紫癜风。《太平圣惠方》卷二十四

用法：桑枝十斤（锉）、益母草三斤（锉），上以水五斗，慢火煎至五升，滤去滓，入小铛内，熬为膏。每服半合，夜卧时以温酒调服。《太平圣惠方》卷二十四

0700 车前子、桑叶药对方

方书：桑叶＋车前子＝青真汤《普济方》卷二一六

功效：上下分消。

主治：上热下湿证候。

小便不通，腹胀，气急烦闷。《普济方》卷二一六

用法：桑叶汁、车前子汁，上二汁相和，分为二服，食前饮下。《普济方》卷二一六

按语：桑叶药向上升而清泄少阳之郁，故能治烦闷腹胀；车前药向下降而通利膀胱之闭，故能治小便不通。合用则湿热上下分消，气机畅通。

对症专用药对方

本章所谓对症专用药对方，有三方面意义：一是指对某症状有特别效果而不加辨证便可使用的药对方；二是指未被第六章所归纳的对症专用药对方；三是指不能用方义解释的对症专用药对方。因此，理解药对方的要求是既掌握"方中之法"，又明确"特宜症状"。这样在运用时才能通常达变。

第一节　安神药对方

1. 惊啼药对方

0701 豆豉、枳壳药对方

方书：枳壳 + 豆豉 = 不惊丸《小儿痘疹方论》

功效：降气定惊安神。

主治：小儿痰气上逆而惊厥。

小儿因惊气吐逆作搐，痰涎壅塞，手足瘛疭，眼睛斜视。《小儿痘疹方论》

用法：枳壳（麸炒）、淡豆豉等份为末。每服一字，甚者半钱。急惊薄荷自然汁下；慢惊荆芥汤入酒三五点下，日三服。《小儿痘疹方论》

0702 牛黄、朱砂药对方

方书：朱砂 + 牛黄 = 朱砂散《普济方》卷三八四；镇惊散《万病回春》；露朱丹《全生指迷方》；牛黄散《万病回春》卷七；辰砂丸《普济方》卷十八引《指南方》

功效：化痰定惊安神。

主治：痰热神昏证候。

小儿惊热，夜卧多啼。《普济方》卷三八四

神不足则悲，露朱丹主之。《全生指迷方》

痘黑陷，虚弱而不起发。《万病回春》卷七

忧思过甚之狂妄，语言不亲疏。《普济方》卷十八引《指南方》

用法：朱砂半两，牛黄一分，上为细末。每服一字，犀角磨水调下。《普济方》卷三八四

好朱砂一两（碎），用真琉璃器盛之，露四十九夜，阴雨不算数，研细，入牛黄半钱，研和，滴熟蜜珠子，丸梧桐子大。空心人参汤下一粒。《全生指迷方》

朱砂一分、牛黄三厘，上为细末，蜂蜜打湿胭脂汁，取蜜调药。用银簪刺黑陷上，为之三次，一日涂一次。《万病回春》卷七

辰砂一两，牛黄一分，上以琉璃器盛，露四十九夜，细研，入牛黄，蜡汁为丸，如豌豆大。每服一丸，空心新水送下。《普济方》卷十八引《指南方》

按语：朱砂镇惊安神、牛黄清心豁痰，故小儿痰热惊风，妇人心悸神乱，二味皆能当之。

此处犀角为古书古方用药，现临床用水牛角代。

附方：①大黄、牛黄药对方

方书：牛黄＋大黄＝牛黄丸《太平圣惠方》

主治：小儿大便不通，心中烦热。《太平圣惠方》

用法：牛黄一分、大黄三分，研末，炼蜜为丸，如麻子大。每服七丸，粥汤下。《太平圣惠方》

②雄黄、朱砂药对方

方书：朱砂＋雄黄＝二气丹《圣济总录》卷一八七；辰砂丸《医方类聚》卷二十二引《澹寮》；金粒丹《普济方》卷三〇六；雄朱散《普济方》卷三七六

功效：壮元气，驻颜色，破久冷。《圣济总录》卷一八七

主治：诸虚证。《圣济总录》卷一八七

小儿诸痫。《仁斋直指方》

暗风，年深日近，发搐不省人事。《医方类聚》卷二十二引《澹寮方》

疯犬毒蛇所伤。《普济方》卷三〇六

诸痫。口眼相引，上视涎流，手足抽掣，头项反张，腰背强直。《普济方》卷三七六

用法：丹砂、雄黄各一两，上为细末，用瓦合子一只，入药在内，先用赤石脂封口，后捣纸筋泥固济，阴干；每次用粗瓷碗一口盛药合子，又用阴干浮萍草三两拥定，更以一瓷碗覆之，内外用纸筋泥固济，亦候阴干。然后于地上掘一小坑，坐定碗足令稳，用炭半秤，簇定顶上，煅令通赤，去火候冷，取药研细；又用天南星半两为末，面糊为丸，如梧桐子大。取瓦盆一只，盛水半盆，以竹筛子安盆上摊药，日内晒干。每日空心以井花水吞下一丸。服此药一料尽后，过三二月方可再服。《圣济总录》卷一八七

雄黄、朱砂等份为末。每服一钱，猪心血入薷水调下。《仁斋直指方》

好辰砂半两、好雄黄三钱，各为极细末，再同一处研，用乌鸡心内血为丸，如梧桐子大。每服十丸，以煮獖猪心汤送下，如不省人事，则灌下。仍灸百会穴九壮。《医方类聚》卷二十二引《澹寮方》

雄黄一两（透明者）、大朱砂一钱，上为细末，旋取温蟾酥为丸，如麻子大。每服一丸，温酒送下。不忌口。《普济方》卷三〇六

雄黄、朱砂各等份，上为末。每服一钱，猪心血夹薷水调下。《普济方》卷三七六

0703 蝉蜕、朱砂药对方

方书： 朱砂 + 蝉蜕 = 未名方《活幼口议》

功效： 定惊止啼安神。

主治： 小儿夜啼惊风。

小儿惊啼，啼而不哭，烦也；哭而不啼，躁也。《活幼口议》

用法： 用蝉衣二七枚，去翅、足为末，入朱砂末一字，蜜调与吮之。《活幼口议》

按语： 朱砂安神、蝉蜕止痉，故合用能安神定惊、止啼止痉。

附方： 全蝎、朱砂药对方

方书： 朱砂 + 全蝎 = 辰砂丸《医部全录》卷四三一

主治： 小儿急慢惊风。《证治准绳·幼科》卷二

用法： 全蝎四十九个（微炒黄）、辰砂半两（研极细，和匀），取蚯蚓十条，洗净，入小瓶内，以温火煅蚯蚓化为水，为丸如胡椒大。每服三丸，用顺流水化下。《证治准绳·幼科》卷二

0704 牡蛎、蜀漆药对方

方书： 蜀漆 + 牡蛎 = 千金汤《孙真人千金方》

功效： 化痰定惊安神。

主治： 痰热惊啼。

主小儿暴惊啼绝死，或有人从外来，邪气逐来，令儿得疾，众医不治。《孙真人千金方》

用法： 蜀漆二分、左顾牡蛎一分，上酢浆水一升煮取四合，一服一合。《孙真人千金方》

附方： 南星、朱砂药对方

方书： 朱砂 + 南星 = 圣红散《圣济总录》卷一六九；清惊散《重庆堂随笔》卷上；星朱散《仁斋直指小儿方论》卷二；星朱丸《袖珍》

功效： 定痫利痰。《仁斋直指小儿方论》卷二

主治： 小儿痰火闭结，肝风内动之痉厥、瘛疭，目直气喘，昏闷不醒，筋急搐搦，甚则角弓反张。《重庆堂随笔》卷上

小儿急惊，搐搦不定。《圣济总录》卷一六九

用法： 陈胆星九分、朱砂一分，上药研细，以竹沥一汤匙、生姜汁一茶匙和匀，再用麦冬一钱、橘红八分、薄荷尖一分，煎汤调服。《重庆堂随笔》卷上

南星（湿纸炮香熟）一两、朱砂二钱，上为末，用生猪心血为丸，如梧桐子大。每服一丸，煎防风汤调下。《仁斋直指小儿方论》卷二

天南星一两（炮裂，酒浸四日，用大蝎七七枚同蒸阴干，去蝎）、丹砂半两

（细研），上二味同研为散。每服一字匕，薄荷汤放冷调下。《圣济总录》卷一六九

2. 癫狂痫药对方

0705 地龙、苦参药对方

方书：地龙＋苦参＝苦龙汤《辨证录》卷六

功效：泻火止狂安神。

主治：火热神乱证候。

阳明火起发狂，腹满不得卧，面赤而热，妄见妄言。《辨证录》卷六

用法：地龙二十条、苦参五钱，水煎服。一剂即止狂，不必再服。《辨证录》卷六

按语：地龙大泻火热于水道，又能平肝潜阳；苦参清热解毒于阳明，兼解心腹结气。故合用能治阳明火起发狂。而吾邑民间单用鲜地龙煎煮面条予狂者食，亦甚见显效。

0706 寒水石、黄连药对方

方书：黄连＋寒水石＝鹊石散《普济本事方》

功效：泻火止狂安神。

主治：热病发狂。

伤寒发狂，逾垣上屋。《普济本事方》

阳毒发狂，奔走不定。《易简方》

用法：黄连、寒水石等份为末，每服二钱。浓煎甘草汤，放冷调服。《普济本事方》

按语：黄连泻心火，寒水石清温热，凡温热病引起发狂者尤宜。

0707 龙胆草、铁粉药对方

方书：龙胆草＋铁粉＝龙胆散《医方类聚》卷五十三引《神巧万全方》

功效：泻火重镇安神。

主治：肝火发狂。

治阳毒伤寒，毒气在脏，狂言妄语，欲走起者。宜服此方。《太平圣惠方》

阳毒伤寒，毒气在脏，狂言妄语，欲走起者。《医方类聚》卷五十三引《神巧万全方》

用法：龙胆一两（去芦头），铁粉二两，上件药，细罗为散。每服一钱，不计时候，以磨刀水调下。《太平圣惠方》

龙胆一两、铁粉二两，上为末。每服一钱。不拘时候，以磨刀水调下。《医方类聚》卷五十三引《神巧万全方》

按语：龙胆草大泻肝火，铁粉重镇安神。故合用能治狂病。

附方：甘草、钩藤药对方

方书： 钩藤 + 甘草 = 未名方《太平圣惠方》

主治： 卒得痫疾。《太平圣惠方》

用法： 钩藤、甘草（炙）各二钱，水五合，煎二合。每服枣许，日五、夜三度。《太平圣惠方》

0708 硝石、朱砂药对方

方书： 朱砂 + 硝石 = 定心丸《圣济总录》卷四十三；绛雪丸《圣济总录》卷二十八；绛雪丹《圣济总录》卷一七九、《普济方》卷三八四引《全婴方》；灵砂明粉散《活人心统》；丹砂散《圣济总录》卷一二二

功效： 泻火止狂安神。

主治： 阳明火热发狂。

心热实在内，狂妄不常。《圣济总录》卷四十三

伤寒，发狂眼赤，大小便出血，身如金色，及六七日狂躁发热。《圣济总录》卷二十八

小儿阳毒，烦躁，吐血，衄血，渐生赤斑。《圣济总录》卷一七九

喉咽肿痛，咽物妨闷。《圣济总录》卷一二二

小儿诸热阳盛，发狂躁，眠卧不安，目赤烦渴。《普济方》卷三八四引《全婴方》

伤寒发狂。《伤寒蕴要》

翻胃隔食，肠结排吐。《活人心统》卷下

用法： 硝石半两、丹砂一分，上为细末，糯米粥为丸，如樱桃大。每服一丸，生糯米汁入油一两点，青柳枝打匀服。《圣济总录》卷四十三

硝石一两、丹砂一分，上研细末，烧粟米饭和为丸，如弹子大。每服一丸，砂糖冷水化下。服药后便难，移时汗出为效。《圣济总录》卷二十八

丹砂（研）半两、焰硝（研）一两，上各为细末，再同研，炼蜜和为丸，如梧桐子大。每服一丸，砂糖水调化，取下涎即安。《圣济总录》卷一七九

丹砂一分（研，水飞）、芒硝一两半（研），上为末。每用一字，时时吹入喉中。《圣济总录》卷一二二

芒硝一两、朱砂一两，上为末，饭饼为丸，如鸡头子大。三岁儿每服一丸，砂糖水化下，不拘时候。《普济方》卷三八四引《全婴方》（《卫生总微》卷七绛雪丹，即本药对方加龙脑少许）

玄明粉二钱、朱砂一钱，末之，冷水服。《伤寒蕴要》

元明粉五钱、灵砂一钱，上为细末，每服五钱，好酒送下。《活人心统》卷下（《医统》卷二十八用拌豆腐下毕，饮酒一杯）

按语： 朱砂降心火、安心神；硝石（芒硝）清阳明、泻火燥。故治阳明火热所致神乱发狂。

附方： 芒硝、青黛药对方

方书：青黛＋芒硝＝无忧散《普济方》卷三七五

主治：小儿惊风。《普济方》卷三七五

用法：朴硝、青黛各等份。上为极细末。慢惊每服二钱；急惊每服三钱，白汤调下。《普济方》卷三七五

0709 龙齿、朱砂药对方

方书：朱砂＋龙齿＝大镇心丹《三因方》卷九；镇心丹《医学纲目》卷十三；镇心丸《赤水玄珠》卷六

功效：镇心安神。

主治：神昏神乱证候。

癫痫惊狂，谵妄颠倒，昏不知人，喷吐涎沫；及心惊胆寒，清醒不睡，或左胁偏疼。《三因方》卷九

用法：辰砂（用黄松节酒煮）、龙齿（用远志苗醋煮）各等份，上只取辰砂、龙齿为末，猪心血为丸，如鸡头子大。每服一丸，以麦门冬叶、绿豆、灯心、生姜、白蜜水煮，豆熟为度，临卧咽下；小儿磨化半丸。《三因方》卷九

按语：朱砂、龙齿二味重镇安神，无论神昏或神乱皆能治之。然结合病本治之，其效更佳。

附方：寒水石、朱砂药对方

方书：朱砂＋寒水石＝桃花丸《幼幼新书》卷二十四引《庄氏家传》

主治：小儿心脏积热生疮。《幼幼新书》卷二十四引《庄氏家传》

用法：寒水石一两（炭火烧热，研如面细）、朱砂半钱（细研），上为末，水浸蒸饼为丸，如粟米大。《幼幼新书》卷二十四引《庄氏家传》

3. 不寐药对方
0710 百合、紫苏药对方

方书：百合＋紫苏＝未名方《侣山堂类辨》

功效：调整阴阳开阖而安神。

主治：阴阳开阖不利，寤寐失常。

用法：百合一两、紫苏三钱，水煎服。

按语：《侣山堂类辨》云："庭前植百合、紫苏各数茎，见百合花昼开夜合、紫苏叶朝挺暮垂，因悟草木之性，感天地阴阳之气而为开阖者也。如春生夏长，秋成冬殒，四时之开阖也；昼开夜合，朝出暮入，一日之开阖也。是以一岁之中有四时，一日之中有四时，而人物应之。百合色白气平，其形象肺，能助呼吸之开阖。故主邪气腹胀心痛，盖气行，则邪散而胀痛解矣；主利大小便者，气化则出也；主补中益气者，气之发原于中也。苏色紫赤，枝茎空通，其气朝出暮入，有如经脉之气，昼行于阳，夜行于阴。是以苏叶能发表汗者，

血液之汗也（白走气分，赤走血分）；枝茎能通血脉，故易思兰先生常用苏茎通十二经之关窍，治咽膈饱闷，通大小便，止下利赤白。予亦常用香苏细茎，不切断，治反胃膈食，吐血下血，多奏奇功。盖食气入胃，散精于肝，浊气归心，肝藏血，而心主脉，血脉疏通，则食饮自化。经云：阳络伤则吐血，阴络伤则下血，通其络脉使血有所归，则吐下自止。夫茜草归芎之类，皆能引血归经，然不若紫苏昼出夜入之行速耳！于戏，阴阳开阖，天地之道也，进乎技矣。"

0711 半夏、夏枯草药对方

方书：半夏＋夏枯草＝未名方《冷庐医话》

功效：燮理阴阳而安神。

主治：不寐。

用法：半夏三钱、夏枯草三钱，浓煎服之。《冷庐医话》

按语：可参第八章（医案）104 半夏合夏枯草案。

0712 半夏、秫米药对方

方书：半夏＋秫米＝半夏汤《灵枢》；秫米半夏汤《景岳全书》；半夏秫米汤《兰台轨范》

功效：和胃安神。

主治：胃不和而卧不安。

久病不寐者，神效。世医解用之。《景岳全书》

用法：秫米一升，半夏五合，用千里长流水八升，扬之万遍，取清者五升，煮秫米半夏，炊以苇薪，令竭至一升半，去滓饮汁一小杯，日三服。其新病者，覆杯即卧，汗之即已。久病者，三日而已也。《景岳全书》

按语：凡胃有痰湿、胃气不和，而致夜卧不安者。本药对方每能取效。正古人所谓"胃不和则卧不安"是也。

近人张铁敏报道用治严重失眠：清半夏 12g，秫米（小黄米）60g，水煎米熟为度，取汁 2000mL，轻者日一剂，睡前服；重者日三剂。治疗 20 例，药后能熟睡 6～8 小时者 11 例；能睡眠 4～6 小时者 7 例。[《中西医结合杂志》，1983，（5）：299]

附方：半夏、朱砂药对方

方书：半夏＋朱砂＝辰砂半夏丸《袖珍》

主治：痰热不寐。

用法：用半夏一斤，汤泡七次，为末筛过，以水浸三日，生绢滤去滓，澄清去水，晒干，一两，入辰砂一钱，姜汁打糊和丸梧子大。每姜汤下七十丸。此周府方也。《袖珍》

按语：由本药对方方义知类同南星、朱砂药对方（0704 附方）。

0713 茯神、香附药对方

方书：香附 + 茯神 = 交感丹《瑞竹堂经验方》《万病回春》

香附 + 茯苓 = 莎草根散《圣济总录》卷五十八

功效：解郁宁心安神。

主治：气郁烦闷、神志衰减。

凡人中年精耗神衰，盖由心血少，火不下降；肾气惫，水不上升，致心肾隔绝、营卫不和，上则多惊；中则痞塞、饮食不下；下则虚冷遗精。愚医徒知峻补下田，非唯不能生水滋阴，而反见衰悴。但服此方半年，摒去一切暖药、绝嗜欲。然后习秘固溯流之术，其效不可弹述。《瑞竹堂经验方》

治一切诸气，公私拂情，名利失志，抑郁烦恼，七情所伤，不思饮食，面黄形羸，胸膈诸症极有效。《万病回春》

吐血不止，消渴累年不愈。《澹寮方》

消渴累年不愈者。《圣济总录》

用法：香附子一斤（新水浸一宿，石上擦去毛，炒黄），茯神（去皮木）四两为末，炼蜜丸弹子大。每服一丸，侵早细嚼，以降气汤下。降气汤用香附子如上法半两，茯神二两，炙甘草一两半为末，点沸汤服前汤。《瑞竹堂经验方》

香附米一斤，长流水浸三日，捞起炒干，忌铁器；白茯苓去皮木，为净末，四两。二味为末搅匀，炼蜜为丸，如弹子大。每清晨细嚼一丸，白滚汤送下，或陈皮汤亦可，抑气汤尤妙。《万病回春》

香附一两、白茯苓半两，为末，每服二钱，陈粟米饮下。《澹寮方》

莎草根（去毛）一两、白茯苓（去黑皮）半两，上二味，捣罗为散。每服三钱，陈粟米饮调下，不拘时候。《圣济总录》卷五十八

按语：《洪氏集验方》亦载，名"铁瓮申先生交感丹"，称"俞居易侍郎传"。"居易之祖通奉遗训云：予年五十一岁，遇铁瓮申先生。授此秘术，酷志行持，服食一年大补，平日所服暖药，一切屏尽，而饮食嗜好不减壮岁，此药力之功大矣。今年八十五，享天然之寿，瞑目无憾。独此药传之，理当普示群生，同登道果。"

0714 沉香、茯神药对方

方书：沉香 + 茯神 = 朱雀丸《百一选方》

功效：纳气宁心安神。

主治：心气不宁，惊悸怔忡。

心神不足、火不降、水不升，健忘惊悸。《百一选方》

心病怔忡不止。《丹溪心法》

用法：用沉香五钱、茯神二两，为末，炼蜜和丸小豆大。每食后人参汤服三十丸，日二服。《百一选方》

按语：茯苓菌核寄生于松树根，其傍松根而生者称为茯苓。其外皮黑褐色称茯苓皮；皮内侧呈粉红色者为赤茯苓；呈白色者为白茯苓，即习惯简称为茯苓；茯苓抱松根而生者为之茯神；茯神中之松木谓之茯神木。总之皆为松之余气所结，都适用于心悸怔忡之症，但前人认为安神以茯神为胜。本药对方取茯神宁心安神、沉香纳气归肾，合用能使心肾相交、神气得安，故用于心气不宁、惊悸怔忡证候。《类证治裁》朱雀丸不以人参汤作药引，而是直接以人参作为组成成分，为末，炼蜜为丸。

0715 茯神、菟丝子药对方

方书：菟丝子 + 茯神 = 交感丹《普济方》卷二一九

功效：暖火宁心安神。

升降水火，令气血不偏胜。《普济方》卷二一九

主治：心神不足、肾精亏损，以致不寐者。

用法：菟丝子四两、茯神四两（茯苓亦可），上为末。以好酒煮面作稀糊为丸，如梧桐子大。每服五十丸，以酒或汤下，不拘时候。《普济方》卷二一九

按语：菟丝子暖肾火、茯神安心神，合用能使水火相交、心神得宁。

0716 茯苓、黄连药对方

方书：黄连 + 茯苓 = 水火既济丸《普济方》卷一七六引《德生堂方》；苓连汤《辨证录》卷六

功效：清火利水，宁心安神。

主治：湿热内扰心神。

上盛下虚，心火炎燥，肾水枯竭，不能交济而成渴者。《普济方》卷一七六引《德生堂方》

小肠热极，止在心头上一块出汗，不啻如雨，四肢他处无汗。《辨证录》卷六

小便白淫，因心肾不足，思想无穷所致。

用法：黄连一斤、白茯苓一斤，上为细末，熬天花粉水，作面糊为丸，如梧桐子大。每服五十丸，温汤送下，不拘时候。《普济方》卷一七六引《德生堂方》

茯苓二两、黄连一钱，水煎服。《辨证录》卷六

黄连、白茯苓等份为末，酒糊丸梧子大，每服三十丸。

按语：黄连清火宁神、茯苓利湿安神，故合用于湿热内扰、心神不安者。

附方：茯苓、胡黄连药对方

方书：胡黄连 + 茯苓 = 未名方（夏子益奇疾方）

主治：血余怪病，手十指节断坏，唯有筋连，无节，肉虫出如灯心，长数

尺，遍身绿毛卷，名曰血余。（夏子益奇疾方）

用法：以茯苓、胡黄连煎汤饮之愈。（夏子益奇疾方）

按语：可参第八章（医案）013 茯苓合胡黄连案。

0717 菖蒲、远志药对方

方书：菖蒲＋远志＝远志汤《圣济总录》卷五十五

功效：开窍安神。

主治：痰气闭窍。

心孔昏塞，多忘善误。《太平圣惠方》

久心痛。《圣济总录》卷五十五

用法：菖蒲、远志各一分，捣为细末。戊子日服方寸匕，开心不忘。《太平圣惠方》

远志（去心）、菖蒲（细切）各一两，为粗末。每服三钱匕，水一盏，煎至七分，去滓温服，不拘时候。《圣济总录》卷五十五

按语：《体仁汇编》聪明汤治健忘痰浊上泛型，即以本药对方加白茯苓，三味等份为末，每次一至二钱，煎服，一日八九次，久服效著。

本药对方合茯苓、人参药对方（0545），即为《太平惠民和剂局方》定志丸。

附方：①菖蒲、龙齿药对方

方书：菖蒲＋龙齿＝安神代茶饮《慈禧光绪医方选议》

主治：心经病。《慈禧光绪医方选议》

用法：龙齿三钱（煅）、石菖蒲一钱，水煎，代茶。《慈禧光绪医方选议》

②龙骨、远志药对方

方书：龙骨＋远志＝未名方《活人心统》《经验方》

主治：劳心梦泄。《活人心统》《经验方》

用法：龙骨、远志等份为末，炼蜜丸如梧子大，朱砂为衣。每服三十丸，莲子汤下。《活人心统》（《经验方》无朱砂为衣。每冷水空心下三十丸）

0718 生地黄、酸枣仁药对方

方书：酸枣仁＋生地黄＝生地黄粥《饮膳正要》卷二

功效：养血滋肝安神。

主治：肝血不足，心神失养。

虚弱骨蒸，四肢无力，渐渐羸瘦，心烦不得睡卧。《饮膳正要》卷二

用法：生地黄汁一合、酸枣仁二两（水绞取汁一盏），上药水煮同熬数沸，次下米三合煮粥，空腹食之。《饮膳正要》卷二

按语：生地黄凉血热而养阴、酸枣仁养肝血而安神，故血虚有热而心神不宁

者最宜。

0719 地榆叶、酸枣仁药对方

方书：酸枣仁 + 地榆叶 = 酸枣仁丸《圣济总录》

功效：养肝胆而安神。

主治：肝胆虚热而不寐。

虚劳烦闷不得眠。《圣济总录》

胆热虚劳不眠。《本草单方》(缪仲淳)

用法：炒酸枣仁、地榆叶各半两。为末，炼蜜和丸，梧桐子大。每服三十丸，糯米汤送下。《圣济总录》

榆叶同酸枣仁等份，蜜丸日服。(时珍方)《本草单方》(缪仲淳)

按语：血虚则不能养心，胆虚则触事易惊。而酸枣仁炒则养肝血而安神，生则清胆热而定惊。又辅以地榆叶凉血降热，故能治肝胆虚热而不寐。

附方：酸枣仁、榆白皮药对方

方书：酸枣仁 + 榆白皮 = 酸枣仁汤《圣济总录》卷三十二

主治：大病后及虚劳不得眠。《圣济总录》卷三十二

用法：酸枣仁（炒）、榆皮（切）各三两，上为粗末。每服三钱匕，水一盏，煎至七分，去滓温服。《圣济总录》卷三十二

第二节　止痛药对方

1. 头窍痛药对方

0720 白芷、防风药对方

方书：白芷 + 防风 = 未名丸《普济方》

功效：疏气而止痛。

主治：偏正头痛。

偏正头风。《普济方》

用法：防风、白芷等份为末，炼蜜为丸弹子大。每嚼一丸，茶清下。《普济方》

按语：防风、白芷皆能升散疏气而止痛，然防风入肝脾，通治上下周身之气痹；白芷入肺胃，专治阳明头面之经痛。故二味合用则疗偏正头痛。

0721 白芷、黄芩药对方

方书：白芷 + 黄芩 = 黄芩白芷汤《医部全录》卷一六五；芩芷散《明医指掌》卷六；芷芩散《杂病源流犀烛》卷二十二

功效：疏气泻火而止痛。

主治：眉棱骨痛。

眉眶作痛，风热有痰。《洁古家珍》

风热上盛，眉眶疼痛，目不能视物。《明医指掌》卷六

风热夹痰而致眉棱骨痛。《杂病源流犀烛》卷二十二

眉棱风热痛。《医部全录》卷一六五

用法：黄芩（酒浸）、白芷，等份为末，每服二钱，茶下。《洁古家珍》

白芷、片芩（酒炒）等份，为末。每服二钱，茶清调下。《丹溪纂要》

黄芩（酒炒）一两、白芷一两，上为末，每服二钱，茶清调下。《明医指掌》卷六

白芷、酒黄芩各等份为末。每服二钱，茶清送下。《杂病源流犀烛》卷二十二

黄芩（酒洗）二钱、白芷一钱，上为细末。食后、临卧茶清调下。《医部全录》卷一六五

按语：白芷虽能独治眉棱骨痛，却碍于火炽热盛患者。故配以黄芩善清气分实热，用于火热上冲之眉棱骨痛。

0722 白芷、川芎药对方

方书：白芷＋川芎＝芎芷膏《济生方》《世医得效方》；开关散《重楼玉钥》卷上；芷芎散《普济方》卷四十六；牛脑丹《杂病源流犀烛》卷二十五

功效：疏气活血而止痛。

主治：偏正头痛。

口气热臭。《济生方》

头风。《普济方》卷四十六

远年近日偏正头风，疼痛难忍，诸药不效者。《古今医鉴》

肥珠子风，两耳坠上浮肿如核，或一边生者；偏头风，一边头痛如破，或左右红肿如核；乘枕风，脑后生疖毒，红浮肿痛。《重楼玉钥》卷上

头风。《杂病源流犀烛》卷二十五

用法：香白芷、川芎各等份，为细末，炼蜜丸如鸡头大，食后临卧，嚼化一丸。《济生方》

川芎一钱、白芷八分，研为末，清水煎服。《重楼玉钥》卷上

白芷、川芎各等份为末。每服二钱，茶清调下。《普济方》卷四十六

白芷、川芎各三钱，上为末，抹黄牛脑子上，瓷器内加酒炖熟。乘热食之，尽量一醉。《杂病源流犀烛》卷二十五

按语：《仁斋直指方》芎芷散是本药对方合荆芥、石膏药对方（0065），四味等份为末，每服一钱，食后沸汤调下。专治表热上壅之头胀头痛。

附方：川芎、细辛药对方

方书：川芎＋细辛＝未名方《普济本事方》

主治：牙痛。《普济本事方》

用法： 大川芎一个，入旧糟内藏一月，取焙，入细辛同研末，揩牙。《普济本事方》

按语： 川芎内服、外用皆有止痛之力。

0723 川芎、菊花药对方

方书： 川芎 + 菊花 = 菊花散《鸡峰普济方》卷十三

功效： 清肝止痛。

主治： 肝热头痛。

风头痛，每欲天阴先发者。《太平圣惠方》卷二十

风毒上攻头昏晕。《鸡峰普济方》卷十三

用法： 甘菊花一两、芎䓖一两，上为散。每服二钱，温酒调下，不拘时候。《太平圣惠方》卷二十

按语： 川芎、菊花皆能入肝而治头痛，但川芎药向升散，善动肝阳；菊花药向潜降，善清肝火。故合用有相佐之妙。

附方： 川芎、雄黄药对方

方书： 川芎 + 雄黄 = 必胜散《医方类聚》卷二十四引《烟霞圣效方》

主治： 偏正头痛。《医方类聚》卷二十四引《烟霞圣效方》

用法： 雄黄、川芎各等份，上二味，分别研为细末，含水嗅之，立效。《医方类聚》卷二十四引《烟霞圣效方》

0724 川芎、乌药药对方

方书： 川芎 + 乌药 = 芎乌散《济生续方》；川芎散《妇人大全良方》卷二十二；川乌散《普济方》卷三五一

功效： 疏气活血而止痛。

主治： 气郁头痛。

男子气厥头痛，妇人气盛头痛及产后头痛。《济生续方》

产后头痛。《妇人大全良方》卷二十二

男子气厥头痛，妇人气盛头疼。《普济方》卷三五一

用法： 川芎、天台乌药，等份，为细末，每服二钱，腊茶清调服，或用葱茶汤调服，并食后。《济生续方》

天台乌药皮、大川芎各等份，上为细末。每服三钱，秤锤淬酒调服。《妇人大全良方》卷二十二

按语： 《医学入门》认为乌药"疏散宣通甚于香附"，复伍以川芎上达于头，故能治气郁头痛，但水亏血虚者头痛不宜用之。

附方： 丁香、细辛药对方

方书： 细辛 + 丁香 = 辛香散《普济方》卷四十六、《圣济总录》卷四十五

主治： 头风。《普济方》卷四十六

脾胃虚弱，呕哕寒痰，饮食不下。《圣济总录》卷四十五

用法： 细辛、丁香各等份，为细末。搐入鼻中。《普济方》卷四十六

细辛（去苗叶）半两、丁香一分，为细末。每服二钱匕，煎柿蒂汤调下，不拘时候。《圣济总录》卷四十五

0725　川芎、附子药对方

方书： 川芎＋附子＝芎附散《女科指掌》；乌金散《济阴纲目》；半钱散《普济方》卷二一八；芎附散《妇人大全良方》卷二十二

功效： 祛瘀破湿而止痛。

主治： 血瘀湿凝之头痛。

风冷头痛，诸药不效者。《女科指掌》

产后腹痛。《济阴纲目》

气虚头痛。《普济方》卷二一八

产后败血作梗，头痛，诸药不效者。《妇人大全良方》卷二十二

产后阳虚头痛，脉沉细者。《医略六书》

用法： 川芎二两、附子一只切四片醋炙以醋尽为度，末之，茶调二钱服。《女科指掌》

川芎七钱半，烧燃盖甑中存性，黑附子半枚（炮，去皮脐）。共为细末，每服三钱，童便和酒调服，痛止血下，方住服。《济阴纲目》

大川芎二枚（锉作四块）、大附子一个（和皮生捣为细末），上以水和附子末如面剂，裹芎作四处。如附子末少，入面，裹毕，以针穿数孔子，用真脑、麝熏有穴处内香，再捏合穴内，如穴内未觉有香，再熏一炷，细罗灰，用罐子内热炭炮熟，为细末。每服半钱，葱茶调下，不拘时候。《普济方》卷二一八（注：每服半钱，故名"半钱散"）

大附子一枚（炙，蘸醋一碗令尽，去皮脐）、川芎一两，上为细末。每服二钱，茶清调下。《妇人大全良方》卷二十二

按语： 川芎祛血瘀而止痛，附子破湿凝而止痛。合用则止痛之力更强。大凡血瘀湿凝诸痛证皆可治之，而不止于头痛者。《外台》载《深师》疗风湿百节疼痛不可屈伸、痛时汗出方，就是本药对方合白芍、甘草药对方（0732），故缓急止痛之力更强。

《普济本事方》鞠䓖丸则以本药对方合白术、神曲药对方（0322），用治脾虚湿胜之泄泻及飧泄。

附方： 川芎、石膏药对方

方书： 川芎＋石膏＝石膏川芎汤《云岐子保命集》卷下

主治： 伤寒热病后，头痛不止。《云岐子保命集》卷下

用法：石膏、川芎各一两，上为粗末。每服五钱，水煎服。《云岐子保命集》卷下

2. 胸胁痛药对方

0726 桂枝、枳壳药对方

方书：桂枝＋枳壳＝桂枝散《普济本事方》；桂心＋枳实＝桂心散、枳实散《外台秘要》卷七引《肘后方》、卷十二引《范汪方》；赚胸散《普济方》卷一四一

功效：导气滞，破瘀湿。

主治：气滞瘀湿之胸胁痛。

因惊伤肝，胁骨里疼痛不已。《普济本事方》

卒心腹胀满，又胸胁痛欲死。《外台》卷七引《肘后方》

胸痛。《外台》卷十二引《范汪方》

心腹卒胀痛，胸胁支满欲死。《圣济总录》

伤寒结胸，气噎塞，烦闷。《太平圣惠方》卷十三

用法：枳壳一两（麸炒），桂枝（生）半两，为细末。每服二钱，姜枣汤下。《普济本事方》

枳实（炙）、桂心各等份，上药治下筛。每服一匕，米汁送下。《外台》卷七引《肘后方》

枳实八分（炙），桂心五分，上为末。每服方寸匕，以酒送下，一日三次。忌生葱。《外台》卷十二引《范汪方》

枳实、桂各一两，上为细散。每服二钱匕，米饮调下。《圣济总录》

枳实二两（麸炒微黄）、桂心一两，上为细散。每服二钱，以温水调下，不拘时候。《太平圣惠方》卷十三

按语：人但知柴胡入肝，少知桂枝入肝。柴胡入肝而疏肝气，桂枝入肝而散肝血。仲景以桂枝合蜘蛛治阴狐疝气；叔微以桂枝合枳壳治胁痛不已。皆取桂枝走肝经而破瘀湿。

附方：桂心、厚朴药对方

方书：厚朴桂心汤《外台秘要》卷六引《必效方》

主治：霍乱后渴，口干，腹痛不止者。《外台秘要》卷六引《必效方》

用法：厚朴四两（炙），桂心二两。上切。以水四升，煮取一升二合，绞去滓，内分六合，细细饮之。服了如其渴欲得冷水，尽意饮之。忌生葱。《外台秘要》卷六引《必效方》

0727 柏子仁、桂枝药对方

方书：桂枝＋柏子仁＝柏实散《圣济总录》卷六十一；柏子仁散《圣济总录》卷七

功效：通心瘀，润心营。

主治：瘀枯相杂证候。

胸痛。《圣济总录》卷六十一

中风失音不语，半身不遂。《圣济总录》卷七

用法：柏实、桂（去粗皮，锉）各等份，上为细散。每服二钱匕，米饮调下，一日三次。《圣济总录》卷六十一

柏子仁（生研细）二两、桂（去粗皮，为末）一两，上二味共和匀。别用大豆一升，鸡粪白三合同炒令黄，投酒三升，乘热滤去滓，每用酒一盏，温调药二钱匕，空心、日午、夜卧服。《圣济总录》卷七

0728 瓜蒌、桂枝药对方

方书：桂心＋瓜蒌＝栝楼散《普济方》卷一八七

功效：通心瘀，化痰热。

主治：痰瘀胸痹。

心痹不得卧，心痛彻背。《普济方》卷一八七

用法：栝楼一枚、桂心一两（去粗皮），上为散。每服二钱，温酒橘皮调下；汤亦可，空心、卧时各二服。《普济方》卷一八七

0729 槟榔、桂枝药对方

方书：桂心＋槟榔＝槟榔散《普济方》卷一八七

功效：导气滞，破瘀湿。

主治：气滞瘀湿证候。

胸痹。心背痛，恶气所攻，音声闭塞。《太平圣惠方》卷四十二

用法：槟榔一两、桂心半两，上为细散。每服一钱，煎生姜、童便调下，不拘时候。《太平圣惠方》卷四十二

按语：方出《太平圣惠方》，名见《普济方》。

附方：桂枝、木瓜药对方

方书：木瓜＋桂心＝木瓜桂心二物饮《外台》卷六引许仁则方

主治：霍乱吐利。《外台》卷六引许仁则方

霍乱吐利，烦渴不止。《圣济总录》卷三十九

用法：木瓜一枚（湿干并得）、桂心二两，以水二升，煮取七合，去滓，细细饮之。忌生葱。《外台》卷六引许仁则方

木瓜一枚（无生者，干者亦得）、桂（去粗皮）二两（一方以豆蔻代桂），上咬咀，如麻豆大。每服五钱匕，水一盏半，煎至八分，去滓温服。《圣济总录》卷三十九

0730 茴香、枳壳药对方

方书：枳壳＋茴香＝胁痛散《仙拈集》卷二；茴香枳壳丸《御药院方》卷四

功效：疏胁宽中。

主治：胁胀腹满。

治胁下气痛神方。《赤水玄珠》

胁下疼痛。《摄生众妙方》卷七

中满下虚，腹胁胀满，气不宣通。《御药院方》卷四

用法：小茴香一两，枳壳五钱（炒）。为末，每服二钱，盐汤调下。《赤水玄珠》

小茴香（炒）一两，枳壳（麸炒）五钱。上为末，每服二钱，盐汤调下。《摄生众妙方》卷七

枳壳（麸炒，去白）、茴香（微炒香）各等份，上为细末，酒面糊为丸，如梧桐子大。每服七八十丸，空心、食前温酒送下；或米饮汤送下亦得。《御药院方》卷四

0731 射干、吴茱萸药对方

方书：吴茱萸＋射干＝未名方《太平圣惠方》

主治：心疝。

治三二十年心疝神验方。《太平圣惠方》

用法：射干半两、吴茱萸三（二）两（汤浸七遍焙干微炒），上件药，捣罗为丸，如绿豆大，每服，以粥饮下五丸，日二服。药势欲尽，乃可吃热食，良。《太平圣惠方》

附方：草豆蔻、甘草药对方

方书：草豆蔻＋甘草＝豆蔻汤《圣济总录》卷五十五；草豆蔻散《圣济总录》卷五十六

主治：心疼不食，两胁刺痛、壅闷。《圣济总录》卷五十五

心痛不欲饮食，两痛如刺壅闷。《圣济总录》卷五十六

用法：草豆蔻仁半两、甘草（炙，锉）三分，细锉，如麻豆大。每服五钱匕，水一盏半，煎至八分，去滓缓缓呷。《圣济总录》卷五十五

草豆蔻（去皮）半两、甘草（炙，锉）一分，上为细散。每服二钱匕，白汤调下。《圣济总录》卷五十六

3. 胃脘痛药对方

0732 白芍、甘草药对方

方书：白芍＋甘草＝芍药甘草汤《伤寒论》；神效散《普济方》卷一七七引《家藏经验方》

功效：酸甘化阴，柔肝缓急。

主治：肝燥筋急证候。

伤寒脉浮，自汗出，小便数，心烦，微恶寒，脚挛急，反与桂枝欲攻其表，

此误也。得之便厥，咽中干，烦躁吐逆者，作甘草干姜汤与之，以复其阳；若厥愈足温者，更作芍药甘草汤与之，其脚即伸。《伤寒论》

厥逆咽中干，烦躁，阳明内结，谵语烦乱，更饮甘草干姜汤，夜半阳气还，两足当热，胫尚微拘急，重与芍药甘草汤，尔乃胫伸。《伤寒论》

消渴。《普济方》卷一七七引《家藏经验方》

此方无论寒热虚实，一切腹痛，服之神方。《幼幼集成》

用法：白芍药、甘草各四两（炙）。上二味，以水三升，煮取一升五合，去滓，分温再服。《伤寒论》

按语：可参第八章（医案）092 芍药合甘草案。

附方：赤芍、甘草药对方

方书：赤芍＋甘草＝去杖汤《朱氏集验方》；中岳汤《传信适用方》卷二

主治：脚弱无力，行步艰辛。《朱氏集验方》

湿气，腿脚赤肿疼痛，及胸膈痞满，气不升降，遍身疼痛；并治脚气。《传信适用方》卷二

用法：赤芍药六两、甘草一两，上为末，每服三钱，水煎，空腹服。《朱氏集验方》

赤芍药六两、甘草半两（炙），上㕮咀。每服半两，水二大盏，煎八分一盏，去滓服，不拘时候。《传信适用方》卷二

按语：中岳者，嵩山也，芍药之乡，此方以赤芍药为君，故名"中岳汤"。又因本药对方疗脚弱，去杖行，故又名"去杖汤"。

0733 百合、乌药药对方

方书：百合＋乌药＝百合汤《时方歌括》卷下（陈修园方）

功效：行气滞，养心营。

主治：气滞营虚证候。

心口气痛，服诸热药不效者。《时方歌括》卷下（陈修园方）

用法：百合一两，乌药三钱，水二杯，煎七分服。《时方歌括》卷下（陈修园方）

0734 苍术、藁本药对方

方书：藁本＋苍术＝藁本汤《赤水玄珠》《活法机要》；苍术汤《疝气证治论》

功效：燥湿行气止痛。

主治：湿凝气闭证候。

大实心痛，已用利药，用此彻其毒。《赤水玄珠》《活法机要》

诸疝心痛，时痛时止，久不已。《疝气证治论》

用法：藁本半两、苍术一两，作二服。水二钟，煎一钟，温服。《赤水玄珠》《活法机要》

苍术八分、藁本五分，水煎，温服。《疝气证治论》

按语： 可参第八章（医案）046 苍术合藁本案。

0735 桂枝、姜黄药对方

方书： 姜黄＋桂枝＝姜桂散、姜黄散《圣济总录》卷五十五、卷一六一

姜黄＋桂心＝产宝化结丸《昝殷产宝》；产宝汤《济阴纲目》卷十一

功效： 祛瘀祛湿止痛。

主治： 瘀湿阻滞，心腹诸痛。

心痛及产后血块攻筑，心腹诸痛。《圣济总录》卷五十五

心痛难忍。《经验后方》

产后血余作痛，兼有块者。《昝殷产宝》

产后腹痛。《济阴纲目》卷十一

用法： 姜黄一两、桂（去粗皮）三两，上为细散。每服二钱匕，醋汤调下，或生姜酒调下。《圣济总录》卷五十五

姜黄一两，桂三两，为末，醋汤服一钱。《经验后方》

用姜黄、桂心等份，为末，酒服方寸匕。血下尽即愈。《昝殷产宝》

桂心、姜黄各等份。为细末，酒调方寸匕。《济阴纲目》卷十一

附方： 白芷、姜黄药对方

方书： 姜黄＋白芷＝姜芷散《外科传薪集》

主治： 火湿毒。《外科传薪集》

用法： 姜黄、白芷各一斤，上为末。敷患处。《外科传薪集》

0736 槟榔、姜黄药对方

方书： 姜黄＋槟榔＝姜黄散《圣济总录》卷一七四

主治： 小儿心痛。《圣济总录》卷一七四

用法： 姜黄、槟榔（锉）各等份，上为散。温酒调下，一二岁儿每服半钱匕，余以意加减。《圣济总录》卷一七四

附方： 姜黄、香附药对方

方书： 姜黄＋香附＝神仙九气汤《增补内经拾遗方论》卷三引《保生备录》

主治： 肤胀。《增补内经拾遗方论》卷三引《保生备录》

用法： 姜黄、香附（炒），上为细末。每服五六钱，空心淡盐汤调服；或以温酒调服。《增补内经拾遗方论》卷三引《保生备录》

0737 高良姜、香附药对方

方书： 香附＋高良姜＝良附丸《良方集腋》；独步散《方外奇方》；立应散《医垒元戎》

功效：疏肝气，除胃湿。

主治：肝郁胃湿证候。

肝有怒气、胃有寒凝之胃脘痛。《良方集腋》

凡人胸膛软处一点痛者，多因气及寒起，或致终身，或子母相传，俗名心气痛。非也！乃胃脘有滞尔。唯此独步散治之甚妙。《白飞霞方外奇方》

心腹急痛。《医垒元戎》

用法：香附米（醋浸略炒，为末）、高良姜（酒洗七次，略炒，为末），上各封收。用时和匀，以热米汤加生姜汁一匙，盐一捻，调下。如病因寒而得者，用高良姜二钱、香附末一钱；如病因怒而得者，用高良姜一钱、香附末二钱；如病因寒怒兼有者，用高良姜一钱五分、香附末一钱五分。高良姜（酒洗七次，焙研），香附末（醋洗七次，焙研），和匀。以热米汤入姜汁一匙，盐一捻，调下立止。不过七八次除根。《白飞霞方外奇方》

按语：可参第八章（医案）030 高良姜合香附案。

附方：生姜、香附药对方

方书：香附 + 生姜 = 姜附散《赤水玄珠》卷四；独胜散《外科精要》

主治：膈气不通，胸膈间结块，大如拳，坚如石，呕吐恶心，饮食不下。《赤水玄珠》卷四

痈疽疮疡。《外科精要》

用法：香附子一斤、生姜三斤，生姜捣汁，浸香附一宿，晒干再浸，再晒，以姜汁尽为度，为末。每服二钱，米饮调下。《赤水玄珠》卷四

用香附子去毛，以生姜汁淹一宿，焙干，碾为细末，无时以白汤服二钱。《外科精要》

0738 高良姜、五灵脂药对方

方书：五灵脂 + 高良姜 = 拈痛散《魏氏家藏方》卷二

功效：破肝瘀，除胃湿。

主治：肝瘀胃湿证候。

心脾冷痛。《永类钤方》

男妇心腹痛疼不可忍者。《魏氏家藏方》卷二

用法：用高良姜三钱，五灵脂六钱，为末。每服三钱，醋汤调下。《永类钤方》

五灵脂（别研）、高良姜（炒）各等份，上为细末。每服三钱，水一盏，同煎至四分，却入米醋一盏，再煎至六分，乘痛时热服。《魏氏家藏方》卷二

0739 干姜、五灵脂药对方

方书：五灵脂 + 干姜 = 未名方《事林广记》

功效：破瘀除湿。

主治：瘀阻湿滞证候。

卒暴心痛。《事林广记》

用法： 五灵脂（炒）一钱半，干姜（炮）三分，为末。热酒服，立愈。《事林广记》

0740 甘草、五灵脂药对方

方书： 五灵脂＋甘草＝草灵丹《赤水玄珠》卷四

主治： 膈气、反胃、呕吐、梅核气及胃脘疼痛。《赤水玄珠》卷四

用法： 五灵脂（姜汁煮透）、甘草（烧酒煮透，焙干），上焙干为细末。每服五分，置掌中，用舌舐下。《赤水玄珠》卷四

0741 木香、延胡索药对方

方书： 木香＋延胡索＝胃灵丹、延香散《青囊秘传》

功效： 导滞破瘀。

主治： 气滞血瘀证候。

胃痛。《青囊秘传》

跌伤。《记恩录》

用法： 广木香、延胡各等份，上为末。可内服，或外入大膏药内贴之。《青囊秘传》

4. 腹痛药对方

0742 胡椒、延胡索药对方

方书： 延胡索＋胡椒＝应神散《魏氏家藏方》卷二；神应散《三因方》卷七；玄胡散《奇效良方》卷二十六；玄椒散《仙拈集》卷二；二胡散《古今医统》卷五十六

功效： 活血行气破湿。

主治： 腹痛。

小肠气痛不可忍。《魏氏家藏方》卷二

诸疝，心腹绞痛不可忍。《三因方》卷七

冷气心痛，及疝气，心腹诸痛。《奇效良方》卷二十六

用法： 延胡索（炒）、胡椒各等份，为细末。每服二大钱，酒、水各半盏，煎七分，食前服。《魏氏家藏方》卷二

玄胡索、胡椒各等份，上为末。每服二大钱，酒半盏、水半盏，煎七分，食前温服。《三因方》卷七

延胡索（炒）、胡椒各等份，上为细末。每服二钱，食前用温酒调服。《奇效良方》卷二十六

附方： ①甘草、延胡索药对方

　　方书：延胡索 + 甘草 = 玄胡索散《世医得效方》卷四

　　主治：卒心痛，或经年不愈者。《世医得效方》卷四

　　用法：玄胡索一两、甘草二钱，上药研末为散。用水五合，煎至二合半，顿服。如吐逆，分作三五次服。《世医得效方》卷四

　　按语：《卫生总微》卷十七玄胡索散多白矾一味，用治小儿诸药毒，烦躁闷乱，吐利呕血。

　　②胡椒、明矾药对方

　　方书：明矾 + 胡椒 = 椒矾散《鲁府禁方》卷二

　　主治：心腹刺痛。《鲁府禁方》卷二

　　用法：胡椒、白矾各一钱，上为末。每服五分，黄酒调下。《鲁府禁方》卷二

0743 赤芍、高良姜药对方

　　方书：高良姜 + 赤芍 = 应痛散《妇人大全良方》卷七引《必效方》

　　功效：活血破湿。

　　主治：腹痛。

　　心脾痛不可忍者；妇人脾血气作心脾痛。《妇人大全良方》卷七引《必效方》

　　用法：良姜（锉细，麻油炒）、赤芍药各等份，用醋煎服；醋汤点亦可。《妇人大全良方》卷七引《必效方》

0744 槟榔、高良姜药对方

　　方书：高良姜 + 槟榔 = 二物汤《仁斋直指方》卷六

　　功效：行气破湿。

　　主治：腹痛。

　　心脾作痛。《仁斋直指方》卷六

　　用法：鸡心槟榔、高良姜各一钱半，陈米百粒同以水煎服之。《仁斋直指方》卷六

　　附方：菖蒲、高良姜药对方

　　方书：高良姜 + 菖蒲 = 菖蒲丸《卫生家宝汤方》

　　主治：治暴卒心痛，不可忍。《卫生家宝汤方》

　　用法：石菖蒲一两，良姜半两，为末醋糊为丸绿豆大，每服二十丸，菖蒲汤下。《卫生家宝汤方》

0745 槟榔、五灵脂药对方

　　方书：五灵脂 + 槟榔 = 灵槟散《医学入门》卷七

　　功效：行气活血，杀虫止痛。

　　主治：腹痛。

心脾虫痛，不拘男女。《海上仙方》

心气痛不可忍，或心脾虫痛。《医学入门》卷七

用法：用五灵脂、槟榔等份为末，水煎石菖蒲调服三钱。先嚼猪肉一二片。《海上仙方》

五灵脂、槟榔各等份，上为末。每服三钱，菖蒲汤下。隔夜先将猪肉、盐、酱煮糊，令患人细嚼，吐出勿吞，却将前药空心服之。此方用肉味引虫头向上，用药杀虫也。《医学入门》卷七

5. 产后腹痛药对方
0746 山楂、苏木药对方
方书：山楂 + 苏木 = 查苏汤《妇科玉尺》卷四

功效：活血止痛。

主治：产后腹痛。

产后儿枕痛。《妇科玉尺》卷四

用法：山楂一两、苏木三钱，水煎服。《妇科玉尺》卷四

0747 当归、乌药药对方
方书：乌药 + 当归 = 乌药散《朱氏集验方》

功效：行气活血止痛。

主治：产后腹痛。

产后腹痛。《朱氏集验方》

用法：天台乌药、杜当归，上药为末。豆淋酒调下。《朱氏集验方》

0748 姜黄、没药药对方
方书：没药 + 姜黄 = 姜黄散《妇人大全良方》卷二十

功效：活血止痛。

主治：产后腹痛。

产后腹疼。《妇人大全良方》卷二十

用法：没药一分、川姜黄末三分，以水、童子小便各一盏，入药煎至一盏半，分作三服，通口服；约行五七里，再进一服即止。《妇人大全良方》卷二十

6. 盘肠气痛药对方
0749 莱菔子、乳香药对方
方书：乳香 + 莱菔子 = 未名方《仁斋直指方》

功效：行气活血止痛。

主治：小儿盘肠腹痛。

小儿盘肠气痛。《仁斋直指方》

用法：用莱菔子炒黄研末，乳香汤服半钱。《仁斋直指方》

0750 小茴香、延胡索药对方

方书：小茴香 + 延胡索 = 未名方《卫生易简方》

功效：行气止痛。

主治：小儿盘肠腹痛。

小儿盘肠气痛。《卫生易简方》

用法：延胡索、小茴香等份，炒研。空心米饮量儿大小与服。《卫生易简方》

7. 腰痛药对方

0751 大黄、生姜药对方

方书：大黄 + 生姜 = 熟大黄汤《三因极一病证方论》；将军膏《古今医鉴》卷十六

功效：破水活血以消肿，散湿清火以缓急。

主治：闪腰。

坠堕闪挫，腰痛不能屈伸。《三因极一病证方论》

伤损腰痛，不消之瘀血流注紫黑，或伤脸上青黑。《古今医鉴》卷十六

用法：大黄、生姜各半两。同炒令焦黄色，水浸一夜，五更，去渣顿服。《三因极一病证方论》

大黄、生姜。大黄为末，生姜取汁调膏，敷患处。《古今医鉴》卷十六

0752 杜仲、五加皮药对方

方书：五加皮 + 杜仲 = 五加皮散《卫生家宝汤方》

功效：补肾祛湿。

主治：腰疼。

腰疼。《卫生家宝汤方》

用法：五加皮、杜仲炒，上等份为末，酒糊丸如梧桐子大，每服二十丸，温酒下。《卫生家宝汤方》

附方：杜仲、橘核药对方

方书：杜仲 + 橘核 = 立安散《济生续方》《奇效良方》

主治：专治腰痛。《简便方》

用法：杜仲（去粗皮，锉，炒令丝断）、橘核（炒）各二两，研末。每服二钱，盐酒下。《简便方》

0753 白术、杜仲药对方

方书：白术 + 杜仲 = 利腰丹《石室秘录》卷三

功效：补脾肾，祛湿。

主治：腰痛。

风寒腰疼不能直者。《石室秘录》卷三

用法：白术九钱、杜仲五钱，酒煎服。十剂可愈，可为长治之法。《石室秘录》卷三

0754 补骨脂、牵牛子药对方

方书：补骨脂 + 牵牛子 = 补骨脂散《杨氏家藏方》卷四；祛痛丸《医方类聚》卷八十九

功效：破湿凝，通气滞。

主治：湿凝气滞证候。

寒湿气滞，腰痛，脚膝肿满，行步艰难。《杨氏家藏方》卷四

小肠气，膀胱气痛不可忍者；脚气。《医方类聚》卷八十九

用法：破故纸一两（炒）、黑牵牛（碾取头末）二两，上为细末。每服三钱，食前橘皮汤调下。以利为度。《杨氏家藏方》卷四

破故纸（碾细，炒）、黑牵牛（头末）各等份，先用釅米醋煮蒜瓣熟，研烂入前药三味，搜成剂，为丸如梧桐子大。每服二三十丸，空心淡醋送下；或橘皮汤送下。《医方类聚》卷八十九

0755 附子、牵牛子药对方

方书：附子 + 牵牛子 = 附牛丸《洪氏集验方》；趁痛丸《卫生家宝汤方》

功效：破湿凝，通经脉。

主治：腰痛不可忍。

丈夫妇人腰痛重肾，步履艰辛，痛不可忍。(上官驻泊传)《洪氏集验方》

腰痛不可转侧，痛不可忍。此由劳役因动伤经络，或因从高坠下，气滞于足太阳之经，留而不得行，为正气冲击而致伤痛。《卫生家宝汤方》

用法：附子半两（炮，去皮脐）黑牵牛子（瓦上炒），令干，二味共为细末，酒煮面为丸如梧桐子大。每三十丸，空心温酒下。如半边腰疼，只用黑牵牛瓦上焙干一边，附子炮一边，余一边生用，不去皮，捣罗为末，如前法服。《洪氏集验方》

附子半两（炮，去皮脐）为末，牵牛末一分。上酒糊丸如梧桐子大。每服二十丸，盐汤下。《卫生家宝汤方》

按语：局部经脉血行不利，必见局部水湿凝滞。故张仲景有"血不利便为水"之说。本药对方附子破湿凝，牵牛导水气。合用则经脉通畅，何痛之有？

0756 牛膝、菟丝子药对方

方书：菟丝子 + 牛膝 = 牛菟丸《杂病源流犀烛》卷二十七；菟丝子丸《圣济总录》卷一八六；二妙丸《普济方》卷二二一引《十便良方》

功效：补肝肾，健腰膝。

主治：腰膝疼痛。

腰膝疼痛，或顽麻无力者。《杂病源流犀烛》卷二十七

腰膝积冷，酸疼或酸麻无力。《证类本草》卷六

用法：菟丝子（洗）一两，牛膝一两，同入银器内，酒浸过一寸，五日，暴干为末，将原酒煮糊丸梧子大。空心温酒下三二十丸。《杂病源流犀烛》卷二十七

菟丝子、牛膝各一两，上药于银器内，好酒渍之，令酒过药一寸，经五日，控干，焙燥，为末，将原酒煮面糊为丸，如梧桐子大。每服三十丸，空心、食前酒送下。《证类本草》卷六

0757 木香、乳香药对方

方书：木香 + 乳香 = 未名方《太平圣惠方》

功效：行气止痛。

主治：气滞腰痛。

气滞腰痛。《太平圣惠方》

用法：木香、乳香各二钱，酒浸饭上蒸，均以酒调服。《太平圣惠方》

附方：木香、木瓜药对方

方书：木香 + 木瓜 = 木瓜汤《普济方》

主治：霍乱转筋腹痛。《圣济总录》卷四十

用法：木香末一钱、木瓜汁一盏，入热酒调服。《圣济总录》卷四十

8. 四肢痛药对方

0758 红花、神曲药对方

方书：红花 + 神曲 = 花曲散《赤水玄珠》卷十二

主治：臂痛。

臂痛。《赤水玄珠》卷十二

用法：红花（炒）、神曲（炒），共为末，酒调下。《赤水玄珠》卷十二

0759 胡黄连、吴茱萸药对方

方书：胡黄连 + 吴茱萸 = 拈痛丸《仙拈集》卷二

主治：脊臂气疼。

脊臂气疼，夜间更甚，鸡鸣即止。《仙拈集》卷二

用法：胡黄连、吴茱萸各一两，上为末，饭为丸，如梧桐子大。每服一钱，

空心淡盐汤送下。《仙拈集》卷二

0760 白蒺藜、山楂药对方

方书：白蒺藜＋山楂＝步利丸《仙拈集》卷二

主治：腿膝疼痛。

腿膝疼痛，不能举步。《仙拈集》卷二

用法：山楂肉、白蒺藜各等份（蒸晒），为末，炼蜜为丸，如梧桐子大。每服三钱，白汤送下。《仙拈集》卷二

附方：附子、蒲黄药对方

方书：蒲黄＋附子＝未名方《肘后方》

主治：关节疼痛。《肘后方》

用法：蒲黄八两，熟附子一两，为末。每服一钱，凉水下，日一。《肘后方》

第三节　止咳平喘药对方

0761 款冬花、紫菀药对方

方书：紫菀＋款冬花＝紫菀散《赤水玄珠》《太平圣惠方》

功效：止嗽。

主治：久嗽。

久嗽多年不愈。《赤水玄珠》

治久嗽不止方。《太平圣惠方》

用法：紫菀二两、款冬花二两，为末。米饮调服一钱，日三次。《赤水玄珠》

紫菀、款冬花各三两，研为散，每服三钱，加生姜半分，水煎服。《太平圣惠方》

紫菀二两、款冬花三两。上二味治下筛，先食，以饮服一方寸匕，日三服，七日差。《备急千金要方》卷十八

附方：山药、紫菀药对方

方书：紫菀＋山药＝宁肺补金丹

主治：肺虚咳嗽。

用法：紫菀、山药等份研末为丸。

0762 百合、款冬花药对方

方书：百合＋款冬花＝百花膏《济生续方》；百花丸《济生方》

功效：养肺止嗽。

主治：喘嗽不已。

喘嗽不已，或痰中有血。《济生续方》

　　用法：款冬花、百合（蒸，焙），等份为细末，炼蜜为丸，如龙眼大，每服一丸，食后临卧细嚼，姜汤咽下，噙化尤佳。《济生方》

　　附方：百合、蜂蜜药对方

　　方书：百合＋蜂蜜＝百合粥《古今医统》卷八十七

　　主治：肺虚咳嗽。《古今医统》

　　用法：生百合二两，蜜一两，百合以水煮熟，投入将熟粥中，数沸即可。每碗粥中约有百合四钱，加蜜，空腹时热食。《古今医统》卷八十七

0763 桃仁、杏仁药对方

　　方书：杏仁＋桃仁＝杏仁煎《万病回春》；双仁丸《圣济总录》卷六十七

　　功效：行气活血止咳。

　　主治：老人久咳。

　　老人久患喘嗽不已，睡卧不得者，服之立效。《万病回春》

　　上气喘急。《圣济总录》卷六十七

　　用法：杏仁（水泡去皮尖，炒）、桃仁（去皮），等份共碾为膏，入炼蜜少许为丸，如弹子大。每服一丸，细嚼，姜汤送下。《万病回春》

　　桃仁、杏仁（并去双仁皮尖，炒）各半两，上为细末，水调生面少许为丸，如梧桐子大。每服十丸，生姜汤送下。微利为度。《圣济总录》卷六十七

　　杏仁、桃仁各半两（去皮尖，炒研），用水调生面和丸，梧子大，每服十丸，姜蜜汤下微利为度。《本草纲目》

　　按语：老人久咳，气血多滞。杏仁走气分而行气、桃仁入血分而活血；且双仁能润降大肠，亦有助肺气肃降。

　　附方：胡桃、杏仁药对方

　　方书：杏仁＋胡桃＝杏仁煎《济生续方》；杏仁丸《瑞竹》（景岳全书）

　　主治：久患肺喘，咳嗽不已，睡卧不得，服之即定。《济生续方》

　　用法：杏仁（去皮尖）、胡桃肉，二味等份，研为膏，入炼蜜少许，丸如弹丸，每服一丸或二丸，细嚼，用姜汤咽下，食后及临卧服。《济生续方》

0764 半夏、杏仁药对方

　　方书：杏仁＋半夏＝半杏丸《仙拈集》《赤水玄珠》；二圣膏《解围元薮》卷四

　　功效：燥湿化痰止咳；外用疮疡。

　　主治：痰嗽。

　　久嗽痰积。《赤水玄珠》

　　小儿咳嗽。《仙拈集》

　　风疮烂潭深久者。《解围元薮》卷四

　　用法：半夏二两（以江子五钱打碎同煮半夏透为度，去江子不用）、杏仁一

两（以乌梅五钱同煮，去乌梅不用），只将半夏、杏仁焙干，为末，炼蜜为丸，绿豆大。量虚实服。《赤水玄珠》

半夏、杏仁（去皮尖）各等份，上药研末，姜汁为丸，绿豆大。每服一钱，生姜汤送下。《仙拈集》

杏仁七十粒、半夏半粒，上为细末。以浓茶同甘草煎洗患处，将药塞之。候肉长平，用掺药收功。《解围元薮》卷四

附方：①半夏、明矾药对方

方书：明矾＋半夏＝止嗽散《儒门事亲》；玉液丸《太平惠民和剂局方》；半夏丸《证治准绳》；化痰丸《圣济总录》；矾夏散《普济方》

功效：化痰利咽，清头目，进饮食。《太平惠民和剂局方》

主治：咳嗽痰涎。《儒门事亲》卷十五

肺气不调，咳嗽喘满，痰涎壅塞。《太平惠民和剂局方》

中焦有寒，痰逆不思饮食。《圣济总录》卷五十四

蝎螫痛不可忍。《普济方》卷三〇七

用法：半夏一两半（汤洗七次）、枯白矾四两，上为末，生姜打面糊为丸，如梧桐子大。每服二三十丸，空心温酒送下。《儒门事亲》卷十五

半夏（泡七次）四两，枯矾一两，为末，姜汁打糊，或煮枣肉，和丸梧子大。每姜汤下十五丸。寒痰加丁香五钱，热痰加寒水石（煅）四两。《太平惠民和剂局方》

半夏四两（汤洗七遍，焙干）、矾石（烧灰，研）一两，上为细末，以生姜自然汁煮枣，取肉为丸，如梧桐子大。每服十五丸，生姜汤送下，不拘时候。《圣济总录》卷五十四

白矾、半夏各等份，上为末。酸醋调，贴痛上，毒出。《普济方》卷三〇七

②橘皮、杏仁药对方

方书：杏仁＋橘皮＝橘杏丸《济生方》《医学启源》《世医得效方》《魏氏家藏方》；橘杏汤《医宗必读》卷七；橘皮杏仁丸《鸡峰普济方》卷十三；润肠橘杏丸《御药院方》卷七

主治：气秘，老人、虚弱人皆可服。《济生方》

脉浮，气秘。《医宗必读》卷七

大便秘。《鸡峰普济方》卷十三

用法：橘红取末、杏仁（汤浸，去皮尖），二味等份和匀，炼蜜为丸，如梧桐子大，每服七十丸，空心用米饮送下。《济生方》

杏仁（汤泡，去皮尖，炒黄）五钱、橘红（去白）二钱半，水一钟，加生姜三片，水煎七分服。若脉沉为血秘，以桃仁代杏仁。《医宗必读》卷七

橘皮四两、杏仁一两二钱，上为细末，炼蜜为丸，如绿豆大。每服五七十丸，白汤送下，不拘时候。《鸡峰普济方》卷十三

0765 马兜铃、杏仁药对方

方书：马兜铃 + 杏仁 = 杏仁饮《普济方》卷一六三

功效：止嗽平喘。

主治：嗽喘。

痰喘。《普济方》卷一六三

用法：马兜铃一两、杏仁一两（去皮尖，炒），为末。每服三钱，水一盏，煎至七分，去滓，食后服之。《普济方》卷一六三

附方：甘草、马兜铃药对方

方书：马兜铃 + 甘草 = 马兜铃散《普济方》卷一六三

主治：肺气喘急。《简要济众》

肺气喘嗽。《证类本草》卷十一

用法：马兜铃二两（去壳及膜，酥半两，入碗内拌匀，慢火炒干），甘草（炙）一两，为末。每服一钱，水一盏，煎六分，温呷或噙之。《简要济众》

马兜铃二两（去壳，酥半两拌匀，慢火炒干）、甘草一两（炙），上为末。每服一钱，水一盏，煎六分，温呷；或以药末含咽津亦得。《证类本草》卷十一

0766 防己、马兜铃药对方

方书：马兜铃 + 防己 = 二圣散《卫生家宝汤方》、《普济方》卷一五七引《黄帝素问宣明论方》

功效：止嗽平喘利湿。

主治：嗽喘。

治一切嗽喘。《卫生家宝汤方》

用法：汉防己一两（有花纹者）、马兜铃一两（去子），上为末。每服二大钱，水一盏，生猪肉半斤，煎至六分，去滓肉，温呷药清汁，临卧服。《卫生家宝汤方》

附方：防己、葶苈子药对方

方书：防己、葶苈子 = 未名方《古今录验》

主治：肺痿咯血多痰。《古今录验》

阳水暴肿，面赤烦渴，喘急，小便涩。《经验方》

用法：汉防己、葶苈子等份为末，糯米饮每服一钱。《古今录验》

甜葶苈子一两半，炒研末；汉防己末二两，丸梧子大。《经验方》

0767 莱菔子、生姜药对方

方书：莱菔子 + 生姜 = 青金丸《万病回春》

功效：降气平喘，破湿化痰。

主治：哮喘。

哮喘用厚味发者。《万病回春》

用法： 萝卜子淘净蒸熟晒干为末，姜汁浸，蒸饼为细丸。每服二十粒，津送下。《万病回春》

附方： ①生姜、杏仁药对方

方书： 杏仁 + 生姜 = 未名方《太平圣惠方》

主治： 卒咳嗽，日夜不止。《太平圣惠方》

一切胸膈结实。《仙拈集》

用法： 杏仁五两（汤浸，去皮尖），麸炒微黄，生姜二两去皮切，入炼蜜和捣，丸如梧桐子大。每服二十丸，以粥饮下，日四服。《太平圣惠方》

姜汁、杏仁汁，煎成膏。酒调下。《仙拈集》

②百部、生姜药对方

方书： 百部 + 生姜 = 未名方《本草纲目》（葛洪方）

主治： 暴咳嗽。《本草纲目》

用法： 用百部、生姜各捣汁等份，煎服二合。《本草纲目》

0768 五味子、紫菀药对方

方书： 紫菀 + 五味子 = 紫菀丸《普济方》卷一八八引《指南方》

功效： 宣敛兼施而止咳。

主治： 咳嗽。

吐血咳嗽，吐血后咳者。（肺家郁热而致的咳血。）《普济方》卷一八八引《指南方》

用法： 紫菀（去苗、土、枝、梗）、五味子（炒）各等份，上为细末，炼蜜为丸，如弹子大，每含化一丸。《普济方》卷一八八引《指南方》

附方： 甘草、诃子药对方

方书： 诃子 + 甘草 = 诃子膏《小儿卫生总微论方》

主治： 小儿咳嗽。《小儿卫生总微论方》

用法： 诃子一两、甘草一分。诃子每个分作两片，加甘草，水一大盏，煮至水尽为度，焙，轧为末，炼蜜和膏，如鸡头子大。每用一大豆许，以薄荷熟水化下，不拘时候。《小儿卫生总微论方》

0769 五味子、罂粟壳药对方

方书： 罂粟壳 + 五味子 = 五味子丸《普济方》卷一五七引《卫生家宝方》

功效： 敛肺止咳。

主治： 久咳不愈。

久咳肺胀。《卫生家宝方》

嗽。《普济方》卷一五七引《卫生家宝方》

用法： 五味子二两，罂粟壳（白饧炒过）半两，为末，白饧丸弹子大。每

服一丸，水煎服。《卫生家宝方》

夫罂粟壳（去瓤，劈破，用白饧水少许炒黄色）四两、北五味子（新鲜者，去梗）二两，上为细末，拌匀，用白饧为丸，如弹子大。每服一丸，水一盏，捺破，煎六分，澄清，临睡温服，不拘时候。《普济方》卷一五七引《卫生家宝方》

附方：①乌梅、罂粟壳药对方

方书：罂粟壳＋乌梅＝贾同知百劳散《黄帝素问宣明论方》；（圣惠）宁肺散《景岳全书》

主治：久咳虚嗽，自汗。《黄帝素问宣明论方》

新久咳嗽，肺气不通，咯唾脓血，自汗，咳嗽常年不愈者，服之立止。《景岳全书》

用法：用罂粟壳二两半（去蒂膜，醋炒）取一两，乌梅半两，焙为末。每服二钱，卧时白汤下。《黄帝素问宣明论方》

乌梅肉七分，罂粟壳二钱（去筋，蜜炙），为细末，不拘时乌梅汤调下。《景岳全书》

②明矾、五味子药对方

方书：五味子＋明矾＝未名方《普济方》

主治：痰嗽并喘。

用法：五味子、白矾等份，为末。每服三钱，以生猪肺炙熟，蘸末细嚼，白汤下。《普济方》

按语：可参第八章（医案）022五味子合白矾案。

0770 豆豉、砒石药对方

方书：豆豉＋砒石＝紫金丹《普济本事方》；软肺丸《幼幼新书》卷十六引《吉氏家传》

功效：定喘劫哮。

主治：哮喘宿疾。

多年哮喘，难得平卧。《普济本事方》

年久齁䶎。《幼幼新书》卷十六引《吉氏家传》

用法：信砒（水飞）五分，淡豆豉二钱，用水略润少时，以纸挹干，研膏。以豉膏和砒同杵极匀，如麻子大。每服五丸至十丸。量大小加减，临卧时用腊茶清极冷送下。以愈为度。《普济本事方》

衡砒一钱、豆豉半两（蒸去皮），上为细末，蒸饼为丸，如粟米大。每服二三丸，嚼鱼鲊吞下。《幼幼新书》卷十六引《吉氏家传》

按语：此定喘劫哮药对之毒剂也，疗效虽著而其弊亦多也。本药对方已现少用。可参第八章（医案）091信砒合豆豉案。

附方：①绿豆、砒石药对方

方书：砒石＋绿豆＝神应丹《世医得效方》卷五

主治：肺气喘急，晨夕不得睡，不问新久。《世医得效方》卷五

用法：砒石一两、绿豆六钱，上药同煮，以豆烂为度，取出砒石，如黄丹一两，同研烂，用纸做卷五七重，如豆筒；又入砒石、黄丹，以黄泥固济，复烧红为度；又入黄丹一两，面四分，为丸如粟米大，又以黄丹二两为衣。每服二粒，新井花水送下。得效即止。《世医得效方》卷五（《医统》：忌热物一日）

②黑铅、硫黄药对方

方书：硫黄＋黑铅＝二味黑锡丹《饲鹤亭集方》；二气丸《圣济总录》卷九十四

主治：阴阳不升降，上盛下虚，头目眩晕。《医方集解》

阴疝，上而不下，脐腹疼痛。《圣济总录》卷九十四

用法：黑铅、硫黄各二两，将锡熔化，渐入硫黄，候结成片，倾地上出火毒，研至无声为度。《医方集解》

石硫黄（研）、黑铅各一两，上二味，先以铅于铫内熔成汁；次下硫黄，炒烟焰透，移下；候冷取出，研为细末，糯米糊为丸，如梧桐子大。每服二十丸，温酒送下。《圣济总录》卷九十四

按语：本药对方能镇纳浮阳，降逆平喘。凡湿浊阴毒肆虐冲逆所致的头晕头痛、目眩耳鸣；或湿浊阴毒内逼真阳暴脱所致的气喘痰升，均是相应证候。

第四节　定晕解痉药对方

0771 川芎、天麻药对方

方书：天麻＋川芎＝大川芎丸《黄帝素问宣明论方》；天麻丸《普济方》；川芎丸《类证治裁》

功效：活血解痉，定晕。

主治：眩晕。

首风眩晕及偏正头疼，多汗恶风，胸膈痰饮。《黄帝素问宣明论方》

心忪烦闷，头晕欲倒，项急，肩背拘倦，神昏多睡，肢节烦痛，皮肤瘙痒，偏正头痛。《普济方》

首风因于新沐，汗多恶风者。《类证治裁》

用法：川芎一斤，天麻四两，为末，炼蜜丸如弹子大。每嚼一丸，茶清下。《黄帝素问宣明论方》

天麻半两，川芎二两，为末，炼蜜丸如芡子大。每食后嚼一丸，茶酒任下。《普济方》

0772 防风、南星药对方

方书：防风＋南星＝玉真散《普济本事方》；（宝鉴）定风散《景岳全书》

功效：燥湿解痉。

主治：痉证。

破伤风及打仆伤损。《普济本事方》

破伤风。《经验后方》

诸犬伤毒。《景岳全书》

用法：天南星（汤洗七次）、防风（去钗股），各等份，为细末。如破伤以药敷贴疮口，然后以温酒调下一钱。如牙关急紧，角弓反张，用药二钱，童子小便调下。或因斗伤相打，内有伤损之人，以药二钱，温酒调下。打伤至死，但心头微温，以童子小便调下二钱，并三服，可救二人性命。《普济本事方》

天南星、防风等份，为末。每服二三匙，童子小便五升，煎至四升，分二服，即止也。《经验后方》

南星生用、防风等份，为末。凡被犬咬，先以口含浆水吮洗伤处。或小便、盐汤俱可洗净，用绵拭干，方上药末，即不发。《景岳全书》

0773 独活、荆芥药对方

方书：荆芥 + 独活 = 独活汤《全生指迷方》卷二

功效：燥湿解痉。

主治：痉证。

若忽然牙关紧急，手足瘛疭，目直视。此风客血经，谓之风痉。脉紧大者不可治，独活汤主之。《全生指迷方》卷二

用法：独活半两（锉），荆芥穗一两，上以水三盏，煎荆芥汁至一大盏，再入独活，煎一半，去滓温服。凡用独活，紫色有成臼子者。盖羌活极大而老者，是寻常所用。白色者，乃老宿前胡也，慎不可用。《全生指迷方》卷二

附方：①麻黄、全蝎药对方

方书：麻黄 + 全蝎 = 麻黄蝎梢散《卫生总微》卷五

主治：小儿风痫发搐。《卫生总微》卷五

用法：麻黄（去根节）半两、蝎梢十四个，上锉碎。用薄荷叶遍裹，更用纸裹了，于水中蘸湿，慢火中煨纸及叶干透，取出为末。每服半钱，金银薄荷汤调下，不拘时候。《卫生总微》卷五

②薄荷、全蝎药对方

方书：薄荷 + 全蝎 = 神绿散《保婴撮要》卷四

主治：小儿夜啼。《保婴撮要》卷四

用法：全蝎（去足翅）不拘多少、青薄荷（焙干），上为末。每服半钱，薄荷汤调下。《保婴撮要》卷四

0774 磁石、朱砂药对方

方书：朱砂 + 磁石 = 二宜丹《杨氏家藏方》卷九；磁朱丸《原机启微集》

功效： 重镇定晕，祛障明目。

主治： 眩晕；内障。

水火不足，耳内虚鸣，健忘怔忪，头目眩晕。《杨氏家藏方》卷九

神水宽大渐散，昏如雾露中行，渐睹空中有黑花，渐睹物成二体，久则光不收，及内障，神水淡绿色、淡白色者。《原机启微集》

用法： 磁石（四面坚者，火煅，酒淬七遍，汤洗，焙干，研如粉）二两、辰砂（水飞）一两，上药研匀，糯米粉糊为丸，如鸡头子大，阴干。每服一丸，空心，食前人参汤送下。《杨氏家藏方》卷九

真磁石（火煅，醋淬七次）二两，朱砂一两，神曲生用三两，为末。更以神曲末一两煮糊。加蜜丸梧子大。每服二十丸，空心饭汤下。服后俯视不见，仰视微见星月，此其效也。亦治心火乘金、水衰反制之病。久病累发者服之，永不更作。《原机启微集》

0775 全蝎、蜈蚣药对方

方书： 蜈蚣＋全蝎＝回命散《幼幼新书》卷十；开关圣散《仁斋直指小儿方论》卷一；开关如圣散《婴童百问》卷二；开关左右散《医林纂要》卷九；圣散子《普济方》卷三七四；止痉散《经验方》

功效： 解痉止痛。

主治： 痉证（手足抽搐、角弓反张），三叉神经痛，顽固性头痛，关节痛。

惊风吊眼。《幼幼新书》卷十

用法： 蜈蚣一条（赤者，中分为两处）、蝎一个（亦中分为两处，各记左右），上药左者与右，右者与左，各作两处为末。左右吊眼，各将药吹入左右鼻中。《幼幼新书》卷十

全蝎、蜈蚣等量研细末，每服 2 克，日服二至三次，温黄酒送服。《经验方》

附方： ①附子、全蝎药对方

方书： 附子＋全蝎＝安心丸《幼幼心书》卷九引郑愈方

主治： 小儿慢惊。《幼幼心书》卷九引郑愈方

用法： 附子一两（炮裂，去皮脐）、全蝎半两（炒），上为末，面糊为丸，如黄米大，朱砂为衣。每服二十丸，米饮送下。《幼幼心书》卷九引郑愈方

②全蝎、乌头药对方

方书： 乌头＋全蝎＝乌蝎汤《医部全录》；乌头丸《普济方》

主治： 小儿慢惊。《医学纲目》卷三十六

小儿慢惊，百药不效者，及惊风手足搐搦，涎潮上壅。《普济方》卷三七一

用法： 真川乌一枚（去皮，生用）、全蝎各等份，上咬咀。分二服，水二盏，加生姜十片，煎半盏，旋旋滴入口中。《医学纲目》卷三十六

大川乌（去皮脐，生用）、全蝎各等份，上咬咀。每服半两，水两大碗，

生姜五十片，煎至三四分，去滓，逐旋以药注灌之。《普济方》卷三七一

按语：《本草纲目》卷十七引《经验良方》的"韭根丸"，是本药对方以韭根汁为丸，如绿豆大。每服十丸，茶清送下。用治元阳虚，头痛如破，眼睛如锥刺。

0776 蝉蜕、全蝎药对方

方书：蝉蜕＋全蝎＝定命散《婴童百问》卷一引《活幼方》

功效：解痉。

主治：痉证。

初生儿口噤不开。《婴童百问》卷一引《活幼方》

小儿噤风，初生口噤不乳。《全幼心鉴》

用法：蝉蜕十四个（去嘴脚）、全蝎十四个（去毒），上为细末，加轻粉少许和匀。每服少许，乳前用乳汁调下。《婴童百问》卷一引《活幼方》

用蝉衣二七枚，全蝎（去毒）二七枚，为末。入轻粉末少许，乳汁调灌。《全幼心鉴》

附方：①蝉蜕、地龙药对方

方书：蝉蜕＋地龙＝周天散《张氏医通》《普济方》卷四〇四；何号周天散《痘疹金镜录》卷四

主治：痘黑陷，项强，目直视，腹胀，喘急，发搐。《痘疹金镜录》卷四

治痘黑陷，项强直视，喘胀发搐方。《张氏医通》

小儿疮疹黑陷，项强目直视，腹胀喘急发搐，及一切恶候。《普济方》卷四〇四

用法：蝉蜕五钱，地龙一两。为末，取适量，乳香煎汤调下。《痘疹金镜录》卷四

地龙二两，蝉蜕（去翅足）半两。为粗末，每服半钱至一钱，分四次（昼三夜一）服，乳香煎汤调下。《张氏医通》

蝉蜕五钱，地龙一两（去土）。上为末。小者半钱，大者一钱，乳香煎汤调服。连二服，疮出即愈。《普济方》卷四〇四

②茯苓、全蝎药对方

方书：全蝎＋茯苓＝正舌散《张氏医通》

主治：惊痰塞窍，肝热生风，舌强不正。《张氏医通》

风涎壅塞，舌本难转，语不正者。《风劳臌膈四大证治》

用法：茯苓一两（同姜汁拌晒）、蝎尾（去毒，滚醋泡炒）三钱研为末，每服二钱，温酒调下。《张氏医通》

0777 蝉蜕、僵蚕药对方

方书：蝉蜕＋僵蚕＝蝉蜕散《袖珍方》卷三

功效：内服解痉，外用解毒。

主治：痉证内服，疗毒外用。

疔疮。《袖珍方》卷三

疔疮毒肿。《医方大成》

用法：蝉蜕壳、僵蚕各等份，上为末。酸醋调，涂四围，留疮口。候根出稍长，然后拔根出，再用药涂疮。一方不用醋，只用油调涂。《袖珍方》卷三

用蝉衣、僵蚕二味等份捣细筛过，同陈醋调敷疔头四周，候根自拔。拔去再涂。《医方大成》

附方：僵蚕、蜈蚣药对方

方书：蜈蚣＋僵蚕＝问命散《普济方》卷三七五引《保生集》

主治：小儿急慢惊风，发搐。《普济方》卷三七五引《保生集》

用法：蜈蚣一条、僵蚕一条，上为细末。搐一字。《普济方》卷三七五引《保生集》

0778 全蝎、麝香药对方

方书：全蝎＋麝香＝宣风散《万病回春》；麝香散《圣济总录》卷六

功效：解痉，开窍。

主治：痉证。

初生小儿，脐风撮口、多啼不乳、口出白沫。《万病回春》

破伤风。《圣济总录》卷六

用法：全蝎二十八个（头尾全者，去毒，用酒炙），为末；麝香一字，另研。二味同和匀细末，每用半字，金银煎汤调服。《万病回春》

麝香（研）、干蝎各一分，为细末，有疮者敷之，令追风速愈。《圣济总录》卷六

附方：麝香、蜈蚣药对方

方书：蜈蚣＋麝香＝夺命散《痘疹金镜录》；双金散《幼幼新书》；神功紫霞丹《疡医大全》卷七引太医院方

主治：小儿脐风。《痘疹金镜录》

天钓惊风，目久不下；或眼睛吊上只见白睛，兼角弓反张，更不能出声者。《幼幼新书》卷十引张涣方

痈疽。《疡医大全》卷七引太医院方

用法：赤脚蜈蚣半条去头足炙焦，麝香少许，为末猪乳调服。《痘疹金镜录》

蜈蚣一个（去头足尾，酥涂炙，面南竹刀当脊分两半，记左右，研）、麝香一钱（分左右，研），上用右边药吹左鼻内，右亦如之，用药不可多。若眼未全下更添，眦小以意量度，其眼随手便下，即止。《幼幼新书》卷十引张涣方

大蜈蚣一条（去头足，放瓦上焙脆）、麝香二分，上为细末，瓷瓶收贮。每用少许，掺疮顶上，以膏盖之。其头即溃，并不疼痛。《疡医大全》卷七引太医院方

0779 桑叶、脂麻药对方

方书：桑叶＋脂麻＝桑麻丸《医级》；扶桑丸《医方集解》；扶桑至宝丹《寿世保

元》引胡僧方

功效： 滋肾定晕，养肝明目。

补肝益肾，祛风凉血，明目，驻容颜。乌须发，起羸尪，除风湿。《医方集解》

步健眼明，须白返黑。消痰生津，补髓添精。《寿世保元》引胡僧方

主治： 肝肾不足眩晕。

肝阴不足，眼目昏花，咳久不愈，肌肤甲错，麻痹不仁。久服却病延年。《医方集解》

用法： 嫩桑叶（须五月五日、六月六日、立冬日采者佳，去蒂洗净，晒干为末）一斤，黑胡麻子（淘净）四两。将胡麻擂碎，熬浓汁，和白蜜一斤。炼至滴水成珠。入桑叶末为丸。如桐子大（一方桑叶为末、胡麻蒸捣等份蜜丸）每服三钱。空腹时盐汤；临卧时温酒送下。《医方集解》

嫩桑叶（采数十斤，择家园中嫩而存树者，长流水洗，摘去蒂，晒干），巨胜子，炼蜜为丸，如梧桐子大。每服百丸，白开水送下，每日二次。三月之后，体生疹粟；此为药力所行，慎勿惊畏，旋则遍体光洁如凝脂然，服至半年之后，精力转生，诸病不作，久服不已，自登上寿。《寿世保元》引胡僧方

0780 旱莲草、女贞子药对方

方书： 女贞子 + 旱莲草 = 二至丸《证治准绳》

功效： 滋肾定晕，养肝明目。

主治： 肝肾不足眩晕。

肝肾不足，头晕目花，须发早白。《证治准绳》

用法： 女贞子一斤四两（冬至日采，阴干，蜜酒拌蒸，过一夜，去皮晒干，为末）、旱莲草十两（夏至日采，捣汁熬膏）两味不拘多少，九蒸九晒，炼蜜为丸。《证治准绳》

按语： 二至丸原为《医便》之称，但无用量。《摄生众妙方》称女真丹，女真即女贞，冬青也。女贞甘平，少阴之精，隆冬不凋，其色青黑，益肝补肾；旱莲甘寒汁黑，入肾补精，故能益下而荣上，强阴而黑发也。《医便》载"冬青子，冬至日采""旱莲草，夏至日采"，故名"二至丸"。因冬至一阳生，夏至一阴生，故取天之阴阳以调人阴阳也。据近人鉴定：女贞子为木樨科植物女贞的果实，而冬青子为冬青科植物冬青的果实，两者不得混淆。

第五节　止血药对方

1. 崩漏药对方

0781 大蓟、小蓟药对方

方书： 大蓟 + 小蓟 = 蓟根酒《千金翼方》卷八

功效：凉血止血。

主治：妇人暴崩中，去血不止。《千金翼方》卷八

崩中下血。《备急千金要方》

用法：大蓟根、小蓟根各一斤（切），上以酒一斗，浸五宿。服之，随意多少。《千金翼方》卷八

大、小蓟根一升，酒一斗，渍五宿，任饮。亦可酒煎服，或生捣汁温服。《备急千金要方》

按语：大、小蓟本为同类相从药对，为临床常用药对方。今用治崩中下血。其凉血止血之功当确凿无疑矣。

0782 茅根、小蓟药对方

方书：茅根 + 小蓟 = 治崩中方《备急千金要方》卷四

功效：清热凉血止血。

主治：崩中去血不止。《备急千金要方》卷四

用法：白茅根三斤、小蓟根五斤。上二味咬咀，以水五斗，煎取四升，稍稍服之。《备急千金要方》卷四

白茅根二斤、小蓟根五斤，二味切细，用酒五升，煮取四升，去滓，分温四服。

附方：琥珀、小蓟药对方

方书：小蓟 + 琥珀 = 小蓟琥珀散《万病衡要》卷五

主治：血淋。《万病衡要》卷五

用法：琥珀、小蓟各等份。（用法原缺）《万病衡要》卷五

0783 莲房、棕榈药对方

方书：莲房 + 棕榈 = 双乌散《产科发蒙》卷三

功效：固敛止血。

主治：产后恶露下多，虚急甚，热壮而口燥。《产科发蒙》卷三

用法：莲房灰、棕榈灰各等份（各烧存性），上为极细末。白汤点服。与还元煎、童便一小杯同服。《产科发蒙》卷三

附方：①莲房、香附药对方

方书：莲房 + 香附 = 未名方《妇人大全良方》

主治：产后血崩。

用法：莲房五个，香附二两，各烧存性，为末。每服二钱，米饮下，日二。《妇人大全良方》

②荆芥、莲房药对方

方书：莲房 + 荆芥 = 未名方《太平圣惠方》

主治：血崩不止，不拘冷热。《太平圣惠方》

用法：用莲房、荆芥穗各烧存性，等份为末。每服二钱，米饮下。《太平圣惠方》

0784 防风、黄芩药对方

方书：防风＋黄芩＝防风黄芩丸《妇人大全良方》；（良方）防风黄芩丸《景岳全书》；子芩防风散《医级》卷九

功效：疏气清火止血。

主治：肝经有风热致血崩、便血、尿血。《妇人大全良方》

肝经风热以致血崩、便血、尿血、血淋等证。《景岳全书》

用法：条芩（炒焦）、防风等份，为末，酒糊丸，桐子大。每服三五十丸，食远或食前，米饮或温酒送下。《妇人大全良方》

条芩（炒黑）、防风等份，为末，酒糊丸桐子大。每服三五十丸，食远或食前米饮，或温酒送下。《景岳全书》

条芩（酒炒）、防风等份，上药为末，每服二钱，空腹时用温酒调下。《医级》卷九

附方：槐花、黄芩药对方

方书：槐花＋黄芩＝槐芩散《女科切要》卷二

主治：妇人血崩。《济阴纲目》

崩中不止。《女科切要》卷二

用法：槐花半两（炒）、黄芩二两（去皮），上二味，共为细末。每服五钱，好酒一碗，用铜秤锤一枚，桑柴火烧红，浸入酒内，调服，不拘时。忌生冷、油腻之物。《济阴纲目》

炒槐米三两、黄芩二两，上炒，研为末。每服五钱，霹雳酒调服。《女科切要》卷二

0785 侧柏叶、木贼草药对方

方书：侧柏叶＋木贼草＝侧柏散《圣济总录》卷一五一

功效：疏气凉血止血。

主治：室女月水不断。《圣济总录》卷一五一

用法：侧柏（去枝），木贼（锉，炒微焦）各一两，上为散。每服二钱匕，温酒调下；米饮亦得。《圣济总录》卷一五一

附方：艾叶、牡蛎药对方

方书：牡蛎＋艾叶＝牡蛎丸《医学六要》卷七

主治：月水不止，众药不应者。《医学六要》卷七

用法：牡蛎、艾，火煅研细，和醋为丸，再煅红候冷，研细，出火毒，以醋

调艾末，熬成膏，为丸，如梧桐子大。每服五十丸，调醋艾汤送下。《医学六要》卷七

2. 尿血药对方

0786 干姜、茅根药对方

方书： 茅根 + 干姜 = 茅姜煎《仙拈集》卷二

茅根 + 炮姜炭 = 茅根汤《杂病源流犀烛》卷十七

功效： 燥湿凉血止血。

主治： 劳伤溺血。《仙拈集》卷二

溺血。《杂病源流犀烛》卷十七

用法： 茅根、干姜（炒）各三钱，加蜜一匙，水煎服。《仙拈集》卷二

茅根、姜炭各等份，加蜜一匙，水二杯，煎一杯服。《杂病源流犀烛》卷十七

附方： 地榆、香附药对方

方书： 香附 + 地榆 = 香附地榆汤《普济方》

主治： 小便出血。《全生指迷方》

尿血。《普济方》卷二一五引《指南方》

用法： 香附、地榆等份各煎汤，先服香附汤三五呷，后服地榆汤至尽，未效再服。《全生指迷方》

香附子（切）、新地榆（切）各不拘多少，上药各浓煎汤一盏，先呷香附子三五呷，地榆汤以尽为度，未效再进。《普济方》卷二一五引《指南方》

0787 龙骨、蒲黄药对方

方书： 龙骨 + 蒲黄 = 固下丸《医略六书》卷二十八

功效： 固敛止血。

主治： 溺血。

孕妇溺血，久不能止，脉虚涩者。《医略六书》卷二十八

用法： 龙骨八两（煅）、蒲黄八两（炒黑），上药为末，蜜丸、生地汁下三钱。《医略六书》卷二十八

按语： 《医略六书》载："妊娠脬气虚滑，血液暗渗，故溲溺出血，久不能止焉。白龙骨涩脬气之滑脱，以固经气之下泄；蒲黄灰止溺血之渗漏，以禁经血之妄行。白蜜以丸之，生地以下之，使溺道勿滑，则经气完固，而血无妄渗之患，何溺血之久不止者？胎孕无不自安矣。"

附方： ①白芷、当归药对方

方书： 当归 + 白芷 = 未名方《经验方》；芷归散《仙拈集》卷二引《经验方》；二灵散《仙拈集》卷二

主治： 溺血。《经验方》

治大便闭。《仙拈集》卷二

用法： 白芷、当归等份，为末，米饮每服二钱。《经验方》

白芷、当归各五钱，研为末。每服二钱，米饮送下。《仙拈集》卷二

②海螵蛸、生地黄药对方

方书： 生地黄 + 海螵蛸 = 未名方《经验方》

主治： 小便血淋。

用法： 乌贼骨末一钱，生地黄汁调服。

3. 便血药对方

0788 僵蚕、乌梅药对方

方书： 僵蚕 + 乌梅 = （济生）乌梅丸《景岳全书》、《医学正传》卷五；乌梅肉丸《东垣试效方》卷七

功效： 疏肝敛肠，化痰散结。

主治： 痔血。

风痔肿痛，发、歇不定者。《胜金方》

肠风下血。《杂兴方》

大便下血如神。《景岳全书》

肠风下血。《东垣试效方》卷七

用法： 白僵蚕二两（洗锉，炒黄）为末，乌梅肉和，丸梧桐子大。每姜蜜汤空心下五丸，妙。《胜金方》

僵蚕（炒，去嘴、足）、乌梅肉（焙）各一两，为末，米糊丸梧子大。每服百丸，食前白汤下，一日三服。《杂兴方》

僵蚕（炒）一两，乌梅肉一两半，为末，醋糊丸桐子大。每服四五十丸，空心醋汤下。《景岳全书》

僵蚕一两（炒），乌梅肉一两，上为末，薄糊为丸，如鸡头子大。每服一百丸，食前多用白汤送下，一日三次。《东垣试效方》卷七

按语：《汤头歌诀正续集》曰："大便下血，所因不同，如因于风者，此方始合，故用僵蚕禀金水之精，其体坚白，其味辛咸，金能平木，水能涵木，且因僵蚕因风而僵，用以驱肠间之风；乌梅酸涩，能敛肺气，且禀木气最全，以其花于冬，而实于夏也，故能入肝止血，用醋吞者，以厚乌梅之力，并以散瘀。此方肠风最宜，便血久者亦可服。"

近人陈源生运用本药对方时，以乌梅（去核净肉炒炭）与僵蚕（微炒带黄）各 248g，共研细末，炼蜜 500g 为丸，每次 6g，每日 3 次。用于直肠息肉、阴道息肉、子宫息肉、鼻息肉、声带息肉、食道息肉、声带小结等，据称均有一定疗效（《重庆市老中医经验交流会资料选编》第四集，1979）。恭兆基报道用本药对方（称乌蚕合剂）治疗直肠肠瘤型息肉［《浙江中医杂志》，1983，5：209］。

0789 地榆、槐花药对方

方书：槐花＋地榆＝槐榆散《景岳全书》

主治：血崩及肠风下血。《景岳全书》

用法：槐花、地榆等份炒焦，二味用酒煎饮之。《景岳全书》

按语：古人谓槐花为治肠风之要药、地榆乃止便血之圣品，合用则无坚不摧，无往不胜。

附方：地榆、甘草药对方

方书：地榆＋甘草＝地榆汤《黄帝素问宣明论方》卷一；地榆甘草汤《杂病源流犀烛》

主治：便血。《黄帝素问宣明论方》卷一

血痢不止。《圣济总录》卷七十六

用法：地榆四两、炙甘草三两，上药为末。每次五钱，水煎，入砂仁末一钱。分为二服。《黄帝素问宣明论方》卷一

地榆二两、甘草（炙，锉）半两，上为粗末。每服五钱匕，以水一盏，煎取七分，去滓温服，日二次，夜一次。《圣济总录》卷七十六

0790 地榆、生地黄药对方

方书：生地黄＋地榆＝两地丹《石室秘录》卷一

功效：凉血止血。

主治：便血与溺血。《石室秘录》卷一

用法：生地一两，地榆三钱。《石室秘录》卷一

附方：地榆、五倍子药对方

方书：地榆＋五倍子＝五倍子散《珍珠囊》《洁古家珍》

主治：小儿脱肛。《洁古家珍》

用法：五倍子、地榆，各等份，研为细末。每服五分，或一钱，空腹时米饮调下。《洁古家珍》

0791 贯众、槐花药对方

方书：贯众＋槐花＝化毒散《普济方》卷一四三

功效：凉血止血，消毒。

消毒。《普济方》卷一四三

主治：便脓血。

厥阴病，大便脓血赤黄者。《普济方》卷一四三

用法：槐花、贯众各等份，上为末，每服方寸匕，取艾一分，糯米七合，水一升，煮取五合调下。大便频，色变为度。《普济方》卷一四三

附方：槐花、栀子药对方

　　方书：槐花＋栀子＝槐花散《普济方》卷三十八引《经验良方》；栀子仁散《太平圣惠方》卷八十九

　　主治：脏毒，酒病便血。《普济方》卷三十八引《经验良方》

　　小儿卒热，毒气攻脑，鼻衄。《太平圣惠方》卷八十九

　　用法：槐花一两（半两炒，半两生）、山栀子一两（去皮，炒），上为末。每服二钱，空腹时用新汲水调下。《普济方》卷三十八引《经验良方》

　　栀子仁一两、槐花半两（微炒），上为细散。每服半钱，用温水调下，不拘时候。《太平圣惠方》卷八十九

0792 侧柏叶、槐花药对方

　　方书：侧柏叶＋槐花＝侧柏散《普济方》卷三十八、《卫生家宝汤方》

　　功效：凉血止血。

　　主治：肠风，脏毒，酒痢，下血不止。《普济方》卷三十八

　　肠风脏毒酒痢下血不止。《卫生家宝汤方》

　　用法：嫩柏叶（九蒸九晒）二两、陈槐花一两（炒半黑色），上为末，炼蜜为丸，如梧桐子大。每服四五十丸，空心温酒调下。《普济方》卷三十八

　　嫩柏叶（九蒸九曝）三两、陈槐花一两（炒半黑色），上为末，炼蜜为丸，如梧桐子大。每服四五十丸，空心温酒下。《卫生家宝汤方》

　　附方：侧柏叶、香附药对方

　　方书：侧柏叶＋香附＝柏香丸《银海指南》

　　主治：胬肉攀睛，或眼生血疮。《银海指南》

　　用法：侧柏叶（同大黄拌蒸数次）、香附（制），水法丸。每服二钱。《银海指南》卷三

0793 苦参、生地黄药对方

　　方书：生地黄＋苦参＝苦参地黄丸《医宗金鉴》、《外科大成》卷二

　　功效：凉血止血。

　　主治：肠风便后下血。《医宗金鉴》

　　痔漏出血，肠风下血，酒毒下血。《外科大成》卷二

　　用法：苦参（酒浸蒸晒九次，再炒黄为末）一斤，生地黄（酒浸一宿，蒸熟捣烂和苦参末内）四两。炼蜜为丸，梧桐子大。每服三钱，白开水或酒送下，日二次。《医宗金鉴》

　　苦参（切片，酒浸湿，蒸晒九次为度，炒黄，为末）一斤、地黄四两（酒浸一宿，蒸熟，捣烂），加蜂蜜为丸。每服二钱，白滚汤或酒送下，一日二次。《外科大成》卷二

　　附方：黄连、猪大肠药对方

方书：黄连 + 猪大肠 = 脏连丸《证治准绳》

主治：大便下血正赤，日久不止。多食易饥，腹不痛，里不急，肛门坠肿。《证治准绳》

大肠湿热，大便下血，日久不止，多食易饥，新久诸痔，痛痒皆作，肛门坠肿，以及脏毒。

诸痔，无论新久，但举发便血，肛门坠重者。《外科正宗》

用法：宣黄连二两（酒炒）、公猪大肠一段（肥者、长二尺、洗净、泡去油腻）。将宣黄连研末装入大肠内，两头用线扎紧，置砂锅内，下煮酒二斤八两，慢火熬之，以酒干为度。将药肠取起，共捣如泥。如药浓，再晒一时许，添糕糊和为丸，如梧桐子大。每服四十丸至七十丸。空腹时温酒或米汤、乌梅汤送下，久服除根。《证治准绳》

川黄连八两、公猪大肠二尺，将黄连研细，装入肠内，两头用线扎紧，加酒，以猛火煮烂为丸。每服二至四钱，温酒或米饮汤或开水送下，久服除根。《全国中药成药处方集》（杭州方）

0794 黄柏、生地黄药对方

方书：生地黄 + 黄柏 = 柏黄丸《赤水玄珠》卷九

功效：凉血止血。

主治：便血。

肠风脏毒，下血鲜红。《赤水玄珠》卷九

用法：生地黄、黄柏（炒）各一斤，上为末，炼蜜为丸，如梧桐子大。每服八九十丸，空心、食前米饮送下。《赤水玄珠》卷九

附方：狗脊、荆芥药对方

方书：荆芥 + 狗脊 = 荆芥散《圣济总录》卷一四二

主治：痔疾下血。《圣济总录》卷一四二

用法：荆芥穗（陈者）、狗脊（去毛，锉）各一两，上为细末。每服二钱匕，浓煎木贼汤调下；若泻血甚者，加酸石榴皮等份为散，淡醋汤调下，不拘时候。《圣济总录》卷一四二

4. 吐血药对方

0795 胡黄连、生地黄药对方

方书：生地黄 + 胡黄连 = 胡黄连散《普济方》卷一八九

功效：凉血止血。

主治：吐血。

吐血，衄血。《普济方》卷一八九

用法：生地黄、胡黄连各等份，上为末，用猪胆汁为丸，如梧桐子大。每服

五十丸，临卧煎茅花汤下。《普济方》卷一八九

附方：代赭石、生地黄药对方

方书：生地黄＋代赭石＝未名方《圣济总录》《孙真人千金方》

主治：堕胎下血。《圣济总录》《孙真人千金方》

用法：代赭石末一钱，生地黄汁半盏调。日三五服，以瘥为度。《圣济总录》《孙真人千金方》

按语：原书指征堕胎下血。然用于吐血、衄血亦可。

0796 大蓟、生地黄药对方

方书：生地黄＋大蓟＝大蓟汁饮《济生方》

功效：凉血止血。

主治：吐血，呕血。《济生方》

用法：大蓟汁、生地黄汁各三两，和匀，入姜汁少许、生蜜少许搅匀冷服，不拘时候。《济生方》

0797 大黄、秋石药对方

方书：大黄＋秋石＝瑞金丹《张氏医通》

功效：清热化瘀止血。

主治：虚劳吐血，瘀血内结。《张氏医通》

用法：大黄（酒拌、炒黑，至黄烟起为度）、秋石各一两。为细末，煮枣肉为丸，小豆大。每服二钱，空腹薄荷煎汤送下。《张氏医通》

附方：贝母、秋石药对方

方书：秋石＋贝母＝童真丸《张氏医通》

主治：治虚劳吐血，气虚喘嗽方。《张氏医通》

用法：秋石、川贝母各等份。为细末，枣肉为丸，梧桐子大。每服二钱，空腹，薄荷煎汤送下。《张氏医通》

0798 茜草、紫菀药对方

方书：紫菀＋茜草＝紫菀丸《鸡峰普济方》卷十

功效：止嗽止血。

主治：吐血、咯血、嗽血。《鸡峰普济方》卷十

用法：真紫菀、茜根各等份，上为细末，炼蜜为丸，如樱桃大。含化一丸，不拘时候。《鸡峰普济方》卷十

0799 茅根、鲜藕药对方

方书：茅根＋鲜藕＝二鲜饮《医学衷中参西录》上册

功效：清热化瘀止血。

主治：虚劳吐血。

虚劳证，痰中带血。《医学衷中参西录》上册

用法：鲜茅根四两（切碎），鲜藕四两（切片），煮汁常常饮之，旬日中自愈。若大便滑者，茅根宜减半。再用生山药细末两许，调入药汁中，煮作茶汤服之。《医学衷中参西录》上册

按语：茅根善清虚热而不伤脾胃，藕善化瘀血而兼滋新血，合用之为涵养真阴之妙品。且其形皆中空，均能利水。血亦水属，故能引泛滥逆上之血徐徐下行，安其部位也。至于藕以治血证，若取其化瘀血，则红莲者较优；若用以止吐衄，则白莲者胜于红莲者。

0800 柴胡、薏苡仁药对方

方书：薏苡仁 + 柴胡 = 神效煎《仙拈集》卷二

主治：劳症吐血。《仙拈集》卷二

用法：薏苡仁（炒熟）一两、柴胡（炒黑）五钱，水煎服。《仙拈集》卷二

附方：侧柏叶、紫河车药对方

方书：紫河车、侧柏叶 = 未名方《先醒斋医学广笔记》

主治：弱症吐血、夜热、不眠、腰痛。（陈潜斋传）《先醒斋医学广笔记》

用法：紫河车一具（男而首胎佳）、自采侧柏叶（东南枝，去粗梗，阴干）四斤，将河车入石臼内，木杵轻轻捣，渐下柏叶，以极烂为度，起置瓷盆内，砂锅上蒸熟，烈日暴干，如无日色，或夏天，将柏叶摊成薄饼于瓷盆上，火烘干，研细末，蜜丸如梧子大。空心淡盐汤下五钱。家叔久患肠风，百药不效，服此顿释。《先醒斋医学广笔记》

0801 豆豉、黄连药对方

方书：豆豉 + 黄连 = 秘方《万病回春》；豉心丸《圣济总录》卷一〇六

主治：小儿吐血不止。《万病回春》

热风目肿。《圣济总录》卷一〇六

赤白痢初得时，并无寒热，忽患赤白痢，经久未较，别无憎寒壮热，宜此方。《史载之方》

用法：用黄连末一钱、豆豉二十粒，水煎温服。《万病回春》

豉心二两、黄连（去须）三两，上为细末，炼蜜为丸，如梧桐子大。每服三十丸，食后温水送下。《圣济总录》卷一〇六

淡豉十个、黄连四十九枚，每枚长一粒饭许。用新坩瓶一个，安药在内，以新片瓦盖瓶口。大火煅通赤后，烟绝取出，就热研如飞尘。每服二钱。热盐米汤调下，和滓服。应是赤白痢，无问赤多白少，但身体无憎寒壮热者，皆可吃此

方。《史载之方》

5. 鼻衄药对方

0802 生地黄、竹茹药对方

方书：生地黄 + 竹茹 = 竹茹汤《圣济总录》卷二十九

主治：鼻衄。

伤寒鼻衄不止。《圣济总录》卷二十九

用法：青竹茹鸡子大一块，生地黄半两（拍碎），以水一盏半，煎至八分，去滓，食后温服。《圣济总录》卷二十九

0803 藕节、生地黄药对方

方书：生地黄 + 藕节 = 地金汤《圣济总录》卷七十

功效：凉血止血。

主治：鼻衄。

鼻衄。《圣济总录》卷七十

用法：生干地黄（焙）、生干藕节各二两，上细锉，如麻豆大。每服三钱匕，水一盏，煎至六分，去滓，食后、临卧温服。《圣济总录》卷七十

  附方：生地黄、生藕汁药对方

  方书：生地黄 + 生藕汁 = 生藕汁饮《圣济总录》卷一九〇

  主治：妇人蓐中好食热面酒肉，变成渴躁。《圣济总录》卷一九〇

  用法：生藕汁半盏，生地黄汁半盏，上二味相和，温暖，分为三服。《圣济总录》卷一九〇

0804 侧柏叶、茅根药对方

方书：茅根 + 侧柏叶 = 茅根汤《不知医必要》卷二

功效：凉血止血。

主治：鼻衄。

鼻血。《不知医必要》卷二

用法：白茅根一两、侧柏（炒成炭）二钱，水煎服。《不知医必要》卷二

0805 蒲黄、青黛药对方

方书：青黛 + 蒲黄 = 青黄散《杂病源流犀烛》卷十七

功效：泻火凉血止血。

主治：衄血。

肺热衄血。《简要单方》

衄血。《杂病源流犀烛》卷十七

用法：蒲黄、青黛各一钱，新汲水服之。《简要单方》

青黛、蒲黄各一钱，新汲水服之。《杂病源流犀烛》卷十七

第六节　止泻药对方

0806 肉豆蔻、罂粟壳药对方

方书：肉豆蔻＋罂粟壳＝粟壳丸《世医得效方》卷五

功效：燥湿敛肠止泻。

主治：久泻。

久泻不止。《百一选方》

暴泻。《世医得效方》卷五

用法：肉豆蔻（煨）、罂粟壳（炙），等份为末，醋糊丸，米饮服四五十丸。《百一选方》

肉豆蔻（炮）、罂粟壳（炙），上等份为末，醋糊为丸，如梧桐子大。每服三十丸，空腹送下。《世医得效方》卷五

0807 补骨脂、肉豆蔻药对方

方书：肉豆蔻＋补骨脂＝二神丸《普济本事方》卷二；钻胃丸《东医宝鉴·杂病》卷四

功效：补火燥湿止泻。

主治：脾肾湿泻。

脾肾虚泻，全不进食。《普济本事方》卷二

脾肾俱虚，泄泻不食，或饭食后常泄。《仁斋直指方》

一切脾肾俱虚，侵晨作泻，或饮食少思，或食而不化，或作呕，或作泻，或久泻不止，脾经有湿，大便不实者。《外科发挥》

疮疡，因脾肾阳虚泄泻。《保婴撮要》

老人胃冷脾泻。《医统》

肾泻，脾泻。《医方集解》

腰痛肾虚，全不进食。《兰台轨范》

火衰不能生土，脾胃虚寒，食少泻痢，腰痛脾泻，屡投补剂不应者。《饲鹤亭集方》

用法：破故纸四两（炒香），肉豆蔻二两（生），上为细末，用大肥枣四十九个，生姜四两，切片同煮，枣烂去姜，取枣剥去皮核用肉，研为膏，入药和杵，丸如梧子大。每服三十丸，盐汤下。《普济本事方》卷二

按语：《增补内经拾遗》云："方用肉豆蔻以补脾，破故纸以安肾，故称二神。"《医方考》云："脾主水谷，肾主二便。脾弱则不能消磨水谷，肾虚则不能禁

固二便，故令泄泻不止。肉豆蔻辛温而涩，温能益脾，涩能止泻；破故纸味辛而温，辛能散邪，温则暖肾，脾肾不虚不寒，则泄泻止矣。"

本药对方合吴茱萸、五味子药对方（0818）即为四神丸。本药对方可参第八章（医案）010 补骨脂合肉豆蔻案。

0808 肉豆蔻、钟乳石药对方

方书：肉豆蔻＋钟乳石＝乳豆丸《济生续方》

功效：燥湿止泻。

主治：湿泻。

大肠虚寒，滑泄不止。《济生续方》

用法：钟乳粉一两；肉豆蔻半两，面裹煨香，去面不用。二味共为细末煮枣肉，杵和为丸，如梧桐子大，每服七十丸，空心食前用米饮送下。《济生续方》

附方：肉豆蔻、白石脂药对方

方书：肉豆蔻＋白石脂＝白石脂丸《圣济总录》卷四十四

功效：和胃气，固大肠。《圣济总录》卷四十四

主治：脾脏虚冷泻痢。《圣济总录》卷四十四

用法：白石脂一两（煅赤、细研如粉）、肉豆蔻（面裹煨，令焦，去壳）半两，上为末，和匀，煮面糊为丸，如梧桐子大。每服三十丸，空心米饮送下。《圣济总录》卷四十四

0809 滑石、肉豆蔻药对方

方书：肉豆蔻＋滑石＝未名方《丹溪心法》

功效：燥湿止泻。

主治：湿泻。

泄泻。《丹溪心法》

用法：肉豆蔻五两、滑石（夏二两半，秋二两，春、冬一两二钱半），上为末，饭丸。或水调服。《丹溪心法》

附方：甘草、肉豆蔻药对方

方书：肉豆蔻＋甘草＝肉豆蔻汤《圣济总录》卷七十五

主治：赤白痢下。《梅师方》

冷痢。《圣济总录》卷七十五

用法：用甘草一两（炙），肉豆蔻七个（煨，锉），以水三升，煎一升，分服。《梅师方》

肉豆蔻（去壳）、甘草（炙，锉）各一两，上为粗末。每服五钱匕，水一盏半，煎至八分，去滓，空心、日午温服。《圣济总录》卷七十五

0810 附子、肉豆蔻药对方

方书：肉豆蔻 + 附子 = 固肠丸《济生续方》；豆附散《朱氏集验方》卷六

功效：破湿止泻。

主治：大肠久冷，滑泄不禁。《济生续方》

脾弱，泄泻不止。《朱氏集验方》卷六

用法：附子一只（炮去皮脐），肉豆蔻一两（面裹煨香，去面不用）。二味为细末，醋糊为丸，如梧桐子大，每服七十丸，食前用陈米饮送下。《济生续方》

大肉豆蔻三个（面裹煨）、附子八钱（重者三个，炮，去皮），为粗末，分作三服。水一盏半，加生姜五片，煎八分，去滓，空心温服。《朱氏集验方》卷六

附方：胡椒、小枣药对方

方书：小枣 + 胡椒 = 火毒丹《魏氏家藏方》卷七

功效：暖脾肾，止恶心。《魏氏家藏方》卷七

主治：吐泻。《魏氏家藏方》卷七

用法：小枣五十枚（去皮核）、胡椒三百粒，上同研成膏子，用飞罗面，不问多少，铫内炒令色微黄，用生姜自然汁搜成膏，分作小剂，却将前枣、椒二味如水团糖心入在逐个面剂内，却搓成丸子，用湿纸裹煨微香为度。去纸嚼吃，不拘多少。《魏氏家藏方》卷七

0811 木香、肉豆蔻药对方

方书：肉豆蔻 + 木香 = 香肉丸《普济方》卷三九五

功效：燥湿止泻。

主治：小儿吐泻不定，兼见咳嗽瘈。《普济方》卷三九五

久泻不止。《百一选方》

用法：木香、肉豆蔻等份（并裹面煨，令面焦为度），上药研末，上面糊为丸，如小豆大。白汤送下。若研末，白水煎亦可；咳嗽者热服。《普济方》卷三九五

肉豆蔻（煨）一两，木香二钱半，为末，枣肉和丸，米饮服四五十丸。《百一选方》

附方：青木香、肉豆蔻药对方

方书：肉豆蔻 + 青木香 = 木香豆蔻丸《医方考》卷二引《稽神录》

主治：泄泻。《医方考》卷二引《稽神录》

用法：青木香、肉豆蔻，枣肉为丸，如梧桐子大。每服二十丸。《医方考》卷二引《稽神录》（《济阴纲目》本方用青木香一两，肉豆蔻二两）

按语：《稽神录》云：江南司农少卿崔万安，常苦脾泄困甚，家人为之祷于后土祠。万安梦一妇人，簪珥珠履，授以此方，如其言服之而愈。

0812 藿香、肉豆蔻药对方

方书：肉豆蔻 + 藿香 = 肉豆蔻散《太平圣惠方》

功效：燥湿止泻。

主治：小儿霍乱不止。《太平圣惠方》

用法：肉豆蔻一分，藿香半两，研为散，每服一钱，水煎服。《太平圣惠方》

附方：肉豆蔻、乳香药对方

方书：肉豆蔻 + 乳香 = 乳豆丸《世医得效方》；固气丸《幼幼心书》引《九卫生方》；豆乳散《奇效良方》卷六十五；乳香豆蔻丸《卫生总微》

主治：滑泄不止。《世医得效方》

老人虚泻，脏腑泄泻不调。《瑞竹堂方》卷八

小儿脾胃虚怯，泄泻腹痛。《九卫生方》

小儿疮疹病中，偶滑泄不止，甚者。《奇效良方》卷六十五

用法：乳香、肉豆蔻。先以乳香酒浸研成膏，和肉豆蔻末为丸，梧桐子大。每服五十丸，空腹米汤送下。《世医得效方》

肉豆蔻三钱（面裹煨熟，去面研），乳香一两，为末，陈米粉糊丸梧子大。每服五七十丸，米饮下。此乃常州侯教授所传方。《瑞竹堂方》卷八

肉豆蔻（极大者）一枚，滴乳香一块，将豆蔻劈破，填入乳香。用醇面裹，慢火煨熟，去面，研为细末，面糊和丸，如绿豆大、每服二十丸，乳食前米饮送下。《九卫生方》

肉豆蔻一枚、乳香一豆大，为细末，米饮调下。《奇效良方》卷六十五

绝大肉豆蔻一枚、滴乳香一块，将肉豆蔻劈开，填入乳香。外用醇面裹，慢火煨，候面熟为度，去面不用；将肉豆蔻、乳香同研为细末，面糊为丸，如绿豆大。每服二十丸，乳食前米饮送下。《幼幼心书》引《九卫生方》

0813 苍术、肉豆蔻药对方

方书：肉豆蔻 + 苍术 = 固中丸《医学纲目》卷二十三

功效：燥湿止泻。

主治：脾湿久泻。

脾久泻。《医学纲目》卷二十三

用法：苍术、肉豆蔻（煨）各一两，上为末，粥为丸，如梧桐子大。每服五十丸。《医学纲目》卷二十三

附方：厚朴、肉豆蔻药对方

方书：肉豆蔻 + 厚朴 = 肉果饮《赤水玄珠》卷八

主治：妊娠脏气本虚，脾胃衰弱，脏腑虚滑，脐腹疼痛，日夜无度。《赤水玄珠》卷八

用法：厚朴（姜制）二两、肉豆蔻一枚（面裹煨），上咬咀。每服五钱，加

生姜三片，水煎服。《赤水玄珠》卷八

0814 川椒、肉豆蔻药对方

方书： 肉豆蔻＋川椒＝川椒丸《幼幼新书》卷二十八引张涣方

功效： 燥湿止泻。

主治： 暑月湿泻。

儿夏伤湿，冷入肠胃，泄泻不止。《幼幼新书》卷二十八引张涣方

用法： 川椒（炒取红）、肉豆蔻（煨）各一两，为末，粳米饭丸梧子大。每量人米饮服百丸。

川椒（慢火炒）一两、肉豆蔻半两，上为末，粳米饭为丸，如黍米大。每服十丸，米饮送下。量儿加减。《幼幼新书》卷二十八引张涣方

附方： 丁香、肉豆蔻药对方

方书： 肉豆蔻＋丁香＝丁豆丸《魏氏家藏方》卷五；肉豆蔻丸《幼幼新书》卷二十七

功效： 温中，固脏气。《魏氏家藏方》卷五

主治： 小儿胃冷，呕吐不止。《幼幼新书》卷二十七

用法： 肉豆蔻（面裹煨）、丁香（不见火）各等份。上为细末，生姜汁煮枣肉为丸，如赤小豆大。每服三四十丸，食前米饮送下。《魏氏家藏方》卷五

肉豆蔻（面裹，煨令香熟，去面）半两、丁香一钱，上为末，水煮白面糊为丸，如芥子大。每服三五丸，浓煎藿香柿蒂汤送下便止。如大人患吐，加丸数，亦如此汤使服之。如渴，以所煎汤作熟水饮之。《幼幼新书》卷二十七

0815 苍术、川椒药对方

方书： 川椒＋苍术＝椒术丸《保命集》；苍术散《外科真诠》卷下

功效： 燥湿止泻；外用洁梅。

主治： 飧泻不化及久痢。《保命集》

杨梅结毒。《外科真诠》卷下

用法： 用苍术二两、川椒一两，为末，醋糊丸梧子大。每服二十丸，食前温水下。《保命集》

苍术一两、点红川椒三钱，煎水冲洗。《外科真诠》卷下

0816 白芍、白术药对方

方书： 白芍＋白术＝白术丸《丹溪心法》卷五

功效： 益气健脾，养血柔肝。

主治： 肝燥脾湿，木土不和证候。

脾虚泄泻。《丹溪心法》卷五

用法： 白术一两、芍药半两，上为末，粥为丸，如梧桐子大。每米饮下五十

丸，日二。冬月不用芍药加肉豆蔻（煨）。《丹溪心法》卷五

按语： 本药对方为痛泻要方内核方。

附方： 鸡子黄、山药药对方

方书： 山药＋鸡子黄＝薯蓣鸡子黄粥《医学衷中参西录》

主治： 泄泻日久，肠滑不固。《医学衷中参西录》

用法： 生山药一斤（轧细过罗），每服用药七八钱，或至一两。和凉水调入锅内，置炉上，不住以箸搅之，两三沸即成粥，再用熟鸡子黄三枚煮熟，取其黄捏碎调粥中服之。《医学衷中参西录》

0817 白术、厚朴药对方

方书： 厚朴＋白术＝厚朴汤《圣济总录》卷一六四

功效： 燥湿健脾止泻。

主治： 脾湿泄泻。

产后呕逆，不能食。《医心方》卷二十三引《博济安众方》

产后泄泻腹痛。《圣济总录》卷一六四

用法： 厚朴二两（炙）、白术一两（炒），以水二升，煎取一升，分四五次服。《医心方》卷二十三引《博济安众方》

0818 吴茱萸、五味子药对方

方书： 吴茱萸＋五味子＝五味子散《普济本事方》；吴茱萸散《太平圣惠方》卷七十八；溏泄散《仙拈集》卷一

功效： 破湿敛肠止泻。

主治： 五更泄泻。

肾泄，肾感阴气使然。《普济本事方》

产后虚羸盗汗，涩涩恶寒。《太平圣惠方》卷七十八

产后体虚，汗出心烦，食少，四肢羸弱，涩涩恶寒。《普济方》

五更泄泻，腹痛，脉弱者。《医略六书》

用法： 吴茱萸（汤泡七次）五钱、五味子二两，同炒香，为末，每日陈米饮服二钱。《普济本事方》

吴茱萸半两，五味子一两，研末，酒二大盏浸半日，煎分三服。《太平圣惠方》卷七十八

按语： 本药对方合补骨脂、肉豆蔻药对方（0807）即为四神丸。本药对方可参第八章（医案）011 五味子合吴茱萸案。

0819 神曲、吴茱萸药对方

方书： 吴茱萸＋神曲＝断下丸《百一选方》卷六

功效：破湿止泻。

主治：暴泻。《百一选方》卷六

用法：神曲（微炒）、吴茱萸（绿色者，泡洗七遍）各一两，上二味，为细末。用米醋为丸，如梧桐子大。每服五十至百丸，空腹时用米饮送下。《百一选方》卷六

附方：赤石脂、川芎药对方

方书：赤石脂 + 川芎 = 京芎散《普济方》卷三八二；赤石脂散《卫生总微》卷十二

主治：小儿痞泻进退。《普济方》卷三八二

用法：京芎、赤石脂各等份，上为末。三岁儿每服半钱，饥时米汤调服。（注：京芎即川芎）《普济方》卷三八二

0820 黄连、硫黄药对方

方书：黄连 + 硫黄 = 双黄丸《普济方》卷三九五

功效：清肠破湿止泻。

主治：小儿泄泻注水，肠鸣肚疼。《普济方》卷三九五

用法：黄连（炒）、硫黄各半分，上为末，面糊为丸，如小豆大，三岁服十丸，食前米汤送下。《普济方》卷三九五

附方：赤石脂、硫黄药对方

方书：赤石脂 + 硫黄 = 坎中丹《医学衷中参西录》

主治：下焦寒凉泄泻及五更泻。《医学衷中参西录》

用法：硫黄一两、赤石脂一两，上为细末，和匀。每服五分，食前服，一日二次，不知则渐渐加多，以服后移时微觉温暖为度。治女子血海虚寒不孕者，加炒熟小茴香末二钱。《医学衷中参西录》

按语：坎中为肾水所居，硫黄为丹石之品，其性燥热，能祛肾中阴湿，故名"坎中丹"。

0821 赤石脂、干姜药对方

方书：赤石脂 + 干姜 = 桃花丸《备急千金要方》卷十五、《太平惠民和剂局方》、《孙真人千金方》；干姜丸《千金翼方》卷十九；赤石脂丸《卫生总微》卷十；赤石脂散《圣济总录》卷七十五

功效：破湿敛肠止泻。

主治：湿淫泻痢。

冷痢腹痛，下白冻如鱼脑。《太平惠民和剂局方》

胃中冷，不能食，或食已不消。《千金翼方》卷十九

治下冷，脐下搅痛方。《孙真人千金方》

冷痢，脐下搅痛。《备急千金要方》卷十五

赤白痢，日夜无度，攻脐腹痛。《圣济总录》卷七十五

治冷痢腹痛，下如鱼脑白物。《续易简方》

泄泻虚滑无度。《卫生总微》卷十

小儿脱肛。《扁鹊心书》

用法：赤石脂（煅），干姜（炮），等份为末，蒸饼和丸。量大小服，日三服。《太平惠民和剂局方》

赤石脂、干姜各十两，上为末，炼蜜为丸，如豌豆大。每服十丸，加至二十丸，一日三次。《备急千金要方》卷十五（《圣济总录》用法：白面糊为丸，如梧桐子大。每服三十丸，一日二次，食前服。若血痢，甘草汤送下；白痢，干姜汤送下。）

干姜十两，赤石脂六两。研末，炼蜜为丸，如梧桐子大。每服十丸，一日三次。《千金翼方》卷十九

赤石脂、干姜各十一两六铢，上二味丸如豌豆，服十丸，日三服，加至二十丸，饮服。《孙真人千金方》

赤石脂、干姜（炮）各等份，上为末，糊为丸，如麻子大。每服一二十丸，空心米饮送下。《续易简方》

赤石脂一两、干姜（炮）三分，上为散。每服二钱匕，空心米饮调下，日晚再服。《圣济总录》卷七十五

附方：赤石脂、附子药对方

方书：赤石脂＋附子＝附子赤石脂丸《杨氏家藏方》卷七

主治：老人、虚人肠胃虚寒，洞泄不禁。《杨氏家藏方》卷七

用法：附子（炮，去皮脐，取末）二两，赤石脂（研细）一两，上为末，醋煮面糊为丸，如梧桐子大。每服五十丸，食前温米饮送下。《杨氏家藏方》卷七

0822 赤石脂、禹余粮药对方

方书：赤石脂＋禹余粮＝赤石脂禹余粮汤《伤寒论》

功效：敛肠止泻。

主治：伤寒下利。《伤寒论》

大肠咳，咳则遗屎。《杂病源流犀烛》卷一

用法：赤石脂、禹余粮各一斤，并碎之，水六升，煮取二升，去滓，分再服。《伤寒论》（《杂病源流犀烛》引上加升麻，引下加大黄。）

附方：①赤石脂、龙骨药对方

方书：赤石脂＋龙骨＝固肠丸《魏氏家藏方》卷七

主治：脏腑滑泄。《魏氏家藏方》卷七

用法：真龙骨（煅）、赤石脂（煨，煅）各等份，上为细末，蒸饼糊为丸，如绿豆大。每服五十丸，食前干木瓜、紫苏汤送下。《魏氏家藏方》卷七

②干姜、禹余粮药对方

方书：干姜＋禹余粮＝未名方《胜金方》

主治：赤白带下。《胜金方》

用法：禹余粮（火煅，醋淬）、干姜等份，赤下干姜减半，为末。空心服二钱匕。《胜金方》

0823 附子、明矾药对方

方书：附子＋明矾＝白矾丸《太平圣惠方》卷七十二；附矾丸《普济方》卷三十三；矾附丸《圣济总录》卷一二二；大效丸《圣济总录》卷一四三；熟附子丸《杂病源流犀烛》卷十七

功效：破湿敛肠止泻。

主治：湿淫则火微诸症。

下血虚寒、日久肠冷者。《太平圣惠方》卷七十二

白淫过甚。《普济方》卷三十三、《圣济总录》卷九十二

肠痔，每大便常有血。《圣济总录》卷一二二

痔疮下血，及新产漏下。《备急千金要方》卷二十三

便血。下血虚寒、日久肠冷。《杂病源流犀烛》卷十七

用法：熟附子（去皮）、枯白矾一两，为末，每服三钱。米饮下。《太平圣惠方》卷七十二

附子（炮，去皮脐）二两、矾石二两（熬去汁），上为末，水煮面糊为丸，如梧桐子大。每服十丸至二十丸，空心、夜卧清茶送下。《普济方》卷三十三

附子一两（烧灰），枯矾一分，为末，揩之。治风虫牙痛。《普济方》卷二九八

附子（炮裂，去皮脐，重七钱者）一枚、矾石（熬令汁枯）半两，上为末。水煮面糊为丸，如梧桐子大。每服十丸至二十丸，空心、夜卧茶清送下。《圣济总录》卷九十二

白矾（熬令汁枯）、附子（炮裂，去皮脐）各一两，上为末，炼蜜为丸，如梧桐子大。每服五丸，温酒送下，稍增至十丸，一日三次，数日永愈。《圣济总录》卷一二二

矾石一两、附子一两，上为末，白蜜为丸，如梧桐子大。酒服二丸，一日三次，稍加。不过数日便断。百日服之，终身不发。《备急千金要方》卷二十三

熟附子（去皮）、枯矾各一两，上为末。每服三钱，米饮下。《杂病源流犀烛》卷十七

按语："白淫"一词，出自《素问·痿论》，王冰释为男子尿中带精，或女子带下之疾。

附方：硫黄、明矾药对方

方书：硫黄＋明矾＝朝真丹《孙尚药秘宝方》；矾硫散《医统》卷六十六；矾石涂方《圣济总录》

主治：气虚暴泄，日夜三二十行，腹痛不止。夏月路行，备急最妙。《孙尚药秘宝方》

风热上攻阳明经，面鼻紫色，风刺隐疹。《医统》卷六十六

白驳风。《圣济总录》卷十八

用法： 用硫黄二两，枯矾半两，研细水浸蒸饼丸梧子大，朱砂为衣。每服十五至二十丸，温水下或米饮、盐汤下。《孙尚药秘宝方》

枯矾、硫黄各半两，上为末。入丹染与色同，用津调涂敷。内服防风通圣散。《医统》卷六十六

矾石、石硫黄各一分，上为末，用好醋调和如膏，涂之。《圣济总录》卷十八

0824 丁香、明矾药对方

方书： 丁香＋明矾＝丁矾散《仙拈集》卷一

功效： 破湿敛肠止泻。

主治： 水泻不止。《仙拈集》卷一

用法： 枯矾一钱、丁香五分，上为末。黄酒调服。《仙拈集》卷一

附方： ①明矾、香附药对方

方书： 香附＋明矾＝香矾散《济阴纲目》

主治： 血崩。《济阴纲目》

血崩，带下。《医学六要·治法汇》

用法： 香附子（醋浸一宿，炒焦存性为末）一两、白矾末二钱，上研匀。米饮调，空心服，神效。一方用荷叶调，尤妙。《济阴纲目》

香附子、白矾末，用醋浸香附一宿，炒极黑为灰，存性，每一两入白矾末二钱。空心米饮调服。《医学六要·治法汇》

②石榴皮、香附药对方

方书： 香附＋石榴皮＝榴附饮《朱氏集验方》卷十

主治： 产后泻。《朱氏集验方》卷十

用法： 酸石榴皮（米醋炒）、香附子，上为末。每服二钱，米饮调下。《朱氏集验方》卷十

0825 诃子、明矾药对方

方书： 诃子＋明矾＝诃黎勒散《太平圣惠方》卷五十九

功效： 敛肠止泻。

主治： 老人久泻不止。《太平圣惠方》卷五十九

用法： 诃黎勒三分（煨，用皮）、白矾一两（烧灰），上为细散。每服二钱，以粥饮调下，不拘时候。《太平圣惠方》卷五十九

附方： ①明矾、人参药对方

方书： 人参＋明矾＝一粒丹《医部全录》

主治： 小儿吐泻。《医部全录》卷四三六引《幼科全书》

用法：枯矾一两，人参（用量缺），上为末，水为丸，如梧桐子大。车前草、灯心汤下。《医部全录》卷四三六引《幼科全书》

②寒水石、明矾药对方

方书：寒水石＋明矾＝珍珠丸《医方类聚》卷二五二引《医林方》

主治：小儿泻后脾虚，吐食不止。《医方类聚》卷二五二引《医林方》

用法：枯白矾、寒水石（烧过成粉）各等份，上为细末，水打面糊为丸，如黄米大。每服二十丸，毛香汤温下。《医方类聚》卷二五二引《医林方》

第七节　止痢药对方

0826 艾叶、黄连药对方

方书：黄连＋艾叶＝连艾煎《松峰说疫》卷二；青金散《普济方》

主治：噤口痢（内服）；目赤肿（外用）。

瘟疫噤口下痢者。《松峰说疫》卷二

暴赤眼，涩痛难开，兼治目始赤，涩痛热肿，热泪不止。《普济方》卷七十四引《旅舍方》

用法：川连一钱，熟艾二钱，水煎服。《松峰说疫》卷二

黄连（去须）、艾叶（烧黑灰）各二两，上为细末。每用五钱，汤浸澄清，用新绵滤过，乘热洗眼。目中有疮，即不可用。《普济方》卷七十四引《旅舍方》

附方：①陈仓米、黄连药对方

方书：黄连＋陈仓米＝仓连煎《古今医鉴》卷五

主治：噤口痢，不拘赤白。《古今医鉴》卷五

用法：陈仓米（赤痢用三钱，白痢用七钱，赤白痢相兼用五钱）、黄连（赤痢用七钱，白痢用三钱，赤白痢相兼用五钱），上锉。水一钟半，煎至七分，露一宵，空心温服。《古今医鉴》卷五

②黄连、紫苏叶药对方

方书：黄连＋紫苏叶＝苏叶黄连汤《中医妇科学》；薛氏止呕方《温热经纬》卷四

主治：湿热证，呕恶不止，昼夜不差，欲死者，肺胃不和，胃热移肺，肺不受邪也。《湿热病篇》

用法：宜用黄连三四分，苏叶二三分，两味煎汤，呷下即止。《湿热病篇》

0827 黄连、乌梅药对方

方书：黄连＋乌梅＝黄连丸《外台秘要》卷二；连梅丸《松峰说疫》卷二；乌梅丸《太平圣惠方》卷五十九；黄连乌梅丸《普济方》

主治：久痢。

伤寒下痢不能食。《肘后方》卷二

天行痢脓血，下部生䘌虫。《外台秘要》卷二

赤痢腹痛。《太平圣惠方》卷五十九

赤白久痢，并无寒热，日久不止。《杨子建护命方》

久痢热，诸治不差方。《孙真人千金方》

瘟疫噤口痢者。《松峰说疫》卷二

赤白滞下，昼夜数十行者。《医心方》卷十一引《范汪方》

用法：黄连一升、乌梅二十枚（去核，炙燥）为末，蜡如棋子大，蜜一升，合煎，和丸梧子大，一服二十丸，日三服。《肘后方》卷二

用乌梅肉（炒）、黄连各四两，为末，炼蜜丸梧子大，每米饮服二十丸，日三服。《太平圣惠方》卷五十九

用黄连四十九个、盐梅七个，入新瓶内，烧烟尽，热研。每服二钱，盐米汤下。《杨子建护命方》

乌梅一升，肉熬；黄连一斤，金色者，上二味蜜和，服如梧子二十丸，日三夜一，神妙，饮下。《孙真人千金方》

川连五钱，乌梅肉三钱（焙），为末，蜡蜜为丸，如梧桐子大。每服二十丸，一日三次。《松峰说疫》卷二

乌梅（割取皮）三两（火熬令干）、黄连三两，上药治下筛，炼蜜为丸，如梧桐子大。晨服十丸，不知稍增，可至二三十丸，昼夜可六七服。若候不愈，可增服七八十丸。《医心方》卷十一引《范汪方》

附方：①川椒、黄连药对方

方书：黄连＋川椒＝未名方《养老奉亲书》

主治：赤白痢。《养老奉亲书》

用法：黄连半两、汉椒一两，上同炒，令黄色，去火毒，为末，以多年水梅肉，丸如绿豆大。每服二十丸，盐汤下。小儿加减用之。《养老奉亲书》

②附子、乌梅药对方

方书：附子＋乌梅＝附子散《太平圣惠方》

主治：治赤白痢不止，多渴方。《太平圣惠方》

用法：附子一枚，乌梅二枚。二药各烧令半生半熟，研为散，每服一钱，粥汤调下。《太平圣惠方》卷五十九

③川椒、乌梅药对方

方书：川椒＋乌梅＝乌椒煎《仙拈集》

主治：口吐清涎，恐系虫症。《仙拈集》

用法：乌梅、花椒，加生姜，水煎服。《仙拈集》卷二

0828 硫黄、薏苡仁药对方

方书：硫黄＋薏苡仁＝舶上硫黄丸《史载之方》

主治：疫毒痢，忽青粪，忽如鸭粪，忽如茶汤、如浊油，忽只余些小浅深红色。宜吃此方。以牢固大肠，还复真气，舶上硫黄丸。《史载之方》

用法：舶上硫黄一两，去沙石，细研如飞尘。以薏苡仁二两，炒熟捣为末，与舶上硫黄相和匀，滴水相和，丸如梧子大。空心以米汤下五十丸。《史载之方》

0829 侧柏叶、黄连药对方

方书：黄连＋侧柏叶＝柏连散《奇效良方》卷十三

主治：蛊痢。大便下黑血如茶脚色，或脓血如靛色者。《奇效良方》卷十三

用法：侧柏叶（焙干为末）、黄连（为末），上二味，同煎为汁服之；或用热水调二钱服亦可。《奇效良方》卷十三

附方：黄丹、黄连药对方

方书：黄连＋黄丹＝未名丸《普济方》

主治：赤白痢下。《普济方》

用法：黄丹（炒紫），黄连（炒），等份为末，糊丸麻子大。每服五十丸，生姜甘草汤下。《普济方》

0830 侧柏叶、地榆药对方

方书：地榆＋侧柏叶＝柏叶散《普济方》卷二一二

主治：久血痢，小肠结痛不可忍。《普济方》卷二一二

用法：柏叶二两、地榆一两（锉），上为散。每服三钱，以水一中盏，煎至六分，去滓温服，不拘时候。《普济方》卷二一二

附方：赤石脂、地榆药对方

方书：赤石脂＋地榆＝地榆饮《圣济总录》卷二十六

主治：伤寒后下痢赤白。《圣济总录》卷二十六

用法：地榆三两、赤石脂一两，上为粗末。每服三钱匕，水一盏，煎至七分，去滓，食前温服，一日二次。《圣济总录》卷二十六

0831 地榆、犀角药对方

方书：犀角＋地榆＝犀角地榆汤《普济方》卷二一二

主治：血痢，日夜不止，腹中疼痛，心神烦闷。《普济方》卷二一二

用法：犀角屑半两、地榆半两（锉），以水二大盏，加蜜三合，煎至一盏，随大小增减服之。《普济方》卷二一二

附方：地榆、甘草药对方

方书：甘草＋地榆＝地榆汤《黄帝素问宣明论方》；地榆甘草汤《杂病源流犀烛》

主治：便血。《黄帝素问宣明论方》

用法：地榆四两、炙甘草三两，上药为末。每次五钱，水煎，入砂仁末一

钱。分为二服。《黄帝素问宣明论方》

按语： 此处犀角为古书古方用药，现临床用水牛角代。

0832 艾叶、白头翁药对方

方书： 白头翁＋艾叶＝艾叶煎丸《太平圣惠方》卷二十八

主治： 冷劳，脐腹疼痛，或时泻痢；兼治妇人劳后带下。《太平圣惠方》卷二十八

用法： 艾叶四两（微炒）、白头翁一两。上为末，用米醋三升，先熬药末一半成膏，后入余药末相和为丸，如梧桐子大。每服三十丸，食前以粥饮送下。《太平圣惠方》卷二十八

附方： 艾叶、诃子药对方

方书： 艾叶＋诃子＝艾叶汤《普济方》卷二〇一

主治： 霍乱后，洞下不止。《太平圣惠方》卷四十七

用法： 艾叶一两、诃黎勒一两（煨，用皮），以水二大盏，煎至一盏，去滓，分温三服，如人行五里，温再服。《太平圣惠方》卷四十七

0833 车前草、凤尾草药对方

方书： 车前草＋凤尾草＝未名方《赵晋养疴漫笔》

功效： 清热解毒。

主治： 热痢咽痛。

热痢不止，喉痹乳蛾。《赵晋养疴漫笔》

用法： 车前草、凤尾草擂烂，入霜梅肉、煮酒各少许，再研绞汁，以鹅翎刷患处，随手吐痰，即消也。《赵晋养疴漫笔》

0834 金樱子、罂粟壳药对方

方书： 罂粟壳＋金樱子＝治痢绝妙方《奇效良方》卷十三

主治： 久痢。

痢疾。《奇效良方》卷十三

用法： 金樱花叶及子、罂粟壳（去蒂萼，醋炒），上为末，炼蜜为丸，如手指头大。五色痢用春茶陈皮煎汤送下。如为末，用蜜一匙，春茶、乌梅煎汤调服。《奇效良方》卷十三

附方： 橘皮、罂粟壳药对方

方书： 罂粟壳＋橘皮＝粟壳散《普济方》卷二一一

主治： 热痢，便血无度。《普济方》卷二一一

用法： 罂粟壳（醋炙）一两，陈橘皮半两，上为细末。每服三钱，水一盏，加乌梅一个，煎至七分，温服。《普济方》卷二一一

0835 诃子、罂粟壳药对方

方书： 罂粟壳 + 诃子 = 诃皮散《嵩崖尊生》（锦章书局本）；英诃散（三襄堂本）

主治： 久痢。

痢，大孔不闭。《嵩崖尊生》卷九

用法： 御米壳、诃子各一钱，为末，米汤送下。另以葱、花椒末塞谷道中。《嵩崖尊生》卷九（锦章书局本）

附方： ①甘草、罂粟壳药对方

方书： 罂粟壳 + 甘草 = 粟煎散《杨氏家藏方》卷七；万灵汤《圣济总录》

主治： 久痢不愈，或赤或白，或瘀血作片，后重疼痛，日夜无度。《杨氏家藏方》卷七

赤白泻痢，腹部疼痛，里急后重。《圣济总录》

用法： 罂粟壳十枚（蜜炙黄色）、甘草三寸半（半炙半生），上为粗末。每服三钱，用水一盏半，入粟米一撮，同煎至一盏，去滓。食前空心温服。《杨氏家藏方》卷七

罂子粟（炒赤）半斤，甘草（炙，锉）一两，上为粗末，每服钱半，水煎服。《圣济总录》

②草豆蔻、诃子药对方

方书： 草豆蔻 + 诃子 = 诃黎勒散《圣济总录》卷二十六

主治： 伤寒后气不和，自利无度。

用法： 诃黎勒皮四枚（二生二煨），草豆蔻四颗（二生二煨，去皮），上为粗末。每服二钱匕，浆水一盏，煎至六分，去滓。空心温服。《圣济总录》卷二十六

0836 槟榔、罂粟壳药对方

方书： 罂粟壳 + 槟榔 = 神仙救苦散《全幼心鉴》

主治： 久痢。

小儿赤白痢下，日夜百行不止。《本草纲目》卷二十三引《全幼心鉴》

用法： 用罂粟壳半两，醋炒为末，再以铜器炒过，槟榔半两炒赤，研末，各收。每用等份，赤痢蜜汤服，白痢砂糖汤下。忌口味。《本草纲目》卷二十三引《全幼心鉴》

附方： 川芎、罂粟壳药对方

方书： 罂粟壳 + 川芎 = 双金饮《活幼新书》卷下

主治： 下痢赤白，昼夜频密，及泄泻经久。《活幼新书》卷下

用法： 大罂粟壳（去蒂，锉碎，蜜水炒透，晒干）一两、大川芎（锉碎，酿醋炒透，候干）半两，上药再晒或焙，为末。每服一钱至二钱，空心用粳米清汤调下；或温蜜汤亦得。《活幼新书》卷下

0837 乌梅、益母草药对方

方书：益母草＋乌梅＝二灵散《卫生家宝汤方》

主治：赤白杂痢困重。《卫生家宝汤方》

用法：益母草（暴干），陈盐梅（多年者，烧存性），上等份为末。每服三钱，白痢干姜汤下；赤痢甘草汤下。连服。《卫生家宝汤方》

0838 诃子、桑白皮药对方

方书：诃子＋桑白皮＝诃黎勒散《太平圣惠方》卷九十三

主治：小儿痢，渴不止，腹胀。《太平圣惠方》卷九十三

用法：诃黎勒一两半（煨，用皮）、桑皮二两半（炙微黄），上为细散。每服一钱，以水一小盏，煎至五分，去滓，放温服，不拘时候。《太平圣惠方》卷九十三

附方：诃子、桑叶药对方

方书：诃子＋桑叶＝诃黎勒煮汤《圣济总录》卷一七九

主治：小儿下痢，渴不彻，腹胀不能食。《圣济总录》卷一七九

用法：诃黎勒（煨，去核）一两半、桑叶二两半（切），㕮咀，如麻豆大。每服一钱匕，水一小盏，煎至五分，去滓，分温徐徐服。《圣济总录》卷一七九

0839 樗根皮、滑石药对方

方书：樗根皮＋滑石＝固肠丸《丹溪心法》

主治：下焦湿毒。

湿气下痢，大便下血，妇人白滞。《丹溪心法》

黄带。《丹溪心法》

用法：樗根皮四两、滑石二两，上为细末，米粥和丸，如梧桐子大。每服一百丸，空心白汤送下。《丹溪心法》

椿根皮四两、滑石二两，为末，粥丸，桐子大，空心白汤下一百丸。《丹溪心法》

附方：椿根皮、松花药对方

方书：椿根皮＋松花＝金华散《惠直堂方》卷一

主治：红白痢。《惠直堂方》卷一

用法：椿根皮一两（须臭气者，去粗皮，取向东南者）、松花三钱，上为末。红痢，蜜调；白痢，砂糖调；红白痢，蜜糖兼调，每服三钱，空心滚水调下。《惠直堂方》卷一

0840 零陵香、木香药对方

方书：木香＋零陵香＝返魂丹《本草纲目》卷十四引《濒湖集简方》

主治：五色诸痢，里急腹痛。《本草纲目》卷十四引《濒湖集简方》

用法：零陵香草（去根，以盐酒浸半月，炒干）一两、广木香一钱半，为末。每服一钱半，用冷水送下；通了三四次，用热米汤送下一钱半。《本草纲目》卷十四引《濒湖集简方》

第八节 敛汗药对方

0841 龙骨、牡蛎药对方

方书：龙骨 + 牡蛎 = 赤脚道人龙骨丸《奇效良方》卷三十四；龙骨散《医心方》卷十六引《范汪方》

功效：潜阳敛汗。

主治：诸汗（自汗、盗汗、绝汗）。

白浊。《奇效良方》卷三十四

瘰疬朝夕发热。《医心方》卷十六引《范汪方》

阴囊汗痒。《医宗三法》

用法：龙骨、牡蛎各半两，上为末。入鲫鱼腹内，湿纸裹，入火内炮熟，取出去纸，将药同鱼肉搜为丸，如梧桐子大。每服三十丸，空心米饮送下。鲫鱼不拘大小，只着尽上件药为度。更加茯苓、远志各半两尤佳。《奇效良方》卷三十四

龙骨七分、牡蛎三分（一方各等份），上药治下筛。每服五分匕，食前服，一日三次。《医心方》卷十六引《范汪方》

龙骨、牡蛎粉，扑之。《医宗三法》

0842 浮小麦、牡蛎药对方

方书：牡蛎 + 浮小麦 = 止汗散《证治准绳》

功效：敛汗。

主治：盗汗。

一切汗，及产后盗汗。《证治准绳》

用法：牡蛎（煅研粉）、小麦（炒令黄色、碾为粉）各等份和匀。每服二钱，不拘时煮猪肉汁调下。《证治准绳》

0843 龙骨、麻黄根药对方

方书：龙骨 + 麻黄根 = 龙骨散《普济方》卷三五三

功效：敛汗。

主治：盗汗。

产后虚汗不止。《太平圣惠方》卷七十八

用法：龙骨一两、麻黄根一两，上为细散。每服二钱，以粥饮调下，不拘时候。《太平圣惠方》卷七十八

附方：牡蛎、麻黄根药对方

方书：牡蛎＋麻黄根＝粉汗方《圣济总录》卷三十一；牡蛎散《圣济总录》卷十三

主治：盗汗阴汗。《奇效良方》

风虚多汗。《圣济总录》卷十三

产后虚汗不止。《太平圣惠方》卷七十八

用法：麻黄根、牡蛎粉为末，扑之。《奇效良方》

牡蛎粉三分、麻黄根二两，上为细散。用扑身上，汗即自止。《太平圣惠方》卷七十八

牡蛎半斤（烧研如粉）、麻黄根一两（捣罗为末），二味同拌匀，寝寐中有汗处，使人敷之。《圣济总录》卷三十一

0844 椒目、麻黄根药对方

方书：椒目＋麻黄根＝椒目散《证治准绳》、《杨氏家藏方》卷二十

功效：敛汗。

主治：盗汗。

盗汗，日久不止。《证治准绳》、《杨氏家藏方》卷二十

用法：麻黄根、椒目等份，为末。每服一钱，无灰酒下。外以麻黄根、故蒲扇为末，扑之。《证治准绳》

椒目、麻黄根各等份。上为细末，每服一钱，食后无灰热酒调服。《杨氏家藏方》卷二十

0845 麻黄根、石膏药对方

方书：石膏＋麻黄根＝麻黄丸《医心方》卷十三引《效验方》

功效：清热敛汗。

主治：劳汗不止。《医心方》卷十三引《效验方》

用法：麻黄根二分、石膏一分，上为末，炼蜜为丸。大人服如小豆三丸，每日三次，小儿以意增损。《医心方》卷十三引《效验方》

0846 黄芪、麻黄根药对方

方书：黄芪＋麻黄根＝未名丸《谈野翁试验方》

功效：补气固表敛汗。

主治：虚汗。

虚汗无度。《谈野翁试验方》；缪仲淳《本草单方》

用法：黄芪、麻黄根等份为末，飞面糊作丸梧子大。每用浮麦汤下百丸，以止为度。《本草单方》（缪仲淳）（《谈野翁试验方》）

按语：黄芪补气固表、麻黄根敛汗。故此为补气固表敛汗方。

附方： 当归、麻黄根药对方

方书： 当归 + 麻黄根 = 未名方《普济方》

主治： 内外障翳。

用法： 麻黄根一两，当归身一钱，同炒黑色，入麝香少许，为末。嗅鼻，频用。此南京相国寺东黑孩儿方也。《普济方》

按语： 原书指征用于内外障翳。今借为养血敛汗方。

0847 防风、龙胆草药对方

方书： 防风 + 龙胆草 = 龙胆散《仁斋直指方》卷九；龙胆草散《普济方》卷三八四

主治： 肝热盗汗。

小儿盗汗身热。《婴童百问》

盗汗有热。《仁斋直指方》卷九

小儿身热不除。《普济方》卷三八四

用法： 龙胆草、防风各等份，为末。每服一钱，米饮调下。亦可丸服，及水煎服。《婴童百问》

龙胆草、防风各等份（晒干），上为末。每服一钱，临卧温米饮调下。《仁斋直指方》卷九

龙胆草、防风各一两，上㕮咀，白水煎服。或为细末，炼蜜为丸，咽化下。《普济方》卷三八四

　　附方： ①龙胆草、猪胆汁药对方

方书： 龙胆草 + 猪胆汁 = 未名方《杨氏家藏方》

主治： 妇人小儿一切盗汗，又治伤寒后盗汗不止。《杨氏家藏方》

用法： 龙胆草研末，每服一钱，猪胆汁三两点，入温酒少许调服。《杨氏家藏方》

②甘草、猪胆汁药对方

方书： 甘草 + 猪胆汁 = 凉膈丸《太平圣惠方》

主治： 小儿热嗽。《太平圣惠方》

婴儿目涩，月内目闭不开，或肿羞明，或出血者，名慢肝风。《幼幼新书》

吃醋抢喉，因成咳嗽不止，诸药无效。《赤水玄珠》

婴儿吃乳多嗽，并诸咳。《普济方》卷三八七

用法： 甘草二两，猪胆汁浸五宿，炙研末，蜜丸绿豆大，食后薄荷汤下十丸。《太平圣惠方》

用甘草一截，以猪胆汁炙为末，每用米泔调少许灌之。《幼幼新书》

甘草（大者）一寸、健猪胆一个，上药合炙干为末，以少许敷乳头上，令儿咂；茶清调下亦得。《普济方》卷三八七

0848 黑大豆、黄芪药对方

方书： 黄芪＋黑大豆＝芪豆汤《仙拈集》卷二引《集验》

功效： 补元止汗。

主治： 虚汗。

诸汗。《仙拈集》卷二引《集验》

用法： 黄芪、黑豆各等份，煎汤饮之。半月全愈。《仙拈集》卷二引《集验》

附方： 甘草、黑豆药对方

方书： 甘草＋黑豆＝甘草黑豆汤《医方集解》；甘豆汤《奇效良方》《洪氏集验方》

主治： 解百药毒，兼治筋疝。《医方集解》

脚气浮肿。《奇效良方》

脚肿。《洪氏集验方》

用法： 甘草二两，黑豆半升。《医方集解》

黑豆一两，甘草五钱。水煎服。《奇效良方》

按语：《成方切用》云："苏颂曰：古称大豆解百药毒，试之不然。又加甘草，其验乃奇。若治筋疝，当用甘草梢，以梢能径达茎中也。"可参第八章（医案）061 黑豆合甘草案。

第九节　止带药对方

0849 海螵蛸、茜草药对方

方书： 海螵蛸＋茜草＝乌贼骨丸《景岳全书》

主治： 此即内经治血枯方。《景岳全书》

用法： 乌贼骨（去甲）四两，茜草根一两，为末，以雀卵捣丸小豆大。每服五丸或十丸，鲍鱼煎汤下，以饭压之。《景岳全书》

附方： ①海螵蛸、龙骨药对方

方书： 海螵蛸＋龙骨＝龙骨饼子《圣济总录》卷九十七

主治： 脏毒，便血不止。《圣济总录》卷九十七

用法： 龙骨、乌贼鱼骨（去甲）各等份，上为末。每服一钱匕，加鸡子清一枚，用白面同和，捏作饼子三枚，煻火内煨熟，空心食前细嚼，用温米饮送下。《圣济总录》卷九十七

②干姜、海螵蛸药对方

方书： 海螵蛸＋干姜＝未名方《孙真人千金方》

主治： 治妇人血瘕痛方。《孙真人千金方》

用法： 干姜一两、乌贼鱼骨一两，上二味治筛为散，酒服之方寸匕，日三。《孙真人千金方》

0850 白术、鸡冠花药对方

方书：鸡冠花 + 白术 = 束带汤《辨证录》卷十一

功效：健脾束带。

主治：带脉虚衰。

白带，妇人终年累月下流白物，如涕如唾，不能禁止，甚则臭秽。《辨证录》卷十一

用法：鸡冠花一两（鲜鸡冠花三两）、白术一两，水煎服。二剂即愈。《辨证录》卷十一

附方：鸡冠花、生姜药对方

方书：鸡冠花 + 生姜 = 神授散《魏氏家藏方》卷七

主治：大便下血不止。《魏氏家藏方》卷七

用法：白鸡冠花、生姜（去皮）各等份，上于沙盆内烂研，捻作饼子，焙干，为细末，白汤调下，不拘时候。《魏氏家藏方》卷七

0851 苦参、牡蛎药对方

方书：牡蛎 + 苦参 = 未名方《陆氏积德堂方》

功效：清热燥湿。

主治：赤白带下。

赤白带下。《陆氏积德堂方》

用法：苦参二两、牡蛎粉一两五钱，为末，以雄猪肚一个，水三碗煮烂，捣泥和丸梧子大，每服百丸，温酒下。《陆氏积德堂方》

0852 硫黄、牡蛎药对方

方书：牡蛎 + 硫黄 = 金银丸《杨氏家藏方》卷十五

功效：破湿凝，软坚结，通阳止痛。

主治：湿凝带下冷痛。

妇人冲任不足，子脏久寒，肢体烦疼，带下冷痛。《杨氏家藏方》卷十五

用法：牡蛎八两（煅粉）、硫黄二两（生，研），上为细末，面糊为丸，如梧桐子大。每服三十丸，食前米饮送下。《杨氏家藏方》卷十五

0853 草果、乳香药对方

方书：草果 + 乳香 = 乳香散《妇人大全良方》卷一

功效：燥湿活血。

主治：赤白带下。

赤白带下。《卫生易简方》、《妇人大全良方》卷一

用法：连皮草果一枚，乳香一小块，面裹煨焦黄，同面研细。每米饮服二

钱，日二服。《卫生易简方》

草果一个（去皮）、乳香一小块（用面饼裹，火炮焦黄留性，取出和面用之），上为细末。每服二钱，重者三钱，陈米饮调下。《妇人大全良方》卷一

0854 附子、牛角䚡药对方
方书：牛角䚡＋附子＝未名方《本草纲目》
主治：黑带。《本草纲目》
用法：牛角䚡（烧令烟断）、附子（以盐水浸七度去皮）等份为末，每空心酒服二钱匕。《本草纲目》
按语：古人有分五色带下之治，本药对方专治黑带。

0855 白蒺藜、车前子药对方
方书：车前子＋白蒺藜＝未名方《妇科经验良方》
主治：青带。《妇科经验良方》
用法：炒车前子三两，白蒺藜二两，浓煎服。《妇科经验良方》
按语：古人有分五色带下之治，本药对方专治青带。

0856 柏子仁、棉花子药对方
方书：棉花子＋柏子仁＝柏棉饮《卫生鸿宝》卷五
功效：补肾养心。
主治：心肾虚弱，赤白带下。
赤白带下。《医林绳墨大全》卷九
用法：棉花子半斤（烧存性，净一两）、柏子仁一两（烧存性，净三钱），上为末。每服三钱，空心淡酒调服。《医林绳墨大全》卷九
附方：胡桃、棉花子药对方
方书：棉花子＋胡桃＝打老儿丸《良朋汇集》卷二引灵佐宫胡方
功效：补益。《良朋汇集》卷二引灵佐宫胡方
用法：棉花子一斤（炒，去壳）、核桃肉四两（打烂），用小米面打糊为丸，重三钱。滚白水化下。《良朋汇集》卷二引灵佐宫胡方

第十节　封精药对方

0857 金樱子、芡实药对方
方书：金樱子＋芡实＝经验水陆二仙丹《景岳全书》；水陆二仙丹《洪氏集验方》；水陆丹《证类本草》
功效：固精。

主治：遗精，白浊，带下。

精脱肾虚，梦遗白浊等证。与补阴药同用，甚有奇效。《景岳全书》

白浊。《普济方》引《仁存方》

精脱，肾虚梦遗。《医统》引《录验》

用法：金樱膏二斤、芡实粉一斤（熟），共为丸，豆大，空心服七十丸。《医方考》

金樱膏一斤（用金樱子不拘多少，入粗麻布袋内擦去毛刺，捣烂入缸，以水没头，浸一二宿，滤去滓取汁。以棉滤二三次。却入铜锅，用桑柴文火熬成膏，取起以瓷瓶收贮听用），芡实粉一斤，二味和匀，丸桐大。每服二三百丸，空心淡盐汤下。《景岳全书》

金樱子、鸡头实，煮金樱子作煎，鸡头实捣烂晒干，再治下筛，为丸服之。《证类本草》卷十二引《本草图经》

鸡头去外皮，取实连壳杂捣，令碎，晒干为末；复取糖樱子，去外刺并其中子，洗净捣碎，入甑中蒸令熟，却用所蒸汤淋三两过，取所淋糖樱汁入银铫，慢火熬成稀膏，用以和鸡头末为丸，如梧桐子大。每服五十丸，盐汤送下。《洪氏集验方》

金樱子同酒糊和芡实粉为丸，如梧桐子大。每服三十丸，食前酒送下。一方用妇人乳汁为丸妙。《普济方》引《仁存方》

按语：《医方考》谓："金樱膏濡润而味涩，故能滋少阴而固其滑泄；芡实粉枯涩而味甘，故能固精浊而防其滑泄。金樱生于陆，芡实生于水，故曰水陆二仙。"

附方：金樱子、砂仁药对方

方书：金樱子 + 砂仁 = 金樱丸《朱氏集验方》卷八

功效：补血。《朱氏集验方》卷八

主治：精血不足。

用法：金樱子（筛内擦刺令净，捶破去子，切，焙），缩砂仁一半，上为蜜丸。每服五十丸，空心酒或盐汤送下。《朱氏集验方》卷八

0858 龙骨、石莲子药对方

方书：石莲子 + 龙骨 = 驻精丸《普济方》卷二一八引《卫生家宝》

功效：固肾敛液。

镇心安魂，涩肠胃，益气力，止泄泻。常服养神益力，轻身耐老，除百病。《普济方》卷二一八引《卫生家宝》

主治：久泻久遗。

泄泻，及夜梦邪交，小便白浊。《普济方》卷二一八引《卫生家宝》

用法：白龙骨、石莲肉（捶碎，和壳用）各等份，上焙为末，酒糊为丸，如梧桐子大。每服三十丸，米饮、温酒、盐汤任下，空心、日午、晚服。《普济方》

卷二一八引《卫生家宝》

0859 茯苓、石莲子药对方

方书： 石莲子＋茯苓＝莲肉丸《普济方》卷三十三引《海上良方》；茯莲煎《仙拈集》卷二

功效： 固肾宁心。

主治： 梦遗。

梦泄白浊。《普济方》卷三十三引《海上良方》

用法： 莲肉（去心）、白茯苓各等份，上为末。空心白汤调下。《普济方》卷三十三引《海上良方》

莲肉、白茯苓各等份，上为末，白汤调服。《仙拈集》卷二

附方： 茯苓、砂仁药对方

方书： 砂仁＋茯苓＝未名方《普济方》；茯苓散《杨氏家藏方》卷九

主治： 虚滑遗精。《普济方》

梦中虚滑遗精。《杨氏家藏方》卷九

用法： 白茯苓二两，缩砂仁一两，为末，入盐二钱。精羊肉批片，掺药炙食，以酒送下。《普济方》

白茯苓（去皮）二两，缩砂仁一两，上为细末，入盐二钱。用精羊肉批作大片，掺药在上，炙熟。空心食之，然后饮酒一二盏。《杨氏家藏方》卷九

0860 茯苓、鹿角霜药对方

方书： 鹿角霜＋茯苓＝双白丸《魏氏家藏方》卷四引朱叔通方

功效： 补命火，养心气。

秘精，清小便。宁心摄下。《魏氏家藏方》卷四引朱叔通方

主治： 命火虚衰，心气不足证候。

小便频数。《梁氏总要》

白浊。《魏氏家藏方》卷四引朱叔通方

下焦真气虚弱，小便频多，日夜无度。《证治准绳·类方》

用法： 鹿角霜、白茯苓等份为末，酒糊丸梧子大。每服三十丸，盐汤下。《梁氏总要》

雪白茯苓（去皮）、鹿角霜等份，上为细末，酒煮面糊为丸，如梧桐子大。每服三五十丸，空心盐汤送下。《魏氏家藏方》卷四引朱叔通方

0861 茯苓、五倍子药对方

方书： 五倍子＋茯苓＝五倍子丸《医学从众录》卷三；倍苓丸《会约医镜》卷十三

功效： 渗秘兼施。

主治：遗精。

遗精。《医学从众录》卷三

用法：五倍子（青盐煮，晒，焙）、茯苓各二两，蜜为丸，如梧桐子大。每服二钱，空心盐汤送下，或以药汁送下，一日二次。《医学从众录》卷三

五倍子二两、茯苓四两，为丸服。《医宗必读》卷九

按语：《会约医镜》云："凡用秘涩药，能通而后能秘，此方茯苓倍于五倍，能泻能收，是以尽其妙也。"

附方：白芷、五倍子药对方

方书：五倍子＋白芷＝五香散《赤水玄珠》卷八

主治：血痢，脉滑。《赤水玄珠》卷八

用法：五倍子（炒焦存性）、香白芷（炒）各等份，上为末。每服二钱，白汤调服，一日三次。《赤水玄珠》卷八

0862 甘草、五倍子药对方

方书：五倍子＋甘草＝秘真丹《医学衷中参西录》；五倍子散《卫生总微》卷十

功效：秘真。

主治：因淋久气化不固，遗精白浊者。《医学衷中参西录》

小儿吐逆不定。《卫生总微》卷十

用法：五倍子一两（去净虫粪），粉甘草八钱，二味共轧细，每服一钱，竹叶煎汤送下。日再服。《医学衷中参西录》

五倍子二个（一生一熟）、甘草一寸（用湿纸裹煨），上为细末。每服半钱，米泔调下。《卫生总微》卷十

附方：槐花、五倍子药对方

方书：五倍子＋槐花＝五倍子散《圣济总录》卷一一八

主治：口唇生疮。《圣济总录》卷一一八

用法：五倍子（去心中虫）、槐花（择）各等份，上为细散。每用蜜调敷唇上。如疮口干，以葱涎调涂之。《圣济总录》卷一一八

0863 桑白皮、石榴皮药对方

方书：石榴皮＋桑白皮＝未名方《备急千金要方》卷十九

主治：治虚劳尿精方。《备急千金要方》卷十九

用法：石榴皮（《外台》作杯白皮）、桑白皮（切）各五合。上二味以酒五升煮取三升，分三服。《备急千金要方》卷十九

0864 诃子、龙骨药对方

方书：诃子＋龙骨＝诃子丸《普济方》卷三十三引《海岱居士秘方》

　　功效：固脱。

　　主治：肾虚脱精。《普济方》卷三十三引《海岱居士秘方》

　　用法：诃子、龙骨各一两，为末，滴水为丸，如小指头顶大，朱砂为衣。每服一丸，早晨空心葱汤送下。《普济方》卷三十三引《海岱居士秘方》

0865 韭子、龙骨药对方

　　方书：龙骨＋韭子＝（良方）固真散《景岳全书》；韭龙散《仙拈集》卷二

　　功效：固真涩精。

　　主治：遗精。

　　睡即泄精。《景岳全书》

　　失精，暂睡即泄。《仙拈集》卷二

　　才卧着即泄精。《普济方》卷二一七引《太平圣惠方》

　　用法：韭子一合，白龙骨一两，为细末。每服二钱，空心用酒调服。《景岳全书》

　　韭菜子（炒）二两、白龙骨四钱，上为末。每服二钱，空心黄酒下。《仙拈集》卷二

　　白龙骨一两、韭子一合，上为末。每服二钱许，酒调，空心服。《普济方》卷二一七引《太平圣惠方》

0866 桑螵蛸、象牙屑药对方

　　方书：象牙屑＋桑螵蛸＝补天串《串雅补》

　　功效：固精。

　　主治：遗精。

　　梦遗。《串雅补》

　　用法：象牙屑二钱、桑螵蛸一钱，上为末，作一服。《串雅补》

　　按语：此处象牙屑为古书古方用药，现临床用珍珠粉代。

第十一节　利咽药对方

0867 甘草、牛蒡子药对方

　　方书：牛蒡子＋甘草＝启关散《圣济总录》卷一二三；牛蒡子散《太平圣惠方》卷三十六；牛蒡甘草汤《痘治理辨》

　　功效：利咽解毒。

　　主治：咽喉肿痛。

　　悬痈喉痛，风热上传也。《普济方》

　　风热客搏上焦，悬壅肿痛。《圣济总录》卷一二三

口疮久不愈。《太平圣惠方》卷三十六

麻痘初作。《痘治理辨》

用法：牛蒡子（炒）、甘草（生）等份，水煎含咽。《普济方》

恶实（炒）、甘草（生）各一两，上为散。每服二钱匕，水一盏，煎六分，旋含之，良久咽下。《圣济总录》卷一二三

牛蒡子一两（微炒）、甘草一分（炙微赤，锉），上为散。每服三钱，以水一中盏，煎至六分，去滓，稍热细细含咽之。《太平圣惠方》卷三十六

牛蒡子（麸炒）一两、甘草（炙）一钱，上为细末。每服一字或二字，胡荽煎汤调服，不拘时候。《痘治理辨》

按语：《小儿药证直诀》以本药对方加荆芥名曰消毒散，"治疮疹未出或已出，未能匀遍，又治一切疮。凉膈去痰，治咽痛"。其方："牛蒡子二两（炒）、甘草半两（锉，炒）、荆芥穗一分，上同为粗末。每服三钱，水一盏半，煎至一盏，温服，不拘时。"

《圣济总录》以本药对方加乌梅名曰恶实散，治唇肿生核。其方："恶实（炒）、乌梅（去核）各五钱，甘草（炙，锉）二钱半，上三味，捣罗为散。每服三钱，用童便三合，煎至三五沸，和滓乘热含漱，冷则吐之，一日三次。"

附方：牛蒡子、旋覆花药对方

方书：牛蒡子 + 旋覆花 = 未名方《太平圣惠方》

主治：痰厥头痛。《太平圣惠方》

用法：牛蒡子炒、旋覆花等份，为末。腊茶清服一钱，日二服。《太平圣惠方》

按语：牛蒡子、旋覆花二味药向皆下，且能化痰，故合用能治痰厥头痛。但此妙用非点明则不知也。往往只知其治咳嗽而已。

0868 僵蚕、牛蒡子药对方

方书：牛蒡子 + 僵蚕 = 独圣散《丹溪心法》卷五；牛蒡僵蚕散《普济方》卷四〇三；牛蚕散《医学入门》；独胜散《幼幼新书》卷十八

功效：清热利咽透疹。

主治：咽痛；疹痘。

小儿发痘疮，早微热，晚大热，目黄，胁动，身热足冷，其状如惊者。《丹溪心法》卷五

小儿发疹痘。疮疹与伤寒类，头痛憎寒壮热，疑似痫。《幼幼新书》卷十八引茅先生方

用法：牛蒡子五钱、白僵蚕一分，研为粗末，每服一钱。清水六分盏，加紫草二七寸，煎至四分盏。连连进服、其痘便出，或为末酒调服。《丹溪心法》卷五

牛蒡子半两、白僵蚕一分，上为末。每服一大钱，水六分盏，加紫草二七寸，同煎四分，连进三服，其痘便出。《幼幼新书》卷十八引茅先生方

按语：本药对方对小儿痘出不爽独胜，故名独胜散。因牛蒡、僵蚕皆具透泄热毒之功。

附方：①牛蒡子、石膏药对方

方书：牛蒡子＋石膏＝石膏鼠黏子散《奇效良方》卷二十四

主治：偏正头疼，连睛痛。《奇效良方》卷二十四

偏头痛连睛痛。《脉因证治》

用法：石膏、鼠黏子（炒）各等份，上为细末。每服二钱，食后用温酒或茶清调下。《奇效良方》卷二十四

牛蒡子、石膏等份，为末，茶清调服。《脉因证治》

②牛蒡子、玄参药对方

方书：牛蒡子＋玄参＝未名方

主治：急喉痹风。不拘大人小儿。《太平圣惠方》

用法：玄参、牛蒡子（半生半炒）各一两，为末，新水服一盏，立瘥。《太平圣惠方》

0869 甘草、僵蚕药对方

方书：僵蚕＋甘草＝救生散《洪氏集验方》；天龙丸《续刻经验集》

功效：清热利咽。

主治：喉痹咽痛。

喉风喉痹。《朱氏集验方》

急喉闭，产前产后有此疾，皆可服之。《洪氏集验方》

小儿痰串。《续刻经验集》

用法：用白僵蚕（炒）半两，生甘草一钱，为末。姜汁调服，涎出立愈。《朱氏集验方》

白僵蚕半两（去丝，锉，略炒），甘草（生）一钱重。二味各取末，秤，和匀。每服一钱匕，以生姜汁，调药令稠，灌下，便急以温茶清冲下。《洪氏集验方》

僵蚕四两、甘草四两，上为末，炼蜜为丸，如弹子大。每日服四钱。药完自愈。《续刻经验集》

按语：僵蚕俗称天龙，故方名天龙丸。

0870 甘草、桔梗药对方

方书：桔梗＋甘草＝桔梗汤《伤寒论》；国老汤《鸡峰普济方》卷十一

功效：开音利咽。

主治：咽痛。

少阴病，二三日咽痛者。《伤寒论》

肺热咽痛，有痰热。《小儿药证直诀》

肺经积热，外感寒邪，口干喘满，咽燥肿痛，夹寒咳嗽，唾有脓血。《鸡峰普济方》卷十一

用法：桔梗一两、甘草二两，以水三升，煮取一升，去滓，温分再服。《伤寒论》

桔梗三两、甘草二两，上为粗末。每服二钱，水一盏，煎至六分，去滓，临卧温服。《鸡峰普济方》卷十一

按语：《仙拈集》回音饮以本药对方加乌梅、乌药，四味等份，水煎服。主治音哑。《卫生宝鉴》以本药对方加诃子，名三奇汤，主治感寒语声不出。《古今医鉴》再加木通，取名清音散，亦治声音不清。《普济方》则以本药对方加马兜铃，名马兜铃汤，主治喘嗽，咽燥烦渴，咳吐腥臭脓血。若浮肿者，更合白术、茯苓药对方（0554）。

0871 山豆根、射干药对方

方书：射干 + 山豆根 = 未名方《袖珍方》

功效：清热利咽，解毒消肿。

主治：咽喉肿痛。

咽喉肿痛。《袖珍方》

用法：射干花根、山豆根，阴干为末，吹之如神。《袖珍方》

0872 牛黄、珍珠药对方

方书：珍珠 + 牛黄 = 珠黄散《太平惠民和剂局方》《医级》；牛黄珍珠散《麻疹集成》卷四；珍珠散《痘疹正宗》卷下

功效：清热利咽，解毒消肿。

化毒去腐，清热生肌。《中国医学大辞典》引《太平惠民和剂局方》

平疳化痰，清咽利膈，止痛。《饲鹤亭集方》

主治：口腔糜烂，咽喉肿痛。

咽喉肿痛糜烂，口疳牙疳。《太平惠民和剂局方》

风痰火毒，上攻咽喉，致成喉痹；小儿痰搐惊风。《医级》

痰气壅盛标闭。《麻疹集成》卷四

舌疔、喉痈、疳疮入喉，结毒内府，及一切要害之毒。《痘疹正宗》卷下

咽喉肿痛腐烂，牙疳口疳，梅毒上攻，蒂丁腐去，口舌破碎。《中国医学大辞典》引《太平惠民和剂局方》

用法：珍珠三分、牛黄一分，上药研极细。或吹，或掺。小儿痰痉，用二至三分，以灯心煎汤调服。《医级》卷八

珍珠（生研极细，粗恐伤肠胃）一钱、牛黄五分，上药极细末。以此散或五分或三分，蜜水调下。《痘疹正宗》卷下

珍珠（豆腐制）三钱、西黄一钱，上为极细末，无声为度，密贮勿泄气。每用少许吹入患处。忌烟酒及辛辣食物。《中国医学大辞典》引《太平惠民和剂局方》

0873 石膏、竹茹药对方

方书：竹茹 + 石膏 = 竹茹石膏汤、青龙白虎汤《疫喉浅论》卷上

功效：清热化痰，泻火利咽。

主治：疫喉。

疫喉白腐，壮热如烙，烦渴引饮。《疫喉浅论》卷上

用法：鲜竹茹三钱、软石膏五钱，用井、河水各半煎，温服。《疫喉浅论》卷上

按语：竹茹清热化痰，除烦止呕；石膏清热泻火，除烦止渴。凡肺胃痰热交阻为患皆能治之。仲景竹皮大丸内核方即本药对方。治"妇人乳中虚，烦乱呕逆"。

0874 芦根、青果药对方

方书：青果 + 芦根 = 清热代茶饮《慈禧光绪医方选议》

功效：清咽利喉。

主治：咽喉不利。

咽喉肿痛。《慈禧光绪医方选议》

用法：鲜青果二十个（去核）、鲜芦根四支（切碎），水煎代茶。《慈禧光绪医方选议》

第十二节　明目药对方

0875 谷精草、夜明砂药对方

方书：谷精草 + 夜明砂 = 谷精夜明散《医级》卷八

功效：清肝明目。

主治：夜盲。

雀目、鸡盲。《医级》卷八

用法：谷精草二钱、夜明砂一钱，为末，甘菊汤调服。《医级》卷八

按语：谷精草入肝经气分，能清热明目而退翳；夜明砂入肝经血分，能散瘀消积而致明。故合用能治雀目、鸡盲。

附方：谷精草、蛤粉药对方

方书：谷精草 + 蛤粉 = 蛤粉散《原机启微》；谷精草散《小儿痘疹方论》；神翳散《医学入门》卷七；退翳散《百一选方》卷九

主治：小儿疮痘入目。《原机启微》

小儿痘疮已靥，眼目生翳膜，遮障瞳仁，隐涩泪出，久而不退；或十二三

日，疮痂已落，其疮瘢犹黯，或凹或凸，此肌肉尚嫩而澡浴，或食炙煿辛辣有毒之物，热毒熏于肝膈致目生翳障者。《小儿痘疹方论》

目内翳障，或疮疹后余毒不散。《百一选方》卷九

目内翳障，及疹疮后余毒不散，目生翳膜，隐涩多泪。《医学入门》卷七

用法：谷精草、蛤粉各等份，为末。三岁一钱，猪肝二两批开，掺药在内，以竹叶包裹，以线束定，水一碗，煮熟，入磁瓶内熏眼，至温，取食之。《原机启微》

谷精草一两、生蛤粉二两，为末。以獖猪肝一叶，用竹刀劈作片子，掺药在内，用草绳缚定，入瓷器内量用水，慢火煮熟，令儿食之。《小儿痘疹方论》

真蛤粉（别研细）、谷精草（生，令为细末）各一两，上为末。每服二钱，用生猪肝一片三指大，批开，掺药在上，卷定，再用麻线扎之，浓米泔一碗，煮肝熟为度，取出放冷。食后、临睡细嚼，却用原煮肝米泔送下。忌一切毒物，不可食鸡、鸭子。《百一选方》卷九

真蛤粉、谷精草各一两，上为末。每服二钱，用生猪肝一片（如三指大），批开掺药在上，卷定，以线缚之，用浓米泔一碗，煮熟为度。取出稍冷，细嚼煮肝，米泔送下。忌炙煿毒物。或加石燕、槟榔，磨刺尤妙。如小儿疳眼，加夜明砂等份。《医学入门》卷七

0876 石决明、夜明砂药对方

方书：石决明 + 夜明砂 = 决明夜光散《景岳全书》；夜灵散《医级》卷八；夜明砂散《证治宝鉴》卷十

功效：清肝明目。

主治：肝热目暗。

眼目夜昏，虽有灯月，亦不能视。《景岳全书》

目风内障，肝肺热深，至夜昏暗。《医级》卷八

雀目。《证治宝鉴》卷十

用法：石决明、夜明砂各二钱，共为末，乃将猪肝二两，切为二片，铺药于内，合定。用麻皮缚之。以米泔水一碗，用砂锅煮至半碗，临卧连肝连汁俱服之。《景岳全书》

石决明（取九孔者，水煮一伏时用）、夜明砂（淘净，另研）各等份，上为末。每服三钱，猪肝二两，竹刀批开，入药于内，用线扎好，水煮一二时。临卧连药及汁嚼服。服七日愈。《医级》卷八

石决明、夜明砂，上为末，掺入猪肝内，扎紧，入砂锅，米泔煮吃。《证治宝鉴》卷十

按语：石决明、夜明砂二味皆以"明"名，足见石决明、夜明砂皆能清肝明目，然石决明入肝经气分，能镇肝潜阳；夜明砂入肝经血分，能散瘀消积。二

味合用能治青盲内障、白睛溢血等症。

0877 苍术、夜明砂药对方

方书： 苍术 + 夜明砂 = 神术散《医方类聚》卷七十引《烟霞圣效方》

功效： 明目退翳。

主治： 目盲昏涩。

雀目。《医方类聚》卷七十引《烟霞圣效方》

用法： 苍术、夜明砂各等份，上为细末。每服二钱，将獖猪肝以竹刀批之，放药在内，线扎，米泔煮熟，食后和汤服之。《医方类聚》卷七十引《烟霞圣效方》

按语： 苍术历有治目盲之誉，或配猪肝、或配羊肝，用治雀目及两目昏涩。而此处配夜明砂以散瘀消积而明目。

附方： 苍术、羊肝药对方

方书： 苍术 + 羊肝 = 雀目方《古今医统》卷六十一

主治： 小儿癖疾。《生生编》

青盲雀目。《太平圣惠方》

雀目。《古今医统》卷六十一

用法： 苍术四两为末，羊肝一具，竹刀批开，撒术末线缚，入砂锅煮熟，捣作丸服。《生生编》

用苍术四两，泔浸一夜，切焙研末。每服三钱，猪肝三两，批开掺药在内，扎定，入粟米一合，水一碗，砂锅煮熟，熏眼，临卧食肝饮汁，不拘大人、小儿皆治。《太平圣惠方》

苍术末一钱，羊子肝一个。用竹刀批破羊子肝，掺药在内，麻绳缠定，以粟米泔水一大碗煮熟。令患眼对瓶口熏之，药气少温即吃之。如此三五次必效。《古今医统》卷六十一

0878 苍术、木贼草药对方

方书： 苍术 + 木贼草 = 二明散《圣济总录》卷一一一

功效： 疏肝气，燥脾湿，退翳膜。

主治： 内外障眼。

眼目昏涩。多泪。疳眼。《太平圣惠方》

内外障眼。《圣济总录》卷一一一

用法： 木贼草（去节）、苍术（泔浸），各一两，为末。每服二钱，茶调下，或蜜丸亦可。《太平圣惠方》

苍术四两（米泔浸七日，逐日换泔，切片别研，青盐一两同炒黄色，去盐用术），木贼二两（童便浸一两日，洗，焙），上为散。每服一钱匕，米饮调下。《圣济总录》卷一一一

按语：此处配木贼草，因《本草经疏》谓"木贼草首主目疾，及退翳膜，益肝胆而明目也"。

附方：木贼草、木耳药对方

方书：木贼草 + 木耳 = 木贼散《养老奉亲书》

主治：眼有冷泪。《养老奉亲书》

用法：木耳一两（烧为黑灰）、木贼一两（为末），上为末。每用二钱，以清米泔煎煮，放温调下，食后、临卧各一服。《养老奉亲书》

0879 谷精草、石决明药对方

方书：谷精草 + 石决明 = 未名方《鸿飞集》

功效：清肝明目。

主治：目翳。

痘后目翳。《鸿飞集》

用法：用石决明（火煅，研）、谷精草各等份，共为细末、以猪肝嚼食。《鸿飞集》

附方：谷精草、羊肝药对方

方书：谷精草 + 羊肝 = 谷精丸《卫生家宝汤方》

主治：治大人小儿雀目攀睛。《卫生家宝汤方》

用法：谷精草二两（为末），羊肝一具（薄切作片子，三指大，用黑豆三合同谷精草，以水两大碗，同煮干为度，取出控干），上和黑豆不以多少时嚼吃，如恐人不肯吃时，煮干取出，乘热入臼内捣成丸，如绿豆大，每服三十丸，茶清汤下。食后临卧服。小儿加减随大小便。《卫生家宝汤方》

0880 防风、谷精草药对方

方书：谷精草 + 防风 = 明目方《本草纲目》

功效：明目退翳。

主治：目中翳膜。

目中翳膜。《本草纲目》

用法：谷精草、防风等份，为末，米饮服之，甚验。《本草纲目》

按语：李时珍夸谷精草"明目退翳之功，似在菊花之上也"。今又配以防风宣卫表而止痒、疏肝气而止泪。故有深藏玄机之妙。

附方：谷精草、柿饼药对方

方书：谷精草 + 柿饼 = 柿精散《仙拈集》卷二

主治：障翳。《仙拈集》卷二

用法：谷精草五钱、柿饼一个，每日水煎，并柿饼同食。《仙拈集》卷二

0881 龙胆草、麻黄药对方

方书：龙胆草 + 麻黄 = 复明散《杨氏家藏方》卷十一

功效：泻肝明目。

主治：肝火熏目证候。

斑疮入眼，或成翳膜，或眼睛高出而不枯损者。《杨氏家藏方》卷十一

用法：草龙胆（去芦头）、麻黄（去节）各等份，上为细末。每服三钱，食后，炙鼠肝香熟蘸药食之，一日二次。服药五六日后，眼白睛与翳膜皆粉红色，眼觉痒涩，不得揉动，亦不可疑，此是翳膜渐退也，频频用温盐汤洗之。病大者，每日三次。小儿酌减。如不食鼠肝，只用第二次淘粟米生泔水调下。《杨氏家藏方》卷十一

按语：龙胆草苦寒，直折肝经实火；麻黄中空，宣达卫表气滞。合用则火息气散，双目复明。

0882 黄连、羊肝药对方

方书：黄连 + 羊肝 = 羊肝丸《肘后方》《济生续方》；黄连羊肝丸《原机启微》；秘传羊肝丸《太平惠民和剂局方》

功效：养肝清热。

主治：肝虚有热。

肝经有热，目赤睛疼，视物昏涩。《济生续方》

目中赤脉红甚，眵多。《原机启微》

肝经不足，风毒上攻，眼目昏暗泪出，羞明怕日，隐涩难开，或痒或痛；以及远年日近内外障眼，攀睛胬肉，针刮不能治。《太平惠民和剂局方》

用法：生羊肝一具、黄连去须为末。先将羊肝去筋膜，于砂盆内捣烂，入黄连末，丸如梧桐子大，每服五十丸，用热水送下，不拘时候。《济生续方》

黄连一两、白羯羊肝一个，先以黄连研细末，将羊肝以竹刀刮下如糊，除去筋膜，入擂盆中，研细，入黄连末为丸，如梧桐子大。每服三五十丸，加至七八十丸，茶清汤下。《原机启微》

按语：《原机启微》载："上方，以黄连除热毒明目为君；以羊肝，肝与肝合，引入肝经为使。不用铁与刀者，忌铁器也。金克木，肝乃木也。一有金气，肝则畏而不受。盖专治肝经之药，非与群队者比也。肝受邪者，并皆治之。睛痛者，加当归。"可参第八章（医案）082 黄连合羊肝案。

附方：羊肝、猪胆药对方

方书：羊肝 + 猪胆 = 羊肝猪胆丸《医学衷中参西录》

主治：目瞳散大昏耗，或觉视物乏力，或因有热而益甚者。《医学衷中参西录》

用法：羊肝一具，切片晒干（冬日可用慢火焙干），轧细，用猪胆汁和为丸，桐子大，朱砂为衣。每服二钱，开水送下，日再服。（若有熊胆为丸更佳）

《医学衷中参西录》

0883 川椒、菊花药对方

方书：川椒＋菊花＝双美丸《瑞竹堂方》、《普济方》卷八十一引《医方集成》；夜光丸《圣济总录》卷一〇八

功效：降热明目。

久服目能夜视，发白再黑，通神强志，延年益寿。《圣济总录》卷一〇八

退翳膜。《普济方》卷八十一

主治：眼目昏暗。

眼目昏花。《瑞竹堂方》

眼目昏暗。《圣济总录》卷一〇八

眼目昏暗，羞明怕日，不敢见灯火者。《良朋汇集》

用法：用甘菊花一斤，红椒去目六两，为末，用新地黄汁和丸梧子大。每服五十丸，临卧茶清下。《瑞竹堂方》

川椒（去目并闭口，炒出汗）一斤半（捣罗取末一斤）、甘菊花（末）一斤，上二味，和匀，取肥地黄十五斤，切，捣研，绞取汁八九斗许，将前药末拌浸令匀，晒稍干，入盘中摊，晒三四日内取干，候得所即止，勿令太燥，入炼蜜二斤，同捣为丸，如梧桐子大。每服三十丸，空心，日午熟水送下。《圣济总录》卷一〇八

按语：菊花能明目而清头风，川椒能引正气而下恶气。许叔微云，大凡肾气上逆，须以川椒引之归经则安。故二味合用深有法度。

附方：川椒、玄参药对方

方书：川椒＋玄参＝明目川椒丸《养老奉亲书》；蜀椒丸《圣济总录》卷一〇九

功效：补益疗眼。《养老奉亲书》

主治：眼有黑花。《养老奉亲书》

眼见黑花。《圣济总录》卷一〇九

用法：川椒一斤（每用盐一斤，拌淹一宿，三度换盐，淹三夜取出，晒干去盐用）、黑参半斤（锉），上为末，炼蜜为丸，如梧桐子大。每服三十丸，食后、临卧盐汤送下。《养老奉亲书》

蜀椒一斤（去目及闭口者，盐一斤拌淹三宿，三次换盐，焙，去盐）、玄参（锉）半斤，上为末，炼蜜为丸，如梧桐子大。每服三十丸，食后临卧盐汤送下。《圣济总录》卷一〇九

0884 菊花、桑叶药对方

方书：桑叶＋菊花＝明目延龄丸《慈禧光绪医方选议》

功效：清肝明目。

主治：肝热目赤。

风火眼痛目赤，头痛。《慈禧光绪医方选议》

用法：霜桑叶二钱、菊花二钱，上药共研细末，炼蜜为丸，如绿豆大。每服二钱，白开水送服。或以水熬透，去滓，再熬浓汁，少兑炼蜜收膏，名明目延龄膏。每服三钱，白开水冲服。风热头痛目赤，加白蒺藜；肝阳上亢，两目昏花，加石决明、枸杞子。《慈禧光绪医方选议》

按语：肝开窍于目，肝火上熏则目赤头痛。桑叶、菊花皆能清肝明目，合用相得益彰。

0885 蝉蜕、菊花药对方

方书：蝉蜕 + 菊花 = 蝉菊散《景岳全书》

功效：清肝明目。

主治：热毒翳障。

病后生翳。《救急方》

凝脂翳。《本草纲目》

痘疹入目或病后生翳障。《景岳全书》

用法：蝉衣、白菊花等份为末。每用二三钱，入蜜少许，水煎服。《救急方》

白菊花、蝉蜕各等份，为散，每用三钱，入蜜少许，水煎服。《本草纲目》

蝉蜕（去肚净）、白菊花等份，每服一二三钱，水八分，加蜜少许，煎四分，食后温服。《景岳全书》

按语：蝉蜕有明目退翳之功、菊花有平肝明目之力。目之翳膜，乃痘疹热毒所致，而菊花更具清热解毒之能，故二味相得益彰。

附方：蝉蜕、羊肝药对方

方书：蝉蜕 + 羊肝 = 未名方（钱氏）

主治：痘后目翳。

用法：蝉衣为末。每服一钱，羊肝煎汤下，日二。《本草纲目》

0886 车前子、黄连药对方

方书：车前子 + 黄连 = 车前子散《圣济总录》卷一〇八

功效：清热燥湿明目。

主治：湿热上熏，目暗涩痛。

风热目暗涩痛。《太平圣惠方》

目受风热，昏暗干涩，隐痛。《圣济总录》卷一〇八

不肿不赤，爽快不得，沙涩昏蒙，名曰白涩。《审视瑶函》

用法：车前子、宣黄连各一两，为末。食后温酒服一钱，日二服。《太平圣惠方》

车前子、宣黄连（去须）各一两，捣罗为散，每服三钱匕，食后温酒调下，临卧再服。《圣济总录》卷一〇八

按语：胞睑肿硬热痛，焮赤如丹的病证，称为眼丹。自觉两眼干涩不舒，视物昏花之病证，称为干涩昏花。

附方：黄连、蕤仁药对方

方书：黄连＋蕤仁＝黄连丸《圣济总录》卷一〇四

主治：暴赤眼，热泪不止，疼痛隐闷。《圣济总录》卷一〇四

用法：黄连一分（去须，为细末）、蕤仁三十枚（去壳，细研），上药水和，薄摊瓷盘底，铜盘更佳，覆之以热艾一斤，旋以火烧艾，烟熏药上，艾尽为度，刮下为丸，如梧桐子大。每以冷水少许化药一丸，澄清点之。《圣济总录》卷一〇四

0887 黄精、蔓荆子药对方

方书：蔓荆子＋黄精＝蔓菁子散《太平圣惠方》卷三十三

功效：养肝明目。

补肝气，明目，延年益寿。《太平圣惠方》卷三十三

主治：肝虚目暗。

眼昏暗不明。《太平圣惠方》卷三十三

用法：蔓荆子一斤、黄精二斤（和蔓荆子九蒸九晒），上为细散。每服二钱，空心以粥饮调下。日午、晚食后以温水再调服。《太平圣惠方》卷三十三

附：槐子、黄连药对方

方书：槐子＋黄连＝明目槐子丸《太平圣惠方》卷三十三；槐子丸《普济方》卷八十一

主治：眼热目暗。《太平圣惠方》卷三十三

眼热目暗。《普济方》卷八十一

用法：槐子、黄连（去须）各二两，上为末，炼蜜为丸，如梧桐子大。每服二十丸，食后以温浆水送下，夜临卧再服。《太平圣惠方》卷三十三

槐子、黄连（去须）各二两，上为末，炼蜜为丸，如梧桐子大。每服二十丸，食后以温浆水送下，夜临卧再服。《普济方》卷八十一

第十三节　止渴药对方

0888 牡蛎、天花粉药对方

方书：天花粉＋牡蛎＝栝楼牡蛎散《金匮要略》

功效：清热敛津。

主治：消渴。

百合病变成渴疾，久不瘥者。《金匮要略》

　　用法：栝楼根、牡蛎（熬）等份，为细末，饮服方寸匕，日三服。《金匮要略》

　　附方：牛脂、天花粉药对方

　　方书：天花粉＋牛脂＝未名方《外台秘要》

　　主治：消渴饮水。《外台秘要》

　　用法：用生栝楼根三十斤，以水一石，煮取一斗半，去滓，以牛脂五合，煎至水尽。用暖酒先食服如鸡子大，日三服，最妙。《外台秘要》

0889 黄连、天花粉药对方

　　方书：天花粉＋黄连＝天黄汤《医宗必读》卷九；天黄丸《医钞类编》

　　功效：清热生津。

　　主治：消渴。

　　消渴，小便滑数如油。《崔氏方》

　　痰在心经者，名曰热痰，脉洪面赤，烦热心痛，口干唇燥，时多喜笑，其痰坚而成块。《医宗必读》卷九

　　用法：黄连五两、栝楼根五两，为末，生地黄汁丸梧子大。每牛乳下五十丸，日二服。忌冷水、猪肉。《崔氏方》

　　天花粉十两、黄连十两，竹叶汤为丸，如绿豆大。每服三钱，姜汤送下。《医宗必读》卷九

　　附方：冬瓜、黄连药对方

　　方书：黄连＋冬瓜＝瓜连丸《卫生家宝汤方》

　　主治：消渴。《卫生家宝汤方》

　　用法：冬瓜一枚大者去瓤，入黄连末，实腹内浸十余日，觉冬瓜肉消时，将冬瓜同黄连捣烂。即丸如梧桐子大，冬瓜汤下，不拘多少。《卫生家宝汤方》

0890 麦冬、天花粉药对方

　　方书：天花粉＋麦冬＝麦门冬汤《圣济总录》卷一一七

　　功效：生津止渴，清热除烦。

　　主治：津亏心烦。

　　口干舌燥，心热。《圣济总录》卷一一七

　　用法：麦门冬（去心，焙）、栝楼根各一两，上为粗末。每服三钱匕，水一盏，煎至七分，去滓温服，不拘时候。《圣济总录》卷一一七

　　附方：人乳、天花粉药对方

　　方书：天花粉＋人乳＝未名方《太平圣惠方》

　　主治：小儿热病，壮热烦渴。《太平圣惠方》

　　用法：用栝楼根末，乳汁调服半钱。《太平圣惠方》

0891 黑大豆、天花粉药对方

方书： 天花粉＋黑大豆＝救活丸《普济方》

功效： 补肾止渴。

主治： 肾虚消渴。

肾虚消渴难治者。《普济方》

用法： 黑大豆（炒）、天花粉等份，为末，面糊丸梧子大。每黑大豆百粒煎汤下七十丸，日二。《普济方》

附方： 黑大豆、五灵脂药对方

方书： 五灵脂＋黑大豆＝竹笼散《保命集》；竹龙散《圣济总录》

主治： 消渴饮水。《保命集》

用法： 用五灵脂、黑豆（去皮、脐）等份为末。每服三钱，冬瓜皮汤下（无皮用叶亦可），日二服。《保命集》

0892 天花粉、紫背浮萍药对方

方书： 天花粉＋紫背浮萍＝浮萍丸《备急千金要方》卷二十一；神效方《太平圣惠方》卷五十三

功效： 生津清热，降火止渴。

主治： 消渴。

消渴饮水，日至一石者。《备急千金要方》卷二十一

消渴，渴不止，心神烦热，皮肤干燥。《太平圣惠方》卷五十三

用法： 用干紫背浮萍、栝楼根等份，为末，人乳汁和丸梧子大。空腹饮服二十丸。三年者，数日愈。《备急千金要方》卷二十一

浮萍草三两（干者）、土瓜根一两半，上为细散。每服二钱，以牛乳汁调下，不计时候。《太平圣惠方》卷五十三（本方方名，《普济方》引作"神效散"。）

附方： 石莲心、紫背浮萍药对方

方书： 紫背浮萍＋石莲心＝石莲散《太平圣惠方》；莲实汤《圣济总录》卷一六八

主治： 小儿热渴久不止。《太平圣惠方》

用法： 石莲心三十枚（炒黄）、浮萍一分，以水一中盏，加生姜少许，煎至六分，去滓，每服半合，徐徐服之。《太平圣惠方》

0893 黄连、芦根药对方

方书： 芦根＋黄连＝黄芦散《普济方》卷三八六

功效： 生津清火。

主治： 热渴。

小儿热渴不止。《普济方》卷三八六

用法： 黄连（去须，炒）、芦根，上锉细。水一盏半，煎至五分，去滓，旋

与服。《普济方》卷三八六

附方：甘遂、黄连药对方

方书：黄连＋甘遂＝缩水丸《杨氏家藏方》

主治：消渴引饮。《杨氏家藏方》

用法：甘遂（麸炒）半两，黄连一两，为末，蒸饼丸绿豆大。每薄荷汤下二丸。忌甘草三日。《杨氏家藏方》

0894 麦冬、乌梅药对方

方书：麦冬＋乌梅＝必效散《医略六书》卷三十；麦门冬汤《圣济总录》卷五十八；独胜汤《普济方》卷三五三

功效：滋水止渴。

主治：津亏烦渴。

产后下痢口渴，引饮无度。《妇人大全良方》

消渴。喉干不可忍，饮水不止，腹满急胀。《圣济总录》卷五十八

烦热。《普济方》卷三五三

用法：麦冬（去心）三两，乌梅肉二十个，细锉，以水一升，煮取七合，细细呷之，必效。《妇人大全良方》

麦门冬三两（去心，糯粉拌蒸）、乌梅肉五两，上药研末为散。米饮送下五钱。《医略六书》卷三十

麦门冬（去心，焙）、乌梅（去核取肉，炒）各二两，上为粗末。每服三钱匕，水一盏，煎至半盏，去滓，食后温服，一日三次。《圣济总录》卷五十八

麦门冬、乌梅（去核）各等份，上咬咀。用水一碗，煎至八分，露一宿，清晨服之。《普济方》卷三五三

0895 麦冬、竹茹药对方

方书：麦冬＋竹茹＝竹茹麦门冬汤《古今医统》卷四十七；竹茹麦冬汤《赤水玄珠》卷十四

功效：滋水清热除烦。

主治：病后津亏烦热。

大病后，表里俱虚，内无津液，烦渴心躁，及诸虚烦热，不恶寒，身不痛。《古今医统》卷四十七

用法：淡竹茹、麦门冬各等份，上咬咀。每服七钱，水二钟，煎八分，不拘时候。《古今医统》卷四十七

0896 蜂蜜、茯苓药对方

方书：茯苓＋蜂蜜＝龙液膏《积善堂方》；茯苓煎《千金翼方》卷十九

功效：滋液渗湿。

主治：消渴。

下部诸疾，皆可以除。《积善堂方》

主诸消渴。《千金翼方》卷十九

用法：用坚实白茯苓去皮焙研，取清溪流水浸去筋膜，复焙，入瓷罐内，以好蜜和匀，入铜釜内，重汤桑柴灰煮一日，取出收之。每空心白汤下二三匙。《积善堂方》

茯苓二斤、白蜜四升，上二味，于铜器中，重釜煎，以两茎薤白为候，黄即煎熟。先食服如鸡子大，日三。《千金翼方》卷十九

附方：荷叶、泥鳅药对方

方书：泥鳅 + 荷叶 = 沃焦散《圣济总录》

主治：消渴，饮水无度。《圣济总录》卷五十八

用法：泥鳅鱼十头（阴干，去头尾，烧灰，碾为细末）、干荷叶（碾为细末）各等份，为末。每服各二钱匕，新汲水调下，遇渴时服，一日三次，候不思水即止。《圣济总录》卷五十八

第十四节　缩尿药对方

0897 乌药、益智仁药对方

方书：益智仁 + 乌药 = 缩泉丸《济生续方》；固真丹《魏氏家藏方》卷六；三仙丸《世医得效方》卷七

功效：固肾缩尿。

主治：尿频。

脬气不足，小便频数。《济生续方》

肾经虚寒，小便滑数、白浊。《魏氏家藏方》卷六

用法：天台乌药、益智仁等份为细末，酒煮山药末糊为丸，如梧桐子大，每服七十丸，临卧用盐汤送下。《济生续方》

天台乌药（细锉）、益智仁（大者，去皮，炒）各等份，上为末，别用山药炒黄为末，打糊为丸，如梧桐子大，晒干。每服五十丸，嚼茴香数十粒，盐汤或盐酒送下。《魏氏家藏方》卷六

附方：菖蒲、益智仁药对方

方书：益智仁 + 菖蒲 = 缩泉饮《何氏济生论》卷五

主治：小便不禁。《何氏济生论》卷五

用法：益智仁（盐炒）、石菖蒲各等份，水煎服。《何氏济生论》卷五

0898 桑螵蛸、益智仁药对方

方书： 益智仁 + 桑螵蛸 = 未名方《妇人大全良方》

功效： 固肾缩尿。

主治： 遗尿。

妊娠遗尿。《妇人大全良方》

用法： 炙桑螵蛸、益智仁为末，米饮下。《妇人大全良方》

附方： 茯苓、益智仁药对方

方书： 益智仁 + 茯苓 = 益智子汤《增补内经拾遗》卷三

主治： 肾虚遗溺。《增补内经拾遗》卷三

用法： 益智仁四十九粒、白茯苓（去皮）二钱，水二钟，煎八分，加盐一捻，空心温服。《增补内经拾遗》卷三

0899 龙骨、桑螵蛸药对方

方书： 龙骨 + 桑螵蛸 = 桑螵蛸散《医学纲目》卷十四；桑螵蛸龙骨散《类证治裁》卷八

功效： 固精缩尿。

主治： 遗尿淋沥。

遗尿淋沥。《梅师方》

产后遗尿。《妇人大全良方》

产后小便数及遗尿。《医学纲目》卷十四

用法： 白龙骨、桑螵蛸等份，为末。每盐汤服二钱。《梅师方》

桑螵蛸半两，炒龙骨一两，共为细末，食前，粥饮调下二钱。《妇人大全良方》

桑螵蛸半两（炒），龙骨一两，上为细末。每服二钱，空心米饮调下。《医学纲目》卷十四

附方： 黄芩、桑螵蛸药对方

方书： 桑螵蛸 + 黄芩 = 桑螵蛸汤《圣济总录》卷九十五

主治： 小便不通。《圣济总录》卷九十五

用法： 桑螵蛸（炙）三十枚、黄芩（去黑心）二两，上细锉，用水三盏，煎至二盏，去滓，分温二服，相次顿服。《圣济总录》卷九十五

按语： 此方固精利尿，兼以清热。用于老人前列腺炎所致小便不通尤宜。

0900 赤石脂、牡蛎药对方

方书： 牡蛎 + 赤石脂 = 牡蛎丸《景岳全书》《圣济总录》

功效： 缩尿。

主治： 小便不禁。

小便不禁。《普济方》

用法：赤石脂（煅）、牡蛎（煅），各三两，盐一两，为末，糊丸梧子大。每盐汤下十五丸。《普济方》

牡蛎三两（用瓷器盛以盐末一两铺底盖面，用炭火约五斤烧半日，取出研），赤石脂三两（捣碎，醋拌匀湿，于铁锅内慢火炒干，研粉）。用酒糊丸桐子大。每服五十丸，空心盐汤下。《景岳全书》

第十五节　安胎药对方

0901 白术、黄芩药对方

方书：黄芩＋白术＝黄芩汤《黄帝素问宣明论方》；安胎丸《沈氏尊生书》；（良方）白术散《景岳全书》；固胎丸《肯堂医论》卷下

功效：清胎热，固脾本。

主治：胎热不安。

妇人孕，胎不安。《黄帝素问宣明论方》

胎热不安。《丹溪纂要》

妊娠伤寒内热等证。《景岳全书》

妊妇伤寒。《妇人大全良方》

用法：白术、黄芩各等份，为末，每服三钱，水二盏，当归一根，同煎至一盏，稍温服。《黄帝素问宣明论方》

条芩、白术等份，炒为末，米饮和丸梧子大。每服五十丸，白汤下。《丹溪纂要》

白术、黄芩炒各二钱，用姜枣水煎服。《景岳全书》

白术、黄芩各等份（新瓦上炒令香），为散，每服三钱，水一中盏，姜三片，枣一枚，煎至七分，温服。但觉头痛发热，便可吃二三服瘥。唯四肢厥冷、阴证者，未可服。此方本常州一仕人卖此药，医皆论斤售去，行医用之如神。无人得此方。余自得此，治疾无有不效者。仍安胎，益母子。《妇人大全良方》

条芩二两、於术一两，上研细末。每服三钱，砂仁汤下。胎热重者，条芩加一两，於术用米泔水浸。《肯堂医论》卷下

按语：可参第八章（医案）035 黄芩合白术案。

附方：川芎、木贼草药对方

方书：木贼草＋川芎＝二珍散《简易方》引《养生方》；木贼饮子《产宝诸方》

主治：胎不稳，坐卧不安。《简易方》引《养生方》

胎动不安。《圣济总录》

胎动不安，坐卧不得。《产宝诸方》

用法：木贼草（去节）、川芎各等份，上为末。每三钱，用水一盏，入金、

银各少许，同煎七分，去滓，空心服。《简易方》引《养生方》

　　木贼草（去节）、川芎等份为末。每服二钱，水一盏，入金银一钱，煎服。《圣济总录》

　　木贼草（去节）、川芎（锉）各等份，上为细末。每用末一钱，水一盏，入金、银同煎六分，去滓，空心服，一日二三次。《产宝诸方》

　　备考：本方方名，在《医方类聚》卷二二四中，《简易方》引《养生方》作"二珍散"；《胎产救急方》引《养生方》作"川芎散"。

0902　大枣、知母药对方

　　方书：知母 + 大枣 = 知母丸《杨氏产乳集验方》

　　功效：滋脾肾，清虚热。

　　主治：妊娠子烦。

　　妊娠子烦，因服药致胎气不安、烦不得卧者。《杨氏产乳集验方》

　　用法：知母一两洗焙为末，枣肉和丸弹子大，每服一丸，人参汤下。《杨氏产乳集验方》

　　附方：当归、葱白药对方

　　方书：当归 + 葱白 = 安胎饮《圣济总录》卷一五四

　　主治：妊娠胎动不安，腰腹疼痛。《圣济总录》卷一五四

　　用法：当归半两（锉）、葱白一分（细切），先以水三盏，煎至二盏，入好酒一盏，更煎数沸，去滓，分作三服。《圣济总录》卷一五四

0903　杜仲、黑枣药对方

　　方书：杜仲 + 黑枣 = 保胎丸《中国医学大辞典》

　　功效：补肾根，固脾本。

　　主治：胎气不固。

　　小产。《中国医学大辞典》

　　用法：杜仲一斤（切片，盐水浸七日，其水每日一换，铜锅缓火炒断丝，研细末）、黑枣一斤（以陈黄酒二斤煮极化，去皮核），上为丸，如梧桐子大。每服三钱，清晨淡盐汤送下。如向在三月内小产者，服至六七月可止；如在五七月小产者，服至八九月可止。《中国医学大辞典》

　　附方：川芎、葱白药对方

　　方书：川芎 + 葱白 = 川芎葱白汤《普济方》卷三四二

　　主治：胎动不安。《经效产宝》卷上

　　用法：川芎二两、葱白（切）一升，水七升，煮取二升半，分温三服。《经效产宝》卷上

0904 香附、紫苏药对方

方书：紫苏 + 香附 = 铁罩散《中藏经》

功效：理气安胎。

主治：胎气不安。

胎气不安。《中藏经》

用法：香附子炒为末，浓煎紫苏汤服一二钱。（一方加砂仁）《中藏经》

附方：①白药子、白芷药对方

方书：白药子 + 白芷 = 安胎铁罩散《妇人大全良方》

主治：胎动不安。《妇人大全良方》

用法：白药子一两、白芷半两，为细末，每服二钱，煎紫苏汤调下。或胎热、心烦闷，入砂糖少许煎。《妇人大全良方》

②荆芥、香附药对方

方书：荆芥 + 香附 = 香荆散《三因极一病证方论》

主治：肛门脱出，大人小儿悉主之。《三因极一病证方论》

风牙疼不可忍者。《魏氏家藏方》

用法：香附子、荆芥穗各等份，上为末，每用三匙，水一大碗，煎十数沸，淋洗患处。《三因极一病证方论》卷十二

荆芥穗、香附子（去毛）各等份，上为粗末。每服五钱，水一碗，煎至半碗，去滓，频频漱之。《魏氏家藏方》卷九

③荆芥、莲房药对方

方书：荆芥 + 莲房 = 未名方《太平圣惠方》

主治：血崩不止，不拘冷热。

用法：用莲房、荆芥穗各烧存性，等份为末。每服二钱，米饮下。

第十六节　退黄药对方

0905 茵陈、栀子药对方

方书：茵陈 + 栀子 = 栀子酒《普济方》卷一九五

功效：清热利湿退黄。

主治：湿热黄疸。

黄疸。《普济方》卷一九五

用法：栀子、茵陈各一束，上以无灰酒二大碗，煎至八分，三更时分服之。忌油腻、湿面、豆腐、生冷等物。《普济方》卷一九五

0906 麻黄、茵陈药对方

方书：茵陈 + 麻黄 = 茵陈麻黄汤《医宗金鉴》卷五十四

功效：疏表退黄。

主治：黄疸夹表邪。

阳黄表实，无汗。《医宗金鉴》卷五十四

用法：茵陈蒿、麻黄，水煎，加黄酒少许服。《医宗金鉴》卷五十四

附方：车前子、茵陈药对方

方书：茵陈 + 车前子 = 未名方《仁斋直指方》

主治：天行赤眼。《仁斋直指方》

用法：山茵陈、车前子等份，煎汤，分数服。《仁斋直指方》

0907 紫苏叶、茵陈药对方

方书：茵陈 + 紫苏叶 = 茵陈苏叶汤《不知医必要》卷一

功效：疏表退黄。

主治：黄疸夹表邪。

阳黄，表无汗而身热者。《不知医必要》卷一

用法：紫苏二钱、茵陈二钱，水煎，加酒半杯，冲服。《不知医必要》卷一

附方：荷叶、茵陈药对方

方书：茵陈 + 荷叶 = 茵陈蒿散《圣济总录》卷十一

主治：风瘙瘾疹，皮肤肿痒。《圣济总录》卷十一

用法：茵陈蒿一两、荷叶半两，上为散。每服一钱匕，食后冷蜜水调下。《圣济总录》卷十一

0908 乌梅、茵陈药对方

方书：茵陈 + 乌梅 = 茵陈乌梅汤《松峰说疫》卷五

主治：疫黄。

瘟疫。《松峰说疫》卷五

用法：茵陈（九九尽日，茵陈连根采，阴干）五分、乌梅二个，上二味打碎，水二钟，煎八分，热服。汗出即愈。《松峰说疫》卷五

0909 天花粉、茵陈药对方

方书：茵陈 + 天花粉 = 沈氏黑疸方《杂病源流犀烛》

主治：黑疸。《杂病源流犀烛》

用法：茵陈、天花粉。《杂病源流犀烛》

附方：蜂蜜、天花粉药对方

方书：天花粉 + 蜂蜜 = 未名方《广利方》

主治：小儿发黄，皮肉面目皆黄。《广利方》

用法：用生栝楼根捣取汁二合，蜜二大匙和匀。暖服，日一服。《广利方》

0910 白鲜皮、茵陈药对方

方书： 茵陈 + 白鲜皮 = 茵陈汤《圣济总录》卷六十一；白鲜皮汤《杂病源流犀烛》卷十六

主治： 黄疸。

病人身黄如金色，不多语言，四肢无力，好眠卧，口吐黏涎。《圣济总录》卷六十一

用法： 茵陈蒿、白鲜皮各一两，上为粗散。每服三钱匕，水一盏，煎至六分，去滓，食前温服，一日三次。《圣济总录》卷六十一

0911 椒目、芫花药对方

方书： 芫花 + 椒目 = 黄疸散《外台秘要》卷四

主治： 酒疸。

酒疸尿黄，身黄，心懊痛，足胫满。《肘后方》卷四

大醉当风入水所致酒疸。心懊痛，足胫满，小便黄，饮酒发，赤斑黄黑。《肘后方》卷四

用法： 芫花、椒目等份，烧末。每服半钱，日二服。《肘后方》卷四

附方： 大枣、芫花药对方

方书： 芫花 + 大枣 = 未名方《肘后方》

主治： 卒得咳嗽。《肘后方》

用法： 芫花一升，水三升，煮汁一升，以枣十四枚，煮汁干。日食五枚，必愈。《肘后方》

0912 黄芪、木蓝皮药对方

方书： 黄芪 + 木蓝皮 = 黄芪散《外台秘要》引《肘后方》

主治： 酒疸。

酒疸黄疾，心下懊痛，足胫满，小便黄，饮酒发赤黑黄斑，由大醉当风，入水所致。《外台秘要》引《肘后方》

用法： 黄芪二两，木蓝皮一两。研为散，每服方寸匕，温酒调下，日三服。《外台秘要》引《肘后方》

0913 明矾、硝石药对方

方书： 硝石 + 明矾 = 硝石矾石散《金匮要略》；矾石消石散《证治宝鉴》卷九；矾石丸《圣济总录》卷七十六；矾石散《圣济总录》卷六十、《鸡峰普济方》；矾消散《医学入门》；消矾散《类聚方》；泻肾散《千金翼》卷十五

功效： 澄清坠浊。

　　主治：女劳疸。

　　女劳黑疸，膀胱急，少腹满，身尽黄，额上黑，足下热，腹胀如水状，大便黑，时溏。《金匮要略》

　　赤白痢。《圣济总录》卷七十六

　　男女诸虚不足，肾气乏。《千金翼》卷十五

　　用法：硝石、矾石烧等份，为末。以大麦粥汁和服方寸匕，日三。病随大小便去，小便黄，大便黑，是其候也。《金匮要略》

　　白矾四两、硝石一两半，上为末，米醋拌和，入罐子内，砖头搁起罐底，将瓦片盖口，慢火烧熟，置冷地上出火毒一夜，研细，用米醋浸炊饼心为丸，如梧桐子大。每服十丸，空心米饮送下，夜起频，盐、酒送下。《圣济总录》卷七十六

　　硝石、矾石各八分，上为散。以粳米粥汁一升，纳一方寸匕，搅令和调，顿服之，一日三次。不知，稍增。《千金翼》卷十五

　　按语：硝石荡涤肠胃，推陈致新；矾石清肃秽浊，刷涤脏腑。二味合用乃取澄清坠浊之功，使湿热从大小便去之，因而黄疸自退也。

0914　滑石、明矾药对方

　　方书：滑石 ＋ 明矾 ＝ 滑石散《济生方》；夺命丹《医方类聚》卷二一〇引《施圆端效方》；矾石丸《慈幼心传》；矾石散《外台秘要》；矾石滑石散《三因方》；清浊锁精丹《鲁府禁方》卷二

　　主治：女劳疸。

　　女劳疸，身目俱黄，恶寒发热，小腹满急，小便艰难。《济生方》

　　赤白带下。《医方类聚》卷二一〇引《施圆端效方》

　　洞泻。《慈幼心传》卷上

　　湿热之病，始得之，一身尽疼，发热，面色黑黄，七八日后壮热，热在里，有血当下，去之如豚肝状，其小腹满者，亦一身尽黄，目黄，腹胀满，小便不利。《备急千金要方》卷十

　　白浊。《鲁府禁方》卷二

　　热毒怪病：目赤鼻胀大喘、浑身发斑、毛发如铁。《夏子益奇疾方》

　　用法：滑石一两半，白矾一两，烧令汁尽。捣细为散，每服不计时候，以大麦粥饮调下二钱，小便出黄水为度。《济生方》

　　白矾、滑石等份，上药为丸。放置阴道内。《医方类聚》卷二一〇引《施圆端效方》

　　枯矾五钱、滑石五钱，上为末，神曲糊为丸，如芥子大。每服六丸，白汤送下。《慈幼心传》卷上

　　矾石五两、滑石五两，上为散。每服方寸匕，食前大麦粥汁下，一日三次。便利如血者，当汗出愈。《备急千金要方》卷十

白矾二两（飞过）、滑石二两，上为末，早米糊为丸，如梧桐子大。每服五十丸，空心米饮送下。《鲁府禁方》卷二

按语：可参第八章（医案）024 白矾合滑石案。

附方：明矾、青黛药对方

方书：青黛＋明矾＝青矾散《卫生鸿宝》卷一、《济世养生集》；青黛散《医方类聚》卷八十五引《王氏集验方》

主治：湿热黄疸，面目遍体、指甲皆黄，体倦，胸腹饱闷，食下即胀。《卫生鸿宝》卷一

吐血、衄血。《医方类聚》

用法：真青黛（水飞，去灰净）一分、明矾五分六厘，上为细末，分七服包开。每日空心，用鸡子清一个，调送一服。药完病愈。至重者，两料除根。《卫生鸿宝》卷一

青黛、枯白矾各等份，上为末。吹鼻中。《医方类聚》卷八十五引《王氏集验方》

第十七节　退虚热药对方

0915 鳖甲、银柴胡药对方

方书：鳖甲＋银柴胡＝银甲散《温证指归》卷三

功效：滋阴退热。

主治：阴虚内热证候。

温证后期，阴虚邪热，余热不去，故发为潮热体瘦等。《温证指归》卷三

用法：银柴胡二钱、鳖甲三钱。《温证指归》卷三

0916 胡黄连、五灵脂药对方

方书：胡黄连＋五灵脂＝脂连丸《仁斋直指方》卷三

功效：除疳退热。

主治：五疳潮热。

小儿疳热，肚胀潮热发焦。《全幼心鉴》

小儿五疳潮热，肚胀发焦。《仁斋直指方》卷三

用法：以胡黄连五钱、五灵脂一两为末，雄猪胆汁和丸，如绿豆大，米饮服下，每服一二十丸。《全幼心鉴》

胡黄连半两、五灵脂一两，上为末，獖猪胆汁为丸，如麻子大。每服十五丸，米饮送下。《仁斋直指方》卷三

按语：《开宝本草》谓胡黄连能治"小儿惊痫寒热"，谓五灵脂能治"小儿五疳"，故合用能专治小儿疳热证候。

0917 柴胡、胡黄连药对方

方书： 胡黄连＋柴胡＝胡连丸《良朋汇集》卷四；柴胡黄连膏《卫生总微》卷十五；柴胡丸《幼科证治大全》

功效： 拯劳除蒸。

主治： 潮热、疳热。

小儿潮热，往来盗汗。《良朋汇集》卷四

盗汗，潮热往来。《卫生总微》卷十五

用法： 柴胡、胡黄连各等份，上为细末，炼蜜为丸，如鸡头子大。每服二三丸，放银器中，黄酒化开，再入水五分，重汤煮二三十沸，温连药渣饮尽，重者再一服。《良朋汇集》卷四

柴胡（去苗）、胡黄连各等份，上为末，炼蜜和膏为丸，如鸡头子大。每服一二丸，银器中用酒少许化开，入水五分，重汤煮二三十沸，温服，不拘时候。《卫生总微》卷十五

按语： 胡黄连入血分退虚热、除疳热；柴胡入气分散实热、解潮热。合用则拯劳除蒸。

古人尚有黄连、柴胡药对方，其用不同。可参第八章（医案）066 黄连合柴胡案。

0918 大黄、秦艽药对方

方书： 秦艽＋大黄＝金花散《卫生总微》卷三

功效： 泻火清热。

主治： 实火虚热并见证候。

小儿潮热发躁。《卫生总微》卷三

用法： 川大黄一两、秦艽（去芦）半两，上为末。每服一字或半钱，水一小盏，入青蒿三两叶，葱白二寸，同煎至五分盏，去滓温服。若变骨蒸劳气，用童子小便浸青蒿、葱白煎服。《卫生总微》卷三

按语： 秦艽退虚热、大黄泻实火，为虚实并治方。

附方： 甘草、秦艽药对方

方书： 秦艽＋甘草＝秦艽汤《圣济总录》卷五十九；秦艽散《太平圣惠方》卷八十八

主治： 消渴。《太平圣惠方》卷五十三

小儿五岁至十岁以来，骨热及手足心烦闷，不欲饮食。《太平圣惠方》卷八十八

用法： 秦艽二两（去苗）、甘草三分（炙微赤，锉），上为散，每服四钱，以水一中盏，加生姜半分，煎至六分。去滓温服，不拘时候。《太平圣惠方》卷五十三

秦艽一两（去苗）、甘草一两（炙微赤，锉），上为粗散。每服一钱，以水一小盏，煎至五分，去滓温服，不拘时候。《太平圣惠方》卷八十八

0919 荆芥、青蒿药对方

方书：青蒿＋荆芥＝青蒿散《医级》卷九

功效：退虚热。

主治：虚劳烦热。

肝虚劳热，体倦食减，或夜自汗。《医级》卷九

用法：青蒿（九月采）、芥穗各等份，上药用童便浸三日，晒燥研末，每服二钱，酒送下。《医级》卷九

按语：本药对方实为下附方发展而来。

附方：青蒿、童便药对方

方书：青蒿＋童便＝未名丸《斗门方》

主治：男妇劳瘦。《斗门方》

虚劳寒热。《灵苑方》

用法：青蒿细锉，水三升，童子小便五升，同煎取二升半。去滓入器中煎成膏，丸如梧子大。每空心及卧时，温酒吞下二十丸。《斗门方》

八九月青蒿成实时采之，去枝梗，以童子小便浸三日，晒干为末。每服二钱，乌梅一个，煎汤服。《灵苑方》

按语：青蒿退虚热、童便降虚火，合用于虚劳烦热甚为适宜。

0920 柴胡、地骨皮药对方

方书：柴胡＋地骨皮＝柴胡地骨皮汤《黄帝素问宣明论方》；地骨皮散《兰室秘藏》

功效：除蒸退热。

主治：骨蒸劳热。

口糜证，主口。膀胱移热于小肠，膈肠不便，上为口糜，心胃壅热，水谷不化，转下小肠。柴胡地骨皮汤主之。治口糜，生疮损烂，小肠有热，胀满不便，宜服之。《黄帝素问宣明论方》

热劳如燎。《圣济总录》

口舌糜烂，水谷不下。《兰室秘藏》

用法：柴胡（去苗）、地骨皮各等份，上为末，每服三钱，水一大盏，煎至八分，去滓，食后。如有病人大段实者，加大黄、朴硝，可泻热甚。《黄帝素问宣明论方》

地骨皮二两、柴胡一两，为末，每服二钱，麦门冬汤下。《圣济总录》

地骨皮、柴胡各三钱，水煎服。《兰室秘藏》

按语：地骨皮泻肺肾中伏火、柴胡清肝胆内伏热，合用退虚热之力更广。故《奇效良方》地骨皮饮、《丹溪心法》地骨皮散，无不是在这二味上加味而成的。

第十八节 开窍药对方

0921 穿山甲、磁石药对方

方书：穿山甲 + 磁石 = 鸣聋散《济生方》卷八；通耳散《景岳全书》；鸣耳散《证治要诀类方》卷三

功效：通耳。

主治：耳鸣暴聋。

耳中如潮声蝉声，或暴聋。无所闻。《济生方》卷八

用法：磁石一块如豆大，穿山甲烧存性，为末，一字。二味用新绵子裹了，塞于所患耳内，口中衔小生铁，觉耳内如风声即住。《济生方》卷八

附方：穿山甲、五灵脂药对方

方书：穿山甲 + 五灵脂 = 远彻膏《活幼心书》卷下

主治：大小府秘涩，投诸药无验，不拘老幼。《活幼心书》卷下

用法：穿山甲（尾足上者佳，烧透）二钱、五灵脂（净者）二钱，为细末，次以巴豆二钱（去壳研碎）和前药末，仍用大蒜四钱，去上粗皮三五层，于砂钵内烂杵如泥。作一饼纳脐中，以绢帕系之。外以掌心上烘热，熨至八九次，闻腹中微响即通。《活幼心书》卷下

0922 穿山甲、胡桃药对方

方书：穿山甲 + 胡桃 = 胡桃散《医学六要》卷七

功效：通乳。

主治：乳少不通。

妇人少乳，乳汁不行。《医学六要》卷七

用法：核桃仁一个（去皮，捣烂）、穿山甲（炒）一钱，上捣合一处，黄酒调服。《医学六要》卷七

按语：穿山甲通乳，胡桃生乳。合用则何患无乳通之有。

附方：穿山甲、王不留行药对方

方书：穿山甲 + 王不留行 = 未名方《朱小南妇科经验选》

主治：经行乳胀。《朱小南妇科经验选》

用法：王不留行、炮山甲各等份，研粉，每次吞服五分。《朱小南妇科经验选》

0923 通草、猪蹄药对方

方书：通草 + 猪蹄 = 猪蹄汤《灵苑方》《医方集解》《医方论》

功效：通乳。

主治：乳少不通。

乳少。《灵苑方》

用法： 猪蹄一只，通草一两，煮食。《医方集解》

猪蹄一只，通草（即木通）一两，煮食。润而兼通，较用王不留行及甲片者为妥。《医方论》

猪蹄二枚（熟炙，槌碎）、通草八两（细切），上以清酒一斗浸之，稍稍饮尽，不出更作。《孙真人千金方》

猪蹄（二枚熟炙，槌碎）、通草（八两细切）。上二味以清酒一斗浸之，稍稍饮尽，不出更作。《备急千金要方》卷二

猪蹄一只，通草四两，上以水一斗，煮作羹食之，最妙。《妇人大全良方》

按语： 以下附方须知：古之木通即今之通草，非今之木通也。通草味淡而木通味苦，不可作羹。木通用量超过三钱以上，有致肾功能衰竭之危。慎之！

附方： 木通、猪蹄药对方

方书： 猪蹄＋木通＝猪蹄羹《圣济总录》卷一九〇

主治： 产后乳汁不下。《圣济总录》卷一九〇

用法： 母猪蹄（锉）两只、木通（锉）一两半。上先将木通以水五升，煮取四升，去木通，和猪蹄入五味如常煮法，煮熟作羹。任意食之。《圣济总录》卷一九〇

0924 川芎、地龙药对方

方书： 地龙＋川芎＝川芎汤《普济方》卷五十三；蚯蚓散《鸡峰普济方》卷十八

功效： 开气通耳。

主治： 耳聋气闭。

耳聋气闭。《圣济总录》、《普济方》卷五十三

用法： 蚯蚓、川芎各两半，为末。每服二钱，麦门汤下。服后低头伏睡。一夜一服，三夜立效。《圣济总录》

川芎半两、蚯蚓半两，上为末。每服二三钱，煎麦门冬汤临卧服。后埋低头伏睡，三夜三服，立效。《普济方》卷五十三

按语： 地龙、川芎皆为走窜之品，然地龙通经活络而药向下降，川芎祛瘀活血而药向上升，合用故能治耳聋气闭。

附方： 地龙、皂荚药对方

方书： 皂荚＋地龙＝蚯蚓散《普济方》卷五十六；地龙散《证治准绳》、《圣济总录》卷一一六

主治： 鼻中息肉。《太平圣惠方》卷三十七

用法： 白颈蚯蚓一条，牙皂一挺，纳于瓷瓶中烧熟，为末。蜜调涂之，清水滴尽即除。《太平圣惠方》卷三十七

地龙（去土炒）二钱五分、猪牙皂角一挺，煅存性，研为细末。先洗鼻内

令净，以蜜涂之，敷药少许在内，出清水尽，息肉自除。《证治准绳》

0925 牛膝、麝香药对方

方书： 牛膝 + 麝香 = 牛膝汤《景岳全书》；牛麝通淋散《医级》卷八

功效： 开窍通淋。

主治： 石淋涩阻证候。

砂石淋涩。《景岳全书》

砂淋、石淋，尿如屑块而胀痛者。《医级》卷八

用法： 牛膝一合，麝香少许，用水煎牛膝，去滓，入麝香服之。《景岳全书》

牛膝五钱，麝香五厘，先用水煎牛膝，去滓，调麝香服。《医级》卷八

按语：《景岳全书》云：鄞县耿梦得之内患淋下砂石，剥剥有声，甚为苦楚。一服而愈。另在《萧山竹林寺女科秘方考》中有一类似本药对方附此：土牛膝二两，乳香一钱。水煎，临服再磨乳香、麝香各一分入药内，空腹服。主治经来小便痛如刀割。本方在《临证指南医案》淋浊门有案可查，且叶氏在复方中也屡用不鲜。

附方： 琥珀、人参药对方

方书： 人参 + 琥珀 = 琥珀散《古今医统》

主治： 老人、虚人小便不通淋涩。《古今医统》卷七十一

用法： 琥珀、人参，上将琥珀为末。每服一钱，空心以人参煎汤调服。《古今医统》卷七十一

0926 菖蒲、麝香药对方

方书： 菖蒲 + 麝香 = 菖蒲散《全生指迷方》卷三；穿珠丸《魏氏家藏方》卷九

功效： 芳香开窍。

主治： 清窍闭塞证候。

若卒然昏冒无所知，或妄言语。此由暴惊，心无所倚，神无所归，久不治，阴阳相并，或阴气并阳，阳气并阴，令人九窍闭塞，状类尸厥。菖蒲散主之。《全生指迷方》卷三

上壅耳聋。《魏氏家藏方》卷九

用法： 石菖蒲一两，麝香一钱（研），为细末，酒调服二钱，或饮亦得。《全生指迷方》卷三

石菖蒲（去毛）五钱，麝香半钱，上为细末，熔黄蜡半两，和为块。每用小石莲大，中间以大针穿窍，夜间安两耳内，日间取出。《魏氏家藏方》卷九

按语： 菖蒲、麝香皆开窍之品，合用则其力倍增。

附方： 磁石、麝香药对方

方书： 磁石 + 麝香 = 通窍丸《片玉心书》卷五

主治：气闭耳暴聋。《片玉心书》卷五

用法：磁石一钱（为末）、麝香五厘，上为末，如枣核大。绵裹纳耳中，又以锈铁一块，热酒泡过，含口中。须臾气即通。《片玉心书》卷五磁石锉如枣大。头尖，揉麝香少许于磁石尖上，塞两耳孔，口中含生铁一块，候一时，两耳气透，飒飒有声为度，勤用三五次即愈。《古今医鉴》

0927 僵蚕、明矾药对方

方书：明矾＋僵蚕＝僵蚕散《圣济总录》；开关散《卫生宝鉴》；二白丸《圣济总录》卷一二〇

功效：化痰开窍。

化痰涎。《赤水玄珠》

主治：痰塞喉痹。

缠喉风，气息不通，及一切喉痹危急者。《圣济总录》

咳嗽。《先醒斋医学广笔记》《赤水玄珠》

痰饮。《续本事》

喉风，气息不通。《卫生宝鉴》

齿痛蛀孔。《圣济总录》卷一二〇

用法：白僵蚕三枚、枯矾二钱半，上二味，捣罗为散。生姜、蜜水调下一钱，细呷。《圣济总录》

枯矾二两、僵蚕（炒去丝）五钱，为末，研薄荷令烂，为丸，绿豆大。每服三十丸，薄荷汤下，日三服。《先醒斋医学广笔记》

白僵蚕（炒去丝嘴）、枯白矾各等份，研为细末，每服三钱。生姜、蜜水调下，细细服之。《卫生宝鉴》

白僵蚕（炒）、白矾（熬枯）各半两，上为细末，以腊月猪脂为丸。纳于蛀孔中。《圣济总录》卷一二〇

按语：白矾无毒，为收敛之药，且能清热化痰，故可配僵蚕解痉化痰而内服。但应注意的是白矾与胆矾是不同的药物。《济生方》二圣散以胆矾配僵蚕，亦用治缠喉风、急喉痹。与本药对方不能混淆。因胆矾有毒，为涌吐之药，配僵蚕解痉化痰，只能作外用，以竹管吹入喉中而吐痰涎。

附方：①僵蚕、皂荚药对方

方书：皂荚＋僵蚕＝开关散《囊秘喉书》卷下

主治：牙喉关闭。《囊秘喉书》卷下

用法：牙皂一钱、僵蚕八分，上为末。吹之。《囊秘喉书》卷下

②冰片、南星药对方

方书：南星＋冰片＝开关散《政和本草》卷十一引《经验方》；破棺散《普济方》卷八十九引《经验良方》

主治：急中风，目瞑牙噤，不能服药者。《政和本草》卷十一引《经验方》

用法：天南星、白龙脑各等份，上药为末。以中指点药末，揩大牙齿左右二三十下，其口自开。《政和本草》卷十一引《经验方》

南星末五分、冰片一字，研和。以中指蘸药末，揩齿二三十次，其口自开。每用五分至一字。端午日合尤佳。《沈氏尊生书》

生南星二钱（去皮脐）、白龙脑四分，共研为极细末，蘸合生姜汁，放大牙根处搽之。《验方》

0928 明矾、皂荚药对方

方书：明矾 ＋ 皂荚 ＝ 救急稀涎散《普济本事方》；皂矾散《医级》；金乌散《外科传薪集》

功效：吐痰开窍。

主治：痰厥证候。

中风忽然昏若醉，形体昏闷，四肢不收。风涎潮于上膈，气闭不通。《普济本事方》

中风痰厥，四肢不收，气闭膈塞者。《陈师古方》

卒中痰嘶，壅闭会厌，汤饮不得入口。《医级》卷八

头耳眉癣，燕窝疮。《外科传薪集》

用法：猪牙皂角四挺肥实不蠹者去黑皮，晋矾光明者一两，为细末研匀。轻者半钱，重者三字匕，温水调灌下。不大呕吐，但微微冷涎出一二升便得醒，醒次缓而调治。不可便大段，亦恐过伤人。《普济本事方》（孙兆方）

白矾一两，牙皂角五钱，为末。每服一钱，温水调下，吐痰为度。《陈师古方》

白矾、牙皂各等份，水煎，灌之取痰，得吐痰涎，可商投剂。《医级》卷八

皂荚炭一两、枯白矾一钱，上为细末。香油调敷。《外科传薪集》

按语：《医方考》卷一曰："清阳在上，浊阴在下，则天冠地履，无暴仆也。若浊邪风涌而上，则清阳失位而倒置矣，故令人暴仆。所以痰涎壅塞者，风盛气涌而然也。经曰：病发而不足，标而本之，先治其标，后治其本。故不与疏风补虚，而先为之吐其涎沫。白矾之味咸苦，咸能软顽痰，苦能吐涎沫；皂角之味辛咸，辛能利气窍，咸能去污垢。名之曰稀涎，固夺门之兵也。师曰：凡吐中风之痰，使咽喉疏通，能进汤液便止。若攻尽其痰，则无液以养筋，能令人挛急偏枯，此大戒也。"《医方论》又曰："治上焦用涌吐之法，此义本之《内经》，而方则出于仲景。古人体气壮实，不妨用之。后世机心日开，嗜欲日甚，元气大伤，禀受甚薄，一经涌吐，汗而且喘，百变丛生。后人不敢轻用。盖亦慎重之道，即如稀涎散，性最猛烈。用以救猝急痰症，方足以斩关夺门。然尚有醒后缓投药饵，痰不可尽攻之戒！可知虚人及寻常之症不可轻用吐法也。"

附方：①细辛、皂荚药对方

方书：皂荚＋细辛＝开关散《鲍相敖验方》；搐鼻法《济生续方》

主治：卒暴中风，昏塞不省，牙关紧急，药不得下咽者。《济生续方》

用法：细辛（洗去土叶）、猪牙皂角（去子），各一钱，研为细末，每用少许，以纸捻蘸药入鼻，俟喷嚏，然后进药。《济生续方》

皂角二钱、北细辛三分，共研细末。每用少许，吹入鼻中，即醒。《鲍相敖验方》

②川芎、皂荚药对方

方书：皂荚＋川芎＝通关散《喉科紫珍集》卷下

主治：一切喉风，口噤不开，痰逆不知人事，或喉症已成脓，怕开刀针者。《喉科紫珍集》卷下

用法：牙皂一两（焙存性）、川芎五钱，上为细末。吹入鼻中。喉中等症，脓成胀痛而畏刀针者，候熟用此吹鼻，其脓自出。《喉科紫珍集》卷下

③半夏、皂荚药对方

方书：皂荚＋半夏＝皂荚半夏汤《赤水玄珠》；稀涎散《济生续方》；嚏惊散《直指方》；五绝透关散《疑难急症简方》

主治：风涎不下，喉中作声，状如牵锯。《济生续方》

小儿惊风。《直指方》

咳逆欲死。《赤水玄珠》

一自缢，二墙壁压，三溺水，四魇魅，五冻死，并一切中风尸厥，暴厥不省事人。《疑难急症简方》卷一

用法：半夏大者，十四枚（生切片）、猪牙皂角一条（炙），二味作一服，水二盏，煎至一盏，去滓，入姜汁少许，温服。不能咽，徐徐灌之。《济生续方》

生半夏一两，皂角半钱，为末。吹少许入鼻，即苏。《直指方》

半夏一两，皂角八钱（去皮弦，酥炙），为末，炼蜜为丸，如梧桐子大。每服三丸，枣汤吞下，日三服，夜一服。《赤水玄珠》

生半夏、牙皂各五分，上为末。取黄豆大吹鼻中，男左女右。得嚏即苏。产晕忌用。《疑难急症简方》卷一

第十九节　消痈药对方

0929 橘皮、麝香药对方

方书：橘皮＋麝香＝立效散《济生方》；橘香散《疡医大全》卷二十；吹耳麝陈散《药奁启秘》

功效：破气消痈。

主治：乳痈、脓耳。

脓耳。《济生方》

乳痈，不问脓成未成。《疡医大全》卷二十

耳聋，流水不止，或耳中流脓。《药奁启秘》

吹痈、吹乳、妒乳。（张氏方）

用法： 真陈橘皮灯上烧黑，一钱，为末；麝香少许，别研。二味和匀，每用少许，先用绵蘸耳内，脓净上药。《济生方》

陈皮（去白）五钱、麝香一分，为末。每服二钱酒调服，盖被出汗。《疡医大全》卷二十

陈皮（煅存性）、麝香一分，研末和匀。吹入耳中。《药奁启秘》

陈皮汤浸，去白晒干炒微黄，加麝香少许，共研细末，每服二钱，温酒调下。初发觉赤肿疼痛，未成即散，已成即溃。一服见效。（张氏方）

附方： 香附、麝香药对方

方书： 香附＋麝香＝香附饼《医学心悟》卷五

主治： 乳痈，及一切痈肿。《医学心悟》卷五

用法： 香附（细末，净）一两、麝香二分，上为末。以蒲公英二两煎酒，去滓，以酒调药，顿热敷患处。实时消散。《医学心悟》卷五

0930 白及、泽兰药对方

方书： 泽兰＋白及＝泽及汤《疡医大全》

主治： 乳痈。

乳痈。《疡医大全》

用法： 泽兰叶一两，白及三钱。水煎，冲酒服，取汗。《疡医大全》

0931 甘草、蔓荆子药对方

方书： 蔓荆子＋甘草＝蔓荆实散《圣济总录》卷一二八

主治： 乳痈。

乳痈疼痛。《圣济总录》卷一二八

用法： 蔓荆实（微炒）一两、甘草（生熟各半）一寸半，为末，每服二钱匕，温酒调下，日三。《圣济总录》卷一二八

0932 蛤粉、皂角刺药对方

方书： 皂角刺＋蛤粉＝未名方《仁斋直指方》

主治： 乳痈。

妇人乳痈。《仁斋直指方》

用法： 皂角刺（烧存性）一两，蚌粉一钱，和研。每服一钱，温酒下。《仁斋直指方》

0933 白蔹、川槿皮药对方

方书：白蔹＋川槿皮＝川槿汤《类证治裁》

主治：肺痈日久不敛者。《类证治裁》

用法：川槿皮、白蔹等份，水煎服。《类证治裁》

0934 白蔹、合欢皮药对方

方书：白蔹＋合欢皮＝合欢饮《景岳全书》

主治：肺痈久不敛口。《景岳全书》

用法：合欢皮、白蔹，二味同煎服。合欢皮即槿树皮也，亦名夜合。《景岳全书》

　　附方：薏苡仁、醇苦酒药对方

　　方书：薏苡仁＋醇苦酒＝古今录验疗肺痈方（千金）《晋唐名医方选》

　　主治：肺痈。

　　用法：薏苡仁一升、醇苦酒三升，上二味煮取一升，温令顿服。有脓血当吐。《晋唐名医方选》

0935 大黄、蜀葵药对方

方书：蜀葵＋大黄＝蜀葵汤《经验良方》

主治：肠痈。《经验良方》

用法：蜀葵八钱、大黄一钱，水煎服。《经验良方》

0936 贝母、鲤鱼药对方

方书：鲤鱼＋贝母＝金鲤汤《医宗金鉴》、《外科正宗》卷二

主治：肺痈。

治肺痈烦热方。《医宗金鉴》

肺痈已成未成，胸中隐痛，咯吐脓血。《外科正宗》卷二

用法：活鲤鱼（约四两重）一条，贝母二钱。先将鲤鱼连鳞剖去肚肠，勿经水气，用贝母细末掺在鱼肚内，用线扎牢，童便半大碗浸鱼，隔水炖热，肉与童便分作二至三次服，一日服完。《医宗金鉴》

金色活鲤鱼一尾（约四两重），贝母一钱。先将鲤鱼连鳞剖去肚肠，勿经水气，用贝母细末掺在鱼肚内，线扎之，用上白童便半大碗，将鱼浸童便内，重汤炖煮，鱼眼突出为度，少倾取出，去鳞骨，取净鱼肉浸入童便内炖热。肉与童便作二至三次一日食尽。《外科正宗》卷二

　　按语：本药对方作为肺痈病人的食疗之方甚佳。

　　附方：鲫鱼、山药药对方

　　方书：鲫鱼＋山药＝季芝鲫鱼膏《医宗金鉴》卷六十六

　　主治：乳岩，肿如覆碗坚硬，形如堆栗。《医宗金鉴》卷六十六

　　用法：活鲫鱼肉、鲜山药（去皮）各等份，以上共捣如泥，加麝香少许。涂核上，觉痒极，勿搔动，隔衣轻轻揉之，七日一换，旋涂即消。《医宗金鉴》卷六十六

　　按语：《沈氏女科辑要》谓："乳痈红肿方发，用活小鲫鱼一尾，剖去肠，同生山药寸许捣烂涂之，少顷发痒即愈，屡验，无山药即芋艿亦可。"这与《医宗金鉴》的季芝鲫鱼膏相类，但上方有麝香，对消散阴疽肿块的力量较强，所以能治乳岩，此仅可用于初起核块尚小的，才能治愈，若硬块已大，少敷则不能减其病势，多敷则皮肤极痒，发疱溃烂，而硬块依然如故，反多一重皮肤病，是不妥当的。又查《验方新编》治乳中有块，积久不消，用活鲫鱼一个，捣烂去鳞骨，同老酒糟和匀，厚敷患处。以上三方，都用鲫鱼治乳痈乳岩乳核，可以了解，鲫鱼有消散乳部肿硬的功效。

第二十节　美发药对方

0937 茜草、生地黄药对方

　　方书：生地黄＋茜草＝地黄膏《医灯续焰》卷十八

　　功效：黑髭乌发。

　　主治：髭发早白。

　　髭发早白。《圣济总录》

　　用法：茜草一斤，生地黄三斤，取汁。以水五大碗，煎茜绞汁，将滓再煎三度。以汁同地黄汁，微火煎如膏，以瓶盛之。每日空心温酒服半匙，一月髭发如漆也。忌萝卜、五辛。《圣济总录》

　　生地黄三斤（捣取汁）、茜草一斤（水煎绞取汁，滓再煎二三次取汁），合二汁，缓火煎如膏，以瓶盛之。每日空心温服半匙。一月髭须如漆。《医灯续焰》卷十八

0938 侧柏叶、当归药对方

　　方书：当归＋侧柏叶＝二仙丸《古今医鉴》卷九引贺兰峰方

　　功效：养血固发。

　　主治：头发脱落。

　　头发脱落。《古今医鉴》卷九引贺兰峰方

　　用法：侧柏叶八两（焙干），当归（全身）四两，上药忌铁器，为末，水糊为丸，如梧桐子大。每服五十至七十丸，早晚各一服，黄酒、盐汤任下。《古今医鉴》卷九引贺兰峰方

　　按语：本方原名三仙丸，不符合药数，据《东医宝鉴》改。

0939 侧柏叶、松香药对方

方书： 松香＋侧柏叶＝二圣不老丹《外科大成》卷四

主治： 眉发脱落。

癞风、麻风、眉发脱落。《外科大成》卷四

用法： 侧柏叶（酒浸，九蒸，晒）、白松香（煮炼九次）各等份，上为末，炼蜜为丸，如梧桐子大。每服二钱，蜜汤送下，每日三次。《外科大成》卷四

0940 三叶酸、桑椹药对方

方书： 桑椹＋三叶酸＝灵芝丸《圣济总录》卷一八七

主治： 白发。

白发，气血不荣者。《圣济总录》卷一八七

用法： 三叶酸一斤（阴干）、黑桑椹一斤（晒干），上为末，炼蜜为丸，如弹子大。每服一丸，温酒化下，一日二次。《圣济总录》卷一八七

第二十一节　洁霉药对方

0941 川椒、土茯苓药对方

方书： 土茯苓＋川椒＝药猪肠《仙拈集》卷四

主治： 梅毒。

杨梅疮。《仙拈集》卷四

用法： 土茯苓四两、花椒三钱，入猪肠内，线扎两头，煮熟去药，食肠。二三次愈。《仙拈集》卷四

附方： 土茯苓、甘草药对方

方书： 土茯苓＋甘草＝奇良甘草汤《霉疬新书》

主治： 杨梅疮。《霉疬新书》

用法： 土茯苓三十钱、甘草一钱，以水一升，煮取五合，再入水一升二合，煮取三合半，前煎汁和匀，一日服尽。不可别用汤水、茶、酒。忌海腥、炙煿、卤盐、房事等。《霉疬新书》

0942 生姜、土茯苓药对方

方书： 土茯苓＋生姜＝苓姜饮《仙拈集》卷四

主治： 梅毒。

杨梅结毒，及玉茎烂完者。《仙拈集》卷四

用法： 土茯苓一斤、生姜四两，分数次煎服，不十日愈。其溃处以药汁调面糊敷之。《仙拈集》卷四

0943 乳香、土茯苓药对方

方书： 土茯苓＋乳香＝土茯苓酒《疡科选粹》卷六

主治： 梅毒。

杨梅疮结毒，延绵岁月，遍及肢体，毒流筋骨，昼夜疼痛，肉腐骨朽。《疡科选粹》卷六

用法： 土茯苓八两、乳香三钱，上用初出山铅打大壳一把，以可容烧酒十五斤为度，计用铅十斤；盛酒，与土茯苓、乳香，隔水煮一昼夜取出，坐地空中二三日出火毒。早晚任意饮之。《疡科选粹》卷六

0944 大黄、琥珀药对方

方书： 琥珀＋大黄＝琥珀分清泄浊丸《验方》；分消泄浊丸《青囊秘传》

主治： 下疳。

治肝经湿热，毒火下注，淋浊管痛，小溲不利，及下疳火盛，肿痛腐烂。《验方》

茎痛并下疳。《青囊秘传》

用法： 琥珀一两、锦纹大黄十两，共研细末，用鸡蛋清二十四个，杵为丸，如梧桐子大，朱砂为衣，每服三钱，空腹时熟汤送下。服后小便出如黄金色，三日后火毒消而淋浊自止，疳肿亦退。《验方》

大黄（晒）一两、西珀一钱，鸡子清为丸。匀作三天服，火酒送下。《青囊秘传》

0945 靛花、硫黄药对方

方书： 硫黄＋靛花＝硫黄不二散《外科正宗》

主治： 梅毒喉疳。

杨梅结毒发于咽内，腐烂疼痛，汤水难入者。《外科正宗》

梅毒喉疳。《医宗金鉴》

用法： 硫黄一钱、靛花一分，共为细末，凉水一大酒杯调服，其疼即止，饮食可用。《外科正宗》

硫黄一钱、靛花一分，共研细末，用凉开水调服，每日一次。《医宗金鉴》

0946 向日葵子、鸦胆子药对方

方书： 向日葵子＋鸦胆子＝清毒二仙丹《医学衷中参西录》

功效： 解毒。

主治： 梅毒。

花柳毒淋，无论初起、日久，凡有热者，服之皆效。《医学衷中参西录》

用法： 丈菊子一两（捣碎），鸭蛋子四十粒（去皮仁），破者勿用，服时宜

囫囵吞下。上药二味，将丈菊子煎汤一盅，送服鸭蛋子仁（丈菊俗名向日葵，其花善催生，子善治淋。邻村一少年患此证，便时膏淋与血淋相杂，疼痛颇剧，吾以此方，数次全愈）。《医学衷中参西录》

第二十二节　种子药对方

0947 柏子仁、鹿茸药对方

方书： 柏子仁 + 鹿茸 = 种子奇方《先醒斋医学广笔记》

功效： 补心肾，填精血。

主治： 心肾两虚，精血不足。

不育。《先醒斋医学广笔记》

用法： 柏子仁（去油者，好酒浸一宿，砂锅上蒸，捣烂如泥）、鲜鹿茸（火燎去毛净，酥炙透，如带血者，须慢火防其皮破血走也，切片为末）等份，和柏子仁泥捣极匀，加炼蜜丸如梧子大。每服空心三钱，淡盐汤吞。《先醒斋医学广笔记》

0948 柏子仁、茯苓药对方

方书： 柏子仁 + 茯苓 = 柏子仁丸《普济方》卷三三六引《肘后方》

主治： 妇人无病触禁，久不生子。《普济方》卷三三六引《肘后方》

用法： 柏子仁一升、茯苓末二升，上捣，合乳和服十丸。即佳。《普济方》卷三三六引《肘后方》

0949 覆盆子、蛇床子药对方

方书： 覆盆子 + 蛇床子 = 二妙种子丸《仙拈集》卷三

功效： 暖宫启宫，暖精室。

种子。《仙拈集》卷三

主治： 宫寒不孕，精寒不育。

用法： 覆盆子（炒，酒蒸）、蛇床子（微炒）各八两，上为末，炼蜜为丸，如梧桐子大。每服二钱，空心白汤送下。《仙拈集》卷三

0950 川椒、吴茱萸药对方

方书： 吴茱萸 + 川椒 =（经心录）茱萸丸《妇人大全良方》

功效： 暖宫启宫。

主治： 宫寒不孕。

妇人阴寒、十年无子者。《妇人大全良方》

用法： 用吴茱萸、川椒各一升，为末，炼蜜丸弹子大。绵裹内阴中，日再易

之。但子宫开，即有子也。《妇人大全良方》

附：外用药对方

0951 白芷、雄黄药对方

方书：雄黄＋白芷＝白芷散《普济方》卷三〇七；立效散《鲁府禁方》卷四

功效：解毒。

主治：毒蛇咬伤、破伤中风（内服）；毒蛇咬伤、带状疱疹（外用）。

毒蛇咬伤。《普济方》卷三〇七

破伤中风。《鲁府禁方》卷四

用法：雄黄、香白芷，上为末。掺之。先用妇人扎髻绳扎定疮处。如无头绳，麻油绳亦可用。用新汲水调末服之，或热酒送下皆良。《普济方》卷三〇七

雄黄、香白芷各等份，上锉。黄酒浓煎服之。如牙关紧急者，灌之。《鲁府禁方》卷四

雄黄、白芷等份为末，酒煎灌之，即苏。《邵真人经验方》

雄黄、白芷等份为末，陈醋调匀，外涂之。（缺出处）

按语：本人使用本药对方治疗带状疱疹甚效。

附方：①干姜、雄黄药对方

方书：雄黄＋干姜＝众蛇毒方《孙真人千金方》

主治：风热头痛。《正体类要》

众蛇毒。《孙真人千金方》

用法：用雄黄、干姜各等份，为末。臭鼻，左痛臭右，右痛臭左。《正体类要》

雄黄、干姜，上干筛，和射莽，着竹筒中带行，有急用。《孙真人千金方》

②白芷、藁本药对方

方书：白芷＋藁本＝未名方《便民图纂》

主治：头屑多。《便民图纂》

用法：藁本、白芷等份，为末，夜擦旦梳，垢自去也。《便民图纂》

0952 白芷、川椒药对方

方书：川椒＋白芷＝椒芷汤《竹林寺女科秘方》；川椒白芷散《女科秘要》卷二

功效：祛湿止痒。

主治：阴痒。

胎前阴户痒甚，乃受胎后房事太多，败精留蓄子宫而作痒，用椒芷汤洗之。《竹林寺女科秘方》

妊娠阴痒。妇人受妊后，不节房劳，阳精留蓄因而作痒。《叶氏女科》卷二

有孕房事不节，阳精留蓄，因而阴门作痒。《女科秘要》卷二

用法：川椒一两、白芷一两半，水煎，洗阴户。《竹林寺女科秘方》

川椒一两、白芷一两五钱，水煎，服头煎；以二煎洗患处。《叶氏女科》卷二

川椒一两、白芷一两五钱，水煎，服头煎；以二煎日洗患处数次。《女科秘要》卷二

附方：川椒、干姜药对方

方书：川椒＋干姜＝追风散《御药院方》卷九；姜椒汤《外台》卷九引《古今录验》

主治：牙齿疼痛不止。《御药院方》卷九

咳嗽，及短气胁痛。《外台》卷九引《古今录验》

用法：川姜（炮制）、川椒（去目）各等份，上为细末。每用以指蘸药，随时擦牙痛处，后用盐汤漱之。《御药院方》卷九

生姜、椒（去目、汗）各一两，以水五升，煮取三升，每服一合。《外台》卷九引《古今录验》

0953 白芷、僵蚕药对方

方书：僵蚕＋白芷＝姜芷散《青囊秘传》

主治：外疡，眼癣风。《青囊秘传》

用法：生僵蚕、白芷各等份，上为末。外疡之由风痰湿者，可摊入膏药中用，亦可用姜、醋调敷；眼癣风，用姜汁调涂。《青囊秘传》

附方：①白芷、密陀僧药对方

方书：白芷＋密陀僧＝未名方《简便方》

主治：鼻内生疮。《简便方》

用法：密陀僧、香白芷等份，为末。蜡烛油调涂之。《简便方》

②白芷、圆眼核药对方

方书：白芷＋圆眼核＝妙灵丹《外科方外奇方》卷四

主治：湿烂蛇疮。《外科方外奇方》卷四

用法：白芷四两（炒黑，研末）、圆眼核四两（炒黑存性），上为末。干者香油调搽，湿者干掺。《外科方外奇方》卷四

0954 白芷、明矾药对方

方书：明矾＋白芷＝白银锭子《万病回春》

功效：消肿止漏。

主治：痔漏。

痔漏，止有一孔者，用此药不过十日痊愈，又不作痛，神效。《万病回春》

用法：白芷三两、白矾一两，二味共研为细末，铁杓熔成饼，再入炭火煅，令净烟取出，去火毒，为末，用面糊和为锭子成条插入漏内，直透里痛处为止。每一日上三次，至七日为止，至九日疮结痂而愈。如漏未痊，用生肌药。《万病回春》

附方：白芷、栀子药对方

　　方书：白芷＋栀子＝冰灰散《何氏济生论》卷二；冰炭散《嵩崖尊生》卷六；缩毒散《普济方》卷二七八

　　主治：鼻衄不止。《何氏济生论》卷二

　　鼻血不止。《嵩崖尊生》卷六

　　诸般肿毒。《普济方》卷二七八

　　用法：山栀仁、香白芷等份，上为细末。吹少许于鼻中。《何氏济生论》卷二

　　栀子仁、白芷，上药为末。吹入鼻中。《嵩崖尊生》卷六

　　白芷二两、山栀二两半，上为细末。每服二钱，用酒调下，随病服。《普济方》卷二七八

0955 明矾、槐花药对方

　　方书：明矾＋槐花＝洗痔膏《疡医大全》卷二十三；槐花散《普济方》卷一八八；败毒散《卫生家宝汤方》、《博济方》卷三

　　功效：洗痔疮，用刀剪不疼痛。《疡医大全》卷二十三

　　主治：痔疮下血。

　　痔疮。《疡医大全》卷二十三

　　治脾毒下血。《卫生家宝汤方》

　　脾毒下血，脏腑疼痛，频行圊厕，后重里结。《博济方》卷三

　　酒毒吐血。《普济方》卷一八八引《余居士选奇方》

　　用法：槐花、明矾（或用胆矾）各一斤，先将槐花用河水熬取浓汁，滤清，复入净锅内，投矾于内熬至极稠，瓷罐收贮。每用少许，入开水内化开洗之。其痛立止。《疡医大全》卷二十三

　　槐花（炒黑色，存性一半）、明矾（枯，存二分性），上等份为末，每服一钱，乌梅一个，水一盏，煎至六分去滓，温服无时。《卫生家宝汤方》

　　槐花（炒）、白矾（烧存性）各等份（生时秤），上为末。每服一钱，加乌梅一个，水一盏，煎六分，去滓温服。《博济方》卷三

　　槐花一合（炒焦）、白矾五合（生），上研细，只作一服。水一碗，煎至半碗，温服。立效。《普济方》卷一八八引《余居士选奇方》

　　附方：寒水石、芒硝药对方

　　方书：寒水石＋芒硝＝消石散《世医得效方》卷七；寒水石散《外科理例》

　　主治：诸痔。《世医得效方》卷七

　　用法：寒水石、朴硝，上为末。以津润手指，点药敷疮。立效。《世医得效方》卷七

0956 明矾、雄黄药对方

　　方书：明矾＋雄黄＝雄黄丸《东坡良方》；二味拔毒散《医宗金鉴》；二生散《疡医

大全》；二味消毒散《外科大成》；坎离丹《解围元薮》；二味败毒散《药奁启秘》；矾黄散《圣济总录》卷一一四

功效：解毒。

主治：痈肿疮毒。

虫蛇兽毒及蛊毒。《东坡良方》

喉闭，吹乳，痈肿，恶疮。《疡医大全》

热疖、痱、痤、疥、疹、风湿痒疮。《外科大成》卷一

痈肿疮毒、疥痱等病。《医宗金鉴》

麻风。《解围元薮》

耳内脓水，疼痛不止。《圣济总录》卷一一四

用法：生明矾、生雄黄等份，于端午日研末，黄蜡和丸梧子大。每服七丸，熟水送下。《东坡良方》

生明矾、生雄黄各等份，上药研极细末。吹喉中吐出毒水，每日三次。治疮毒，用醋调或凉水调敷。《疡医大全》

生白矾一两、生雄黄二钱，上药研极细末。用醋调或凉水调敷。《外科大成》卷一

生明矾、生雄黄各等份，研为末，茶清调化，鹅翎蘸扫患处。《医宗金鉴》

明雄黄一两、明矾二两，为末。每服五分，热酒下。如难服，用黄米糊为丸，如梧桐子大。服三七日全愈，永无毒发。《解围元薮》卷四

矾石（晋州者，熬令汁枯）半两、雄黄（好者）一分，上为极细末。每用手指甲挑半字，先以绵杖子拭耳内令干，却滴生麻油一二点入耳内，仍以绵杖子蘸药末在耳内，不拘久近，只一二度愈。《圣济总录》卷一一四

附方：①甘草、明矾药对方

方书：明矾 + 甘草 = 解毒散《景岳全书》；一名国老饮

主治：治蛊毒及一切蛇虫恶兽所伤，重者毒气入腹，则眼黑口噤，手足强直。此药平易，不伤元气，大有神效，不可以易而忽之也。《景岳全书》

咽喉肿痛。《洪氏集验方》

小儿中蛊毒。《卫生总微》

用法：明矾、甘草各一两，上为末，每服二钱，不拘时冷水调下，亦可敷患处。《景岳全书》

白矾（飞过）、甘草（炙），各半两，为细末，干掺喉中，徐徐吞下。《洪氏集验方》

大甘草半两（生末）、晋矾一两（末），上拌匀。每服一钱或半钱，新汲水调下。吐出毒物效。《卫生总微》卷十五

②菖蒲、雄黄药对方

方书：雄黄 + 菖蒲 = 炼雄丹《医级》卷八

主治：疟疾，痢疾，暑湿诸候。《医级》卷八

用法：雄黄一斤（水煮七次）、菖蒲一两六钱，上为末，水法修合。每服五分，白汤送下。端午节修合尤佳。《医级》卷八

0957 雄黄、紫草药对方

方书：紫草＋雄黄＝二圣散《六科准绳》《赤水玄珠》；痘疔散《景岳全书》

功效：解毒。

主治：痘疔。

痘毒黑疔。《景岳全书》

痘疔。《赤水玄珠》

用法：紫草三钱、雄黄二钱为末。以胭脂汁调，银簪挑破，点之极妙。《景岳全书》

雄黄二钱、紫草三钱，上为末。用油胭脂调下；痘疔挑破，以此点之。《赤水玄珠》

附方：牡蛎、雄黄药对方

方书：雄黄＋牡蛎＝雄黄牡蛎散《医宗金鉴》卷六十八

主治：天蛇毒。初起闷肿无头，色红，痛如火燎。《医宗金鉴》卷六十八

用法：牡蛎四钱（煅）、明雄黄二钱，上研细，和匀。蜜水调浓，重汤炖温，涂于患指，日用五六次。《医宗金鉴》卷六十八

0958 青黛、雄黄药对方

方书：青黛＋雄黄＝青黛雄黄散《奇效良方》；青黄散《产宝诸方》、《赤水玄珠》卷二十六；久疟饮《仙拈集》；青黛散《普济方》卷三〇七

功效：解毒。

令毒气不聚。《三因方》卷十

主治：诸虫毒伤。

诸毒虫伤。《古今录验》

毒虫咬，及痈疽才作。《产宝诸方》

始觉中毒，及蛇虫咬，痈疽才作。《三因方》卷十

毒蛇伤。《普济方》卷三〇七

疟母。《赤水玄珠》卷二十六

用法：青黛、雄黄等份研末，新汲水服二钱。《古今录验》

青黛、雄黄各等份，上为细末。每服二钱，新汲水调下。《产宝诸方》调匀，点在所伤处，并细服其汁。《普济方》

青黛（澄去灰土）、雄黄（研细，飞过）各等份，上为极细末。每一岁用一分，空心及夜淡醋汤调下，块消其入即止。屡验屡效。《赤水玄珠》卷二十六

附方： 滑石、雄黄药对方

方书： 雄黄 + 滑石 = 神异膏《证治准绳·疡医》卷二

主治： 痈疽坏烂，及诸疮发毒。《证治准绳·疡医》卷二

用法： 雄黄五钱、滑石倍用，上为末。洗后掺疮上，外用绵纸覆盖相护，凡洗后破烂者，用此贴之。《证治准绳·疡医》卷二

0959 冰片、青黛药对方

方书： 青黛 + 冰片 = 青液散《幼幼新书》卷三十四引《家宝》

功效： 解毒。

主治： 口疮。

小儿、婴孺鹅口、重舌及口疮。《幼幼新书》卷三十四引《家宝》

用法： 青黛一钱、脑子少许，上为末。每用少许敷舌上。《幼幼新书》卷三十四引《家宝》

附方： ①蛤粉、寒水石药对方

方书： 寒水石 + 蛤粉 = 凝石散《杨氏家藏方》卷十四

主治： 汤火所伤，皮肉溃烂，赤焮肿疼，脓水不干，或疮痂未退，肌肤急痛，及诸恶疮，悉能收敛。《杨氏家藏方》卷十四

用法： 寒水石三两（煅成粉）、蛤粉一两，上研匀。每用鸡子清入生油调稀，以翎毛蘸药扫伤处。《杨氏家藏方》卷十四

②赤石脂、寒水石药对方

方书： 寒水石 + 赤石脂 = 水石散《古方汇精》卷二

主治： 一切汤火烫破。《古方汇精》卷二

用法： 寒水石、赤石脂各等份，上为末。用菜油调搽；破烂有水者，将末撒患处。《古方汇精》卷二

0960 马齿苋、青黛药对方

方书： 青黛 + 马齿苋 = 青苋膏《外科大成》卷二；青黛散《世医得效方》卷十九

功效： 清血热，解湿毒。

主治： 湿疮。

瘰疬、湿疮。《简便方》

由中下二焦风热所致的肾囊风，疙瘩作痒，搔之作痛，及妇人脐下连二阴生疮，状如马刀，痛出黄汁，食减身浮，二便涩滞。《外科大成》卷二

多食鱼虾，发风热，以致下部生湿疮，热痒而痛，寒热，大小便涩，食亦减，身面微肿。《世医得效方》卷十九

用法： 马齿苋四两杵烂，青黛一两，再研匀涂之。《简便方》

马齿苋四两（研烂）、青黛一两，研匀。涂之，稍干，再换。内再服八正散

尤佳。《外科大成》卷二

马齿苋四两（研烂），青黛一两，上为末。外涂，仍服八正散，每日三次。《世医得效方》卷十九

按语：可参第八章（医案）087 青黛合马齿苋案。

附方：青黛、五倍子药对方

方书：五倍子＋青黛＝青金散《济生方》卷五；清金散《丹溪心法附余》卷十二

主治：小儿白口疮，急恶，状似木耳。兼治痔疮。《济生方》卷五引王一郎方

用法：五倍子（去土垢）四两，青黛四钱，共为细末，好油调，鸦羽扫口向咽喉，流入咽喉中，疮烂，次日便下。兼治痔疮亦佳。《济生方》卷五引王一郎方

0961 寒水石、青黛药对方

方书：青黛＋寒水石＝青金散《普济方》卷二七四

功效：清热解毒。

主治：热毒疮疡。

一切热毒，脓窝疮。《普济方》卷二七四

用法：青黛一两、寒水石一两（煅过，酥为度），上为细末。用香油调搽。《普济方》卷二七四

附方：白芷、寒水石药对方

方书：白芷＋寒水石＝截风散《全幼心鉴》

主治：小儿丹瘤，游走入腹必死。初发，急以截之。《全幼心鉴》

用法：白芷、寒水石为末，生葱汁调涂。《全幼心鉴》

0962 黄柏、青黛药对方

方书：青黛＋黄柏＝绿云散《景岳全书》；绿袍散《万病回春》；柏黛散《洞天奥旨》卷十三

功效：清热解毒。

主治：疮毒。

心脾有热，口舌生疮。《本草衍义》

日晒疮，火斑疮。《洞天奥旨》卷十三

耳疳出汁。《谈野翁方》

口疮烂臭久不愈。《景岳全书》

口疮。《仙拈集》

用法：蜜炙黄柏、青黛各一份为末，生龙脑一字掺之。

黄柏（蜜炙）、青黛等份，为细末，临卧用少许掺舌咽津妙。《景岳全书》

黄柏一两、青黛三钱，为细末，搽患处噙之，吐出涎立愈。《万病回春》

黄柏二钱、青黛二钱，各研末，麻油调搽。《洞天奥旨》卷十三

黄柏（蜜炙赤）五钱，青黛一分，上为末。频擦患处。《仙拈集》

附方：黄柏、人中白药对方

方书：人中白＋黄柏＝人中白散《证治准绳》

主治：口舌生疮。《证治准绳》

用法：人中白（煅）一两、黄柏（炒黑）三钱，研为末，搽口内。《证治准绳》

0963 黄柏、栀子药对方

方书：栀子＋黄柏＝解毒散《疡疡机要》卷下

功效：清热解毒。

主治：疮毒。

一切疮毒风疹痒痛。《疡疡机要》卷下

用法：黄柏（炒）、栀子各等份，上为末。水调搽。若破而脓水淋漓，用当归膏或烛油调搽。《疡疡机要》卷下

附方：黄柏、僵蚕药对方

方书：黄柏＋僵蚕＝黄柏散《证治准绳》；白蚕黄柏散《景岳全书》

主治：湿疮。《证治准绳》

口糜。《景岳全书》

用法：黄柏（蜜涂、炙干、去大毒）、白僵蚕（直者置新瓦上，下以火煿断丝，去大毒）各等份研为极细末，每用少许掺于疮上。《证治准绳》

黄柏（蜜炙）、白僵蚕（直者新瓦上焙干断丝），为细末，用少许敷疮上吐涎。《景岳全书》

0964 黄柏、黄芩药对方

方书：黄芩＋黄柏＝未名方《肘后方》

功效：清热解毒。

主治：男子阴疮。《肘后方》

用法：用黄柏、黄芩等份煎汤洗之。《肘后方》

附方：黄柏、明矾药对方

方书：黄柏＋明矾＝二圣散《走马疳急方》；枯矾散《普济方》卷三○一

主治：小儿脓疮，身不干。《简便方》

疳、臁疮。《普济方》卷三○一

走马疳，遍口生疮，作秽臭烂，延及咽喉，败坏甚速者。《走马疳急方》

用法：用黄柏末入枯矾少许，掺之即愈。《简便方》

黄柏末、枯矾末，和匀。干搽疮上。《普济方》卷三○一

黄山屠（即黄柏）、白羽（即白矾，烧存性）各等份，上为极细末用。《走马

疳急方》

0965 大黄、黄柏药对方

方书：大黄＋黄柏＝二黄膏《景岳全书》；二黄散《绛囊撮要》、《洞天奥旨》卷十二

功效：清热解毒。

主治：一切热疮。

一切肿毒热浮在外，或时气热壅者。《景岳全书》

坐板疮。《绛囊撮要》

汤烫疮。《洞天奥旨》卷十二

用法：黄柏、大黄各等份为末，用醋调敷，如干用水润之。《景岳全书》

大黄、黄柏，上药为末。入猪油共捣匀，搽患处。《绛囊撮要》

大黄（炒）、黄柏（火煅），上药各为细末。以鸡子清调之，搽上最妙。《洞天奥旨》卷十二

附方：槟榔、黄柏药对方

方书：黄柏＋槟榔＝未名方《普济方》

主治：鼻中生疮。《普济方》

用法：黄柏、槟榔为末，猪脂和敷。《普济方》

0966 黄柏、乳香药对方

方书：乳香＋黄柏＝未名方《普济方》

功效：活血解毒。

主治：鬈毛毒疮。

鬈毛毒疮生头中，初生如蒲桃，痛甚。《普济方》

用法：黄柏一两、乳香二钱半，为末，槐花煎水调作饼，贴于疮口。《普济方》

附方：寒水石、黄柏药对方

方书：黄柏＋寒水石＝蛾黄散《济生方》

主治：赤白疮疼唇破、热疮。《济生方》

用法：黄柏（去皮）、寒水石（烧），各等份，为细末，干贴口疮上，涂唇上。或诸疮上。《济生方》

0967 黄柏、乌头药对方

方书：乌头＋黄柏＝神功散《医宗金鉴》；乌头汤《普济方》；乌头散《医心方》；神效散《简明医彀》

功效：破湿凝，解热毒。

主治：痈疽疔毒。

痈疽肿毒。《濒湖集简方》

陷甲割甲成疮，连年不瘥。《普济方》

鼠瘘及痈。《医心方》

痈疽、发背，一切疔毒并瘰疬已成未成者。《简明医觳》卷八

用法：黄柏皮（炒）、川乌头（炮），等份为末，唾调涂之，留头，频以米泔水润湿。《濒湖集简方》

川乌头尖、黄柏各等份，上为末。洗了贴药。《普济方》卷三〇〇引《肘后方》

乌头一两、黄柏二两，上药治下筛。酒服一刀圭，日八夜四，令药热相继。初得痈即服良。《医心方》卷十六引《古今录验》

川乌（炮，去皮脐）、川黄柏（炙，去粗皮），上为末。唾调，唾少，漱口水调，敷患处。四围留头，药干用米泔不住润湿。已成溃烂，先以槐枝、艾叶煎汤洗净，以香油润之，日换一次。脓出无挤，痛减生肌，腐肉自落，不落剪去，不宜用针。发背不宜贴膏药。忌怒气、房室、孝服、体气、饮酒人。忌一切发气热毒物。脑疽、对口不必洗，逐次添药，恐进风。《简明医觳》卷八

按语：湿凝则肿，热壅则烂。破湿可通气，清火可凉血。气通血凉，痈毒自除。

附方：草乌、黄柏药对方

方书：草乌＋黄柏＝神功散《景岳全书》

主治：诸发背痈疽及诸疮不问肿溃皆效。《景岳全书》

用法：黄柏（炒）、草乌（炒）各一两，为末，用漱口水调入香油少许，搽患处，如干仍用水润之。《景岳全书》

0968 草乌、乌头药对方

方书：乌头＋草乌＝二乌散《瑞竹堂方》卷五；二乌膏《永类钤方》；霹雳箭《理瀹骈文》

功效：破湿通阳，解凝排毒。

通阳。《理瀹骈文》

主治：湿毒凝结证候。

发背、蜂窝、疔疮、便毒。《瑞竹堂方》卷五

消恶毒诸疮。《永类钤方》

冷秘，大便不通。《理瀹骈文》

用法：川乌头一个、草乌头一个，上将新瓦一块，新汲水一桶，将二乌并瓦浸于水桶内。如无新瓦，于屋上取净瓦亦可。候瓦湿透，即将川乌、草乌于瓦上磨成膏。用磨药手挑药贴于疮口四周；如未有疮口，一漫涂药如三四重纸厚，上用纸条透孔贴盖。如药干，用鸡翎蘸水扫湿，如此不过三度。《瑞竹堂方》卷五

川乌、草乌，上为末。葱蘸塞谷道内。《理瀹骈文》

附方：白芷、乌头药对方

　　方书：乌头＋白芷＝白芷散《普济方》卷四十四

　　主治：头痛及目睛痛。《普济方》卷四十四

　　用法：白芷四钱、生乌头一钱，上为末。每服一字，茶调下。有人患眼睛痛者，先含水，次用此药搐入鼻，其效更速。《普济方》卷四十四

0969 赤芍、当归药对方

　　方书：赤芍＋当归＝乳痈膏《医方类聚》卷二一九引《吴氏集验方》

　　功效：清热活血消肿。

　　主治：痈疽。

　　妇人乳痈，及痈疽发背，一切恶疮，打仆伤损。《医方类聚》卷二一九引《吴氏集验方》

　　用法：川当归、赤芍药各八钱，上药用麻油半斤，浸二味一宿，次日慢火熬药紫黑色，又入柳枝二百寸，向阳乘下嫩者，再同前药煎柳枝黑色，去其诸药，以绵滤过，入炒黄丹四两，油内煎，慢火煎，不住手用柳木棒打之，熬数沸略变黑色，入乳香一块如皂子大，再打，用滴在水中成珠子，即倾出，瓷盒收。《医方类聚》卷二一九引《吴氏集验方》

　　按语：痈疽恶疮必热毒瘀血、痹塞经络而疼痛不已，本药对方赤芍凉血活血、消痈散肿，配以当归养血活血、通经止痛。故取效甚佳。

　　附方：槟榔、苦参药对方

　　方书：苦参＋槟榔＝苦参散《医统》卷八十一

　　主治：一切脓疥湿热疮疡。《医统》卷八十一

　　用法：苦参（为细末）、槟榔（末）各等份，湿疮干搽，干疥柏子油搽上。《医统》卷八十一

0970 石膏、细辛药对方

　　方书：石膏＋细辛＝二辛煎《景岳全书》卷五十一

　　功效：清火止痛。

　　主治：胃火牙痛。

　　阳明胃火，牙根、口舌肿痛不可当。《景岳全书》卷五十一

　　胃热龈浮，肾热齿蛀，肿胀疼痛。《医级》

　　用法：北细辛三钱，生石膏一两，二味用水二碗，煎一碗，乘热频漱之。《景岳全书》卷五十一

　　按语：石膏清泻胃火，佐以细辛辛散止痛，故治胃火牙痛甚妙。

　　附方：黄连、僵蚕药对方

　　方书：僵蚕＋黄连＝二物散《圣济总录》卷一一七

　　主治：重舌木舌。《陆氏积德方》

口疮。《圣济总录》卷一一七

用法：僵蚕一钱，黄连（蜜炒）二钱，为末。掺之，涎出为妙。《陆氏积德方》

白僵蚕、黄连各等份，上为末。临卧掺口内。《圣济总录》卷一一七

0971 大黄、硫黄药对方

方书：硫黄＋大黄＝颠倒散《医宗金鉴》卷六十五

功效：解毒。

主治：酒渣鼻。

肺风粉刺，酒渣鼻。《医宗金鉴》卷六十五

用法：大黄、硫黄各等份，研细末，茶水调敷。《医宗金鉴》卷六十五

按语：硫黄以毒攻毒，大黄泻火解毒。

附方：硫黄、松香药对方

方书：硫黄＋松香＝乌云膏《外科大成》卷三；松硫丸《女科辑要》卷上

主治：头癣，脓疥，下部寒湿疮，胎疮，奶癣。《外科大成》卷三

赤白浊、赤白带日久不愈，无热症者。《女科辑要》卷上（王孟英按：此方究宜慎用。）

用法：松香末二两、硫黄末一两，和匀，香油拌如糊，摊南青布条上，少半指厚，卷成条线扎之，再用油浸一日，取出，刮去余油，以火点着一头，下以粗碗按之，其布灰陆续剪去，取所滴药油浸冷水内一宿，出火毒。搽用。《外科大成》卷三

松香、硫黄，铁铫内溶化，将醋频频洒上，俟药如饴，移铫置冷处，用冷水濡手，丸如豆大，必须人众方可，否则凝硬难丸。每服一钱。《女科辑要》卷上

0972 苦参、硫黄药对方

方书：硫黄＋苦参＝参硫散《青囊秘传》

功效：攻毒。

主治：梅毒。

梅花风。《青囊秘传》

用法：苦参一钱、西硫黄二分，猪胆汁调搽。《青囊秘传》

按语：硫黄以毒攻毒、苦参清热解毒，故合用则攻毒、拔毒、解毒。

附方：硫黄、蟾酥药对方

方书：硫黄＋蟾酥＝拔疔散《外科证治全书》卷四

主治：疔疮，烦躁闷乱，或憎寒头痛，或呕吐恶心，或肢体拘急。《外科证治全书》卷四

用法：硫黄、蟾酥各等份，上为细末。葱汁和蜜为丸，如小米大，宜带长，以便插入疔疮内。《外科证治全书》卷四

0973 硫黄、吴茱萸药对方

方书：硫黄 + 吴茱萸 = 二美散《外科证治全生集》；二妙散《仙拈集》卷四；二妙丹《外科方外奇方》卷三；茱萸散《普济方》卷三六一

功效：破湿解凝，通阳止痛。

主治：阴湿凝滞，阳气不通。

小儿肾缩，乃初生受寒所致。《太平圣惠方》

专治癞疥脓窠间杂者。《外科证治全生集》卷四

儿生七日肾痛，乃初生受寒气。《世医得效方》卷十一

用法：吴茱萸、硫黄各半两，同大蒜研，涂其腹。《太平圣惠方》

吴茱萸（焙）、硫黄各等份，上为研极细如面。临用以右手中指罗纹粘满香油，蘸药入左手心，合掌摩擦，每日三次，愈后再擦三四日，不发。《外科证治全生集》卷四

硫黄、茱萸各半两，上为末。研大蒜薄涂其腹，仍以蛇床子熏子。《世医得效方》卷十一

按语：硫黄、吴茱萸二味皆辛燥酷烈之品，合用则破湿解凝之功尤强，故有通阳止痛之效。

附方：葱白、乳香药对方

方书：乳香 + 葱白 = 未名方《山居四要》

主治：玉茎作肿。《山居四要》

阴囊肿痛。《普济方》

用法：乳香、葱白等份，捣敷。《山居四要》

葱白、乳香捣涂，实时痛止肿消。《普济方》

0974 鸡内金、郁金药对方

方书：郁金 + 鸡内金 = 二金散（王冰方）《圣济总录》

功效：消肿解毒。

主治：腮疮。

大人、小儿蚀透腮颊，初生如米豆，名金腮疮。忌米食。《圣济总录》卷一三二

用法：鸡内金（焙）、郁金各等份，上二味，捣罗为散。先用盐浆水漱口。然后掺患处（一作吹之）。《圣济总录》卷一三二

按语：《圣济总录》称金腮疮。《奇效良方》称含腮疮。

0975 白及、郁金药对方

方书：郁金 + 白及 = 枯痔水澄膏《景岳全书》

功效：活血枯痔。

主治：痔疮。

痔疮。《景岳全书》

用法：郁金、白及各一两，二味为细末，如患内痔，候登厕时翻出在外，用温汤洗净，侧卧于床，其痔即出，用蜜水调药，涂谷道四边好肉上，留痔在外，以纸盖药上，良久然后用枯药搽痔上，仍用笔蘸温水于纸上润之，勿令药干及四散。《景岳全书》

附方：黄连、郁金药对方

方书：郁金 + 黄连 = 双金散《魏氏家藏方》

主治：痔疮。虚弱之人已用枯痔药，痔上忽有些小疼痛。《魏氏家藏方》

用法：黄连、郁金各等份，上为细末。用蜜水调敷痔头上。《魏氏家藏方》卷七引《李防御五痔方》

0976 白及、五灵脂药对方

方书：五灵脂 + 白及 = 水沉膏《普济方》

功效：活血解毒。

主治：诸疮。

诸疮。《普济方》卷二七二

用法：五灵脂、白及各等份，上为细末。用新水调，搽在纸花上贴之。《普济方》卷二七二

附方：①五灵脂、雄黄药对方

方书：五灵脂 + 雄黄 = 灵脂散《朱氏集验方》卷十五；去苦散《洞天奥旨》卷十六

功效：解虫毒。《洞天奥旨》卷十六

主治：毒蛇所伤，良久之间已昏困。《本草衍义》卷十七

用法：五灵脂一两、雄黄半两，上为末，每服二钱，以酒调下。以滓涂咬处，甚者再服。《本草衍义》卷十七

按语：可参第八章（医案）019 五灵脂合雄黄案。

②白及、香附药对方

方书：香附 + 白及 = 香附散《青囊秘传》

主治：皮肤色白木硬之症。《青囊秘传》

用法：香附一斤、白及四两，上为末。葱白、生姜汁调服。或再将麸皮炒热熨，随症用。《青囊秘传》

0977 木香、生地黄药对方

方书：木香 + 生地黄 = 令内消方《普济本事方》卷六；木香饼《外科正宗》《景岳全书》；地黄膏《沈氏尊生书》；内消散《保婴撮要》；香地膏《卫生鸿宝》卷六

功效：行气凉血消肿。

主治：气滞血热肿痛。

打仆伤损，及一切痈肿未破。《普济本事方》卷六

一切气滞结肿，或痛或闪腰及风寒所伤作痛并效。《景岳全书》

妇人气滞，结肿闪肭，风寒所伤作痛。《校注妇人良方》卷二十四

用法：生地黄（研如泥成膏）、木香（细末），上以地黄膏随肿大小摊于纸上。掺木香末一层。又再摊地黄。贴肿上。不过三五次即愈。《普济本事方》卷六

木香五钱，生地黄一两，以木香为末，生地黄杵膏和匀，量患处大小作饼置肿处，以热熨斗熨之。《景岳全书》

生地（捣膏）、木香（研末），以膏随肿大小摊纸上。掺木香末一层。再加摊膏，贴患处。不过三五换即愈。《沈氏尊生书》

木香五钱，生地黄一两，木香为末，地黄杵膏和匀，量患处大小作饼。置肿处，以热熨斗熨之。《校注妇人良方》卷二十四

按语：本药对方原载《普济本事方》，无方名，仅称"令内消方"。据《本事方释义》说："生地黄气味甘苦微寒，入手足少阴、厥阴，能凉血；木香气味辛温，入足太阴，能疏滞，打伤仆损、痈肿未破者，皆能内消。大凡损伤痈肿，必因气血不消畅，今气既得疏，血亦流行，肿岂有不消者哉？"

附方：生地黄、皂荚药对方

方书：生地黄＋皂荚＝皂角散《奇效良方》

主治：多食蟹及动风之物，齿间肉壅出。《奇效良方》

用法：生地黄汁一碗，猪牙皂角数锭。将猪牙皂角于火上炙令极热，蘸地黄汁，再炙再蘸，令汁尽，为细末。敷壅肉上，即消缩。又用朴硝为末，敷壅肉上，消之尤快。《奇效良方》

按语：可参第八章（医案）026 生地黄合皂角案。

0978 木香、麝香药对方

方书：木香＋麝香＝过街笑《万病回春》

功效：行气活血止痛。

主治：闪腰痛。

闪腰痛。《万病回春》

用法：木香一钱，麝香三厘，二味为末吹鼻。右边吹左鼻，左边吹右鼻。令病人手上下和之。《万病回春》

按语：木香行气导滞、麝香活血散结，合用故能治闪腰痛。

附方：香附、麝香药对方

方书：香附＋麝香＝香附饼《医学心悟》卷五

主治：乳痈，及一切痈肿。《医学心悟》卷五

用法：香附（细末，净）一两、麝香二分，上为末。以蒲公英二两煎酒，去滓，以酒调药，顿热敷患处。实时消散。《医学心悟》卷五

0979 蟾酥、麝香药对方

方书：蟾酥 + 麝香 = 针头散《普济方》卷二七五引《肘后方》

功效：解毒。

主治：疮毒。

疮疡焮肿木硬。《普济方》卷二七五引《肘后方》

用法：蟾酥、麝香各一钱，上为细末，以儿乳汁调和如泥，入瓷盒内盛。干不妨，每用以唾津调，拨少许于肿处，更以药敷之。毒气自出，不能为疮，虽有疮亦轻也。《普济方》卷二七五引《肘后方》

附方：僵蚕、麝香药对方

方书：僵蚕 + 麝香 = 白僵蚕散《圣济总录》卷一二一

主治：风毒壅滞，齿龈虚肿出血，宣露疼痛。《圣济总录》卷一二一

用法：白僵蚕八两（盐末八两，炒令黄，去盐，为细末）、麝香（细研）半两，上为末。每用少许揩齿，良久以荆芥汤稍热漱口，冷吐去。《圣济总录》卷一二一

0980 地龙、麝香药对方

方书：地龙 + 麝香 = 立效散《圣济总录》

功效：活血通络。

主治：偏头痛。

偏头痛。《圣济总录》

用法：地龙（去土，炒，为末）一两，麝香少许（研），上二味，再同研匀。每次用五分，掺纸上作纸捻，于灯上烧，随痛左右熏鼻。《圣济总录》

按语：地龙体滑下行、通络凉血，麝香芳香走窜、活血散结，二味合用则开窍通闭之力益胜，故能止偏头痛。

附方：蝉蜕、麝香药对方

方书：蝉蜕 + 麝香 = 保安散《普济方》卷三五六

主治：耳内出脓。《海上方》

因漏胎胞干，难产横逆不顺。《普济方》卷三五六

用法：蝉衣半两（烧存性），麝香半钱（炒），共为末，绵裹塞之。追出恶物，效。《海上方》

蝉蜕不拘多少，真麝香少许。用蝉蜕灯上烧存性，研入麝香。每服半钱，临时以淡醋汤调下。《普济方》卷三五六

0981 地龙、芒硝药对方

方书：地龙 + 芒硝 = 蟠龙散《景岳全书》

功效：清热凉血。

主治：阳证脱肛。

阳证脱肛肿痛。《景岳全书》

用法：地龙晒干一两，风化硝二两，为末。每用一二钱，肛门湿则干掺，燥则清油调搽。先以见肿消，生葱煮水，候温洗，轻轻拭干，然后敷药。《景岳全书》

按语：地龙、芒硝二味药向下行泄热，故于脱肛赤热肿痛甚宜。

附方：僵蚕、茯苓药对方

方书：僵蚕＋茯苓＝蚕号散《婴童百问》

主治：初生小儿，七日不食乳，名曰撮口。《婴童百问》

用法：僵蚕四个（去嘴，略炒），茯苓少许，上药为末。蜜稠调，抹儿口内。《婴童百问》

0982 地龙、蜈蚣药对方

方书：地龙＋蜈蚣＝二虫膏《圣济总录》卷一四八

功效：解蛇毒。

主治：蛇毒。

蛇咬，毒气攻心迷闷。《圣济总录》卷一四八

用法：地龙五枚、蜈蚣一枚（赤足者），上药相和捣烂，敷患处。《圣济总录》卷一四八

附方：僵蚕、全蝎药对方

方书：僵蚕＋全蝎＝七星散《圣济总录》卷一三七

主治：诸癣。《圣济总录》卷一三七

用法：干蝎、白僵蚕各七枚。上为散。每服三字，用好酒一盏，入羊蹄根汁并蜜少许调服。晡时一浴，仍用羊蹄根淬揩浴。《圣济总录》卷一三七

0983 艾叶、首乌药对方

方书：首乌＋艾叶＝何首乌洗汤《圣济总录》卷一三六；何首乌散《御药院方》卷八

功效：解毒。

解痛生肌。《博济方》卷五

解疮毒。《御药院方》卷八

主治：疥疮。

疥癣满身，不可治者。《博济方》卷五

风痒疮，搔之汁出。《御药院方》卷八

用法：何首乌、艾叶等份，水煎浓汤洗浴。甚能解痛，生肌肉。《博济方》卷五

何首乌四两、艾叶，上为粗末。每用水一大碗，入艾叶拌炒，煎至半碗，入药末一大匙，再煎三二沸，去滓，热洗拭干。后敷贴艾煎膏。《御药院方》卷八

附方： 茄蒂、首乌药对方

方书： 首乌 + 茄蒂 = 茄蒂汤《古方选注》卷下

主治： 对口疮。《先醒斋医学广笔记》卷三

用法： 鲜茄蒂七个，鲜何首乌轻重等份，水二钟，煎八分，一服出脓，再服收口。《先醒斋医学广笔记》卷三

按语： 鲜茄蒂味甘寒，缓火毒，散恶血，能收束头颈之疮口；鲜何首乌味苦涩，疡科名红内消，亦取其收敛精气，仲淳力赞是方，深得消毒收口之秘。《古方选注》卷下

0984 蟾酥、雄黄药对方

方书： 蟾酥 + 雄黄 = 保生锭子《医学入门》卷八；酥雄救命丹《痘疹仁端录》卷十四

功效： 解毒。

主治： 疔疮。

发背体虚，及妇人胎前产后毒浅者。《医学入门》卷八

疔疮危证，及身上四肢疼痛。《痘疹仁端录》卷十四

用法： 蟾酥三钱、雄黄二钱，上为末，用青桑皮二两同捣为丸，每丸六分重，捻作锭子，朱砂为衣，阴干。如疔疮，用冷葱汤磨服八分，仍用冷葱汤漱口咽下；外用针刺开疔头，将锭子一分，填入疔内，被盖出汗，二日烂出即愈。如发背，亦用冷葱磨服，再磨二分敷患处，被盖汗出。患者即愈。《医学入门》卷八

真蟾酥、明雄黄各等份，上以银簪挑断疔脚，或身上四肢有痛处，用瓷锋砭破，将药敷上。恶血随流，毒气尽出，不致攻心。《痘疹仁端录》卷十四

附方： 蟾酥、牛黄药对方

方书： 蟾酥 + 牛黄 = 蟾酥线《圣济总录》卷一一七

主治： 口疮。《圣济总录》卷一一七

上下腭生疮，不可食者。《普济方》

用法： 蟾酥二片、牛黄末一钱匕。以水半盏，将蟾酥浸化为水，更入牛黄末搅匀，以丝线五十条，就药中浸一宿，阴干。每取一条含，吐津。《圣济总录》卷一一七

0985 苍耳子、乌梅药对方

方书： 苍耳子 + 乌梅 = 拔疔围药《疮疡经验全书》卷四

功效： 解毒拔疔。

主治： 痈疽疔毒。

痈疽，发背。《疮疡经验全书》卷四

用法： 苍耳子（捣烂）、霜梅肉，和匀。贴疔上。《疮疡经验全书》卷四

附方： 苍耳子、乌鱼药对方

方书：苍耳子＋乌鱼＝乌龙汤《解围元薮》卷四

主治：风病。《解围元薮》卷四

用法：苍耳子一斗、乌鱼一个（重二斤者），上药同煮，取鱼食之，以汤洗浴。病重者二三十次即愈。《解围元薮》卷四（乌鱼不知是否为乌贼）

0986 海螵蛸、蒲黄药对方

方书：海螵蛸＋蒲黄＝蒲黄散《济生方》；乌黄散《普济方》；二妙散《绛囊撮要》

功效：止血。

主治：舌肿出血。

舌忽然硬肿，或血出如涌。《济生方》

舌肿出血如泉。《简便单方》

阴囊湿痒。《医宗三法》

舌忽然肿硬，或出血如涌。《普济方》卷五十九

舌肿强。《太平圣惠方》卷三十六

舌肿出血。《绛囊撮要》

用法：炙蒲黄、海螵蛸，为细末，每用少许，涂舌上，瘥。《济生方》

乌贼骨、蒲黄各等份，炒为细末。每用涂之。《简便单方》

乌贼骨、蒲黄，为粉扑之。《医宗三法》

乌贼骨、蒲黄各等份，上为末。敷舌上。《普济方》卷三〇〇引《直指方》

蒲黄（炒黑）、海螵蛸各等份，上为细末。涂患处。另用石膏三钱，薄荷五分，煎汤含之。《绛囊撮要》

按语：瘀阻舌络，是以肿硬；络破血溢，是以血涌。本药对方蒲黄散瘀止血，深中病机。复以海螵蛸收涩止血，又为末涂舌，使药力直达患处，故取速效。

附方：①龙骨、蒲黄药对方

方书：龙骨＋蒲黄＝蒲黄散《鸡峰普济方》卷十

主治：九窍、四肢、指歧间出血。《太平圣惠方》卷三十七

用法：蒲黄一两（微炒）、龙骨一两（烧赤），上为细散。每服二钱，糯米粥饮调下。《太平圣惠方》卷三十七（《鸡峰普济方》卷十用法：上为细末，干搐鼻中。）

②海螵蛸、明矾药对方

方书：海螵蛸＋明矾＝乌白散《卫生宝鉴》；未名方《备急千金要方》

主治：蝎螫痛不可忍。《卫生宝鉴》卷二十

用法：乌鱼骨一两、白矾二钱，上为极细末。不以多少，搐鼻。如在右者左鼻孔内搐之；在左者，右鼻孔搐之。《卫生宝鉴》卷二十（乌鱼骨不知是否为乌贼骨，即海螵蛸）

0987 蜂蜜、羊胆药对方

方书： 羊胆 + 蜂蜜 =（赵谦）二百味草花膏《医方集解》；草花膏《医级》卷八

功效： 清热明目。

主治： 目赤肿痛。

目赤流泪，或痛或痒，昼不能视，夜恶灯光。《医方集解》

目赤肿痛。《医级》卷八

用法： 羯羊胆、蜂蜜，入蜜胆中，蒸熟候干，细研为膏。每含少许，或点目中。又法，腊月入蜜胆中，纸笼套住，悬屋檐下，待霜出，扫取点眼。《医方集解》

羊胆一具、蜂蜜二钱，蜜入胆内，搅匀，点两眼角，或研冰片一分加入。《医级》卷八

按语： 羊食百草，蜂采百花，故称二百味草花膏。

可参第八章（医案）095 羯羊胆合蜂蜜案。

0988 槐花、黄连药对方

方书： 黄连 + 槐花 = 洗轮散《普济方》卷七十三引《仁存方》；脏连丸《外科大成》卷二

功效： 清热、燥湿、凉血。

主治： 烂睑眼（外用）；痔疮下血（内服）。

烂睑眼。《普济方》卷七十三引《仁存方》

痔漏，肠风下血，及水泻痢疾。《外科大成》卷二

用法： 黄连十文、槐花少许，上为细末。入轻粉十文拌匀，以生男儿乳汁和之，用小盏盛于甑上蒸，候饭蒸熟，取帛裹药，于眼上拭三两次即效；干拭之，屡验。《普济方》卷七十三引《仁存方》

黄连一斤、槐花半斤，上为末。用雄猪肥壮大肠，以酒醋洗净，入药扎两头；次用韭菜五六斤，一半铺甑底，药肠盘于上，一半盖之，文火蒸之，以脂肠化尽、肠皮如油纸薄为度；去肠取药晒干，稀糊为丸，如梧桐子大。每服三钱以白滚汤送下，一日二次。《外科大成》卷二

按语： 外用内服皆取其清热燥湿凉血之力。《太平圣惠方》有黄连、槐子药对方（0887 附方）类同。

附方： ①黄连、人乳药对方

方书： 黄连 + 人乳 =（丹溪）点眼方《医方集解》；乳连膏《医统》；退赤露《眼科锦囊》卷四

主治： 阳证目疾。《医方集解》

疫眼上冲眼目，属热者。《眼科锦囊》卷四

目中百病。《医统》卷六十一引丹溪方

用法： 黄连、人乳，浸点，或煎点，或加朴硝。《医方集解》

黄连、人乳汁，上浸点，或煎点，或加朴硝亦可。《眼科锦囊》卷四

黄连膏半杯、乳汁一杯，上药和匀，入瓷罐，少加冰片，埋地中七日。点目。《医统》卷六十一引丹溪方

②黄连、梨药对方

方书： 黄连＋梨＝点眼水膏《续本事》卷四；复明膏《玉案》卷三

主治： 眼疾。《续本事》卷四

一切翳障及时气眼疾。《玉案》卷三

用法： 鹅梨（道按鹅梨，即梨肥大者）一个。鹰爪黄连半两，上用砂瓶一只，先入梨，次入黄连末，候初冬第一次下雪时，取雪满铺入砂瓶内，油单封口，入地五寸深，候立春日交春时候过了取出。点眼，或温过洗。妙。《续本事》卷四

川黄连五斤（煎极浓，去滓）、秋梨二十斤（取汁），二汁同雪水熬成膏，入熟蜜一斤，人乳五碗，羊胆汁一碗，和匀，晒微干成饼。用井花水磨点。《玉案》卷三

③黄连、甘蔗汁药对方

方书： 黄连＋甘蔗汁＝点眼黄连膏《圣济总录》卷一〇三；黄连煎《普济方》卷七十四

主治： 眼目暴赤，碜涩疼痛。《圣济总录》卷一〇三

用法： 甘蔗汁二合、黄连（捣碎）半两，上药于铜器中，以慢火养，令汁涸去半，以绵滤去滓。每日点眼两次。《圣济总录》卷一〇三

0989 槟榔、黄连药对方

方书： 黄连＋槟榔＝神助散《圣济总录》卷一二七；槟榔散《圣济总录》卷一三九；黄连散《圣济总录》卷一七八；秦王背指散《养老奉亲书》

功效： 清热燥湿，破气导滞。

主治： 痈疽（外用）；痢疾（内服）。

痈疽肿毒，已溃未溃皆可用。《王氏易简方》

瘘疮，十余年不愈。《圣济总录》卷一二七

金疮血出痛甚。《圣济总录》卷一三九

小儿赤白痢。《圣济总录》卷一七八

用法： 槟榔、黄连等份为末，以鸡子清调搽之。《王氏易简方》

槟榔、黄连（去须），上为末，先用活鳝鱼一条，掷于地，候鳝困盘屈，以竹针五七枚贯之。覆疮。良久取视，当有白虫数十如针着鳝上，取去复覆之，如此五六度即已，用药量多少复之。《圣济总录》卷一二七（《普济方》本方用槟榔、黄连各等份）

白槟榔（锉）、黄连（去须）各一两，上为散。敷之。血断痛止。《圣济总录》卷一三九

黄连（去须）、槟榔（锉），上为散。如患赤痢，黄连末二钱匕、槟榔末一钱匕；白痢，黄连一钱匕、槟榔二钱匕，和匀，每服半钱匕，以米饮调下，量儿大小加减。《圣济总录》卷一七八

按语：黄连清热燥湿、槟榔破气导滞，合用内服治痢、外用治痈。一方多能也。

附方：①黄连、五倍子药对方

方书：黄连＋五倍子＝黄连散《疡疮机要》卷下

主治：疡疮。《疡疮机要》卷下

用法：黄连五两、五倍子一两，上为末。唾津调涂。《疡疮机要》卷下

②黄连、皂荚药对方

方书：黄连＋皂荚＝治肘疽方《刘涓子鬼遗方》

主治：肘疽。《刘涓子鬼遗方》

用法：黄连、皂荚各等份（炙，去皮、子），二味捣下，和以淳苦酒调令如泥，涂满肘，以绵厚薄之，日三易良。《刘涓子鬼遗方》

0990 黄连、密陀僧药对方

方书：黄连＋密陀僧＝宣连散、双圣散《普济方》卷三〇〇引《直选方》；神授丸《杨氏家藏方》卷十；面饼丸《世医得效方》卷七；神效丸《普济方》卷一七六

功效：清热敛疮。

主治：臁疮。

足疮，臁疮。《百一选方》卷十二胡上舍方

消渴。《杨氏家藏方》卷十

用法：宣黄连（碾细）、密陀僧（别研）各等份，和匀。每用时先以葱、盐煎汤洗疮上，然后敷药；若疮干时使少清麻油调涂之。《百一选方》卷十二胡上舍方

密陀僧二两（研）、黄连（去须）一两，上为细末，汤浸蒸饼为丸，如梧桐子大。每服五丸，日加五丸，至三十丸止，临卧用出了蚕的空茧子并茄子根煎汤下。渴止住药。《杨氏家藏方》卷十

附方：①黄连、杏仁药对方

方书：黄连＋杏仁＝杏连散《济生续方》

主治：风热上攻，羞明涩痛。

用法：黄连（去须）一钱，捶碎；杏仁七粒，捶碎。用水半盏，以二药在内，安饭上蒸一时久，澄清，放温，洗了用纸盖覆，频频洗之。《济生续方》

②黄连、牡蛎药对方

方书：黄连＋牡蛎＝隐居效方疱疮方《肘后备急方》

主治：脓疱疮。《肘后备急方》

用法：黄连水煎调牡蛎粉末外涂。《肘后备急方》

0991 黄连、款冬花药对方

方书：黄连＋款冬花＝津调散《三因方》卷十五

功效：清热解毒。

主治：疮毒。

妒精疮，脓汁淋漓，臭烂者。《三因方》卷十五

用法：黄连、款冬花各等份，上为末。以地骨皮、蛇床子煎汤洗，用软帛挹干，以津调药敷之。忌用生汤洗之。《三因方》卷十五（《普济方》有麝香少许。）

附方：①黄连、细辛药对方

方书：黄连＋细辛＝兼金散《三因方》

主治：口舌生疮。《三因方》

用法：外用，为末掺之，漱涎甚效。《三因方》

②黄连、芒硝药对方

方书：黄连＋芒硝＝点眼黄连膏《圣济总录》

主治：散发生细疮方。《孙真人千金方》

积年风热毒气不散，目眦赤烂碜痛。《圣济总录》

用法：黄连、芒硝各五两，上二味，以水八升煮黄连，取四升，去滓，纳芒硝，以布取帖疮上，数数易之，多少皆着之。《孙真人千金方》

黄连（去须，捶碎）半两、马牙硝（研）一钱，将黄连用水浸，于日内晒令色浓，以绵滤过，后下硝末于黄连中，依前日内晒干，为细末。每以一豆许，水调，点注目眦。《圣济总录》卷一○五

③冰片、黄连药对方

方书：黄连＋冰片＝龙脑黄连膏《景岳全书》

主治：赤热眼。《景岳全书》

目中赤脉，有灼热感，眼眶破烂，畏日羞明，眵多眊躁。《原机启微》

用法：龙脑一钱，黄连（去毛净、酒炒）八两，先锉黄连令碎，以水四碗贮砂锅内，入连煮至一大碗，滤去滓，入薄磁碗内，重汤煮成膏半盏许，以龙脑为引，或用时旋入尤妙。《景岳全书》

0992 芙蓉叶、土茯苓药对方

方书：芙蓉叶＋土茯苓＝一笔勾《医方易简》卷十

功效：清热解毒。

主治：痈疽肿毒。

痈疽发背，无名肿毒。《医方易简》卷十

用法：芙蓉叶（焙干，为末）、土茯苓（焙，研为末），麻油少许，好浙醋

调匀。一切无名肿毒，未灌脓者，照其肿处，用笔点药圈之，愈小愈圈，俱照其肿之大小，不用涂在肿上。《医方易简》卷十

附方： 芙蓉叶、生地黄药对方

方书： 芙蓉叶＋生地黄＝一绿散《证治准绳》《审视瑶函》

主治： 眼胞打伤，赤肿疼痛。《证治准绳》

用法： 芙蓉叶、生地各等份，上药捣烂，敷眼胞上；或研末，以鸡蛋清调敷。《证治准绳》

0993 大黄、芙蓉叶药对方

方书： 芙蓉叶＋大黄＝黄蓉散《疡医大全》卷八

功效： 清热解毒。

主治： 肿毒。

手足肿毒，已成未成。《疡医大全》卷八

用法： 生大黄五钱、芙蓉叶一两，上为细末。苦茶调敷。《疡医大全》卷八

按语： 芙蓉叶清热解毒、大黄泻火凉血，外敷于血热肿毒之证甚佳。

附方： 大黄、海金沙药对方

方书： 海金沙＋大黄＝黄金散《古今医统》卷八十一

主治： 天疱疮。《古今医统》卷八十一

用法： 大黄一两（为末）、海金沙半两，用新汲水调涂疮上。《古今医统》卷八十一

0994 芙蓉叶、紫金皮药对方

方书： 芙蓉叶＋紫金皮＝紫金膏《证治准绳》

功效： 清热消肿。

主治： 赤热肿痛。

一切损伤，赤肿焮热。《证治准绳》

用法： 紫金皮、芙蓉叶，各二两（白花者佳），生采。加生地黄同捣敷贴。或研为末，鸡子清加蜜少许和匀，调入生地黄，捣烂和敷。《证治准绳》

按语： 芙蓉叶清热解毒、紫金皮消肿止痛，合用于赤热肿痛之证甚宜。

附方： 白芷、紫荆皮药对方

方书： 白芷＋紫荆皮＝一胜膏《仙传外科集验方》

功效： 消痈。《仙传外科集验方》

主治： 初生痈肿。《仙传外科集验方》

用法： 白芷、紫荆皮，上为末。酒调外敷。《仙传外科集验方》

0995 芙蓉叶、黄荆子药对方

方书：芙蓉叶＋黄荆子＝芙蓉膏《万病回春》

功效：清热解毒。

主治：痈疽诸毒。

痈疽发背诸毒。《万病回春》

用法：芙蓉叶（或皮或根亦可），黄荆子各等份，入石臼内捣极烂，用鸡子清调，搽于疮上留顶，不过二次收功。顶如烟起，立时止痛。其效如神。《万病回春》

0996 刘寄奴、马鞭草药对方

方书：刘寄奴＋马鞭草＝杖疮丹《医学纲目》卷二十

功效：清热活血疗疮。

主治：杖疮。

杖疮。《医学纲目》卷二十

用法：刘寄奴末六钱、马鞭草末四钱，蜜调敷。如湿者干掺。《医学纲目》卷二十

按语：刘寄奴、马鞭草皆能活血消肿、散瘀止痛，合用相得益彰，外敷杖疮正相宜。

0997 刘寄奴、马齿苋药对方

方书：刘寄奴＋马齿苋＝洗痔方《济阳纲目》卷九十五

功效：清痔疗疮。

主治：痔疮。

痔疮轻者。《济阳纲目》卷九十五

用法：朝东马齿苋、刘寄奴，浓煎汤，熏，待温却，用手洗，拭干。重者，加大青叶梗（干者一半）同煎。《济阳纲目》卷九十五

按语：刘寄奴活血消肿，马齿苋清热解毒，合用故能治痔疮。

附方：刘寄奴、紫花地丁药对方

方书：刘寄奴＋紫花地丁＝止淋散《全国中药成药处方集》（抚顺方）

主治：淋证。《全国中药成药处方集》（抚顺方）

用法：地丁、刘寄奴各二两，上为细末。每服三钱，黄酒为引。《全国中药成药处方集》（抚顺方）

0998 蔓荆子、五倍子药对方

方书：五倍子＋蔓荆子＝神妙驱风散《洪氏集验方》；神效驱风散《证类本草》卷

十三

功效：明眼目，去涩痒。

主治：眼目涩痒作痛。

风毒上攻，眼目涩痒疼不可忍者，或上下睑眦赤烂浮翳，瘀肉侵睛。神妙驱风散。《洪氏集验方》（出王氏传济方）

用法：五倍子一两（槌破，去尘土），蔓荆子一两半（洗令净），二味同杵为末。每服二钱，水二盏，铜石器内煎，及一盏，澄淬，热淋洗，留淬二服，再依前法煎淋洗。大能明目，去涩痒。《洪氏集验方》

五倍子一两、蔓荆子一两半，上为末。每服二钱，水二盏，铜石器内煎及一盏，澄淬，热淋洗，留淬二服，又依前法煎淋洗。《证类本草》卷十三引《博济方》

附方：木鳖子、五倍子药对方

方书：五倍子 + 木鳖子 = 二子散《疡科选粹》卷五

主治：痔疮肛门热肿。《疡科选粹》卷五

用法：木鳖子、五倍子各等份，上药共研细末。调敷。《疡科选粹》卷五

0999 白芥子、高良姜药对方

方书：高良姜 + 白芥子 = 双灵膏《御药院方》卷十

功效：破湿化痰，解凝止痛。

主治：痰湿作痛。

一切筋骨肌肉疼痛。《御药院方》卷十

用法：良姜一两（炒、锉）、白芥子半两（微炒），上为细末。每用药二钱半，头白面半两，水调成膏。摊在纸花子上，贴患处。《御药院方》卷十

附方：干姜、牡蛎药对方

方书：干姜 + 牡蛎 = 未名方《初虞世古今录验方》

主治：水病囊肿。《初虞世古今录验方》

用法：牡蛎（煅）粉二两，干姜（炮）一两，研末，冷水调糊扫上。须臾囊热如火，干则再上。小便利即愈。《初虞世古今录验方》

1000 地龙、紫背浮萍药对方

方书：紫背浮萍 + 地龙 = 疏风解毒散《普济方》卷四〇六

功效：疏表活血解毒。

主治：丹毒。

丹毒。《普济方》卷四〇六

用法：紫背浮萍一碗、活地龙七条，上为细末，敷之。《普济方》卷四〇六

按语：古人谓紫背浮萍"发汗胜于麻黄，下水捷于通草"，故其药向可上可下；而地龙药向则专下行降泄、走窜通络，又具解毒消肿之功。二味药性皆寒能

清热，故合用能清解丹毒。

　　附方：白芷、紫背浮萍药对方

　　方书：紫背浮萍＋白芷＝二圣散《幼幼新书》卷十五引《凤髓经》

　　主治：疹痘欲出不出。《幼幼新书》卷十五引《凤髓经》

　　用法：浮萍、香白芷各等份，上为末。每服半钱或一钱，麝香酒下。《幼幼新书》卷十五引《凤髓经》

下卷

药对组拆

药对组拆是以药对方研究方剂学的一门学科。这门新兴学科的基础是药对方的临床实验与药理实验。临床实验有古人遗留的大量医案可查，但药理实验就相对比较缺乏了，企望今后有志之士努力从事药对的药理研究。笔者限于水平阅历只能从理论上拓宽中药学，并从组拆方剂学的想法进行一些分析，并大胆做了药对网方与药鼎方的设想，药对网方不仅为创建复方奠定了基本标准，也为方剂化裁规范化提供了标准依据。望能以科学思维引入中医的研究，特别是运用计算机制作数据库与分析复方，若能为探索方剂学的科学化抛砖引玉，且万幸了。

第八章

药对临床实验录

西药效能以动物试验为依据，而中药效能历来以临床实验为根本。前人大量的医案记录是最有力的不容置疑的科学资料。如果离此前人途径而改道由他，那么不啻舍近求远，乃至缘木求鱼。特举以下药对医案作为临床验证之一瞥。

001 青黛合蚌粉案

绶带李防御，京师人。初，为入内医官。直嫔御阁妃苦痰嗽，终夕不寐，面浮如盘。时方有甚宠。徽宗幸其阁，见之，以为虑，驰遣呼李。李事先数用药，诏令往内东门供状。若三日不效，当诛。李忧挠技穷，与妻对泣。忽闻外间叫云："咳嗽药一文一贴，吃了今夜睡得。"李使人市药十贴，其色浅碧。用淡齑水滴麻油数点调服。李疑草药性犷，或使脏腑滑泄，并三为一，自试之，既而无他。于是取三贴合为一，携入禁庭授妃，请分两服以饵。是夕嗽止，比晓面肿亦消。李虽幸其安，而念必宣索方书，何辞以对？殆亦死尔。命仆俟前卖药人过，邀入坐，饮以巨钟。语之曰："我见邻里服汝药多效，意欲得方。倘以传我，此诸物为银百两，皆以相赠不吝。"曰："一文药，安得其值如此？防御要得方，当便奉告：只蚌粉一物，新瓦炒令通红，拌青黛少许尔。"扣其所从来。曰："壮而从军，老而停汰。顷见主帅有此，故剽得之。以其易办，姑借以度余生，无他长也。"（《医说》）

002 蚌粉合朱砂案

吴丞相冲卿，忽吐血。孙兆用水澄蚌粉，研细入辰砂少许。米饮调下二钱，日三服，遂安。兆秘此方，吴以术得之。韩子功方用朱砂一钱，真蚌粉五分。（《医说续编》）

003 黄连合肉桂案

魏玉横治鲍渌饮，年二十余。以夏月肩舆反歙，途次受热，鼻衄盈盆。愈后偶啖梨，遂得吐证。盖肝火而胃寒也，百治无效。闻道吐字，则应声而呕，以故家人咸戒之。后至吴门就叶氏诊，以其脉沉细，令服附子理中汤，人参姜附俱用三钱。服后出门，行及半里，觉头重目眩，急归寓，及门而仆。幸其尊人雅谙药性，谓必中附毒，亟煎甘草汤灌之，良久乃苏。后去附仍服三剂，吐转剧。再往诊，仍令服前方，遂不敢试。改就薛氏告以故，薛用六君子汤，服四剂无验。再求诊，适薛他往。薛婿令照方加益智仁一钱，再服亦不应。又求诊于孙某，某方用甘草八钱，不下咽即吐，因不复求治而返。偶以冬月送殡，感寒增咳，缠绵至夏。余偶访之则病剧，询知为向患吐，近复二便俱秘，已七八日不食，唯渴饮茶水。更医数人，或令以艾灸脐，俱不应。请诊之，见面色青悴，脉弦伏而寸上溢，谓此缘脾阴大亏，木火炽盛。又因久嗽肺虚，肝无所畏，遂下乘脾而上侮胃，致成关格。幸脉不数，易已也，宜先平肝，脾不上冲而吐止，斯肺得下降而便行。令以黄连肉桂各五分，隔汤蒸服。饮下觉吐稍止，即能食糕数块。然二便胀不可支，令以大田螺一枚、独蒜一枚，捣烂罨于丹田，以物系之。不逾时，二便俱行，所下皆青色，遂霍然而愈。时甲戌五月二十七也。后与六味加减，入沙参、麦冬等，咳嗽亦止。向后常服养荣之剂，吐不作矣。（雄按：甲戌乾隆十九年也，其时天士已殁，一瓢尚在，所云叶氏，或天士之后人乎。）《续名医类案》卷六呕吐门)

汪春圃《拔粹医案》亦有以黄连、肉桂治不寐症者。丁俊文每日晡后发热微渴，心胸间怔忡如筑，至晚辄生懊恼，欲骂欲哭，昼夜不能寐，诸药不效，延至一载有余。汪诊其脉，左寸浮洪，两尺沉细，知属阴亏阳盛。仿《灵枢》秫米半夏汤，如法煎成。外用肉桂三钱，另煎待冷，黄连三钱另煎，乘热同和入内，徐徐温服，自未至戌尽剂。是夜即得酣睡。次日巳牌方醒。随用天王补心丹，加肉桂、枸杞、鹿胶、龟胶等味制丸，调理全愈。（《冷庐医话》卷三不寐门)

004 黄连合黄芩案

元戌载一人小溲不通，一切利小溲药不效。以其服附子太过，消尽肺阴，气所不化。师用黄连芩解毒而得通。(《名医类案》卷九淋闭门)

005 黄芩合阿胶案

叶茂卿乃郎，出痘未大成浆，其壳甚薄。两月后尚有着肉不脱者，一夕腹痛大叫而绝。余取梨汁入温汤灌之，少苏，顷后痛绝，灌之又苏。遂以黄芩二两煎汤和梨汁与服，痛止。令制膏子药频服，不听。其后忽肚大无伦，一夕痛叫，小肠突出脐外五寸，交纽各二寸半，如竹节壶顶状，茎物绞折长八九寸，明亮如灯笼。外症从来不经闻见，余以知之素审，仍为治之。以黄芩、阿胶二味，日进十余剂，三日后，始得小水。五日后，水道清利，脐收肿缩而愈。门人骇而问曰：此等治法，顽钝一毫莫解，乞明示用药大意。答曰：夫人一身之气，全关于肺。肺清则气行，肺浊则气壅，肺主皮毛，痘不成浆，肺热而津不行也。壳着于肉，名曰甲错。甲错者，多生肺痈，痈者壅也。岂非肺气壅而然。与腹痛叫绝者，壅之甚也。壅甚则并，水道亦闭，是以其气横行于脐中，而小肠且为突出。至于外肾弛长，尤其剩事矣！吾用黄芩阿胶清肺之热，润肺之燥，治其源也。气行而壅自通，源清斯流清矣！缘病已极中之极，惟单味多用可以下行取效，故立方甚平，而奏功甚捷耳。试以格物之学，为子广之：凡禽畜之类，有肺者有尿；无肺者无尿。故水道不利而成肿满。以清肺为急，此义前人阐发不到，后之以五苓、五皮、八正等方治水者，总之未悟此旨。至于车水放塘，种种劫夺膀胱之剂则杀人之事矣。可不辨之于蚤欤?!（《寓意草》）

006 肉桂合细辛案

上腊严寒生产，受寒必甚。当时瘀露未畅，脐下阵痛，迄今五月未止。阅所服药者，皆宗产后宜温之例。固属近是，惜未考经穴经隧耳！譬诸锁则买矣，何以不付以匙？买者不知，卖者当知；病者不知，医者当知。致使远途跋涉，幸遇善与人配匙者。

肉桂二钱，细辛五分，同研末饭丸匀，五服，每晨一服。（《爱庐医案》）

007 大黄合肉桂案

蒋仲芳治一同学，年二十余。患腮肿，医以清凉散火之剂。不一夜，舌忽肿塞口，命在须臾，叩门求救。诊其脉微细而数，大便四五日不行矣。微数虽属虚火，而便结又已属实。乃用百草霜吹舌上，内用酒蒸大黄五钱、肉桂一钱引火下行，一剂而愈。（《续名医类案》卷十八舌门）

008 巴戟天合大黄案

衍义治一人嗜酒后，患脚气甚危，乃以巴戟半两，糯米同炒，米微转色去米，大黄一两锉炒同为末，炼蜜为丸。温水送下五七十丸，仍禁酒，遂愈。（《名医类案》卷六脚气门）

009 补骨脂合胡桃肉案

唐郑相云：予为南海节度七十有五，越地卑湿，伤于内外，众疾俱作，阳气衰绝，乳石补益之药，百端不应。元和七年，有诃陵国舶主李摩诃献此方，经七八日而觉应验。自尔常服，其功神验。十年二月罢郡归京，录方传之。其方用破故纸十两，拣洗为末，用胡桃肉（去皮）二十两，研如泥，即入前末。更以好炼蜜和匀如饮，盛瓷器中。旦日以温酒化药一匙服之；不饮酒，温热水化下。弥久则延年益气，悦心明目，补益筋骨。但禁食芸苔、羊血。蕃人呼为补骨脂丸。（苏颂《本草图经》亦载，并云："王绍颜续传信方，载其事颇详，故录之。"）（《普济本事方》卷七）

010 补骨脂合肉豆蔻案

有人全不进食，服补脾药皆不验。予授此方，服之欣然能食。此病不可全作脾虚。盖因肾气怯弱，真元衰劣，自是不能消化饮食。譬如鼎釜之中，置诸米谷，下无火力，虽终日米不熟，其何能化？《普济本事方》卷二)

011 五味子合吴茱萸案

顷年有一亲识，每五更初欲晓时，必溏利一次，如是数月。有人云：此名肾泄，肾感阴气而然，得此方服之而愈。《普济本事方》卷四·五味子散条下)

（东垣治）一人五更初晓时，必溏泄一次，此名肾泻。以五味子二两、吴萸半两，用细粒绿色者二味炒香熟为度，细末之。每服二钱，陈米饮下，数服而愈。《内经》曰：肾者胃之关也，关门不利，故聚水而生病也。《名医类案》卷四泻门)

012 吴茱萸合茯苓案

中丞常子正苦痰饮，每食饱或阴晴节度率同，十日一发，头疼背寒，呕吐酸汁，即数日伏枕不食，服药罔效。宣和初为顺昌司禄，于太宗蔡达道席上，得吴仙丹方俘之，遂不再作。每遇饮食过多腹满，服五七十丸便已。少顷小便作茱萸气，酒饮皆随小水而去。前后痰药甚众，无及此者。用吴茱萸（汤泡七次）、茯苓等份，为末，炼蜜丸梧子大。每熟水下五十丸。《本草纲目》)

013 茯苓合胡黄连案

一人手十指断坏，惟有筋连无节，肉内虫出如灯心，长数尺，遍身绿色，名血余。用茯苓胡黄连煎服愈。《名医类案》卷九四肢病门)

014 茯苓合艾叶案

（东垣治）一人别处无汗，独心孔一片有汗。思虑多则汗亦多，病在用心，名曰心汗。宜养心血。以艾煎汤，调茯苓末服之。《名医类案》卷五汗门)

按：此是心火自旺，膈有停饮。火热蒸其湿饮，故令此处有汗。茯苓甘而淡，甘能养心，淡能渗湿；艾叶香而涩，香能利气，涩能固津。《医方考》卷四)

015 黄芪合茯苓案

一人，五月内，发热而谵语，肢体不能举，喜冷饮。丹溪诊其脉洪大而数，用黄芪茯苓浓煎如膏，却用凉水调服之。三四服后，病者昏愦如死状，但颜色不改，气息如常。至次早方醒，诸症悉退而安。《宋元明清名医类案·朱丹溪医案》)

016 黄芪合当归案

万密斋治董氏子，年十七。病请治，诊其脉浮大无力；问其症，无恶寒头痛，但身热口渴，四肢倦怠。曰似白虎证而脉虚，乃饥渴劳力得之。黄芪

（炙）、当归（酒洗）各一两，作汤服之而愈。（《续名医类案》卷十内伤门）

017 蒲黄合五灵脂案

立斋治黄恭人，腹内一块，不时作痛，痛则人事不知，良久方苏，诸药不应。诊其脉沉细，则非疮毒。河间云失笑散（五灵脂、蒲黄等份为末，醋汤调，每服二钱）治疝气及妇人血气痛欲死并效，与一服，痛去六七，再服而平。此药治产后心腹绞痛，及儿枕痛尤妙。（《续名医类案》卷十疮门）

立斋治一妇人，因经水多，服涩药止之，致腹作痛。以失笑散二服而瘳。五灵脂、蒲黄俱炒等份，每服二三钱，醋一合熬成膏，入水一盏，煎七分，食前热服。（《续名医类案》卷二十三经水门）

薛立斋治一产妇，胞衣不下，胸腹胀痛，手不敢近，用滚酒下失笑散一剂，恶露胞衣并下。（《续名医类案》卷二十五胞衣不下门）

018 五灵脂合没药案

匡掌科夫人，年三十余。病胃脘连胸胁痛，日轻夜重，两寸关弦滑有力。医皆积滞凝寒，用发散乃攻下之剂不效，继用铁刷散、四磨饮等方并莫应，及用汤水皆吐而不纳。经日不食，痛益甚。一医谓五灵脂、没药素用有效，试用酒调。病者到口便吐，随吐出绿痰两碗许，痛即止，纳饮食。此盖痰在膈上，攻下之不去，必得吐法而后愈。（《名医类案》卷六心脾痛门）

019 五灵脂合雄黄案

一人被毒蛇伤，良久已昏困。有老僧以酒调药二钱灌之，遂苏。及以药滓涂咬处，良久复灌二钱，其苦皆去。问之，乃五灵脂一两、雄黄半两为末饵。有中毒者，用之皆验。（《本草衍义》）

020 半夏合硫黄案

吴有年，二气自虚，长夏大气发泄，肝风鸱张，见症类中，投剂以来，诸恙皆减。所嫌旬日犹未更衣，仍是老人风秘。阅古人书，以半硫丸为首方，今当采取用之。

半硫丸一钱开水送，三服。

陈三八用苦药，反十四日不大便，肠中阳气窒闭，气结聚成形，非硝黄攻坚。

半硫丸一钱二分。（《临证指南医案》卷四）

021 硫黄合硝石案

予中表兄病头风二十余年，每发头痛如破，数日不食，百方不能疗。医田滋见之，曰：老母病此数十年，得一药遂愈。就求之，得十丸。日服一枚，十余日，滋复来，曰：头痛平日食何物即发？答云：最苦饮酒食鱼。滋取鱼酒令恣食。云：服此药十枚，岂复有头痛耶？如其言食之，竟不发，自此遂差。予与滋相识数岁，临别以此方见遗。陈州怀医有此药丸，如梧桐子大，每服十五丸……懵冒者，冰冷水服，下咽即豁然清爽。伤冷即以沸艾汤下。（《普济本事方》卷二）

附：治头痛硫黄丸（沈存中方）

硫黄二两研细，硝石一两，左水丸如指头大，空心腊茶嚼下。

一人卧奄然死去，腹中走气如雷，名曰尸厥。用硫黄一两、焰硝五钱，研细分三服，好酒煎，觉烟起即止，温灌之，片响再服，遂醒。（《名医类案》卷三厥门）

022 五味子合白矾案

汉阳库兵黄六病痰嗽并喘，百药不效。于岳阳遇一道人，教用五味子、白矾等份为末，每服三钱，以生猪肺炙熟，蘸末细嚼，白汤下。两服，病遂不发。久病乃可服此。（原载《本草纲目》转引《普济方》）

023 白矾合郁金案

一妇人癫狂十年，至人授以真郁金七两、明矾三两为末，薄糊为丸梧子大，每服五十丸，白汤下。初服心胸间觉有物脱去，神气洒然，再服而苏。此惊扰痰血结聚心窍所致。郁金入心去恶血，明矾化顽痰故也。（原载《本草纲目》）

024 白矾合滑石案

一人眼赤，鼻张大喘，浑身出斑，发如铜铁丝硬。乃目中热毒，气结于下焦。用白矾、滑石各一两，水三碗，煎至一碗半，不住口饮，尽乃愈。（《名医类案》卷七目门）

025 百合合生地黄案

（吴孚先治）一人病昏默默，如热无热，如寒无寒，欲卧不能卧，欲行不得行，虚烦不耐，若有神灵，莫可名状，此病名百合。虽在脉，实在心肺两经，以心合血脉，肺朝百脉故也。盖心藏神、肺藏魄、神魄失守，故见此证。良由伤寒邪热失于汗下、和解，致热伏血脉而成。用百合一两、生地汁半钟，煎成两次服，必候大便如漆乃瘥。（《续名医类案》卷一伤寒门）

026 生地黄合皂角案

祁门汪丞相有妾，平日好食动风物，尤嗜蟹，或作蟹羹，恣啖之。一日得风热之疾，齿间壅一肉出，渐大胀塞，口不能开，水浆不入，痛楚待毙而已。有一道人云能治之，其法用生地黄取汁一碗，猪牙皂角数挺，火上炙令热，蘸汁令

尽。末之，敷痈肉上，随即消缩，不日而愈。后多金赂其方。(《名医类案》卷七牙门)

027 百部合半夏案

张涟水名康忠，尝治董尚书浔阳不眠。用百部一两、半夏一两，董即得美睡，酬之百金。董既睡，梦为役夫，牵船行赤日中，甚疲劳。忽见凉树美荫甚乐，大喜而寤。人谓张君二味药即得百金；董公百金乃得役夫一息。(《续名医类案》卷二十一不眠门)

028 白茅根合沉香案

俞子容治一妇寡居，郁结成疾，经事不行，体热如炙。忽吐血若泉涌，医用止血药不效。俞以茅草根捣汁浓磨沉香，服至五钱许，日以酽醋贮瓶内火上炙热气冲两鼻孔，血始得降下，吐血不复作，经事乃行。(《名医类案》卷十一经水门)

029 生姜合茶叶案

宪宗赐马总治泻痢腹痛方：以生姜和皮切碎，如粟米大，用一大盏，并芽茶相等煎服之。元祐二年，文潞公得此疾，百药不效，用此方而愈。(《名医类案》卷四痢门)

高丽人治疾，用药只一味两味，至三味则极多矣，未有至四味者。盖药惟性专则达，二则调，四则参与制，再多则相牵而不能奏功。偶传治痢二方，甚简而验，今录于此。治痢止二味，色白者患寒，用生姜一两、细茶五钱；色赤者患热，用细茶一两、生姜五钱；赤白杂者，姜茶各五钱、青皮三钱、陈皮二钱，酒一碗，河水一碗煎至一碗，温服即愈。(李日华六研斋偶笔)(《续名医类案》卷八疟痢门)

030 高良姜合香附案

福唐梁绲，心脾疼痛，数年不愈，服药无效。或教事佛，久之，梦神告曰：与汝良剂，名一服饮。可取高良姜、香附子等份，如本条修制，细末二钱，温陈米饮送下，空心服为佳，不烦再服。已而果验。后常以济人皆效。《类编百一选方》云：二味须各炒，然后合和，同炒即不验。(《名医类案》卷六心脾痛门)

031 高良姜合干姜案

吴内翰，政和丁酉居全椒县，岁疟大作。用高良姜麻油炒、干姜炮各一两，为末。每服五钱，用猪胆汁调成膏子，临发时热酒调服。以胆汁和丸，每服四十丸，酒下亦佳。救人以百计。张大亨病此，甚欲致仕，亦服之愈。大抵寒发于胆，用猪胆引二姜入胆，去而燥脾胃，一寒一热，阴阳相制，所以作效也。(《本草纲目》卷十四)

032 干姜合附子案

滑伯仁治一妇人，盛暑洞泄，厥逆恶寒，胃脘当心而痛，自腹引胁。转为滞下，呕哕不食。医以中暑霍乱疗之，益剧。脉三部俱微短沉弱，不应呼吸。曰：此阴寒极矣，不亟温之，则无生理。《内经》虽曰用热远热，又曰有假其气则无禁也。于是以姜附温剂三四进，间以丹药，脉稍有力，厥逆渐退，更服姜附七日，众症悉去。遂以丸药除其滞下而安。（先因其原，乃攻其邪。）（《名医类案》卷六心脾痛门）

033 附子合当归案

俞子容治一妇人年逾五旬，病头痛，历岁浸久。有治以风者，有治以痰者，皆罔效。脉之，左寸沉迟而艽。曰：此气血俱虚也。用当归二两、附子三钱，一饮报效。再饮，其病如失。（《名医类案》卷六首风门）

034 当归合熟地黄案

（薛立斋治）一妇人每受胎，三四月作痛欲坠，此为胎痛。用当归二钱、熟地黄三钱而愈。（《续名医类案》卷二十四胎动门）

035 黄芩合白术案

丹溪治一妇人有胎，至三个月之左右即堕，其脉左大无力，重取则涩，乃血少也。以其妙年，只补中气，使血自荣。时正初夏，浓煎白术，汤调黄芩末一钱，服之至三四两，得保全而生。（《名医类案》卷十一堕胎门）

036 人参合白术案

某，神伤精败，心肾不交，上下交损。当治其中。

参术膏，米饮汤调送。（《临证指南医案》卷一虚劳门）

华二九，神伤于上，精败于下，心甚不交。久伤精气不复谓之损。内经治五脏之损，治各不同。越人有上损从阳，下损从阴之议。然必纳谷资生，脾胃后天得振，始望精气生于谷食。自上秋至今日甚，乃里真无藏。当春令泄越，生气不至，渐欲离散。从来精血有形，药饵焉能骤然充长？攻病方法，都主客邪，以偏治偏。阅古东垣丹溪辈，于损不肯复者，首宜大进参术，多至数斤。谓有形精血难生，无形元气须急固耳。况上下交损，当治其中。若得中苏加谷，继参入摄纳填精敛神之属。方今春木大泄，万花尽放，人身应之，此一月中，急挽勿懈矣。

参术膏，米饮调送。

接进寇氏桑螵蛸散去当归，此宁神固精、收摄散亡，乃涩以治脱之法。（《临证指南医案》卷三遗精门）

037 人参合熟地黄案

陈十七，疬劳在出幼之年，形脉生气内夺，冬月可延，入夏难挨。由真阴日消烁，救阴无速功，故难治。

两仪煎。（《临证指南医案》卷一）

附：两仪膏

人参、熟地，熬膏，白蜜收膏。（《景岳全书》）

038 人参合大黄案

一人忽然气上喘，不能语言，口中涎流吐逆，齿皆摇动。气出转大，即闷绝，名伤寒并热霍乱。用大黄、人参各五钱，水三盏，煎一盏服。（《名医类案》卷七牙门）

丹溪治一妇，年将七十，形实性急而好酒。脑生疽，才五日，脉强紧急且涩。用大黄酒煨细切，酒拌炒为末；又酒拌人参炒，入姜煎调一钱重，又两时再与，得睡而上半身汗，睡觉，病已失，此内托之法也。（《名医类案》卷十脑顶疽门）

039 人参合首乌案

陈眉公三日疟，浃岁未瘥。素畏药饵，尤不喜人参。其脉浮之则濡，沉之弱。荣卫俱衰，故迁延不已。因固请曰：素不服参，天界之丰也。今不可缺者，病魔之久也。先服人参钱许，口有津生，腹无烦满。遂以人参一两、何首乌一两，煎成入姜汁钟许，一剂势减七八，再剂疟止。（与景岳何人饮意同）（《续名医类案》卷七疟门）

040 人参合麻黄案

丹溪治一人年五十余，患咳嗽，恶风寒，胸痞满，口稍干，心微痛，脉浮紧而数，左大于右。盖表盛里虚，问其素嗜酒肉，有积。后因接内涉寒，冒雨忍饥。继以饱食酒肉而病。先以人参四钱、麻黄连根节一钱半，与二三贴，嗽止寒除。改用厚朴、枳实、青陈皮、瓜蒌、半夏为丸，与二十贴，参汤送下痞除。（《名医类案》卷三咳嗽门）

041 人参合木通案

一人患背胛缝一线痛起上胯骨，至胸前侧胁而止，昼夜不住，脉弦而数，重取左豁大于右。意其背胛小肠经、胸胁胆经也，必思虑伤心，心脏未病，而小肠府先病，故痛从背胛起；及虑不能决，乃归之胆，故痛至胸胁，乃小肠火乘胆木、子来乘母，是为实邪。询之，果因谋事不遂而病。用人参四分、木通二分，煎汤使吞龙胆丸，数服而愈。（《名医类案》卷八痛风门）

042 人参合附子案

（张致和治）一人伤寒坏证垂死，手足俱冷，气息将绝，口张不能言。致和以人参一两去芦，加附子一钱，于石铫内煎至一碗。以新汲水浸之，若冰冷，一服而尽。少顷，病人汗从鼻梁尖上涓涓如水，此其验也。盖鼻梁上应脾，若鼻端有汗者可救，以土在身中周遍故也。近陆同妇产后患疫证二十余日，气虚脉弱，即同坏证。亦以此汤治之遂愈。（《名医类案》卷一伤寒门）

马元仪治宋初臣，年四十，患疟，寒则战栗，热则躁烦。脉之两关尺空大，按之豁然。所服不过汗、下、温、和之剂。曰：此证得之内虚所感，其受伤在少阴肾之一经也。与风暑痰热发疟者，有天渊之别。法宜大振阳气，以敌虚邪。时一医极力排阻，言之不入。因思此证一误，不堪再误。乃谓所亲曰：病势甚危！今晚可密煎人参一两、附子三钱，即与服，庶可逆挽。如言服之，便得大睡，寒热顿止，再剂而安。（《续名医类案》卷七疟门）

（胡念庵治）一中年妇，夜热咳嗽，本小疾耳。为张李二医合用滋阴退热药月余，致面青脉急，喘促吐血，呕沫日数升，饮食不进。二医束手，复而不治。予为重用参附十余剂而安。此非其本原受亏，乃药误所致，故收功易也。（《医林指月》扁鹊心书卷中）

薛立斋云：辛丑年，余在嘉兴屠渐山第，有林二守，不时昏愦。请治之。谵语不绝，六脉按之如无，此阳虚之证也，当用参附汤治之。有原医者，阳喜而迎曰："先得我心之同然。"遂服之，即静睡。觉而进食，午后再剂，神思如故，其脉烦敛。余返后又诈云："用附子多矣！吾以黄连解之。"阴仍用参附汤。观仲景先生治伤寒云：桂枝下咽，阳甚即毙；硝黄入胃，阴甚乃亡。不辨而自明矣。吾恐前言致误患者，故表而出之。（《续名医类案》卷十一虚损门）

薛立斋治一产妇，喘促自汗，手足俱冷，常以手护腹。此阳气虚脱也，用人参附子汤四剂愈。（《续名医类案》卷二十五喘门）

己丑。予妇产后五日，食冷物，怒伤脾作泄，乃微咳。又三日泄不止，手足冷，发喘，床亦动摇，神飞荡不守。一医以人参五钱、附子五分疗之，如故。加参附，又不效。渐加至参三两、附子三钱，一剂霍然起。（《先醒斋医学广笔记》卷二）

王维春年三十，携妓纵恣月余，内虚之下，不耐烦暑。当夜露坐，明日遂寒热躁烦，自汗不止，面赤如妆，两脉虚微，此阴虚阳暴绝也。非夏月伤暑、脉虚而身热自汗之比。若行表散，气浮不返矣。用人参一两、附子二钱，回阳返本。服后汗止神清，躁烦俱息。明日诊之，两脉转为洪数，但重按少力，此脉症无可虑矣！但阴虚之极，恐阳气无偶，终亦散亡。治法不可救阳而贼阴，但当养阴以恋阳，得其平而已。用生首乌、人参、甘草、橘红、黄芩、知母等，四剂寒热平而愈。（《续名医类案》卷十一虚损门）

薛立斋治府庠王以道，元气素弱。丙午、丁未二年以科场应考积劳致疾。至十二月间，其病盛作，大热，泪出随凝，目赤面黯，扬手露胸，气息沉沉几绝，脉洪大鼓指，按之如无，舌干，扪之如刺。此内真寒而外假热也，遂先服十全大补汤。曰：既服此汤，其脉当收敛为善。少顷熟睡，觉而恶寒增衣，脉顿微细如思，此虚寒之象也。以人参一两加熟附三钱，水煎顿服而安。夜间脉复脱，以人参二两、熟附五钱乃愈。后以大剂参术归身炙草等药调理而安。(《续名医类案》卷十内伤门)

陆晦庵曰：昔余患吐血，暴涌如潮，七八日不止，诸医莫效。有云间沈四雅寓吴中，慨然担当。方用人参三两、附子一两、肉桂一钱。举家惊惶，未敢轻用，越二日，其血益甚。更请视脉，求其改用稍缓之方。彼云：病势较前更剧，前方正宜改定，始克有济。更加人参至五两、附子至二两。家人愈惊。彼曰：喘呕脱血，数日不止，且头面烘热，下体厥冷，正阳欲脱亡之兆，命在呼吸。若今日不进，来日不可为矣！家人恳裁参附，坚执不允。谕放胆煎服，坐候成功。家人见其如此，料可无虞，遂依方求服。彼欣然出熟附二十余块，授咀面秤二两，同参五两，煎成入童便、地黄汁一大碗，调肉桂末冷服。少顷下体至足微汗，便得熟睡。睡觉血止喘定，周身柔和，渐渐转侧。因馈十二金求其收功，不受。加至二十金始受。一医见其收功，心甚疑骇：病人居恒常服参两许，今虽五两，止煎数沸，犹可当之，至血症用附子二两，从古未闻。因密访其制药者云：惯用附子汁收入甘草，其附已经煎过十余次，虽用二两，不抵未煎者二三钱，始知方士之术如此。(《张氏医通》)

薛已治大司马王浚川，呕吐宿滞，脐腹痛甚，手足俱冷，脉微细。用附子理中丸一服愈甚，脉浮大，按之细，用参附汤一剂而愈。(用而愈甚，复投而愈，始信药力有轻重耳！今人用而不愈，即不肯再投矣，欲其疾之瘳也，难哉！)(《名医类案》卷四呕吐门)

有患衄，出血无已，医以为热，沈宗常投以参附，或惊阻之，沈曰：脉小而少衰，非补之不可，遂愈。(《名医类案》卷八血症门)

程明佑治一妇，病带下不止。医投调经剂，血愈下。复投寒凉药，遂下泄，肌肉如削，不能言，四肢厥逆。程诊其脉细如丝，曰：阳气微而不能荣阴，法当温补，阳生则阴长，而血不下漏。遂以人参二两、附子三片，浓煎一服，手足微温，再服思食，继服八珍四十剂愈。(《名医类案》卷十一带下门)

043 人参合当归案

(万密斋治)江兰峰子七岁，头面汗出如流。用人参、当归二味，同猪心煮汤服之安。(《续名医类案》卷三十虚损门)

044 人参合干姜案

(薛立斋治)一孀妇年六十，素忧怒，胸痞少寐，所食枣栗面少许，略进米饮，则便利腹痛十年矣。复大怒，两胁中脘，或小腹作痛，痰有血块。用四君加炒黑山栀、茯苓、神曲少佐以吴茱萸，十余剂，及用加味归脾汤二十余剂，诸症渐愈。后因子怅意，忽吐血块碗许。次日复吐鲜血盏许，喘促自汗，胸膈痞闷，汤水不入七日矣。六脉洪大而虚，脾脉弦而实。此肝木乘脾，不能统摄其血上涌，故其色鲜，非热毒所蕴。以人参一两、炮黑干姜一钱，服之即寐，觉而喘汗稍缓。再剂熟寐半日，喘汗吐血俱止。若脾胃虚寒用独参汤，恐不能运化，作饱或大便不实，故佐以炮姜。（《名医类案》卷八下血门）

045 附子合苍术案

（朱丹溪治）一妇年五十，患小便涩，治以八正散等剂，小腹胀急不通，身如芒刺。朱以所感霖淫雨湿，邪尚在表，因用苍术为君，附子佐之发表，一服即汗，小便随通。（《名医类案》卷九秘结门）

046 苍术合藁本案

郝允治夏英公病泄，太医皆为中虚。郝曰：风客于胃则泄，殆藁本汤证也。夏骇曰：吾服金石等药无数，泄不止，其敢饮藁本乎？郝强进之，泄止。（邵氏闻见录）

附：藁本汤

治大实心痛，大便已利，宜以此彻其痛也。藁本半两，苍术一两，水煎温服。（《赤水玄珠》卷四心痛门）

047 乌药合附子案

慎斋曰：一人年二十余，房事不节。因食酒店饮食，遂火夹脐起，上入胸膈。腹内痛，外皮抽进，如有物闭住胸中。用消导者有之，用温补者有之，服药愈多，而病愈凶，自分以为必死。予诊之，思相火自下冲上，直至于头面。今火起于脐，至胸而止，乃因欲过度，真阳不足，丹田有寒也。作痛者脾虚有寒，土无火生也。用乌药二钱以制附子一枚，每用附子三分，水煎服。盖附子扶阳、乌药破滞。只此二味煎汤极清，清则下行甚速，故五日见效。服附子百枚，而痛自愈。（《宋元明清名医类案·周慎斋医案》）

048 乌药合益智仁案

一人脬气不足，小便频数，日夜百余次。用益智仁、天台乌药大如臂者等份，俱为末，酒煮山药打糊为丸，如梧桐子大，名之曰缩泉丸。卧时用盐酒下五七十丸。（《名医类案》卷五便浊门）

049 葶苈子合大枣案

孙兆治一人病吐痰，顷刻升余，喘咳不定，面色郁黯，精神不快。兆告曰：

肺中有痰，胸膈不利，当服仲景葶苈大枣汤，一服讫，已觉胸中快利，略无痰唾矣！（《名医类案》卷三咳嗽门）

050 枳壳合甘草案

湖阳公主难产，方士进枳壳四两、甘草二两，为细末，每服空心一钱匕，如茶点服。自五月后，一日一服，易产。仍无胎中诸患，此与富室安逸奉养厚者宜。（《名医类案》卷十一难产门）

051 枳壳合生姜案

士材曰：先兄念山，谪官浙江按察，郁怒之余，又当盛夏，小便不通，气高而喘，服胃苓汤四帖不效。余曰：六脉见结，此气滞也。但用枳壳八钱、生姜五片，急火煎服，一剂稍通，四剂霍然矣。（《宋元明清名医类案·李士材医案》）

052 生姜合栀子案

薛立斋治一妇人，心腹作痛，久而不愈。此肝火伤脾气也。用炒山栀一两、生姜五片，煎服而痛止。更以二陈加山栀、桔梗乃不发。（《续名医类案》卷十八心胃痛门）

053 栀子合桔梗案

一妇人心腹痛，诸药不应。用炒黑山栀、桔梗治之而愈。（《续名医类案》卷十九腹痛门）

054 栀子合豆豉案

（江应宿治）都事靳相庄患伤寒十余日，身热无汗，怫郁不得卧，非躁非烦，非寒非痛，时发一声，如叹息之状。医者不知何证？迎予诊视曰：懊恼怫郁证也。投以栀子豉汤一剂，十减二三。再以大柴胡汤下燥屎，怫郁除而安卧，调理数日而起。（《名医类案》卷一伤寒门）

055 栀子合川芎案

薛立斋治一妇人，患小便淋沥不通，面青胁胀，诸药不应，此肝滞而血伤。用山栀、川芎煎而愈。（《续名医类案》卷二十小便秘门）

056 藜芦合瓜蒂案

吕沧州治一人病二目视物皆倒置，屡治不效。曰：视一物为二，视直为曲，古人尝言之矣。视物倒置，诚所未喻也，愿闻其因。彼曰：某尝大醉尽吐所饮酒，熟睡达曙，遂病。吕切其脉，左关浮促，余部皆无恙。即告之曰：当伤酒大吐时，上焦反复，致倒其胆腑，故视物皆倒置，此不内外因而致内伤者也。法当复吐，以正其胆腑，遂授藜芦、瓜蒂为粗末，水煎，俾平旦顿服涌之，涌毕，视物不倒置。（《名医类案》卷七目门）

057 杏仁合枇杷叶案

脉转劲，舌干赤，嗳气不展，状如呃忒。缘频吐胃伤，诸经之气上逆，填胸聚脘，出入机逆，周行脉痹，肌肉着席而痛转加。平昔辛香燥药不受，先议治肺经，以肺主一身之气化耳。

炒香枇杷叶，苦杏仁（去皮炒）。二味水煎一杯许，冲入桔梗枳壳汁。（《叶氏医案存真》卷一）

黄达生食犬肉，大热腹痛。服巴霜丸数次，潮热不退，口渴妄言。更医进柴、葛、石膏、大黄、芩、连之属，忽发呃逆。又用丁香柿蒂汤，呃逆愈甚。前医束手，延余视之。目赤、舌干、便闭，本属实火。正思议间，忽闻大呃数声，睁目直视，满面红赤，昏不知人，举家大哭。适悟天气不降，地道不通之旨。惟有苦辛开降肺气一法，乃用杏仁八钱、枇杷叶三钱，忙煎与服。下咽未久，嗳气一声，腹内雷鸣。再与前药，二便通利，遂安。窃思此证暴厉惊人，若非胸有定见，殊难下手。《内经》云：欲伏其所主，必先其所因，可使气和，可使必已。一段经旨，不正可为此治之明证乎！（《谢映庐医案》）

058 生姜合胡桃肉案

洪迈曰：予淳熙丁未四月有痰疾，因晚对上宣谕，使胡桃肉三颗、生姜三片，临卧时服之。毕则饮汤三两呷，又再嚼桃姜如前数，且饮汤。勿行动即就枕，既还玉堂，如恩指敬服，旦而嗽止，痰不复作。辑之事亦类此云。（已志）（《名医类案》卷三喘门）

059 花椒合苦楝皮案

虞花溪治一妇人患尸虫，用花椒二分、苦楝皮一分，丸服，其虫尽从大便泄出。（《名医类案》卷七诸虫门）

060 胡椒合绿豆案

黄锦阶先生乃孙，饮食未节，又误啜冷水。因而吐泻交作，发热口渴。前医已进藿香正气散，服后躁扰不安，扬手掷足，号哭不已。稍静则气急目闭，转瞬间仍呕渴交作，躁扰之极。深夜邀视，细看苗窍颜色，尚虚象。然而情形张惶，躁扰可畏。窃思此证，内伤饮食之寒热，外感不正之邪气。阻遏中焦，寒热交迸，上下奔迫，腹中绞痛不安，故而躁扰号叫。方书称为湿霍乱，俗名绞肠痧是也。以寒热邪气交迫，药当寒热解散互用。于是取胡椒二十粒、绿豆四十粒，一寒一热，捣碎煎水一瓯，用以和其阴阳。另以棉纱一扎，取其一转一旋，足解其胶结，煎水一瓯，二汤和匀。原口渴不知所辣，下咽亦受，啜尽乃安。次早复视，面色淡白，舌苔浮黄，尚有微热微泄，知脾胃虽伤，而虚中夹火，当用清补无疑，与六君加石斛、桑叶而愈。(《谢映庐医案》)

061 黑豆合甘草案

靖康二年春，京师大疫。有异人书一方于斋舍。凡因疫发肿者，服之无不效。其方黑豆二合炒令香熟、甘草二寸炙黄，以水二盏煎其半，时时呷之。(解毒方，庚志)(《名医类案》卷一瘟疫门)

062 茱萸合木香案

一人发寒热，四肢坚硬如石，击之有钟磬声，日黄瘦，用茱萸、木香等份，水煎，一二服愈。(《名医类案》卷九四肢病门)

063 补骨脂合韭子案

一人玉茎硬不痿，精流不歇，时如针刺，捏之则胀，乃为肾满漏疾，用韭子、破故纸各一两为末，每三钱，日三服即止。(《名医类案》卷八前阴病门)

064 熟地黄合枸杞子案

魏玉横曰：金封翁年近七旬，病晕厥，即类中风也。小愈后眼花，不良于步。或教以一味白蒺藜，水泛为丸，每早晚服四钱。既可祛风，又可明目；且价廉而工省。才服数日，觉口咽苦燥。再服，遂陡然失明。重以郁怒，晕厥复作，目闭不语，汗出如珠。延诊脉已散乱。姑以熟地二两、杞子一两煎服。一时医至不敢主方，欲就中加附子一钱，谓重剂纯阴，宜少入阳药。余曰：此证外间多用参附汤，有致筋枯皮黑，人未死而半身先死者，以衰微之阴被劫也。(雄按：此真阅历之言。余亦目击多人矣！)今证属三阴亏竭，五志之火上炎，故卒然晕厥。且病人以误服白蒺藜之燥，失明而病作，宁可再服附子？医乃默然去。二味服下，神气渐苏，乃减半入沙参、麦冬、沙苑蒺藜而愈。今常服之两年，能辨瓷器花色矣。后复更医，不知何病而卒。(《续名医类案》卷十七目门)

065 生地黄合枸杞子案

缪仲淳从父病后眼花，服此立愈。盖肝肾二经虚也。真甘枸杞一斤，去蒂；真怀生地黄一斤，极肥大者酒洗净。河水砂锅内熬膏，以无味为度，去渣重汤煮，滴水成珠，便成膏也。每膏一斤入炼蜜六两，空心白汤化下。(广笔记)(《续名医类案》卷十七目门)

066 黄连合柴胡案

龚子才治一人两眼角出烟雾，此肝火也，以柴胡、黄连等份，大剂水煎，临卧频频服之，数剂乃瘥。（《续名医类案》卷十七目门）

067 黄芪合防风案

许胤宗者，唐时常州义兴人也。初仕陈，为新蔡王外兵参军。时柳太后感风不能言，脉沉而紧。胤宗曰：口不下药，宜以汤气蒸之，令药入腠理，周时可瘥。遂告黄芪防风汤数十斛，置于床下，气如烟雾。次日便得语。由是超拜义兴太守。昆谓鼻气通乎天，故无形之气，由鼻而入，呼吸传变，无处不之。黄芪甘而善补，得防风而功愈速，祛风补虚，两得之矣。自非胤宗之通达，不能主乎此法。医者能善用之，则亦可治乎今之人矣。（《医方考》）

068 黄芪合糯米案

海宁许珊林观察涟，精医理。官平度州时，幕友杜某之戚王某，山阴人，夏秋间忽患肿胀，自顶至踵，大倍常时。气喘声嘶，大小便不通，危在旦夕。因求观察诊之，令用生黄芪四两、糯米一酒钟，煎一大碗，用小匙逐渐呷服。服至盏许，气喘稍平。即于一时间服尽，移时小便大通，溺器更易三次，肿亦随消。惟脚面消不及半，自后仍服此方。黄芪自四两至一两，随服随减。佐以祛湿平胃之品，两月复元。独脚面有钱大一块不消。恐次年复发，力劝其归。届期果患前症。延绍城医士诊治，痛诋前方，以为不死乃是大幸。遂用除湿猛剂，十数服而气绝。次日将及盖棺，其妻见死者两目微动，呼集众人环视，连动数次。试用芪米汤灌救，灌至满口不能下。少顷眼忽一睁，汤俱下咽，从此便出声矣。服黄芪至数斤，并脚面之肿全消而愈。观察之弟辛木部曹楣，谓此方治验多人。先是嫂吴氏，患子死腹中，浑身肿胀，气喘身直。危在顷刻。余兄遍检名人医案，得此方遵服，便通肿消，旋即生产。因系夏日，孩尸已烂成十数块，逐渐而下，一无苦楚。后在平度有姬顾姓，患肿胀脱治，此方数服而愈。继又治愈数人，王某更在后矣。盖黄芪实表，表虚则水聚皮里膜外而成肿胀。得黄芪以开通隧道，水被祛逐，胀自消矣。（《冷庐医话》）

069 阿胶合螺蛳壳案

江汝洁治会中夫人，病心气痛，甚剧，医治不效。姜视其证，乃心脾疼也，夫心主血，脾裹血，二经阴血虚生内热耳。以阿胶一钱五分，滋二经之虚；白螺蛳壳火煅一钱五分，以泻二经之火。二味为末，好酒调服，一二盏即愈。（《名医类案》卷六心脾痛门）

070 麋角合鹿角案

少傅颖阳许相公年五十八岁，如夫人年近三旬，从来十二年不孕。相公欲其有子，命宿诊视，六脉和缓，两尺大而有力。告曰：此宜子之象也。尝诊相公脉沉而缓，知精血欠实耳。宜服大补精血药，市得麋鹿二角，煎胶制斑龙二至丸一料。服未周年而孕，次年生公子。

尚宝少卿徐孺东公，年五十余。有宠九年不孕，闻前药效，亦命制前丸服之。十个月而孕得一子。后以此方与高年艰子嗣者服之，多效。

宿曰：此虽偶中，实有至理存焉。月令仲夏鹿角解，仲冬麋角解。鹿以夏至阴角而应阴，麋以冬至阴角而应阳。鹿肉暖以阳为体，麋肉寒以阴为体。以阳为体者，以阴为末；以阴为体者，以阳为末。末者角也。故麋茸补阳利于男子，鹿茸补阴利于妇人。王懋所著甚明。今合二角为二至，乃峻补精血之良药。男女俱可服此，以血补血，非一切草木之可比也。男子精盛则思室，女人血盛则怀胎，安得不孕。（《名医类案》卷十一求子门）

071 鹿角胶合人乳案

吴球治一男子，因病后用心过度，遂成梦遗之患。多痰瘦削，群医以清心莲子饮久服无效。吴诊脉紧涩，知冷药利水之剂太过，致使肾冷精遗而肾气独降，故病益剧。乃以升提之法，升坎水以济离火，降阳气而养血滋阴，次用鹿角胶、人乳填补精血，不逾月而愈。（《名医类案》卷五遗精门）

072 乳汁合姜汁案

周（七十）脉神形色是老年衰惫，无攻病成法。大意血气有情之属，栽培生气而已。每日不拘用人乳或牛乳约茶盏许，炖暖入姜汁三分。（《临证指南医案》卷一）

073 牛乳合荜茇案

唐贞观中，张宝藏为金吾长上，尝因下直归栎阳，路逢少年畋猎，割鲜野食。依树叹曰：张宝藏身年七十，未尝得一食酒肉，如此者可悲哉！傍有僧指曰：六十日内官登三品，何足叹也？言讫不见，宝藏异之，实时还京师。太宗苦气痢，诸治不效。即下诏问殿庭左右，有能治者重赏之。宝藏曾困其疾，即具疏，以乳煎荜茇方。上服之立瘥，宣下宰臣与五品官。魏征难之，逾月不进拟。上疾复发，问左右曰：吾前饮乳煎荜茇有功，复命进之，一啜又平。因思曰：尝令进方人五品官，不见除授，何也？征惧曰：奉诏之际，未知文武二吏。上怒曰：治得宰相，不妨已授三品官。我天子也，岂不及汝耶！乃厉声曰：与三品文官，授鸿胪寺卿。时正六十日矣！其方每服用牛乳半升、荜茇三钱匕同煎，减半空腹顿服。（独异志）（《名医类案》卷四痢门）

074 紫苏子合麻仁案

紫苏子、大麻子二味各半合,净洗研极细。用水再研取汁一盏,分两次煮粥啜之。此粥不惟产后可服,大抵老人诸虚人风秘,皆得力。尝有一贵人母,年八十四,忽而腹满头疼,恶心不下食。召医者数人议,皆供补脾进食,治风清利头目药,数日疾愈甚,全不入食。其家忧惧,恳予辨之。予诊之曰:药皆误矣!此疾正是老人风秘,脏腑壅滞,聚于膈中,则腹胀恶心不喜食;又上至于颠,则头痛神不清也。若得脏腑流畅,诸疾悉去矣。予令作此粥,两啜而气泄,先下结屎如胡椒者十余,后渐得通利,不用药而自愈。(《普济本事方》卷十)

075 紫苏子合芝麻案

脾约者,津液约束不行,不饥不大便。备尝诸药,中气大困,仿古人以食治之法。

黑芝麻、杜苏子,二味煎浓汁如饴,服三五日,即服人乳一杯,炖温入姜汁二匙。(《静香楼医案》)

076 细辛合皂角案

陈调元之子,五岁。忽然昏倒,目瞪鼻扇,咽喉气壅,两手握拳,举家大哭。时已傍晚,同辈环视,莫敢用药。余用通关散吹入鼻中,连搐二管,始得一嚏。又搐一管,连得二嚏。后用红棉散葱汤调服一钱,令其裹取微汗,立时即瘥。此幼稚肺气娇薄,腠理不固,感阴物恶毒之气,阻塞肺窍,清道壅而不宣者,取其嚏,发其汗,则塞者开而壅者通矣。(《谢映庐医案》)

附:红棉散

白矾煅成白灰,每用一钱,入胭脂一字。研匀。用棉杖子缠去耳中脓及黄水尽,即别用棉杖子引药入耳中,令到底掺之即干。(《普济本事方》卷五)

077 皂角合苦参案

有人患遍身风热细疹,痒痛不可任,连胸胁脐腹及近阴处皆然,痰涎亦多,夜不得睡。以苦参末一两、皂角二两,水一升,揉滤取汁,银石器熬成膏,和参末为丸,梧桐子大,二三丸温水下食后,次日便愈。(《本草衍义》)

078 皂角刺合大黄案

一骑军一旦得疾,双眼昏,咫尺不辨人物,眉发自落,鼻梁崩倒,肌肤有疮如癣,皆为恶疾,势不可救。因为洋州骆谷子归寨使,遇一道流,自谷中出,不言姓名,授其方曰:皂角刺一二斤为灰,蒸晒研为末,食上浓煎大黄汤调一钱匕,浃旬,鬓发再生,肌肤悦润,眼目倍明,得此方后,入山不知所之。(感应神

仙传)(《名医类案》卷七眉发自落门)

079 三棱合莪术案

一人浑身生疱，如甘棠梨，破则出水，内有石一片如指甲大，其疱复生，抽尽肌肉，不可治矣。急用三棱、莪术各五两为末，分三贴服，酒调下。(《名医类案》卷九疮疡门)

《证治要诀》云：一人病癥瘕腹胀，纯用三棱莪术，以酒煨服。下一物如黑鱼状而愈。或加入香附子，用水煎，多服取效。(《名医类案》卷五癥瘕门)

080 黄柏合僵蚕案

一小儿口疮不下食，众医以狐惑治之必死，后以矾汤于脚下，浸半日，顿宽。以黄柏蜜炙、僵蚕炒为末敷之立下乳愈。(《名医类案》卷十二口疮门)

081 白芷合辰砂案

刘全备治一男子，惊恐自汗。曾服麻黄根、黄芪、牡蛎等药，不效。用白芷一两、辰砂半两为细末，每服二钱，酒调下。因其不能饮，用茯神、麦冬调下而愈。盖此药能敛心液故也。(《名医类案》卷五汗门)

082 黄连合羊肝案

唐代崔承元因官治一死囚，出活之。囚后数年，以病目致死。一旦崔为内障所苦丧明。逾年后夜半，叹息独坐。忽闻阶除之声，崔问为谁，徐曰：是昔蒙活囚，来报恩耳。乃告以用黄连一两、白羊子肝一具，去膜，同于沙盆内研，令极细，随手为丸，桐子大。每服以温水下三十丸，连作五剂。言讫，忽不见。崔依此合服，数月眼复明。凡诸目疾，及翳障青盲皆治。忌猪肉冷水。(《名医类案》卷七目门)

083 厚朴合羊胫案

平江谭医云：夫遗泄，寻常只治心肾，未有别治。以《素问》、仲景考之，当治脾，服之屡效。用厚朴二两姜汁制、羊胫一两炭火煅过通红取出研细如粉，上二味，白水面糊为丸，如梧桐子大。每服百丸至三百丸，米汤下。(《续名医类案》卷二十遗精门)

084 藕汁合发灰案

李时珍治一男子病血淋，痛胀祈死。李以藕汁、发灰，每服一钱，服三日而血止痛除。(《本草纲目》)

085 杜仲合续断案

陈三农治一孕妇，腰痛甚，如欲小产，用杜仲一两姜汁拌炒过、续断一两，二味为丸，白汤送下遂安。(《续名医类案》卷二十四胎动门)

086 桂枝合蜘蛛案

(曹颖甫治) 一倪姓患者，其症时发时止，今以遇寒而发，偏坠微痛，夜有寒热，睡醒汗出，两脉迟滑，方用大蜘蛛一枚炙过，川桂枝四钱，一剂即愈。(《金匮发微》)

〔注〕近人袁宇华用《金匮》蜘蛛散治疗小儿腹股沟斜疝 55 例，有效率为 96.4%，方用黑色大蜘蛛（去头足，焙干）10g、桂枝 20g，共研细末，过筛，瓶装密封。

用法： 每次每千克体重 0.25g，早晚各 1 次，白开水冲服，3 周为 1 疗程。
[《湖南中医杂志》，1986，2]

087 青黛合马齿苋案

(寇宗奭) 有一妇人患脐下腹上，下连二阴，遍生湿疮，状如马瓜疮，他处并无，热痒而痛，大小便涩，出黄汁，食亦减，身面微肿。医作恶疮治，用鳗鲡鱼、松脂、黄丹之药涂之，热痛甚。问其人嗜酒食，喜鱼蟹发风等物。急令洗其膏药，以马齿苋四两，杵烂，入青黛一两，再研匀涂之。实时热减，痛痒皆去。仍以八正散，日三服之，分散客热。药干即上。如此二日，减三分之一，五日减三分之二，二十日愈。此盖中下焦蓄风热毒气也。若不出，当作肠痈内痔。仍须禁酒色发风物。然不能近，后果患内痔。(《本草衍义》)

088 阳起石合伏龙肝案

张子和治一男子缠喉风肿，表里皆作，药不能下，以凉药灌入鼻中，下十余行。外以拔毒散敷之。阳起石烧赤，与伏龙肝等份为末，新汲水调扫百遍。三日热始退，肿消。(《名医类案》卷七咽喉门)

089 菖蒲合滑石案

王一仁在广益医院治病，有钱姓男子，腹如鼓，股大如五斗瓮，臂如车轴之心，头面皆肿，遍体如冰，气咻咻若不续，见者皆曰必死。一仁商于刘仲华，取药房中干菖蒲一巨捆，炽炭焚之，得灰五两，遂用滑石和研，用麻油调涂遍体，以开水调服一钱，日三服，明中肿减大半，一仁见有效，益厚涂之，改服二钱，日三服，三日而肿全消，饮食谈笑如常人，乃知经方之妙，不可思议也。(《金匮发微》)

090 人参合樗根白皮案

洛阳一女子年十七，耽饮无度，多食鱼蟹，蓄毒在脏。日夜二三十次，大便与脓血杂下，大肠与肛门痛不堪任。医以止血痢药，不效；又以肠风药，则益甚。盖肠风则有血而无脓，如此已半年余。气血渐弱，食渐减，肌肉渐消。稍服热药则腹愈痛，血愈下；稍服凉药则泄注气羸，粥食愈减；服温平药则病不知。将期岁，医告术穷，待毙而已。或教服人参散，病家不敢主。漫试之，一服知，二服减，三服脓血皆定，不十服而愈。乃求其方，云治大肠风虚，饮酒过度，夹热下痢脓血，疼痛多日不瘥。樗根白皮、人参各二两为末，二钱匕，空心温酒调下；不饮酒，以温米饮下。忌浊腻湿面、青菜、果子、甜物、鸡、鱼、蒜等。(《名医类案》卷八溺血门)

091 信砒合豆豉案

有一亲表妇人，患喘急哮嗽、夕不得卧十年，遍求医者皆不效。忽有一道人货此药（紫金丹），漫赠一服，是夜减半，数服顿愈。遂多金丐得此方，予屡用以救人，持为神异。(《普济本事方》卷二)

附：紫金丹

信砒一钱半（研飞如粉）、豆豉好者一两半（水略润少时以纸干研成膏），用膏子和砒同杵极匀，丸如麻子大。每服十五丸，小儿量大小与之。并用腊茶清极冷吞下，临卧以知为度。(《普济本事方》)

陈三农治一小儿盐哮，遇阴雨即发，声如拽锯。以白砒一钱，入精猪肉四两内以盐泥固齐，火煅出青烟，取出研细，入江西豆豉一两，捣和为丸，如黍米大。白水下二三丸。忌油腻荤腥，一月而愈。(《续名医类案》卷三十哮门)

092 芍药合甘草案

四嫂，足过多行走则肿痛而色紫，始则右足，继乃痛及左足。天寒不可向火，见火则痛剧，故虽恶寒，必得耐冷。然天气过冷，则又痛。眠睡至浃晨，而肿痛止，至夜则痛如故。按历节病，足亦肿，但肿常不退。今有时退者，非历节也。惟痛甚筋挛，先用芍药甘草汤以舒筋。赤白芍各一两、生甘草八钱，三剂愈。(《经方实验录》)

一童子年十五六岁，于季春得温病，经医调治，八九日间大热已退，而心犹发热，怔忡莫支，小便不利，大便滑泻，脉象虚数，仍拟外邪未净，为疏方，用生杭芍二两，炙甘草一两半，煎汤一大碗徐徐温饮下，尽剂而愈。夫《神农本草经》谓芍药益气，元素谓其止泻痢，即此案观之洵不误也。然必以炙草辅之，其功效乃益显。(《医学衷中参西录》)

093 大黄合芒硝案

一人因灼艾讫，火痂便落，疮内鲜血片片如蝴蝶样，腾空飞去，痛不可忍。

此是血肉俱热，用大黄芒硝等份为末，水调下，微利即愈。（《名医类案》卷七诸虫门）

094 巴豆合明矾案

缪仲淳治缠喉风（即喉痹也），试通有验方。明矾三钱、巴豆去壳七粒。溶矾入巴豆，烧至矾枯，去巴豆研细，吹入喉中，流出热涎即开。（《先醒斋医学广笔记》）

095 羖羊胆合蜂蜜案

福州人病目，两睑间赤湿流泪，或痛或痒，昼夜不能视物。夜不可近灯光。兀兀痴坐。其友赵子春语之曰：是为烂缘血风，我有药正治此。名曰二百味花草膏。病者惊曰：用药品如是，世上方书所未有，岂易遽办，君直相戏耳。赵曰：我适见有药，当以与君，明日携一钱匕至，坚凝成膏，使以匙抄少许入口。一日泪止，二日肿消，三日痛定，豁然而愈。乃往赵致谢，且扣其名物。笑曰：只用羖羊胆去其中脂，而满填好蜜拌匀，蒸之候干，即入瓶研细为膏。以蜂采百花、羊食百草，故隐其名以眩人耳。（《癸志》）

096 生地黄合藕汁案

李嗣立治赵季修，赴龙泉知县，时值盛暑。未几患鼻衄，日出血升许。李教服藕汁生地黄膏方。赵云：某往年因赴铨曹听选，省前急走数回，心绪不宁，感热，骤得鼻衄之症。寻扣临安一名医，服药遂愈。谢以五万钱，临别时，医再三嘱云：恐后时疾作，万勿轻信医者，服生地黄藕汁之药，冰冷脾胃，无服可生，半月易医无效。李乃就此方，隐其药味，俾服之，三日疾愈。赵问曰：此药如是灵验，得非与临安医之药同乎？李笑曰：即前所献之方也。赵叹曰：前医设为谲谋，几误性命。微君调治，吾其愧矣。（《续医说》）

097 牛膝合麝香案

淋属肝胆，浊属心肾。据述病，溺出浑浊如脓，病甚则多。或因遗泄后，浊痛皆平；或遗后痛浊转甚。想精关之间，必有有形败精凝阻其窍，故药中清湿热通腑，及固涩补阴，久饵不效。先议通瘀腐一法。考古方通淋通瘀，用虎杖汤。今世无识此药，每以杜牛膝代之。

用鲜杜牛膝根，水洗净，捣烂绞汁大半茶杯，调入真麝香一分许。隔汤炖温，空心服。只可服三四服，淋通即止。倘日后病发再服。（《临证指南医案》卷三淋浊门）

治妇人诸般淋。

苦杖根俗为杜牛膝，多取净洗，碎之。以一合用水五盏，煎一盏，去滓，用麝香乳香少许，研调下。

鄞县武尉耿梦得，其内人患砂石淋者，十三年矣。每漩痛楚不可忍，溺器中小便下砂石，剥剥有声。百方不效，偶得此方啜之，一夕而愈，目所见也。(《普济本事方》卷十)

098 滑石合甘草案

张子和曰：遂平李仲安携一仆一佃客至偃城，夜宿邵辅之书斋中。是夜仆逃。仲安觉其逸也，骑马与佃客往临频急追之。时当七月，天大热炎风如箭，埃尘满天。至辰时而还，曾不及三时，往返百二十里。既不获其人，复宿于邵氏斋。忽夜间闻呻吟之声，但言救我。不知其谁也。热火寻之，乃仲安之佃客也。上吐下泻，目上视而不下，胸胁痛不可动摇，口欠而脱臼，四肢厥冷，此正风湿三者俱合之症也。其婿曾闻其言。乃取六一散以新汲水锉生姜调之。顿服半升，其人复吐，乃再调半升，令徐服之。两久方息。至明又饮数服，遂能起。调养三日平服。(《续名医类案》卷六霍乱门)

099 桂枝合甘草案

马元仪治沈康生夫人，病经一月，两脉浮虚，自汗恶风，此卫虚而阳弱也。与黄芪建中汤一剂汗遂止。夫人身之表，卫气主之，所以"温分肉，肥腠理，司开合者"，皆此卫气之用。故《内经》曰："阳者卫外而为固也。"今卫气一虚，则分肉不温，腠理不密，周身毛窍有开无合，由是分之外入，汗之内外，其孰从而拒之？故用黄芪建中汤以建立中气，而温卫实表也。越一日病者叉手自冒心间，脉之虚濡特甚，此汗出过多而心阳受伤也。仲景云："发汗过多，病人叉手自冒心，心下悸（欲得按）者，桂枝甘草汤主之。"与一剂良已。(转引《伤寒论译释》)

100 海蜇合荸荠案

张月波令弟，陡患腹痛，适饱啖羊肉面条之后，医皆以为食滞，连进消导，痛甚而渴，得饮大吐，二便不行。犹疑寒结，迭投燥热，其病益加呻吟欲绝，已四日矣。孟英视之，脉弦数，苔干微黄，按腹不坚。以海蜇一斤、荸荠一斤，煎汤频灌，果不吐。令将余汤煎栀、连、楝、斛、茹、芩、枇杷叶、知母、延胡、柿蒂、旋覆为剂，吞龙荟丸，投匕而溲行痛减，次日更衣而愈。(《王氏医案续编》卷五)

101 藿香合滑石案

身热，吐乳自利，温邪内扰脾胃，稚年防惊。

藿香、滑石。(《临证指南医案》卷十吐泻门)

102 白术合附子案

久嗽四年，后失血，乃久积劳伤。酒肉不忌，湿郁脾阳为胀。问小溲仅通，大便仍溏，浊阴乘阳，午后夜分尤剧。

生於术、熟附子。（《临证指南医案》卷三肿胀门）

103 甘遂合木鳖子案

壬子年在毗陵有姓马人鬻油，久不见，因询其亲。云：宿患肾脏风。今一足发肿如瓠，自腰以下，巨细通为一律，痛不可忍。卧欲转侧，则两人挟持方可动；或者欲以铍刀决之。予曰：未可，予有药，当合以赠，如上（下）法服之。辰巳间下脓如水晶者数升，实时痛止肿退。一月后尚拄拐而行，予再以赤乌散令涂贴其膝方愈。后十年过毗陵，率其子列拜以谢云：向脚疾至今不复作，虽积年肾脏风并失，今健步不苦矣。

附：治肾脏风攻注脚膝方

连珠甘遂一两，木鳖子二个一雌一雄去壳研。上为末，猪腰子二个破开，药末一钱掺匀，湿纸裹数重，慢火煨熟，放温。五更初细嚼米饮下。积水多则利多，少则少也，宜软饭将息。（《普济本事方》卷四）

104 半夏合夏枯草案

偶从杭城沈雨溥书坊，购得《医学秘旨》一册。有治不睡方案云：余尝治一人患不睡，心肾兼补之药，遍尝不效。诊其脉，知为阴阳违和，二气不交。以半夏三钱、夏枯草三钱，浓煎服之，即得安睡。仍投补心等药而愈。盖半夏得阴而生；夏枯草得至阳而长，是阴阳配合之妙也。书系钞本，题曰西溪居士著。不知何许人，识以俟考。（《冷庐医话》卷三不寐门）

105 牵牛子合皂荚案

一宗室夫人，年几六十。平生苦肠结病，旬日一行，甚于生产。服养血润燥药则泥膈不快，服硝黄通利药则若罔知，如此三十余年矣。时珍诊其人体肥膏粱而多忧郁，日吐酸痰碗许乃宽，又多火病，此乃三焦之气壅滞，有升无降，津液皆化为痰饮，不能下滋肠腑，非血燥比也。润剂留滞，硝黄徒入血分，不能通气，俱为痰阻，故无效也。乃用牵牛末皂荚膏丸与服，即便通利。自是但觉肠结，一服就顺，亦不妨食，且复精爽。盖牵牛能走气分，通三焦。气顺则痰逐饮消，上下通快矣。（《本草纲目》卷十八）

106 川芎合当归案

王洪绪曰：产后两乳伸长，形势如鸡肠，垂过小腹，痛难刻忍，此名乳悬。急用芎归各一斤，内取各四两，水煎时服。以所余斤半，于产妇面前放一棹下放火炉，将芎归入炉慢烧，令妇伏于棹上。口鼻及乳皆吸烟气，便可缩上。如未愈，取蓖麻子一粒，冰水磨涂，一缩即洗去。但用此药，恐异日再产，必复发不救。故膏药不可以蓖麻煎入。倘贴孕婢下身疮疖，即致小产。再贴即致命。巴豆蓖麻之害如此，不可轻用也。(《续名医类案》卷二十五病乳门)

友人郭某某妻，产后头疼，或与一方当归、芎劳各一两煎服即愈。此盖产后血虚兼受风也。愚生平用芎劳治头疼不过二三钱。(《医学衷中参西录》)

107 芦荟合朱砂案

张选卿治大便不通屡验方：朱砂飞研五钱、真芦荟研细七钱，滴好酒少许和丸，每服一钱二分，好酒吞下。朝服暮通，暮服朝通。须天晴时修合为妙。(《广笔记》)

吴(妪)脉右如昨，左略小动，肝风震动，里气大燥。更议镇重苦滑，以通火腑。逾六时便通浊行，亦肝喜疏泄之一助。

更衣丸一钱五分。(《临证指南医案》卷四便闭门)

108 白术合生姜案

蒋仲芳治一孕妇疟疾，右脉微滑，左脉微弦。曰："脾虚生痰也"，以白术五钱、生姜三钱，井河水煎，露一夜温服而愈。此方寒多者宜之。(《续名医类案》卷二十四疟疾门)

109 干姜合甘草案

代儿石珊，端午节伤于饮食，晚间又受风寒，翌日发热恶寒，腹疼泄泻，服发表消导药，表解而泻未止，以为虚复进温补药，泻得止，而腹胀且痛，又服泻药，遂泻而不止。诊其脉弱无力，口淡乏味，舌苔薄白，不干，腹鸣，日泻五六次，不胀不痛，神色饮食均佳。归纳分析病情，乃胃寒而未大虚，不宜参术之补，亦非肠热胃寒，不合三泻心汤寒热杂进之药……因拟温胃阳补脾虚之甘草干姜汤。药用炙甘草24g，干姜9g（不炮）温煎频服，一日两大剂，泻减效著，连服二日，泻全止，用异功散调理而安。(《广东中医》，1962，9 赵守真医案)

王某，青年工人。素有吐血痼疾，服清凉止涩药辄愈。今夏复发，进前药不应，后杂进温补及消瘀药亦不应。诊时，血尚零星未止，色黯而稀，又不时微咳，频唾清涎，口淡，舌润滑无苔，脉濡缓，便溏，脾虚未甚，咳频唾涎，肺寒未虚，初拟六君加炒柏叶、炒荆芥之属，五进而血仍吐……后疏甘草干姜汤温肺补脾法，炙甘草18克，干姜（炮成炭用）9克，水煎温服四剂，吐血少间。再三剂血全止，后用饮食调养，未另服药。(《广东中医》，1962，9 赵守真医案)

刘某，30岁，小学教师。患遗尿症甚久，夜则数遗无间，良以为苦。医咸认为肾气虚损，或温肾滋水而用桂附地黄汤；或补肾温涩而用固阴煎；或以脾胃虚寒而用黄芪建中汤、补中益气汤，其他如鹿茸、紫河车、天生磺之类，均曾尝试，有效不效，久则依然而无法治。细诊其脉，右部寸关皆弱，舌白润无苔，口淡，不咳唾液，口纳略减，小便清长而不时遗，夜为甚，大便溏薄，审系肾脾肺三脏之病。但补脾温肾之药，服之屡矣，所未服者肺经之药耳。景岳云："小水虽利于肾，而肾上连肺，若肺气无权，则肾水终不能摄，故治水者必先治气，治肾者必先治肺。"本症病缘于肾，因知有温肺以化水之治法。又甘草干姜汤原有治遗尿之说。(《金匮》：肺痿……必遗尿，小便数)，遂借用此方，炙甘草24克，干姜（炮透）9克，一日二帖。三日后，尿遗大减，涎沫亦稀，再服五日，而诸症尽除。(《广东中医》，1962，9赵守真医案)

农民卿某，以夏日田间劳作，溽暑熏蒸，憩息又多席地而坐，不免湿热侵袭，遂致淋病。其候小便涩痛，点滴难出，急闷欲死，服寒凉清利药多日，不仅仍涩痛，且时有血渗出，痛楚不堪言状。余按其脉数而无力，口不渴，舌苔白腻且滑，胸痞闷，微咳多涎唾，大便畅，小便涩痛有血，审由劳甚伤于湿热，复损于血所致……但以服寒凉药多，热已清，湿尚留。治以利湿滋阴疏经和血为宜，处猪苓汤加牛膝、丝瓜络，连进10剂，血痛虽减，淋则依然，且胸满咳痰转增，释其所以，由于水湿上泛，寒生于肺，上窍不通，下窍难利，故上之咳痰，乃寒而非热，下之淋非热而属湿，其重心不在下焦而在中上二焦，法宜温肺健脾。但二术温燥有伤津液，麻、辛温散有损肺气，因书甘草干姜汤。甘草不但峻补脾土，并有缓急迫通水道之功；炮姜温肺涤涎，且具上宣下利之妙。生甘草（连梢用）24克，干姜（炮透）9克，连进5剂，逐渐尿长痛减血止，亦且胸舒涎少。前方既得显效，又服5剂，病遂痊愈。后用清和之益气健胃药调理康复。
(《广东中医》，1962，9赵守真医案)

110 蒲黄合干姜案

芝隐方云：宋度宗欲赏花，一夜忽舌肿满口。蔡御医用蒲黄、干姜末等份，干搽而愈……盖舌乃心之外候，而手厥阴相火乃心之臣使，（蒲黄）得干姜是阴阳相济也。(《本草纲目》卷十九蒲黄条下)

111 甘遂合甘草案

是斋云：脚气上攻，流注四肢，结成肿核不散，赤热焮痛，及治一切肿痛。用甘遂为细末，以水调敷肿处。又浓煎甘草一服服之，其肿即散。二物本相反，须两人买，各处安顿，切不可相和。清流厅子韩咏苦此，一服病去七八，再服而愈。云得之牛马牙人，医者之意，正取其相反，故以甘遂敷其外，而以甘草引于内，所以取效，如磁石引针之义也。(《续名医类案》卷十九脚气门)

112 阿魏合朱砂案

夔州潭远病疟半年，故人窦藏叟授方，用真阿魏、好丹砂各一两，研匀米糊和丸皂子大，每空心人参汤化服一丸。即愈。世人治疟，惟用常山砒霜毒物，多有所损。此方平易，人所不知。草窗周密云：此方治疟以无根水下，治痢以黄连木香汤下，疟痢多起于积滞故耳。（雄按：此方甚妙。惜阿魏殊罕真者，但宜为小丸吞服，调化恐臭烈难入于口矣。）（《续名医类案》卷七疟门）

113 槟榔合赤芍案

万密斋治一娠妇，小便淋沥不通，医作转胞治之不愈。乃用槟榔、赤芍二味研末。顺取长流水煎汤，调服效。此方治男妇一切血淋及淋涩水道疼痛，用之无不神效。（《续名医类案》卷二十四转胞门）

114 蓖麻子合黄连案

一人手指弯曲骨节间痛不可忍，渐至脱落。以蓖麻子去壳二两，碎者不用，黄连四两贮瓶内，水二升浸之。春夏三日，秋冬五日。每早面东，以此水吞下蓖麻子一粒。渐加至四五粒。微泻无害。忌食动风物屡效。（《名医类案》卷四肢病门）

115 冬瓜皮合薏苡仁案

蒋（四岁），鼻疮口疮，尿黄肤热。

冬瓜皮、苡仁。（《临证指南医案》卷八疮疡门）

116 大戟合红枣案

龚初起腰足俱软，肝肾蕴毒不得外越。目泛眶舌，继增喘促，是紧闷不治之症。诸医金用石膏大黄。然此药仅通阳明胃腑之壅，未能搜逐肝肾至阴之脏。读宋医钱仲阳直诀，毒伏于阴，亦有下夺之法。其制方曰：枣变百祥丸，乃百中望一二生全者。

红芽大戟五钱，红枣五枚。水煮，至枣熟去核及大戟汤，但用枣肉研化开水送。（《临证指南医案》卷十痘门）

117 川乌合荆芥案

少府郭监丞少病风塞搐，颐颔宽弹不收，手承颔然后能食，服此六七服即瘥。遂长服之。已五十余年。年七十余，强健，须发无白者，此药疗肠风下血尤妙，累有人得效。下血人服此而瘥者，一岁之内数人。（《洪氏集验方》）

118 山茱萸合人参案

邻村李某某，年二十余，素伤烟色，偶感风寒，医者用表散药数剂治愈。间日，忽遍身冷汗，心怔忡异常，自言气息将断，急求为调治。诊其脉浮弱无根，左右皆然。愚曰："此证虽危易治，得萸肉数两，可保无虞。"急取净萸肉四两、人参五钱。先用萸肉二两煎数沸，急服之，心定汗止，气亦接续，又将人参切作小块，用所余萸肉煎浓汤，送下病若失。（《医学衷中参西录》）

119 牛膝合代赭石案

友人袁某某，素知医，时当季，牙疼久不愈，屡次服药无效。其脉两寸甚实，俾用怀牛膝、生赭石各一两，煎服后，疼愈强半，又为加生地黄一两，又服两剂，遂霍然全愈。（《医学衷中参西录》）

120 芡实合代赭石案

邻村迟某，年四十许，当上脘处发疮，大如核桃，破后调治三年不愈。疮口大如钱，自内溃烂，循胁渐至背后，每日自背后排挤至疮口流出脓水若干。求治于愚，自言患此疮后三年未尝安枕，强卧片时，觉有气起自下焦，上逆冲心。愚曰："此即子疮之病根也。"俾用生芡实一两，煮浓汁送服生赭石细末五钱，遂可安卧。又服数次，彻夜稳睡。盖气上逆者乃冲气之上冲，用赭石以镇之，芡实以敛之，冲气自安其宅也。继用活络效灵丹，加生黄芪、生赭石各三钱煎服，日进一剂，半月全愈。（《医学衷中参西录》）

121 莱菔子合代赭石案

一人年二十五六，素多痰饮，受外感，三四日间觉痰涎凝结于上脘，阻隔饮食不能下行，须臾仍复吐出。俾用莱菔子一两，生熟各半，捣碎煮汤一大盅，送服生赭石细末三钱，迟点半钟，再将其渣重煎汤一大盅，仍送服生赭石细末三钱，其上脘顿觉开通，可进饮食，又为开辛凉清解之剂，连服两剂痊愈。（《医学衷中参西录》）

122 莱菔合朴硝案

奉天刘某某，年四十余，得结证，饮食行至下脘复转而吐出，无论服何药亦如兹，且其处时时切疼，上下不通者已旬日矣。俾用朴硝六两，与鲜莱菔片同煮，至莱菔烂熟捞出，又添生片再煮，换至六七次，约用莱菔七八斤，将朴硝咸味借莱菔提之将尽，余浓汁四茶杯，每次温饮一杯，两点钟一次，饮至三次其结已开，大便通下。其女时患痢疾，俾饮其余，痢疾亦愈。（《医学衷中参西录》）

123 川芎合菊花案

又治一人，因脑为风袭头疼，用川芎、菊花各三钱，煎汤服之立愈。（《医学衷中参西录》）

124 鸡内金合柴胡案

奉天史某某，年近四旬，为腹有积聚，久治不愈，来院求为诊治。其积在左胁下大径三寸，按之甚硬，时或作疼，呃逆气短，饮食减少，脉象沉弦。此乃肝积肥气之类。俾用生鸡内金三两，柴胡一两，共为末，每服一钱半，日服三次，旬余痊愈。(《医学衷中参西录》)

125 蜈蚣合防风案

一人年三十余，陡然口眼歪斜，受病之边目不能瞬，用全蜈蚣二条为末，以防风五钱煎汤送服，三剂痊愈。(《医学衷中参西录》)

126 葱白合米醋案

一孺子，年六岁。因食肉过多，不能消化，郁结肠中。大便不行者六七日，腹中胀满，按之硬如石，用一切通利药皆不效。为用此法（葱白熨法，见药对方），至三点钟，其腹渐软。又熨三点钟，大便通下如羊矢，其胀遂消。

一童子，年十五六。因薄受外感，腹中胀满，大便数日不通，然非阳明之实热燥结也。医者投以承气汤，大便仍不通，而腹转增胀。自觉为腹胀所迫，几不能息，且时觉心中怔忡。诊其脉，甚微细，按之即无。脉虚证实，几为束手。亦用葱白熨法，腹胀顿减。又熨三点钟，觉结开，行至下焦。续用猪胆汁法，大便得通而愈。(《医学衷中参西录》)

127 山药合鸡子黄案

河间刘某某，年五十余岁。漏疮甚剧，屡治不痊，后兼泄泻不止，盖肠滑不固，故医药无灵。诊其脉甚小弱，渐已成痨。嘱其用薯蓣鸡子黄粥（见药对方）。一剂泻止。三服，精神焕发。十数日后，身体复原。此后凡遇虚泻久不愈者，用之屡收特效。(《医学衷中参西录》)

128 人参合代赭石案

友人毛某某曾治一妇人，胸次郁结，饮食至胃不能下行，时作呕吐。毛某某用赭石细末六钱，浓煎人参汤送下，须臾腹中如爆竹之声，胸次胃中俱觉通豁，至此饮食如常。

友人高某某曾治一人，上焦满闷，艰于饮食，胸中觉有物窒塞。医者用大黄、蒌实陷胸之品十余剂，转觉胸中积满，上至咽喉，饮水一口即溢出。高某某用赭石二两、人参六钱为方煎服，顿觉窒塞之物降至下焦。又加当归、肉苁蓉，再服一剂，降下瘀滞之物若干，病若失。(《医学衷中参西录》)

129 鲜茅根合鲜藕案

堂兄某某，年五旬，得吐血证，延医治疗不效。脉象滑数，摇摇有动象，按之不实。时愚在少年，不敢轻于疏方，因拟此便方（见药对方），煎汤两大碗，徐徐当茶温饮之，当日即见愈，五六日后病遂脱然。自言未饮此汤时，心若虚悬无者，既饮后，觉药力所至，若以手按心，使复其位，此其所以愈也。(《医学衷中参西录》)

130 石膏合粳米案

初拟此方时，唯用以治温病。实验既久，知伤寒两三日后，身不恶寒而发热者，用之亦效。丙辰正月上旬，愚自广平移居德州。自邯郸上火车，自南而北，复自北而南，一昼夜绕行千余里。车窗多破，风寒彻骨。至德州，同行病者五六人，皆身热无汗。遂用生石膏、粳米各十余两，饭甑煮烂熟，俾病者尽量饮其热汤，皆周身得汗而愈，一时称快。

沈阳朱姓妇，年五旬。于戊午季秋，得温病甚剧。时愚初至奉天，求为诊治。见其以冰囊作枕，复悬冰囊，贴面之上侧。盖从前求东人调治，如此治法，东人之所为也。合目昏昏似睡，大声呼之，毫无知觉。其脉洪大无伦，按之甚实。愚谓其夫曰：此病阳明腑热，已至极点。外治以冰，热愈内陷。然此病尚可为，非重用生石膏不可。其夫龇愚言，遂用生石膏细末四两、粳米八钱，煎取清汁四茶杯，徐徐温灌下。约历十点钟，将药服尽，豁然顿醒。后又用知母、花粉、玄参、白芍诸药，少加连翘以清其余热，服两剂痊愈。(《医学衷中参西录》)

131 柑和酒酿案

一童十一岁，手足臂腿及指头面遍身浮肿，数日后，日增沉重，以致气喘不能眠。一客令觅黄皮柑子一枚，同酒酿二斤，煎至将干，去柑内核，取柑连酒酿食，食二次痊愈。(《外科证治全生集》)

第九章 药对药理实验录

到目前为止，单味中药基础实验研究开展得较为深入，但仍存在着化学成分与生物活性研究脱节的现象，既往那种分离、提取、再合成的研究方法，虽取得了一定成就，但失去了复方药味有机配伍的特性。因此今后多学科交叉渗透及高科技手段引入仍然是单味中药研究的先导，其目的是搞清单味中药药效作用的物质基础，为药对研究提供可靠依据。同时充分利用现代化学和生物学理论与技术，进行药效物质差比构成与生物效应靶点反映特性的相关分析，以揭示药对配伍的科学内涵。从而探索一套研究复方药效物质基础与作用机制，创制现代化高效中药复方的方法学。今后，能够具体反映药对配伍理论意义和演变规律，以及化学变化对其作用环节、靶点影响的本质规律，必将成为中医药对学可行的理论与方法学基础。

以下摘录一些药对药理实验数据，有待今后陆续完善。

一、"十八反"药对的实验研究

"十八反"药对配伍，古代医家视为禁忌，但成功运用这些药对的也不乏其人。据目前发表的 175 篇临床应用"十八反"药对的数据中，以乌头配半夏的应用频率最高，主治痹证的文献及案例也最多，说明乌头、半夏药对不是绝对配伍禁忌。有报道以半夏与川乌（或二乌及附子）同用，临床尚未发现不良反应，而疗效甚殊。近十余年来，对"十八反"药对配伍进行了一些实验研究。生（制）川乌与法半夏配伍后无增毒作用；镇痛作用不受影响；也不影响镇吐作用。离体蛙心实验表明川乌有抑制作用，而川乌与半夏合用则可减轻抑制程度；心电图检测，川乌有心肌缺血性改变，而川乌与半夏合用未见心肌缺血性改变。制川乌与姜半夏合用能增加小鼠的死亡率，但剂量为成人常用量的 1000 倍，其毒性尚难显示半数致死量。结果提示两药配伍有可能提高毒性，但这种"毒性"也可能在临床起到某些有效作用。川乌与白及合用未见毒性加重；镇痛和止血作用亦未降低，镇痛作用还有所提高；白及、川乌药对对离体蛙心呈现抑制作用，但比单味川乌的抑制作用缓和，有一定的拮抗作用；可稍加重心肌缺血性改变。川贝母与制川乌配伍后毒性未见加重，痛阈降低，但可使川乌抑制离体蛙心的作用减轻或消失，心电图显示两药的拮抗和协同作用均不明显。白蔹与制川乌合用，毒性未见加重；镇痛作用增强，可缓解川乌对离体蛙心的抑制作用；有加重心电图的缺血性变化，但未见心、肝、肾组织明显异常。瓜蒌与制川乌配伍可加重毒性反应，但低浓度能减轻川乌对离体蛙心的抑制，能提高多数小鼠的痛阈值；有一定的拮抗缺血性心电图改变作用。

"十八反"中"藻戟遂芫俱战草"，是指海藻、大戟、甘遂、芫花四药分别与甘草所组成的药对。实验研究发现，甘草与芫花合用有相反作用，二者合浸液的毒性较分别浸出液显著升高，且芫花的利尿与泻下作用受到抑制。甘草与甘遂配伍，小剂量降低其毒性，大剂量则有相反作用。甘草与甘遂合用后，对豚鼠有严重毒性反应（胃臌胀、气胀）或致死。但有实验指出：甘草 3.3g/1.5kg 和芫花、大戟、甘遂、海藻各 6.6g/1.5kg 的煎剂给兔灌胃，无论单味应用或与甘草合用，各组动物无明显不良反应，甘草是否使上述诸药的药效减低或消失尚待进一步研究。小鼠急性毒性实验和药效研究表明：戟、遂、芫、藻与甘草合用，毒性增强，但对其泻下作用、炭末推进作用、离体肠肌实验等，上述诸药与甘草合用与单用时无明显差别，故本实验结果从药理角度部分地支持了"十八反"的理论。

为评定甘遂、芫花、大戟、甘草等配伍禁忌——相反、相恶、相畏药物精制而成的 CLTG 丸的安全性，进行了细菌诱变试验和重组修复试验，结果表明此种丸药对微核试验 TA98 和 TA100 株均无诱变作用；在枯草杆菌重组修复试验中也未见 DNA 损伤。故认为十八反药物并不是绝对的配伍禁忌，也不意味着配伍使用时这些药物肯定会对人或动物的机体产生剧烈毒害。CLTG 丸经诱发红细胞微核实验进一步证明，在其剂量接近 LD50（半数致死量）时，也未能引起微核率增加，表明对遗传物质没有损伤作用。李时珍曾云："相恶者，夺我之能与，相畏者，受彼之制也，相反者，两不相合也。"所谓"相反、相恶、相畏"，正是药对配伍的拮抗作用，CLTG 丸的安全性正验证和充实了"相反、相恶、相畏"药对可以配伍应用这一中医基本理论。

总之，刘源认为"相反、相恶、相畏"属于药对配伍后相互作用的一个方面，影响因素很多，如药材选择、储存、保管、炮制与否、剂型制备工艺、配伍比例、人体功能的盛衰等。"十八反"药对这个历史悠久的理论问题，是来源于古人对医疗实践的总结，仅凭几次动物实验，一些指标就想做出肯定与否定的结论是不妥的，尚需进一步研究。（中国中医药杂志，1991，2）

二、桂枝、甘草药对方实验研究

南京中医药大学赵凤鸣等对《伤寒论》桂枝甘草汤的抗突变效应进行实验研究，以 ICR 纯种小鼠骨髓细胞的微核（MN）和姐妹染色单体互换（SCE）为指标，结果表明桂枝甘草汤具有较强的抗突变活性。不仅能抑制由环磷酰胺（CPP）诱导的微核

（MN），而且对环磷酰胺（CPP）诱导的姐妹染色单体互换（SCE）也有较强的抑制作用。（江苏中医，1999，20：8）

三、芍药、甘草药对方实验研究

1. 芍药、甘草药对方配伍化学变化研究　王静荣等对白芍药与甘草配伍水煎液进行了 TLC 分析，检查了芍药苷、甘草酸、甘草黄酮类成分的变化。进一步用 HPLC 方法测定了不同比例白芍与生甘草、炙甘草配伍后水煎液中芍药苷、甘草酸的含量。结果发现：与单味白芍水煎液相比，白芍与甘草以 3∶1，2∶1 比例配伍，芍药苷含量基本无变化；比例为 1∶1 时，芍药苷含量略有下降。甘草与芍药配伍后，甘草酸含量较单味甘草水煎液略低。HPLC 检测发现配伍组水煎液沉淀中仅含微量芍药苷，基本不含甘草酸。（时珍国医国药，2000，2）

2. 芍药、甘草药对方药理研究实验研究表明：本药对方低浓度时，对正常胃有促进兴奋作用；高浓度时，无论在体或离体脏器，对正常胃管运动都有抑制作用；高浓度时，对离体肠管组胺或乙酰胆碱所致病理的异常兴奋状态，呈明显的抑制作用。

本药对方的国外研究颇有深入，发现对高睾酮血症伴排卵障碍有效：

（1）对 110 例高睾酮血症妇女，经口服芍药甘草汤每日约 7.5g 生药，连续 16 周，每两周测血清激素浓度 1 次。给药前患者血清睾酮（T）、尿促卵泡素（FSH）、黄体生成素（LH）浓度较正常月经周期卵泡初期显示有意义的升高，而血清 E2（雌二醇）/E1（雌酮）和 E2/T 比值显示有意义的降低。血清 T 浓度从给药后二周出现有意义的降低，持续下降达 16 周，血清 E2/E1 和 E2/T 从给药后第二周上升，血清雄烯二酮浓度和游离 T 浓度则有显著性下降。提示本药对方芍药甘草汤可能直接作用于卵巢，提高 aromatase（T - E2 转化酶）的活性。给药期间无排卵患者中 42.3%（33/78）出现排卵，希望怀孕的患者中 17.6%（22/68）怀孕，且无任何副作用。[国外医学·中医中药分册，1989，（06）：13]

芍药甘草汤每日约 7.5g 生药 10～18 周口服后，对血中 T 值在 0.7ng/mL 以上，伴有排卵障碍患者 78 例，总排卵率为 42%，其中 I 度闭经为 31.6%，II 度闭经为 33.3%，无排卵周期症为 54.1%；且在服药 6 周后血中 T 值有显著性降低，E2 升高，而 FSH、LH、催乳素（PRL）及皮质醇变化不大。体外实验发现卵巢甾体激素的变化，除了由于 PRL 分泌降低的继发结果外，还有芍药甘草汤刺激甾体产生的效果。[国外医学·中医中药分册，1988，（02）：18]

（2）用芍药主要成分芍药苷及甘草主要成分甘草酸及其代谢物甘草次酸给予大白鼠，测定其对睾丸间质细胞内睾酮成分的影响，结果发现甘草酸及甘草次酸能明显抑制大白鼠间质细胞产生睾酮的作用，还能抑制雄甾二酮转化为睾酮的过程，但芍药苷无此作用。[国外医学·中医中药分册，1988，（4）：45]

（3）用舒宁（sulpiride）诱导高催乳素血症大鼠作为病理模型，发现肌内注射 12.5mg/d 舒宁共 12 天，经放射酶学测定血中多巴胺水平，放射配基法测腺垂体多巴胺受体及卵巢促性腺激素受体的活性发现：舒宁组与盐水对照组比较，促黄体生成素水平下降，催乳素显著升高，促卵泡激素无明显变化；芍药组 36mg/kg 口服，尽管同时服用舒宁，其血清催乳素与对照组无差异，但垂体多巴胺受体活性明显高于单用舒宁组，表明芍药甘草汤对垂体多巴胺受体有直接作用；舒宁降低雌二醇、增加黄体酮和睾酮水平，而芍药甘草汤减少睾酮水平。［国外医学·中医中药分册，1988，（04）：44］

四、川乌（附子）、白芍药对方实验研究

1. 川乌与白芍（以下简称乌 - 芍）是中医治疗风湿痹证常用的传统药对，也是现代治疗风湿性关节炎、类风湿关节炎等疾病的常用配伍药对。近人在研究二药配伍能增强镇痛作用、延长镇痛持续时间和提高对大鼠佐剂关节炎抑制作用的基础上，通过观察二药配伍前后对炎症因子和自由基的影响，进一步分析乌 - 芍配伍的抗炎作用机制。

目的：研究川乌与白芍配伍前后对炎症因子和自由基的作用。

方法：制备乌 - 芍配伍前后水煎液，采用大、小鼠炎症模型和 SOD 以及 LPO 检测方法进行观察比较。

结果：乌 - 芍配伍后能增强各单味药尤其是川乌的抗炎作用，降低炎症过程中毛细血管通透性和炎症介质 PGE2 的含量；减少川乌所致的血浆及肝组织 LPO 过量。

结论：本实验所显示的抑制炎症因子和清除自由基的结果，可能是二药配伍能增强单味药尤其是川乌抗炎祛风湿的重要机制之一。（《川乌配伍白芍对炎症因子及自由基的影响》）

2. 附子与白芍配伍历史悠久。孙敬昌对二药配伍的作用，从理论上进行阐释，并就二药对急性心肌缺血大鼠心电图 T 波的变化，应激性心肌缺血大鼠的血液黏度、血小板聚集率、血浆 cAMP 与 cGMP 的影响进行初步的实验研究。通过分析认为，二药同用，具有益卫固表，敛阴止汗；温阳散寒，养血通脉；温中补虚，散寒止痛；温肾化气，回阳护阴的作用。实验结果表明，附子与白芍配伍应用，在改善心肌缺血大鼠心电图 T 波变化、降低血液黏度、抑制血小板聚集、促使血小板解聚、调整血浆 cAMP/cGMP 比值等方面的作用均明显增强，初步揭示了二药配伍的科学性。（山东中医药大学学报，2000，3）

五、蒲黄、五灵脂药对方实验研究

失笑散的实验研究表明：近代将本药对方对实验性动脉粥样硬化应激心肌电

镜观察，结果发现，能使动脉粥样硬化心肌血管松弛，凝集成堆的血小板化为散在，且线粒体破坏减轻。还发现具有明显增强小白鼠对低压缺氧的耐受力，其注射液对垂体后叶素引起的大白鼠急性心肌缺血有对抗作用，并有明显的镇静和一定的降压作用。（山西医药杂志，1975，3）

六、川芎、赤芍药对方实验研究

目的： 探索中药配伍比例对中药复方药效成分药动学的影响。

结论： 川芎赤芍配伍对芍药苷的药动学特征无显著影响，提示中药配伍并不是必然地导致其中某一种成分的药代动力学特征的变化。

芍药苷（paeoniflorin，PF）为活血化瘀中药复方芎芍制剂的主要成分，本研究应用反相高效液相色谱法（RP-HPLC）测定芍药苷的血清药物浓度，对犬一次灌胃川芎赤芍不同比例配伍的芎芍制剂中芍药苷的复方药代动力学进行比较研究，初步探索中药配伍比例对复方中药有效成分的药动学特征的影响。

结果实验研究表明：

（1）川芎、赤芍配伍比例对芍药苷的吸收程度和吸收速度影响不大。

（2）川芎、赤芍配伍比例对芍药苷的消除速度影响不明显，且两组间血药浓度达峰时间 t 差异无显著统计学意义（$P > 0.05$），表明不同比例的川芎赤芍配伍对芎芍制剂中芍药苷的药代动力学行为无明显影响。张壮等报道，此结果提示中药配伍比例并不是必然导致其中某一种成分的药代动力学特征的变化，这是中药复方药动学研究中较有意义的发现。（中国中医药杂志，2000，11）

七、人参、五灵脂药对方实验研究

1. **毒性作用**　郭国华等报道，小鼠急性毒性试验表明，人参、五灵脂配伍，口服不具毒性，腹腔注射呈毒性增加趋势；大鼠亚急性毒性试验表明：两者配伍对白细胞总数及分类、血小板计数、血红蛋白含量、血清谷丙转氨酶活力、尿素氮等均无明显影响。常敏毅报道超大剂量两者合用，对小鼠无毒性反应。李宗铎等亦证实两者配伍未见有毒性增加的作用。

2. **免疫试验**　鲁耀邦等份两次报道了所进行的人参、五灵脂配伍免疫试验，发现各给药组对正常小鼠免疫器官发育、单核吞噬细胞吞噬功能、溶血素抗体形成均有显著增强作用，配伍组与单煎组比较无显著性差异，即两者配伍后，未呈免疫降低作用。而对免疫功能低下小鼠均能增加小鼠胸腺重量，促进溶血素抗体形成，提高腹腔巨噬细胞的吞噬率和吞噬指数，表明两者配伍对单味药的免疫增强作用无明显影响。林树荣等的研究亦表明，人参、五灵脂合用具有一定的抗免疫抑制剂降低 WBC 的作用，在免疫效应方面，五灵脂基本上不影响人参的作用，相畏现象不存在或不明显。

3. 抗应激试验 鲁耀邦等还观察了两者在配伍与非配伍情况下对小鼠抗应激性损伤能力的影响。实验结果表明，单用或合用均能明显提高正常小鼠耐疲劳、耐缺氧、耐寒及耐高温能力，上述作用合用与单用无显著性差异。林树荣等则在研究中发现，抗应激试验，两者合用时作用弱于单用人参，呈相畏效应。该结果与李宗铎等所得结论相似。常敏毅报道，人参和五灵脂并用，没有降低人参固有的"适应原样作用"，甚至在耐缺氧、抗寒冷、抗疲劳等方面，均强于单味人参。在耐饥渴方面，略低于单味人参组，提示五灵脂活血化瘀，促进血液循环加快，加大了能量消耗所致。

4. 其他 两者并用，对小鼠艾氏腹水癌细胞（EBC）有抑制作用，并能延长荷瘤小鼠的存活期，效果明显优于单味人参。毛晓健等报道了在环磷酰胺（CPA）造成小鼠免疫功能抑制条件下及正常条件下，人参、五灵脂不同剂量配伍前后对小鼠骨髓中有核细胞数、血中红细胞、白细胞数、免疫器官重量、凝血时间等影响的研究成果，即人参能增加 CPA 作用下骨髓中有核细胞数、五灵脂及配伍组的影响不明显。在 CPA 及正常条件下，人参组与配伍组均能增加血中红细胞、白细胞数及免疫器官的重量，五灵脂对上述指标影响不明显，但能延长凝血时间，且配伍人参后比单用时更为显著。（时珍国医国药，2000，11：11）

八、黄连、吴茱萸药对方实验研究

李盛青等报道，黄连、吴茱萸药对方对消化系统有较广泛的药理作用：

1. 左金丸 4g/kg，6g/kg 剂量能明显抑制小鼠胃排空（$P < 0.05$）；2g/kg，4g/kg，6g/kg 剂量能明显抑制小鼠小肠推进运动（$P < 0.01$），2g/kg 的剂量与 2.5mg/kg 的阿托品的抑制作用相似，加入木香后则减轻这种作用。

2. 明显的抗溃疡作用。左金丸水提液（6.7g/kg）能促进实验性大鼠胃小弯溃疡的愈合，治疗 5 天后，愈合率达 93.33%，明显高于雷尼替丁组（有效率 81.25%）和生理盐水组（有效率 47.06%）。水提液（4g/kg），能明显对抗盐酸乙醇所致的胃黏膜损伤，与空白组比较有显著差异；胶囊剂 2g/kg，4g/kg 有明显的抗应激性溃疡的作用（$P < 0.05$）。

3. 抑制胃酸分泌作用。在胃窦移植术致大鼠慢性高胃酸分泌模型中左金丸水提液能减少胃液分泌。

4. 抑菌作用。采用平皿打孔法，加入左金丸溶液，培养 24 小时，左金丸对金黄色葡萄球菌、霍乱弧菌、乙型链球菌的抑菌力较强，对痢疾杆菌、大肠杆菌、伤寒杆菌的抑菌作用稍次。

5. 镇痛作用。用热板法，以左金丸 6g/（kg·d）给小鼠灌胃，连续 5 天，可提高小鼠镇痛阈值，与生理盐水组比较有显著差异。

6. 抗炎作用。以左金丸 1g/（kg·d）给大鼠灌胃，连续 6 天，可抑制棉球

肉芽组织增生，与生理盐水组比较有显著差异。（时珍国医国药，2000，11）

九、半夏泻心汤的药对拆方实验研究

半夏泻心汤出自张仲景《伤寒杂病论》。全方由辛开之半夏、干姜，苦降之黄芩、黄连，甘补之人参、炙甘草、大枣三组药物组成，主治脾胃虚弱、寒热错杂、升降失司之心下痞证，为调和脾胃的代表方剂。现代医家在临床上广泛应用本方治疗痞满、恶心、呕逆、纳呆、腹胀、腹痛等胃肠功能紊乱性疾病（常用于治疗急慢性胃炎、肠炎、胃十二指肠溃疡等消化系统疾病）。为深入研究半夏泻心汤对胃运动功能紊乱的调整作用，李宇航、王庆国等人对半夏泻心汤进行了拆方研究：病理学结果表明，半夏泻心汤及其拆方各组对大鼠 CAG 均有不同程度的治疗作用。综合评价其疗效，以全方组最佳，其次为甘补组、辛开组、苦降组，任两组合用有一定的增效趋势。以上结果提示，半夏泻心汤及其拆方各组药物中含有多种抗炎、抗黏膜损伤、促进黏膜再生修复的有效成分。

根据各药物组对胃液游离酸、总酸度、胃蛋白酶活性所产生的不同影响，初步探讨半夏泻心汤配伍意义如下：

半夏泻心汤通过"辛开、苦降"寒温并用以祛除寒热痰浊之邪；"甘补"扶正、和胃健脾以增强机体抗邪能力，从而具有消除致病因素、减轻胃黏膜炎症、保护胃黏膜、促进萎缩腺体再生等功效，进而实现对 CAG 的综合治疗作用。

甘补组（人参、大枣药对方合甘草、大枣药对方）"扶正和胃健脾"，能明显增高胃液游离酸、总酸度及胃蛋白酶活性，提示本组药物对于保护胃黏膜、促进腺体细胞再生及其功能恢复、改善胃的分泌功能具有良好作用。在一定程度上，为进一步理解中医"扶正祛邪"理论，提供了现代实验依据。

辛开组（半夏、干姜药对方）"辛温化浊散寒"，与自然恢复组相比对胃液游离酸及总酸度均无增高趋势，若与甘补组合用则有增效作用。但本组单用具有增高胃蛋白酶活性的作用，而与甘补组合用则产生负面影响。这些现象是否能用中医"辛散而伤气"的认识加以解释，还有待进一步研究、探讨。

苦降组（黄芩、黄连药对方）"苦寒燥湿清热"，与自然恢复组相比，能增高胃液游离酸及总酸度，与甘补组合用还有增效作用；但对胃蛋白酶活性则无显著增高作用，并对甘补组有制约作用。这些现象与中医"苦燥能泄"等药性理论的关系，还有待进一步研究、探讨。

全方组"辛开苦降甘补，寒温并用，攻补兼施"，与自然恢复组相比，能显著增高胃液游离酸、总酸度及胃蛋白酶活性；与其他各拆方组比较，全方组疗效最佳。印证了仲景组方的合理性和科学性。（北京中医药大学学报，2000，5）

十、生姜、乌梅（药对）对二陈汤影响的研究

《太平惠民和剂局方》二陈汤原有生姜、乌梅二味药，后世医家多简化为半夏、陈皮、茯苓、甘草四味药。孙蓉等为探讨乌梅、生姜对二陈汤功效的影响，进行了豚鼠雌雄各半的动物药理实验。结果表明有生姜、乌梅的二陈汤在镇咳、祛痰、平喘作用方面明显优于简化的二陈汤；而在胃排空和肠蠕动作用方面优势不如前者，仅在低剂量时才优于简化的二陈汤。提示乌梅、生姜对二陈汤燥湿化痰（有形之痰）的影响较大，对二陈汤理气和中作用也有影响，但可被半夏、陈皮、茯苓、甘草剂量的加大掩盖。（山东中医药大学学报，2000，2）

第十章

药对开拓中药的临床思维

中药学主要是论述单味中药的性味、归经、功效、主治等内容的学科，因此中药的临床意义受到了限制。而药对的研讨可以开拓中药的临床用途，加深了中药的临床意义。中药学虽然在药对配伍方面已提到药物的七情作用，但作为药对方的临床意义却未被发掘。如半夏有燥湿化痰、和胃止呕的功效，生姜可制其毒性。但半夏与夏枯草为药对方，能治不寐。再如紫苏有辛温解表、和胃止呕的功效，但紫苏与百合为药对方，亦能治不寐。这里两张药对方虽都能治不寐，但却反映了证候的不同。而药对方是最小的复方，能反映最简单的证候，又是研究复杂证候的基础。这些都是令人深思的课题。另外，中药学谈中药的功效一般是泛指普遍的、共性的作用。如夏枯草有清肝泻火、消瘰降压功效。但香附与夏枯草为药对方，则能专治目珠疼痛。前人的这些经验尤为宝贵，由此看来，重视药对方的发掘，对开拓中药学具有重要意义。

凡是最具临床意义的药物，必定是前人使用最多的，同时这些药的药对方也相对多。因此掌握这些药及其药对方在临床上是具有重要意义的。

一、互为药对方的八味药

历代名医都在筛选最具临证意义的药物，近代名医张山雷根据医圣张仲景《伤寒论》的分析，推崇石膏、大黄、人参、附子四药，他在《籀簃医话》中说："凡病之能起死回生者，唯有石膏、大黄、人参、附子。有此四药之病，一剂可以回春，舍此以外则不能。"此四药之临证意义在于抢救危重病人。然而临证意义是多方面的，除危重外，常见常用的药物也应该加入筛选之列。所谓常用，见仁见智，每个医师都有自己的所爱。明代温补派的张景岳根据平生最善用的熟地黄，则将人参、熟地黄、大黄、附子称为药物四维。这样说来，"常用"是否无标准呢？非也！当以众医家共同实践为原则。本人从药对的角度出发，认为凡以该味药的药对方最多者为最常用。因为该味药的药对方是众医家的反复实践经验，所以最具有深广度，最具有代表性。但这里有一味药物例外，那就是甘草。因为甘草最常用，但相对来说，缺乏独立意义，缺乏代表性。所以暂且不谈。

经筛选最具临证意义的药物有人参、白术、当归、地黄、附子、生干姜、大黄、黄连八味药。这八味药中白术、人参药对方是补气药对方（0002）；当归、地黄药对方是养血药对方（0016）；附子、生干姜药对方是破水药对方（0146）；大黄、黄连药对方是泻火药对方（0075）。耐人欣赏的是这四首药对方之间又互为药对方，成为完整的泻水火补血气药对网。换句话说，都以前人的临床经验为依据，见表 10－1：凡网格中数字编号即中卷药对方编号。

表 10－1　泻水火补血气药对网

人参	补气衰						
0002	白术						
0023	0029	当归	养血燥				
0025	0028	0016	地黄				
0539	0552	0634	0641	附子	破水湿		
0540	0400	0633	0648	0146	生干姜		
0568	0533	0626	0426	0401	0751	大黄	泻火热
0559	0577	0619	0124	0403	0406	0075	黄连

由此可知，以上八味药互成趣味的药对网说明了前人运用这八味药的经验最为丰富，最具有确定因素。在这张药对网中的 28 张药对方（鲜、干、生、熟暂且不分计），若能娴熟自如，则临证变化必有新的境界。因为组方中只要含有这八味药中任何几味药，即可联想到这 28 张药对方的证治基础。这不仅给分析复方时带来极大的方便（如任取三味药所组成的药鼎方，便是完全的药鼎方。参见药鼎方的刍议），而且给中药组方配伍的化学基础研究提供了最基本的、最重要的内容。

互成趣味药对网的不止上方八味药，临床常用的黄连解毒汤加大黄也构成完整药对网：大黄、黄连、黄芩、黄柏、栀子。这五味药前人也都一一做过药对的临床验证，见表 10－2：凡网格中数字编号即中卷药对方编号。

表 10－2　清热泻火解毒药对网（五黄药对网）

大黄				
0075	黄连			
0110	0089	黄芩		
0965	0086	0964	黄柏	
0087	0088	0076	0963	栀子

五黄再加白芍也是完整药对网，见表 10－3：凡网格中数字编号即中卷药对方编号。

表 10 – 3　清热泻火解毒药对网（五黄加白芍药对网）

白芍					
0627	大黄				
0628	0075	黄连			
0629	0110	0089	黄芩		
0631	0965	0086	0964	黄柏	
0630	0087	0088	0076	0963	栀子

为了完善中医理论的研究需要，又筛选了八卦要药：人参补气生水；当归养血益气；鹿茸补火生气；地黄滋水养血；附子破水展气；大黄泻火活血；香附疏气散火；益母活血利水。这八味药中当归、人参药对方为气血双补药对方（0023）；生地黄、鹿茸药对方为水火兼济药对方（0412）；香附、益母草药对方为气血并调药对方（0271）；大黄、附子药对方为水火两泻药对方（0401）。令人遗憾的是这四首药对方之间不能成为完整的药对网。换句话说，未能完全找到前人的临床经验依据（图 10 – 1）。这将成为未来研究课题。

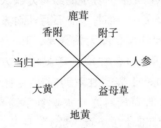

图 10 – 1　八卦要药（未完整药对网）

八卦要药药对网，见表 10 – 4：凡网格中数字编号即中卷药对方编号，无者待补。

表 10 – 4　八卦要药药对网

附子							
0401	大黄						
0431	待补	鹿茸					
0641	0426	0412	地黄				
0539	0568	0031	0025	人参			
0634	0626	0032	0016	0023	当归		
待补	0603	待补	待补	待补	0277	香附	
待补	待补	待补	0274	待补	0272	0271	益母草

二、重点掌握的药物将领

徐灵胎曾有用药如用兵论，所言极是。调兵遣将乃兵家真本领，而重点掌握药物的将领亦是医家的真本领。重点掌握药物将领的药对方运用则又是真本领的关键。

药物将领除以上的大黄、附子、人参、白术、地黄、当归、黄连、生干姜八味药外，今又选拔枳壳、香附二味气分药与半夏化痰药。这里为何没有石膏的位置？需要做一番交代：一是石膏的药对方手头不到三十方。石膏负有盛名乃是白虎汤之故，但石膏在白虎汤中实有赖于知母的协助。石膏除泻火退高热的专长外，所牵涉的治疗面还不如知母。若给石膏位置，知母、栀子定然不会首肯。张景岳不推石膏为药物四维也许是这个缘故。二是清热泻火的治疗作用除大黄外，又增加黄连。由于黄连的选拔，给临床的治疗面增加了深广度。黄连的药对方最多，这是石膏远所不及。三是选为药物将领的药对方票数，都是四十方以上。黄芪的药对方也因未到三十方而落选。四是除了这十一味药物将领外，附加一国老，那就是甘草。从手头数据来看，甘草的药对方仅次于黄连，牵涉面广，有很多药物的使用在甘草中可以交代。如甘草、石膏药对方，可以使石膏有了用武之地。有人轻视甘草，以为同甘草相配无关紧要，其实张仲景十分认真，他有甘草、桂枝药对方（桂枝甘草汤），甘草、麻黄药对方（甘草麻黄汤），甘草、芍药药对方（芍药甘草汤），干姜、甘草药对方（甘草干姜汤），甘草、桔梗药对方（桔梗汤），大黄、甘草药对方（大黄甘草汤）等，都有其严格的适应证。至于后人的甘草、滑石药对方（六一散），甘草、金银花药对方（银花甘草汤），柴胡、甘草药对方（柴胡散），甘草、枳壳药对方（滑胎枳壳散）等也享有盛名。关键问题是在临证处方应变时，知之则行之，不知则不行。知之越多则左右逢源，知之越少则举步维艰。

因此，介绍十一味药物将领的药对方及甘草药对方，对拓宽药物的使用、对临证处方的化裁，都有一定的帮助。若能如此一一掌握，则整部本草思过半矣。以下药对方资料在本书中已述者从略，未述者补入。

（一）攻阳猛将——大黄的药对方（59方）

大黄：药性寒为主，药向降为要。前人谓沉也，阴中之阴也。其性沉而不浮，其用走而不守，夺土郁而无壅滞，定祸乱而致太平，故名之曰将军。举凡火盛热炽而致血沸津枯者，因其苦寒直折而攻下之，故能挽急于燃眉。经临床验证，大黄具有泄热通腑、凉血解毒、逐瘀通经等功效。应用单味大黄治疗鼻衄、便血、吐血、便秘等，临床每有报道，其疗效亦是肯定的，但长期大剂量使用，常有矫枉过正之弊。通过严格药对配伍，或相互协同或相互制约，扬其所长，避其所短。同时，通过严格药对配伍，开拓了大黄的应用范围。综观大黄的药对方分析，其应用范围涉及内、外、妇、儿、骨伤、皮肤、神经精神、五官等各临床学科的常见病症，还用于减肥、降血脂、延缓衰老等保健方面。这些药对方还可组合系列复方，用于治疗许多疑难重证，如大黄复方治疗急性出血性中风、急性缺血性中风、急性坏死性胰腺炎、溃疡性出血等，均取得了明显疗效，而这些疗效是单味大黄或某一单体化合物难以达到的。

【大黄的药对方】

01. 大黄 + 黄芩 = 大黄丸《小儿药证直诀》（0110 方）

02. 大黄 + 黄连 = 大黄黄连泻心汤《伤寒论》（0075 方）

03. 大黄 + 黄柏 = 二黄膏《景岳全书》（0965 方）

04. 大黄 + 栀子 = 栀子汤《圣济总录》（0087 方）

05. 大黄 + 秦皮 = 未名方《仁斋直指方》（0129 附方）

06. 大黄 + 生地黄 = 双黄散《普济方》（0426 方）

07. 大黄 + 芍药 = 神明度命丸《备急千金要方》（0627 方）

08. 大黄 + 当归 = 导滞散《太平惠民和剂局方》（0626 方）

09. 大黄 + 川芎 = 芎黄丸《杨氏家藏方》（0525 方）

10. 大黄 + 三棱 = 大黄散《沈氏尊生书》（0267 方）

11. 大黄 + 皂角刺 = 通天再造散《十便良方》（0673 方）

12. 大黄 + 荆芥 = 倒换散《普济方》（0530 方）

13. 大黄 + 白芷 = 宣毒散《景岳全书》（0105 方）

14. 大黄 + 枳壳 = 枳壳丸《圣济总录》（0299 方）

15. 大黄 + 厚朴 = 二圣汤《圣济总录》（0300 方）

16. 大黄 + 僵蚕 = 二味消毒丸《杏苑》（0104 方）

17. 大黄 + 桃仁 = 桃仁散《普济方》（0669 方）

18. 大黄 + 杏仁 = 鸡鸣散《三因极一病证方论》（0669 附方）

19. 大黄 + 葶苈子 = 大黄丸《全生指迷方》（0293 方）

20. 大黄 + 牵牛子 = 劫喘牛黄散《赤水玄珠》（0294 方）

21. 大黄 + 续随子 = 未名方《摘玄方》（0304 附方）

22. 大黄 + 荜茇 = 未名丸《永类钤方》（0267 附方）

23. 大黄 + 附子 = 中和散《圣济总录》（0401 方）

24. 大黄 + 生姜 = 熟大黄汤《三因极一病证方论》（0751 方）

25. 大黄 + 芒硝 = 二神散《景岳全书》（0291 方）

26. 大黄 + 硝石 = 承气丸《家塾方》（0291 方）

27. 大黄 + 皂荚 = 二圣救苦丹《医宗金鉴》（0292 方）

28. 大黄 + 甘草 = 大黄甘草汤《金匮要略》（0075 附方）

29. 大黄 + 人参 = 止痛妙绝饮《赤水玄珠》（0568 方）

30. 大黄 + 巴戟天 = 巴黄丸《杂病源流犀烛》（0453 方）

31. 大黄 + 肉桂 = 未名方《续名医类案》（0452 方）

32. 大黄 + 牛黄 = 牛黄丸《太平圣惠方》（0702 附方）

33. 大黄 + 牛胆 = 长寿膏《医学探骊集》（0075 附方）

34. 大黄 + 茶叶 = 未名方《丹溪纂要》（0525 附方）

35. 大黄 + 血竭 = 神应丹《医方类聚》（0258 方）

36. 大黄 + 琥珀 = 琥珀分清泄浊丸《验方》（0944 方）

37. 大黄 + 秦艽 = 金花散《卫生总微》（0918 方）

38. 大黄 + 秋石 = 瑞金丹《张氏医通》（0797 方）

39. 大黄 + 肉豆蔻 = 肉豆蔻散《太平圣惠方》（0535 附方）

40. 大黄 + 牡蛎 = 牡蛎大黄汤《活幼心书》（0534 方）

41. 大黄 + 明矾 = 矾石大黄丸《家塾方》（0106 附方）

42. 大黄 + 硫黄 = 颠倒散《医宗金鉴》（0971 方）

43. 大黄 + 芙蓉叶 = 黄蓉散《疡医大全》（0993 方）

44. 大黄 + 南星 = 星黄汤《赤水玄珠》（0348 方）

45. 大黄 + 香附 = 青龙散《医学六要》（0603 方）

46. 大黄 + 木香 = 千金丸《古今医统》（0604 方）

47. 大黄 + 海金沙 = 黄金散《古今医统》（0993 附方）

48. 大黄 + 车前子 = 未名方《妇人大全良方》（0293 附方）

49. 大黄 + 酒 = （河间）大黄汤《景岳全书》（以下药对方中卷未载，故补之）

主治：妇人血瘕作痛。《千金翼》

热痢里急。《濒湖集简方》

妇人嫁痛，小户肿痛也。《备急千金要方》

治泻痢湿热邪盛，脓血稠黏，里急后重，日夜无度者。《景岳全书》

用法：大黄一两，酒二升，煮十沸，顿服取利。《千金翼》

大黄一两，浸酒半日，煎服取利。《濒湖集简方》

大黄一两，酒一升，煮一沸，顿服。《备急千金要方》

大黄一两，细锉，好酒二大盏，浸半日，煎至一盏半，去大黄，分二服。顿服之，痢止。一服如未止，再服，以利为度。《景岳全书》

50. 大黄 + 荞麦 = 金声散《汉药神效方》

主治：癫病。《汉药神效方》

用法：大黄八分，荞麦粉五分，上为末。和酒服。《汉药神效方》

51. 大黄 + 芫花 = 芫花汤《外台》

主治：卒心痛连背，背痛彻心，心腹并懊痛，绞急欲死者。《外台》

用法：芫花十分，大黄十分，上药治下筛。取方寸匕，着二升半苦酒中合

煎，得一升二合，顿服尽。须臾当吐，吐便愈。老小从少起。《外台》卷七引《范汪方》

52. 大黄 + 木鳖子 = 围毒散《同寿录》

主治：诸肿毒。《同寿录》

用法：大黄五钱、木鳖子三钱（土炒），上为细末。真米醋调敷患处，留出头。《同寿录》卷四

53. 大黄 + 莨菪子 = 妙功散《圣济总录》

主治：赤白痢，脐腹疼痛，肠滑后重。《圣济总录》

用法：大黄（湿纸裹，煨）半两、莨菪子（炒令黑）一搦许，上为散。每服一钱匕，米饮调下。《圣济总录》卷七十六

54. 大黄 + 松脂 = 松脂丸《名家方选》

主治：心下痞硬，大便秘结。《名家方选》

用法：松脂七钱、大黄三钱，上为末，面糊为丸。白汤送下。《名家方选》

55. 大黄 + 桃花 = 桃花汤《东洞先生家塾方》

主治：浮肿，大小便不通者。

用法：桃花二钱、大黄一钱，上二味，以水四合，先纳桃花，煮取二合，纳大黄，再煮取一合，顿服。《东洞先生家塾方》

56. 大黄 + 石灰 = 将军散《青囊秘传》

主治：刀伤。《青囊秘传》

创伤出血。《外科正宗》

用法：远年石灰二两、大黄一两，同炒至石灰桃花色，去大黄用石灰，加血竭五钱，为末。《青囊秘传》

陈石灰、生大黄。《外科正宗》

57. 大黄 + 寒水石 = 金丹《幼科指掌》

主治：小儿初生，因于胎热肉烂者。《幼科指掌》

用法：寒水石、大黄各等份，上为末，蜜水调敷。《幼科指掌》卷三

58. 大黄 + 鸡胆 = 治中丸《名家方选》

主治：小儿虫积。《名家方选》

用法：鸡胆、大黄各等份，上为细末，面糊为丸。白汤送下。《名家方选》

59. 大黄 + 鸡子 = 将军蛋《种福堂方》；药鸡蛋《仙拈集》卷二

主治：赤白浊，梦遗。《种福堂方》卷二

血淋。《仙拈集》卷二

用法：生大黄三分、生鸡子一个，将鸡子顶尖上敲损一孔，入大黄末在内，纸糊煮熟。空心食之。《种福堂方》卷二

鸡蛋一个、熟大黄末三钱，将鸡蛋顶开一孔，以熟大黄末三钱入蛋内，银簪搅匀，煮熟，黄酒下。《仙拈集》卷二

（二）祛阴泉雄——附子的药对方（62 方，另附乌头 30 方）

附子： 药性燥而热，药向散而走。前人谓浮也，阳中之阳也。其性浮而不沉，其用走而不息，除六腑之寒湿，补三阳之厥逆。而易老誉称除寒湿之圣药，湿药中少加之通行诸经。易老确别具只眼，拨开认识附子之雾障，附子非补阳益火之品，乃祛阴除湿之药。仲景只言救逆，只言回阳，从未说补阳。表证用之，能祛肌腠之湿滞（麻黄附子细辛汤），里证用之，能散脏腑之水凝（真武汤）。举凡水凝湿滞而致冰冻四逆者，因其辛烈刚燥而粉碎之，故能救危于顷刻。

【附子的药对方】

01. 附子 + 干姜 = 干姜附子汤《伤寒论》（0146 方）

02. 附子 + 生姜 = 姜附汤《岭南卫生方》（0146 方）

03. 附子 + 姜汁 = 济生回阳散《普济本事方》（0146 方）

04. 附子 + 乌头 = 二虎丸《证类本草》（0152 方）

05. 附子 + 硫黄 = 太阳丸《圣济总录》（0148 方）

06. 附子 + 半夏 = 二生汤《济生方》（0331 方）

07. 附子 + 南星 = 二生散《普济本事方》（0332 方）

08. 附子 + 草果 = 果附汤《济生方》（0147 方）

09. 附子 + 厚朴 = 朴附汤《济生方》（0590 方）

10. 附子 + 苍术 = 术附汤《症因脉治》（0153 附方）

11. 附子 + 丁香 = 丁附散《济生续方》（0149 方）

12. 附子 + 沉香 = 沉附汤《朱氏集验方》（0589 方）

13. 附子 + 木香 = 附香饮《易简方》（0592 方）

14. 附子 + 莪术 = 二温散《普济方》（0666 方）

15. 附子 + 皂角刺 = 附子酒《普济方》（0666 附方）

16. 附子 + 独活 = 附子酒《太平圣惠方》（0197 方）

17. 附子 + 薏苡仁 = 薏苡附子散《金匮要略》（0199 方）

18. 附子 + 泽泻 = 泽附煎《仙拈集》（0207 方）

19. 附子 + 牵牛子 = 附牛丸《洪氏集验方》（0755 方）

20. 附子 + 黄连 = 连附六一汤《医学正传》（0403 方）

21. 附子 + 栀子 = 栀附丸《医级》（0404 方）

22. 附子 + 石膏 = 附子方《普济方》（0402 方）

23. 附子 + 大黄 = 中和散《圣济总录》（0401 方）

24. 附子 + 肉桂 = 附桂散《圣济总录》（0689 方）

25. 附子 + 鹿茸 = 茸附汤《济生续方》（0431 方）

26. 附子 + 鹿角 = 鹿角散《太平圣惠方》（0432 方）

27. 附子 + 麋角 = 麋角丸《鸡峰普济方》（0432 附方）

28. 附子 + 人参 = 参附汤《正体类要》（0539 方）

29. 附子 + 黄芪 = 芪附汤《魏氏家藏方》（0549 方）

30. 附子 + 白术 = 术附汤《普济方》（0552 方）

31. 附子 + 当归 = 小温经汤《袖珍方》（0634 方）

32. 附子 + 生地黄 = 地黄煎丸《普济方》（0641 方）

33. 附子 + 甘草 = 甘草附子汤《全生指迷方》（0539 附方）

34. 附子 + 虎骨 = 虎附散《一盘珠》（0197 附方）

35. 附子 + 乌头 = 二虎丸《证类本草》（0152 方）

36. 附子 + 白蔹 = 未名方《备急千金要方》（0152 附方）

37. 附子 + 川芎 = 芎附散《女科指掌》（0725 方）

38. 附子 + 蒲黄 = 未名方《肘后方》（0760 附方）

39. 附子 + 肉豆蔻 = 固肠丸《济生续方》（0810 方）

40. 附子 + 赤石脂 = 附子赤石脂丸《杨氏家藏方》（0821 附方）

41. 附子 + 明矾 = 附矾丸《普济方》（0823 方）

42. 附子 + 木瓜 = 木瓜丸《魏氏家藏方》（0198 方）

43. 附子 + 大枣 = 枣附丸《普济方》（0448 方）

44. 附子 + 牛角䚡 = 未名方《本草纲目》（0854 方）

45. 附子 + 全蝎 = 安心丸《幼幼心书》（0775 附方）

46. 附子 + 五味子 = 附子丸《圣济总录》（0537 附方 2）

47. 附子 + 乌梅 = 附子散《太平圣惠方》（0827 附方 2）

48. 附子 + 黑豆 = 乌金煎《普济方》（以下药对方中卷未载，故补之）

主治：中风，半身不遂，手足麻痹疼痛。《普济方》

干湿脚气。《三因方》卷三

用法：大附子二个（生，去皮脐，重一两），雄黑豆一百粒，上用水一大碗，入铫子煮，候豆烂则先漉出豆，其附子且于豆汁内更煮，直令汁干，不令焦烂，取附子收起，贮瓷盒内。将黑豆以温水淘过，先取一粒，至十五粒，入口烂嚼如糊，未得咽下，更逐将黑豆嚼，直候一百粒一齐烂嚼，如糊满口，便用热酒半盏，猛冲下，别用热酒半盏，漱牙缝内黑豆滓令净咽下。然后就患处一边卧，盖覆，必有汗出。明日又将收起者附子，依前煮黑豆一百粒嚼服。第三日亦依前煮服吃。再将附子二个，劈为八片，各以湿纸包裹，每日空心烂嚼一片，热酒下如前法，并逐日盖覆，取微汗。甚者不过似此三两次即效。《普济方》卷九十四引《经验方》

附子八钱（去皮脐）、黑豆半斤（同于瓷器内慢火煮，以附子烂为度）。熟豆一合，同附子研为饼，焙干为末，炼蜜为丸，如皂角子大。每服二丸，空腹麝香酒嚼下。《三因方》卷三

49. 附子 + 诃子 = 附子煮散《圣济总录》

主治：哕逆不止。《圣济总录》

用法：附子一枚（重一两者）、诃黎勒三七枚，同用蛤粉炒，令附子裂，去皮脐尖，诃黎勒去核，为细散。每服二钱匕，水一盏，煎至八分，和滓温服。《圣济总录》卷四十七

50. 附子 + 龙骨 = 附子散《太平圣惠方》

主治：小儿脱肛。《太平圣惠方》

用法：附子一两（生，去皮脐）、龙骨一两，上为细散。每用散一钱，敷在肛上，挼按令入，频频用之，以愈为度。《太平圣惠方》卷九十二

51. 附子 + 韭菜根 = 韭附丸《魏氏家藏方》卷七

主治：泻痢。《魏氏家藏方》卷七

用法：大附子一只（炮，去皮脐，再炒令微黄色），上为末，以韭菜根研烂，绞取汁为丸，如梧桐子大。每服三十丸，空心米饮送下。老人尤宜服之。须是晒干服，不干恐麻。《魏氏家藏方》卷七

52. 附子 + 胡椒 = 斗门散《卫生总微》

主治：霍乱吐泄转筋。《卫生总微》

用法：附子一枚（生）、胡椒一百粒，上为末。每服半钱，浆水一小盏，煎至四分，温服。《卫生总微》卷十

53. 附子 + 朱砂 = 灵砂散《鸡峰普济方》；既济丹《普济方》

主治：疟疾久不愈。《鸡峰普济方》

疟疾。《普济方》卷一九七引《经效济世方》

用法：附子一两（约三个者）、灵砂一分，将附子用面裹炮，以面焦为度，去面并皮脐，为细末，与灵砂拌匀。每服一钱，未发前冷酒调下。《鸡峰普济方》卷四十

附子一两（炮，去皮，炒）、朱砂半两，上为末，以半夏面末作糊为丸，如梧桐子大。疟发日，面东取气一口，以井花水吞下一丸，默想药至丹田。《普济方》卷一九七引《经效济世方》

54. 附子 + 猪脂 = 附子膏《圣济总录》

主治：腕折伤损。《圣济总录》

用法：附子（生，去皮脐，为末）二两、猪脂四两，先炼猪脂，去滓，入附子末拌匀，酒少许调如膏。摊伤处，每日一易。《圣济总录》卷一四五

55. 附子 + 硇砂 = 附子丸《圣济总录》

主治：男子元气虚冷，妇人赤白带下，血海诸冷。《圣济总录》

用法：附子一两（炮裂，去皮脐）、硇砂一钱（水煎，炼成霜），上为末，酒煮面糊为丸，如梧桐子大。每服三十丸，男子盐汤、妇人醋汤送下，空心服。《圣济总录》卷一八六

56. 附子＋细辛＝细辛散《圣济总录》

主治：聤耳，耳中痛，脓血出。《圣济总录》

用法：细辛（去苗，锉）、附子（炮裂，去皮脐）各一分，上为散。以葱汁和一钱匕，绵裹塞耳中。《圣济总录》卷一一五

57. 附子＋藜芦＝藜芦丸《备急千金要方》

主治：治伤寒不得吐方。《备急千金要方》

羊疽疮痒。《陶隐居方》

用法：藜芦、附子各一两。上二味末之，蜜和如豆大，伤寒不食服二丸。不知增之，此谓得病一日已上四日已来，服药后日移三丈不吐，进热粥汁发之。《备急千金要方》卷九

藜芦二分，附子八分，为末敷之，虫自出也。《陶隐居方》

58. 附子＋黄丹＝附子丸《普济方》

主治：赤白痢所下不多，遍多不减。《普济方》

用法：黄丹一两（炒）、附子一两（炮），上为末，煮枣肉为丸，如梧桐子大。每服十丸，以粥饮送下，不拘时候。《普济方》卷二一一

59. 附子＋鸡子＝附子丸《圣济总录》

主治：休息痢及赤白痢。《圣济总录》

用法：附子（炮裂，去皮脐）半两、鸡子二枚（去黄取白），先将附子为末，以鸡子白为丸，如梧桐子大。一时倾入沸汤中，煮数沸漉出，分作两服，米饮送下，空心，日午各一服。《圣济总录》卷七十七

60. 附子＋盐＝头风摩散《金匮要略》；生盐附子扎方《冰玉堂验方》

主治：头风。《金匮要略》

牙痛。《冰玉堂验方》

用法：大附子一枚（炮）、盐等份，二味为散，沫了，以方寸匕，已摩疢上，令药力行。《金匮要略》

生盐一钱、附子一枚，两味捣烂混合，扎缚足底心涌泉穴；病重者宜两足俱缚。《冰玉堂验方》

61. 附子＋绿豆＝制绿豆《朱氏集验方》卷四

主治：十种水气，脾肾气浮肿。《朱氏集验方》卷四

用法：大附子一个（去皮脐，切作两片用）、绿豆二合半（水三碗半，入瓷器内煮，候干熟），上取出，乘热空心只吃绿豆，其附子留住。次日将附子两片作四片，再用绿豆二合半，水三碗半，同煮干熟，乘热空心吃绿豆。第三日再别用附子一个，绿豆二合半，如前过度服之。又第四日亦如前第二日法度服之。每一日临卧时吃豆，但依此资次。凡服四日，其水从小便下，肿自消退。如未退，再以前药服之。忌生冷毒物、盐、酒六十日。《朱氏集验方》

62. 附子＋葱涎＝葱附丸《济生方》

主治：气虚头痛。《济生方》

用法：附子一只（炮去皮脐），为细末，葱涎为丸，如梧桐子大，每服五十丸，空心，茶清送下。《济生方》

以上为附子药对方，由于附子与乌头本为母子连根，效用上有可通之处。故将乌头药对方亦续列于下，可供附子运用参考。

63. 乌头 + 吴茱萸 = 黑圣散《太平圣惠方》（0160 方）

64. 乌头 + 干姜 = 退阴散《普济本事方》（0151 方）

65. 乌头 + 蜂蜜 = 大乌头煎《金匮要略》（0446 附方）

66. 乌头 + 荆芥 = 乌荆丸《太平惠民和剂局方》（0190 方）

67. 乌头 + 南星 = 必效散《黄帝素问宣明论方》（0332 附方）

68. 乌头 + 茴香 = 坚固丸《圣济总录》（0589 附方）

69. 乌头 + 栀子 = 胜金丸《博济方》（0404 附方）

70. 乌头 + 五灵脂 = 乌灵丸《普济方》（0663 方）

71. 乌头 + 牛膝 = 川膝煎《三因极一病证方论》（0661 方）

72. 乌头 + 香附 = 乌附丸《医方大成》（0164 方）

73. 乌头 + 黄连 = 乌连汤《三因极一病证方论》（0403 附方）

74. 乌头 + 黄柏 = 神功散《医宗金鉴》（0967 方）

75. 乌头 + 天麻 = 天麻饮《活幼心书》（0188 方）

76. 乌头 + 苍术 = 乌头汤《圣济总录》（0153 方）

77. 乌头 + 木香 = 木香丸《普济本事方》（0592 附方）

78. 乌头 + 硫黄 = 乌头丸《圣济总录》（0148 附方）

79. 乌头 + 全蝎 = 乌蝎汤《医部全录》（0775 附方）

80. 乌头 + 草乌 = 二乌散《瑞竹堂方》（0968 方）

81. 乌头 + 白芷 = 白芷散《普济方》（0968 附方）

82. 乌头 + 桂枝 = 乌头散《太平圣惠方》（0154 方）

83. 乌头 + 白及 = 未名方《广济方》（以下药对方中卷未载，故补之）

主治：妇人阴脱。《广济方》

用法：白及、川乌头等份，为末，绢裹一钱纳阴中，入三寸，腹内热即止，日用一次。《广济方》

84. 乌头 + 禹余粮 = 神效太一丹《太平圣惠方》

主治：冷劳，大肠转系不止。

用法：禹余粮四两（火煅，醋淬），乌头一两（冷水浸一夜，去皮脐焙），为末，醋糊丸梧子大。每食前温水下五丸。《太平圣惠方》

85. 乌头 + 乳香 = 香乌丸《魏氏家藏方》

主治：风蛀牙疼不可忍。《魏氏家藏方》

用法：透明乳香、川乌头尖各等份。上滴水为丸，如梧桐子大。安在蛀牙窍子内。噤定须是食顷，涎多吐出，温水漱口。如无窍子，旋用药末擦敷牙缝，噤定食顷，涎多吐出，温水漱口。如此用药三两次即愈。《魏氏家藏方》卷九

86. 乌头 + 大豆 = 乌豆煎《圣济总录》

主治：疮疥。《圣济总录》

用法：乌头一两（每枚四破之）、大豆一两半，上药同入沙瓶煮烂。每服乌头一片、豆少许，空腹酒送下。《圣济总录》卷一三六

87. 乌头 + 蛤粉 = 乌头丸《圣济总录》

主治：血痢久虚，撮痛后重，下血不止。《圣济总录》

用法：乌头（生用，去皮脐）、蛤粉各半两，上为细末，面糊为丸，如梧桐子大。每服十五丸，食前盐豉汤送下。《圣济总录》卷七十六

88. 乌头 + 芸苔子 = 备急涂顶膏《太平圣惠方》

主治：小儿天吊。《太平圣惠方》

用法：川乌头末一钱、芸苔子末三钱，上取新汲水调。涂、贴在顶上。《太平圣惠方》

89. 乌头 + 青盐 = 青盐散《圣济总录》

主治：牙齿疼风肿，时复发歇。《圣济总录》

用法：青盐（研）、乌头（粗锉）各二两，上二味，一处入铫子内，文武火炒，候皆紫色即住火，待冷却，入臼中捣罗为散，瓷器中盛。临睡如常揩齿，温水漱口，久患者不过五七遍。《圣济总录》卷一一九

90. 乌头 + 胆矾 = 乌头散《圣济总录》

主治：缠喉风，喉痹。《圣济总录》

用法：乌头尖（生）、胆矾各一分，上为散。每以一字，酒少许调服。良久即愈。如口噤，即于鼻内吹一字，立效。《圣济总录》卷一二二

91. 乌头 + 腻粉 = 乌头散《圣济总录》

主治：恶疮。《圣济总录》

用法：乌头一枚（炮裂，去皮尖，为末）、腻粉二钱匕，上为末，研匀。先用白汤洗疮数遍，次用盐汤洗数遍，后以唾调药成膏，敷疮口。《圣济总录》卷一三二

92. 乌头 + 狗胆 = 乌头丸《圣济总录》

主治：打仆伤损。《圣济总录》

用法：乌头七枚（去皮，生为末）、黄狗胆一枚，上药以胆汁和药末为丸，如绿豆大。每服三丸，以冷酒一盏送下，酒须饮尽。《圣济总录》卷一四五

（三）补气元帅——人参的药对方（68 方）

人参：药性温而润，药向固而守。化生津液而止渴，大补元气而温中；血脱者服之以其益气而有摄血之效，脉绝者服之以其益气而有通脉之功。功专补肺而

兼补五脏，故为虚证用药之首。

【人参的药对方】

01. 人参＋蛤蚧＝参蛤散《普济方》（0006 方）

02. 人参＋鹿角＝人参鹿角膏《墨宝斋集验方》（0031 方）

03. 人参＋白术＝参术膏《濒湖集简方》（0002 方）

04. 人参＋黄芪＝黄芪丸《普济本事方》（0001 方）

05. 人参＋甘草＝人参汤《圣济总录》（0003 方）

06. 人参＋大枣＝枣参丸《本草纲目拾遗》（0004 方）

07. 人参＋乌梅＝人参汤《圣济总录》（0004 附方）

08. 人参＋当归＝参归汤《景岳全书》（0023 方）

09. 人参＋阿胶＝阿胶饮《圣济总录》（0024 方）

10. 人参＋熟地黄＝两仪膏《景岳全书》（0025 方）

11. 人参＋胡桃肉＝人参胡桃汤《济生续方》（0005 方）

12. 人参＋莲肉＝参莲汤《嵩崖尊生》（0007 方）

13. 人参＋补骨脂＝养肾丸《普济方》（0036 方）

14. 人参＋人乳＝参乳丸《医方集解》（0026 方）

15. 人参＋荔枝肉＝回春酒《同寿录》（0008 方）

16. 人参＋麦冬＝人参麦冬汤《辨证录》（0051 方）

17. 人参＋天花粉＝玉壶丸《集验方》（0573 方）

18. 人参＋生地黄＝参地煎《医宗金鉴》（0025 方）

19. 人参＋生姜＝露姜饮《温病条辨》（0540 方）

20. 人参＋干姜＝黄芽丸《景岳全书》（0540 方）

21. 人参＋高良姜＝人参丸《圣济总录》（0541 方）

22. 人参＋吴茱萸＝人参汤《圣济总录》（0542 方）

23. 人参＋桂心＝桂参汤《圣济总录》（0542 附方）

24. 人参＋附子＝参附汤《正体类要》（0539 方）

25. 人参＋半夏＝半夏人参汤《圣济总录》（0543 方）

26. 人参＋橘皮＝参橘丸《全生指迷方》（0522 附方）

27. 人参＋茯苓＝人参茯苓粥《医宗金鉴》（0545 方）

28. 人参＋赤茯苓＝茯苓汤《圣济总录》（0545 附方）

29. 人参＋荆芥＝人参荆芥汤《卫生总微》（0681 方）

30. 人参＋葛根＝人参煎《圣济总录》（0514 方）

31. 人参＋南星＝参星汤《赤水玄珠》（0544 方）

32. 人参＋苏木＝人参苏木汤《医方简义》（0467 方）

33. 人参＋三七＝胜金散《外科证治全生集》（0466 方）

34. 人参 + 玄参 = 二参汤《外科大成》（0561 方）

35. 人参 + 牛蒡子 = 参牛散《医统》（0572 方）

36. 人参 + 金银花 = 参花汤《洞天奥旨》（0569 方）

37. 人参 + 苦参 = 化毒海上方《点点经》（0562 方）

38. 人参 + 黄芩 = 未名方《普济方》（0560 方）

39. 人参 + 黄连 = 黄连人参膏《景岳全书》（0559 方）

40. 人参 + 大黄 = 止痛妙绝饮《赤水玄珠》（0568 方）

41. 人参 + 紫苏 = 紫苏汤《圣济总录》（0679 方）

42. 人参 + 升麻 = 人参升麻汤《妇科玉尺》（0513 方）

43. 人参 + 柴胡 = 愚鲁汤《岭南卫生方》（0680 方）

44. 人参 + 银柴胡 = 愚鲁汤《奇效良方》（0571 方）

45. 人参 + 车前子 = 人参车前汤《症因脉治》（0547 方）

46. 人参 + 葶苈子 = 人参葶苈丸《卫生宝鉴》（0548 方）

47. 人参 + 樗根皮 = 人参樗皮散《医方集解》（0570 方）

48. 人参 + 侧柏叶 = 参柏饮《杏苑》（0479 方）

49. 人参 + 诃子 = 参诃散《魏氏家藏方》（0567 方）

50. 人参 + 莲子心 = 参莲散《圣济总录》（0480 方）

51. 人参 + 蜀葵花 = 人参散《圣济总录》（0481 方）

52. 人参 + 枳壳 = 人参枳壳散《圣济总录》（0520 方）

53. 人参 + 熊胆 = 参熊丸《产科发蒙》（0563 方）

54. 人参 + 牛黄 = 人参牛黄散《卫生总微》（0564 方）

55. 人参 + 珍珠 = 珠参散《银海指南》（0565 方）

56. 人参 + 赤芍 = 人参饮《圣济总录》（0566 方）

57. 人参 + 沉香 = 香参散《风劳臌膈四大证治》（0519 方）

58. 人参 + 丁香 = 参香散《圣济总录》（0518 方）

59. 人参 + 防己 = 未名方《儒门事亲》（0546 方）

60. 人参 + 地龙 = 参蚓汤《痘疹仁端录》（0574 方）

61. 人参 + 柳枝 = 未名方《本草纲目》（0480 附方）

62. 人参 + 常山 = 截疟饮《增补内经拾遗》（0394 方）

63. 人参 + 猪脂 = 开心肥健方《千金翼》（0050 附方）

64. 人参 + 琥珀 = 琥珀散《古今医统》（0925 附方）

65. 人参 + 明矾 = 一粒丹《医部全录》（0825 附方）

66. 人参 + 朱砂 = 人参辰砂丸《普济方》（以下药对方中卷未载，故补之）

主治： 小儿呕吐不止。《圣济总录》卷一七六

用法： 人参一两（为末）、丹砂半两（研），上为末。每服半钱匕，热米饮调下。《圣济总录》卷一七六

人参一两（生研为末）、辰砂半两（细研，同人参末研匀），上同以糯米粉汁和成锤，煎汤内煮熟，取出放冷，丸如赤豆大。每服二十丸，空心温酒或枣汤送下，一日二次。《普济方》卷一〇四引《十便良方》

67. 人参 + 瓜蒂 = 加参瓜蒂散《石室秘录》

主治：上焦痰气甚盛，而下焦又虚者。《石室秘录》卷三

用法：瓜蒂七个，人参二钱，水三大碗，煎数沸，先令饱食，然后以药饮之。即大吐。《石室秘录》卷三

68. 人参 + 天茄子苗 = 人参散《圣济总录》

主治：吐血不止。《圣济总录》卷六十八

用法：人参一分、天茄子苗半两，上为散。每服二钱匕，新水调下，不拘时候。《圣济总录》卷六十八

（四）培土大师——白术药对方（41方）

白术：白术甘苦而温，甘能补中，苦可燥湿，为健脾燥湿要药。药量轻重不同而具双向调节，常用量能止泻，大剂量能通便；也因炮制不同而补泻略有所偏，生用偏于燥湿利水，炒用偏于健脾益气，土炒则更善于补脾止泻。堪有培土大师之称。

【白术的药对方】

01. 白术 + 人参 = 参术膏《濒湖集简方》（0002 方）

02. 白术 + 当归 = 归术散《医学入门》（0029 方）

03. 白术 + 山药 = 未名丸《濒湖集简方》（0010 方）

04. 白术 + 大枣 = 大枣汤《普济本事方》（0011 方）

05. 白术 + 甘草 = 白术六一汤《太平惠民和剂局方》（0012 方）

06. 白术 + 蜂蜜 = 山蓟膏《摄生秘剖》（0012 附方）

07. 白术 + 熟地黄 = 黑白安胎散《万氏女科》（0028 方）

08. 白术 + 生地黄 = 白术丸《杂病源流犀烛》（0028 方）

09. 白术 + 杜仲 = 利腰丹《石室秘录》（0753 方）

10. 白术 + 薏苡仁 = 白术汤《不知医必要》（0557 方）

11. 白术 + 茯苓 = 和胃白术汤《素问病机气宜保命集》（0554 方）

12. 白术 + 白芍 = 白术丸《丹溪心法》（0816 方）

13. 白术 + 车前子 = 车术散《仙拈集》（0558 方）

14. 白术 + 神曲 = 曲术散《三因方》（0322 方）

15. 白术 + 鸡内金 = 健脾化痰丸《医学衷中参西录》（0326 方）

16. 白术 + 生姜 = 截疟温脾饮《赤水玄珠》（0400 方）

17. 白术 + 泽泻 = 泽泻汤《金匮要略》（0555 方）

18. 白术 + 滑石 = 二奇方《赤水玄珠》（0556 方）

19. 白术 + 苍术 = 二术丸《素庵医要》（0531 方）

20. 白术 + 茅根 = 治立黄方《太平圣惠方》（0578 方）

21. 白术 + 香薷 = 深师薷术丸《外台秘要》（0696 方）

22. 白术 + 槐花 = 槐术散《幼科金针》（0485 方）

23. 白术 + 厚朴 = 厚朴汤《圣济总录》（0817 方）

24. 白术 + 枳实 = 枳术汤《金匮要略》（0532 方）

25. 白术 + 橘皮 = 宽中丸《是斋指迷方》（0532 附方）

26. 白术 + 黄芩 = 安胎丸《沈氏尊生书》（0901 方）

27. 白术 + 黄连 = 术连丸《景岳全书》（0577 方）

28. 白术 + 鸡冠花 = 束带汤《辨证录》（0850 方）

29. 白术 + 大黄 = 黄白散《普济方》（0533 方）

30. 白术 + 附子 = 术附汤《普济方》（0552 方）

31. 白术 + 菖蒲 = 菖蒲酒《古今医统》（0552 附方）

32. 白术 + 半夏 = 白术汤《圣济总录》（0553 方）

33. 白术 + 川芎 = 芎术汤《御药院方》（0470 附方）

34. 白术 + 肉桂 = 术桂汤《辨证录》（0035 附方）

35. 白术 + 防风 = 白术汤《此事难知》（0138 附方）

36. 白术 + 木瓜 = 木瓜饮《圣济总录》（0192 附方）

37. 白术 + 苍耳草 = 苍耳羹《圣济总录》（0100 附方）

38. 白术 + 麦冬 = 代茶汤《摄生众妙方》（0051 附方）

39. 白术 + 大豆 = 大豆散《鸡峰普济方》（以下药对方中卷未载，故补之）

主治：水气。《鸡峰普济方》卷十九

用法：大豆一升（炒黑，去皮）、白术二两，上为细末。米饮调下二钱，不拘时候。《鸡峰普济方》卷十九

40. 白术 + 酒 = （三因）白术酒《景岳全书》

主治：中湿骨节疼痛。

用法：白术一两，用酒三盏，煎一盏。不拘时频服。《景岳全书》

41. 白术 + 黄芪 = 芪术膏

（五）滋水首领——地黄的药对方（69 方）

地黄：药性滋润为主，药向沉降为要。本经论地黄不言鲜、干、生、熟，后渐经临证体察，始有生凉熟温之说。易老谓："地黄生则大寒而凉血，血热者须用之；熟则微温而补肾，血衰者须用之。又脐下痛属肾经，非熟地黄不能除，乃通肾之药也。"王硕《易简方》说："男子多阴虚，宜用熟地黄，女子多血热，宜用生地黄。"古人还讲究地黄的采集与加工。初采得生者，以水浸验，浮者名

天黄，不堪用；半沉者名人黄，为次；沉者为地黄，最佳也。加工切块时，不得用铁器，而用竹刀。药品之质量虽为药工事，然同医工之疗效密切相关。诚然，医者当以调用药物为首务，欲知地黄之调用，必晓地黄之药对方也。

【地黄的药对方】

01. 生地黄 + 熟地黄 = 二黄丸《保命集》（0018 方）

02. 熟地黄 + 人参 = 两仪膏《景岳全书》（0025 方）

03. 生地黄 + 人参 = 参地煎《医宗金鉴》（0025 方）

04. 熟地黄 + 天冬 = 天地煎《济生续方》（0046 方）

05. 生地黄 + 天冬 = 天冬膏《良朋汇集》（0046 方）

06. 熟地黄 + 麦冬 = 麦冬熟地汤《辨证录》（0047 方）

07. 生地黄 + 麦冬 = 生地麦冬饮《医宗金鉴》（0047 方）

08. 熟地黄 + 当归 = 内补丸《普济本事方》（0016 方）

09. 生地黄 + 当归 = 二宜丸《医学入门》（0016 方）

10. 生地黄 + 百合 = 百合地黄汤《金匮要略》（0058 方）

11. 熟地黄 + 苍术 = 合德丸《普济方》（0441 方）

12. 熟地黄 + 菟丝子 = 双补丸《百一选方》（0417 方）

13. 生地黄 + 枸杞子 = 未名方《太平圣惠方》（0419 方）

14. 熟地黄 + 枸杞子 = 未名方《续名医类案》（0419 方）

15. 熟地黄 + 白术 = 黑白安胎散《万氏女科》（0028 方）

16. 生地黄 + 白术 = 白术丸《杂病源流犀烛》（0028 方）

17. 生地黄 + 鹿角胶 = 地黄煎《赤水玄珠》（0412 方）

18. 生地黄 + 阿胶 = 生地黄饮《圣济总录》（0017 方）

19. 熟地黄 + 阿胶 = 熟地黄汤《备急千金要方》（0017 方）

20. 生地黄 + 杜仲 = 杜仲汤《圣济总录》（0459 方）

21. 熟地黄 + 肉桂 = 化肾汤《辨证录》（0416 方）

22. 生地黄 + 桂心 = 生地黄汤《备急千金要方》（0643 方）

23. 熟地黄 + 干姜 = 止漏散《女科百问》（0648 方）

24. 熟地黄 + 生姜 = 黑神散《妇人大全良方》（0648 方）

25. 生地黄 + 干姜 = 干姜地黄散《张氏医通》（0648 方）

26. 生地黄 + 生姜 = 交加散《普济本事方》（0648 方）

27. 生地黄 + 附子 = 地黄煎丸《普济方》（0641 方）

28. 生地黄 + 黄连 = 千金地黄丸《普济本事》（0124 方）

29. 生地黄 + 胡黄连 = 胡黄连散《普济方》（0795 方）

30. 生地黄 + 苦参 = 苦参地黄丸《医宗金鉴》（0793 方）

31. 生地黄 + 玄参 = 牙仙丹《辨证录》（0119 方）

32. 生地黄 + 黄柏 = 柏黄丸《赤水玄珠》（0794 方）

33. 生地黄 + 大黄 = 双黄散《普济方》（0426 方）

34. 生地黄 + 地骨皮 = 地骨皮散《杨氏家藏方》（0121 方）

35. 生地黄 + 薄荷 = 地黄散《普济方》（0688 方）

36. 生地黄 + 豆豉 = 黑膏方《备急千金要方》（0687 方）

37. 生地黄 + 木香 = 令内消方《普济本事方》（0977 方）

38. 生地黄 + 砂仁 = 安胎将堕欲死方《先醒斋医学广笔记》（0580 方）

39. 熟地黄 + 砂仁 = 缩地汤《简明医彀》（0580 方）

40. 生地黄 + 枳壳 = 未名方《中藏经》（0510 方）

41. 生地黄 + 茯苓 = 渗红丸《医方类聚》（0645 方）

42. 生地黄 + 车前草 = 未名方《太平圣惠方》（0646 方）

43. 生地黄 + 地肤子 = 补肝散《备急千金要方》（0647 方）

44. 生地黄 + 白薇 = 化虫定痛丹《辨证录》（0320 方）

45. 生地黄 + 川椒 = 椒红丸《圣济总录》（0649 方）

46. 熟地黄 + 川椒 = 椒黄丸《圣济总录》（0649 方）

47. 生地黄 + 细辛 = 生地黄汤《备急千金要方》（0642 方）

48. 生地黄 + 蒲黄 = 未名方《简要济众方》（0613 方）

49. 生地黄 + 地榆 = 两地丹《石室秘录》（0790 方）

50. 生地黄 + 大蓟 = 大蓟汁饮《济生方》（0796 方）

51. 生地黄 + 干漆 = 补髓丸《全生指迷方》（0278 附方）

52. 生地黄 + 茜草 = 地黄膏《医灯续焰》（0937 方）

53. 生地黄 + 川芎 = 芎劳汤《医略六书》（0672 方）

54. 生地黄 + 百部 = 百部丸《全生指迷方》（0374 附方）

55. 生地黄 + 竹茹 = 竹茹汤《圣济总录》（0802 方）

56. 生地黄 + 藕节 = 地金汤《圣济总录》（0803 方）

57. 生地黄 + 荆芥 = 黄荆汤《辨证录》（0686 方）

58. 熟地黄 + 荆芥 = 荆芥穗散《普济方》（0686 方）

59. 生地黄 + 琥珀 = 无忧散《中藏经》（0463 附方）

60. 生地黄 + 代赭石 = 未名方《圣济总录》（0795 附方）

61. 生地黄 + 芙蓉叶 = 一绿散《证治准绳》（0992 附方）

62. 生地黄 + 海螵蛸 = 未名方《经验方》（0787 附方 2）

63. 生地黄 + 醋 = 未名方《备急千金要方》（以下药对方中卷未载，故补之）

主治：治胞死腹中。《备急千金要方》

用法：生地黄汁一升，苦酒三合，令暖服之，不能顿服，分再服亦得。《备急千金要方》

64. 生地黄 + 酒 = 地黄酒《备急千金要方》

主治：产后百病、月水不止。《备急千金要方》

治妊娠下血如故，名曰漏胞，胞干便死方。《备急千金要方》

产后恶血不止。《瑞竹堂方》

产后烦闷血气上充。《集验方》

妊娠漏胎、下血不止。《百一选方》

治骨髓冷疼痛方。《备急千金要方》

用法：用生肥地黄绞汁，同曲、米封密器中。五七日启之，中有绿汁，真精英也。宜先饮之，乃滤汁藏贮。《本草纲目》

生地黄半斤咬咀，以清酒二升煮三沸，绞去滓，服之无时，能多服佳。治妊娠血下不止，名曰漏胞，血尽子死方：干地黄捣末，以三指撮酒服，不过三服。《备急千金要方》

又方，生地黄汁一升，以清酒四合，煮三四沸，顿服，不止频服。《备急千金要方》

地黄一石取汁，酒二斗相搅，重煎温服日三补髓。《备急千金要方》

65. 生地黄 + 硼砂 = 咀华清喉丹《医学衷中参西录》

主治：咽喉肿痛。《医学衷中参西录》

用法：大生地黄一两（切片）、硼砂钱半（研细）。将生地黄一片，裹硼砂少许，徐徐嚼细咽之，半日许宜将药服完。《医学衷中参西录》

66. 生地黄 + 白胶香 = 未名方《梅师方》

主治：吐血不止。

用法：生地黄汁一升二合、白胶香二两，以瓷器盛，入甑蒸，令胶消，服之。《梅师方》

67. 生地黄 + 童便 = 定心汤《古今医鉴》

主治：伤寒愈后，心下怔忡。《古今医鉴》

用法：生地汁、童便各半盏，上和合，重汤煮数沸服。《古今医鉴》

68. 生地黄 + 南星 = 未名方《医学纲目》

主治：针眼。《医学纲目》

用法：南星生为末三钱，生地黄不拘多少，共研成膏，贴两边太阳穴，肿可消。《医学纲目》

69. 生地黄 + 皂荚 = 皂角散《奇效良方》

主治：多食蟹及动风之物，齿间肉壅出。《奇效良方》

用法：生地黄汁一碗，猪牙皂角数锭。将猪牙皂角于火上炙令极热，蘸地黄汁，再炙再蘸，令汁尽，为细末。敷壅肉上，即消缩。又用朴硝为末，敷壅肉上，消之尤快。《奇效良方》

（六）养血导师——当归的药对方（56方）

当归：药性润而温，药向散而升。血虚枯者服之能补血润燥，血结滞者服之可活血化瘀。故于妇人产后用之尤宜，使血当有所归，故名曰当归。配黄芪，补血更著；伍大黄，活血更速；同川芎能上升头角，止血虚头痛；合地黄可下行肝肾，补精血不足。欲深知当归药对方之妙，请下视之。

【当归的药对方】

01. 当归 + 鹿茸 = 归茸汤《万病回春》（0032 方）

02. 当归 + 鹿角 = 未名方《普济方》（0032 方）

03. 当归 + 人参 = 参归汤《景岳全书》（0023 方）

04. 当归 + 黄芪 = 当归补血汤《内外伤辨惑论》（0027 方）

05. 当归 + 白术 = 归术散《医学入门》（0029 方）

06. 当归 + 熟地黄 = 内补丸《普济本事方》（0016 方）

07. 当归 + 生地黄 = 二宜丸《医学入门》（0016 方）

08. 当归 + 白芍 = 心肝双解饮《石室秘录》（0019 方）

09. 当归 + 肉桂 = 香桂散《朱氏集验方》（0035 方）

10. 当归 + 甘草 = 国老膏《疡科捷径》（0023 附方）

11. 当归 + 黄芩 = 子芩丸《古今医鉴》（0618 方）

12. 当归 + 黄连 = 黄连散《太平圣惠方》（0619 方）

13. 当归 + 黄柏 = 黄柏丸《证治准绳》（0620 方）

14. 当归 + 龙胆草 = 当归散《鸡峰普济方》（0623 方）

15. 当归 + 苦参 = 参归丸《古今医鉴》（0621 方）

16. 当归 + 金银花 = 神散汤《洞天奥旨》（0624 方）

17. 当归 + 赤小豆 = 赤小豆当归散《金匮要略》（0622 方）

18. 当归 + 大黄 = 导滞散《太平惠民和剂局方》（0626 方）

19. 当归 + 附子 = 小温经汤《袖珍方》（0634 方）

20. 当归 + 吴茱萸 = 胜金丸《普济方》（0637 方）

21. 当归 + 干姜 = 当归散《证治准绳》（0633 方）

22. 当归 + 生姜 = 当归汤《孙真人千金方》（0633 方）

23. 当归 + 橘皮 = 果皮丸《朱氏集验方》（0289 方）

24. 当归 + 赤芍 = 乳痈膏《医方类聚》（0969 方）

25. 当归 + 乌药 = 乌药散《朱氏集验方》（0747 方）

26. 当归 + 香附 = 归附丸《张氏医通》（0277 方）

27. 当归 + 川芎 = 佛手散《普济本事方》（0464 方）

28. 当归 + 郁金 = 郁金散《圣济总录》（0463 方）

29. 当归 + 延胡索 = 延胡散《全生指迷方》（0276 方）

30. 当归 + 益母草 = 益母丸《竹林寺女科秘方》（0272 方）

31. 当归 + 五灵脂 = 二圣散《鸡峰普济方》（0465 方）

32. 当归 + 桃仁 = 当归桃仁汤《伤寒大白》（0465 附方 1）

33. 当归 + 红花 = 当归红花汤《伤寒大白》（0465 附方 2）

34. 当归 + 蒲黄 = 蒲黄散《备急千金要方》（0471 附方）

35. 当归 + 侧柏叶 = 二仙丸《古今医鉴》（0938 方）

36. 当归 + 白蒺藜 = 未名方《儒门事亲》（0279 方）

37. 当归 + 独活 = 独活当归汤《普济方》（0635 方）

38. 当归 + 苍术 = 当术散《产宝诸方》（0636 方）

39. 当归 + 葛根 = 归葛饮《景岳全书》（0683 方）

40. 当归 + 荆芥 = 交加散《景岳全书》（0685 方）

41. 当归 + 防风 = 防风当归丸《医钞类编》（0492 附方）

42. 当归 + 白芷 = 芷归散《仙拈集》（0787 附方）

43. 当归 + 紫苏 = 如圣散《证治准绳》（0683 附方）

44. 当归 + 葱白 = 安胎饮《圣济总录》（0685 附方）

45. 当归 + 蜂蜜 = 未名方《备急千金要方》（0020 附方）

46. 当归 + 麻黄根 = 未名方《普济方》（0846 附方）

47. 当归 + 菖蒲 = 双仙散《女科指掌》（0512 附方）

48. 当归 + 薤白 = 未名方《古今录验》（0289 附方）

49. 当归 + 杏仁 = 当归含丸《外台秘要》（0296 附方）

50. 当归 + 密陀僧 = 净固散《普济方》（以下药对方中卷未载，故补之）

主治： 诸痔。《普济方》

用法： 当归半两、密陀僧二钱半，上为末。酒调下。《普济方》

51. 当归 + 酒 = （元戎）当归酒《景岳全书》

主治： 血虚头痛欲裂。《景岳全书》

用法： 当归一两，好酒一升，煮取六合服之。《景岳全书》

52. 当归 + 巴豆 = 如圣膏《医宗金鉴》

主治： 风痦。《医宗金鉴》

用法： 当归五钱，巴豆三钱（去壳），香油八两，将药炸枯去滓。入黄蜡三两化尽离火，绢滤净。将凝入轻粉二钱，搅匀。每用少许搽之。《医宗金鉴》

53. 当归 + 芫花 = 未名方《保命集》

主治： 产后恶物不下。

用法： 芫花、当归等份，炒为末。调一钱服。《保命集》

54. 当归 + 紫草 = 紫归油《外科证治》

主治： 唇风。一名驴嘴风。又名唇。《外科证治》

用法： 紫草、当归各等份，用麻油熬，去渣，去火气待用。用棉花蘸油频频润之。《外科证治》

55. 当归 + 芸苔子 = 芸苔子散《普济方》

主治：产后血气冲心痛。《普济方》

用法：芸苔（微炒）、当归（锉，微炒）各一两，为细散。每服一钱，以热酒调下，不拘时候。《普济方》

56. 当归＋硇砂＝硇砂散《玉机微义》

主治：胎死腹中不下。《玉机微义》

用法：硇砂（研细）、当归各一两，上为极细末。只分作二服，温酒调下；如重车行五里不下，再服。《玉机微义》

（七）泻火统帅——黄连的药对方（90 方）

黄连：药性寒而燥，药向降而沉。入心能泻心火而安心神，走肠可清肠毒而止泻痢。疮疡之圣品，目疾之要药。故《本草正义》说："能泄降一切有余之湿火，而心脾肝肾之热，胆胃大小肠之火，无不治之。上以清风火之目病，中以平肝胃之呕吐，下以通腹痛之滞下，皆燥湿清热之效也。又苦先入心，清涤血热，故血家诸症，如吐衄溲血，便血淋浊，痔漏崩带等症，及痈疡斑疹丹毒，并皆仰给于此。"而更给予黄连的，是其药对方也，应用范围更为广阔。

【黄连的药对方】

01. 黄连＋乌头＝乌连汤《三因极一病证方论》（0403 附方）

02. 黄连＋附子＝连附六一汤《医学正传》（0403 方）

03. 黄连＋干姜＝姜连散《杜壬方》（0406 方）

04. 黄连＋生姜＝神圣香黄散《博济方》（0406 方）

05. 黄连＋细辛＝兼金散《三因方》（0991 附方 1）

06. 黄连＋吴茱萸＝左金丸《丹溪心法》（0410 方）

07. 黄连＋川椒＝未名方《养老奉亲书》（0827 附方）

08. 黄连＋艾叶＝连艾煎《松峰说疫》（0826 方）

09. 黄连＋厚朴＝黄连厚朴汤《普济方》（0128 方）

10. 黄连＋草豆蔻＝草豆蔻汤《圣济总录》（0128 附方）

11. 黄连＋木香＝香连丸《易简方》（0605 方）

12. 黄连＋青木香＝治痢香连丸《李绛兵部手集方》（0605 附方）

13. 黄连＋槟榔＝神助散《圣济总录》（0989 方）

14. 黄连＋枳壳＝黄连枳壳汤《症因脉治》（0607 方）

15. 黄连＋橘皮＝未名丸《钱氏小儿方》（0611 方）

16. 黄连＋青皮＝青橘丸《圣济总录》（0611 方）

17. 黄连＋香附＝黄鹤丹《本草纲目》（0601 方）

18. 黄连＋苏叶＝薛氏止呕方《湿热病篇》（0826 附方）

19. 黄连＋乌梅＝未名方《肘后方》（0827 方）

20. 黄连 + 大蒜 = 蒜连丸《济生方》（0086 附方）

21. 黄连 + 肉桂 = 交泰丸《验方》（0451 方）

22. 黄连 + 芍药 = 太平丸《医统》（0628 方）

23. 黄连 + 当归 = 黄连散《太平圣惠方》（0619 方）

24. 黄连 + 阿胶 = 黄连阿胶丸《饲鹤亭集方》（0614 方）

25. 黄连 + 黄芪 = 二黄丸《普济方》（0575 方）

26. 黄连 + 人参 = 黄连人参膏《景岳全书》（0559 方）

27. 黄连 + 白术 = 术连丸《景岳全书》（0577 方）

28. 黄连 + 莲子 = 参莲汤《嵩崖尊生》（0007 方）

29. 黄连 + 石莲肉 = 香连丸《女科秘旨》（0007 附方）

30. 黄连 + 麦冬 = 门冬丸《普济本事方》（0123 方）

31. 黄连 + 生地黄 = 千金地黄丸《普济本事方》（0124 方）

32. 黄连 + 沙参 = 参连汤《痘科辨要》（0576 方）

33. 黄连 + 甘草 = 黄甘散《仙拈集》（0085 附方）

34. 黄连 + 犀角 = 泻心汤《保婴撮要》（0114 方）

35. 黄连 + 升麻 = 黄连升麻散《卫生宝鉴》（0078 方）

36. 黄连 + 天花粉 = 天黄汤《医宗必读》（0889 方）

37. 黄连 + 寒水石 = 鹊石散《普济本事方》（0706 方）

38. 黄连 + 龙胆草 = 龙胆丸《证治准绳》（0081 方）

39. 黄连 + 胡黄连 = 二连汤《银海精微》（0090 方）

40. 黄连 + 黄芩 = 黄连汤《圣济总录》（0089 方）

41. 黄连 + 黄柏 = 二圣丸《小儿药证直诀》（0086 方）

42. 黄连 + 秦皮 = 香腊膏《圣济总录》（0129 方）

43. 黄连 + 贯众 = 贯众汤《圣济总录》（0132 方）

44. 黄连 + 槐花 = 洗轮散《普济方》（0988 方）

45. 黄连 + 侧柏叶 = 柏连散《奇效良方》（0829 方）

46. 黄连 + 款冬花 = 津调散《三因》（0991 方）

47. 黄连 + 茯苓 = 水火既济丸《普济方》（0716 方）

48. 黄连 + 木通 = 黄连木通丸《儒门事亲》（0085 方）

49. 黄连 + 车前子 = 车前子散《圣济总录》（0886 方）

50. 黄连 + 大黄 = 大黄黄连泻心汤《伤寒论》（0075 方）

51. 黄连 + 豆豉 = 秘方《万病回春》（0801 方）

52. 黄连 + 羊肝 = 黄连羊肝丸《原机启微》（0882 方）

53. 黄连 + 人乳 = （丹溪）点眼方《医方集解》（0988 附方 1）

54. 黄连 + 梨 = 点眼水膏《续本事》（0988 附方 2）

55. 黄连 + 甘蔗汁 = 点眼黄连膏《圣济总录》（0988 附方 3）

56. 黄连 + 竹沥 = 苦竹沥方《证类本草》（0341 附方）

57. 黄连 + 瓜蒌 = 未名方《永类钤方》（0341 方）

58. 黄连 + 僵蚕 = 二物散《圣济总录》（0970 附方）

59. 黄连 + 郁金 = 双金散《魏氏家藏方》（0975 附方）

60. 黄连 + 密陀僧 = 宣连散、双圣散《普济方》（0990 方）

61. 黄连 + 陈仓米 = 仓连煎《古今医鉴》（0826 附方）

62. 黄连 + 熏草 = 狐惑汤《备急千金要方》（0081 附方）

63. 黄连 + 硫黄 = 双双丸《普济方》（0820 方）

64. 黄连 + 冬瓜 = 瓜连丸《卫生家宝汤方》（0889 附方）

65. 黄连 + 杏仁 = 杏连散《济生续方》（0990 附方 1）

66. 黄连 + 牡蛎 = 隐居效方疱疮方《肘后备急方》（0990 附方 2）

67. 黄连 + 商陆 = 商陆丸《活幼心书》卷下 （0410 附方 2）

68. 黄连 + 甘遂 = 缩水丸《杨氏家藏方》（0893 附方）

69. 黄连 + 猪大肠 = 脏连丸《证治准绳》（0793 附方）

70. 黄连 + 五倍子 = 黄连散《疬疡机要》（0989 附方 1）

71. 黄连 + 皂荚 = 治肘疽方《刘涓子鬼遗方》（0989 附方 2）

72. 黄连 + 槐子 = 明目槐子丸《太平圣惠方》（0887 附方）

73. 黄连 + 海藻 = 未名方《丹溪心法》（0384 附方）

74. 黄连 + 黄丹 = 未名丸《普济方》（0829 附方）

75. 黄连 + 熊胆 = 熊胆汤《医宗金鉴》（0563 附方）

76. 黄连 + 芒硝 = 点眼黄连膏《圣济总录》（0991 附方 2）

77. 黄连 + 冰片 = 龙脑黄连膏《景岳全书》（0991 附方 3）

78. 黄连 + 炉甘石 = 未名方《普济方》（以下药对方中卷未载，故补之）

主治：一切眼疾。《普济方》

用法：真炉甘石半斤，用黄连四两，锉豆大，银石器内，水二碗，煮二伏时，去黄连为末，入片脑二钱半，研匀罐收。每点少许，频用取效。《普济方》

79. 黄连 + 明矾 = 连矾膏《眼科阐微》

主治：时眼害久，有浮翳，不敢点重药者。

用法：黄连末二钱，生白矾末一钱，用细梨一枚，去核，入上药末，仍用梨盖，竹钉钉住，外以面饼包住，于干饭上蒸三次，取出，去面，将梨捣烂，拧汁入碗内，露一宿。任意点之。《眼科阐微》

80. 黄连 + 巴豆 = 神功散《洪氏集验方》

主治：灸结胸伤寒，不问阴阳二毒，只微有气者，皆可灸。下火立效。神功散。

用法：黄连七寸，为末，巴豆七粒（去皮，新瓦上出油），二味拌匀，令患人仰面卧，先用三斡耳和艾一炷，如中指大。更用三斡耳子，先着在患人脐中，后安

艾炷其上。只一炷觉脐腹间有声，即便汗出而愈。《洪氏集验方》

81. 黄连 + 酒 = 黄龙丸《太平惠民和剂局方》

主治：丈夫、妇人伏暑，发热作渴，呕吐恶心，年深暑毒不瘥者。《太平惠民和剂局方》

用法：黄连（去须）三十二两，好酒五升。上黄连以酒煮干为度，研为细末。用面水煮糊搜和为丸，如梧桐子大。每服三十丸，热水吞下。又疗伤酒过多，脏毒下血，大便泄泻，用温米饮吞下，食前进，一日两服。《太平惠民和剂局方》

82. 黄连 + 木鳖子 = 未名方《医方集成》

主治：腹中痞块。《医方集成》

用法：木鳖子仁五两，用猪腰子二付，批开入在内，签定，煨熟，同捣烂，入黄连三钱末，蒸饼和丸绿豆大。每白汤下三十丸。《医方集成》

83. 黄连 + 芜荑 = 芜荑黄连丸《圣济总录》

主治：湿痢不止。《圣济总录》

用法：芜荑仁（微炒）半两，黄连（去须，炒）一两，为末，炼蜜为丸，如梧桐子大。每服五丸。《圣济总录》

84. 黄连 + 鸡内金 = 鸡黄散《普济方》

主治：口舌有疮，日有虫食。《普济方》

用法：鸡内金（焙干）、好黄连（焙干），上为末。麻油调敷，妙。《普济方》卷二九九

85. 黄连 + 冬青叶 = 青黄汤《普济方》

主治：眼赤痛。《普济方》

治眼赤肿痛。《卫生家宝汤方》

风热赤眼。《简便方》

用法：冬青叶、黄连各少许，上煎浓汤。又入朴硝少许，洗眼，甚妙。《普济方》卷七十三引《海上方》

冬青叶、黄连各少许，浓煎汤，又入朴硝少许，洗眼甚妙。《卫生家宝汤方》

女贞叶四两，黄连二两，水浸三日夜，熬成膏收点眼。《简便方》

86. 黄连 + 青黛 = 明目方《本草纲目》

主治：烂弦风眼。

用法：青黛、黄连泡汤日洗。

87. 黄连 + 藜芦 = 通顶散《太平圣惠方》

主治：诸风头痛。

用法：藜芦半两，黄连三分，吹鼻。

88. 黄连 + 豆腐锅巴 = 五效丸《本草纲目拾遗》

主治：赤白带下，热淋尿血，肠风下血。《本草纲目拾遗》

用法：豆腐锅巴一两、川连一钱，同捣为丸，如梧桐子大。每服五钱。赤

带，蜜糖滚水吞下；白带，砂糖汤下；热淋尿血，白汤下；肠风下血，陈酒下。《本草纲目拾遗》

89. 黄连 + 鲤鱼胆 = 鱼胆敷眼膏《圣济总录》

主治：目飞血赤脉及痛。《圣济总录》

深师疗眼忽赤痛方。《晋唐名医方选》

用法：鲤鱼胆五枚、黄连（去须，捣为末）半两，上取胆汁调黄连末，纳瓷盒中，于饭上蒸一次取出，如干即入少许蜜，调似膏。日五七度，涂敷目眦。《圣济总录》

鲤鱼胆一枚、黄连二十一枚碎，上二味和淹于饭下蒸之熟，去滓，涂目眦，五六度愈。《晋唐名医方选》

90. 黄连 + 蓖麻子 = 法煮蓖麻子《杨氏家藏方》

主治：诸痫病，不问年深日久。《杨氏家藏方》

鼓槌风，手指挛，瘸足，趾肿烂脱落，腿肘曲折，肿痛难忍。《解围元薮》

用法：蓖麻子（去皮，取仁）二两、黄连（去须，锉如豆大）一两，上用银器，以水一大碗，慢火熬，水尽即添，熬三日两夜为度，取出，去黄连，只用蓖麻子，风干不得见日，用竹刀将蓖麻子每枚切作四段。每服二十段，计蓖麻子五粒，食后用荆芥汤送下，一日二次。《杨氏家藏方》卷二（《卫生宝鉴》服蓖麻子者，终身忌食豆，若犯之，则腹胀而死。）

蓖麻子肉二两（碎者不用）、黄连二两，同贮瓶内，加水浸之，春五、夏三、秋七、冬九日取出，每晨朝东南方，以瓶中水一钟，吞蓖麻一粒，渐加至四五粒，若微泻无妨。如手指、足趾节间肿痛，诸病即愈。戒食动风辛辣毒物。《解围元薮》卷三

（八）燥湿将领——生干姜的药对方（79 方）

生干姜：生干姜虽有生姜、干姜之分，但不必强加区别，临证可以通用。药性燥而热，药向散而开。古人谓生者走表，宣散玄府之湿滞；干者入里，开泄脾胃之水凝。其药对方应该通用为是。

【生干姜的药对方】

01. 生姜 + 人参 = 露姜饮《温病条辨》（0540 方）

02. 干姜 + 人参 = 黄芽丸《景岳全书》（0540 方）

03. 干姜 + 吴茱萸 = 治中散《备急千金要方》（0157 方）

04. 生姜 + 吴茱萸 = 未名方《肘后方》（0157 方）

05. 干姜 + 黄连 = 姜连散《杜壬方》（0406 方）

06. 生姜 + 黄连 = 神圣香黄散《博济方》（0406 方）

07. 干姜 + 生地黄 = 干姜地黄散《张氏医通》（0648 方）

08. 生姜 + 生地黄 = 交加散《普济本事方》（0648 方）

09. 生姜 + 熟地黄 = 黑神散《妇人大全良方》（0648 方）

10. 干姜 + 熟地黄 = 止漏散《女科百问》（0648 方）

11. 生姜 + 附子 = 姜附汤《岭南卫生方》（0146 方）

12. 生姜汁 + 附子 = 济生回阳散《普济本事方》（0146 方）

13. 干姜 + 附子 = 干姜附子汤《伤寒论》（0146 方）

14. 干姜 + 川乌 = 退阴散《普济本事方》（0151 方）

15. 干姜 + 桂枝 = 姜桂散《医略六书》（0155 方）

16. 生姜 + 桂枝 = 桂姜汤《圣济总录》（0155 方）

17. 生姜 + 肉桂 = 姜桂散《医略六书》（0155 附方）

18. 生姜 + 半夏 = 小半夏汤《金匮要略》（0337 方）

19. 干姜 + 半夏 = 半夏干姜散《金匮要略》（0337 方）

20. 生姜汁 + 半夏 = 生姜半夏汤《金匮要略》（0337 方）

21. 生姜 + 南星 = 星姜汤《仁斋直指方》（0336 方）

22. 生姜 + 贝母 = 未名丸《集效方》（0339 方）

23. 干姜 + 贝母 = 未名方《德生堂方》（0339 方）

24. 生姜 + 知母 = 知母散《扁鹊心书》（0407 方）

25. 生姜 + 白术 = 截疟温脾饮《赤水玄珠》（0400 方）

26. 生姜 + 艾叶 = 未名方《备急千金要方》（0156 方）

27. 干姜 + 艾叶 = 艾姜丸《永类钤方》（0156 方）

28. 生姜 + 葱白 = 连须葱白汤《伤寒活人书》（0145）

29. 生姜 + 五味子 = 调鼎汤《卫生家宝汤方》（0537 方）

30. 生姜 + 乌梅 = 梅姜饮《卫生鸿宝》（0537 附方）

31. 干姜 + 五灵脂 = 未名方《事林广记》（0739 方）

32. 干姜 + 当归 = 当归散《证治准绳》（0633 方）

33. 生姜 + 当归 = 当归汤《孙真人千金方》（0633 方）

34. 干姜 + 大戟 = 大戟散《圣济总录》（0309 方）

35. 生姜 + 大黄 = 熟大黄汤《三因极一病证方论》（0751 方）

36. 生姜 + 茶叶 = （东垣）姜茶饮《医方集解》（0397 附方）

37. 干姜 + 胡黄连 = 未名方《卫生总微论方》（0406 附方）

38. 干姜 + 高良姜 = 二姜丸《太平惠民和剂局方》（0162 方）

39. 生姜 + 蜂蜜 = 姜蜜汤《普济方》（0378 方）

40. 生姜 + 香附 = 姜附散《赤水玄珠》（0737 附方）

41. 干姜 + 丁香 = 二神散《证治准绳》（0150 方）

42. 生姜 + 橘皮 = 橘皮汤《金匮要略》（0594 方）

43. 干姜 + 橘皮 = 神方脚气丸《魏氏家藏方》（0594 方）

44. 生姜 + 木瓜 = 二生汤《圣济总录》（0594 附方）

45. 干姜 + 厚朴 = 姜朴丸《普济方》（0593 方）

46. 生姜 + 厚朴 = 厚朴汤《良方》（0593 方）

47. 干姜 + 白芍 =（海藏）白芍药散《景岳全书》（0638 方）

48. 干姜 + 甘草 = 甘草干姜汤《伤寒论》（0540 附方）

49. 生姜 + 甘草 = 二宣汤《卫生家宝汤方》（0540 附方）

50. 生姜 + 栀子 = 仓卒散《古今医鉴》（0405 方）

51. 干姜 + 栀子 = 栀子干姜汤《伤寒论》（0405 方）

52. 生姜 + 青黛 = 未名方《医学正传》（0405 附方）

53. 干姜 + 赤石脂 = 桃花丸《太平惠民和剂局方》（0821 方）

54. 干姜 + 禹余粮 = 未名方《胜金方》（0822 附方）

55. 生姜 + 白芷 = 未名方《袖珍方》（0140 方）

56. 生姜 + 莱菔子 = 青金丸《万病回春》（0767 方）

57. 生姜 + 大枣 = 未名方《本草纲目》（0448 附方）

58. 干姜 + 茅根 = 茅姜煎《仙拈集》（0786 方）

59. 炮姜炭 + 茅根 = 茅根汤《杂病源流犀烛》（0786 方）

60. 生姜 + 土茯苓 = 苓姜饮《仙拈集》（0942 方）

61. 生姜 + 杏仁 = 未名方《太平圣惠方》（0767 附方）

62. 生姜 + 百部 = 未名方《本草纲目》（0767 附方）

63. 生姜 + 僵蚕 = 未名方《胜金方》（0336 附方）

64. 生姜 + 地骨皮 = 开元固气丸《集验良方拔萃》（0407 附方 1）

65. 生姜 + 竹叶 = 未名方《妇人大全良方》（0407 附方 2）

66. 干姜 + 川椒 = 姜椒汤《外台》（0952 附方）

67. 干姜 + 海螵蛸 = 未名方《孙真人千金方》（0849 附方 2）

68. 干姜 + 牡蛎 = 未名方《初虞世古今录验方》（0999 附方）

69. 干姜 + 瞿麦 = 未名方《太平圣惠方》（0101 附方）

70. 生姜 + 地肤子 = 未名方《圣济总录》（0647 附方）

71. 干姜 + 芫花 = 芫花煎《备急千金要方》（0378 附方 2）

72. 生姜 + 砂仁 = 未名方《简便方》（0227 附方 2）

73. 干姜 + 雄黄 = 众蛇毒方《孙真人千金方》（0951 附方 1）

74. 生姜 + 砂糖 = 姜糖煎《养老奉亲书》（以下药对方中卷未载，故补之）

　　主治：老人上气咳嗽，喘急，烦热，不下食，食即吐逆，腹胀满。《养老奉亲书》

　　用法：生姜汁五合、砂糖四两，上相和，微火温之，一二十沸即止。每度含半匙，渐渐下汁。《养老奉亲书》

75. 生姜 + 牛乳 = 治小儿哕方《孙真人千金方》

主治：小儿哕。

用法：生姜汁、牛乳各五合，上煎取三五合，分为二服。《孙真人千金方》

76. 生姜 + 蛞蝓 = 推车散《重楼玉钥》

主治：噎膈《风劳臌膈四大证治》

用法：用生姜（蒲包裹，三月三日浸粪坑中，至六月六日取起，晒干）、蛞蝓（取活者，以线悬当风处），二味等份。白滚汤送下一钱，三四服，其关自开。然后依证调理可也。《风劳臌膈四大证治》

77. 干姜 + 铜青 = 太清散《济生续方》

主治：暴风客热，目赤睛疼，隐涩难开。

用法：铜青半两，别研；姜粉末二钱半。共研细和匀，每用少许，沸汤泡，放温，频洗之。（造姜粉法：腊月间用生姜洗切碎，于砂盆内，擂烂，以新麻布裂汁，澄脚，取粉，阴干。）

78. 生姜 + 水胶 = 姜胶膏《医学衷中参西录》

主治：肢体受凉疼痛，或有凝寒阻遏血脉，麻木不仁。《医学衷中参西录》

用法：鲜姜自然汁一斤、明亮水胶四两，同熬成稀膏，摊于布上。贴患处，旬日一换。热肿疼者，断不可用。《医学衷中参西录》

79. 生姜汁 + 甘蔗汁 = 二汁饮《景岳全书》

主治：反胃。《景岳全书》

用法：甘蔗汁二分，姜汁一分，二味和匀。每温服一碗，日三服则吐止。《景岳全书》

（九）降气元魁——枳壳的药对方（42 方）

枳壳：药性寒而燥，药向降而沉。前人谓其消心下痞塞之痰，泄腹中滞塞之气，推胃中隔宿之食，削腹内连年之积。丹溪誉为泻痰滑窍、冲墙倒壁的泄气之药。易老则有枳壳、枳实高低之分：枳壳高，高者主气，主气者在胸膈；枳实低，低者主血，主血者在心腹。故胸中痞有桔梗枳壳汤，心下痞有枳实白术汤。然枳壳、枳实为一物，其主治大同小异，葛洪治卒胸痹痛，单用枳实一物，捣末服方寸匕，日三夜一。故不必拘泥高低之分，但求药对方之奥妙也。（今日《药典》已不再强求分用。）

【枳壳的药对方】

01. 枳实 + 厚朴 = 枳实厚朴汤《家塾方》（0211 方）

02. 枳壳 + 香附 = 香壳汤《明医指掌》（0213 方）

03. 枳壳 + 大黄 = 枳壳丸《圣济总录》（0299 方）

04. 枳壳 + 桔梗 = 桔梗枳壳汤《类证活人书》（0523 方）

05. 枳壳 + 防风 = 防风如神散《妇人大全良方》（0524 方）

06. 枳壳 + 砂仁 = 双壳涤球汤《疡科遗编》（0220 附方）

07. 枳壳 + 木香 = 枳香散《松峰说疫》（0217 方）

08. 枳壳 + 槟榔 = 槟榔散《黄帝素问宣明论方》（0212 方）

09. 枳壳 + 桂枝 = 桂枝散《普济本事方》（0726 方）

10. 枳壳 + 小茴香 = 茴香枳壳丸《御药院方》（0730 方）

11. 枳壳 + 橘皮 = 枳橘熨《济阴纲目》（0220 方）

12. 枳壳 + 半夏 = 枳壳半夏汤《普济方》（0355 方）

13. 枳壳 + 黄芪 = 枳壳汤《朱氏集验方》（0521 方）

14. 枳壳 + 甘草 = 滑胎枳壳散《普济本事方》（0213 附方）

15. 枳实 + 白术 = 枳术汤《金匮要略》（0532 方）

16. 枳实 + 芍药 = 枳实芍药散《金匮要略》（0509 方）

17. 枳壳 + 阿胶 = 阿胶枳壳丸《妇人大全良方》（0511 方）

18. 枳壳 + 生地黄 = 未名方《中藏经》（0510 方）

19. 枳壳 + 黄连 = 连壳丸《医学入门》（0607 方）

20. 枳壳 + 苦参 = 枳壳丸《证治准绳》（0608 方）

21. 枳壳 + 黄芩 = 枳壳汤《素问病机气宜保命集》（0609 方）

22. 枳壳 + 紫背天葵 = 二仙丹《疡医大全》（0608 附方）

23. 枳实 + 皂角刺 = 枳实丸《圣济总录》（0508 方）

24. 枳壳 + 乳香 = 神寝丸《妇人大全良方》（0506 方）

25. 枳壳 + 川芎 = 芎枳丸《普济方》（0507 方）

26. 枳壳 + 皂荚 = 皂角丸《济生续方》（0292 附方）

27. 枳壳 + 杏仁 = 枳杏丸《女科百问》（0299 附方）

28. 枳壳 + 槐花 = 净固丸《儒门事亲》（0504 方）

29. 枳壳 + 豆豉 = 不惊丸《小儿痘疹方论》（0701 方）

30. 枳壳 + 荆芥 = 荆芥散《圣济总录》（0794 附方）

31. 枳壳 + 木通 = 木通枳壳汤《症因脉治》（以下药对方中卷未载，故补之）

主治：泄泻不止，水谷不分，小便全无，小肠气滞。

用法：木通、枳壳。水煎服。《症因脉治》卷四

32. 枳壳 + 草乌 = 枳壳除痔丸《普济方》

主治：痔疮。《普济方》

用法：大枳壳四两（去瓤，别为末）、大草乌四两（不去皮、尖，别为末），上以草乌细末，入猪大肠内，用醋四至五斤，煮干，如未烂，更加醋煮十分烂为度。余醋些小捣候脏烂，却入前枳壳末再捣匀，丸如梧桐子大。每服二十至三十丸，空腹及临卧时用温米饮送下。仍以臭椿皮煎洗。服药后，忌热饮食片时。属热毒者，减草乌，增入黄连、槐花之类。《普济方》卷二九六

33. 枳壳 + 胡桃肉 = 枳壳丸《传信适用方》

主治： 肉痔。

用法： 好厚枳壳不拘多少（去瓤，细切，麸炒黄色），上为末，每末一两，入胡桃肉一个，研匀，以蜜为丸，如弹子大。每服一丸，空心细嚼，米饮或温酒送下，并用井花水淋洗。《传信适用方》

34. 枳壳 + 威灵仙 = 淋渫威灵仙散《卫生宝鉴》

主治： 大肠头痒痛或肿闷。《御药院方》

痔漏。《卫生宝鉴》

用法： 威灵仙、枳壳各一两，上为粗末。每用一两，以水三碗，同煎至一碗半，澄去滓，乘热熏，通手浴，不拘时候。《御药院方》卷八

35. 枳壳 + 诃子 = 枳壳熨方《圣济总录》

主治： 忽患诸痔有头，疼痛不可忍。《圣济总录》卷一四一

久患膈气，心腹痞满，咽喉噎塞，不下饮食。《圣济总录》卷二〇五

用法： 枳壳四两、诃子皮二两，上捣碎。于铫子内炒令热，以帛裹熨之，冷即再炒熨之。《圣济总录》卷一四一

枳壳一两（麸炒微黄，去瓤）、诃黎勒皮一两半，上为散。每服一钱，煎生橘皮汤调下，不拘时候。《圣济总录》卷二〇五

36. 枳壳 + 马钱子 = 枳马二仙丹《外科十三方考》

主治： 刀伤见血，跌打损伤。《验方新编》卷二十三

骨断及折碎者。《外科十三方考》卷下

跌打损伤。《急救应验良方》

用法： 马前子一斤、枳壳半斤，先将马前子用童便浸二十四日，加入枳壳，又同浸二十五日，取起净水洗净；马前子去皮，枳壳去瓤，并切成细片晾干，用黄土拌抄成黄黑色，共研细末，瓦瓶装好听用。刃伤见血，无论轻重皆可敷掺伤口，用布包好即可；若甚重之伤，用药一小茶匙，体壮者二茶匙，加麝香一厘研匀，查明后开引子另煎取汁和药，用黄酒冲服；能饮者，服药后不妨尽醉而睡，用棉被盖紧，俟汗出即愈。次日以鲜猪肉做汤与伤者食。跌打损伤并未见血者，亦查明后开引子照服即愈。敷药后伤口结痂，切忌见水；服药后盖被汗出时切忌受风。此方无论敷掺冲服，所有饮食均不禁口，尚须以发物与食，以免其日后发伤作疼作痛。《验方新编》卷二十三

马钱子一斤、枳壳二斤。马钱子用瓷瓦刮去粗皮，童便泡四十九日，枳壳用童便泡二十四日，暑天十余日即可，泡后去瓤，二药各用麻布袋盛，置流水中冲洗一日，取起，用新瓦焙干，分别研成细末，用瓷瓶收贮备用，勿令泄气。用时先将药引（伤在头面者用白芷；胸膈用川芎；腰部用杜仲；腿部用牛膝，桂枝）泡酒中，或煎汤，和黄酒（甜酒亦可）一匙，于临睡前调药末（马钱子末一分，配枳壳末一分和匀）服之，伤重者服三钱，不得过量，外加麝香二至三厘；轻则服一二钱，且不须加麝香，大人以此为准，

小儿酌减。患处亦以前药二与一之比成分和酒或尿敷之，但须将药分作三帖，先以一帖乘热包上，冷则更换他帖热药包之，如此更迭换包，旋干旋加酒或尿，入药炒热，即能止痛愈伤。《外科十三方考》卷下（本方异名：浮水散、伏水散、慈航散。本方加古文钱名"枳马金钱散"。）

37. 枳壳＋巴豆＝枳壳散《普济方》

主治：五积六聚，不拘男女老小，但气积便是。（邵真人经验方）

小儿疳气，腹胀喘急。《普济方》卷三九三引《全婴方》

用法：枳壳三斤去瓤，每个入巴豆仁一个，合定扎煮。慢火水煮一日，汤减再加热汤，勿用冷水，待时足汁尽，去巴豆。切片晒干（勿炒）为末。醋煮面糊梧子大。每服三四十丸，随病汤使。（邵真人经验方）

枳壳一两（麸炒，为细末）、巴豆二十一粒（同上炒黄），上为末。三岁每服半钱，砂糖汤调下；或作丸子，白糊为丸，如小豆大。每服三十丸，桑白皮汤送下。《普济方》卷三九三引《全婴方》

38. 枳壳＋芫花＝枳壳丸《普济方》

主治：水蛊胀满。《普济方》卷一九四

用法：枳壳、芫花等份，上用酽醋浸芫花透，将醋再煮枳壳烂，擂芫花为末，共和为丸，如梧桐子大。每服数丸，温白汤送下。《普济方》卷一九四

39. 枳壳＋天名精＝洗痔汤《绛囊撮要》

主治：肛门肿痛，下坠，无论新久。《绛囊撮要》

用法：枳壳、天名精（一名地菘）各二两，以河水三瓢，煎数滚，先熏后洗。甚者三次即愈。《绛囊撮要》

40. 枳壳＋癞虾蟆草＝洗痔枳壳汤《外科正宗》

主治：痔疮肿痛，肛门下坠，无论新久。《外科正宗》卷八

用法：枳壳、癞虾蟆草（一名荔枝草，四季常有，面青背白麻纹累累者是）二两，河水三大碗，同上二味煎数滚，先熏后洗，良久再将汤煎热熏洗。甚者三次即消。《外科正宗》卷八

41. 枳壳＋木馒头＝枳壳散《杨氏家藏方》

主治：肠风下血不止，及大便急涩。《杨氏家藏方》

用法：枳壳（去瓤，麸炒）、木馒头（麸炒）各等份，上为细末。每服二钱，空心、食前温酒调下。《杨氏家藏方》卷十三

42. 枳壳＋羊胫＝乌金散《博济方》

主治：远年近日肠风下血不止。《博济方》

用法：枳壳（不计多少，烧成黑炭存性，便以盏子合定，为细末）五钱、羊胫炭（不拘多少，为细末）三钱，上和令匀。空心服，用米饮一中盏调下，再服见效。《博济方》卷三

（十）女科主帅——香附的药对方（44方）

香附：药性平而燥，药向散而降。为肝胆气分药，兼通十二经。李时珍谓其："生则上行胸膈、外达皮肤；熟则下走肝肾、外彻腰足；炒黑则止血。得童便浸炒则入血分而补虚；盐水浸炒则入血分而润燥；青盐炒则补肾气；酒浸炒则行经络；醋浸炒则消积聚；姜汁炒则化痰饮。"故古方有以单味香附而作七制、九制香附丸之剂。时珍又誉称其配伍："得参术则补气；得归术则补血；得木香则流滞和中；得檀香则理气醒脾；得沉香则升降诸气；得芎䓖苍术则总解诸郁；得栀子黄连则能降火热；得茯神则交济心肾；得茴香故纸则引气归元；得厚朴半夏则决壅消胀；得紫苏葱白则解散邪气；得三棱莪术则消磨积块；得艾叶则治血气、暖子宫。乃气病之总司，女科之主帅也。"

【香附的药对方】

01. 香附 + 艾叶 = 艾附丸《濒湖集简方》（0239 方）

02. 香附 + 枳壳 = 香壳汤《明医指掌》（0213 方）

03. 香附 + 乌药 = 青囊丸《韩氏医通》（0214 方）

04. 香附 + 黄连 = 黄鹤丹《本草纲目》（0601 方）

05. 香附 + 夏枯草 = 补肝散《简要济众》（0602 方）

06. 香附 + 大黄 = 青龙散《医学六要》（0603 方）

07. 香附 + 茯神 = 交感丹《瑞竹堂经验方》（0713 方）

08. 香附 + 茯苓 = 莎草根散《圣济总录》（0713 方）

09. 香附 + 海藻 = 未名方《濒湖集简方》（0238 附方）

10. 香附 + 荔枝核 = 蠲痛散《妇人大全良方》（0238 方）

11. 香附 + 浮海石 = 未名方（丹溪方）（0099 附方）

12. 香附 + 茴香 = 茴香散《杨氏家藏方》（0235 方）

13. 香附 + 赤芍 = 如神散《良方》（0284 方）

14. 香附 + 川芎 = 芎附饮《丹溪心法》（0283 方）

15. 香附 + 当归 = 归附丸《张氏医通》（0277 方）

16. 香附 + 五灵脂 = 五灵脂散《医学纲目》（0286 方）

17. 香附 + 蒲黄 = 二神散《卫生家宝汤方》（0285 方）

18. 香附 + 代赭石 = 玉芝散《朱氏集验方》（0502 方）

19. 香附 + 棕榈皮 = 立应散《济阴纲目》（0503 方）

20. 香附 + 地榆 = 香附地榆汤《普济方》（0786 附方）

21. 香附 + 白及 = 香附散《青囊秘传》（0976 附方）

22. 香附 + 益母草 = 神仙附益丹《古今医鉴》（0271 方）

23. 香附 + 姜黄 = 神仙九气汤《增补内经拾遗方论》（0736 附方）

24. 香附 + 甘草 = 香草汤《圣济总录》（0214 附方）

25. 香附 + 天南星 = 星附丸《杂病源流犀烛》（0357 方）

26. 香附 + 乌头 = 乌附丸《医方大成》（0164 方）

27. 香附 + 草乌 = 香草散《串雅外编》（0164 附方）

28. 香附 + 高良姜 = 良附丸《良方集腋》（0737 方）

29. 香附 + 生姜 = 姜附散《赤水玄珠》（0737 附方）

30. 香附 + 商陆 = 未名方《本草单方》（0303 附方）

31. 香附 + 藿香 = 升降六一汤《内经拾遗》（0527 方）

32. 香附 + 紫苏 = 铁罩散《中藏经》（0904 方）

33. 香附 + 半夏 = 香清饼《外科证治全生集》（0357 附方）

34 香附 + 侧柏叶 = 柏香丸《银海指南》（0792 附方）

35. 香附 + 橘核 = 香橘散《女科指掌》（0235 附方）

36. 香附 + 莲房 = 未名方《妇人大全良方》（0783 附方）

37. 香附 + 荆芥 = 香荆散《三因极一病证方论》（0904 附方）

38. 香附 + 明矾 = 香矾散《济阴纲目》（0824 附方 1）

39. 香附 + 石榴皮 = 榴附饮《朱氏集验方》（0824 附方 2）

40. 香附 + 麝香 = 香附饼《医学心悟》（0978 附方）

41. 香附 + 米醋 = 醋附丸《景岳全书》（以下药对方中卷未载，故补之）

主治： 元脏虚冷，月候不调，腹中急痛，赤白带下，浑身寒热，胎气壅滞不固。《景岳全书》

用法： 香附米半斤，醋煮焙干为末，以醋糊为丸桐子大。每服三四十丸，米饮下。《景岳全书》

42. 香附 + 青盐 = 香盐散《济生方》

主治： 蛀龋宣露，一切齿疾。

用法： 大香附子炒令极黑，三钱（两）；青盐半两，别研。共为细末，和匀，用如常法。乃铁瓮先生良方也。《济生方》

43. 香附 + 细辛 = 香附子散《御药院方》

主治： 牙齿疼痛，往来不歇。《御药院方》卷九

用法： 香附子四两、细辛半两，上为粗末。每用二钱，以水一盏，煎至八分，去滓，稍热漱冷吐。《御药院方》卷九

44. 香附 + 朱砂 = 辰香散《观聚方要补》

主治： 气滞上逆，寒热头痛。《观聚方要补》卷三

用法： 香附子十钱、辰砂三钱，上为末。白汤搅服。《观聚方要补》卷三

（十一）化痰主将——半夏的药对方（47 方）

半夏：药性燥而温，药向开又降，为燥湿化痰之要药。张元素谓其治痰秘

诀：热痰佐以黄芩；风痰佐以南星；寒痰佐以干痰；痰痞佐以陈皮。所言配伍，实皆为药对方也。以下可审阅之。

【半夏的药对方】

01. 半夏 + 麻黄 = 半夏麻黄丸《金匮要略》（0694 方）

02. 半夏 + 杏仁 = 半杏丸《赤水玄珠》（0764 方）

03. 半夏 + 生姜汁 = 生姜半夏汤《金匮要略》（0337 方）

04. 半夏 + 生姜 = 小半夏汤《金匮要略》（0337 方）

05. 半夏 + 干姜 = 半夏干姜散《金匮要略》（0337 方）

06. 半夏 + 附子 = 二生汤《济生方》（0331 方）

07. 半夏 + 朱砂 = 辰砂半夏丸《袖珍》（0712 附方）

08. 半夏 + 秫米 = 半夏汤《灵枢》（0712 方）

09. 半夏 + 夏枯草 = 未名方《冷庐医话》（0711 方）

10. 半夏 + 黄芩 = 芩半丸《医学入门》（0346 方）

11. 半夏 + 人参 = 半夏人参汤《圣济总录》（0543 方）

12. 半夏 + 巴戟天 = 天半神丹《辨证录》（0437 方）

13. 半夏 + 橘皮 = 橘皮半夏汤《太平惠民和剂局方》（0356 方）

14. 半夏 + 枳壳 = 枳壳半夏汤《普济方》（0355 方）

15. 半夏 + 厚朴 = 梓朴散《小儿药证直诀》（0354 方）

16. 半夏 + 茯苓 = 茯苓半夏汤《景岳全书》（0340 方）

17. 半夏 + 猪苓 = 猪苓丸《济生续方》（0340 附方）

18. 半夏 + 丁香 = 丁夏汤《医学入门》（0223 方）

19. 半夏 + 柴胡 = 柴胡散《素问病机气宜保命集》（0695 方）

20. 半夏 + 硫黄 = 半硫丸《济生方》（0298 方）

21. 半夏 + 五灵脂 = 紫芝丸《百一选方》（0361 方）

22. 半夏 + 南星 = 玉液汤《圣济总录》（0333 方）

23. 半夏 + 贝母 = 半贝丸《格言联璧》（0338 方）

24. 半夏 + 瓜蒌 = 半夏汤《普济方》（0342 方）

25. 半夏 + 瓜蒌仁 = 半夏丸《济生续方》（0342 附方）

26. 半夏 + 甘遂 = 甘遂汤《圣济总录》（0306 方）

27. 半夏 + 肉桂 = 未名方《肘后方》（0440 附方 1）

28. 半夏 + 桂心 = 桂心半夏汤《普济方》（0440 附方 2）

29. 半夏 + 明矾 = 止嗽散《儒门事亲》（0764 附方）

30. 半夏 + 皂荚 = 皂荚半夏汤《赤水玄珠》（0928 附方）

31. 半夏 + 香附 = 香清饼《外科证治全生集》（0357 附方）

32. 半夏 + 槟榔 = 半夏汤《圣济总录》（0598 附方）

33. 半夏 + 山药 = 薯蓣半夏粥《医学衷中参西录》（0553 附方 2）

34. 半夏 + 硝石 = 硝石半夏丸《普济方》（0298 附方 1）

35. 半夏 + 芒硝 = 半消丸《医学入门》（0298 附方 2）

36. 半夏 + 防风 = 半夏利膈丸《普济方》（0356 附方）

37. 半夏 + 禹余粮 = 未名方《圣济总录》（以下药对方中卷未载，故补之）

主治： 身面瘢痕。《圣济总录》

用法： 禹余粮、半夏等份为末，鸡子黄和敷。先以布拭干，勿见风，日三。十日，十年者亦灭。《圣济总录》

38. 半夏 + 白芷 = 未名方《外台秘要》

主治： 诸骨哽咽。《外台秘要》

用法： 半夏、白芷等份，为末。水服方寸匕，当呕出。忌羊肉。《外台秘要》
白芷、半夏等份，为末。水服一钱，即呕出。《普济方》

39. 半夏 + 白附子 = 补虚丸《博济方》

主治： 小儿久患脾胃虚弱，风邪中入，而致慢惊。《博济方》

用法： 新罗白附子一两（汤洗去皮）、大半夏一两，各用白汤浸三日，每日换水三度，取出焙干为末，以生姜自然汁，着二钱姜末，面糊为丸，如绿豆大。每服三丸，温粟米饮送下。《博济方》

40. 半夏 + 巴豆 = 珍珠滚痰丸《串雅内编》

主治： 小儿痰塞心胸，及癫痫痰厥与喉闭有痰者。《串雅内编》

用法： 半夏五十粒、巴豆三十粒（去壳），二味同煎，待半夏熟烂，取出巴豆，止用半夏，烘干为细末，米糊为丸，如菜子大，朱砂为衣，晒干。每服七丸，用萝卜汁送下。大人倍之。《串雅内编》

41. 半夏 + 胡椒 = 油滴散《卫生总微》

主治： 小儿胃气虚冷，痰盛吐逆。《卫生总微》

用法： 半夏（大者）十四枚（生）、胡椒四十九粒，上为粗末。每服半钱，水一小盏，入生油七滴，煎至五分，去滓服，不拘时候。《卫生总微》

42. 半夏 + 白蔹 = 白蔹散《刘涓子鬼遗方》；下胎丸《素问病机气宜保命集》

主治： 治产难胞衣不出横倒者，及儿死腹中，母气欲绝方。《备急千金要方》
金疮箭肉中不出，出箭。《刘涓子鬼遗方》
治临产胎不下方。《素问病机气宜保命集》

用法： 半夏、白蔹（各二两）。上二味，治下筛，服方寸匕，小难一服，横生二服，倒生三服，见死四服，亦可加代赭瞿麦各二两为佳。《备急千金要方》卷第二
半夏二两（洗）、白蔹二两，二味捣筛，服方寸匕。小难一服，横生二服，倒生三服，儿死四服。亦可加代赭、瞿麦各二两。《外台》卷三十三
白蔹二两、半夏三两（汤洗七遍，生姜浸一宿，熬过），二味为末。调水服方寸匕，日三服。若轻浅疮十日出，深二十日出，终不停在肉中。《刘涓子鬼遗方》

603

生半夏、白蔹各半两。研细末，滴水为丸，如梧桐子大。食后，每服三至五七丸，半夏汤送下。《素问病机气宜保命集》

43. 半夏 + 小麦 = （良方）许则仁半夏丸《景岳全书》

主治：胃冷呕逆不食。《景岳全书》

用法：半夏（洗去滑）一斤，小麦面一斤，水和丸弹子大，水煮熟。初服四五丸，二服加至十四五丸，旋煮间服之。《景岳全书》

44. 半夏 + 鸡子 = 苦酒汤《伤寒论》

主治：少阴病，咽中伤生疮，不能语言，声不出者。《伤寒论》

用法：半夏（洗，破如枣核）十四枚、鸡子一枚（去黄，纳上苦酒着鸡子壳中），上二味，纳半夏着苦酒中，以鸡子壳置刀环中，安火上，令三沸，去滓，少少含咽之，不愈，更作三剂。《伤寒论》

45. 半夏 + 广胶 = 拔痹膏《兰台轨范》

主治：痹证，历节。《兰台轨范》

用法：生半夏（为末）、广胶各等份，先用姜汁将膏煎烊，调入半夏。涂。《兰台轨范》

46. 半夏 + 白面 = 珍珠丸《医方类聚》

主治：小儿呕吐不止。《医方类聚》

用法：半夏、白面各等份，上为末，以生姜自然汁为丸，如绿豆大。每服三十丸，水煮熟服。《医方类聚》

47. 半夏 + 柳白皮 = 柳白散《普济方》

主治：蜘蛛咬作疮，久不愈者。《太平圣惠方》卷五十七

用法：柳白皮一两、半夏一两，上并烧为灰，细研。以水调涂之。《太平圣惠方》卷五十七

附：国老帝师——甘草的药对方（86方）

甘草：此草为众药之要，诸方用之最多。东垣称生之则寒，炙之则温；生则分身梢而泻火，炙则健脾胃而和中；解百毒、协诸药而无争，以其甘能缓急，有调摄之功，故有国老之称。国老即帝师，虽非君而为君所宗。药向能升降浮沉，可上、可下、可内、可外，药功有和、有缓，有补、有泻，居中之道尽矣。仲景有一物甘草汤，有二物甘草药对方（桂枝甘草汤、甘草麻黄汤、甘草干姜汤、芍药甘草汤、大黄甘草汤、桔梗汤等），有显名居首于方中之方（甘草附子汤、甘草泻心汤等），更有埋名隐功于方中之方（四逆汤、理中汤、调胃承气汤、白虎汤、小柴胡汤等）。虽埋名而功不可没，四逆理中用甘草，恐其僭上也；调胃承气用甘草，恐其速下也；白虎柴胡用甘草，恐其损中也。总之，经方少有不用者。至于后世之用甘草，在临证处方中往往流于调味，可有可无，乃非术也。故欲学会用甘草者，必从其药对方中求之。

【甘草的药对方】

01. 甘草 + 麻黄 = 甘草麻黄汤《金匮要略》（0136 附方 1）

02. 甘草 + 桂枝 = 桂枝甘草汤《伤寒论》（0136 附方 2）

03. 甘草 + 柴胡 = 柴胡散《普济本事方》（0067 方）

04. 甘草 + 升麻 = 升麻汤《圣济总录》（0103 附方）

05. 甘草 + 蝉蜕 = 未名方《全幼心鉴》（0066 附方）

06. 甘草 + 僵蚕 = 救生散《洪氏集验方》（0869 方）

07. 甘草 + 桔梗 = 桔梗汤《伤寒论》（0870 方）

08. 甘草 + 牛蒡子 = 启关散《普济方》（0867 方）

09. 甘草 + 板蓝根 = 蓝根散《小儿药证直诀》（0095 方）

10. 甘草 + 金银花 = 银花甘草汤《疡医大全》（0094 方）

11. 甘草 + 菊花 = 菊花甘草汤《医学心悟》（0103 方）

12. 甘草 + 黄连 = 黄甘散《仙拈集》（0085 附方）

13. 甘草 + 黄柏 = 清心丸《续易简方》（0084 附方 1）

14. 甘草 + 大黄 = 大黄甘草汤《金匮要略》（0075 附方）

15. 甘草 + 石膏 = 石膏散《黄帝素问宣明论方》（0071 附方 1）

16. 甘草 + 滑石 = 六一散《伤寒标本》（0073 附方）

17. 甘草 + 天花粉 = 天花散《活幼心书》（0677 附方）

18. 甘草 + 茯苓 = 茯苓面方《太平圣惠方》（0550 附方）

19. 甘草 + 土茯苓 = 奇良甘草汤《霉疠新书》（0941 附方）

20. 甘草 + 生姜 = 二宣汤《卫生家宝汤方》（0540 附方）

21. 甘草 + 干姜 = 甘草干姜汤《伤寒论》（0540 附方）

22. 甘草 + 附子 = 甘草附子汤《全生指迷方》（0539 附方）

23. 甘草 + 草豆蔻 = 草豆蔻散《圣济总录》（0731 附方）

24. 甘草 + 肉豆蔻 = 肉豆蔻汤《圣济总录》（0809 附方）

25. 甘草 + 五倍子 = 秘真丹《医学衷中参西录》（0862 方）

26. 甘草 + 诃子 = 诃子膏《小儿卫生总微论方》（0768 附方）

27. 甘草 + 贝母 = 止嗽丸《卫生鸿宝》（0371 方）

28. 甘草 + 马兜铃 = 马兜铃散《普济方》（0765 附方）

29. 甘草 + 人参 = 人参汤《圣济总录》（0003 方）

30. 甘草 + 黄芪 = 黄芪六一汤《太平惠民和剂局方》（0009 方）

31. 甘草 + 白术 = 白术六一汤《太平惠民和剂局方》（0012 方）

32. 甘草 + 苍术 = 中书汤《卫生家宝汤方》（0137 附方）

33. 甘草 + 阿胶 = 阿胶散《太平圣惠方》（0024 附方）

34. 甘草 + 当归 = 国老膏《疡科捷径》（0023 附方）

35. 甘草 + 白芍 = 芍药甘草汤《伤寒论》（0732 方）

36. 甘草＋赤芍＝去杖汤《朱氏集验方》（0732 附方）

37. 甘草＋大枣＝温脾汤《备急千金要方》（0013 方）

38. 甘草＋石莲肉＝莲子六一汤《直指方》（0014 附方）

39. 甘草＋黑豆＝甘草黑豆汤《医方集解》（0057 附方 2）

40. 甘草＋砂仁＝砂仁熟水《遵生八笺》（0227 附方）

41. 甘草＋丁香＝丁香汤《卫生家宝汤方》（0518 附方）

42. 甘草＋香附＝香草汤《圣济总录》（0214 附方）

43. 甘草＋枳壳＝滑胎枳壳散《普济本事方》（0213 附方）

44. 甘草＋橘皮＝（集成）润下丸《景岳全书》（0379 方）

45. 甘草＋青皮＝青皮散《济阴纲目》（0234 附方 1）

46. 甘草＋地榆＝地榆汤《黄帝素问宣明论方》（0831 附方）

47. 甘草＋五灵脂＝草灵丹《赤水玄珠》（0740 方）

48. 甘草＋常山＝常山散《儒门事亲》（0394 附方）

49. 甘草＋钩藤＝未名方《太平圣惠方》（0707 附方）

50. 甘草＋玄胡索＝玄胡索散《世医得效方》（0742 附方）

51. 甘草＋木通＝二仙饮《绛囊撮要》（0085 附方 2）

52. 甘草＋牡蛎＝牡蛎散《圣济总录》（0389 附方）

53. 甘草＋瓜蒌＝甘草饮《圣济总录》（0341 附方）

54. 甘草＋鹿角＝鹿角散《备急千金要方》（0454 附方）

55. 甘草＋白芷＝神白散《养老奉亲》（0140 附方）

56. 甘草＋川芎＝川芎散《鸡峰普济方》（0676 附方）

57. 甘草＋郁金＝化毒散《幼幼新书》（0670 附方）

58. 甘草＋芒硝＝吹喉散《杨氏家藏方》（0291 附方）

59. 甘草＋忍冬藤＝忍冬酒《景岳全书》（0094 附方）

60. 甘草＋罂粟壳＝粟煎散《杨氏家藏方》（0835 附方）

61. 甘草＋浮海石＝未名方《直指方》（0099 附方）

62. 甘草＋益智仁＝益智散《世医得效方》（0587 附方）

63. 甘草＋栀子＝栀子汤《圣济总录》（0087 附方）

64. 甘草＋猪胆汁＝凉膈丸《太平圣惠方》（0847 附方 2）

65. 甘草＋乌梅＝乌梅甘草汤《医门八法》（0013 附方）

66. 甘草＋芦荟＝芦荟散《太平圣惠方》（0313 附方）

67. 甘草＋皂荚＝乌金散《洪氏集验方》（0351 附方）

68. 甘草＋明矾＝解毒散《景岳全书》（0956 附方 1）

69. 甘草＋苍耳子＝回疗饮《仙拈集》（0100 附方 2）

70. 甘草＋甘遂＝玉箸散《儒门事亲》（0306 附方）

71. 甘草＋青精草＝青精汤《卫生家宝汤方》（以下药对方中卷未载，故补之）

主治： 治神浊气怯心悸多惊，膈间痰实，头目不清。《卫生家宝汤方》

用法： 青精草叶干者七两、甘草一两炙锉，上为末，每服一钱，人盐沸汤点服。《卫生家宝汤方》

72. 甘草 + 紫参 = 紫参汤《金匮要略》

主治： 下利肺痛，紫参汤主之。《金匮要略》

用法： 紫参半斤、甘草三两，以水五升，先煮紫参，取二升，纳甘草，煮取一升半，分温三服。（疑非仲景方）

73. 甘草 + 千里光 = 退热明目方《普济方》

主治： 目昏暗。《普济方》卷八十一

用法： 千里光、甘草，煮作饮服。《普济方》卷八十一

74. 甘草 + 蜂房 = 如胜散《经验方》

主治： 药毒上攻。

用法： 用露蜂房、甘草等份，麸炒黄色，去麸为末。水二碗，煎八分，临卧顿服。明日取下恶物。《经验方》

75. 甘草 + 槐树白皮 = 未名方《孙真人千金方》

主治： 治谷道痒痛，绕缘肿起里许，欲生肉突出方。《孙真人千金方》

用法： 槐树白皮六升、甘草三两，上豆汁煮取二斗，浸故帛薄之，热即易之。《孙真人千金方》

76. 甘草 + 荠苨 = 化疔汤《洞天奥旨》

主治： 疔疮。《洞天奥旨》

用法： 生荠苨三两、生甘草三钱，水煎一碗，顿服之。《洞天奥旨》卷八

77. 甘草 + 蛇蜕 = 无比散《传信适用方》

主治： 妇人乳痈痛甚。《传信适用方》

用法： 蛇蜕皮（烧灰）一钱、炒甘草末半钱，上二药同和。暖酒下。如破，用生油调涂。《传信适用方》

78. 甘草 + 蜗牛 = 草牛散《洞天奥旨》

主治： 癞头胎毒。《洞天奥旨》

用法： 蜗牛十枚（捣烂）、生甘草末五钱，上为末，火焙干。麻油调敷头上。《洞天奥旨》

79. 甘草 + 牛膝 = 未名方《孙真人千金方》

主治： 治小儿半身皆红赤，渐渐长引者方。《孙真人千金方》

用法： 牛膝、甘草，上细锉，各取五升水煮取二升，三两沸，去滓洗之，滓和伏龙肝敷之。《孙真人千金方》

80. 甘草 + 巴豆霜 = 神效内伤丸《梅氏验方新编》

主治： 瘀血内凝，烦闷疼痛者。《梅氏验方新编》

用法： 巴豆霜、甘草粉各三钱，以饮糊为丸，如麻子大，朱砂为衣。每服七

丸，茶、酒送下。《梅氏验方新编》

81. 甘草＋金星草＝金星酒《圣济总录》

主治： 五毒发背。《圣济总录》

用法： 金星草（和根净洗，慢火焙干）四两、甘草一钱，上为末，分作四帖。每帖用酒一升，煎三两沸后，更以冷酒二升相和，入瓶器中封却，时取饮之。《圣济总录》

82. 甘草＋牛皮胶＝牛胶散《圣济总录》

主治： 附骨痈。《圣济总录》

用法： 牛皮胶（黄明者，慢火炙令燥）、甘草（用水一盏蘸炙，水尽，锉）各半两，上为散。每服二钱匕，空心浓煎木贼汤调下。复取药末以井水调膏，看疮大小，摊纸贴之。《圣济总录》

83. 甘草＋苦茄种＝苦茄散《圣济总录》

主治： 发背未溃，身体寒热。《圣济总录》

用法： 苦茄种、甘草（炙）各一两，上为细散。每服二钱匕，甘草汤调下。《圣济总录》

84. 甘草＋硫黄＝金黄散《经验良方》

主治： 咳嗽，因感冒伤冷毒者。《经验良方》

用法： 金硫黄五厘、甘草三分，上为末。一日服尽。《经验良方》

85. 甘草＋猪肝＝未名方《圣济总录》

主治： 急劳瘦悴，日晚即寒热，惊悸烦渴。《圣济总录》

用法： 猪肝一具（切丝），生甘草（末）十五两，于铛中布肝一重，掺甘草末一重，以尽为度，取童便五升，文武火煮干，捣烂，众手丸梧子大。每空心米饮下二十丸，渐加至三十丸。《圣济总录》

86. 甘草＋豆粉＝不二散《普济方》；护心散《赤水玄珠》

主治： 疔疮。《普济方》

用法： 甘草半两、豆粉一两，分作二服，酸虀水下。《普济方》

第十一章

药对组拆方剂学

药对组拆是中医药对学的一个分支。它是运用药对成方与药对配伍进行组合、拆解方剂的一门学科。由于药对成方是前人千百年来的临床经验积累，它既是药对的临床实验报告单，又是适应最基本证候的基础方；而药对配伍是运用中医药学的理论知识根据临床证候进行药物配伍的假设来构思方剂。因此药对组拆是既有经验又有理论的应用学科。

药对组拆包括拆解古方、组合新方两大内容。拆解古方是为了学会复方结构的多因子分析，过去对古方方义解释偏于主观单一思路，因而遗漏了某些精华的部分。特别在运用药对成方拆解古方后，能发现许多有益的思考内容，会对古方有更深广度的认识。虽然复方的功能不是等于各药对方功能的总和（系统论的先驱奥地利生物学家贝塔朗菲提出了著名的"整体大于各孤立部分总和"定律），但复方中总有某药对方起主导作用（根据要素有用性原则，要素在系统中总是要起作用的。要研究系统，就要很好地认识系统中每个要素的作用）。事实上复方中所含的药对方越多，说明该方被前人验证的深广度越大，因而确定因素也最强，可信性、可用性也就越高了。

药对组拆只是研究药味的变化，对药量的增减与剂型的不同，未加考虑，且一视同仁。因而有一定的局限性。

随着计算机时代的到来，复方的拆解可由微机迅速处理。但药对方的发掘，需做大量的工作，因为只有存储大量的药对方，才能有效地分析复方。若仍然依赖药对配伍来拆解复方，就失去了一定程度的可信性和可用性。

复方的拆解可用数学中的组合公式 $C_m^2 = m(m-1)/2$ 来计算，其中 m 为复方的药味数。例如四君子汤，便有 $C_4^2 = 4(4-1)/2 = 6$ 组药对；六君子汤，便有 $C_6^2 = 6(6-1)/2 = 15$ 组药对；补中益气汤（八味），便有 $C_8^2 = 8(8-1)/2 = 28$ 组药对。由此可知，复方的药味越多，理论上的药对越复杂。事实上，现有的药对方并不多，因而大部分属于药对配伍。当然药对配伍与药对成方是一个认识与实践的过程，可随着药对成方的发掘，药对配伍就转为药对成方了。至于是否属"药对成方"，必须掌握严格的要求，必须经过临床实践，有主治证候与用法。在古人所留的药对成方中，有许多没有方名，但有实在的主治证候与用法。而后来有的方名很炫目，但苦于无对证，也只能听之任之。

复方的拆解若以下列梯形格子表示（表11 –1），最为一目了然。兹举例说明之。

表11 –1 复方的拆解

桂枝				
0639 方	芍药			
0136 附方	0732 方	甘草		
0155 方	0638 方	0540 附方	姜	
待发掘	待发掘	0013 方	0448 附方	枣

复方组成必须有一定的法度，遵循一定的药对配伍规律。凡成方者皆然，舍此便是有药无方，故复方即是药对组合而成。犹如字多可以构词，词广可以造句成章。药对犹词，药对愈广，组合复方愈精湛，先哲后贤无非如此。以下从"药对拆析复方"与"药对组合复方"两方面举例说明药对的组合应用。从中可以获知：凡增减一味，总是牵动全方，犹如牵一发而动全身、举一棋而关全局。使人有举步维艰之感，亦说明中医处方之难，最见功力之所在也。同时从中发现：凡组方内含药对方越多，说明临床实验越有深广度，换句话说，经验越丰富，因而疗效可靠性也就越显著。这就是仲景方与后人方的区别所在。在这里面大有可钻研的地方。对于方义解释，过去主观想象成分颇多，如今改为以药对方分析复方，说明药与药之间的临床基础（基因证候）。凡增减一味，都要考虑全方中其他药味的基因证候变化。因此掌握药对方越多，越能左右逢源、得心应手。初学虽感烦琐，但娴熟后，别有一番天地，不再困窘于方剂学的局限性。同时，杜绝了方剂加减的盲目性与模糊性。

对于方剂的命名，前人多数以剂型作压脚的，如某某汤，某某丸，某某散，某某膏，某某丹等，也有直指某某方，更有泛指某某法（如《时病论》）。今从药对方的精确度出发，以某某网方来命名。网方的要求是方内任何一药通过药对方使之联通。不能联通的为非网方。倘若方内每味药互成药对方，便是完整的网方，否则就是不完整的网方。

这里要声明的是：是不是网方，网方完整不完整，只是为了展示前人对复方的研究成果，并非否定复方的临床意义。更主要的是提供了尚待发掘与研究药对方的线索。

一、药对方拆析古方

药对方拆析的可行性如何，我们可从仲景方与后世方两方面进行考察。

（一）药对方拆析《伤寒论》方（举例 50 方）

《伤寒论》是一部药对组拆。其方是千锤百炼、精雕细琢之方（以下网格中数字是药对方编号，读者可查看该药对方的主治用法。以下△是完整药鼎方符号，■是完整四味方符号，★是完整五味方符号。凡网格中空白的是有待发掘的药对方）。

1. 桂枝汤 =〔桂枝、芍药〕+△姜草枣（完整药鼎方）
此为不完整的网方（表 11 – 2）。

表 11 – 2

桂枝				
0639 方	芍药			
0136 附方	0732 方	甘草		
0155 方	0638 方	0540 附方	姜	
		0013 方	0448 附方	枣

2. 麻黄汤 =〔杏子、麻黄〕+〔桂枝、甘草〕
此为不完整的网方（表 11 – 3）。

表 11 – 3

麻黄			
0136 方	桂枝		
0243 方	0243 附方 2	杏子	
0136 附方 1	0136 附方 2		甘草

3. 麻杏甘石汤 =〔杏子、麻黄〕+〔石膏、甘草〕
此为不完整的网方（表 11 – 4）。

表 11 – 4

麻黄			
	石膏		
0243 方		杏子	
0136 附方 1	0071 附方 1		甘草

4. 白虎汤 =〔石膏、知母〕+〔石膏、甘草〕+〔石膏、粳米〕
此为不完整的网方（表 11 – 5）。

表 11 – 5

石膏			
0071 方	知母		
0071 附方 1		甘草	
0071 附方 2			粳米

5. 白虎加人参汤 = 〔人参、甘草〕 + 〔石膏、知母〕 + 〔石膏、粳米〕
此为不完整的网方（表 11 – 6）。

表 11 – 6

人参				
	石膏			
	0071 方	知母		
0003 方	0071 附方 1		甘草	
	0071 附方 2			粳米

6. 葛根汤 = 〔麻黄、桂枝〕 + 〔桂枝、芍药〕 + △姜草枣（完整药鼎方） + 葛根
此为非网方（因方内葛根无药对方）（表 11 – 7）。

表 11 – 7

葛根						
	麻黄					
	0136 方	桂枝				
		0639 方	芍药			
	0136 附方 1	0136 附方	0732 方	甘草		
		0155 方	0638 方	0540 附方	生姜	
			0013 方	0448 附方		大枣

7. 葛根加半夏汤 = 〔麻黄、半夏〕 + 〔桂枝、芍药〕 + △姜草枣（完整药鼎方） + 葛根
此为非网方（因方内葛根无药对方）（表 11 – 8）。

表 11 - 8

葛根	半夏	麻黄	桂枝	芍药	甘草	生姜	大枣
葛根							
	半夏						
0694 方		麻黄					
		0136 方	桂枝				
			0639 方	芍药			
	0136 附方 2	0136 附方 1		0732 方	甘草		
0337 方			0155 方	0638 方	0540 附方	生姜	
					0013 方	0448 附方	大枣

8. 葛根黄芩黄连汤 = 〔黄芩、黄连〕+〔黄连、甘草〕+ 葛根

此为非网方（因方内葛根无药对方）（表 11 - 9）。

表 11 - 9

葛根	黄芩	黄连	甘草
葛根			
	黄芩		
	0089 方	黄连	
		0085 附方	甘草

9. 桂枝加大黄汤 = 〔大黄、芍药〕+〔桂枝、芍药〕+ △草姜枣（完整药鼎方）

此为不完整的网方（表 11 - 10）。

表 11 - 10

桂枝	大黄	芍药	甘草	生姜	大枣
桂枝					
0452 方	大黄				
0639 方	0627 方	芍药			
0136 附方	0075 附方	0732 方	甘草		
0155 方	0751 方	0638 方	0540 附方	生姜	
			0013 方	0448 附方	大枣

10. 桂枝加厚朴杏子汤 = 〔桂枝、厚朴〕+〔桂枝、杏子〕+〔桂枝、芍药〕+ △姜草枣（完整药鼎方）

此为不完整的网方（表 11 - 11）。

表 11 –11

桂枝						
0726 附方	厚朴					
0243 附方 2		杏子				
0639 方			芍药			
0732 方	0593 方	0767 附方	0638 方	生姜		
0136 附方			0732 方	0540 附方	甘草	
				0448 附方	0013 方	大枣

11. 桂枝甘草龙骨牡蛎汤 = 〔桂枝、甘草〕+〔龙骨、牡蛎〕
此为不完整的网方（表 11 – 12）。

表 11 –12

桂枝			
0136 附方	甘草		
		龙骨	
	0389 附方	0841 方	牡蛎

12. 大青龙汤 = 〔麻黄汤 + 麻杏甘石汤〕+〔姜、枣〕
此为不完整的网方（表 11 – 13）。

表 11 –13

麻黄						
0136 方	桂枝					
		石膏				
0243 方	0243 附方 2		杏子			
0136 附方 1	0136 附方 2	0071 附方 1		甘草		
			0767 附方	0540 附方	生姜	
				0013 方	0448 附方	大枣

13. 小青龙汤 = 〔桂枝、细辛〕+〔芍药、甘草〕+〔半夏、麻黄〕+（干姜、五味子）

此为不完整的网方（表 11 – 14）。

表 11 – 14

桂枝							
0136方	麻黄						
	0694方	半夏					
0155方		0337方	干姜				
0639方		0638方		芍药			
0154附方					细辛		
		0537方				五味子	
0136附方2	0136附方1	0540附方	0732方				甘草

14. 小柴胡汤 =〔柴胡、半夏〕+〔人参、黄芩〕+ △姜草枣（完整药鼎方）

此为不完整的网方（表11–15）。

表 11 – 15

柴胡						
0067附方1	黄芩					
0695方	0346方	半夏				
0680方	0560方	0543方	人参			
0067方			0003方	甘草		
		0337方	0540方	0540附方	生姜	
			0004方	0013方	0448附方	大枣

15. 大柴胡汤 =〔柴胡、半夏〕+〔枳实、芍药〕+〔黄芩、大黄〕+〔姜、枣〕

此为不完整的网方（表11–16）。

表 11 – 16

柴胡							
0695方	半夏						
0067附方1	0346方	黄芩					
	0355方	0609方	枳实				
			0509方	芍药			
		0110方	0299方	0627方	大黄		
	0337方			0638方	0751方	生姜	
						0448附方	大枣

16. 柴胡桂枝汤 =〔桂枝、芍药〕+ △柴芩夏（完整药鼎方）+ ■参草姜枣（完整四味网方）

此为不完整的网方（表11–17）。

表 11 –17

柴胡	桂枝	黄芩	人参	半夏	芍药	甘草	生姜	大枣
0067 附方 2								
0067 附方 1								
0680 方	0542 附方	0560 方						
0695 方	0440 附方	0346 方	0543 方					
	0639 方	0629 方						
0067 方	0136 附方		0003 方		0732 方			
	0155 方		0540 方	0337 方	0638 方	0540 附方		
			0004 方			0013 方	0448 附方	

17. 柴胡桂枝干姜汤 =〔柴胡、黄芩〕+〔桂枝、干姜〕+〔栝楼根、牡蛎〕+〔柴胡、甘草〕

此为不完整的网方（表 11 – 18）。

表 11 –18

柴胡	桂枝	干姜	栝楼根	黄芩	牡蛎	甘草
0067 附方 2						
	0155 方					
0067 附方 1						
			0888 方			
0067 方	0136 附方	0540 附方	0677 附方		0389 附方	

18. 黄芩加半夏生姜汤 =〔黄芩、半夏〕+〔芍药、甘草〕+ △ 草姜枣（完整药鼎方）

此为不完整的网方（表 11 – 19）。

表 11 –19

黄芩	芍药	半夏	甘草	生姜	大枣
0346 方					
	0732 方				
		0337 方	0540 附方		
			0013 方	0448 附方	

19. 四逆散 =〔枳实、芍药〕+〔柴胡、甘草〕

此为不完整的网方（表11－20）。

表 11－20

柴胡			
	枳实		
	0509 方	芍药	
0067 方	0213 附方	0732 方	甘草

20. 小陷胸汤 =〔瓜蒌、黄连〕+〔瓜蒌、半夏〕

此为不完整的网方（表11－21）。

表 11－21

瓜蒌		
0341 方	黄连	
0342 方		半夏

21. 大承气汤 =〔大黄、芒硝〕+〔枳实、厚朴〕

此为不完整的网方（表11－22）。

表 11－22

大黄			
0291 方	芒硝		
0299 方		枳实	
0300 方	0211 方	厚朴	

22. 小承气汤 =△枳朴黄

此为完整的网方（表11－23）。

表 11－23

枳实		
0211 方	厚朴	
0299 方	0300 方	大黄

23. 调胃承气汤 =△硝黄草

此为完整的网方（表11－24）。

表 11 – 24

大黄		
0291 方	芒硝	
0075 附方	0291 附方	甘草

24. 桃仁承气汤 =〔大黄、芒硝〕+〔桂枝、甘草〕+〔大黄、桃仁〕
此为不完整的网方（表 11 – 25）。

表 11 – 25

大黄				
0291 方	芒硝			
0669 方		桃仁		
			桂枝	
0075 附方	0291 附方		0136 附方 2	甘草

25. 十枣汤 =〔甘遂、大戟〕+〔芫花、大枣〕
此为不完整的网方（表 11 – 26）。

表 11 – 26

甘遂			
0308 方	大戟		
		芫花	
	0309 附方	0911 附方	大枣

26. 理中汤 =〔甘草、干姜〕+〔人参、白术〕
此为完整的网方（表 11 – 27）。

表 11 – 27

人参			
0002 方	白术		
0540 方	0400 方	生干姜	
0003 方	0012 方	0540 附方	甘草

27. 桂枝人参汤 = ★桂参术姜草（五味完整网方）
此为完整的网方（表 11 – 28）。

表 11 - 28

桂枝				
0542 附	人参			
0035 附方	0002 方	白术		
0155 方	0540 方	0400 方	干姜	
0136 附方	0003 方	0012 方	0540 附方	甘草

28. 小建中汤 =〔桂枝、芍药〕+△姜草枣（完整药鼎方）+胶饴
　　此为非网方（因方内胶饴无药对方）（表 11 - 29）。

表 11 - 29

桂枝					
0639 方	芍药				
0136 附方	0732 方	甘草			
0155 方	0638 方	0540 附方	生姜		
	0013 方	0448 附方	大枣		
				胶饴	

29. 四逆加人参汤 = ■参附姜草（完整四味网方）
　　此为完整的网方（表 11 - 30）。

表 11 - 30

人参			
0539 方	附子		
0540 方	0146 方	干姜	
0003 方	0539 附方	0540 附方	甘草

30. 吴茱萸汤 =〔吴茱萸、人参〕+〔生姜、大枣〕
　　此为不完整的网方（表 11 - 31）。

表 11 - 31

吴茱萸			
0542 方	人参		
0157 方	0540 方	生姜	
	0004 方	0448 附方	大枣

31. 黄连汤 =〔黄连、官桂〕+〔人参、半夏〕+△姜草枣（完整药鼎方）
　　此为不完整的网方（表 11 - 32）。

表 11-32

黄连						
0451 方	官桂					
	0440 附方	半夏				
0559 方	0542 附方	0543 方	人参			
0406 方	0155 附方	0337 方	0540 方	生干姜		
0085 附方	0136 附方 2		0003 方	0540 附方	甘草	
			0004 方	0448 附方	0013 方	大枣

32. 半夏泻心汤 = 〔黄连、黄芩〕+〔人参、半夏〕+△姜草枣（完整药鼎方）

此为不完整的网方（表 11-33）。

表 11-33

半夏						
0337 方	生干姜					
	0406 方	黄连				
0346 方		0089 方	黄芩			
0543 方	0540 方	0559 方	0560 方	人参		
	0540 附方	0085 附方		0003 方	甘草	
	0448 附方			0004 方	0013 方	大枣

33. 旋覆代赭汤 = 〔旋覆花、代赭石〕+〔人参、半夏〕+△姜草枣（完整药鼎方）

此为不完整的网方（表 11-34）。

表 11-34

旋覆花						
0501 方	代赭石					
		半夏				
		0543 方	人参			
		0337 方	0540 方	生干姜		
			0003 方	0540 附方	甘草	
			0004 方	0448 附方	0013 方	大枣

34. 附子泻心汤 = 〔黄连、黄芩〕+〔附子、大黄〕

此为不完整的网方（表 11-35）。

表 11 – 35

附子			
0403 方	黄连		
	0089 方	黄芩	
0401 方	0075 方	0110 方	大黄

35. 茯苓四逆汤 = 〔人参、茯苓〕 + △附姜草（完整药鼎方）
此为不完整的网方（表 11 – 36）。

表 11 – 36

茯苓				
0545 方	人参			
	0539 方	附子		
	0540 方	0146 方	干姜	
0550 附方	0003 方	0539 附方	0540 附方	甘草

36. 当归四逆汤 = 〔当归、白芍〕 + 〔桂枝、白芍〕 + 〔细辛、木通〕 + 〔甘草、大枣〕
此为不完整的网方（表 11 – 37）。

表 11 – 37

当归						
0019 方	白芍					
0035 方	0639 方	桂枝				
		0154 附方	细辛			
			0599 附方	木通		
0023 附方	0732 方	0136 附方 2		0085 附方 2	甘草	
					0013 方	大枣

37. 苓桂术甘汤 = ■苓桂术甘（完整四味网方）
此为完整的网方（表 11 – 38）。

表 11 – 38

茯苓			
0440 方	桂枝		
0554 方	0035 附方	白术	
0550 附方	0136 附方 2	0012 方	甘草

38. **茯苓桂枝甘草大枣汤** = 〔茯苓、桂枝〕+〔甘草、大枣〕
此为不完整的网方（表11-39）。

表11-39

茯苓			
0440 方	桂枝		
0550 附方	0136 附方1	甘草	
		0013 方	大枣

39. **茯苓甘草汤** = 〔茯苓、桂枝〕+〔甘草、生姜〕
此为不完整的网方（表11-40）。

表11-40

茯苓			
0440 方	桂枝		
0550 附方	0136 附方1	甘草	
	0155 方	0540 附方	生姜

40. **五苓散** = 〔猪苓、茯苓〕+〔泽泻、白术〕+〔桂枝、茯苓〕
此为不完整的网方（表11-41）。

表11-41

桂枝				
0440 方	茯苓			
	0554 方	白术		
		0555 方	泽泻	
	0201 方			猪苓

41. **真武汤** = 〔附子、生姜〕+〔茯苓、白术〕+〔白芍、白术〕
此为不完整的网方（表11-42）。

表11-42

附子				
0146 方	生姜			
		茯苓		
0552 方	0400 方	0554 方	白术	
	0638 方		0816 方	白芍

42. 附子汤 = 〔附子、人参〕 + 〔茯苓、人参〕 + 〔白术、芍药〕
此为不完整的网方（表 11 – 43）。

表 11 – 43

附子				
	茯苓			
0539 方	0545 方	人参		
0552 方	0554 方	0002 方	白术	
			0816 方	芍药

43. 术附汤 = ★术附姜草枣（完整五味方）
此为完整的网方（表 11 – 44）。

表 11 – 44

白术				
0552 方	附子			
0400 方	0146 方	生姜		
0012 方	0539 附方	0540 附方	甘草	
0011 方	0448 方	0448 附方	0013 方	大枣

44. 桂枝附子汤 = 〔桂枝、附子〕 + △草姜枣（完整药鼎方）
此为不完整的网方（因缺桂枝大枣药对方）（表 11 – 45）。

表 11 – 45

桂枝				
0689 方	附子			
0136 附方 2	0539 附方	甘草		
0155 方	0146 方	0540 附方	生姜	
	0448 方	0013 方	0448 附方	大枣

45. 甘草附子汤 = ■桂附术草（完整四味网方）
此为完整的网方（表 11 – 46）。

表 11 – 46

甘草			
0539 附方	附子		
0012 方	0552 方	白术	
0136 附方 2	0689 方	0035 附方	桂枝

46. 茵陈蒿汤 = 〔茵陈蒿、栀子〕 + 〔栀子、大黄〕
此为不完整的网方（表 11 - 47）。

表 11 - 47

茵陈蒿		
0905 方	栀子	
	0087 方	大黄

47. 栀子柏皮汤 = 〔栀子、黄柏〕 + 〔黄柏、甘草〕
此为完整药鼎方（表 11 - 48）。

表 11 - 48

栀子		
0963 方	黄柏	
0087 附方	0084 附方 1	甘草

48. 黄连阿胶汤 = 〔黄连、白芍〕 + 〔黄芩、阿胶〕 + 鸡子黄
此为非网方（若不计鸡子黄，则为不完整的网方）（表 11 - 49）。

表 11 - 49

黄连				
0089 方	黄芩			
0628 方	0629 方	白芍		
0614 方	0615 方		阿胶	
				鸡子黄

注：虽鸡子黄无药对，但可视为药对组合方的加味药。

49. 竹叶石膏汤 = 〔竹叶、石膏〕 + 〔人参、半夏〕 + 〔麦冬、粳米〕 + 〔人参、甘草〕
此为不完整的网方（表 11 - 50）。

表 11 - 50

竹叶					
0072 方	石膏				
		半夏			
			麦冬		
		0543 方	0051 方	人参	
	0071 附方 1			0003 方	甘草
	0071 附方 2		0049 方		粳米

50. 炙甘草汤 = 〔地黄、阿胶〕 + 〔人参、麦冬〕 + 〔炙甘草、桂枝〕 + 〔生姜、大枣〕 + 麻仁

此为非网方（因方内麻仁无药对方）（表 11 – 51）。

表 11 – 51

炙甘草	地黄	阿胶	人参	麦冬	麻仁	桂枝	生姜	大枣
	地黄							
0024 附方	0017 方	阿胶						
0003 方	0025 方	0024 方	人参					
	0047 方		0051 方	麦冬				
					麻仁			
0136 附方	0643 方					桂枝		
0540 附方	0648 方		0540 方			0155 方	生姜	
0013 方			0004 方				0448 附方	大枣

注：虽麻仁无药对方，但可视为药对组合方的加味药。

（二） 药对方拆析常用名方（举例 50 方）

随着时代的变迁，后世的用药已有所开拓，更何况临床的处方用药渐向多味复方追求。因此，仲景之前未曾用过的药物，药对方的临床试验相对减少。如沙参、白豆蔻等。这给药对方的拆析带来一定的困惑，但可视为网方的加味药。值得庆幸的是，药对方的临床试验往往依赖于民间的流传，如《医说》记载的青黛、蛤壳药对方，《冷庐医话》记载的半夏、夏枯草药对方等。因此民间药对方的发掘比医师的临床或许更具真实性、科学性、严谨性。

1. 四君子汤 = ■参苓术草（完整四味方）
此为完整的网方（表 11 – 52）。

表 11 – 52

人参	白术	茯苓	甘草
0002 方	白术		
0545 方	0554 方	茯苓	
0003 方	0012 方	0550 附方	甘草

2. 四物汤 = 〔当归、芍药〕 + 〔地黄、川芎〕
此为不完整的网方（表 11 – 53）。

表 11 – 53

当归	川芎	地黄	芍药
当归			
0464 方	川芎		
0016 方	0672 方	地黄	
0019 方			芍药

3. 八珍汤 = 〔四君子汤 + 四物汤〕
此为不完整的网方（表 11 – 54）。

表 11 – 54

人参	白术	茯苓	甘草	当归	川芎	地黄	芍药
人参							
0002 方	白术						
0545 方	0554 方	茯苓					
0003 方	0012 方	0550 附方	甘草				
0023 方	0029 方		0023 附方	当归			
	0470 附方		0676 附方	0464 方	川芎		
0025 方	0028 方	0645 方		0016 方	0672 方	地黄	
0566 方	0816 方		0732 方	0019 方			芍药

4. 二陈汤 = 〔茯苓、半夏〕 + 〔橘皮、甘草〕
此为不完整的网方（表 11 – 55）。

表 11 – 55

半夏	橘皮	茯苓	甘草
半夏			
0356 方	橘皮		
0340 方		茯苓	
	0379 方	0550 附方	甘草

5. 温胆汤 = 〔橘皮、竹茹〕 + 〔茯苓、半夏〕 + 〔枳实、甘草〕
此为不完整的网方（表 11 – 56）。

表 11 – 56

半夏	橘皮	茯苓	枳实	竹茹	甘草
半夏					
0356 方	橘皮				
0340 方		茯苓			
0355 方	0220 方		枳实		
	0230 方			竹茹	
	0379 方	0550 附方	0213 附方		甘草

6. 香砂六君子汤 =〔人参、白术〕+〔茯苓、木香〕+〔橘皮、半夏〕+〔砂仁、甘草〕

此为不完整的网方（表11－57）。

表 11－57

人参							
0002 方	白术						
0545 方	0554 方	茯苓					
0543 方	0553 方	0340 方	半夏				
0522 附方	0532 附方		0356 方	橘皮			
		0600 方			木香		
		0859 附方				砂仁	
0003 方	0012 方	0550 附方		0379 方		0227 附方1	甘草

7. 金水六君煎 =〔当归、地黄〕+〔茯苓、半夏〕+〔橘皮、甘草〕

此为不完整的网方（表11－58）。

表 11－58

当归					
0016 方	地黄				
	0645 方	茯苓			
		0340 方	半夏		
0289 方			0356 方	橘皮	
0023 附方		0550 附方		0379 方	甘草

8. 举元煎 =〔人参、黄芪〕+〔人参、升麻〕+〔白术、甘草〕

此为不完整的网方（表11－59）。

表 11－59

人参				
0001 方	黄芪			
0002 方		白术		
0513 方			升麻	
0003 方	0009 方	0012 方	0103 附方	甘草

9. 补中益气汤 =〔人参、升麻〕+〔黄芪、当归〕+〔白术、橘皮〕+〔柴胡、甘草〕

此为不完整的网方（表 11 – 60）。

表 11 – 60

人参							
0001 方	黄芪						
0002 方	062 主治药对	白术					
0023 方	0027 方	0029 方	当归				
0522 附方	0522 方	0532 附方	0289 方	橘皮			
0513 方					升麻		
0680 方					087 主治药对	柴胡	
0003 方	0009 方	0012 方	0023 附方	0379 方	0103 附方	0067 方	甘草

10. 人参固本丸 =〔人参、熟地黄〕+〔天冬、麦冬〕+〔熟地黄、生地黄〕

此为不完整的网方（表 11 – 61 ）。

表 11 – 61

人参				
	天冬			
0051 方	0048 方	麦冬		
0025 方	0046 方	0047 方	熟地黄	
0025 方	0046 方	0047 方	0018 方	生地黄

11. 参香八珍膏 =〔黄芪、当归〕+〔当归、香附〕+〔白芍、白术〕+〔生地、茯苓〕+丹参

此为非网方（因方内丹参无药对方）（表 11 – 62 ）。

表 11 – 62

黄芪							
	生地黄						
0027 方	0016 方	当归					
		0019 方	白芍				
				丹参			
		0277 方			香附		
0550 方	0645 方				0713 方	茯苓	
	0028 方	0029 方	0816 方			0554 方	白术

注：此王孟英《潜斋丛书》方。

12. 七味白术散 =〔白术、甘草〕+〔人参、葛根〕+〔茯苓、木香〕+
藿香

此为非网方（因方内藿香无药对方）（表 11 - 63）。

表 11 - 63

白术						
0002 方	人参					
0554 方	0545 方	茯苓				
	0514 方		葛根			
				藿香		
		0600 方			木香	
0012 方	0004 方	0550 附方				甘草

注：此钱乙《小儿药证直诀》方。

13. 补肺阿胶汤 =〔阿胶、糯米〕+〔马兜铃、杏仁〕+〔牛蒡子、甘草〕

此为不完整的网方（表 11 - 64）。

表 11 - 64

阿胶					
	马兜铃				
		牛蒡子			
	0765 方		杏仁		
0024 附方 1	0765 附方	0867 方		甘草	
0024 附方 2					糯米

注：此钱乙《小儿药证直诀》方。

14. 清燥救肺汤 =〔杏仁、枇杷叶〕+〔桑叶、胡麻〕+〔阿胶、甘草〕
+〔石膏、甘草〕+沙参+麦冬

此为非网方（因方内沙参无药对方）（表 11 - 65）。

表 11 - 65

沙参							
	石膏						
		麦冬					
			杏仁				
			0244 方	枇杷叶			
					桑叶		
				0779 方	胡麻		
						阿胶	
	0071 附方 1					0024 附方	甘草

注：此喻嘉言方。虽沙参无药对方，但可视为药对组合方的加味药。

15. 琼玉膏 = 〔人参、地黄〕 + 〔茯苓、蜂蜜〕

此为不完整的网方（表 11 – 66）。

表 11 – 66

人参	地黄	茯苓	蜂蜜
人参			
0025 方	地黄		
0545 方	0645 方	茯苓	
		0896 方	蜂蜜

16. 洁古芍药汤 = 〔芍药、当归〕 + 〔木香、槟榔〕 + 〔黄连、肉桂〕 + 〔黄芩、大黄〕 + 〔芍药、甘草〕

此为不完整的网方（表 11 – 67）。

表 11 – 67

芍药	当归	木香	槟榔	肉桂	黄连	黄芩	大黄	甘草
芍药								
0019 方	当归							
		木香						
0185 方		0216 方	槟榔					
	0035 方			肉桂				
0628 方	0619 方	0605 方	0989 方	0451 方	黄连			
	0618 方				0089 方	黄芩		
0627 方	0626 方	0604 方		0452 方	0075 方	0110 方	大黄	
0732 方	0023 附方				0085 附方		0075 附方	甘草

17. 龙胆泻肝汤 = 〔龙胆草、栀子〕 + 〔当归、地黄〕 + 〔柴胡、黄芩〕 + 〔车前子、木通〕 + 〔木通、甘草〕 + 泽泻

此为非网方（因泽泻无药对方使之联通）（表 11 – 68）。

表 11 – 68

龙胆草	栀子	当归	地黄	柴胡	黄芩	车前子	木通	甘草	泽泻
龙胆草									
0080 方	栀子								
0623 方		当归							
		0016 方	地黄						
				柴胡					
	0076 方			0067 附方	黄芩				
			0646 方			车前子			
							木通		
	0087 附方	0023 附方		0067 方			0085 附方	甘草	
									泽泻

注：虽泽泻无药对方，但可视为药对组合方的加味药。

18. 黄连解毒汤 = ■栀连芩柏（完整四味方）

此为完整的网方（表 11 – 69）。

表 11 – 69

黄连			
0089 方	黄芩		
0086 方	0964 方	黄柏	
0088 方	0076 方	0963 方	栀子

19. 外台石膏汤 =〔石膏、黄连〕+〔麻黄、豆豉〕+ ■连芩柏栀（完整四味方）

此为不完整的网方（表 11 – 70）。

表 11 – 70

石膏	黄连	黄芩	黄柏	栀子	麻黄	豆豉
0072 附方 2	黄连					
0072 附方 3	0089 方	黄芩				
	0086 方	0964 方	黄柏			
	0088 方	0076 方	0963 方	栀子		
					麻黄	
	0801 方	0070 附方 1		0070 方	0143 附方 2	豆豉

20. 近效茵陈汤 =〔茵陈、栀子〕+〔黄芩、升麻〕+〔枳实、大黄〕+〔龙胆草、栀子〕+〔柴胡、黄芩〕

此为不完整的网方（表 11 – 71）。

表 11 – 71

茵陈	栀子	黄芩	升麻	大黄	枳实	柴胡	龙胆草
0905 方	栀子						
	0076 方	黄芩					
		0109 方	升麻				
	0087 方	0110 方		大黄			
	0609 方			0299 方	枳实		
		0067 附方				柴胡	
	0080 方						龙胆草

21. 清胃散 =〔黄连、升麻〕+〔当归、地黄〕+牡丹皮

此为非网方（因牡丹皮无药对方使之联通）（表 11 – 72）。

表 11 –72

黄连				
0078 方	升麻			
0619 方		当归		
0124 方		0016 方	地黄	
				牡丹皮

注：虽牡丹皮无药对方，但可视为药对组合方的加味药。

22. 泻青丸 =〔龙胆草、栀子〕+〔当归、川芎〕+〔羌活、防风〕+〔大黄、川芎〕

此为不完整的网方（表 11 –73）。

表 11 –73

龙胆草						
0080 方	栀子					
0623 方		当归				
	0676 方	0464 方	川芎			
			0494 方	羌活		
0847 方		0492 附方		0139 方	防风	
	0087 方	0626 方	0525 方			大黄

23. 实脾饮 =〔厚朴、白术〕+〔木瓜、木香〕+〔草果仁、附子〕+〔槟榔、茯苓〕+〔生干姜、甘草〕

此为不完整的网方（表 11 –74）。

表 11 –74

厚朴									
0817 方	白术								
	0192 附方	木瓜							
			木香						
				草果					
0590 方	0552 方	0198 方	0592 方	0147 方	附子				
			039 主治药对			槟榔			
0203 方	0554 方		0600 方				茯苓		
0593 方	0400 方	0594 附方			0146 方			生干姜	
	0012 方				0539 附方		0550 附方	0540 附方	甘草

24. 黄龙汤 = 〔大黄、芒硝〕 + 〔枳实、厚朴〕 + 〔当归、人参〕 + 〔大黄、甘草〕

此为不完整的网方（表 11 – 75）。

表 11 – 75

大黄						
0291 方	芒硝					
0299 方		枳实				
0300 方		0211 方	厚朴			
0626 方				当归		
0568 方				0023 方	人参	
0075 附方	0291 附方	0213 附方		0023 附方	0003 方	甘草

25. 仙方活命饮 = 〔金银花、贝母〕 + 〔防风、白芷〕 + 〔当归、橘皮〕 + 〔天花粉、乳香〕 + 〔乳香、没药〕 + 〔赤芍、甘草〕

此为不完整的网方（表 11 – 76）。

表 11 – 76

金银花										
0093 方	贝母									
	0386 方	白芷								
			天花粉							
0624 方				当归						
				0969 方	赤芍					
				0289 方		橘皮				
		0720 方					防风			
			0677 方					乳香		
								0251 方	没药	
0094 方	0371 方		0677 附方	0023 附方	0732 附方	0379 方				甘草

26. 川芎茶调散 = 〔川芎、细辛〕 + 〔羌活、防风〕 + 〔白芷、甘草〕 + 〔荆芥、薄荷〕

此为不完整的网方（表 11 – 77）。

表 11 –77

川芎							
	羌活						
	0139 方	防风					
0722 方		0720 方	白芷				
			0142 方	荆芥			
		0061 方		0068 方	薄荷		
0722 附方						细辛	
0676 附方			0140 附方				甘草

27. 清空膏 =〔羌活、防风〕+〔黄芩、黄连〕+〔羌活、川芎〕+〔柴胡、甘草〕

此为不完整的网方（表 11 –78）。

表 11 –78

羌活							
0139 方	防风						
	0784 方	黄芩					
		0089 方	黄连				
0494 方				川芎			
		0067 附方			柴胡		
			0085 附方	0676 附方	0067 方	甘草	

注：内含选奇汤（羌防芩草）。

28. 清中汤《医学心悟》=〔香附、黄连〕+〔金铃子、延胡索〕+■栀连橘草（完整四味方）

此为不完整的网方（表 11 –79）。

表 11 –79

香附							
	橘皮						
	0610 方	栀子					
			金铃子				
			0281 方	延胡索			
0601 方	0611 方	0088 方				黄连	
0214 附方	0379 方	0087 附方				0085 附方	甘草

29. 清气化痰丸 =〔橘皮、杏仁〕+〔枳壳、黄芩〕+〔瓜蒌仁、半夏〕+〔茯苓、半夏〕+〔南星、半夏〕

此为不完整的网方（表 11-80）。

表 11-80

橘皮	杏仁	枳壳	黄芩	瓜蒌仁	半夏	茯苓	南星
橘皮							
0764 附方	杏仁						
0220 方	0299 附方	枳壳					
		0609 方	黄芩				
				瓜蒌仁			
0356 方	0764 方	0355 方	0346 方	0342 附方	半夏		
					0340 方	茯苓	
		0359 方			0333 方		南星

30. 贝母瓜蒌散《医学心悟》=〔贝母、胆星〕+〔瓜蒌、黄连〕+〔黄芩、黄连〕+■栀连橘草（完整四味方）

此为不完整的网方（表 11-81）。

表 11-81

贝母	瓜蒌	胆星	黄芩	黄连	栀子	橘皮	甘草
贝母							
	瓜蒌						
0335 方		胆星					
			黄芩				
	0341 方		0089 方	黄连			
			0076 方	0088 方	栀子		
				0611 方	0610 方	橘皮	
0371 方				0085 附方 1	0087 附方	0379 方	甘草

31. 九味羌活汤 =〔羌活、川芎〕+〔苍术、防风〕+〔白芷、黄芩〕+〔细辛、生地黄〕+〔苍术、甘草〕

此为不完整的网方（表 11-82）。

表 11 – 82

羌活	川芎	苍术	防风	白芷	细辛	生地黄	黄芩	甘草
羌活								
0494 方	川芎							
		苍术						
0139 方		0138 方	防风					
	0722 方		0720 方	白芷				
细辛汤《圣济总录》	0722 附方				细辛			
	0672 方	0441 方			0642 方	生地黄		
			0784 方	0721 方			黄芩	
		0137 附方		0140 附方				甘草

32. 葱白七味饮 =〔葱白、生姜〕+〔葛根、豆豉〕+〔麦冬、生地黄〕（千劳水不计）

此为不完整的网方（千劳水无意义不计）（表 11 – 83）。

表 11 – 83

葱白	生姜	葛根	豆豉	麦冬	生地黄
葱白					
0145 方	生姜				
		葛根			
0143 方		0069 方	豆豉		
				麦冬	
	0648 方		0687 方	0047 方	生地黄

33. 香苏饮《太平惠民和剂局方》=〔香附、紫苏〕+〔橘皮、甘草〕

此为不完整的网方（表 11 – 84）。

表 11 – 84

香附	紫苏	橘皮	甘草
香附			
0904 方	紫苏		
	0141 方	橘皮	
0214 附方		0379 方	甘草

34. 八正散 =（瞿麦、萹蓄）+〔木通、车前子〕+〔大黄、栀子〕+〔滑石、甘草〕

此为不完整的网方（表 11 – 85）。

表 11 - 85

瞿麦							
116 主治药对	萹蓄						
		木通					
		0171 方	车前子				
		0293 附方	大黄				
			0087 方	栀子			
		0173 方		0182 方	滑石		
		0085 附方 2		0075 附方	0087 附方	0073 附方	甘草

35. 越鞠丸 = 〔苍术、神曲〕 + 〔香附、川芎〕 + 〔栀子、川芎〕
此为不完整的网方（表 11 - 86）。

表 11 - 86

苍术				
028 主治药对	香附			
	0283 方	川芎		
		0676 方	栀子	
0321 方				神曲

36. 逍遥散 = 〔当归、芍药〕 + 〔茯苓、白术〕 + 〔柴胡、甘草〕
此为不完整的网方（表 11 - 87）。

表 11 - 87

柴胡					
	当归				
	0019 方	芍药			
	0029 方	0816 方	白术		
			0554 方	茯苓	
0067 方	0023 附方	0732 方	0012 方	0550 附方	甘草

37. 柴胡疏肝汤 = 〔柴胡、甘草〕 + 〔香附、枳壳〕 + 〔白芍、枳壳〕 +
〔青皮、川芎〕
此为不完整的网方（表 11 - 88）。

表 11 – 88

柴胡						
	香附					
	0213 方	枳壳				
		0509 方	白芍			
				青皮		
	0283 方	0507 方		0283 附方	川芎	
0067 方	0214 附方	0213 附方	0732 方	0234 附方 1	0676 附方	甘草

38. 调气养营汤 = 〔当归、川芎〕 + 〔当归、白芍〕 + 〔木香、茯苓〕 + 白豆蔻

此为非网方（因方内白豆蔻无药对方）（表 11 – 89）。

表 11 – 89

当归					
0464 方	川芎				
0019 方		白芍			
			茯苓		
			0600 方	木香	
					白豆蔻

注：此《三世医验方》。即《金匮要略》当归芍药散去泽泻、白术药对方加木香、白豆蔻调气药。

39. 鸡鸣散 = 〔槟榔、橘皮〕 + 〔吴茱萸、橘皮〕 + 〔木瓜、生姜〕 + 〔紫苏、橘皮〕 + 桔梗

此为非网方（因方内桔梗无药对方）（表 11 – 90）。

表 11 – 90

槟榔						
0598 方	橘皮					
		木瓜				
	0597 方		吴茱萸			
	0141 方			紫苏		
					桔梗	
0594 方	0594 附方					生姜

40. 截疟七宝饮 = 〔常山、草果〕+〔橘皮、槟榔〕+〔青皮、甘草〕+ 厚朴

此为非网方（因方内厚朴无药对方）（表 11 – 91）。

表 11 – 91

常山						
0391 方	草果					
		橘皮				
0392 方		0598 方	槟榔			
				青皮		
					厚朴	
0394 附方		0379 方		0234 附方 1		甘草

注：加枳实即成为网方，因枳实可分别与厚朴、槟榔、甘草等连成药对方。

41. 四神丸 = 〔肉豆蔻、补骨脂〕+〔五味子、吴茱萸〕

此为不完整的网方（表 11 – 92）。

表 11 – 92

肉豆蔻			
0807 方	补骨脂		
		五味子	
		0818 方	吴茱萸

42. 驻景丸 = 〔车前子、菟丝子〕+△菟枸地（完整药鼎方）

此为不完整的网方（表 11 – 93）。

表 11 – 93

车前子			
0455 方	菟丝子		
	0043 方	枸杞子	
0646 方	0417 方	0419 方	地黄

注：此《证治准绳》方。

43. 大补阴丸 = 〔龟甲、地黄〕+〔知母、黄柏〕+猪脊髓

此为非网方（因方内猪脊髓无药对方）（表 11 – 94）。

表 11 – 94

龟甲				
	知母			
0421 方	0077 方	黄柏		
0059 方		0794 方	地黄	
				猪脊髓

注：虽猪脊髓无药对方，但临床常用作汤剂不计或可视为赋形药不计。

44. 生化汤 =〔生干姜、甘草〕+〔当归、川芎〕+〔当归、桃仁〕。
此为不完整的网方（表 11 – 95）。

表 11 – 95

当归				
0464 方	川芎			
0465 附方		桃仁		
0633 方			生干姜	
0023 附方	0676 附方		0540 附方	甘草

45. 槐花散 =〔荆芥、枳壳〕+〔侧柏叶、槐花〕
此为不完整的网方（表 11 – 96）。

表 11 – 96

槐花			
0500 方	荆芥		
0504 方	0524 附方	枳壳	
0792 方			侧柏叶

46. 乌梅合剂 =〔生干姜、桂枝〕+〔当归、白芍〕+△连椒梅（完整药鼎方）+金铃子

此为非网方（因方内金铃子无药对方，若加延胡索，便是不完整的网方）（表 11 – 97）。

表 11 –97

乌梅	黄连	生干姜	桂枝	川椒	当归	白芍	金铃子
乌梅							
0827 方	黄连						
0537 方	0406 方	生干姜					
	0451 方	0155 方	桂枝				
0827 附方 3	0827 附方 1	0952 附方		川椒			
	0619 方	0633 方	0035 方		当归		
	0628 方	0638 方	0639 方		0019 方	白芍	
							金铃子

注：此《临证指南医案》方，吾市三大医院定名为乌梅合剂。

47. 天冬合剂 =〔天冬、麦冬〕+〔天冬、百部〕+〔半夏、橘皮〕+〔瓜蒌、竹茹〕

此为不完整的网方（表 11 –98）。

表 11 –98

天冬	麦冬	百部	半夏	橘皮	瓜蒌	竹茹
天冬						
0048 方	麦冬					
0054 附方		百部				
			半夏			
			0356 方	橘皮		
			0342 方		瓜蒌	
				0230 方	0343 方	竹茹

注：此 20 世纪 60 年代《中医杂志》治百日咳经验方，吾市三大医院定名为天冬合剂。

48. 归红合剂 =〔当归、红花〕+〔当归、白芍〕+〔川芎、香附〕

此为不完整的网方（表 11 –99）。

表 11 –99

当归	红花	白芍	川芎	香附
当归				
0465 附方	红花			
0019 方		白芍		
0464 方			川芎	
0277 方			0283 方	香附

注：此高士宗治百日咳方，吾市三大医院定名为归红合剂。

49. 五子合剂 =〔紫苏子、葶苈子〕+〔杏子、莱菔子〕+ 白芥子

此为非网方（因方内白芥子无药对方）（表 11 –100）。

表 11 – 100

紫苏子				
	杏子			
0247 方	0242 方	葶苈子		
0248 方	0241 方		莱菔子	
				白芥子

注：此为《温热经纬》五子五皮汤减味，吾市三大医院定名为五子合剂。

50. 安神合剂 =〔龟甲、地黄〕+〔龙骨、远志〕+〔柏子仁、茯苓〕+〔酸枣仁、生地黄〕+〔人参、茯苓〕

此为不完整的网方（表 11 – 101）。

表 11 – 101

人参							
0545 方	茯苓						
		酸枣仁					
	0948 方		柏子仁				
				远志			
				0717 附方	龙骨		
						龟甲	
0025 方	0645 方	0718 方				0059 方	生地黄

注：此为经验方，吾市三大医院定名为安神合剂。

二、药对方组合复方

药对方组合复方的可行性可通过证治方案验证。这里仅示范内科咳嗽病证、眩晕病证、妇科崩漏病证及小儿惊风病证。读者可仿此自行组合复方。

（一）咳嗽病证组合方

1. 风寒客肺组合网方　麻黄、杏仁、百部、紫苏、橘皮、生姜、甘草。

●内含基因药对方

（1）杏仁 + 麻黄 = 杏子散《全生指迷方》（0243 方）

（2）紫苏 + 橘皮 = 未名方《肘后方》（0141 方）

（3）生姜 + 百部 = 未名方《肘后方》（0767 附方 2）

（4）杏仁＋生姜＝未名方《太平圣惠方》（0767 附方 1）

（5）生姜＋橘皮＝橘皮汤《金匮要略》（0594 方）

（6）橘皮＋甘草＝二贤散《医方集解》（0379 方）

（7）麻黄＋甘草＝甘草麻黄汤《金匮要略》（0136 附方 1）

（8）生姜＋甘草＝二宣汤《卫生家宝汤方》（0540 附方）

●加减备用药对方

（1）鼻塞流涕：荆芥＋白芷＝未名方《百一选方》（0142 方）

（2）肺热内郁：石膏＋甘草＝石膏散《外台秘要》（0071 附方 1）

（3）湿盛苔腻：茯苓＋半夏＝茯苓半夏汤《景岳全书》（0340 方）

（4）气壅痰盛：杏仁＋莱菔子＝杏仁萝卜子丸《景岳全书》（0241 方）

（5）兼夹吐泻：橘皮＋藿香＝陈皮藿香汤《医学从众录》（0595 方）

2. 风热袭肺组合网方　桑叶、菊花、牛蒡子、僵蚕、桔梗、旋覆花、芦根、茅根、甘草。

●内含基因药对方

（1）桑叶＋菊花＝明目延龄丸《慈禧光绪医方选议》（0884 方）

（2）桔梗＋甘草＝桔梗汤《伤寒论》（0870 方）

（3）牛蒡子＋僵蚕＝独圣散《丹溪心法》（0868 方）

（4）芦根＋茅根＝未名方《集验方》（0079 方）

（5）牛蒡子＋旋覆花＝未名方《太平圣惠方》（0867 附方）

（6）菊花＋甘草＝菊花甘草汤《医学心悟》（0103 方）

（7）僵蚕＋甘草＝救生散《洪氏集验方》（0869 方）

（8）牛蒡子＋甘草＝启关散《普济方》（0867 方）

●加减备用药对方

（1）咽喉疼痛：板蓝根＋甘草＝蓝根散《小儿药证直诀》（0095 方）

（2）肺胃痰热：竹茹＋石膏＝竹茹石膏汤《疫喉浅论》（0873 方）

（3）胸闷：桔梗＋枳壳＝桔梗枳壳汤《类证活人书》（0523 方）

（4）夹暑：滑石＋甘草＝六一散《伤寒标本》（0073 附方）

（5）鼻渊：藿香＋猪胆汁＝奇授藿香汤《外科正宗》（0527 附方）

3. 燥热干肺组合网方　马兜铃、牛蒡子、杏仁、知母、阿胶、生地黄、甘草。

●内含基因药对方

（1）马兜铃＋杏仁＝杏仁饮《普济方》（0765 方）

（2）马兜铃＋甘草＝未名方《简要济众》（0765 附方）

（3）知母＋杏仁＝宁嗽煎《仙拈集》（0373 方）

（4）阿胶＋生地黄＝生地黄饮《圣济总录》（0017 方）

（5）牛蒡子＋甘草＝启关散《普济方》（0867 方）

● 加减备用药对方

（1）咽喉肿痛：牛蒡子＋玄参＝未名方《太平圣惠方》（0868 附方 2）

（2）大便秘结：杏仁＋桃仁＝杏仁煎《万病回春》（0763 方）

（3）衄血不止：麦冬＋生地黄＝麦门冬饮《济生方》（0047 方）

（4）肺燥有痰：天冬＋五味子＝五味天冬丸《杂病源流犀烛》（0054 方）

（5）肺热内郁：石膏＋甘草＝石膏散《外台秘要》（0071 附方 1）

4. 痰湿渍肺组合网方　半夏、橘皮、茯苓、杏仁、厚朴、贝母、甘草。

● 内含基因药对方

（1）茯苓＋半夏＝茯苓半夏汤《景岳全书》（0340 方）

（2）橘皮＋甘草＝二贤散《医方集解》（0379 方）

（3）贝母＋厚朴＝未名丸《笔峰方》（0353 方）

（4）半夏＋杏仁＝半杏丸《赤水玄珠》（0764 方）

（5）橘皮＋半夏＝橘皮半夏汤《太平惠民和剂局方》（0356 方）

（6）贝母＋甘草＝止嗽丸《卫生鸿宝》（0371 方）

● 加减备用药对方

（1）气喘痰逆：紫苏子＋葶苈子＝苏葶定喘丸《医宗金鉴》（0247）

（2）阴湿痰饮：附子＋半夏＝二生汤《济生方》（0331 方）

（3）痰热结胸：瓜蒌＋黄连＝未名方《永类钤方》（0341 方）

（4）风痰喉痹：僵蚕＋南星＝如圣散《博济方》（0334 方）

（5）久嗽不止：生姜＋蜂蜜＝治三十年嗽方《备急千金要方》（0378 方）

5. 肝火犯肺组合网方　青黛、蛤壳、栀子、黄芩、瓜蒌、杏仁。

● 内含基因药对方

（1）青黛＋蛤壳＝黛蛤散《医说》（0345 方）

（2）黄芩＋栀子＝黄芩清肺饮《证治准绳》（0076 方）

（3）青黛＋杏仁＝青饼子《中藏经》《杂病源流犀烛》（0345 附方）

（4）瓜蒌仁＋青黛＝瓜蒌青黛丸《杂病源流犀烛》（0344 方）

● 加减备用药对方

（1）胸膈痰热：知母＋贝母＝二母散或丸《太平惠民和剂局方》（0372 方）

（2）烦渴呕吐：竹茹＋天花粉＝青竹茹汤《妇人大全良方》（0343 方）

（3）虚热：地骨皮＋柴胡＝地骨皮散《兰室秘藏》（0920 方）

（4）咳血：阿胶＋蛤壳＝未名方《经验方》（0475 方）

6. 气阴两虚组合网方　百部、百合、款冬花、生地黄、熟地黄、天冬、麦冬、知母、贝母、人参、阿胶。

● 内含基因药对方

（1）百部＋生地黄＝百部丸《全生指迷方》（0374 附方）

（2）知母＋贝母＝二母散或丸《太平惠民和剂局方》（0372 方）

（3）天冬＋麦冬＝二冬膏《张氏医通》（0048 方）

（4）熟地黄＋生地黄＝二黄丸《保命集》（0018 方）

（5）阿胶＋人参＝未名方《直指》（0024 方）

（6）百合＋生地黄＝百合地黄汤《金匮要略》（0058 方）

（7）百合＋款冬花＝百花膏《济生续方》（0762 方）

（8）人参＋生地黄＝参地煎《医宗金鉴》（0025 方）

（9）人参＋熟地黄＝两仪膏《景岳全书》（0025 方）

（10）阿胶＋生地黄＝未名方《梅师方》（0017 方）

（11）阿胶＋熟地黄＝熟地黄汤《备急千金要方》（0017 方）

（12）天冬＋生地黄＝长生不老方（张三丰与胡滢尚书）（0046 方）

（13）天冬＋熟地黄＝天地煎《济生续方》（0046 方）

（14）麦冬＋生地黄＝麦门冬饮《济生方》（0047 方）

（15）麦门冬＋熟地黄＝子母两富汤《辨证录》（0047 方）

●加减备用药对方

（1）不纳气：人参＋蛤蚧＝参蛤散《普济方》（0006 方）；杏仁＋胡桃肉＝杏仁煎《济生续方》（0763 附方）

（2）泛为痰：茯苓＋半夏＝茯苓半夏汤《景岳全书》（0340 方）；橘皮＋甘草＝二贤散《医方集解》（0379 方）

（3）肝肾亏虚：当归＋熟地黄＝内补丸《普济本事方》（0016 方）

（4）吐血咳嗽：五味子＋紫菀＝紫菀丸《普济方》（0768 方）

（5）久嗽不止：紫菀＋款冬花＝紫菀散《赤水玄珠》（0761 方）

（6）久咳自汗：罂粟壳＋乌梅＝宁肺散《景岳全书》（0769 附方）

（二）眩晕病证组合方

1. 肝阳上亢组合网方　天麻、钩藤、代赭石、龙骨、牡蛎、牛膝、生地黄、女贞子、旱莲草、川芎、甘草。

●内含基因药对方

（1）天麻＋川芎＝天麻丸《普济方》（0771 方）

（2）女贞子＋旱莲草＝二至丸《证治准绳》（0780 方）

（3）龙骨＋牡蛎＝赤脚道人龙骨丸《奇效良方》（0841 方）

（4）钩藤＋甘草＝未名方《太平圣惠方》（0707 附方）

（5）代赭石＋生地黄＝未名方《圣济总录》（0795 附方）

（6）牛膝＋甘草＝未名方《孙真人千金方》（甘草药对方 79）

●加减备用药对方

（1）肝火上炎：龙胆草＋栀子仁＝未名丸《删繁方》（0080 方）

（2）肾水不足：龟甲＋牡蛎＝未名方《孙真人千金方》（0422 方）

（3）不寐：半夏 + 夏枯草 = 未名方《冷庐医话》（0711 方）

（4）目痛：香附 + 夏枯草 = 补肝散《简要济众》（0602 方）

（5）目昏：石决明 + 谷精草 = 未名方《鸿飞集》（0879 方）；桑叶 + 脂麻 = 桑麻丸《医级》（0779 方）

（6）便秘：首乌 + 胡麻 = 何首乌散《太平圣惠方》（0050 方）

2. 气血亏虚组合网方　人参、黄芪、熟地黄、当归、阿胶、茯神、白术、大枣、沉香。

● 内含基因药对方

（1）当归 + 黄芪 = 当归补血汤《内外伤辨惑论》（0027 方）

（2）人参 + 熟地黄 = 两仪膏《景岳全书》（0025 方）

（3）阿胶 + 熟地黄 = 熟地黄汤《备急千金要方》（0017 方）

（4）沉香 + 茯神 = 朱雀丸《百一选方》（0714 方）

（5）白术 + 大枣 = 大枣汤《普济本事方》（0011 方）

（6）黄芪 + 人参 = 黄芪丸《普济本事方》（0001 方）

（7）人参 + 当归 = 参归汤《景岳全书》（0023 方）

（8）白术 + 熟地黄 = 续腰汤《辨证录》（0028 方）

（9）人参 + 白术 = 参术调元膏《万病回春》（0002 方）

● 加减备用药对方

（1）脾胃气滞：木香 + 茯苓 = 木香丸《幼幼新书》（0600 方）

（2）寒湿困盛：附子 + 白术 = 术附汤《医宗金鉴》（0552 方）

（3）虚烦不眠：酸枣仁 + 地榆叶 = 酸枣仁丸《圣济总录》（0719 方）

（4）心虚梦遗：石莲肉 + 甘草 = 莲子六一汤《直指方》（0014 附方）

3. 肾精不足组合网方　鹿角（胶）、龟甲、枸杞子、菟丝子、五味子、人参、熟地黄、黄精、牛膝、牡蛎。

● 内含基因药对方

（1）鹿角（胶）+ 人参 = 未名方《肘后方》（0031 方）

（2）龟甲 + 牡蛎 = 未名方《孙真人千金方》（0422 方）

（3）菟丝子 + 牛膝 = 牛菟丸《杂病源流犀烛》（0756 方）

（4）菟丝子 + 五味子 = 双补丸《济生续方》（0042 方）

（5）枸杞子 + 黄精 = 枸杞子丸《景岳全书》（0030 方）

（6）熟地黄 + 菟丝子 = 双补丸《百一选方》（0417 方）

（7）人参 + 熟地黄 = 两仪膏《景岳全书》（0025 方）

（8）枸杞子 + 五味子 = 未名方《摄生方》（0043 附方）

（9）菟丝子 + 枸杞子 = 卯戌丸《普济方》（0043 方）

● 加减备用药对方

（1）火虚则湿：鹿茸 + 附子 = 茸附汤《济生续方》（0431 方）

（2）水虚则燥：天冬＋熟地黄＝天地煎《济生续方》（0046 方）

（3）血虚损：鹿茸＋当归＝归茸汤《万病回春》（0032 方）

（4）痿：鹿角＋菟丝子＝鹿菟丸《济生续方》（0044 方）

（5）滑精：金樱子＋芡实＝水陆二仙丹《景岳全书》（0857 方）；潼蒺藜＋鱼鳔胶＝聚精丸《证治准绳》（0060 方）。

（6）腰痛：杜仲＋续断＝杜仲丸《妇人大全良方》（0045 方）

4. 痰浊中阻组合网方　苍术、白术、泽泻、半夏、茯苓、橘皮、防风。

● 内含基因药对方

（1）苍术＋白术＝二术丸《素庵医要》（0531 方）

（2）白术＋泽泻＝泽泻汤《金匮要略》（0555 方）

（3）茯苓＋半夏＝茯苓半夏汤《景岳全书》（0340 方）

（4）橘皮＋白术＝宽中丸《是斋指迷方》（0532 附方）

（5）苍术＋防风＝苍术防风汤《素问病机气宜保命集》（0138 方）

（6）橘皮＋半夏＝橘皮半夏汤《太平惠民和剂局方》（0356 方）

● 加减备用药对方

（1）呕吐烦渴：竹茹＋天花粉＝青竹茹汤《妇人大全良方》（0343 方）

（2）心下痞胀：枳实＋白术＝枳术汤《金匮要略》（0532 方）

（3）兼湿热者：黄连＋厚朴＝朴连汤《续易简方》（0128 方）

（4）湿火眩晕不可当者：大黄＋茶叶＝未名方《丹溪纂要》（0525 附方）

（5）兼寒湿者：附子＋干姜＝干姜附子汤《伤寒论》（0146 方）

（6）中气虚者：人参＋白术＝参术膏《濒湖集简方》（0002 方）

（三）崩漏病证组合方

1. 血热崩漏组合网方　生地黄、地骨皮、龟甲、牡蛎、香附、阿胶、蒲黄、地榆、棕榈皮、大蓟、小蓟。

● 内含基因药对方

（1）生地黄＋地骨皮＝未名方《备急千金要方》（0121 方）

（2）龟甲＋牡蛎＝未名方《孙真人千金方》（0422 方）

（3）大蓟＋小蓟＝未名方《备急千金要方》（0781 方）

（4）香附＋地榆＝未名方《全生指迷方》（0786 附方）

（5）香附＋棕榈皮＝立应散《济阴纲目》（0503 方）

（6）阿胶＋蒲黄＝阿胶汤《圣济总录》（0471 方）

（7）阿胶＋生地黄＝未名方《梅师方》（0017 方）

● 加减备用药对方

（1）上焦火热盛者：黄芩＋栀子＝黄芩清肺饮《证治准绳》（0076 方）

（2）下焦命火亢者：黄柏＋知母＝疗本滋肾丸《兰室秘藏》（0077 方）

（3）肾阴虚：女贞子 + 旱莲草 = 二至丸《证治准绳》（0780 方）

（4）更年经不止者：黄芩 + 当归 = 子芩丸《古今医鉴》（0618 方）

（5）肝经郁热：防风 + 黄芩 = 防风黄芩丸《景岳全书》（0784 方）

2. 气虚崩漏组合网方　人参、黄芪、白术、当归、生地黄、熟地黄、阿胶、艾叶、炮姜炭。

• 内含基因药对方

（1）人参 + 白术 = 参术调元膏《万病回春》（0002 方）

（2）黄芪 + 当归 = 当归补血汤《内外伤辨惑论》（0027 方）

（3）人参 + 熟地黄 = 两仪膏《景岳全书》（0025 方）

（4）阿胶 + 艾叶 = 胶艾汤《小品方》（0473 方）

（5）生地黄 + 炮姜炭 = 止漏散《女科指掌》（0648 方）

（6）熟地黄 + 生地黄 = 二黄丸《保命集》（0018 方）

（7）白术 + 熟地黄 = 续腰汤《辨证录》（0028 方）

（8）白术 + 生地黄 = 白术丸《杂病源流犀烛》（0028 方）

（9）当归 + 熟地黄 = 内补丸《普济本事方》（0016 方）

（10）黄芪 + 人参 = 黄芪丸《普济本事方》（0001 方）

（11）人参 + 当归 = 参归汤《景岳全书》（0023 方）

（12）阿胶 + 生地黄 = 未名方《梅师方》（0017 方）

（13）阿胶 + 熟地黄 = 熟地黄汤《备急千金要方》（0017 方）

（14）人参 + 生地黄 = 参地煎《医宗金鉴》（0025 方）

（15）阿胶 + 人参 = 未名方《直指方》（0024 方）

• 加减备用药对方

（1）冲脉络伤：阿胶 + 蒲黄 = 阿胶汤《圣济总录》（0471 方）

（2）血量甚多：槐花 + 百草霜 = 二神散《景岳全书》（0490 附方）；槐花 + 地榆 = 槐榆散《景岳全书》（0789 方）

（3）妊娠胎漏：荆芥 + 莲房 = 未名方《太平圣惠方》（0904 附方）

（4）肾阳虚者：鹿茸 + 当归 = 黑丸《济生方》（0032 方）

（5）气脱湿凝：人参 + 附子 = 参附汤《正体类要》（0539 方）

3. 血瘀崩漏组合网方　川芎、当归、蒲黄、五灵脂、赤芍、香附、阿胶、卷柏、地榆、藕节、荷叶。

• 内含基因药对方

（1）川芎 + 当归 = 佛手散《普济本事方》（0464 方）

（2）蒲黄 + 五灵脂 = 失笑散《太平惠民和剂局方》（0253 方）

（3）卷柏 + 地榆 = 地榆散《沈氏尊生书》（0491 方）

（4）藕节 + 荷叶 = 双荷散《太平圣惠方》（0487 方）

（5）赤芍 + 香附 = 如神散《良方》（0284 方）

（6）阿胶＋蒲黄＝阿胶汤《圣济总录》（0471 方）

（7）五灵脂＋当归＝二圣散《鸡峰普济方》（0465 方）

（8）蒲黄＋当归＝蒲黄散《备急千金要方》（0471 附方）

（9）荷叶＋蒲黄＝恩袍散《卫生宝鉴》（0488 方）

●加减备用药对方

（1）气虚夹瘀：人参＋三七＝胜金散《外科证治全生集》（0466 方）

（2）血虚瘀热：阿胶＋生地黄＝未名方《梅师方》（0017 方）

（3）血虚寒瘀：熟地黄＋生姜＝黑神散《妇人大全良方》（0648 方）

（4）肝经郁热：防风＋蒲黄＝未名方《经验后方》（0497 方）；防风＋牡丹皮＝
牡丹皮散《济生方》（0492 方）

（5）血枯：海螵蛸＋茜草＝乌贼骨丸《景岳全书》（0849 方）

（四）小儿惊风病证组合方

【急惊风外用药对方】

搐鼻取嚏：半夏＋皂荚＝嚏惊散《直指方》（0928 附方 3）

擦牙开噤：南星＋冰片＝开关散《政和本草》（0927 附方 2）

【急惊风内服药对组合方】

1. 疏表清热组合网方　荆芥、薄荷、蝉蜕、僵蚕、钩藤、石膏、滑石、
甘草。

●内含基因药对方

（1）荆芥＋石膏＝（本事）荆芥散《景岳全书》（0065 方）

（2）荆芥＋薄荷＝未名方《经验方》（0068 方）

（3）石膏＋滑石＝未名方《备急千金要方》（0073 方）

（4）蝉蜕＋僵蚕＝未名方《医方大成》（0777 方）

（5）钩藤＋甘草＝未名方《太平圣惠方》（0707 附方）

（6）石膏＋甘草＝石膏散《外台秘要》（0071 附方）

（7）滑石＋甘草＝六一散《伤寒标本》（0073 附方）

（8）蝉蜕＋甘草＝二物汤《医学正传》（0066 附方）

（9）僵蚕＋甘草＝救生散《洪氏集验方》（0869 方）

（10）蝉蜕＋滑石＝清膈散《卫生家宝汤方》（0066 方）

（11）蝉蜕＋薄荷＝蝉花散《普济方》（0062 方）

●加减备用药对方

（1）肺热：芦根＋茅根＝未名方《集验方》（0079 方）

（2）心热：黄连＋木通＝黄连木通丸《儒门事亲》（0085 方）

（3）血热：紫草＋钩藤＝紫草散《小儿药证直诀》（0125 方）

（4）烦渴：芦根＋麦冬＝未名方《备急千金要方》（0079 附方）

（5）便秘：黄芩＋大黄＝大黄丸《小儿药证直诀》（0110 方）

（6）咽痛：板蓝根＋甘草＝蓝根散《小儿药证直诀》（0095 方）

（7）热毒：金银花＋甘草＝银花甘草汤《疡医大全》（0094 方）

2. 利下痰热组合网方　牵牛子、大黄、皂荚、南星、半夏、枳壳（即《医宗金鉴》牛黄丸）。

　　● 内含基因药对方

（1）牵牛子＋大黄＝劫喘牛黄散《赤水玄珠》（0294 方）

（2）皂荚＋大黄＝二圣救苦丹《医宗金鉴》（0292 方）

（3）牵牛子＋皂荚＝利膈丸《博济方》（0294 附方1）

（4）枳壳＋皂荚＝皂角丸《济生续方》（0292 附方2）

（5）半夏＋南星＝玉液汤《圣济总录》（0333 方）

（6）枳壳＋大黄＝枳壳丸《圣济总录》（0299 方）

（7）南星＋大黄＝星黄汤《赤水玄珠》（0348 方）

　　● 加减备用药对方

（1）痰热不寐：半夏＋朱砂＝辰砂半夏丸《袖珍方》（0712 附方）

（2）痰食壅积：莱菔子＋皂荚＝清金丹《杂病源流犀烛》（0351 方）

3. 清心泻火组合网方　牛黄、犀角、黄连、黄芩、栀子、郁金、朱砂、竹沥、麦冬、竹叶（即以万氏牛黄清心丸加味）。

　　● 内含基因药对方

（1）朱砂＋牛黄＝镇惊散《万病回春》（0702 方）

（2）牛黄＋郁金＝牛黄散《小儿药证直诀》（0366 方）

（3）黄芩＋栀子＝黄芩清肺饮《证治准绳》（0076 方）

（4）黄连＋黄芩＝未名方《经验方》（0089 方）

（5）犀角＋竹沥＝竹沥磨犀角饮子《太平圣惠方》（0116 方）

（6）犀角＋麦冬＝未名方《熊氏补遗》（0112 方）

（7）犀角＋黄连＝泻心汤《保婴撮要》（0114 方）

（8）犀角＋竹叶＝风颠病神方《先醒斋医学广笔记》（0114 附方）

　　● 加减备用药对方

（1）烦躁便秘：牛黄＋大黄＝牛黄丸《太平圣惠方》（0702 附方1）

（2）心阴不足：麦冬＋玄参＝玄冬汤《辨证录》（0117 方）

（3）衄血不止：麦冬＋生地黄＝麦门冬饮《济生方》（0047 方）

（4）身热不退：石膏＋青黛＝青丸子《普济方》（0074 方）

（5）口疮舌糜：黄连＋升麻＝黄连升麻散《卫生宝鉴》（0078 方）

4. 安神镇惊组合网方　龙骨、牡蛎、牛黄、黄连、木通、当归、麦冬、茯苓、朱砂、胆星、雄黄（即《医宗金鉴》安神镇惊丸加减）。

● 内含基因药对方

(1) 朱砂 + 牛黄 = 镇惊散《万病回春》（0702 方）

(2) 龙骨 + 牡蛎 = 未名方《医宗三法》（0841 方）

(3) 黄连 + 木通 = 黄连木通丸《儒门事亲》（0085 方）

(4) 朱砂 + 胆星 = 清惊散《重庆堂随笔》（0704 附方）

(5) 雄黄 + 朱砂 = 二气丹《圣济总录》（0702 附方 2）

(6) 黄连 + 茯苓 = 水火既济丸《普济方》（0716 方）

(7) 黄连 + 麦冬 = 门冬丸《普济本事方》（0123 方）

(8) 黄连 + 当归 = 黄连散《太平圣惠方》（0619 方）

● 加减备用药对方

(1) 便秘：朱砂 + 玄明粉 = 定心丸《圣济总录》（0708 方）

(2) 惊啼：朱砂 + 蝉蜕 = 未名方《活幼口议》（0703 方）

(3) 神昏：菖蒲 + 麝香 = 菖蒲散《全生指迷方》（0926 方）

(4) 不寐：酸枣仁 + 地榆叶 = 酸枣仁丸《圣济总录》（0719 方）

5. 止痉定搐组合网方　钩藤、蝉蜕、僵蚕、全蝎、防风、南星、甘草、麝香。

● 内含基因药对方

(1) 钩藤 + 甘草 = 未名方《太平圣惠方》（0707 附方）

(2) 全蝎 + 蝉蜕 = 蝉蝎散《全幼心鉴》（0776 方）

(3) 全蝎 + 麝香 = 宣风散《万病回春》（0778 方）

(4) 防风 + 南星 = （宝鉴）定风散《景岳全书》（0772 方）

(5) 蝉蜕 + 僵蚕 = 蝉蜕散《袖珍方》（0777 方）

(6) 僵蚕 + 甘草 = 救生散《洪氏集验方》（0869 方）

(7) 蝉蜕 + 甘草 = 二物汤《医学正传》（0066 附方）

● 加减备用药对方

(1) 舌强：全蝎 + 茯苓 = 正舌散《张氏医通》（0776 附方 2）

(2) 痉甚：全蝎 + 蜈蚣 = 止痉散《经验方》（0775 方）

【慢惊风内服药对组合方】

1. 脾气虚弱组合网方　人参、白术、茯苓、山药、莲肉、木香、葛根、甘草。

● 内含基因药对方

(1) 人参 + 白术 = 参术调元膏《万病回春》（0002 方）

(2) 人参 + 莲肉 = 未名方《经验良方》（0007 方）

(3) 木香 + 茯苓 = 未名方《百一选方》（0600 方）

(4) 人参 + 茯苓 = 未名方《圣济总录》（0545 方）

（5）人参＋葛根＝未名方《圣济总录》（0514 方）

（6）白术＋甘草＝白术六一汤《太平惠民和剂局方》（0012 方）

（7）白术＋茯苓＝茯苓汤《景岳全书》（0554 方）

（8）白术＋山药＝未名丸《濒湖集简方》（0010 方）

（9）石莲肉＋甘草＝莲子六一汤《直指方》（0014 附方）

（10）石莲肉＋茯苓＝未名方《普济方》（0859 方）

● 加减备用药对方

（1）吐泻：桑叶＋藿香＝双叶汤《杨氏家藏方》（0595 附方）

（2）噤口：石莲肉＋陈仓米＝未名方《丹溪心法》（0007 附方 1）

（3）夜啼：朱砂＋蝉蜕＝未名方《活幼口议》（0703 方）

（4）盗汗：龙骨＋牡蛎＝未名方《医宗三法》（0841 方）

2. 脾土虚寒组合网方　人参、白术、茯苓、干姜、厚朴、半夏、橘皮、甘草。

● 内含基因药对方

（1）人参＋白术＝参术调元膏《万病回春》（0002 方）

（2）白术＋茯苓＝茯苓汤《景岳全书》（0554 方）

（3）半夏＋厚朴＝梓朴散《小儿药证直诀》（0354 方）

（4）厚朴＋干姜＝厚朴丸（鲍氏方）《本草纲目》（0593 方）

（5）人参＋茯苓＝未名方《圣济总录》（0545 方）

（6）干姜＋甘草＝甘草干姜汤《伤寒论》（0540 附方）

（7）橘皮＋白术＝宽中丸《是斋指迷方》（0532 附方）

（8）橘皮＋甘草＝二贤散《医方集解》（0379 方）

（9）橘皮＋半夏＝橘皮半夏汤《太平惠民和剂局方》（0356 方）

（10）茯苓＋半夏＝茯苓半夏汤《景岳全书》（0340 方）

（11）白术＋甘草＝白术六一汤《太平惠民和剂局方》（0012 方）

（12）人参＋橘皮＝参橘丸《全生指迷方》（0522 附方）

● 加减备用药对方

（1）寒盛：附子＋干姜＝干姜附子汤《伤寒论》（0146 方）

（2）风痰：南星＋木香＝星香散《济生续方》（0358 方）

（3）噤口：全蝎＋蝉蜕＝蝉蝎散《全幼心鉴》（0776 方）

（4）滑泄：肉豆蔻＋罂粟壳＝未名方《百一选方》（0806 方）

（5）洞泄：木香＋乌头＝木香丸《普济本事方》（0592 附方）

（6）呕吐：橘皮＋生姜＝橘皮汤《金匮要略》（0594 方）

（7）吐乳：丁香＋橘皮＝未名方《小儿痘疹方论》（0222 方）

3. 脾虚肝旺组合网方　人参、白术、茯苓、白芍、山药、僵蚕、钩藤、防风、南星、甘草。

● 内含基因药对方

（1）人参＋白术＝参术调元膏《万病回春》（0002 方）

（2）白术＋茯苓＝茯苓汤《景岳全书》（0554 方）

（3）白芍＋白术＝未名丸《丹溪心法》（0816 方）

（4）白术＋山药＝未名丸《濒湖集简方》（0010 方）

（5）僵蚕＋甘草＝救生散《洪氏集验方》（0869 方）

（6）钩藤＋甘草＝未名方《太平圣惠方》（0707 附方）

（7）防风＋南星＝（宝鉴）定风散《景岳全书》（0772 方）

（8）僵蚕＋南星＝如圣散《博济方》（0334 方）

● 加减备用药对方

（1）热痰：竹茹＋瓜蒌＝未名方《活人书》（0343 方）

（2）阴烁：龟甲＋牡蛎＝未名方《孙真人千金方》（0422 方）

（3）肝逆：代赭石＋冬瓜仁＝未名方《本草纲目》（0501 附方）

三、药对网方在治则治法上的应用

药对网方就是方内每味药都可以找到最少一张的药对方。遵循五脏治疗八法：清热、温寒、燥湿、润燥、降逆、举陷、宣闭、敛脱，可以拟定药对网方作为治疗八法的代表方。

（一）热者寒之

1. 木燔者清肝　清肝泻火法。

药对网方：龙胆草、栀子、川芎、当归、羌活、防风、大黄。

其中内含的药对方有：0080，0623，0847，0676，0087，0464，0626，0494，0525，0139，0492 附方等（即泻青丸）。

2. 火焚者清心　清心泻火法。

药对网方：牛黄、犀角、黄连、黄芩、栀子、郁金、朱砂、竹沥、麦冬、竹叶。

其中内含的药对方有：0702，0366，0076，0089，0116，0112，0114，0114 附方等（即以万氏牛黄清心丸加味）。

3. 土焦者清脾　清脾泻火法。

药对网方：黄连、升麻、石膏、青黛、栀子、防风、牡丹皮、甘草。

其中内含的药对方有：0078，0492，0088，0074，0085 附方，0087 附方，0103 附方，0071 附方 1 等（即以泻黄散、清胃散化裁）。

4. 金熔者清肺　清肺泻火法。

药对网方：石膏、知母、黄芩、栀子、桑白皮、葶苈子、瓜蒌、甘草。

其中内含的药对方有：0071，0076，0246，0087 附方，0071 附方 1，0341 附方 2 等（即以泻白散、黄芩清肺饮化裁）。

5. 水沸者清肾　清肾泻火法。

药对网方：黄柏、知母、玄参、生地黄、地骨皮、甘草。

其中内含的药对方有：0077，0119，0121，0084 附方 1 等。

（二）寒者热之

1. 木凛者暖肝　暖肝散寒法。

药对网方：人参、肉桂、当归、阿胶、大茴香、乌药、沉香、艾叶、荔枝（肉及核）。

其中内含的药对方有：0035，0236，0473，0008，0023，0024，0215，0512，0519，0747 等（即景岳暖肝煎化裁）。

2. 火衰者煊心　煊心助火法。

药对网方：人参、炙甘草、肉桂、地黄、阿胶、麦冬、生姜、大枣。

其中内含的药对方有：0003，0004，0017，0024，0025，0051，0047，0540，0013，0648 等（即仲景炙甘草汤意）。

3. 土冻者燠脾　温脾燠土法。

药对网方：人参、白术、山药、莲肉、肉桂、生姜、大枣、甘草。

其中内含的药对方有：0002、0003、0004、0007、0010、0011、0012，0400，0540，0035 附方，0448 附方等（即仲景理中、建中汤意）。

4. 金冷者煦肺　温肺散寒法。

药对网方：人参、干姜、蛤蚧、紫菀、款冬花、甘草。

其中内含的药对方有：0003，0006，0761，0540、0540 附方等。

5. 水冰者温肾　温肾回阳法。

药对网方：人参、熟地黄、肉桂、鹿角、补骨脂、菟丝子、枸杞子、五味子、杜仲、胡桃。

其中内含的药对方有：0005，0025，0031，0036，0037，0038，0039，0040，0042，0043，0416，0417，0419，0459 等（即景岳右归丸意）。

（三）湿者燥之

1. 木潮者解肝　燥湿解肝法。

药对网方：橘皮、半夏、厚朴、茯苓、苏叶、芍药、砂仁、甘草。

其中内含的药对方有：0356，0340，0354，0203，0141，0379，0732，0227 附方，0550 附方，0859 附方等（即景岳解肝煎加甘草）。

2. 火溙者煤心　化饮宣心法。

药对网方：茯苓、桂枝、白术、甘草（完整四味网方）。

其中内含的药对方有：0012，0440，0554，0136 附方2，0035 附方，0550 附方等（即仲景苓桂术甘汤）。

3. 土湿者醒脾 燥湿醒脾法。

药对网方：藿香、厚朴、半夏、橘皮、茯苓、槟榔、草果、附子。

其中内含的药对方有：0147，0340，0356，0595，0598，0598 附方等（即藿朴夏苓汤合冷香饮子化裁）。

4. 金没者泄肺 泄肺逐饮法。

药对网方：甘遂、大戟、芫花、桑白皮、葶苈子、大枣。

其中内含的药对方有：0308，0246，0548 附方，0309 附方，0911 附方等（即仲景十枣汤合葶苈大枣泻肺汤加味）。

5. 水淹者利肾 利肾通水法。

药对网方：附子、生姜、茯苓、白术、白芍。

其中内含的药对方有：0146，0552，0400，0554，0638，0816 等（即仲景真武汤）。

（四）燥者润之

1. 木枯者柔肝 柔肝养血法。

药对网方：西洋参、当归、熟地黄、白芍、首乌、脂麻、桑叶、菊花、女贞子、旱莲草。

其中内含的药对方有：0052，0016，0019，0779，0780，0884 等（即四物、二至、扶桑至宝丹诸方化裁）。

2. 火燠者浸心 养心益营法。

药对网方：人参、麦冬、炙甘草、大枣、浮小麦、柏子仁、茯苓、牡蛎。

其中内含的药对方有：0013，0948，0842，0051，0003，0004 等（即仲景甘麦大枣加味）。

3. 土裂者沁脾 滋脾养液法。

药对网方：人参、白术、山药、甘草、大枣。

其中内含的药对方有：0002，0003，0004，0010，0011，0012，0013 等。

4. 金烁者润肺 润肺生津法。

药对网方：人参、天冬、麦冬、熟地黄、生地黄、百合、茯苓、五味子、蜂蜜。

其中内含的药对方有：0018，0025，0046，0047，0051，0054，0058，0545，0645，0896 等（即人参固本汤、琼玉膏加味）。

5. 水涸者滋肾 滋肾填精法。

药对网方：鹿茸、菟丝子、枸杞子、五味子、熟地黄、山药、黄精、龟甲、紫河车。

其中内含的药对方有：0044，0033，0043，0053，0030，0417，0419，0043 附方等（即诸肾填精药对方组合）。

（五）高者抑之

1. 木浮者镇肝　镇肝降逆法。

药对网方：天麻、钩藤、代赭石、生龙骨、牡蛎、牛膝、生地黄、女贞子、旱莲草、益母草、川芎、甘草。

其中内含的药对方有：0771，0780，0841，0273，0707 附方，0795 附方，0501 附方 2 等。

2. 火亢者泻心　泻心降火法。

药对网方：黄连、连翘、竹叶、木通、大黄、甘草。

其中内含的药对方有：0075，0084，0085，0085 附方，0075 附方，0072 附方 1，0085 附方 2 等（即仲景泻心汤、钱乙导赤散化裁）。

3. 土高者通胃　通胃降浊法。

药对网方：大黄、芒硝、枳实、厚朴。

其中内含的药对方有：0291，0299，0300，0211 等（即仲景大承气汤）。

4. 金锵者肃肺　肃肺降气法。

药对网方：杏子、紫苏子、葶苈子、莱菔子、桑白皮、枇杷叶。

其中内含的药对方有：0241，0242，0244，0246，0247，0248 等。

5. 水泛者归肾　归肾纳气法。

药对网方：人参、蛤蚧、胡桃、苁蓉、沉香、山茱萸。

其中内含的药对方有：0005，0006，0519，0296，0051 附方 1 等。

（六）下者举之

1. 木凋者荣肝　荣肝兴木法。

药对网方：防风、石决明、谷精草、蔓荆子、川芎、薄荷、生地黄、牡丹皮、白芍、栀子。

其中内含的药对方有：0492，0495，0879，0061，0880，0630，0688 等。

2. 火沉者益心　益心挑火法。

药对网方：鹿茸、人参、桂心、肉桂、当归、附子、五味子。

其中内含的药对方有：0032，0542，0035，0431，0634，0689，0539，0537 附方 2 等。

3. 土陷者升脾　补脾升清法。

药对网方：黄芪、人参、当归、白术、橘皮、柴胡、升麻、甘草。

其中内含的药对方有：0001，0002，0003，0009，0012，0023，0027，0029，0067，0289，0379，0513，0522，0680，0023 附方，0103 附方，0522 附方，

0532 附方等（即李东垣补中益气汤）。

4. 金坠者举肺 举肺补气法。

药对网方：人参、黄芪、炙甘草、升麻、白术。

其中内含的药对方有：0001，0002，0003，0009，0012，0513，0103 附方等（即景岳举元煎）。

5. 水落者扶肾 扶肾腾水法。

药对网方：肉桂、熟地黄、人参、附子、茯苓、白术、白芍。

其中内含的药对方有：0416，0025，0002，0545，0539，0816 等（即化肾汤合仲景附子汤）。

（七）结者散之

1. 木郁者达之 疏肝解郁法。

药对网方：柴胡、香附、枳壳、白芍、青皮、川芎、甘草。

其中内含的药对方有：0067，0213，0283，0507，0509，0732，0213 附方，0214 附方，0137 附方，0676 附方，0234 附方 1 等（即柴胡疏肝汤）。

2. 火郁者发之 升阳散火法。

药对网方：柴胡、升麻、葛根、防风、羌活、白术、人参、甘草。

其中内含的药对方有：0067，0103，0003，0063，0139，0514，0513，0680，0012，0002，0003 等（即李东垣升阳散火汤减味）。

3. 土郁者夺之 调脾承气法。

药对网方：苍术、厚朴、橘皮、枳实、白术、甘草。

其中内含的药对方有：0531，0532，0817，0211，0220，0379，0012，0532 附方，0137 附方，0213 附方（即平胃散加味）。

4. 金郁者泄之 宣肺泄水法。

药对网方：紫苏子、麻黄、杏子、葶苈子、莱菔子、白芥子、车前子、桑白皮、枇杷叶、赤小豆。

其中内含的药对方有：0241，0242，0243，0244，0246，0175，0167 等（即五子五皮汤化裁）。

5. 水郁者折之 开肾折水法。

药对网方：牵牛子、小茴香、槟榔、商陆、泽泻、附子、甘遂、木香。

其中内含的药对方有：0207，0302，0301，0305，0307，0303 附方 2 等（即张从正禹功散加味）。

（八）散者收之

1. 木横者敛肝 敛肝潜阳法。

药对网方：桑椹、夏枯草、鳖甲、牡蛎、白芍、甘草、乌梅。

其中内含的药对方有：0423，0430，0732，0013 附方等。

2. 火越者敛心　　敛心安神法。

药对网方：龙骨、牡蛎、牛黄、黄连、木通、当归、麦冬、茯苓、朱砂、胆星、雄黄。

其中内含的药对方有：0702，0716，0123，0619，0841，0085，0704 附方，0702 附方 2 等（即《医宗金鉴》安神镇惊丸加减）。

3. 土崩者敛脾　　敛脾裹血法。

药对网方：黄芪、人参、白术、当归、阿胶、艾叶、甘草、大枣、龙眼肉。

其中内含的药对方有：0001，0002，0004，0020，0011，0023，0024，0027，0029，0473 等（即归脾汤意）。

4. 金流者敛肺　　敛肺固表法。

药对网方：黄芪、人参、麦冬、五味子、白术、防风。

其中内含的药对方有：0001，0002，0051，0055，0682，0138 附方等（即生脉饮、玉屏风合方）。

5. 水脱者固肾　　固肾封髓法。

药对网方：人参、熟地黄、鹿角、麋角、潼蒺藜、金樱子、芡实、人乳、鱼鳔胶。

其中内含的药对方有：0025，0026，0031，0060，0414，0415，0857 等（即斑龙二至丸、聚精丸加味）。

药鼎方的刍议

第十二章

凡三味药所构成的方剂称为药鼎方。若三味药互为药对方的药鼎网方，称为完整药鼎网方。如果以三味药为三点，以联机表示药对方，那么就成为三角形。若三味药中缺一药对方的药鼎方，称为不完整药鼎网方。因为不能成为三角形，它只能成为联机形。若三味药中有一味药不能构成药对方的，则为非药鼎网方。因为它只能成为点线形、三点形，不能联网。我们讨论的重点是指完整药鼎网方，但也论及不完整药鼎网方，更何况完整药鼎网方与不完整药鼎网方仅是相对的认识过程而言，随着古方的发掘是会转变的。

药鼎方的提出，主要是为了药对方组拆方剂的便利。诚然，亦是对药鼎方本身的证治基础做了深入的探索。这里要指出的是药鼎方又分理论药鼎方与经验药鼎方。经验药鼎方具备方书、主治、用法三个要素。也就是说要有实践经验，其来源必须从古人医籍中去发掘。理论药鼎方则是运用药对知识去构思的，主要是为了有利于创建方剂组合结构图。如上文提及的大黄、附子、人参、地黄、白术、当归、黄连、生干姜八味药是互为药对方，任取三味药都可以是完全药鼎网方。按组合公式 $C_8^3 = 8 \times (8-1) \times (8-2) / (3 \times 2 \times 1) = 56$，即可有 56 首完全药鼎网方。同理，八味药任取四味、五味、六味或七味都可以构成完全药对网方了。根据临证病情需要或组拆方剂需要可自行组合理论药鼎网方。理论药鼎网方一经反复实践，便成为经验药鼎网方。

由于医著中的经验药鼎方大多是不完整药鼎网方，所以对药鼎方的发掘将会使药对方组合的不足之处得以补充，从而使组拆复方更便利。虽然这样做仍难解决有些复方的问题，但至少可找到组方的常见规律。如今方剂学是挑选古人经验方而成，有很大程度的随意性、局限性。如何发展为必然性、合理性，只有在合理设计下，运用计算机对前人遗留的大量方剂进行筛选、评估，才能化裁出规范标准方。规范标准方必须是由药对方所组成（因为确定因素强，共性经验多），而不能由药对方所组成方子（相对来说确定因素弱，共性经验少，大多属个性经验）。但这也不意味着个性经验疗效差，犹如不能说草药疗效比中药差，而是说草药比中药难以知其药性、难以驾驭而已。这种从认识角度上区别药对方所组成的方子与非药对方所组成的方子，对于方剂学的改革很有意义。为了减少药对方的记忆负荷，必须对常见的药鼎网方整理出头绪，特别是完整药鼎网方的整理。可以设想：只要掌握了药物将领的药对方与常见的完整药鼎网方，就能为组拆方子打下基础，弥补背诵汤头歌诀的局限性。不过，药鼎网方的发掘已超越了本书的范围。

一、药鼎方的结构类型举例

1. 姜、草、枣药鼎方＝〔姜、草〕＋〔姜、枣〕＋〔草、枣〕为完整药鼎网方（属三角形）。结构图：△姜草枣

2. 连、椒、梅药鼎方＝〔连、椒〕＋〔连、梅〕＋〔椒、梅〕为完整药鼎网方（属三角形）。结构图：△连椒梅

3. 参、芪、草药鼎方＝〔参、芪〕＋〔芪、草〕＋〔参、草〕为完整药鼎网方（属三角形。）结构图：△参芪草

4. 姜、细、味药鼎方＝〔姜、细〕＋〔姜、味〕为不完整药鼎网方（属联机形）。结构图：姜细味

5. 知、柏、草药鼎方＝〔知、柏〕＋〔柏、草〕为不完整药鼎网方（属联机形）。结构图：知柏草

6. 天、地、人药鼎方＝〔参、地〕＋〔天、地〕为不完整药鼎网方（属联机形）。结构图：天地人

7. 参、麦、味药鼎方＝〔参、麦〕＋五味子　为非药鼎网方（属点线形）。结构图：参麦、味

8. 苏、菔、芥药鼎方＝〔苏、菔〕＋白芥子　为非药鼎网方（属点线形）。结构图：苏菔、芥

9. 玄、贝、蛎药鼎方＝〔玄、蛎〕＋贝母　为非药鼎网方（属点线形）。结构图：玄蛎、贝

10. 焦三仙药鼎方＝神曲＋山楂＋麦芽　为非药鼎网方（属三点形）。结构图：曲、楂、麦

（说明：①△符号表示完整药鼎方。三味药调换等价。②＿＿＿符号上二味药调换等价；三味药则首尾调换等价，中间药固定。③点线形、三点形，不是本书重点，暂不作讨论。）

二、理论的完整药鼎方举例

自行运用药对方组合成完整药鼎方，称为理论的完整药鼎方。如从趣味的药对网中的八味药（大黄、附子、人参、白术、地黄、当归、黄连、生干姜）任取三味药为方，便是完整药鼎方。类此，从其他药物的药对方中，也可抽取组合成完整药鼎方。这样的理论组合都是建立在前人药对方的经验基础上的，不是凭空的。

01 大黄、附子、人参药鼎方：△参附黄

02 大黄、附子、地黄药鼎方：△地附黄

03 大黄、附子、当归药鼎方：△归附黄

04 大黄、附子、黄连药鼎方：△连附黄

05 大黄、附子、生干姜药鼎方：△姜附黄

06 大黄、人参、地黄药鼎方：△地参黄

07 大黄、人参、当归药鼎方：△归参黄

08 大黄、人参、黄连药鼎方：△连参黄

09 大黄、人参、生干姜药鼎方：△姜参黄

10 大黄、地黄、当归药鼎方：△黄地归

11 大黄、地黄、黄连药鼎方：△黄地连

12 大黄、地黄、生干姜药鼎方：△黄地姜

13 大黄、当归、黄连药鼎方：△黄归连

14 大黄、当归、生干姜药鼎方：△黄归姜

15 大黄、黄连、生干姜药鼎方：△黄姜连

16 附子、人参、地黄药鼎方：△参附地

17 附子、人参、当归药鼎方：△参附归

18 附子、人参、黄连药鼎方：△参附连

19 附子、人参、生干姜药鼎方：△参附姜

20 附子、地黄、当归药鼎方：△附地归

21 附子、地黄、黄连药鼎方：△附地连

22 附子、地黄、生干姜药鼎方：△附地姜

23 附子、当归、黄连药鼎方：△附归连

24 附子、当归、生干姜药鼎方：△附归姜

25 附子、黄连、生干姜药鼎方：△附连姜

26 人参、地黄、当归药鼎方：△参地归

27 人参、地黄、黄连药鼎方：△参地连

28 人参、地黄、生干姜药鼎方：△参地姜

29 人参、当归、黄连药鼎方：△参归连

30 人参、当归、生干姜药鼎方：△参归姜

31 人参、黄连、生干姜药鼎方：△参连姜

32 地黄、当归、黄连药鼎方：△归地连

33 地黄、当归、生干姜药鼎方：△归地姜

34 地黄、黄连、生干姜药鼎方：△地连姜

35 当归、黄连、生干姜药鼎方：△归连姜

36 白术、人参、当归药鼎方：△术参归

37 白术、人参、地黄药鼎方：△术参地

38 白术、人参、附子药鼎方：△术参附

39 白术、人参、生干姜药鼎方：△术参姜

40 白术、人参、大黄药鼎方：△术参黄

41 白术、人参、黄连药鼎方：△术参连

42 白术、当归、地黄药鼎方：△术归地

43 白术、当归、附子药鼎方：△术归附

44 白术、当归、生干姜药鼎方：△术归姜

45 白术、当归、大黄药鼎方：△术归黄

46 白术、当归、黄连药鼎方：△术归连

47 白术、地黄、附子药鼎方：△术地附

48 白术、地黄、生干姜药鼎方：△术地姜

49 白术、地黄、大黄药鼎方：△术地黄

50 白术、地黄、黄连药鼎方：△术地连

51 白术、附子、生干姜药鼎方：△术附姜

52 白术、附子、大黄药鼎方：△术附黄

53 白术、附子、黄连药鼎方：△术附连

54 白术、生干姜、大黄药鼎方：△术黄姜

55 白术、生干姜、黄连药鼎方：△术姜连

56 白术、大黄、黄连药鼎方：△术连黄

以上是八味的趣味药对网中取三味所组成。以下再从其他药对方所组成的药鼎方举例：

57 石膏、滑石、甘草药鼎方：△膏滑草

完整网方（表 12 - 1）。

表 12 - 1

石膏		
0073 方	滑石	
0071 附方 1	0073 附方	甘草

58 金银花、当归、甘草药鼎方：△银归草

完整网方（表 12 - 2）。

表 12 - 2

金银花		
0624 方	当归	
0094 方	0023 附方	甘草

59 芍药、大黄、黄连药鼎方：△连芍黄

完整网方（表 12 - 3）。

表 12 - 3

芍药		
0627 方	大黄	
0628 方	0075 方	黄连

60 半夏、麻黄、杏仁药鼎方：△半麻杏

完整网方（表 12 - 4）。

表 12 - 4

半夏		
0694 方	麻黄	
0764 方	0243 方	杏仁

61 香附、大黄、枳壳药鼎方：△香枳黄

完整网方（表 12 - 5）。

表 12 - 5

香附		
0603 方	大黄	
0213 方	0299 方	枳壳

62 半夏、茯苓、猪苓药鼎方：△半猪茯

完整网方（表 12 - 6）。

表 12 - 6

半夏		
0340 方	茯苓	
0202 方	0201 方	猪苓

63 犀角、白芍、黄连药鼎方：△犀芍连
完整网方（表 12 – 7）。

表 12 – 7

犀角		
0113 方	白芍	
0114 方	0628 方	黄连

64 大黄、南星、僵蚕药鼎方：△黄星蚕
完整网方（表 12 – 8）。

表 12 – 8

大黄		
0348 方	南星	
0104 方	0334 方	僵蚕

65 贝母、南星、半夏药鼎方：△半贝星
完整网方（表 12 – 9）。

表 12 – 9

贝母		
0335 方	南星	
0338 方	0333 方	半夏

66 桔梗、枳壳、黄芪药鼎方：△桔枳芪
完整网方（表 12 – 10）。

表 12 – 10

桔梗		
0523 方	枳壳	
0516 方	0521 方	黄芪

67 枳实、厚朴、白术药鼎方：△枳朴术
完整网方（表 12 – 11）。

表 12 −11

枳实		
0211 方	厚朴	
0532 方	0817 方	白术

68 防风、白芷、黄芩药鼎方：△风芷芩

完整网方（表 12 −12）。

表 12 −12

防风		
0720 方	白芷	
0784 方	0721 方	黄芩

69 僵蚕、乌梅、黄连药鼎方：△蚕连梅

完整网方（表 12 −13）。

表 12 −13

僵蚕		
0788 方	乌梅	
0970 附方	0827 方	黄连

70 石膏、附子、南星药鼎方：△膏附星

完整网方（表 12 −14）。

表 12 −14

石膏		
0402 方	附子	
0347 方	0332 方	南星

71 生地黄、豆豉、黄连药鼎方：△地豉连

完整网方（表 12 −15）。

表 12 −15

生地黄		
0687 方	豆豉	
0124 方	0801 方	黄连

72 当归、黄芩、黄连药鼎方：△归芩连

完整网方（表 12 – 16）。

表 12 – 16

当归		
0618 方	黄芩	
0619 方	0089 方	黄连

73 枳实、芍药、白术药鼎方：△枳芍术

完整网方（表 12 – 17）。

表 12 – 17

枳实		
0509 方	芍药	
0532 方	0816 方	白术

74 乌头、黄连、香附药鼎方：△乌头连香附

完整网方（表 12 – 18）。

表 12 – 18

乌头		
0403 附方	黄连	
0164 方	0601 方	香附

75 香附、乌药、当归药鼎方：△乌药归香附

完整网方（表 12 – 19）。

表 12 – 19

香附		
0214 方	乌药	
0277 方	0747 方	当归

76 香附、乌药、川芎药鼎方：△乌药芎香附

完整网方（表 12 – 20）。

表 12 - 20

香附		
0214 方	乌药	
0283 方	0724 方	川芎

注：本药鼎方合前药鼎方（54）便是四味完整网方，因为当归、川芎是药对方（0464 方）。

77 香附、当归、川芎药鼎方：△归芎香附

完整网方（表 12 - 21）。

表 12 - 21

香附		
0277 方	当归	
0283 方	0464 方	川芎

78 香附、五灵脂、蒲黄药鼎方：△灵蒲香附

完整网方（表 12 - 22）。

表 12 - 22

香附		
0286 方	五灵脂	
0285 方	0253 方	蒲黄

79 香附、高良姜、生干姜药鼎方：△良附姜

完整网方（表 12 - 23）。

表 12 - 23

香附		
0737 方	高良姜	
0737 附方	0162 方	生干姜

80 龙胆草、当归、黄连药鼎方：△龙胆归连

完整网方（表 12 - 24）。

表 12 - 24

龙胆草		
0623 方	当归	
0081 方	0619 方	黄连

81 黄连、附子、肉桂药鼎方：△连桂附

完整网方（表12-25）。

表12-25

黄连		
0403 方	附子	
0451 方	0689 方	肉桂

82 苦参、当归、地黄药鼎方：△苦归地

完整网方（表12-26）。

表12-26

苦参		
0621 方	当归	
0793 方	0016 方	地黄

83 苦参、当归、人参药鼎方：△苦归参

完整网方（表12-27）。

表12-27

苦参		
0621 方	当归	
0562 方	0023 方	人参

注：本药鼎方合前药鼎方（61），便是完整四味网方，因为人参、地黄是药对方（0025 方）。

84 苦参、槟榔、枳壳药鼎方：△苦槟枳

完整网方（表12-28）。

表12-28

苦参		
0969 附方	槟榔	
0608 方	0212 方	枳壳

85 木香、槟榔、枳壳药鼎方：△木香槟枳

完整网方（表12-29）。

表 12 – 29

木香		
0216 方	槟榔	
0217 方	0212 方	枳壳

注：本药鼎方合前药鼎方（63），便是完整四味网方，因为木香、苦参是药对方（0606 方）。

86 豆豉、黄芩、枳壳药鼎方：△豉枳芩

完整网方（表 12 – 30）。

表 12 – 30

豆豉		
0070 附方 1	黄芩	
0701 方	0609 方	枳壳

87 黄连、白术、枳壳药鼎方：△连枳术

完整网方（表 12 – 31）。

表 12 – 31

黄连		
0577 方	白术	
0607 方	0532 方	枳壳

88 黄连、白术、厚朴药鼎方：△连朴术

完整网方（表 12 – 32）。

表 12 – 32

黄连		
0577 方	白术	
0128 方	0817 方	厚朴

注：本药鼎方合前药鼎方（66），便是完整四味网方，因为枳壳、厚朴是药对方（0211 方）。

89 木香、黄连、枳壳药鼎方：△香连枳

完整网方（表 12 – 33）。

表 12 – 33

木香		
0605 方	黄连	
0217 方	0607 方	枳壳

90 半夏、厚朴、枳壳药鼎方：△半枳朴

完整网方（表 12 – 34）。

表 12 – 34

半夏		
0354 方	厚朴	
0355 方	0211 方	枳壳

91 半夏、厚朴、茯苓药鼎方：△半苓朴

完整网方（表 12 – 35）。

表 12 – 35

半夏		
0354 方	厚朴	
0340 方	0203 方	茯苓

……

理论的完整药鼎方是不胜枚举的事。以上所拆析的药对方均可在本书中找到证治，这里不再复述。读者还可在本书中自行找到更多的完整药鼎方。故知上工每加减一味药，便含有加减一张药对方之意，临证加减得法与否，主要取决于临床经验。

三、经验的完整药鼎方举例

经验的完整药鼎方是从前人医著中进行药对方的分析而挑选出来的。由于完全性、确定因素最强，疗效也最显著。这里仅举 20 例。

1. 姜、草、枣药鼎方：△姜草枣

方书：甘草＋姜＋枣＝（千金）干枣汤《晋唐名医方选》

主治：悬饮者。

用法：甘草四两、大枣廿枚、干姜二两，三味水一斗煮取二升分三服。《晋唐名医方选》

分析：甘草＋生姜＝二宣汤《卫生家宝汤方》（0540 附方）；甘草＋大枣＝（千金方）温脾汤《赤水玄珠》（0013 方）；生姜＋大枣＝未名方《本草纲目》（0448 附方）。

完整网方（表 12 – 36）。

表 12 – 36

甘草		
0013 方	大枣	
0540 附方	0448 附方	生干姜

2. 黄芩、黄连、黄柏药鼎方：△连芩柏

方书：黄芩＋黄连＋黄柏＝三补丸《景岳全书》；柏皮汤《全生指迷方》

主治：三焦火热。《景岳全书》

若因他病未除，忽然一身面目，悉黄如橘，瘀热在里也，或因大热，以冷水洗之，湿热相搏，熏蒸肌肉，谓之黄疸，柏皮汤主之。《全生指迷方》

用法：黄连、黄芩、黄柏，滴水丸桐子大，白汤送下，或淡盐汤亦可。《景岳全书》

黄柏、黄连、黄芩各等份，为散。每服五钱，水二盏，煎至一盏，去滓温服。《全生指迷方》

分析：黄芩＋黄连＝未名方《经验方》（0089 方）；黄芩＋黄柏＝未名方《肘后方》（0964 方）；黄连＋黄柏＝二圣丸《小儿药证直诀》（0086 方）。

完整网方（表 12－37）。

表 12－37

黄芩		
0089 方	黄连	
0964 方	0086 方	黄柏

3. 黄芩、黄连、大黄药鼎方：△芩连黄

方书：黄芩＋黄连＋大黄＝金匮泻心汤《金匮要略》；（局方）三黄丸《景岳全书》

主治：心气不足，吐血、衄血，泻心汤主之。亦治霍乱。《金匮要略》

治三焦积热，咽喉肿闭，心膈烦躁，小便赤涩，大便秘结。《景岳全书》

用法：大黄二两，黄连、黄芩各一两，上三味，以水三升，煮取一升，顿服之。《金匮要略》

黄芩、黄连、大黄各等份，炼蜜丸，桐子大。每服四五十丸，白汤送下，或淡盐汤亦可。《景岳全书》

分析：黄芩＋黄连＝未名方《经验方》（0089 方）；黄连＋大黄＝伤寒泻心汤《伤寒论》（0075 方）；黄芩＋大黄＝大黄丸《小儿药证直诀》（0110 方）。

完整网方（表 12－38）。

表 12－38

黄芩		
0089 方	黄连	
0110 方	0075 方	大黄

4. 白术、附子、甘草药鼎方：△术附草

方书：白术＋附子＋甘草＝（近效）术附汤《金匮要略》

主治：风虚头重眩苦极，不知食味，暖肌补中益精气。《金匮要略》

中寒中气不足，四肢逆冷，口噤牙关紧急，痰盛脉弱，风虚头眩头重，苦极不知食味。《景岳全书》

用法：白术二两、附子一枚半（炮去皮）、甘草一两（炙），三味锉，每服五钱匕，姜五片，枣一枚，水盏半，煎七成，去滓，温服。《金匮要略》

白术二两、炙甘草一两、附子一两半（炮去皮），每用五六钱，姜五片，枣一枚，水一钟半，煎七分，食远温服，或用此化苏合丸连进三服效。《景岳全书》

分析：白术 + 附子 = 术附汤《医宗金鉴》（0552 方）；附子 + 甘草 = 甘草附子汤《全生指迷方》（0539 附方）；白术 + 甘草 = 白术六一汤《太平惠民和剂局方》（0012 方）。

完整网方（表 12 – 39）。

表 12 – 39

白术		
0552 方	附子	
0012 方	0539 附方	甘草

5. 附子、干姜、甘草药鼎方：△附姜草

方书：附子 + 干姜 + 甘草 = 四逆汤《伤寒论》

主治：①少阴病，四肢厥逆，恶寒蜷卧，下利清谷，口不渴，脉沉。②太阳病误汗亡阳。③吐利腹痛，四肢厥逆（《中医方剂学讲义》）。④《伤寒论》第 29，91，92，225，277，323，324，353，354，377，388，389 条。

用法：甘草二两（炙）、干姜一两半、附子一枚（生用去皮，破八片），三味以水三升，煮取一升二合，去滓，分温再服。强人可大附子一枚，干姜三两。《伤寒论》

分析：附子 + 干姜 = 干姜附子汤《伤寒论》（0146 方）；附子 + 甘草 = 甘草附子汤《全生指迷方》（0539 附方）；干姜 + 甘草 = 甘草干姜汤《伤寒论》（0540 附方）。

完整网方（表 12 – 40）。

表 12 – 40

附子		
0146 方	干姜	
0539 附方	0540 附方	甘草

6. 厚朴、附子、生姜药鼎方：△朴附姜

方书：厚朴 + 附子 + 生姜 = 朴附丸《全生指迷方》

主治：论曰：呕吐者，由清浊不分，中焦气痞，若心下牢大如杯，或时寒时热，朝食则暮吐，暮食则朝吐，关脉弦紧。弦则为虚，紧则为寒，虚寒相搏，此名为格，与关格同也，是谓反胃，青金丹、朴附丸主之。《全生指迷方》

用法：厚朴（去皮）锉作小块子，附子（炮去皮脐）锉作小块子各一两，生姜八两去皮取汁，将前二味以姜汁同煮，尽汁为度，焙干为末酒煮，和丸如梧桐子大，米饮下三粒，食前服。《全生指迷方》

分析：厚朴＋附子＝朴附汤《济生方》（0590 方）；附子＋生姜＝姜附汤《岭南卫生方》（0146 方）；厚朴＋生姜＝厚朴汤《良方》（0593 方）。

完整网方（表 12 – 41）。

表 12 – 41

厚朴		
0590 方	附子	
0593 方	0146 方	生姜

7. 白术、芍药、甘草药鼎方：△术芍草

方书： 白术＋芍药＋甘草＝白术芍药汤《景岳全书》

主治： 脾经受湿，水泄体重，微满困弱无力，不欲饮食，或暴泄无数，水谷不化，宜此和之。《景岳全书》

用法： 白术炒、芍药炒各一两，甘草炒半两。每用一两水煎服。《景岳全书》

分析： 白术＋芍药＝未名丸《丹溪心法》（0816 方）；芍药＋甘草＝芍药甘草汤《伤寒论》（0732 方）；白术＋甘草＝白术六一汤《太平惠民和剂局方》（0012 方）。

完整网方（表 12 – 42）。

表 12 – 42

白术		
0816 方	芍药	
0012 方	0732 方	甘草

8. 南星、半夏、香附药鼎方：△星夏附

方书： 南星＋半夏＋香附＝（百一）三仙丸《景岳全书》

主治： 一切湿痰痰饮，胸膈烦满，痰涎不利，头目不清。《景岳全书》

用法： 南星、半夏、香附各等份，南星半夏以滚汤泡过、为末，用生姜自然汁和，不可太软。用楮叶或荷叶包住，外以蒲包再包腌之，令发黄色，晒干收用。须五六月内造如腌曲之法。每制丸药，用药二两香附一两，同为细末，面糊为丸绿豆大。每服四五十丸，食后姜汤下。《景岳全书》

分析： 南星＋半夏＝玉液汤《圣济总录》（0333 方）；半夏＋香附＝香清饼《外科证治全生集》（0357 附方）；南星＋香附＝星附丸《杂病源流犀烛》（0357 方）。

完整网方（表 12 – 43）。

表 12 −43

南星		
0333 方	半夏	
0357 方	0357 附方	香附

9. 枳壳、黄芩、白术药鼎方：△枳芩术

方书：枳壳 + 黄芩 + 白术 = 枳壳汤《景岳全书》

主治：治胎漏下血，或因事下血。亦进食和中，并治恶阻。《景岳全书》

用法：枳壳（炒）、黄芩（炙）各半两，白术（炒）一两。上为末。每服一钱，白汤调下 （《景岳全书》）。

分析：枳壳 + 黄芩 = 枳壳汤《保命集》（0609 方）；枳壳 + 白术 = 枳术汤《金匮要略》（0532 方）；黄芩 + 白术 = 黄芩汤《黄帝素问宣明论方》（0901 方）。

完整网方（表 12 −44）。

表 12 −44

枳壳		
0609 方	黄芩	
0532 方	0901 方	白术

10. 玄参、麦冬、生地黄药鼎方：△玄麦地

方书：玄参 + 麦冬 + 生地黄 = 增液汤《温病条辨》

主治：阳明温病，津液不足，大便秘结。

用法：玄参一两、麦冬八钱去心、生地八钱，水八升，煮取三杯，口干则与令饮尽，不便，再作服。《温病条辨》

分析：玄参 + 麦冬 = 玄冬汤《辨证录》（0117 方）；玄参 + 生地黄 = 牙仙丹《辨证录》（0119 方）；麦冬 + 生地黄 = 麦门冬饮《济生方》（0047 方）。

完整网方（表 12 −45）。

表 12 −45

玄参		
0117 方	麦冬	
0119 方	0047 方	生地黄

11. 干姜、人参、半夏药鼎方：△姜参夏

方书：干姜 + 人参 + 半夏 = 干姜人参半夏丸《金匮要略》

主治：妊娠呕吐不止，干姜人参半夏丸主之。《金匮要略》

用法：干姜、人参各一两，半夏二两，三味末之，以生姜汁糊为丸，如梧桐

子大，饮服十丸，日三服。《金匮要略》

分析：干姜＋人参＝黄芽丸《景岳全书》（0540 方）；干姜＋半夏＝半夏干姜散《金匮要略》（0337 方）；人参＋半夏＝半夏人参汤《圣济总录》（0543 方）。

完整网方（表 12－46）。

表 12－46

干姜		
0540 方	人参	
0337 方	0543 方	半夏

12. 大黄、枳实、厚朴药鼎方：△枳朴黄

方书：大黄＋枳实＋厚朴＝小承气汤《伤寒论》；厚朴大黄汤、厚朴三物汤《金匮要略》

主治：痞实而满，小承气汤之证。《伤寒论》第 56，208，209，213，214，250，251，374 条。

支饮胸满者，厚朴大黄汤主之。《金匮要略》

痛而闭者，厚朴三物汤主之。《金匮要略》

用法：小承气汤：大黄四两（酒洗）、厚朴二两（去皮炙）、枳实三枚大者（炙），三味以水四升，煮取一升二合，去滓，分温二服。初服汤，当更衣，不尔者，尽饮之，若更衣者，勿服之。《伤寒论》

厚朴大黄汤：厚朴一尺、大黄六两、枳实四枚，三味以水五升，煮取二升，分温再服。《金匮要略》

厚朴三物汤：厚朴八两、大黄四两、枳实五枚，三味以水一斗二升，先煮二味，取五升，内大黄，煮取三升，温服一升。以利为度。《金匮要略》

分析：大黄＋枳实＝枳壳丸《圣济总录》（0299 方）；大黄＋厚朴＝未名方《孙真人千金方》（0300 方）；枳实＋厚朴＝枳实汤、厚朴汤《圣济总录》（0211 方）。

完整网方（表 12－47）。

表 12－47

大黄		
0299 方	枳实	
0300 方	0211 方	厚朴

13. 杏仁、生姜、胡桃肉药鼎方：

方书：杏仁＋生姜＋胡桃肉＝三生丸《儒门事亲》

主治：咳嗽。

用法：三味各一两，同研为泥，和丸可作十三四丸，临卧烂嚼一丸，声称数服即止。

分析： 杏仁 + 生姜 = 未名方《太平圣惠方》（0766 附方）；杏仁 + 胡桃肉 = 杏仁煎《济生续方》（0763 附方）；生姜 + 胡桃肉 = 胡桃汤《世医得效方》（0377 方）。

完整网方（表 12 - 48）。

表 12 - 48

杏仁		
0766 附方	生姜	
0763 附方	0377 方	胡桃

14. 麦冬、人参、橘皮药鼎方：△参麦橘

方书： 麦冬 + 人参 + 橘皮 = 参橘丸《全生指迷方》

主治： 若热从腹起，上循胸腋、绕颈额，初微而渐至大热，发无时，遇饥则剧，中脘不利，善食而瘦，其色苍黄，肌肉不泽，口唇干燥，由脾气素弱，曾因他病，误服热药，入于脾，脾热则消谷引饮，善消肌肉，其脉濡弱而疾。参橘丸主之。《全生指迷方》

用法： 橘皮三两（洗），麦门冬（去心），人参（去芦），各一两，为末。炼蜜为丸如梧桐子大，食前米饮下三十丸。若嗽，加五味子一两。《全生指迷方》

分析： 麦冬 + 人参 = 参冬饮《症因脉治》（0051 方）；麦冬 + 橘皮 = 麦门冬膏《古今医鉴》（0582 附方）；人参 + 橘皮 = 参橘丸《全生指迷方》（0522 附方）。

完整网方（表 12 - 49）。

表 12 - 49

麦冬		
0051 方	人参	
0582 附方	0522 附方	橘皮

15. 枳壳、黄芪、防风药鼎方：△芪枳风

方书： 枳壳 + 黄芪 + 防风 = 三奇散《普济方》

主治： 痢后，里急后重。

用法： 略。

分析： 枳壳 + 黄芪 = 枳壳汤《朱氏集验方》（0521 方）；枳壳 + 防风 = 防风如神散《妇人大全良方》（0524 方）；黄芪 + 防风 = 黄芪防风汤《医林改错》（0682 方）。

完整网方（表 12 - 50）。

表 12 - 50

枳壳		
0521 方	黄芪	
0524 方	0682 方	防风

16. 黄连、枳壳、槐花药鼎方：△枳连槐

方书：黄连＋枳壳＋槐花＝（活人心统）枳连丸

主治：痢疾，里急后重，赤白相杂。

用法：略。

分析：黄连＋枳壳＝（局方）枳壳汤《景岳全书》（0607 方）；黄连＋槐花＝洗轮散《普济方》（0988 方）；枳壳＋槐花＝净固丸《儒门事亲》（0504 方）

完整网方（表 12 – 51）。

表 12 – 51

黄连		
0607 方	枳壳	
0988 方	0504 方	槐花

17. 麦冬、黄芩、黄连药鼎方：△麦芩连

方书：麦冬＋黄芩＋黄连＝黄连清膈丸《内外伤辨惑论》

主治：心肺间有热，及经中热。

用法：略。

分析：麦冬＋黄连＝门冬丸《普济本事方》（0123 方）；麦冬＋黄芩＝黄芩散《杨氏家藏方》（0428 方）；黄连＋黄芩＝未名方《经验方》（0089 方）。

完整网方（表 12 – 52）。

表 12 – 52

麦冬		
0428 方	黄芩	
0123 方	0089 方	黄连

18. 枳壳、香附、甘草药鼎方：△枳香草

方书：枳壳＋香附＋甘草＝枳壳瘦胎散《沈氏尊生书方》

主治：治孕妇八九月胎气壅满，服之滑胎易产。

用法：略。

分析：枳壳＋香附＝香壳汤《明医指掌》（0213 方）；香附＋甘草＝香草汤《圣济总录》（0214 附方）；枳壳＋甘草＝滑胎枳壳散《普济本事方》（解郁导滞药对方 4）。

完整网方（表 12 – 53）。

表 12 – 53

枳壳		
0213 方	香附	
0213 附方	0214 附方	甘草

19. 大黄、当归、芍药药鼎方：△归芍黄

方书： 大黄 + 当归 + 芍药 = 二气汤《黄帝素问宣明论方》

主治： 月水不调，断绝不产，面黄肌瘦，虚不美食。

用法： 略。

分析： 大黄 + 当归 = 当归导滞散《太平惠民和剂局方》 （0626 方）；当归 + 白芍 = 心肝双解饮《石室秘录》（0019 方）；大黄 + 芍药 = 神明度命丸《备急千金要方》（0627 方）。

完整网方（表 12 – 54）。

表 12 – 54

大黄		
0626 方	当归	
0627 方	0019 方	芍药

20. 黄连、当归、甘草药鼎方：△归连草

方书： 黄连 + 当归 + 甘草 = 黄连汤《景岳全书》

主治： 治便后下血，腹不痛，名温毒下血。《景岳全书》

用法： 黄连、当归各二钱，甘草五分。水二钟，煎八分，食后服。《景岳全书》

分析： 黄连 + 当归 = 黄连散《太平圣惠方》（0619 方）；当归 + 甘草 = 国老膏《疡科捷径》（0023 附方）；黄连 + 甘草 = 黄甘散《仙拈集》（0085 附方）。

完整网方（表 12 – 55）。

表 12 – 55

黄连		
0619 方	当归	
0085 附方	0023 附方	甘草

附

药对方索引

一、内服药药对方索引

0001 黄芪、人参药对方 ………… 37

0002 白术、人参药对方 ………… 38

0003 甘草、人参药对方 ………… 39

0004 大枣、人参药对方 ………… 39

0005 胡桃、人参药对方 ………… 39

0006 蛤蚧、人参药对方 ………… 40

0007 莲子、人参药对方 ………… 40

0008 荔枝、人参药对方 ………… 41

0009 黄芪、甘草药对方 ………… 41

0010 白术、山药药对方 ………… 43

0011 白术、大枣药对方 ………… 43

0012 白术、甘草药对方 ………… 44

0013 大枣、甘草药对方 ………… 44

0014 莲子、芡实药对方 ………… 45

0015 莲子、山药药对方 ………… 45

0016 当归、地黄药对方 ………… 46

0017 阿胶、地黄药对方 ………… 47

0018 生地黄、熟地黄药对方 …… 48

0019 白芍、当归药对方 ………… 49

0020 当归、龙眼肉药对方 ……… 49

0021 龙眼肉、桑椹药对方 ……… 50

0022 枸杞子、龙眼肉药对方 …… 50

0023 当归、人参药对方 ………… 50

0024 阿胶、人参药对方 ………… 51

0025 地黄、人参药对方 ………… 52

0026 人乳、人参药对方 ………… 53

0027 当归、黄芪药对方 ………… 53

0028 白术、地黄药对方 ………… 54

0029 白术、当归药对方 ………… 55

0030 枸杞子、黄精药对方 ……… 55

0031 鹿角胶、人参药对方 ……… 56

0032 当归、鹿茸药对方 ………… 56

0033 鹿茸、山药药对方 ………… 57

0034 鹿角、鹿茸药对方 ………… 57

0035 当归、肉桂药对方 ………… 58

0036 补骨脂、人参药对方 ……… 58

0037 补骨脂、胡桃药对方 ……… 59

0038 补骨脂、杜仲药对方 ……… 60

0039 杜仲、五味子药对方 ……… 60

0040 杜仲、菟丝子药对方 ……… 60

0041 巴戟天、菟丝子药对方 …… 61

0042 菟丝子、五味子药对方 …… 61

0043 枸杞子、菟丝子药对方 …… 61

0044 鹿角、菟丝子药对方 ……… 62

0045 杜仲、续断药对方 ………… 62

0046 地黄、天冬药对方 ………… 63

0047 地黄、麦冬药对方 ………… 64

0048 麦冬、天冬药对方 ………… 65

0049 粳米、麦冬药对方 ………… 65

0050 首乌、脂麻药对方 ………… 66

0051 麦冬、人参药对方 ………… 67

0052 首乌、西洋参药对方 ……… 67

0053 龟甲、紫河车药对方 ……… 68

0054 天冬、五味子药对方 ……… 68

0055 黄芪、五味子药对方 ……… 69

0056 蜂蜜、五味子药对方 ……… 69

0057 黑大豆、桑椹药对方 ……… 70

0058 百合、生地黄药对方 ……… 71

0059 龟甲、生地黄药对方 ……… 71

0060 潼蒺藜、鱼鳔胶药对方 …… 72
0061 薄荷、防风药对方 ………… 73
0062 薄荷、蝉蜕药对方 ………… 73
0063 防风、葛根药对方 ………… 74
0064 葛根、荆芥药对方 ………… 74
0065 荆芥、石膏药对方 ………… 75
0066 蝉蜕、滑石药对方 ………… 75
0067 柴胡、甘草药对方 ………… 75
0068 薄荷、荆芥药对方 ………… 77
0069 豆豉、葛根药对方 ………… 77
0070 豆豉、栀子药对方 ………… 78
0071 石膏、知母药对方 ………… 79
0072 石膏、竹叶药对方 ………… 81
0073 滑石、石膏药对方 ………… 82
0074 青黛、石膏药对方 ………… 83
0075 大黄、黄连药对方 ………… 83
0076 黄芩、栀子药对方 ………… 85
0077 黄柏、知母药对方 ………… 85
0078 黄连、升麻药对方 ………… 87
0079 芦根、茅根药对方 ………… 87
0080 龙胆草、栀子药对方 ……… 88
0081 黄连、龙胆草药对方 ……… 88
0082 苦参、龙胆草药对方 ……… 89
0083 寒水石、石膏药对方 ……… 90
0084 连翘、木通药对方 ………… 91
0085 黄连、木通药对方 ………… 91
0086 黄柏、黄连药对方 ………… 93
0087 大黄、栀子药对方 ………… 95
0088 黄连、栀子药对方 ………… 95
0089 黄连、黄芩药对方 ………… 96
0090 胡黄连、黄连药对方 ……… 96
0091 金银花、夏枯草药对方 …… 97
0092 金银花、蒲公英药对方 …… 97
0093 贝母、金银花药对方 ……… 97
0094 甘草、金银花药对方 ……… 98
0095 板蓝根、甘草药对方 ……… 99

0096 板蓝根、紫草药对方 ……… 99
0097 菊花、紫花地丁药对方 …… 99
0098 红藤、紫花地丁药对方 …… 100
0099 海浮石、金银花药对方 …… 100
0100 苍耳草、蒲公英药对方 …… 101
0101 连翘、瞿麦药对方 ………… 101
0102 射干、升麻药对方 ………… 102
0103 甘草、菊花药对方 ………… 102
0104 大黄、僵蚕药对方 ………… 103
0105 白芷、大黄药对方 ………… 103
0106 大黄、金银花药对方 ……… 105
0107 大青叶、黄连药对方 ……… 105
0108 甘草、夏枯草药对方 ……… 105
0109 黄芩、升麻药对方 ………… 106
0110 大黄、黄芩药对方 ………… 106
0111 羚羊角、犀角药对方 ……… 107
0112 麦冬、犀角药对方 ………… 107
0113 白芍、犀角药对方 ………… 108
0114 黄连、犀角药对方 ………… 108
0115 玳瑁、犀角药对方 ………… 109
0116 犀角、竹沥药对方 ………… 109
0117 麦冬、玄参药对方 ………… 109
0118 石斛、玄参药对方 ………… 110
0119 生地黄、玄参药对方 ……… 110
0120 大青叶、生地黄药对方 …… 111
0121 地骨皮、生地黄药对方 …… 111
0122 黄芩、羚羊角药对方 ……… 111
0123 黄连、麦冬药对方 ………… 112
0124 黄连、生地黄药对方 ……… 113
0125 钩藤、紫草药对方 ………… 113
0126 苍术、黄柏药对方 ………… 114
0127 独活、黄柏药对方 ………… 115
0128 厚朴、黄连药对方 ………… 115
0129 黄连、秦皮药对方 ………… 116
0130 苍术、地榆药对方 ………… 117
0131 萆薢、贯众药对方 ………… 117

0132 贯众、黄连药对方 ………… 118
0133 黄连、苦参药对方 ………… 118
0134 黄柏、苦参药对方 ………… 119
0135 蚕沙、黄柏药对方 ………… 119
0136 桂枝、麻黄药对方 ………… 119
0137 苍术、麻黄药对方 ………… 121
0138 苍术、防风药对方 ………… 121
0139 防风、羌活药对方 ………… 122
0140 白芷、生姜药对方 ………… 122
0141 橘皮、紫苏药对方 ………… 123
0142 白芷、荆芥药对方 ………… 123
0143 葱白、豆豉药对方 ………… 124
0144 白芷、葱白药对方 ………… 125
0145 葱白、生姜药对方 ………… 125
0146 附子、生干姜药对方 ……… 126
0147 草果、附子药对方 ………… 129
0148 附子、硫黄药对方 ………… 130
0149 丁香、附子药对方 ………… 131
0150 丁香、干姜药对方 ………… 131
0151 干姜、乌头药对方 ………… 132
0152 附子、乌头药对方 ………… 132
0153 苍术、乌头药对方 ………… 133
0154 桂枝、乌头药对方 ………… 134
0155 桂枝、生干姜药对方 ……… 134
0156 艾叶、生干姜药对方 ……… 135
0157 生干姜、吴茱萸药对方 …… 136
0158 茯苓、吴茱萸药对方 ……… 137
0159 桂枝、吴茱萸药对方 ……… 138
0160 乌头、吴茱萸药对方 ……… 138
0161 厚朴、吴茱萸药对方 ……… 139
0162 干姜、高良姜药对方 ……… 139
0163 荜澄茄、高良姜药对方 …… 140
0164 乌头、香附药对方 ………… 141
0165 荜茇、厚朴药对方 ………… 141
0166 车前草、旱莲草药对方 …… 142
0167 车前草、桑白皮药对方 …… 142

0168 车前子、冬葵根药对方 …… 142
0169 车前子、石韦药对方 ……… 143
0170 槟榔、车前子药对方 ……… 143
0171 车前子、木通药对方 ……… 144
0172 车前子、玄参药对方 ……… 144
0173 车前子、滑石药对方 ……… 144
0174 海金沙、滑石药对方 ……… 145
0175 赤小豆、桑白皮药对方 …… 145
0176 槟榔、赤茯苓药对方 ……… 145
0177 冬葵子、茯苓药对方 ……… 146
0178 冬葵子、滑石药对方 ……… 147
0179 冬葵子、蒲黄药对方 ……… 147
0180 瞿麦、蒲黄药对方 ………… 147
0181 滑石、蒲黄药对方 ………… 148
0182 滑石、栀子药对方 ………… 148
0183 滑石、石韦药对方 ………… 148
0184 槟榔、石韦药对方 ………… 149
0185 槟榔、赤芍药对方 ………… 149
0186 苍术、草乌药对方 ………… 150
0187 草乌、天麻药对方 ………… 150
0188 天麻、乌头药对方 ………… 151
0189 草乌、荆芥药对方 ………… 151
0190 荆芥、乌头药对方 ………… 151
0191 草乌、赤芍药对方 ………… 152
0192 木瓜、五加皮药对方 ……… 152
0193 牛膝、威灵仙药对方 ……… 152
0194 臭梧桐、豨莶草药对方 …… 153
0195 萆薢、杜仲药对方 ………… 153
0196 独活、秦艽药对方 ………… 154
0197 独活、附子药对方 ………… 154
0198 附子、木瓜药对方 ………… 154
0199 附子、薏苡仁药对方 ……… 155
0200 白附子、附子药对方 ……… 156
0201 茯苓、猪苓药对方 ………… 156
0202 半夏、猪苓药对方 ………… 157
0203 茯苓、厚朴药对方 ………… 158

0204 茯苓、乳香药对方 ………… 159

0205 沉香、赤茯苓药对方 ……… 159

0206 白茯苓、赤茯苓药对方 …… 159

0207 附子、泽泻药对方 ………… 159

0208 茯苓、芡实药对方 ………… 160

0209 葶苈子、吴茱萸药对方 …… 160

0210 海金沙、郁金药对方 ……… 160

0211 厚朴、枳实药对方 ………… 161

0212 槟榔、枳实药对方 ………… 161

0213 香附、枳壳药对方 ………… 162

0214 香附、乌药药对方 ………… 163

0215 沉香、乌药药对方 ………… 165

0216 槟榔、木香药对方 ………… 165

0217 木香、枳壳药对方 ………… 166

0218 沉香、木香药对方 ………… 167

0219 砂仁、香橼药对方 ………… 167

0220 橘皮、枳壳药对方 ………… 168

0221 丁香、柿蒂药对方 ………… 169

0222 丁香、橘皮药对方 ………… 170

0223 半夏、丁香药对方 ………… 170

0224 丁香、木香药对方 ………… 171

0225 白豆蔻、丁香药对方 ……… 171

0226 丁香、枇杷叶药对方 ……… 172

0227 枇杷叶、砂仁药对方 ……… 172

0228 半夏、枇杷叶药对方 ……… 172

0229 橘皮、枇杷叶药对方 ……… 173

0230 橘皮、竹茹药对方 ………… 173

0231 金铃子、吴茱萸药对方 …… 174

0232 茴香、金铃子药对方 ……… 174

0233 巴豆、金铃子药对方 ……… 174

0234 橘叶、青皮药对方 ………… 175

0235 茴香、香附药对方 ………… 176

0236 茴香、荔枝核药对方 ……… 176

0237 荔枝核、木香药对方 ……… 177

0238 荔枝核、香附药对方 ……… 177

0239 艾叶、香附药对方 ………… 177

0240 桂枝、蜘蛛药对方 ………… 178

0241 莱菔子、杏仁药对方 ……… 178

0242 葶苈子、杏仁药对方 ……… 179

0243 麻黄、杏仁药对方 ………… 179

0244 枇杷叶、杏仁药对方 ……… 180

0245 桑白皮、吴茱萸药对方 …… 181

0246 桑白皮、葶苈子药对方 …… 181

0247 葶苈子、紫苏子药对方 …… 181

0248 莱菔子、紫苏子药对方 …… 182

0249 沉香、莱菔子药对方 ……… 182

0250 半夏、桑白皮药对方 ……… 182

0251 没药、乳香药对方 ………… 183

0252 莪术、三棱药对方 ………… 184

0253 蒲黄、五灵脂药对方 ……… 184

0254 莪术、延胡索药对方 ……… 184

0255 荷叶、红花药对方 ………… 185

0256 红花、乳香药对方 ………… 185

0257 红花、苏木药对方 ………… 185

0258 大黄、血竭药对方 ………… 185

0259 没药、血竭药对方 ………… 186

0260 蒲黄、血竭药对方 ………… 186

0261 穿山甲、麝香药对方 ……… 186

0262 鳖甲、穿山甲药对方 ……… 187

0263 白芥子、穿山甲药对方 …… 187

0264 穿山甲、木鳖子药对方 …… 187

0265 斑蝥、穿山甲药对方 ……… 188

0266 穿山甲、瓜蒌药对方 ……… 188

0267 大黄、三棱药对方 ………… 188

0268 斑蝥、延胡索药对方 ……… 189

0269 乳香、皂角刺药对方 ……… 189

0270 阿魏、五灵脂药对方 ……… 190

0271 香附、益母草药对方 ……… 190

0272 当归、益母草药对方 ……… 190

0273 牛膝、益母草药对方 ……… 191

0274 生地黄、益母草药对方 …… 191

0275 小蓟、益母草药对方 ……… 191

0276 当归、延胡索药对方 ……… 191

0277 香附、当归药对方 ……… 192

0278 干漆、牛膝药对方 ……… 192

0279 白蒺藜、当归药对方 ……… 193

0280 当归、没药药对方 ……… 193

0281 金铃子、延胡索药对方 ……… 193

0282 金铃子、莪术药对方 ……… 194

0283 川芎、香附药对方 ……… 194

0284 赤芍、香附药对方 ……… 195

0285 蒲黄、香附药对方 ……… 195

0286 五灵脂、香附药对方 ……… 195

0287 砂仁、五灵脂药对方 ……… 196

0288 大茴香、桃仁药对方 ……… 196

0289 当归、橘皮药对方 ……… 196

0290 茴香、山楂药对方 ……… 197

0291 大黄、芒硝药对方 ……… 197

0292 大黄、皂荚药对方 ……… 199

0293 大黄、葶苈子药对方 ……… 200

0294 大黄、牵牛子药对方 ……… 200

0295 大麻仁、紫苏子药对方 …… 202

0296 沉香、苁蓉药对方 ……… 203

0297 芦荟、朱砂药对方 ……… 203

0298 半夏、硫黄药对方 ……… 204

0299 大黄、枳壳药对方 ……… 204

0300 大黄、厚朴药对方 ……… 205

0301 槟榔、牵牛子药对方 ……… 205

0302 茴香、牵牛子药对方 ……… 206

0303 木香、牵牛子药对方 ……… 207

0304 厚朴、牵牛子药对方 ……… 208

0305 甘遂、牵牛子药对方 ……… 208

0306 半夏、甘遂药对方 ……… 209

0307 甘遂、木香药对方 ……… 209

0308 大戟、甘遂药对方 ……… 210

0309 大戟、干姜药对方 ……… 211

0310 薏苡仁、郁李仁药对方 …… 211

0311 槟榔、使君子药对方 ……… 212

0312 雷丸、使君子药对方 ……… 212

0313 芦荟、使君子药对方 ……… 212

0314 鹤虱、苦楝根皮药对方 …… 213

0315 槟榔、苦楝根皮药对方 …… 213

0316 苦楝根皮、芜荑药对方 …… 213

0317 川芎、金铃子药对方 ……… 213

0318 金铃子、芜荑药对方 ……… 214

0319 槟榔、芜荑药对方 ……… 214

0320 白薇、生地黄药对方 ……… 215

0321 苍术、神曲药对方 ……… 215

0322 白术、神曲药对方 ……… 215

0323 橘皮、神曲药对方 ……… 216

0324 半夏、神曲药对方 ……… 216

0325 莱菔子、神曲药对方 ……… 216

0326 白术、鸡内金药对方 ……… 216

0327 车前子、鸡内金药对方 …… 217

0328 山楂、肉桂药对方 ……… 217

0329 干姜、麦芽药对方 ……… 217

0330 莱菔子、砂仁药对方 ……… 217

0331 半夏、附子药对方 ……… 218

0332 附子、南星药对方 ……… 218

0333 半夏、南星药对方 ……… 219

0334 僵蚕、南星药对方 ……… 221

0335 贝母、南星药对方 ……… 222

0336 南星、生姜药对方 ……… 222

0337 半夏、生干姜药对方 ……… 222

0338 半夏、贝母药对方 ……… 223

0339 贝母、生干姜药对方 ……… 224

0340 半夏、茯苓药对方 ……… 224

0341 瓜蒌、黄连药对方 ……… 225

0342 半夏、瓜蒌药对方 ……… 225

0343 瓜蒌、竹茹药对方 ……… 226

0344 瓜蒌、青黛药对方 ……… 226

0345 蛤粉、青黛药对方 ……… 227

0346 半夏、黄芩药对方 ……… 227

0347 南星、石膏药对方 ……… 228

0348 大黄、南星药对方 ………… 228
0349 南星、牛胆药对方 ………… 228
0350 贝母、蛇胆药对方 ………… 228
0351 莱菔子、皂荚药对方 ………… 229
0352 贝母、莱菔子药对方 ………… 230
0353 贝母、厚朴药对方 ………… 230
0354 半夏、厚朴药对方 ………… 230
0355 半夏、枳实药对方 ………… 231
0356 半夏、橘皮药对方 ………… 231
0357 南星、香附药对方 ………… 232
0358 木香、南星药对方 ………… 232
0359 南星、枳壳药对方 ………… 233
0360 瓜蒌、枳壳药对方 ………… 233
0361 半夏、五灵脂药对方 ………… 234
0362 贝母、穿山甲药对方 ………… 234
0363 川芎、槐角子药对方 ………… 234
0364 明矾、五灵脂药对方 ………… 234
0365 明矾、郁金药对方 ………… 235
0366 牛黄、郁金药对方 ………… 236
0367 瓜蒌、紫草药对方 ………… 236
0368 瓜蒌、没药药对方 ………… 236
0369 瓜蒌、乳香药对方 ………… 237
0370 牡蛎、乳香药对方 ………… 237
0371 贝母、甘草药对方 ………… 238
0372 贝母、知母药对方 ………… 238
0373 杏仁、知母药对方 ………… 239
0374 百合、知母药对方 ………… 239
0375 蜂蜜、杏仁药对方 ………… 240
0376 杏仁、紫菀药对方 ………… 240
0377 胡桃、生姜药对方 ………… 240
0378 蜂蜜、生姜药对方 ………… 241
0379 甘草、橘皮药对方 ………… 242
0380 荸荠、海蜇皮药对方 ………… 243
0381 海藻、昆布药对方 ………… 243
0382 海藻、僵蚕药对方 ………… 244
0383 海藻、黄药子药对方 ………… 244

0384 海藻、黄柏药对方 ………… 244
0385 僵蚕、羌活药对方 ………… 245
0386 白芷、贝母药对方 ………… 245
0387 贝母、皂荚子药对方 ………… 246
0388 牡蛎、皂荚子药对方 ………… 246
0389 连翘、牡蛎药对方 ………… 247
0390 牡蛎、玄参药对方 ………… 248
0391 草果、常山药对方 ………… 248
0392 槟榔、常山药对方 ………… 248
0393 常山、前胡药对方 ………… 249
0394 常山、人参药对方 ………… 249
0395 常山、乌梅药对方 ………… 250
0396 常山、黄丹药对方 ………… 250
0397 茶叶、硫黄药对方 ………… 250
0398 黄丹、青蒿药对方 ………… 251
0399 桂枝、青蒿药对方 ………… 252
0400 白术、生姜药对方 ………… 252
0401 大黄、附子药对方 ………… 253
0402 附子、石膏药对方 ………… 254
0403 附子、黄连药对方 ………… 255
0404 附子、栀子药对方 ………… 256
0405 生干姜、栀子药对方 ………… 257
0406 黄连、生干姜药对方 ………… 257
0407 生姜、知母药对方 ………… 259
0408 高良姜、栀子药对方 ………… 259
0409 高良姜、青木香药对方 ……… 260
0410 黄连、吴茱萸药对方 ………… 260
0411 龟甲胶、鹿角胶药对方 ……… 262
0412 鹿角胶、生地黄药对方 ……… 262
0413 黑木耳、鹿角胶药对方 ……… 262
0414 鹿角胶、人乳药对方 ………… 263
0415 鹿角、麋角药对方 ………… 263
0416 肉桂、熟地黄药对方 ………… 263
0417 熟地黄、菟丝子药对方 ……… 263
0418 麦冬、菟丝子药对方 ………… 264
0419 地黄、枸杞子药对方 ………… 264

0420 山药、紫河车药对方 ……… 265
0421 龟甲、黄柏药对方 …………… 265
0422 龟甲、牡蛎药对方 …………… 265
0423 鳖甲、牡蛎药对方 …………… 265
0424 鳖甲、灯心药对方 …………… 266
0425 鳖甲、大黄药对方 …………… 266
0426 大黄、地黄药对方 …………… 266
0427 黄芩、天冬药对方 …………… 267
0428 黄芩、麦冬药对方 …………… 268
0429 麦冬、知母药对方 …………… 268
0430 桑椹、夏枯草药对方 ………… 268
0431 附子、鹿茸药对方 …………… 268
0432 附子、鹿角药对方 …………… 269
0433 鹿茸、阳起石药对方 ………… 270
0434 附子、菟丝子药对方 ………… 270
0435 补骨脂、胡芦巴药对方 …… 271
0436 巴戟天、胡芦巴药对方 …… 271
0437 巴戟天、半夏药对方 ……… 271
0438 巴戟天、川椒药对方 ……… 272
0439 高良姜、肉桂药对方 ……… 272
0440 茯苓、肉桂药对方 ………… 272
0441 苍术、熟地黄药对方 ……… 274
0442 苍术、首乌药对方 ………… 274
0443 苍术、枸杞子药对方 ……… 274
0444 苍术、桑椹药对方 ………… 275
0445 苍术、脂麻药对方 ………… 275
0446 草乌、首乌药对方 ………… 276
0447 牵牛子、天冬药对方 ……… 276
0448 大枣、附子药对方 ………… 276
0449 茯苓、麦冬药对方 ………… 277
0450 茯苓、玉竹药对方 ………… 278
0451 黄连、肉桂药对方 ………… 278
0452 大黄、肉桂药对方 ………… 278
0453 巴戟天、大黄药对方 ……… 279
0454 地骨皮、鹿骨药对方 ……… 279
0455 车前子、菟丝子药对方 …… 280

0456 菟丝子、玄参药对方 ……… 280
0457 菊花、菟丝子药对方 ……… 280
0458 枸杞子、菊花药对方 ……… 281
0459 杜仲、生地黄药对方 ……… 281
0460 杜仲、牡蛎药对方 ………… 281
0461 白芍、茜草药对方 ………… 282
0462 白芍、紫草药对方 ………… 283
0463 当归、郁金药对方 ………… 283
0464 川芎、当归药对方 ………… 283
0465 当归、五灵脂药对方 ……… 284
0466 人参、三七药对方 ………… 285
0467 人参、苏木药对方 ………… 285
0468 黄芪、皂角刺药对方 ……… 286
0469 黄芪、五灵脂药对方 ……… 286
0470 川芎、黄芪药对方 ………… 286
0471 阿胶、蒲黄药对方 ………… 287
0472 阿胶、白及药对方 ………… 287
0473 阿胶、艾叶药对方 ………… 287
0474 阿胶、血余药对方 ………… 288
0475 阿胶、蛤粉药对方 ………… 288
0476 阿胶、白蔹药对方 ………… 289
0477 阿胶、棕榈药对方 ………… 289
0478 白芍、侧柏叶药对方 ……… 289
0479 侧柏叶、人参药对方 ……… 289
0480 莲子心、人参药对方 ……… 290
0481 人参、蜀葵花药对方 ……… 290
0482 黄芪、卷柏药对方 ………… 290
0483 黄芪、紫背浮萍药对方 …… 291
0484 侧柏叶、沙参药对方 ……… 291
0485 白术、槐花药对方 ………… 291
0486 秋石、山药药对方 ………… 291
0487 荷叶、藕节药对方 ………… 292
0488 荷叶、蒲黄药对方 ………… 292
0489 蒲黄、郁金药对方 ………… 292
0490 槐花、郁金药对方 ………… 293
0491 地榆、卷柏药对方 ………… 293

0492 牡丹皮、防风药对方 ……… 294
0493 荆芥、桃仁药对方 ………… 294
0494 川芎、羌活药对方 ………… 294
0495 川芎、蔓荆子药对方 ……… 295
0496 茶叶、乳香药对方 ………… 295
0497 防风、蒲黄药对方 ………… 296
0498 葛根、小蓟药对方 ………… 296
0499 葛根、茅花药对方 ………… 297
0500 槐花、荆芥药对方 ………… 297
0501 代赭石、旋覆花药对方 …… 297
0502 代赭石、香附药对方 ……… 298
0503 香附、棕榈皮药对方 ……… 298
0504 槐花、枳壳药对方 ………… 299
0505 沉香、乳香药对方 ………… 299
0506 乳香、枳壳药对方 ………… 299
0507 川芎、枳壳药对方 ………… 300
0508 皂角刺、枳实药对方 ……… 300
0509 白芍、枳实药对方 ………… 300
0510 生地黄、枳壳药对方 ……… 301
0511 阿胶、枳壳药对方 ………… 301
0512 阿胶、沉香药对方 ………… 301
0513 人参、升麻药对方 ………… 302
0514 葛根、人参药对方 ………… 302
0515 葛根、黄芪药对方 ………… 303
0516 黄芪、桔梗药对方 ………… 303
0517 荷叶、黄芪药对方 ………… 303
0518 丁香、人参药对方 ………… 303
0519 沉香、人参药对方 ………… 304
0520 人参、枳壳药对方 ………… 304
0521 黄芪、枳壳药对方 ………… 304
0522 黄芪、橘皮药对方 ………… 305
0523 桔梗、枳壳药对方 ………… 305
0524 防风、枳壳药对方 ………… 306
0525 川芎、大黄药对方 ………… 307
0526 大黄、葛根药对方 ………… 307
0527 藿香、香附药对方 ………… 308

0528 桔梗、牵牛子药对方 ……… 308
0529 车前子、升麻药对方 ……… 308
0530 大黄、荆芥药对方 ………… 309
0531 白术、苍术药对方 ………… 309
0532 白术、枳实药对方 ………… 309
0533 白术、大黄药对方 ………… 311
0534 大黄、牡蛎药对方 ………… 311
0535 大黄、诃子药对方 ………… 311
0536 诃子、麻黄药对方 ………… 312
0537 生姜、五味子药对方 ……… 312
0538 车前子、罂粟壳药对方 …… 313
0539 附子、人参药对方 ………… 314
0540 人参、生干姜药对方 ……… 315
0541 高良姜、人参药对方 ……… 317
0542 人参、吴茱萸药对方 ……… 318
0543 半夏、人参药对方 ………… 318
0544 南星、人参药对方 ………… 319
0545 茯苓、人参药对方 ………… 319
0546 防己、人参药对方 ………… 319
0547 车前子、人参药对方 ……… 320
0548 人参、葶苈子药对方 ……… 320
0549 附子、黄芪药对方 ………… 321
0550 茯苓、黄芪药对方 ………… 321
0551 滑石、黄芪药对方 ………… 322
0552 白术、附子药对方 ………… 322
0553 白术、半夏药对方 ………… 323
0554 白术、茯苓药对方 ………… 323
0555 白术、泽泻药对方 ………… 324
0556 白术、滑石药对方 ………… 325
0557 白术、薏苡仁药对方 ……… 325
0558 白术、车前子药对方 ……… 325
0559 黄连、人参药对方 ………… 326
0560 黄芩、人参药对方 ………… 326
0561 人参、玄参药对方 ………… 326
0562 苦参、人参药对方 ………… 326
0563 人参、熊胆药对方 ………… 327

0564 牛黄、人参药对方 ………… 327
0565 人参、珍珠药对方 ………… 327
0566 赤芍、人参药对方 ………… 327
0567 诃子、人参药对方 ………… 328
0568 大黄、人参药对方 ………… 328
0569 金银花、人参药对方 ……… 329
0570 樗根皮、人参药对方 ……… 329
0571 人参、银柴胡药对方 ……… 329
0572 牛蒡子、人参药对方 ……… 329
0573 人参、天花粉药对方 ……… 330
0574 地龙、人参药对方 ………… 330
0575 黄连、黄芪药对方 ………… 331
0576 黄连、沙参药对方 ………… 331
0577 白术、黄连药对方 ………… 331
0578 白术、茅根药对方 ………… 331
0579 橘皮、西洋参药对方 ……… 332
0580 地黄、砂仁药对方 ………… 332
0581 鳖甲、槟榔药对方 ………… 332
0582 槟榔、麦冬药对方 ………… 333
0583 天冬、乌药药对方 ………… 333
0584 菖蒲、肉桂药对方 ………… 333
0585 鹿茸、砂仁药对方 ………… 334
0586 砂仁、益智仁药对方 ……… 335
0587 厚朴、益智仁药对方 ……… 335
0588 补骨脂、茴香药对方 ……… 335
0589 沉香、附子药对方 ………… 336
0590 厚朴、附子药对方 ………… 337
0591 附子、枳实药对方 ………… 337
0592 附子、木香药对方 ………… 338
0593 厚朴、生干姜药对方 ……… 339
0594 橘皮、生干姜药对方 ……… 339
0595 藿香、橘皮药对方 ………… 340
0596 苍术、橘皮药对方 ………… 341
0597 橘皮、吴茱萸药对方 ……… 341
0598 槟榔、橘皮药对方 ………… 342
0599 地龙、茴香药对方 ………… 342

0600 茯苓、木香药对方 ………… 343
0601 黄连、香附药对方 ………… 343
0602 夏枯草、香附药对方 ……… 344
0603 大黄、香附药对方 ………… 344
0604 大黄、木香药对方 ………… 345
0605 黄连、木香药对方 ………… 345
0606 苦参、木香药对方 ………… 346
0607 黄连、枳壳药对方 ………… 347
0608 苦参、枳壳药对方 ………… 347
0609 黄芩、枳壳药对方 ………… 349
0610 橘皮、栀子药对方 ………… 349
0611 黄连、橘皮药对方 ………… 349
0612 荆芥、玄参药对方 ………… 350
0613 蒲黄、生地黄药对方 ……… 350
0614 阿胶、黄连药对方 ………… 350
0615 阿胶、黄芩药对方 ………… 351
0616 阿胶、栀子药对方 ………… 351
0617 阿胶、椿根皮药对方 ……… 351
0618 当归、黄芩药对方 ………… 351
0619 当归、黄连药对方 ………… 352
0620 当归、黄柏药对方 ………… 352
0621 当归、苦参药对方 ………… 353
0622 赤小豆、当归药对方 ……… 353
0623 当归、龙胆草药对方 ……… 353
0624 当归、金银花药对方 ……… 354
0625 当归、玄明粉药对方 ……… 354
0626 大黄、当归药对方 ………… 354
0627 白芍、大黄药对方 ………… 355
0628 白芍、黄连药对方 ………… 355
0629 白芍、黄芩药对方 ………… 355
0630 白芍、栀子药对方 ………… 356
0631 白芍、黄柏药对方 ………… 356
0632 白芍、白薇药对方 ………… 356
0633 当归、生干姜药对方 ……… 357
0634 当归、附子药对方 ………… 357
0635 当归、独活药对方 ………… 358

0636 苍术、当归药对方 …………… 358
0637 当归、吴茱萸药对方 ………… 358
0638 白芍、干姜药对方 …………… 359
0639 白芍、桂枝药对方 …………… 359
0640 白芍、虎骨药对方 …………… 360
0641 附子、生地黄药对方 ………… 360
0642 生地黄、细辛药对方 ………… 360
0643 桂枝、生地黄药对方 ………… 361
0644 独活、生地黄药对方 ………… 361
0645 茯苓、生地黄药对方 ………… 362
0646 车前草、生地黄药对方 …… 362
0647 地肤子、生地黄药对方 …… 362
0648 地黄、生干姜药对方 ………… 363
0649 川椒、地黄药对方 …………… 364
0650 白芷、当归药对方 …………… 365
0651 阿胶、黄葵子药对方 ………… 365
0652 半夏、黄明胶药对方 ………… 366
0653 赤芍、首乌药对方 …………… 366
0654 牛膝、首乌药对方 …………… 367
0655 牛膝、生地黄药对方 ………… 367
0656 鹿茸、山楂药对方 …………… 368
0657 鹿角、牛膝药对方 …………… 368
0658 补骨脂、皂角刺药对方 …… 369
0659 防己、泽兰药对方 …………… 369
0660 萆薢、川芎药对方 …………… 369
0661 牛膝、乌头药对方 …………… 370
0662 穿山甲、猪苓药对方 ………… 370
0663 乌头、五灵脂药对方 ……… 371
0664 高良姜、没药药对方 ………… 372
0665 莪术、高良姜药对方 ……… 373
0666 莪术、附子药对方 …………… 373
0667 干姜、桃仁药对方 …………… 373
0668 桃仁、葶苈子药对方 ………… 374
0669 大黄、桃仁药对方 …………… 374
0670 大黄、郁金药对方 …………… 374
0671 赤芍、黄柏药对方 …………… 375

0672 川芎、生地黄药对方 ……… 375
0673 大黄、皂角刺药对方 ………… 376
0674 黄柏、皂角刺药对方 ………… 377
0675 牛膝、蒲公英药对方 ………… 377
0676 川芎、栀子药对方 …………… 377
0677 乳香、天花粉药对方 ………… 378
0678 凌霄花、栀子药对方 ………… 378
0679 人参、紫苏药对方 …………… 379
0680 柴胡、人参药对方 …………… 379
0681 荆芥、人参药对方 …………… 379
0682 防风、黄芪药对方 …………… 380
0683 当归、葛根药对方 …………… 380
0684 当归、独活药对方 …………… 380
0685 当归、荆芥药对方 …………… 381
0686 地黄、荆芥药对方 …………… 381
0687 豆豉、生地黄药对方 ………… 382
0688 薄荷、生地黄药对方 ……… 382
0689 附子、肉桂药对方 …………… 383
0690 麻黄、肉桂药对方 …………… 383
0691 豆豉、芒硝药对方 …………… 383
0692 豆豉、薤白药对方 …………… 384
0693 大蒜、豆豉药对方 …………… 384
0694 半夏、麻黄药对方 …………… 385
0695 半夏、柴胡药对方 …………… 385
0696 白术、香薷药对方 …………… 385
0697 莱菔子、羌活药对方 ………… 385
0698 木通、羌活药对方 …………… 386
0699 茯苓、紫背浮萍药对方 …… 386
0700 车前子、桑叶药对方 ………… 386
0701 豆豉、枳壳药对方 …………… 388
0702 牛黄、朱砂药对方 …………… 388
0703 蝉蜕、朱砂药对方 …………… 390
0704 牡蛎、蜀漆药对方 …………… 390
0705 地龙、苦参药对方 …………… 391
0706 寒水石、黄连药对方 ……… 391
0707 龙胆草、铁粉药对方 ……… 391

0708 硝石、朱砂药对方 ……… 392

0709 龙齿、朱砂药对方 ……… 393

0710 百合、紫苏药对方 ……… 393

0711 半夏、夏枯草药对方 …… 394

0712 半夏、秫米药对方 ……… 394

0713 茯神、香附药对方 ……… 395

0714 沉香、茯神药对方 ……… 395

0715 茯神、菟丝子药对方 …… 396

0716 茯苓、黄连药对方 ……… 396

0717 菖蒲、远志药对方 ……… 397

0718 生地黄、酸枣仁药对方 …… 397

0719 地榆叶、酸枣仁药对方 …… 398

0720 白芷、防风药对方 ……… 398

0721 白芷、黄芩药对方 ……… 398

0722 白芷、川芎药对方 ……… 399

0723 川芎、菊花药对方 ……… 400

0724 川芎、乌药药对方 ……… 400

0725 川芎、附子药对方 ……… 401

0726 桂枝、枳壳药对方 ……… 402

0727 柏子仁、桂枝药对方 …… 402

0728 瓜蒌、桂枝药对方 ……… 403

0729 槟榔、桂枝药对方 ……… 403

0730 茴香、枳壳药对方 ……… 403

0731 射干、吴茱萸药对方 …… 404

0732 白芍、甘草药对方 ……… 404

0733 百合、乌药药对方 ……… 405

0734 苍术、藁本药对方 ……… 405

0735 桂枝、姜黄药对方 ……… 406

0736 槟榔、姜黄药对方 ……… 406

0737 高良姜、香附药对方 …… 406

0738 高良姜、五灵脂药对方 …… 407

0739 干姜、五灵脂药对方 …… 407

0740 甘草、五灵脂药对方 …… 408

0741 木香、延胡索药对方 …… 408

0742 胡椒、延胡索药对方 …… 408

0743 赤芍、高良姜药对方 …… 409

0744 槟榔、高良姜药对方 …… 409

0745 槟榔、五灵脂药对方 …… 409

0746 山楂、苏木药对方 ……… 410

0747 当归、乌药药对方 ……… 410

0748 姜黄、没药药对方 ……… 410

0749 莱菔子、乳香药对方 …… 410

0750 小茴香、延胡索药对方 …… 411

0751 大黄、生姜药对方 ……… 411

0752 杜仲、五加皮药对方 …… 411

0753 白术、杜仲药对方 ……… 411

0754 补骨脂、牵牛子药对方 …… 412

0755 附子、牵牛子药对方 …… 412

0756 牛膝、菟丝子药对方 …… 412

0757 木香、乳香药对方 ……… 413

0758 红花、神曲药对方 ……… 413

0759 胡黄连、吴茱萸药对方 …… 413

0760 白蒺藜、山楂药对方 …… 414

0761 款冬花、紫菀药对方 …… 414

0762 百合、款冬花药对方 …… 414

0763 桃仁、杏仁药对方 ……… 415

0764 半夏、杏仁药对方 ……… 415

0765 马兜铃、杏仁药对方 …… 416

0766 防己、马兜铃药对方 …… 417

0767 莱菔子、生姜药对方 …… 417

0768 五味子、紫菀药对方 …… 418

0769 五味子、罂粟壳药对方 …… 418

0770 豆豉、砒石药对方 ……… 419

0771 川芎、天麻药对方 ……… 420

0772 防风、南星药对方 ……… 420

0773 独活、荆芥药对方 ……… 421

0774 磁石、朱砂药对方 ……… 421

0775 全蝎、蜈蚣药对方 ……… 422

0776 蝉蜕、全蝎药对方 ……… 423

0777 蝉蜕、僵蚕药对方 ……… 423

0778 全蝎、麝香药对方 ……… 424

0779 桑叶、脂麻药对方 ……… 424

0780 旱莲草、女贞子药对方 …… 425
0781 大蓟、小蓟药对方 ………… 425
0782 茅根、小蓟药对方 ………… 426
0783 莲房、棕榈药对方 ………… 426
0784 防风、黄芩药对方 ………… 427
0785 侧柏叶、木贼草药对方 …… 427
0786 干姜、茅根药对方 ………… 428
0787 龙骨、蒲黄药对方 ………… 428
0788 僵蚕、乌梅药对方 ………… 429
0789 地榆、槐花药对方 ………… 429
0790 地榆、生地黄药对方 ……… 430
0791 贯众、槐花药对方 ………… 430
0792 侧柏叶、槐花药对方 ……… 431
0793 苦参、生地黄药对方 ……… 431
0794 黄柏、生地黄药对方 ……… 432
0795 胡黄连、生地黄药对方 …… 432
0796 大蓟、生地黄药对方 ……… 433
0797 大黄、秋石药对方 ………… 433
0798 茜草、紫菀药对方 ………… 433
0799 茅根、鲜藕药对方 ………… 433
0800 柴胡、薏苡仁药对方 ……… 434
0801 豆豉、黄连药对方 ………… 434
0802 生地黄、竹茹药对方 ……… 435
0803 藕节、生地黄药对方 ……… 435
0804 侧柏叶、茅根药对方 ……… 435
0805 蒲黄、青黛药对方 ………… 435
0806 肉豆蔻、罂粟壳药对方 …… 436
0807 补骨脂、肉豆蔻药对方 …… 436
0808 肉豆蔻、钟乳石药对方 …… 437
0809 滑石、肉豆蔻药对方 ……… 437
0810 附子、肉豆蔻药对方 ……… 437
0811 木香、肉豆蔻药对方 ……… 438
0812 藿香、肉豆蔻药对方 ……… 438
0813 苍术、肉豆蔻药对方 ……… 439
0814 川椒、肉豆蔻药对方 ……… 440
0815 苍术、川椒药对方 ………… 440

0816 白芍、白术药对方 ………… 440
0817 白术、厚朴药对方 ………… 441
0818 吴茱萸、五味子药对方 …… 441
0819 神曲、吴茱萸药对方 ……… 441
0820 黄连、硫黄药对方 ………… 442
0821 赤石脂、干姜药对方 ……… 442
0822 赤石脂、禹余粮药对方 …… 443
0823 附子、明矾药对方 ………… 444
0824 丁香、明矾药对方 ………… 445
0825 诃子、明矾药对方 ………… 445
0826 艾叶、黄连药对方 ………… 446
0827 黄连、乌梅药对方 ………… 446
0828 硫黄、薏苡仁药对方 ……… 447
0829 侧柏叶、黄连药对方 ……… 448
0830 侧柏叶、地榆药对方 ……… 448
0831 地榆、犀角药对方 ………… 448
0832 艾叶、白头翁药对方 ……… 449
0833 车前草、凤尾草药对方 …… 449
0834 金樱子、罂粟壳药对方 …… 449
0835 诃子、罂粟壳药对方 ……… 449
0836 槟榔、罂粟壳药对方 ……… 450
0837 乌梅、益母草药对方 ……… 450
0838 诃子、桑白皮药对方 ……… 451
0839 樗根皮、滑石药对方 ……… 451
0840 零陵香、木香药对方 ……… 451
0841 龙骨、牡蛎药对方 ………… 452
0842 浮小麦、牡蛎药对方 ……… 452
0843 龙骨、麻黄根药对方 ……… 452
0844 椒目、麻黄根药对方 ……… 453
0845 麻黄根、石膏药对方 ……… 453
0846 黄芪、麻黄根药对方 ……… 453
0847 防风、龙胆草药对方 ……… 454
0848 黑大豆、黄芪药对方 ……… 454
0849 海螵蛸、茜草药对方 ……… 455
0850 白术、鸡冠花药对方 ……… 455
0851 苦参、牡蛎药对方 ………… 456

0852 硫黄、牡蛎药对方 ………… 456

0853 草果、乳香药对方 ………… 456

0854 附子、牛角腮药对方 ………… 457

0855 白蒺藜、车前子药对方 ……… 457

0856 柏子仁、棉花子药对方 ……… 457

0857 金樱子、芡实药对方 ………… 457

0858 龙骨、石莲子药对方 ………… 458

0859 茯苓、石莲子药对方 ………… 458

0860 茯苓、鹿角霜药对方 ………… 459

0861 茯苓、五倍子药对方 ………… 459

0862 甘草、五倍子药对方 ………… 460

0863 桑白皮、石榴皮药对方 …… 460

0864 诃子、龙骨药对方 ………… 460

0865 韭子、龙骨药对方 ………… 461

0866 桑螵蛸、象牙屑药对方 …… 461

0867 甘草、牛蒡子药对方 ……… 461

0868 僵蚕、牛蒡子药对方 ……… 462

0869 甘草、僵蚕药对方 ………… 463

0870 甘草、桔梗药对方 ………… 463

0871 山豆根、射干药对方 ……… 464

0872 牛黄、珍珠药对方 ………… 464

0873 石膏、竹茹药对方 ………… 465

0874 芦根、青果药对方 ………… 465

0875 谷精草、夜明砂药对方 …… 465

0876 石决明、夜明砂药对方 …… 466

0877 苍术、夜明砂药对方 ……… 466

0878 苍术、木贼草药对方 ……… 467

0879 谷精草、石决明药对方 …… 468

0880 防风、谷精草药对方 ……… 468

0881 龙胆草、麻黄药对方 ……… 468

0882 黄连、羊肝药对方 ………… 469

0883 川椒、菊花药对方 ………… 469

0884 菊花、桑叶药对方 ………… 470

0885 蝉蜕、菊花药对方 ………… 471

0886 车前子、黄连药对方 ……… 471

0887 黄精、蔓荆子药对方 ……… 472

0888 牡蛎、天花粉药对方 ……… 472

0889 黄连、天花粉药对方 ……… 473

0890 麦冬、天花粉药对方 ……… 473

0891 黑大豆、天花粉药对方 …… 473

0892 天花粉、紫背浮萍药对方 … 474

0893 黄连、芦根药对方 ………… 474

0894 麦冬、乌梅药对方 ………… 475

0895 麦冬、竹茹药对方 ………… 475

0896 蜂蜜、茯苓药对方 ………… 475

0897 乌药、益智仁药对方 ……… 476

0898 桑螵蛸、益智仁药对方 …… 477

0899 龙骨、桑螵蛸药对方 ……… 477

0900 赤石脂、牡蛎药对方 ……… 477

0901 白术、黄芩药对方 ………… 478

0902 大枣、知母药对方 ………… 479

0903 杜仲、黑枣药对方 ………… 479

0904 香附、紫苏药对方 ………… 479

0905 茵陈、栀子药对方 ………… 480

0906 麻黄、茵陈药对方 ………… 480

0907 紫苏叶、茵陈药对方 ……… 481

0908 乌梅、茵陈药对方 ………… 481

0909 天花粉、茵陈药对方 ……… 481

0910 白鲜皮、茵陈药对方 ……… 481

0911 椒目、芫花药对方 ………… 482

0912 黄芪、木蓝皮药对方 ……… 482

0913 明矾、硝石药对方 ………… 482

0914 滑石、明矾药对方 ………… 483

0915 鳖甲、银柴胡药对方 ……… 484

0916 胡黄连、五灵脂药对方 …… 484

0917 柴胡、胡黄连药对方 ……… 484

0918 大黄、秦艽药对方 ………… 485

0919 荆芥、青蒿药对方 ………… 485

0920 柴胡、地骨皮药对方 ……… 486

0921 穿山甲、磁石药对方 ……… 486

0922 穿山甲、胡桃药对方 ……… 487

0923 通草、猪蹄药对方 ………… 487

0924 川芎、地龙药对方 …………… 488

0925 牛膝、麝香药对方 …………… 489

0926 菖蒲、麝香药对方 …………… 489

0927 僵蚕、明矾药对方 …………… 490

0928 明矾、皂荚药对方 …………… 491

0929 橘皮、麝香药对方 …………… 492

0930 白及、泽兰药对方 …………… 493

0931 甘草、蔓荆子药对方 ………… 493

0932 蛤粉、皂角刺药对方 ………… 493

0933 白蔹、川楝皮药对方 ………… 493

0934 白蔹、合欢皮药对方 ………… 494

0935 大黄、蜀葵药对方 …………… 494

0936 贝母、鲤鱼药对方 …………… 494

0937 茜草、生地黄药对方 ………… 495

0938 侧柏叶、当归药对方 ………… 495

0939 侧柏叶、松香药对方 ………… 495

0940 三叶酸、桑椹药对方 ………… 496

0941 川椒、土茯苓药对方 ………… 496

0942 生姜、土茯苓药对方 ………… 496

0943 乳香、土茯苓药对方 ………… 496

0944 大黄、琥珀药对方 …………… 497

0945 靛花、硫黄药对方 …………… 497

0946 向日葵子、鸦胆子药对方 … 497

0947 柏子仁、鹿茸药对方 ………… 498

0948 柏子仁、茯苓药对方 ………… 498

0949 覆盆子、蛇床子药对方 …… 498

0950 川椒、吴茱萸药对方 ………… 498

二、外用药药对方索引

0951 白芷、雄黄药对方 …………… 499

0952 白芷、川椒药对方 …………… 499

0953 白芷、僵蚕药对方 …………… 500

0954 白芷、明矾药对方 …………… 500

0955 明矾、槐花药对方 …………… 501

0956 明矾、雄黄药对方 …………… 501

0957 雄黄、紫草药对方 …………… 503

0958 青黛、雄黄药对方 …………… 503

0959 冰片、青黛药对方 …………… 504

0960 马齿苋、青黛药对方 ………… 504

0961 寒水石、青黛药对方 ………… 505

0962 黄柏、青黛药对方 …………… 505

0963 黄柏、栀子药对方 …………… 506

0964 黄柏、黄芩药对方 …………… 506

0965 大黄、黄柏药对方 …………… 507

0966 黄柏、乳香药对方 …………… 507

0967 黄柏、乌头药对方 …………… 507

0968 草乌、乌头药对方 …………… 508

0969 赤芍、当归药对方 …………… 509

0970 石膏、细辛药对方 …………… 509

0971 大黄、硫黄药对方 …………… 510

0972 苦参、硫黄药对方 …………… 510

0973 硫黄、吴茱萸药对方 ………… 510

0974 鸡内金、郁金药对方 ………… 511

0975 白及、郁金药对方 …………… 511

0976 白及、五灵脂药对方 ………… 512

0977 木香、生地黄药对方 ………… 512

0978 木香、麝香药对方 …………… 513

0979 蟾酥、麝香药对方 …………… 514

0980 地龙、麝香药对方 …………… 514

0981 地龙、芒硝药对方 …………… 514

0982 地龙、蜈蚣药对方 …………… 515

0983 艾叶、首乌药对方 …………… 515

0984 蟾酥、雄黄药对方 …………… 516

0985 苍耳子、乌梅药对方 ………… 516

0986 海螵蛸、蒲黄药对方 ………… 517

0987 蜂蜜、羊胆药对方 …………… 517

0988 槐花、黄连药对方 …………… 518

0989 槟榔、黄连药对方 …………… 519

0990 黄连、密陀僧药对方 ………… 520

0991 黄连、款冬花药对方 ………… 521

0992 芙蓉叶、土茯苓药对方 …… 521

0993 大黄、芙蓉叶药对方 ………… 522

0994 芙蓉叶、紫金皮药对方 …… 522

0995 芙蓉叶、黄荆子药对方 ⋯⋯ 523

0996 刘寄奴、马鞭草药对方 ⋯⋯ 523

0997 刘寄奴、马齿苋药对方 ⋯⋯ 523

0998 蔓荆子、五倍子药对方 ⋯⋯ 523

0999 白芥子、高良姜药对方 ⋯⋯ 524

1000 地龙、紫背浮萍药对方 ⋯⋯ 524

药对医案索引

001 青黛合蚌粉案 ⋯⋯⋯⋯⋯ 529

002 蚌粉合朱砂案 ⋯⋯⋯⋯⋯ 529

003 黄连合肉桂案 ⋯⋯⋯⋯⋯ 529

004 黄连合黄芩案 ⋯⋯⋯⋯⋯ 530

005 黄芩合阿胶案 ⋯⋯⋯⋯⋯ 530

006 肉桂合细辛案 ⋯⋯⋯⋯⋯ 531

007 大黄合肉桂案 ⋯⋯⋯⋯⋯ 531

008 巴戟天合大黄案 ⋯⋯⋯⋯ 531

009 补骨脂合胡桃肉案 ⋯⋯⋯ 531

010 补骨脂合肉豆蔻案 ⋯⋯⋯ 531

011 五味子合吴茱萸案 ⋯⋯⋯ 532

012 吴茱萸合茯苓案 ⋯⋯⋯⋯ 532

013 茯苓合胡黄连案 ⋯⋯⋯⋯ 532

014 茯苓合艾叶案 ⋯⋯⋯⋯⋯ 532

015 黄芪合茯苓案 ⋯⋯⋯⋯⋯ 532

016 黄芪合当归案 ⋯⋯⋯⋯⋯ 532

017 蒲黄合五灵脂案 ⋯⋯⋯⋯ 533

018 五灵脂合没药案 ⋯⋯⋯⋯ 533

019 五灵脂合雄黄案 ⋯⋯⋯⋯ 533

020 半夏合硫黄案 ⋯⋯⋯⋯⋯ 533

021 硫黄合硝石案 ⋯⋯⋯⋯⋯ 533

022 五味子合白矾案 ⋯⋯⋯⋯ 534

023 白矾合郁金案 ⋯⋯⋯⋯⋯ 534

024 白矾合滑石案 ⋯⋯⋯⋯⋯ 534

025 百合合生地黄案 ⋯⋯⋯⋯ 534

026 生地黄合皂角案 ⋯⋯⋯⋯ 534

027 百部合半夏案 ⋯⋯⋯⋯⋯ 535

028 白茅根合沉香案 ⋯⋯⋯⋯ 535

029 生姜合茶叶案 ⋯⋯⋯⋯⋯ 535

030 高良姜合香附案 ⋯⋯⋯⋯ 535

031 高良姜合干姜案 ⋯⋯⋯⋯ 535

032 干姜合附子案 ⋯⋯⋯⋯⋯ 535

033 附子合当归案 ⋯⋯⋯⋯⋯ 536

034 当归合熟地黄案 ⋯⋯⋯⋯ 536

035 黄芩合白术案 ⋯⋯⋯⋯⋯ 536

036 人参合白术案 ⋯⋯⋯⋯⋯ 536

037 人参合熟地黄案 ⋯⋯⋯⋯ 536

038 人参合大黄案 ⋯⋯⋯⋯⋯ 537

039 人参合首乌案 ⋯⋯⋯⋯⋯ 537

040 人参合麻黄案 ⋯⋯⋯⋯⋯ 537

041 人参合木通案 ⋯⋯⋯⋯⋯ 537

042 人参合附子案 ⋯⋯⋯⋯⋯ 537

043 人参合当归案 ⋯⋯⋯⋯⋯ 539

044 人参合干姜案 ⋯⋯⋯⋯⋯ 539

045 附子合苍术案 ⋯⋯⋯⋯⋯ 540

046 苍术合藁本案 ⋯⋯⋯⋯⋯ 540

047 乌药合附子案 ⋯⋯⋯⋯⋯ 540

048 乌药合益智仁案 ⋯⋯⋯⋯ 540

049 葶苈子合大枣案 ⋯⋯⋯⋯ 540

050 枳壳合甘草案 ⋯⋯⋯⋯⋯ 541

051 枳壳合生姜案 ⋯⋯⋯⋯⋯ 541

052 生姜合栀子案 ⋯⋯⋯⋯⋯ 541

053 栀子合桔梗案 ⋯⋯⋯⋯⋯ 541

054 栀子合豆豉案 ⋯⋯⋯⋯⋯ 541

055 栀子合川芎案 ⋯⋯⋯⋯⋯ 541

056 藜芦合瓜蒂案 ⋯⋯⋯⋯⋯ 541

057 杏仁合枇杷叶案 ⋯⋯⋯⋯ 542

058 生姜合胡桃肉案 ⋯⋯⋯⋯ 542

059 花椒合苦楝皮案 ⋯⋯⋯⋯ 542

060 胡椒合绿豆案 ⋯⋯⋯⋯⋯ 542

061 黑豆合甘草案 ·············· 543
062 茱萸合木香案 ·············· 543
063 补骨脂合韭子案 ·············· 543
064 熟地黄合枸杞子案 ·············· 543
065 生地黄合枸杞子案 ·············· 543
066 黄连合柴胡案 ·············· 543
067 黄芪合防风案 ·············· 544
068 黄芪合糯米案 ·············· 544
069 阿胶合螺蛳壳案 ·············· 544
070 麋角合鹿角案 ·············· 544
071 鹿角胶合人乳案 ·············· 545
072 乳汁合姜汁案 ·············· 545
073 牛乳合荜茇案 ·············· 545
074 紫苏子合麻仁案 ·············· 545
075 紫苏子合芝麻案 ·············· 546
076 细辛合皂角案 ·············· 546
077 皂角合苦参案 ·············· 546
078 皂角刺合大黄案 ·············· 546
079 三棱合莪术案 ·············· 547
080 黄柏合僵蚕案 ·············· 547
081 白芷合辰砂案 ·············· 547
082 黄连合羊肝案 ·············· 547
083 厚朴合羊胫案 ·············· 547
084 藕汁合发灰案 ·············· 547
085 杜仲合续断案 ·············· 547
086 桂枝合蜘蛛案 ·············· 548
087 青黛合马齿苋案 ·············· 548
088 阳起石合伏龙肝案 ·············· 548
089 菖蒲合滑石案 ·············· 548
090 人参合樗根白皮案 ·············· 548
091 信砒合豆豉案 ·············· 549
092 芍药合甘草案 ·············· 549
093 大黄合芒硝案 ·············· 549
094 巴豆合明矾案 ·············· 550
095 羯羊胆合蜂蜜案 ·············· 550
096 生地黄合藕汁案 ·············· 550

097 牛膝合麝香案 ·············· 550
098 滑石合甘草案 ·············· 551
099 桂枝合甘草案 ·············· 551
100 海蜇合荸荠案 ·············· 551
101 藿香合滑石案 ·············· 551
102 白术合附子案 ·············· 551
103 甘遂合木鳖子案 ·············· 552
104 半夏合夏枯草案 ·············· 552
105 牵牛子合皂荚案 ·············· 552
106 川芎合当归案 ·············· 552
107 芦荟合朱砂案 ·············· 553
108 白术合生姜案 ·············· 553
109 干姜合甘草案 ·············· 553
110 蒲黄合干姜案 ·············· 554
111 甘遂合甘草案 ·············· 554
112 阿魏合朱砂案 ·············· 554
113 槟榔合赤芍案 ·············· 555
114 蓖麻子合黄连案 ·············· 555
115 冬瓜皮合薏苡仁案 ·············· 555
116 大戟合红枣案 ·············· 555
117 川乌合荆芥案 ·············· 555
118 山茱萸合人参案 ·············· 555
119 牛膝合代赭石案 ·············· 556
120 芡实合代赭石案 ·············· 556
121 莱菔子合代赭石案 ·············· 556
122 莱菔合朴硝案 ·············· 556
123 川芎合菊花案 ·············· 556
124 鸡内金合柴胡案 ·············· 556
125 蜈蚣合防风案 ·············· 557
126 葱白合米醋案 ·············· 557
127 山药合鸡子黄案 ·············· 557
128 人参合代赭石案 ·············· 557
129 鲜茅根合鲜藕案 ·············· 557
130 石膏合粳米案 ·············· 558
131 柑和酒酿案 ·············· 558

跋

  顷闻刘先生大作《药对学（修订本）》于中国中医药出版社出版，不胜欢喜，并为之自豪。

  记得十年前刘先生尊作首版是在人民卫生出版社出版的。当时为避免个别业内不必要的误会，刻意将书名《药对学》的学字做了"技术处理"——"学"字与底色对比度降到近似，淡化为隐而不晦，显而不露的视觉效果。乍看封面仅"药对"两字，待仔细端详，下边还有一个"学"字。真乃煞费苦心，令人叹为观止！

  为学不易，古今同慨。然而在有限的生命里运用所学知识通过缜密的逻辑思维及哲学的高度去不断地质疑证伪与扬弃，突破认知，重新优化组合，以臻构建理论体系创新的境界。同时，也诠释了从知识转化为学问的一个历程。其实为学之难就难于此！而今回首杏林，能有几何？！可刘先生做到了，而且非常杰出——彻底清除掉中医学"阴阳糊涂账"，揭示它们的代表对象，以及之间的关系：水火气血。水火说明阴阳消长关系；气血体现阴阳互根原理。以此为纲，纲举目张，自生理演绎病理结果，即寒热燥湿作为病性，废弃了作为病象的"风"。于是乎，作为本书编纂思想主轴线，始终贯穿药对方属性归类，譬如长线根据不同颜色把散落一地的玑珠分别穿连起来，各呈异彩。要不然就不命名为《药对学（修订本）》了，只不过是药对方的资料汇编，索性称为药对库罢了。

  谈何容易，凡是一个学说的形成，抑或一个学派的崛起，都必须具备过硬专业素养、顺应时代潮流、开拓进取精神、改革创新视野，淬就崭新的理论体系，作为坚强有力的支撑基石。刘先生的《药对学（修订本）》可谓"直指人心"，振聋发聩，引领国医基础教学、研究者从此走出理论误区。

  毋庸溢美，仅就十年前国家级出版社（人民卫生出版社）多次印刷，"作为院校辅助教材"之举来看，足以证实了该书被学界的认同程度与学术价值。今天的再版无疑是吹响了中医基础理论更新换代的进军号，指明了与时俱进的方向，让人们看到了作为国学组成部分传统医学的灿烂明天，有着里程碑的深远意义！

  学，又读 jiao，《说文解字》载："学，觉悟也。"正因为如此，作者的"学"贵在觉悟：他平昔好读书而不囿于句下，善于发现问题，提出问题，解决问题，这不正是现代所倡导的科学精神的具体体现吗？同时也是该书诞生的最佳注脚。

珠还合浦，方光灿日月；剑藏丰城，却气凌斗牛。有感于尊作的再版——"药对学"三字同色度无差别地赫然亮相于封面。是为跋。

徐西楼拜呈

2021 年 7 月 24 日

《药对学》先后经郝、肖两位女士主编精审，辛勤耕耘付出，终于问世了。鄙人感恩之至，谢谢不尽，赋七、五律各一首。

《药对学》问世感恩

贵人天赐露真情，学字成功胜利争。
逻辑思维从此立，模糊诡辩自能清。
精华糟粕无同处，瘴气乌烟转正声。
坚信改良严谨后，阴阳演绎逗分明。

致谢

郝编扶正声，胜利守端诚。
小懒能增寿，过劳则伐生。
天缘逢雅客，肖子化真情。
晓达精研审，琳琅满目清。

2021 年岁次辛丑之夏温州刘家骅时年八十谨题

《药对学》吟

逻辑整阴阳，重新理纪纲。
神农尝百草，电脑扫千方。
药对基阶筑，医工气格藏。
杏林深隐处，组拆见奇光。

注："基阶"，建筑物的基础和台阶。"气格"指气度和品格。
"组拆"，指药对方的组合与拆析。